U0221758

VETERINARY DRUGS HANDBOOK

兽药手册

第3版

曾振灵　主编
陈杖榴　主审

化学工业出版社
·北京·

图书在版编目（CIP）数据

兽药手册/曾振灵主编 . —3 版 . —北京：化学工业出
版社，2024.2

ISBN 978-7-122-44198-0

Ⅰ. ①兽… Ⅱ. ①曾… Ⅲ. ①兽用药-手册 Ⅳ.
①R859.79-62

中国国家版本馆 CIP 数据核字（2023）第 181438 号

责任编辑：邵桂林 文字编辑：李玲子
责任校对：王 静 装帧设计：韩 飞

出版发行：化学工业出版社（北京市东城区青年湖南街 13 号 邮政编码 100011）
印 装：三河市航远印刷有限公司
787mm×1092mm 1/16 印张 58½ 字数 1527 千字 2024 年 3 月北京第 3 版第 1 次印刷

购书咨询：010-64518888 售后服务：010-64518899
网 址：http://www.cip.com.cn
凡购买本书，如有缺损质量问题，本社销售中心负责调换。

编写人员名单

主　　编　　曾振灵

副 主 编　　沈建忠

　　　　　　卜仕金

　　　　　　徐士新

　　　　　　江善祥

编写人员（按姓氏汉语拼音排序）

　　　　　　卜仕金　　扬州大学

　　　　　　曹兴元　　中国农业大学

　　　　　　陈杖榴　　华南农业大学

　　　　　　丁焕中　　华南农业大学

　　　　　　方炳虎　　华南农业大学

　　　　　　黄显会　　华南农业大学

　　　　　　江海洋　　中国农业大学

　　　　　　江善祥　　南京农业大学

　　　　　　蒋红霞　　华南农业大学

　　　　　　李亚菲　　广东省农业科学院

　　　　　　梁先明　　中国兽医药品监察所

　　　　　　曲鸿飞　　中国兽医药品监察所

　　　　　　沈建忠　　中国农业大学

　　　　　　孙　雷　　中国兽医药品监察所

　　　　　　孙永学　　华南农业大学

　　　　　　腾　颖　　中国兽医药品监察所

　　　　　　汪　洋　　中国农业大学

　　　　　　王丽平　　南京农业大学

　　　　　　王战辉　　中国农业大学

　　　　　　王志强　　扬州大学

　　　　　　王忠田　　中国兽医药品监察所

　　　　　　吴聪明　　中国农业大学

　　　　　　徐士新　　中国兽医药品监察所

　　　　　　杨大伟　　中国兽医药品监察所

　　　　　　杨京岚　　中国兽医药品监察所

　　　　　　余祖功　　南京农业大学

　　　　　　曾振灵　　华南农业大学

主　　审　　陈杖榴　　华南农业大学

副 主 审　　李亚菲　　广东省农业科学院

　　　　　　梁先明　　中国兽医药品监察所

前　言

　　《兽药手册》（第 2 版）出版至今已 11 年了。在这 10 多年里，我国兽药产业得到了快速的发展，特别是对动物性食品中兽药残留及动物源细菌耐药性的重视，抗菌药物禁用于畜禽促生长，兽药的管理、研发、生产、经营和使用逐步趋于科学化、规范化，兽药质量标准的制定也更加严格。此外，随着宠物（伴侣动物）行业的发展，国内外上市了不少宠物用新药。根据这些变化特点，我们在《兽药手册》（第 2 版）基础上进行了修订，编写了《兽药手册》（第 3 版）。本次修订删去了国家兽药标准不再收载的一些时间久、比较老的药物品种，调整了部分药物的内容，增加了一些新的药物介绍。

　　《兽药手册》（第 3 版）除《中华人民共和国兽药典》（2020 年版）、《兽药质量标准》（2017 年版）所收载品种外，还收载了近年来我国研制并批准的新兽药，此外，结合我国国情，对美国 FDA 已批准使用的新兽药及宠物用药，也做了必要的介绍。全书共计十七章，共收载化学药品 709 种，生物制品 409 种。

　　《兽药手册》（第 3 版）延续其第 2 版的编写方针，着重论述药物的药理作用和临床应用，并详细论述应用时的注意事项，为兽医临床合理用药奠定基础。

　　本书由华南农业大学、扬州大学、中国农业大学、南京农业大学、中国兽医药品监察所等单位的教学和科研人员分工编写，并由陈杖榴、曾振灵、沈建忠、卜仕金、徐士新、江善祥、梁先明教授，以及李亚菲、杨大伟副研究员等最后审定。

　　本书可供兽医临床工作者、高等院校师生、兽药研发人员以及有关科技人员参考使用。

　　本书在编写过程中虽力求完善，但由于编写时间紧和水平所限，书中仍可能存在不足与疏漏之处，敬请广大读者批评指正，以便在下一版中进一步修订完善。

编者
2023 年 7 月

第1版前言

为使在兽医诊疗工作中正确合理地选用药物，更好地将兽医药理学知识与临床实践密切结合，从而使兽医防治工作提高到一个新的水平，特编写《兽药手册》。

《兽药手册》除《中华人民共和国兽药典》（2000年版）所收载品种外，还收载近年来我国研制并批准的新兽药；国外在我国注册登记而且允许在我国使用的新兽药；此外，结合我国国情，对美国FDA已批准使用的新兽药，也作了必要的介绍。手册计17章，共收载化学药品533种，生物制品125种。

本手册着重论述药物的药理作用和临床应用，并详细论述应用时的注意事项，为临床合理用药奠定基础。本书除认真收集我国临床用药方面的宝贵经验外，还介绍了国外兽药研究和应用方面的新进展，以供借鉴。

本手册由扬州大学、南京农业大学、华南农业大学、中国农业大学、中国兽医药品监察所、上海市兽医站等单位教学和科研人员于2000年3月分工编写，并由朱模忠、包鸿俊、陈杖榴、朱蓓蕾、蒋金书、王永坤教授等最后审定。

本手册可供兽医临床工作者、高等院校师生以及有关科技人员应用。

本手册在编写过程中虽力求完善，但由于编写人员较多，业务水平不一，不足与错误之处，敬请广大读者批评指正。

编　者
2002年2月

第2版前言

《兽药手册》第一版出版已经10年了，在这10年里，我国的兽药管理法规进行了重大的调整，特别是在食品动物用药的管理上，要求建立并加强用药记录、休药期和兽药不良反应报告等制度，这次再版主要根据这些特点，增加了食品动物用药的最高残留限量和休药期等相关内容。

《兽药手册》第2版除《中华人民共和国兽药典》（2010年版）所收载品种外，还收载了近年来我国研制并批准的新兽药，此外，结合我国国情，对美国FDA已批准使用的新兽药以及宠物用药，也做了必要的介绍。手册共计17章，共收载化学药品739种，生物制品170种。

本手册延续第一版的编写方针，着重论述药物的药理作用和临床应用，并详细论述应用时的注意事项，为兽医临床合理用药奠定基础。

本手册由华南农业大学、扬州大学、中国农业大学、南京农业大学、中国兽医药品监察所等单位的教学和科研人员于2010年3月分工编写，并由朱模忠、陈杖榴、曾振灵、沈建忠、卜士金、徐士新、江善祥教授等最后审定。

本手册可供兽医临床工作者、高等院校师生、兽药研发人员以及有关科技人员使用。

本手册在编写过程中虽力求完善，但由于编写时间紧和水平所限，书中仍可能存在不足与错误之处，敬请广大读者批评指正，以便在下一版中进一步修订完善。

编　者
2012年1月

目 录

（565） 重组禽流感病毒（H5＋H7）三价灭活疫苗（H5N2 rSD57 株＋rFJ56 株，H7N9 rGD76 株）（2018）（565）重组禽流感病毒（H5＋H7）三价灭活疫苗（H5N2 rSD57 株＋rFJ56 株，H7N9 rLN79 株）（566） 重组禽流感病毒（H5＋H7）三价灭活疫苗（细胞源，H5N1 Re-11 株＋Re-12 株，H7N9 H7-Re3 株）（567） 重组禽流感病毒（H5＋H7）三价灭活疫苗（H5N1 Re-11 株＋Re-12 株，H7N9 H7-Re3 株）（567）重组禽流感病毒（H5＋H7）三价灭活疫苗（细胞源，H5N1 Re-11 株＋Re-12 株，H7N9 H7-Re2 株）（2021）（568）重组禽流感病毒（H5＋H7）三价灭活疫苗（H5N2 rSD57 株＋rFJ56 株，H7N9 rGD76 株）（2021）（568） 重组禽流感病毒灭活疫苗（H7 亚型，H7-Re1 株）（569） 重组新城疫病毒、禽流感病毒（H9 亚型）二联灭活疫苗（A-Ⅶ株＋WJ57 株）（569） 重组新城疫病毒、禽流感病毒（H9 亚型）二联灭活疫苗（aSG10 株＋G 株）（570） 禽流感灭活疫苗（H5N2 亚型，D7 株）（571）禽流感 DNA 疫苗（H5 亚型，pH5-GD）（571） 禽流感病毒 H5 亚型灭活疫苗（D7 株＋rD8 株）（572） 禽流感（H9 亚型）灭活疫苗（NJ01 株）（572） 禽流感（H9 亚型）灭活疫苗（SS 株）（573） 禽流感（H9 亚型）灭活疫苗（SZ 株）（573） 禽流感（H9 亚型）灭活疫苗（HN106 株）（574） 禽流感（H9 亚型）灭活疫苗（HN03 株）（574）禽流感二价灭活疫苗（H5N1 Re-6 株＋H9N2 Re-2 株）（575） 鸭病毒性肝炎二价（1 型＋3 型）灭活疫苗（YB3 株＋GD 株）（575） 鸭坦布苏病毒病灭活疫苗（HB 株）（576） 鸭瘟、禽流感（H9 亚型）二联灭活疫苗（AV1221 株＋D1 株）（576） 鸭坦布苏病毒病灭活疫苗（DF2 株）（577） 小鹅瘟灭活疫苗（TZ10 株）（577） 鸭传染性浆膜炎、大肠杆菌病二联蜂胶灭活疫苗（WF 株＋BZ 株）（578） 鸭传染性浆膜炎、大肠杆菌病二联灭活疫苗（2 型 RA

BYT06 株＋O78 型 EC BYT01 株）（578） 鸭传染性浆膜炎、大肠杆菌病二联灭活疫苗（1 型 CZ12 株＋O78 型 SH 株）（579） 鸭传染性浆膜炎二价灭活疫苗（1 型 RAf63 株＋2 型 RAf34 株）（579） 鸭传染性浆膜炎二价灭活疫苗（1 型 SG4 株＋2 型 ZZY7 株）（580） 鸭传染性浆膜炎三价灭活疫苗（1 型 ZJ01 株＋2 型 HN01 株＋7 型 YC03 株）（580） 鸭传染性浆膜炎三价灭活疫苗（1 型 YBRA01 株＋2 型 YBRA02 株＋4 型 YBRA04 株）（581） 重组新城疫病毒灭活疫苗（A-Ⅶ株）（582） 鸡新城疫灭活疫苗（La Sota 株）（582） 鸡新城疫、禽流感（H9 亚型）二联灭活疫苗（La Sota 株＋SY 株）（583） 鸡新城疫、禽流感（H9 亚型）二联灭活疫苗（La Sota 株＋HN106 株）（583） 鸡新城疫、禽流感（H9 亚型）二联灭活疫苗（La Sota 株＋SZ 株）（584） 鸡新城疫、禽流感（H9 亚型）二联灭活疫苗（La Sota 株＋JD 株）（584） 鸡新城疫、禽流感（H9 亚型）二联灭活疫苗（N7a 株＋SZ 株）（585） 鸡新城疫、传染性支气管炎二联灭活疫苗（Clone30 株＋M41 株）（585） 鸡新城疫、禽流感（H9 亚型）二联灭活疫苗（La Sota 株＋SS 株）（586） 鸡新城疫、传染性法氏囊病二联灭活疫苗（La Sota 株＋HQ 株）（586） 鸡新城疫、传染性法氏囊病二联灭活疫苗（A-Ⅶ株＋S-VP2 蛋白）（587） 鸡新城疫、传染性法氏囊病二联灭活疫苗（La Sota 株＋DF-1 细胞源，BJQ902 株）（587） 鸡新城疫、多杀性巴氏杆菌病二联灭活疫苗（La Sota 株＋1502 株）（588） 鸡新城疫、禽流感（H9 亚型）、减蛋综合征三联灭活疫苗（La Sota 株＋Re-9 株＋京 911 株）（589） 鸡新城疫、传染性支气管炎、禽流感（H9 亚型）三联灭活疫苗（La Sota 株＋M41 株＋SS 株）（589） 鸡新城疫、传染性支气管炎、禽流感（H9 亚型）三联灭活疫苗（La Sota 株＋M41 株＋SS/94 株）（590） 鸡新城疫、传染性支气管炎、禽流感（H9 亚型）三联灭活疫苗（La Sota 株＋M41 株＋HZ 株）（591） 鸡新城疫、传染性支气管炎、禽流感病毒（H9 亚型）三联灭活疫苗（La Sota 株＋M41 株＋HL 株）（591） 鸡新城疫、传染性支气管炎、禽流感（H9 亚型）三联灭活疫苗（La Sota 株＋M41 株＋L 株）（592） 鸡新城疫、传染性支气管炎、禽流感（H9 亚型）三联灭活疫苗（La Sota 株＋M41 株＋SY 株）（592） 鸡新城疫、传染性支气管炎、禽流感（H9 亚型）三联灭活疫苗（La Sota 株＋M41 株＋Re-9 株）（593） 鸡新城疫、传染性支气管炎、禽流感（H9 亚型）三联灭活疫苗（N7a 株＋M41 株＋SZ 株）（594） 鸡新城疫、传染性支气管炎、减蛋综合征三联灭活疫苗（La Sota 株＋M41 株＋HE02 株）（594） 鸡新城疫、传染性支气管炎、减蛋综合征三联灭活疫苗（Clone30 株＋M41 株＋AV127 株）（595） 鸡新城疫、传染性支气管炎、传染性法氏囊病三联灭活疫苗（La Sota 株＋M41 株＋S-VP2 蛋白）（595） 鸡新城疫、传染性支气管炎、传染性法氏囊病三联灭活疫苗（La Sota 株＋M41 株＋HQ 株）（596） 鸡新城疫、禽流感（H9 亚型）、传染性法氏囊病三联灭活疫苗（La Sota 株＋YBF003 株＋S-VP2 蛋白）（597） 鸡新城疫、禽流感（H9 亚型）、传染性法氏囊病三联灭活疫苗（La Sota 株＋SZ 株＋rVP2 蛋白）（597） 鸡新城疫、禽流感（H9 亚型）、禽腺病毒病（Ⅰ群 4 型）三联灭活疫苗（La Sota 株＋YBF13 株＋YBAV-4 株）（598） 鸡新城疫、禽流感（H9 亚型）、禽腺病毒病（Ⅰ群 4 型）三联灭活苗（La Sota 株＋YT 株＋QD 株）（599） 鸡新城疫、传染性法氏囊病、禽流感（H9 亚型）三联灭活疫苗（La Sota 株＋BJQ902 株＋WD 株）（599） 鸡新城疫、传染性法氏囊病、病毒性关节炎三联灭活疫苗（La Sota 株＋B87 株＋S1133 株）（600） 鸡新城疫、减蛋综合征、禽流感（H9 亚型）三联灭活疫苗（La Sota 株＋HSH23 株＋WD 株）（600） 鸡新城疫、

传染性支气管炎、禽流感（H9 亚型）、传染性法氏囊病四联灭活疫苗（La Sota 株＋M41 株＋YBF003 株＋S-VP2 蛋白）（601） 鸡新城疫、传染性支气管炎、减蛋综合征、传染性法氏囊病四联灭活疫苗（La Sota 株＋M41 株＋Z16 株＋HQ 株）（602） 鸡新城疫、传染性支气管炎、禽流感（H9 亚型）、传染性法氏囊病四联灭活疫苗（La Sota 株＋M41 株＋SZ 株＋rVP2 蛋白）（602） 鸡新城疫、传染性支气管炎、禽流感（H9 亚型）、传染性法氏囊病四联灭活疫苗（N7a 株＋M41 株＋SZ 株＋rVP2 蛋白）（603） 鸡新城疫、传染性支气管炎、减蛋综合征、禽流感（H9 亚型）四联灭活疫苗（La Sota 株＋M41 株＋AV127 株＋NJ02 株）（604） 鸡新城疫、传染性支气管炎、减蛋综合征、禽流感（H9 亚型）四联灭活疫苗（La Sota 株＋M41 株＋HSH23 株＋WD 株）（604） 鸡新城疫、传染性支气管炎、减蛋综合征、禽流感（H9 亚型）四联灭活疫苗（La Sota 株＋M41 株＋HE02 株＋HN106 株）（605） 鸡新城疫、传染性支气管炎、减蛋综合征、禽流感（H9 亚型）四联灭活疫苗（La Sota 株＋M41 株＋NE4 株＋YBF003 株）（605） 鸡新城疫、传染性支气管炎、减蛋综合征、禽流感（H9 亚型）四联灭活疫苗（La Sota 株＋M41 株＋K-11 株＋SS/94 株）（606） 鸡新城疫、传染性支气管炎、减蛋综合征、禽流感（H9 亚型）四联灭活疫苗（La Sota 株＋M41 株＋HS25 株＋HZ 株）（607） 鸡新城疫、传染性支气管炎、减蛋综合征、禽流感（H9 亚型）四联灭活疫苗（La Sota 株＋M41 株＋AV-127 株＋S2 株）（607） 鸡新城疫、传染性支气管炎、减蛋综合征、传染性脑脊髓炎四联灭活疫苗（608） 鸡新城疫、传染性支气管炎、传染性法氏囊病、病毒性关节炎四联灭活疫苗（La Sota 株＋M41 株＋S-VP2 蛋白＋AV2311 株）（608） 鸡大肠杆菌病蜂胶灭活疫苗（609） 鸡多杀性巴氏杆菌病、大肠杆菌病二联蜂胶灭活疫苗

型基因工程亚单位疫苗（643） 猪圆环病毒 2 型亚单位疫苗（重组杆状病毒 OKM 株）（644） 猪圆环病毒 2 型杆状病毒载体灭活疫苗（CP08 株）（644） 猪圆环病毒 2 型合成肽疫苗（多肽 0803 ＋0806）（645） 猪圆环病毒 2 型、猪肺炎支原体二联灭活疫苗（SH 株＋HN0613 株）（645） 猪圆环病毒 2 型、猪肺炎支原体二联灭活疫苗（Cap 蛋白＋SY 株）（646） 猪圆环病毒 2 型、猪肺炎支原体二联灭活疫苗（重组杆状病毒 CP08 株＋JM 株）（646） 猪圆环病毒 2 型、副猪嗜血杆菌二联灭活疫苗（SH 株＋4 型 JS 株＋5 型 ZJ 株）（647） 猪流感病毒 H1N1 亚型灭活疫苗（TJ 株）（647） 猪流感二价灭活疫苗（H1N1 LN 株＋H3N2 HLJ 株）（648） 猪支原体肺炎灭活疫苗（2020）（649） 猪支原体肺炎灭活疫苗（2015）（649） 猪支原体肺炎灭活疫苗（P-5722-3 株）（650） 猪支原体肺炎灭活疫苗（DJ-166 株）（650） 猪支原体肺炎灭活疫苗（CJ 株）（651） 猪支原体肺炎灭活疫苗（SY 株）（651） 猪支原体肺炎灭活疫苗（NJ 株）（652） 猪支原体肺炎灭活疫苗（HN0613 株）（652） 猪繁殖与呼吸综合征灭活疫苗（M-2 株）（652） 猪传染性胸膜肺炎二价蜂胶灭活疫苗（1 型 CD 株＋7 型 BZ 株）（653） 猪传染性胃肠炎、猪流行性腹泻二联灭活疫苗（WH-1 株＋AJ1102 株）（653） 猪链球菌病、副猪嗜血杆菌病二联灭活疫苗（LT 株＋MD0322 株＋SH0165 株）（654） 猪链球菌病、副猪嗜血杆菌病二联亚单位疫苗（655） 猪瘟病毒 E2 蛋白重组杆状病毒灭活疫苗（Rb-03 株）（655） 猪瘟病毒 E2 蛋白重组杆状病毒灭活疫苗（WH-09 株）（656） 猪萎缩性鼻炎灭活疫苗（TK-MB6 株＋TK-MD8 株）（657） 猪口蹄疫 O 型病毒样颗粒疫苗（657） 猪口蹄疫 O 型、A 型二价合成肽疫苗（多肽 2700＋2800＋MM13）（658） 猪口蹄疫 O 型、A 型二价灭活疫苗（OHM/02 株＋AKT-Ⅲ株）（658） 猪口蹄疫 O 型、A 型二价灭活疫苗（O/MYA98/BY/2010 株＋O/PanAsia/TZ/2011 株＋Re-A/WH/09 株）（659） 猪口蹄疫 O 型、A 型二价合成肽疫苗（多肽 PO98＋PA13）（660） 猪伪狂犬病灭活疫苗（HN1201-ΔgE 株）（661） 猪萎缩性鼻炎灭活疫苗（HN8 株＋rPMT-N 蛋白＋rPMT-C 蛋白）（661） 猪细小病毒病灭活疫苗（CG-05 株）（662） 猪细小病毒病灭活疫苗（SC1 株）（662） 猪流感二价灭活疫苗（H1N1 DBN-HB2 株＋H3N2 DBN-HN3 株）（663） 猪流行性腹泻灭活疫苗（XJ-DB2 株）（663） 猪链球菌病、传染性胸膜肺炎二联灭活疫苗（2 型 ZY-2 株＋1 型 SC 株）（664） 猪伪狂犬病 gE 基因缺失灭活疫苗（HNX-12 株）（664） 副猪嗜血杆菌病二价灭活疫苗（1 型 LC 株＋5 型 LZ 株）（665） 副猪嗜血杆菌病二价灭活疫苗（4 型 JS 株＋5 型 ZJ 株）（665） 副猪嗜血杆菌病三价灭活疫苗（4 型 H25 株＋5 型 H45 株＋12 型 H31 株）（666） 副猪嗜血杆菌病三价灭活疫苗（4 型 BJ02 株＋5 型 GS04 株＋13 型 HN02 株）（666） 副猪嗜血杆菌病三价灭活疫苗（4 型 SH 株＋5 型 GD 株＋12 型 JS 株）（667） 副猪嗜血杆菌病三价灭活疫苗（4 型 H4L1 株＋5 型 H5L3 株＋12 型 H12L3 株）（667） 副猪嗜血杆菌病四价蜂胶灭活疫苗（4 型 SD02 株＋5 型 HN02 株＋12 型 GZ01 株＋13 型 JX03 株）（668） 仔猪大肠杆菌病基因工程灭活疫苗（GE-3 株）（668） 仔猪大肠杆菌病（K88＋K99＋987P）、产气荚膜梭菌病（C 型）二联灭活疫苗（669） 狂犬病灭活疫苗（PV2061 株）（669） 狂犬病灭活疫苗（Flury 株）（670） 狂犬病灭活疫苗（CVS-11 株）（670） 狂犬病灭活疫苗（CTN-1 株）（671） 狂犬病灭活疫苗（SAD 株）（671） 狂犬病灭活疫苗（dG 株）（672） 狂犬病灭活疫苗（PV/BHK-21 株）（672） 狂犬病灭活疫苗（r3G 株）（673） 水貂病毒性肠炎灭活疫苗（MEV-RC1 株）（673） 水貂肠炎病毒杆状病毒载体灭活疫苗（MEV-

第一章

药物的基础知识

第一节　药物的基本概念

一、药物的定义、来源与发展简史

（一）药物、兽药的定义和范围

药物是指能够影响生物机体的生理功能和生化过程，用于预防、治疗或诊断疾病的物质。随着科学的发展，药物的概念更加扩大和深入。从理论上说，凡能通过化学反应影响生命活动过程（包括器官功能及细胞代谢）的化学物质都属于药物范畴。根据《兽药管理条例》，兽药是指用于预防、治疗、诊断动物疾病，或者有目的地调节动物生理机能的物质（含药物饲料添加剂），主要包括：血清制品、疫苗、诊断制品、微生态制剂、中药材、中成药、化学药品、抗生素、生化药品、放射性药品及外用杀虫剂、消毒剂等。

毒物是指对动物机体能产生损害作用的物质。药物超过一定的剂量也能产生毒害作用，因此，药物与毒物之间仅存在着剂量的差别，没有绝对的界限，药物剂量过大或长期使用也可成为毒物。某些小剂量毒物在特定条件下使用也起防治疾病的作用。人们用药的目的，是要发挥药物对机体的有益作用，而避免其不良反应，如副作用、毒性作用。

（二）药物的来源

药物多种多样，按其来源可分为天然药物、合成药物及生物药物等。

天然药物是指那些未经加工或仅经过简单加工的物质，如植物药、动物药、矿物药和微生物发酵产生的抗生素等。植物药又称中草药，是中兽医学的重要组成部分。中草药的成分复杂，除含有水、无机盐、糖类、脂类、蛋白质和维生素等普通成分外，还含有生物碱、苷（配糖体）、黄酮、挥发油等有效成分。中草药中的有效成分通常以中草药为原料，经过提取、分离和纯化制得，有极少数现在已可人工合成。中草药的使用方式有内服、混饲等。随着集约化、规模化养殖业的出现，中草药作为饲料添加剂的使用越来越普遍。动物药是指来源于动物的药用物质，如鸡内金、蜈蚣等。矿物药通常包括天然的矿物质和经加工精制而成的物质，前者如芒硝、石膏、硫黄等，后者有氯化钠、硫酸钠、硫酸镁等。

　　合成药物是指采用化学合成方法制得的药品，这类药物品种很多，化学结构比较复杂，除少数品种如乙醇、甲醛等可采用化学名称作为药名外，多数不能从药名上知道其化学组成，如普鲁卡因、新斯的明等。

　　生物药物是指通过细胞工程、基因工程等新技术生产的药物，如酶制剂、生长激素、干扰素和疫苗等。

（三）药物及药理学的发展简史

　　药物是劳动人民在长期的生产实践中发现、发明和创造出来的。药物经历了由天然的植物药、动物药、矿物药到化学合成药、生物药物的发展历程。从古代本草学发展成为现代的药物学经历了漫长的岁月，是前人药物知识和经验的总结。其中，我国的本草学发展很早，文献极为丰富，对世界药物学的发展曾做出重要的贡献。《神农本草经》是我国最早的一部本草书，大概是公元前后一、二世纪汉代学者托名神农的著作，此书收集 365 种药物。公元659 年唐朝政府命大臣修订《神农本草经》，收载药物增至 844 种，称为《新修本草》，这是我国古代由国家颁布的第一部药典，也是世界的第一部药典，比西方最早的《纽伦堡药典》还早 883 年。以后宋朝政府又修订了数次。但最重要的本草书要数明朝李时珍的《本草纲目》，他编写此书历时 30 年左右，收载药物 1892 种，图 1160 幅，药方 11000 余条。此书不仅内容丰富，收罗广泛，并且全书贯穿实事求是精神，改进分类方法，批判迷信谬说，在当时的历史条件下有相当高的科学性。《本草纲目》是我国本草学中最伟大的巨著，促进了我国医药的发展，并受到国际医药界的推崇，译成英、日、德、俄、法、拉丁等 6 种文字，流传很广，对推动世界医药学的发展起了重大的作用。古代无兽医专用本草书，但历代的本草书中都包含兽用本草的内容，明代喻本元和喻本亨的《元亨疗马集》（约公元 1608 年）是我国最早的兽医著作，收载药物 400 多种，药方 400 余条。古埃及的药物发展很早，在古埃及的手稿中也有草药和其他自然物质用于疾病治疗的记载。著于公元前 2000 年的《卡夫医药籍》（Kahun papyrus）记录有治疗妇科疾病的处方，更收载大量兽医药物治疗方面的处方。公元前 1150 年著成的《埃伯斯医药籍》（Ebers Papyrus）是对 15 个世纪以来民间药方的搜集与汇总，收载药膏、药片、栓剂和其他剂型的处方超过 800 条。

　　公元前 200 年的古希腊医学家认为人们之所以保持健康是因为体内的"幽默"（humors）处于平衡状态。幽默受到温度、湿度、酸度和甜度的影响，而并不直接受到神鬼的作用，只要让体内的幽默恢复一定的平衡，疾病自然会治愈。希波克拉底（公元前 460—前370）是古希腊的名医，被称为医学之父。他在医学方面做了大量的工作，使医学真正成为一门系统的科学。在西欧文艺复兴时期（14 世纪开始）后，人们的思维开始摆脱宗教束缚，认为事各有因，只要客观观察都可以被认识。瑞士医生 Paracelsus（1493—1541），介绍了阿片酊以及其他大量植物提取物的临床应用，其中很多直到今天还在被广泛使用。他认为所有物质都是有毒的，世间不存在无毒的物质，药物只有使用恰当的剂量才会发挥治疗效果。在这种思想被人们普遍接受之后，药物处方及其剂量才开始在欧洲官方记载中出现。这些出版物，也就是药典，为药理科学的出现及发展提供了坚实的基础。西方第一本印刷版的药典出现在 1547 年的德国纽伦堡。美国的第一部药典直到 1820 年才出版，英国的第一部药典出版于 1864 年。

　　随着现代医药的不断发展，药理学的历史不断前行，在这过程中人们逐渐认识到特定的自然物质能够用于治愈特定的疾病。16 和 17 世纪是不断探索和药理学实验开始出现的时期。1656 年，Christopher Wren 第一次给犬进行静脉注射，Jesuit 从南美洲带回金鸡纳树皮来治疗疟疾，1783 年英国医生 William Withering 记载了用毛地黄提取物来治疗充血性心脏病引起的水肿症。

　　19世纪早期，德国生理药理学家Megendie和药学家Pelletier一起研究了静注吐根、吗啡、士的宁以及其他物质在动物体内产生的作用。Megendie首次证明了化学物质能够被吸收进入血液循环系统产生全身性作用。1813年，西班牙医生Orfila出版了《Toxicologie Generale》一书，其中记录了大量药理学实验结果。Megendie的学生，著名的生理学家Claude Bernard在19世纪中期发现含毛地黄植物处方的有效成分是洋地黄，且其作用部位是心脏。直至今日，我们还在使用地高辛来治疗动物及人的充血性心力衰竭。这些早期研究的重要意义在于，他们采用实验的方式来考察物质的化学活性并建立相应的药理学理论，而这正是现代药理学的基础。

　　早在1692年，伦敦的Dale在研究治疗疾病物质过程中就使用了Pharmakologie这一词汇，但是，大家普遍认为18世纪中期波罗的海沿岸城市多帕（Dorpat）的生化学家Rudolph Buchheim首先建立了真正意义上的致力于药理学研究的实验室。他出版了很多关于药物及其作用的著作，并且认为药理学应该独立于化学等学科之外而成为一门独立的学科。在他的著作中，根据药物在活体组织中的药理学作用来对药物进行分类，如果在实验室中无法证明某些药物的药理学活性的话，即使前人认为这些药物有效也不会将其写入自己的著作中。这就是实验药理学的开始，也就是说，一种物质之所以被称之为药物，必须能证实这种物质确实在活体组织中存在特定的活性。他的学生Oswald Schmiedeberg在1872年成为了斯特拉斯堡大学的一名药理学教授并立志于将药理学发展成以实验为基础的独立学科。他研究了麻醉剂的化学结构与其药效之间的关系并发表了200多篇论著。在1875年，他资助并参与第一份药理学杂志《Archiv für Experimentelle Pathologie und Pharmakologie》的编辑工作，这份已更名为《Naunyn-Schmiedeberg's Archive's of Pharmacology》的杂志，截至2020年已经出版了393卷。Dale的150多个学生将药理学的理论传播至整个欧洲与美洲，拥有密歇根大学第一位终身教授头衔的John Jacob Abel博士就是其杰出学生之一，他被誉为美国药理学之父。

　　自此之后，药理学的相关理论得到了深入发展，试验方法的焦点集中在研究与证实药物的生物活性方面。时至今日，虽然化学分析手段、数学模型以及工程科技方面被大量应用于药理学研究，但是药理学的基本理论依然未曾改变。

（四）兽医药理学的发展

　　兽医药理学的发展基本上是与人类药理学的发展相平行的。考古学家曾发现一座公元前5000年的古印度军马与战象医院，在当时的印度德叉尸罗城地区就已经出现了传授医学知识的机构。较为正式的兽医药理学理论发源于1760年左右的法国、奥地利、德国和荷兰。那时为了应对牛瘟等动物流行病对家畜养殖造成的损失，大量兽医学校以及兽医院开始出现，药理学理论也得以发展。英国皇家兽医外科学院于1791年在伦敦创立。美国的第一所兽医学院出现于1852年的费城，不过并没有持续多久。

　　这些早期传授兽医药理学知识的学校所教的主要是药物学，与当时人医学校所教的并没什么差异，两者有着紧密的联系，但这种联系并不是绝对的，19世纪中期，John Gamgee在英国出版了著作《The Veterinarian's Vade Mecum》，这是一本关于药物学的书，但是并没有如同时期的Buchheim教授的著作一样，以生物活性为基础进行药物分类。美国艾奥瓦州兽医学院的第一位治疗学教授D. Fairchild同时也是一位医生。同样，哈佛大学出版的《Veterinary Material and Therapeutics》，其作者Kenelm Winslow既是一位兽医也是一位医生。这本书从1919年的第八版开始按照药物在组织中的生物活性来进行药物的分类。

　　将兽医药理学的研究重点从药物学领域转移到药理学领域的标志性事件是1954年《Veterinary Pharmacology and Therapeutics》的出版。从此开始，兽医药理学开始在全世界的兽医学院中确立自己的地位。兽医药理管理部门在欧洲与美国的出现具有极强的相似性，美国兽医药理学与治疗学学会（AAVPT）创立于 1977 年，欧洲兽医药理与毒理协会成立于 1978 年。这两个机构连同英国兽医临床药理与治疗协会在 1978 年创办了《Journal of Veterinary Pharmacology & Therapeutics》。截至目前，此期刊已经出版了 40 多年，但其宗旨依然是关注与兽医相关的基于科学的药理学研究。

我国兽医药理学的建立应是新中国成立以后的事，20 世纪 50 年代初我国大学院校调整成立独立的农业院校，大多数院校设立了兽医专业，开始开设兽医药理学课程，1959 年正式出版了全国试用教材《兽医药理学》。我国兽医药理学得到较好发展是在改革开放以后，科学研究蓬勃开展，取得了一批重要研究成果；博士、硕士研究生等高学历人才大量培养；新兽药的研制开发取得了突出，为保障我国畜牧业生产发展和公共卫生安全等起了重要的作用。

（五）兽药法规的发展

自 20 世纪以来兽医药理学的发展也伴随着专业行业委员会的发展，他们制定的法规保证了药物研发领域的安全性和有效性。自 1820 年以来，美国药典委员会这一非营利组织一直致力于为所有美国的制药企业制定关于产品质量、纯度、包装及标签等方面的法规。直至 1990 年，在 AAVPT（American Academy of Veterinary Pharmacology and Therapeutics，美国兽医药理学与治疗学学会）和 ACVCP（American College of Veterinary Clinical Pharmacology）之父 Lloyd Davis 的推动下，美国药典才开始成立委员会并制定有关兽药产品的法规。自此以后，获得 USP 标签的兽药企业在人医药理学及药物学专家的帮助下有了长足的发展。

在 20 世纪，鉴于企业大量生产和销售不合格甚至假冒药物和多次医疗灾难，1927 年美国议会通过决议成立了食品药品及杀虫剂管理局（Food, Drug and Insecticide Administration），也就是后来的食品和药品监督管理局（Food and Drug Administration，FDA），1938 年，联邦食品药品和化妆品法案获得通过，赋予 FDA 权力来监管兽药产品上市前的安全性。1959 年成立了独立兽药分部并通过了食品添加剂修正案，赋予 FDA 监管兽药添加剂以及动物源性食品残留情况的权利。为了管理兽药产品，1965 年成立了兽医局，以后又成立了兽药中心（Center of Veterinary Medicine，CVM）。今天，FDA 兽药中心是美国最主要的兽药产品监管机构。

我国第一个《兽药管理条例》是 1987 年 5 月 21 日由国务院发布的，它标志着我国兽药法制化管理的开始。

二、药物的剂型与制剂

（一）剂型与制剂

药物的原料不能直接用于动物疾病的治疗或预防，必须进行加工制成安全、稳定和便于应用的形式，称为药物剂型（pharmaceutical dosage form，简称剂型），例如粉剂、片剂、注射剂等。剂型是集体名词，其中任何一个具体品种，例如片剂中的土霉素片、注射剂中恩诺沙星注射液等则称为制剂（preparation）。剂型反映了一个国家的医疗科技水平，药物的有效性首先是本身固有的药理作用，但仅有药理作用而无合理的剂型，必然影响药物疗效的发挥，甚至出现意外。先进合理的剂型有利于药物的贮存、运输和使用，能够提高药物的生物利用度，降低不良反应，发挥最大的疗效。

（二）剂型的分类

1. 液体剂型

（1）注射剂　又叫针剂，是指灌封于特别容器中的灭菌的水溶液、混悬液、乳状液或粉针剂，必须用注射法给药的一种剂型。如硫酸庆大霉素注射液、普鲁卡因青霉素注射液、注射用青霉素钾等。粉针剂一般应在临用时加适当的注射用水，制成溶液后应用。注射剂作用迅速可靠，不受 pH、酶、食物等影响，无首过效应，可发挥全身或局部靶向作用，适用于不宜内服药物和不能内服的患病动物，但注射剂的研制和生产过程复杂，对安全性及机体适应性要求较高，成本较高。所有注射剂，除应有制剂的一般要求外，还必须符合下列各项质量要求。

① 无菌：注射剂内不应含有任何活的微生物，必须符合《中国兽药典》无菌检查的要求。

② 无热原：注射剂内不应含热原，特别是用量一次超过 5mL 以上，供静脉注射或脊椎注射的注射剂，必须是热原检查合格的。

③ 澄明：溶液型注射剂内不得含有可见的异物或混悬物，应符合有关澄明度检查的有关规定。

④ 安全：注射剂必须对机体无毒性反应和刺激性小。

⑤ 等渗：对用量大、供静脉注射的注射剂应具有与血浆相同或略偏高的渗透压。

⑥ pH 值：注射剂应具有与血液相等或相近的 pH 值。

⑦ 稳定：注射剂必须具有必要的物理稳定性和化学稳定性，以确保产品在贮存期内安全、有效。

此外，有些注射剂还应检查是否具有溶血作用、致敏作用和刺激作用等，对不合规格要求的严禁使用。

（2）溶液剂 系指药物溶解于适宜溶剂中制成的澄清液体制剂。溶液剂的溶质一般为非挥发性的低分子化学药物。溶剂多为水，也可为乙醇、植物油或其他液体。供内服或外用。溶液剂应澄清，不得有沉淀、浑浊、异物等。根据需要，溶液剂中可加入助溶剂、抗氧化剂、矫味剂、着色剂等附加剂。药物制成溶液剂后，以量取替代了称取，使取量更方便、准确，特别是对小剂量药物或毒性较大的药物更适宜，服用方便。某些药物只能以溶液形式存在，如过氧化氢溶液、氨溶液等。

（3）酊剂及醑剂 酊剂系指把生药浸在酒精中或把药物溶解在酒精里而制成的澄清液体制剂，如颠茄酊、橙皮酊、碘酊等。亦可用流浸膏稀释制成，供内服或外用。酊剂的浓度随药材性质而异，除另有规定外，含毒性药的酊剂每 100mL 相当于原药材 10g，有效成分明确者，应根据其半成品的含量加以调整，使符合相应品种项下的规定；其他酊剂，每 100mL 相当于原药材 20g。酊剂制备简单，易于保存。但溶剂中含有较多乙醇，因此临床应用有一定的局限性，幼龄动物、孕畜等不宜内服使用。醑剂系指挥发性药物的浓乙醇溶液。凡用于制备芳香水剂的药物一般都可以制成醑剂，供外用或内服。由于挥发性药物在乙醇中的溶解度一般均比在水中大，所以醑剂的浓度比芳香水剂大得多，为 5%～20%。醑剂中乙醇的浓度一般为 60%～90%。当醑剂与水性制剂混合或制备过程中与水接触时，可因乙醇浓度降低而发生浑浊。

（4）合剂 一般是指两种或两种以上可溶或不溶性药物制成的液体。可分为溶液型合剂、混悬型合剂、胶体型合剂、乳剂型合剂，如复方甘草合剂、复方龙胆合剂等。

（5）乳剂、搽剂 乳剂指一相液体以液滴状态分散于另一相液体中形成的非均相液体分散体系。根据连续相和分散相不同分成油包水型乳剂和水包油型乳剂，前者连续相为油脂，分散相为水溶液，后者连续相为水溶液，分散相为油脂。除了上述这两类乳剂之外还有复合乳剂。搽剂系指药材提取物、药材细粉或挥发性药物，用乙醇、油或适宜的溶剂制成的澄清或混悬的外用液体制剂。搽剂有镇痛等作用，可分为溶液型、混悬型、乳化型等，例如松节油搽剂、樟脑搽剂等。

（6）煎剂及浸剂　为生药（中草药）的水浸出剂。煎剂是加水煎煮，浸剂则是加水浸泡。煎煮及浸泡的时间有一定规定。中药汤剂为煎剂的一种。

（7）流浸膏　是将生药的乙醇或水浸出的液体用一定方法浓缩而成。通常每 1mL 流浸膏相当于原生药 1g，如甘草流浸膏等。

2. 气体剂型

目前常用的是气雾剂，其是将药物与抛射剂（液化气或压缩气）共同装封于具有阀门系统的耐压容器中，应用时揿按阀门系统，借助抛射剂的压力将药物喷出的一种制剂。供呼吸道吸入给药、皮肤黏膜给药或空间消毒。

3. 半固体剂型

（1）软膏剂　指药物与适宜基质均匀混合制成的具有一定稠度的半固体外用制剂。常用基质分为油脂性、水溶性和乳剂型基质，其中用乳剂型基质制成的易于涂布的软膏剂称乳膏剂。因药物在基质中分散状态不同，有溶液型软膏剂和混悬型软膏剂之分。溶液型软膏剂为药物溶解或共熔于基质或基质组分中制成的软膏剂，混悬型软膏剂为药物细粉均匀分散于基质中制成的软膏剂。常用的油脂性基质有凡士林、石蜡、液状石蜡、硅油、蜂蜡、硬脂酸、羊毛脂等，如鱼石脂软膏；水溶性基质主要有聚乙二醇。

（2）糊剂　是一种含粉末成分超过 25% 的软膏剂。分为油脂性糊剂和水溶性凝胶糊剂，前者多用凡士林、羊毛脂、植物油等为基质，与大量水性固体粉末混合制成，如氧化锌糊剂；后者用明胶、淀粉、甘油、羧甲基纤维素等为基质，加一定量固体粉末制成，常用作防护剂。

（3）舔剂　将药物与适宜的辅料混合，制成的粥状或糊状的内服剂型。常用的辅料有淀粉、米粥、甘草粉、糖浆、蜂蜜等。

（4）浸膏剂　指原生药材用适宜的溶剂浸出（或煎出）有效成分，浓缩，调整浓度至规定标准而制成的粉状或膏状制剂，有干浸膏和稠浸膏两类。除特别规定外，一般浸膏剂 1g 相当于原生药 2~5g。主要用作调配处方的原料，如大黄浸膏、甘草浸膏、颠茄浸膏等。可用浸出法或渗漉法制得。

4. 固体剂型

（1）预混剂　将一种或几种药物与适宜的基质（如碳酸钙、麸皮、玉米粉等）均匀混合制成供添加于饲料的药物添加剂。把它掺入饲料中充分混合，可达到使微量药物成分均匀分散的目的。如硫酸黏菌素预混剂、马度米星预混剂。

（2）可溶性粉　是由一种或几种药物与助溶剂、助悬剂等辅料组成的可溶性粉末。投入饮水中使药物溶解，均匀分散，供动物饮用。如盐酸多西环素可溶性粉、延胡索酸泰妙菌素可溶性粉。

（3）颗粒剂　将药物与适宜的辅料制成具有一定粒度的干燥颗粒状制剂。颗粒剂可分为可溶性颗粒、混悬颗粒、泡腾颗粒、肠溶颗粒、缓释颗粒和控释颗粒，主要供内服用。如非班太尔颗粒。

（4）片剂　将一种或多种药物与适量的赋形剂混合后，用压片机压制成扁平或两面稍凸起的小圆形片状制剂，主要供内服，如土霉素片、阿苯达唑片。此外，还有糖衣片、肠溶片和植入片等，但在动物中少用。

（5）胶囊剂　是指将药物或加有辅料充填于空心硬质胶囊或弹性软质囊材中而制成的制剂，如阿维菌素胶囊、鱼肝油胶丸。一般供内服，也有用于其他部位的，如直肠、阴道等。上述硬质或软质胶囊壳多以明胶为原料制成，现也用甲基纤维素、海藻酸钙（或钠盐）、聚乙烯醇、变性明胶及其他高分子材料，以改变胶囊剂的溶解性能。

（三）兽用药物新剂型

1. 缓释、控释制剂

缓释、控释制剂亦称缓控释给药系统，是近年来发展较快的新型给药系统。根据释药规律的不同，又分为缓释制剂和控释制剂，缓释制剂能按要求缓慢地非恒速释放药物，药物的释放速率受到外界因素的影响；控释制剂释放药物是恒速或接近恒速的，血药浓度比缓释制剂更加平稳，药物的释放速率不受环境和酶等外界因素的影响，如阿苯达唑瘤胃控释剂。

2. 经皮给药制剂

经皮给药制剂是指在皮肤表面给药，应用物理或化学方法及手段，促进药物穿过皮肤，药物由皮下毛细血管吸收并进入血液循环从而实现治疗或预防疾病的药物制剂，如左旋咪唑浇淋剂（pour-on）、阿维菌素透皮溶液。经皮给药制剂使药物以恒定的速度持续地通过皮肤进入血液循环，达到全身性治疗效果，但生物利用度较低，一般不超过20%。

3. 脂质体制剂

脂质体（或称类脂小球、液晶微囊）是一种类似微型胶囊的新剂型，脂质体是将药物包封于类脂质双分子中，通过渗透或被巨噬细胞吞噬后，载体被酶类分解而释放药物，从而发挥作用。脂质体的结构类似细胞膜，具有亲脂亲水性，适合作为药物或其他物质的载体。其进入体内主要被网状内皮系统吞噬而激活机体的自身免疫功能，并改变被包封药物在体内的分布动力学特征，使药物主要在肝、脾、肺和骨髓等器官组织中蓄积，从而能提高药物的治疗指数，减少药物的治疗剂量和降低药物的毒副作用。国内兽医实验研制的有阿苯达唑、吡喹酮脂质体等。

4. 微囊化技术制剂

微囊化技术指利用天然或人工合成的高分子材料作为囊材，将固态或液态物质包裹制成半透性或封闭药库（微囊或微球）的技术。例如利用明胶作为囊膜将药物（固态或液态）作囊心物包裹而成为药库型微小胶囊，如维生素A胶囊、维生素D胶囊、维生素E胶囊、恩诺沙星微囊等。微囊的粒径为$1\sim500\mu m$，通常为$5\sim200\mu m$。微球系将药物溶解或分散在高分子材料基质中形成的球状微粒分散系统，常见的微球粒径多在$1\sim40\mu m$之间，如伊维菌素微球。

三、药物的贮藏保管

药品的贮存保管要做到安全、合理和有效。首先，应将外用药与内服药分开贮存；对化学性质相反的如酸类与碱类、氧化剂与还原剂等药品也要分开贮存。其次，要了解药品本身理化性质和外来因素对药品质量的影响，针对不同类别的药品采取有效的措施和方法进行贮藏保管。

（一）影响药品质量的因素

引起药品变质的主要因素包括空气、温度、湿度、光照、霉菌、贮藏时间等。

空气中的氧易使药物氧化，引起药物变质。例如麻醉乙醚氧化生成有毒的过氧化物和乙醛；硫酸亚铁氧化变成硫酸铁；酚类及含酚羟基的药物（如苯酚、水杨酸钠、对氨基水杨酸钠）氧化后生成淡红色的醌类化合物；维生素C氧化后变成深黄色。某些碱性药物吸收空气中的二氧化碳而变质，这种现象叫作碳酸化。例如，氨茶碱碳酸化后析出茶碱后分解变色；磺胺类和苯巴比妥类药物的钠盐碳酸化后，难溶于水。粉剂药品能吸收水分、灰尘及空气中有害气体而影响本身质量，如药用炭、白陶土等吸收水分后吸附作用降低等。

温度过高或过低，均会使药物的质量发生变化。温度过高，会使药物失效、变形、体积减小、爆炸等。例如，抗生素、维生素 D_3、促皮质素、氯化琥珀胆碱、肾上腺素、催产素、麦角新碱、生物制品等加速变质；栓剂、软膏剂变形；薄荷油、碘酊等加速挥发使体积减小；胶囊等熔化粘连。温度过低也会使某些药品冻结、分层、析出结晶，甚至变质失效。

湿度过大，有些药物容易发生水解、液化或霉变。例如，阿司匹林、青霉素等因吸潮而分解；水合氯醛、溴化钠可逐渐液化；胶囊剂发生软化粘连等。凡含结晶水的药物，在干燥空气中失去结晶水的现象称为风化。药品经风化后在使用中较难掌握正确的剂量，对剧毒药品易超量而引起中毒。

日光中的紫外线常使许多药物发生变色、氧化、还原和分解等化学反应，称光化反应。例如，双氧水遇光分解生成氧和水；麻醉乙醚见光后，加速氧化，产生有毒的过氧化物。

空气中存在霉菌孢子，在药品生产和贮藏过程中，这些孢子若散落在药物的表面，在适宜的条件下，就能长成菌丝，即常见的霉斑。例如，中草药制剂、浸膏、糖浆剂、脏器制剂等在 20～30℃，相对湿度 70% 以上的梅雨季节，在包装封口不严密时，易发生霉变。

药品不宜贮藏太长时间。有些药品因理化性质不太稳定，易受外界因素的影响，贮藏一定时间后，会使含量（效价）下降或毒性增加。为了保证用药安全有效，对这些药品规定了有效的期限。即使没有规定有效期的药物，贮存过久，也会使质量发生变化。"有效期"系指药品在规定的贮藏条件下能保证其质量的期限。过了有效期，药品必须按规定做销毁处理，不得使用。为了避免药物贮藏过久，对一般药物必须掌握先进先出、易坏先出、包装不好先出的原则，而对具有有效期的药品应特别注意掌握近期先出的原则。

此外，药品的生产工艺、包装所使用的容器和包装方法等，也对药品的质量有很大的影响，应予重视。

(二) 各类药品的保管方法

1. 成瘾性麻醉药、毒药和剧药的保管

成瘾性麻醉药系指连续使用以后有成瘾性的药品，如吗啡、盐酸哌替啶等，不包括外科用的乙醚、普鲁卡因等。毒药系指药理作用剧烈，安全范围小，极量与致死量非常接近，容易引起中毒或死亡的药品，如洋地黄毒苷等。剧药系指药理作用剧烈，极量与致死量比较接近，对机体容易引起严重危害的药品，如甲硫酸新斯的明、盐酸普鲁卡因等。由于兽药典收载的剧药很多，为便于管理，从中选出一部分作用强烈的常用品种纳入管理范围，称为限制性剧药（限剧药），如巴比妥、苯巴比妥、异戊巴比妥钠等。对麻醉药、毒药和剧药，必须用专库、专柜、专人加锁保管，并有明显标记。每个品种须单独存放，各品种间留有适当距离。

2. 危险药品的保管

危险药品系指遇光、热、空气等易爆炸、自燃、助燃或有强腐蚀性、刺激性的药品，包括爆炸品（如苦味酸）、易燃液体（如乙醚、乙醇、松节油等）、易燃固体（如硫黄、樟脑等）、腐蚀药品（如盐酸、浓氨溶液、苯酚等）。危险药品应贮藏在危险品仓库内，按危险品的特性分类存放。要间隔一定距离，禁止与其它药品混放。而且要远离火源，配备消防设备。

3. 易受温度影响的药品保管

受热易变质、变形、易燃、易爆、易挥发的药品应在适宜的温度下保存。如抗生素类药品一般贮藏在干燥阴凉处，不超过 20℃；酊剂、软膏和易燃、易爆、易挥发的药品，不超过 30℃；血清等生物制品应在 2～10℃ 的冷藏下保存。对易燃易爆的药品还须注意容器密闭。当库内温度太高时，应采取自然通风或机械通风，以降低库温，或者利用地下室、夹墙

仓库等作为贮藏场所。夏季可以在仓库向阳面或屋顶面搭盖席棚，并在门窗上安装门帘，以降低温度。当库内温度过低时，会使容器冻裂或药品受冻变质，必须采取增温措施。暖气设备是提高库房温度的理想方法，效果好，安全可靠。

4. 易受湿度影响的药品保管

易受湿度影响的药品应密封于容器内，置于干燥处，注意通风防潮，并定期检查。在梅雨季节，还应采取防霉措施。兽药典中所指的干燥处系指相对湿度在 40%～70% 之间的空气流通环境。当库内湿度过大时应采用通风降湿或吸湿剂吸潮。通风降湿又分为自然通风和装置排风扇通风两种。常用的吸潮剂有生石灰、无水氯化钙、硅酸、炉灰、木炭等。当库内湿度过小时，为防止某些药品风化，应把药品密闭在玻璃瓶或铁桶中，使药品与外界空气隔绝，并注意避热保存。

5. 易受光线影响的药品保管

遇光易变质的药品应装在棕色瓶内，或在普通容器外面包上不透明的黑纸。

6. 易过期失效药品的保管

有失效期的药品应定期检查，以防止过期失效，药品卡片和标签上均应有特殊标记，注明有效日期，或专柜保存，以便查找。

（三）药品的有效期

有效期是指兽药在规定的贮藏条件下能保证其质量的期限。

① 有些稳定性较差的药品，在贮藏期间药效可能降低，毒性可能增高，有的甚至不能供药用。为了保证用药的安全、有效，对这类药品必须规定有效期。

② 药品的有效期，应该根据药品稳定性的不同，通过留样观察试验而加以制订。兽药产品的有效期，可通过稳定性试验或加速试验，先订出暂行期限，经留样观察，积累充分数据后再行修订。

③ 计算有效期，应从药品出厂日期或按出厂日期批号的下个月一日算起。药品标签所列的有效期，应为有效期年月。有效期制剂的生产应采用新原料，正常生产的制剂，一般从原料厂调运到制剂厂，应不超过 6 个月。制剂的有效期，除部分包装严密、较为稳定的（如软膏、熔封安瓿等）外，一般不应超过原料有效期的规定。

④ 已到期的药品，如需延长使用，应送请当地药检部门检验后，根据检验结果，确定延长使用期限。

⑤ 药品生产、供应、使用单位对有效期的药品，应严格按照规定的贮藏条件进行保管，要做到近期先出、近期先用。调拨有效期的药品要迅速运转。

四、处方、兽药管理法规和质量标准

（一）处方

广义地讲，凡是制备任何药剂的书面文件均可称为处方。处方有法定处方、验方、生产处方和兽医师处方等几种。根据兽药典、兽药规范所载的处方，具有法律约束力。兽药厂在制造法定制剂和药品时，均须按照法定处方所规定的一切项目进行配制、生产和检验。民间积累的简单有效的经验处方称为验方。大量生产制剂时所列各种成分、规格、数量及制备与控制质量方法等的规程性文件，称为生产处方。兽医师处方是兽医师对患畜诊断后给调剂员开写药名、用量、配法及用法的书面文件，它是检定药效和毒性的依据，一般应保存一定时间以备查考。兽医师处方内容分六部分：①前记。包括日期、编号、畜主、地址以及患畜的种属、性别、年龄、特征等。②处方头。均以 Rp 起头，有"取下列药品"的意义。③正文。包括药名、规格、数量。药名用中文、拉丁文或英文书写。每药一行，逐行书写。同一处方各药物成分，一般按主药、佐药、矫味药、赋形药或稀释剂依序书写。数量用公制，一律用阿拉伯数字，小数点应对齐。成分的量，固体通常用克（g）或毫克（mg），液体用毫升（mL）表示。④配制法。兽医师对药剂人员指出的药物调配方法。⑤服用法。指出给药方法、次数及各次剂量。⑥兽医师签名。

（二）兽药管理条例

我国第一个《兽药管理条例》（简称《条例》）是 1987 年 5 月 21 日由国务院发布的，它标志着我国兽药法制化管理的开始。《条例》自 1987 年发布以来，分别在 2001 年和 2004 年经过 2 次较大的修改。现行的《条例》于 2004 年 3 月 24 日经国务院第 45 次常务会议通过，以国务院第 404 号令发布并于 2004 年 11 月 1 日起实施。2014 年 7 月 29 日国务院令第 653 号部分修订，2016 年 2 月 6 日国务院令第 666 号部分修订，2020 年 3 月 27 日国务院令 726 令部分修订。

为保障《条例》的实施，与《条例》配套的规章有：《兽药注册管理办法》《兽药产品批准文号管理办法》《兽用处方药和非处方药管理办法》《兽用生物制品管理办法》《兽药进口管理办法》《兽药标签和说明书管理办法》《兽药广告审查办法》《兽药生产质量管理规范（兽药 GMP）》《兽药经营质量管理规范（兽药 GSP）》《兽药非临床研究质量管理规范（兽药 GLP）》和《兽药临床试验质量管理规范（兽药 GCP）》等。

（三）兽药的质量标准

兽药的质量标准是国家为了使用兽药安全有效而制定的控制兽药质量规格和检验方法的规定，是兽药生产、经营、销售和使用的质量依据，亦是检验和监督管理部门共同遵循的法定技术依据。一般应包括以下内容：兽药名称、结构式及分子式、含量限度、处方、理化性状、鉴别项目及方法、含量（效价）测定的方法、检查项目及方法、作用与用途、用法与用量、注意事项和制剂的规格、贮藏、有效期等。其中性状记载药品的外观色泽、溶解度、晶型、熔点、相对密度、折射率、紫外吸收系数等，可帮助初步判断是否为该检品；鉴别主要从化学反应考虑，帮助鉴别检品是否与品名相符；检查指杂质检查，规定一定限量，超过者即不合格；含量测定主要确定药品中有效成分的含量范围，测定方法要力求简便快速。

我国的兽药质量标准共分为二大类。①国家标准：即《中华人民共和国兽药典》和《中华人民共和国兽药规范》（分别简称《中国兽药典》及《中国兽药规范》）。《中国兽药典》是国家对兽药质量管理的技术规范，已出 1990 年版、2000 年版、2005 年版、2010 年版、2015 年版和 2020 年版。1990 年版《中国兽药典》分为一、二部。一部为化学药品、生物制品，收载品种 379 个，其中，化学药品 343 个，生物制品 36 个；二部为中药，收载品种 499 个，其中药材 418 个，成方制剂 81 个。全书共收载 878 个品种。2000 年版《中国兽药典》仍然分为一、二部。一部收载化学药品、抗生素、生物制品和各类制剂共 469 个；二部收载中药材、中药成方制剂共 656 个。全书共收载 1125 个品种。2005 年版《中国兽药典》分为一、二、三部。一部收载化学药品、抗生素、生化药品原料及制剂共 446 个；二部收载中药材、中药成方制剂共 685 个；三部收载生物制品共 115 个。全书共收载 1246 个品种。2005 年首次编写出版了配套书《兽药使用指南》化学药品卷和生物制品卷，由药物的作用与用途、用法与用量、注意等内容适当扩充编写而成，以更好地指导科学、合理用药。2010 年版《中国兽药典》在设计上与 2005 年版类似，分为三部，共收载品种 1829 种。第一部收载化学药品，抗生素、生化药品原料及各类制剂等共 592 种；第二部收载中药材、成方制剂共 1114 种；第三部收载生物制品共 123 种。配套丛书《兽药使用指南》增加了中药卷，使化学药品、中药和生物制品全部配齐。2015 年版《中国兽药典》分为一、二、三部。一部收载化学药品、抗生素、生化药品和药用辅料共 752 种，其中新增 186 种，修订 477 种；二部收载药材和饮片、植物油脂和提取物、成方制剂和单味制剂共 1148 种，其中新增 9 种，修订 415 种；三部收载生物制品共 131 种，其中新增 13 种，修订 117 种。2020 年版《中国兽药典》分为一、二、三部，收载正文品种 2221 种，其中新增 52 种，修订 134 种；收载附录 299 项，其中新增 12 项，修订 29 项。一部收载化学药品、抗生素、生化药品和药用辅料共 752 种，其中新增 22 种，附录 139 项；二部收载药材和饮片、植物油脂和提取物、成方制剂和单味制剂共 1370 种（包括中药饮片 625 种），其中新增 19 种，附录 110 项；三部收载生物制品共 99 种，其中新增 11 种，附录 50 项。《中国兽药规范》是兽药典颁布施行前有关兽药的国家标准，它最早于 1968 年颁布施行，1978 年正式出版，1992 年出第二版。1992 年版《中国兽药规范》收载的是 1990 年版《中国兽药典》没有收入但各地仍有生产和使用的品种，以及 1990 年版《中国兽药典》之后农业部又陆续颁布的一些新兽药质量标准。《中国兽药规范》也分为两部，收载范围与《中国兽药典》相似。②专业标准：由中国兽药监察所制定、修订，农业农村部审批发布，如每年出版的《兽药质量标准》《进口兽药质量标准》等。

《中国兽药典》等标准的颁布并实施，对规范我国兽药的生产、检验及临床应用起到了显著效果。其对我国兽药生产的标准化，管理规范化，提高兽药产品质量，保障动物用药的安全、有效，防治畜禽疾病诸方面都起到了积极作用，也促进了我国新兽药研制水平的提高，为发展畜牧养殖业提供了有力的保证。

第二节 药效学

一、药效学的概念

研究药物对机体的作用规律，阐明药物防治疾病的原理，称为药物效应动力学（pharmacodynamics），简称药效学。

（一）药物的基本作用

药物作用是指药物小分子与机体细胞大分子之间的初始反应，药理效应是药物作用的结果，表现为机体生理、生化功能的改变。但在一般情况下不把两者决然分开，互相通用。例如去甲肾上腺素对血管的作用，首先是与血管平滑肌的 α 受体结合，激活腺苷酸环化酶，使 cAMP（环磷酸腺苷）生成明显增加，这就是药物的作用；继而产生血管收缩、血压升高等药理效应。机体在药物作用下，使机体器官、组织的生理、生化功能增强称为兴奋，引起兴奋的药物称为兴奋药，例如咖啡因能使大脑皮层兴奋，使心脏活动加强，属兴奋药；相反，使生理、生化功能减弱则称为抑制，引起抑制的药物称为抑制药，如氯丙嗪可使中枢神经抑制、体温下降，属抑制药。有的药物对不同器官的作用可能引起性质相反的效应，如阿托品能抑制胃肠平滑肌和腺体活动，但对中枢神经却有兴奋作用。药物之所以能治疗疾病，就是通过其兴奋或抑制作用调节和恢复机体被病理因素破坏的平衡。

除了功能性药物表现为兴奋和抑制作用外，有些药物如化疗药物则主要作用于病原体，可以杀灭或驱除入侵的微生物或寄生虫，使机体的生理、生化功能免受损害或恢复平衡而呈现其药理作用。

（二）药物作用的方式

药物可通过不同的方式对机体产生作用。药物在吸收进入血液以前在用药局部产生的作用，称为局部作用，如普鲁卡因在其浸润的局部使神经末梢失去感觉功能。药物经吸收进入全身循环后分布到作用部位产生的作用，称为吸收作用，又称全身作用，如吸入麻醉药产生的全身麻醉作用。

从药物作用发生的顺序（原理）来看，有直接作用和间接作用。如洋地黄毒苷毒苷被机体吸收后，直接作用于心脏，加强心肌收缩力，改善全身血液循环，这是洋地黄毒苷的直接作用，又称原发作用。由于全身循环改善，肾血流量增加，尿量增多，使心衰性水肿减轻或消除，这是洋地黄毒苷的间接作用，又称继发作用。

（三）药物作用的选择性

药物对机体不同器官、组织的敏感性表现明显的差别，对某一器官、组织作用特别强，对其他组织的作用很弱，甚至对相邻的细胞也不产生影响，这种现象，称为药物作用的选择性。选择性的产生可能有几方面的原因，首先是药物对不同组织亲和力不同，能选择性地分布于靶组织，如碘分布于甲状腺比其他组织高1万倍；其次是在不同组织的代谢速率不同，因为不同组织酶的分布和活性有很大差别；再就是受体分布的不均一性，不同组织受体分布的多少和类型存在差异。药物作用的选择性是治疗作用的基础，选择性高，针对性强，产生很好的治疗效果，很少或没有副作用；反之，选择性低，针对性不强，副作用也较多。当然，有的药物选择性较低，应用范围较广，应用时也有其方便之处。例如，阿托品能特异性阻断毒蕈碱型受体（M受体），但其药理效应选择性并不高，对心脏、血管、平滑肌、腺体及中枢神经系统都有影响，而且有的兴奋，有的抑制。

（四）药物的治疗作用与不良反应

临床使用药物防治疾病时，可能产生多种药理效应，有的能对防治疾病产生有利的作用，改变患病动物的生理、生化功能或病理过程，使患病的机体恢复正常，称为治疗作用。其他与用药目的无关或对动物产生损害的作用，称为不良反应。大多数药物在发挥治疗作用的同时，都存在程度不同的不良反应，这就是药物作用的两重性。少数较严重的不良反应较难恢复，称为药源性疾病，例如庆大霉素引起的听神经损害。

1. 治疗作用

（1）对因治疗　用药目的在于消除疾病的原发致病因子，称为对因治疗，中医称治本。如应用化疗药物杀灭病原微生物以控制感染性疾病；用洋地黄治疗慢性、充血性心力衰竭引起的水肿。

（2）对症治疗　用药目的在于改善疾病症状，称为对症治疗，中医称治标。如用解热镇痛药可使病畜发热体温降至正常，但如病因不除，药物作用过后体温又会升高。所以对因治疗比对症治疗重要，对因治疗才是用药的根本，一般情况下首先要考虑对因治疗。但对一些严重的，甚至可能危及病畜生命的症状，如急性心力衰竭、呼吸困难、惊厥等，则必须先用药解除症状，待症状缓解后再考虑对因治疗。即中医提倡的"急则治其标，缓则治其本"。有些情况下，则要对因治疗和对症治疗同时进行，即所谓"标本兼治"才能取得最佳的疗效。

2. 不良反应

（1）副作用　是在常用治疗剂量时产生的与治疗无关的作用或危害不大的不适反应。有些药物选择性低、药理效应广泛，利用其中一个作用为治疗目的时，其他作用便成了副作用。如用阿托品作麻醉前给药，主要目的是抑制腺体分泌和减轻对心脏的抑制，其抑制胃肠平滑肌的作用便成了副作用。由于治疗目的不同，副作用又可成为治疗作用，如马痉挛疝可用阿托品缓解或消除疼痛，这时抑制腺体分泌便成了副作用。副作用一般是可预见的，往往很难避免，临床用药时应设法纠正。

（2）毒性反应　用药剂量过大或用药时间过长而引起的不良反应，称毒性反应。大多数药物都有一定的毒性，只不过毒性反应的性质和程度不同而已。用药后立即发生的毒性称急性毒性，多由用药剂量过大所引起，常表现为心血管、呼吸功能的损害。有的在长期用药蓄积后逐渐产生的毒性称为慢性毒性，慢性毒性多数表现为肝、肾、骨髓的损害。少数药物还能产生特殊毒性，即致癌、致畸、致突变反应（简称"三致"作用）。此外，有些药物在常用剂量时也能产生毒性，如氯霉素可抑制骨髓造血功能，氨基糖苷类药物有较强的肾毒性等。药物的毒性反应一般是可以预知的，应该设法减轻或防止。

（3）变态反应　又称过敏反应，是指机体受药物刺激，发生异常的免疫反应，而引起生理功能的障碍或组织损伤。药物多为外来异物，虽不是完全抗原，但许多可作为半抗原，如抗生素、磺胺等与血浆蛋白或组织蛋白结合后形成完全抗原，便可引起机体体液免疫或细胞免疫。这种反应与剂量无关，反应性质各不相同，很难预知。致敏原可能是药物本身，或其在体内的代谢产物，也可能是药物制剂中的杂质。药物过敏反应在动物时有发生，可能由于缺乏细致的观察和记录，发现似乎没有人类那样普遍。

（4）继发性反应　是药物治疗作用引起的不良后果，又称治疗矛盾。如成年草食动物胃肠道有许多微生物寄生，正常情况下菌群之间维持平衡的共生状态，如果长期应用四环素类广谱抗生素时，对药物敏感的菌株受到抑制，菌群间相对平衡受到破坏，以致一些不敏感的细菌或抗药的细菌如葡萄球菌、大肠杆菌等大量繁殖，可引起中毒性肠炎或全身感染。这种继发性感染特称为"二重感染"。

（5）后遗效应　指停药后血药浓度已降至最低有效浓度以下时的残存药理效应。可能由于药物与受体的牢固结合，靶器官药物尚未消除，或者由于药物造成不可逆的组织损害所致。如长期应用皮质激素，由于负反馈作用，垂体前叶和/或下丘脑受到抑制，即使肾上腺皮质功能恢复至正常水平，但应激反应在停药半年以上时间内可能尚未恢复。后遗效应不仅能产生不良反应，有些药物也能产生对机体有利的后遗效应，如抗生素后效应（post antibiotic effect，PAE），抗生素后白细胞促进效应（post antibiotic leucocyte enhancement effect，PALE），可提高吞噬细胞的吞噬能力。

二、药物的构效关系和量效关系

（一）药物的构效关系

药物的化学结构与药理效应或活性有着密切的关系，因为药理作用的特异性取决于特定的化学结构，这就是构效关系。化学结构类似的化合物一般能与同一受体或酶结合，产生相似（拟似药）或相反的作用（拮抗药）。例如去甲肾上腺素、肾上腺素、异丙肾上腺为拟肾上腺素药，普萘洛尔为抗肾上腺素药，它们具有相似的化学结构。另外，许多化学结构完全相同的药物还存在光学异构体，具有不同的药理作用，多数左旋体有药理活性，而右旋体无作用。如左旋的氯霉素具抗菌活性、左旋咪唑有抗线虫活性，但它们的右旋体没有作用。近年来，对具不同立体异构的手性药物（chiral drug）的研究有不少进展，认为手性药物的对映异构体应看作不同化合物，它们的亲和力、内在活性、药效、毒理学和药动学等都有所不同。所以认识药物的构效关系不仅有助于理解药物作用的性质和机制，而且也有利于找寻和合成新药，因为结构的微小改变就可使药效产生很大的变化。

(二）药物的量效关系

在一定的范围内，药物的效应与靶部位的浓度成正相关，而后者决定于用药剂量或血中药物浓度，定量地分析与阐明两者间的变化规律称为量效关系。它有助于了解药物作用的性质，也可为临床用药提供参考资料。

药物剂量从小到大的增加引起机体药物效应强度或性质的变化，药物剂量过小，不产生任何效应，称无效量。能引起药物效应的最小剂量，称最小有效量或阈剂量。随着剂量增加，效应也逐渐增强，其中对 50% 个体有效的剂量称半数有效量，用 ED_{50} 表示。直至达到最大效应，亦称最大效能，这是量变过程。出现最大效应的剂量，称为极量。此时若再增加剂量，效应不再加强，反而出现毒性反应，药物效应产生了质变。出现中毒的最低剂量称为最小中毒量，引起死亡的量称致死量，引起半数动物死亡的量称半数致死量（LD_{50}）。药物在临床的常用量或治疗量应比最小有效量大，比极量小。兽药典对治疗量、剧毒药的极量都有具体的规定，必须按推荐使用剂量用药。

在急性毒性试验时，以 50% 动物死亡的剂量即半数致死量（LD_{50}）衡量药物毒性大小；同理，在进行治疗试验时，对 50% 动物有效的剂量称半数有效量（ED_{50}）。在药效试验中如致死量越大，有效量越小，则药物的安全性和药效越高。药物的 LD_{50} 和 ED_{50} 的比值称为治疗指数，此数值越大越安全。但是仅靠治疗指数来评价药物的安全性是不够精确的，因为在高剂量的时候可能出现严重毒性反应甚至死亡。因此，有人提出以 LD_5 和 ED_{95} 的比值作为安全范围来评价药物的安全性比治疗指数更好。

三、药物的作用机制

药物的作用机制是药效学的重要内容，它研究药物为什么起作用、如何起作用和在哪个部位起作用。阐明这些问题有助于理解药物的治疗作用和不良反应，并为深入了解药物对机体的生理、生化功能的调节提供理论基础。对药物作用机制的探索已进行了近一个世纪，并取得了许多进展，近二三十年来对受体的研究已有突出的成就，人们的认识已从细胞水平、亚细胞水平深入到分子水平。但是科学的发展是永无止境的，关于药物作用机制的学说也不是固定不变的，随着科学的发展还会不断深入和完善。

（一）药物作用的受体机制

1. 受体的基本概念

对特定的生物活性物质具有识别能力并可选择性结合的生物大分子，称作受体。对受体具有选择性结合能力的生物活性物质叫作配体。生物活性物质包括机体内固有的内源性活性物质与来自体外的外源性活性物质，前者包括神经递质、激素、活性肽、抗原、抗体等，后者则指药物及毒物等。受体大分子大多存在于膜结构上，并镶嵌在双脂质膜结构中，大都具有蛋白质的特性。现已确定受体有两种功能，即与配体结合和传递信息的功能，因此推测受体内存在配体结合部位和效应部位，前者又称为受点。20 世纪 70 年代后，由于创建了放射性配体结合法，应用分子克隆技术，使大量受体分子的结构与功能被阐明。烟碱型受体（N受体）就是一个成功的例子，通过测定其核苷酸序列推算出 4 种亚型的一级结构，按一定顺序组成 α_1、α_2、β、γ、δ 五聚体，中间形成一个通道，从膜外贯穿双层脂质通向膜内。"受体"一词现在已不再是空洞的概念，而是一个真正存在于细胞膜或胞内的生物大分子（糖蛋白或脂蛋白），有的受体已被高度纯化，有的已被克隆或在人工脂质双分子层上重组，显现出天然受体的特有效应和理化性质。

一种特异的受体一般具有三个特性：①饱和性。由于每个细胞（或单位质量的组织）的受体数量是一定的，因此配体与受体结合的剂量反应曲线应具有可饱和性。②特异性。特定的配体与特定受体的结合是特异性的结合，配体在结构上与受体应是互补的，一般来说有效的药物对受体应具有高亲和力，化学结构的微小改变便可影响亲和力。③可逆性。药物与受体结合后，应以非代谢的方式解离，而且解离得到的配体不是其代谢产物，而应是配体原形本身，这与酶—底物的相互作用的方式有本质的差别。

根据受体蛋白的结构、位置、信息传导方式和效应性质等特点，大致可将受体分为四大类型，其主要特点如下：

(1) 离子通道受体（也称配体门控离子通道受体） 是存在于快反应细胞膜上的由 4～5 个亚单位组成穿透细胞膜的离子通道，每一亚单位为反复 4 次跨膜的肽链。受体激活后，离子通道开放，使细胞膜去极化或超极化，引起兴奋或抑制效应。N 受体、γ-氨基丁酸（GABA）受体、甘氨酸受体、谷氨酸/天冬氨酸受体等均属于此类。

(2) G 蛋白偶联受体 是一类由 GTP 结合调节蛋白（简称 G 蛋白）组成的受体超家族，可将配体带来的信号传送至效应器蛋白，产生生物效应。其效应特点缓慢而复杂，如神经递质受体、自体活性物质受体、神经肽受体和趋化因子受体等。

(3) 酪氨酸激酶受体 均具有内在酪氨酸激酶活性，因为是一些生长因子的受体，故又称生长因子受体。受体贯穿细胞膜，当配体存在时，细胞外区段与配体结合，受体发生构型改变，胞内区段的酪氨酸激酶被激活，使胞内底物酪氨酸磷酸化，激活胞内蛋白激酶，增加DNA、RNA 及蛋白质合成，导致细胞生长分化等效应。胰岛素样生长因子受体、表皮生长因子受体、血小板生长因子受体等均属于此类。

(4) 细胞内受体 位于细胞质和细胞核内，有配体识别区域，能调节信号转导和基因转录过程。但细胞效应很慢，需若干小时。如糖皮质激素等类固醇激素受体、甲状腺素受体和维生素 D_3 受体等。

受体是细胞在生物进化过程中形成并遗传下来，在机体有其特定的分布和功能。随着对受体研究的不断深入，新的受体不断发现，其分类与命名也不断增加和完善。最初，根据受体能与某种递质或激素结合，即以该递质或激素命名，如乙酰胆碱受体、肾上腺素受体等，后来又使用不同的药物研究不同组织或部位的受体，根据其亲和力和效应的不同，以该药物命名有关受体，如烟碱型受体，毒蕈碱型受体等，以后还发现许多亚型、次亚型，截至目前已被肯定的多达 200 多种。由于对受体研究的深入，可望找到选择性更强的药物以调节细胞的功能，达到更高的治疗效果而把不良反应减到最低限度。

2. 受体的功能及作用方式

受体在介导药物效应中主要起传递信息的作用。药物（配体）首先与相应的受体结合，结合的方式一般通过氢键、疏水键、静电键和范德瓦尔斯键，还有少数可形成共价键。受体在与配体结合后，诱导受体蛋白的构型改变并引发有关蛋白的功能变化，如 G 蛋白激活、受体胞内部分酶活性或偶联的蛋白激酶活性被激活、离子通道开放等。受体激活后，配体与受体解离，受体恢复至失活状态。

受体激活后，使腺苷酸环化酶（AC）、鸟苷酸环化酶（GC）和磷脂酶 C（PLC）等激活，相继生成各种第二信使物质。目前认为细胞内重要的传递信号的第二信使物质有环磷酸腺苷（cAMP）、环磷酸鸟苷（cGMP）、二酰甘油（diacylglycerol，DAG）、三磷酸肌醇（inositoltriphosphate，IP_3）、Ca^{2+} 等。第二信使能将受体接收的生物信号通过一系列转导机制，产生连锁反应，将信号逐级转导，并将信号逐步放大，使微弱的信号激活相应的细胞效应系统，这一过程称为级联反应。最后，将配体携带的信息传递给效应器，将细胞外信号通过级联放大、分析和整合产生宏观的生理效应。当然，受体介导的信号转导是一个相当复杂和精巧的过程，各种受体之间有不同形式的交互作用，配体门控离子通道受体、酪氨酸激酶受体、细胞内受体之间也有多种形式的交互作用。

机体各种组织的受体的数量和活性不是固定不变的，而是经常代谢更新并处于动态平衡状态，同时又会因各种生理、药物、病理因素的变化而受到调节。受体调节是维持内环境稳定的一个重要因素，其调节方式主要有两种类型：①脱敏，是指在使用一种激动剂期间或之后，组织或细胞对激动剂的敏感性或反应性下降的现象，又称向下调节。G蛋白偶联受体家族的快速脱敏主要是由于受体的磷酸化，受体内移也是受体数目减少的一个重要原因，一般认为这是一种特殊的胞吞作用。研究发现，许多受体和配体结合后都会发生内移，而受体内移之前往往发生磷酸化。②增敏，是与脱敏作用相反的一种现象，又称向上调节。它可因受体激动剂的水平降低或应用拮抗剂而引起，亦可因其他原因而出现，例如长时间使用普萘洛尔后突然停药可出现反跳现象。

3. 受体学说

对于药物与受体结合产生药理效应的定量分析方法，在过去几十年一直在进行研究，提出了某些假说和数学模型，例如占领学说、速率学说、诱导契合学说等，在当时推动了受体的研究。但是，在今天对受体分子结构及其介导信号转导功能的了解越来越多之后，这些学说和动力学模型显然已无法说明许多受体与配体结合效应的过程和特征。因此，许多学者正在研究建立新的模型，并已取得一定进展，如二态模型、三态模型学说，然而离最后建立完全合理的模型尚有很大差距。

（1）占领学说 1926年Clark提出的受体动力学学说，基本内容包括药物与受体之间的相互作用是可逆的；药物效应与被占领受体的数量成正比，当全部受体被占领时，就会产生最大效应；药物浓度与效应关系服从质量作用定律。后来，1954年Ariens对占领学说提出了修正，认为药物产生最大效应不一定占领全部受体，药物与受体结合产生效应必须具有亲和力和内在活性。亲和力表示药物与受体结合的能力，服从质量作用定律。药物与受体结合后诱导效应的能力决定于内在活性，又称效能。不同的药物具有不同的内在活性，可以产生不同的效应。既有亲和力又有内在活性的药物叫作激动剂。另一类药物与受体具有亲和力，但缺乏内在活性，与受体结合后不仅不能诱导效应，而且还占据了受体，影响了激动剂与受体的作用，这类药物叫作拮抗剂。还有另一类药物，对受体具有亲和力，但内在活性不强，其最大效能比激动剂低得多，叫作部分激动剂，其实它对激动剂也有部分拮抗作用，故又称部分拮抗剂。

（2）速率学说 1964年由Paton提出，他认为药物的生物效应决定于药物与受体的结合速率和解离速率。激动剂从受体迅速解离，拮抗剂则解离较慢。因此，解离速率常数是激动剂、拮抗剂或部分激动剂的决定因素。但是，速率学说不能解释药物与受体多种类型的相互作用。

（3）二态模型学说 Monod首先提出二态模型学说，他认为同一受体有两种状态，即静息态（或称失活态）和激活态，它们可以相互转换，处于动态平衡。

（二）药物作用的非受体机制

一方面，药物的化学结构多种多样，另一方面，机体的功能千变万化，因此决定了药物对机体作用的机制是十分复杂的生理、生化过程。上述药物与受体相互作用的机制仅是药物作用机制之一，虽然随着科学的发展，发现了越来越多的受体（包括亚型、次亚型），阐明了许多药物与受体的作用，但是很多药物并不直接作用于受体，但也能引起器官、组织功能发生变化。因此，应该在更广泛的基础上研究和了解药物作用的机制，只有这样才能认识药物作用的多样性和复杂性，才能更好地掌握各类药物的特征，更多地找寻和发现新药。按照目前的认识水平，药物作用还存在如下各种非受体机制。

1. 对酶的作用

酶是机体生命活动的基础，种类繁多，分布广泛。药物的许多作用都是通过影响酶的功能来实现的，除了受体介导某些酶的活动外，不少药物可直接对酶产生作用而改变机体的生理、生化功能。这些作用包括对酶的抑制，如咖啡因抑制磷酸二酯酶；酶的激活，如儿茶酚胺可激活腺苷酸环化酶；酶的诱导，如苯巴比妥诱导肝药酶；酶的复活，如碘解磷定使磷酰化胆碱酯酶复活等。

2. 影响离子通道

在细胞膜上除了受体操纵的离子通道外，还有一些独立的离子通道，如 Na^+、K^+、Ca^{2+} 通道。有些药物可直接作用于这些通道而产生药理效应，如普鲁卡因可阻断 Na^+ 通道而产生局部麻醉作用，Ca^{2+}、K^+ 通道阻滞剂的抗高血压和抗心律失常作用等。

3. 对核酸的作用

许多药物对核酸代谢的某一环节产生作用而发挥药效，如几乎所有抗癌药都能影响核酸代谢，有些抗菌药物也能影响细胞的核酸代谢。

4. 影响神经递质或体内自身活性物质

神经递质或自身活性物质在体内的生物合成、贮存、释放或消除的任何环节受干扰或阻断，均可产生明显的药理效应，如麻黄碱促进去甲肾上腺素的释放，利血平阻断递质进入囊泡，解热镇痛药抑制前列腺素的合成。

5. 参与或干扰细胞代谢

如一些维生素或微量元素可直接参与细胞的正常生理、生化过程，使缺乏症得到纠正；磺胺药由于阻断细菌的叶酸代谢而抑制其生长繁殖。

6. 影响免疫功能

有些药物通过影响免疫功能而起作用，如左旋咪唑有免疫增强作用，环孢素有免疫抑制作用。

7. 理化条件的改变

有的药物通过简单的理化反应或改变体内的理化条件而产生药物作用，如甘露醇高渗溶液的脱水作用，抗酸药中和胃酸治疗消化性溃疡，螯合剂解除重金属中毒等。

第三节 药动学

一、药物的跨膜转运

(一) 生物膜的结构

生物膜是细胞膜和细胞器膜的统称，包括核膜、线粒体膜、内质网膜和溶酶体膜等。细胞膜的结构，现在较流行的是液态镶嵌模型，即大部分由不连续的、具有液态特性的脂质双分子层组成，较小部分由蛋白质或脂蛋白组成，并镶嵌在脂质的基架中。膜成分中的蛋白质有重要的生物学意义，一种为外在蛋白，有的具吞噬、胞饮作用；另一种为内在蛋白，贯穿整个脂膜，组成生物膜的受体、酶、载体和离子通道等。生物膜能迅速地局部移动，是一种可塑性的液态结构，它可以改变相邻蛋白质的相对几何形状，并形成通道内转运的屏障，不同组织的生物膜具有不同的特征，如血脑屏障，也决定了药物的转运方式。

(二) 药物转运的方式及分子机制

药物从给药部位进入全身血液循环，分布到各种器官、组织，经过生物转化最后由体内排出要经过一系列的细胞膜或生物膜，这一过程称为跨膜转运。

1. 被动转运

被动转运是指药物通过生物膜由高浓度向低浓度转运的过程。一般包括简单扩散和滤过。

(1) 简单扩散　又称被动扩散，大部分药物均通过这种方式转运，其特点是顺浓度梯度，扩散过程与细胞代谢无关，故不消耗能量；没有饱和现象。扩散速率主要决定于膜两侧的浓度梯度和药物的脂溶性，浓度越高、脂溶性越大，扩散越快。

在简单扩散中，药物的解离度与体液的 pH 将对扩散产生明显的影响。因为只有非解离型并具脂溶性的药物才容易通过生物膜，解离型（离子化）具极性，脂溶性很低，实际上不能通过生物膜。许多药物是弱有机酸或弱有机碱，在溶液中以解离或非解离两种形式存在，其解离度决定于药物的 pK_a 和体液的 pH。弱酸、弱碱性药物的解离与 pH 的关系可用下列公式计算：

弱酸性药物：
$$pH - pK_a = \lg \frac{解离浓度}{非解离浓度} \tag{1-1}$$

弱碱性药物：
$$pH - pK_a = \lg \frac{非解离浓度}{解离浓度} \tag{1-2}$$

式中，pK_a 是解离常数 K_a 的负对数，其意义是当药物 50% 解离时的 pH 值。以酸为例，将式(1-1) 式改写成：

$$\frac{解离浓度}{非解离浓度} = 10^{pH-pK_a} \tag{1-3}$$

从式(1-3) 可见，pH 的微小变化即可明显影响药物解离型与非解离型浓度的比值。当 $pH = pK_a$ 时，药物 50% 解离，如果 pH 增加 1 个单位，则有 91% 药物解离，9% 非解离；若 pH 增加 2 个单位，则解离型约为 99%，非解离型为 1%。由于只有非解离药物能穿过生物膜，故不同组织体液 pH 的不同会引起解离度的不同，这将对药物的被动扩散产生很大的影响。因此弱有机电解质在体内的分布也决定于 pK_a 和 pH，当脂质膜两侧水相 pH 不同时，药物解离的程度不同，当转运达到平衡时，在解离度较高的一侧将有较高的药物总浓度（包括非解离浓度和解离浓度）。所以，酸性药物（如水杨酸盐、青霉素、磺胺类等）在碱性较高的体液中有较高的浓度；碱性药物（如吩噻嗪类、赛拉嗪、红霉素、土霉素等）则在酸性较强的体液中浓度高。在选择抗菌药物治疗乳腺炎时，利用上述规律，应选择碱性药物，因为乳汁（pH6.5~6.8）比血浆（pH7.4）有较高的酸度，故碱性药物在乳中有较高的浓度。

(2) 滤过　通过水通道滤过是许多小分子（分子量100~150）、水溶性、极性和非极性物质转运的常见方式。各种生物膜水通道的直径有所不同，毛细血管内皮细胞的膜孔比较大，为 4~8nm（由所在部位决定），而肠道上皮和大多数细胞膜仅为 0.4nm。药物通过水通道转运，对肾脏排泄（肾小球滤过）、从脑脊髓液排除药物和穿过肝窦膜转运都是很重要的方式。

2. 主动转运

这是一种载体介导的逆浓度或逆电化学梯度的转运过程。载体与被转运物质发生迅速、可逆的相互作用，所以对转运物质的化学性质有相当的选择性。由于载体的参与，转运过程有饱和性，相似化学性质的物质还有竞争性，竞争性抑制是载体转运的特征。

主动转运是直接耗能的转运过程，由于它能逆浓度梯度转运，故对药物的不均匀分布和肾脏的排泄具有重要意义。强酸、强碱或大多数药物的代谢产物迅速转运到尿液和胆汁都是主动转运机制。从中枢神经系统脉络丛排除某些药物（如青霉素）也是这种方式，大多数无机离子如 Na^+、K^+、Cl^- 的转运和青霉素、头孢菌素、丙磺舒等从肾脏的排泄均是主动转运过程。

3. 易化扩散

易化扩散又称促进扩散，也是载体介导的转运，故也具有饱和性和竞争性的特征。但是易化扩散是顺浓度梯度转运，不需要消耗能量，这是它跟主动转运的区别。氨基酸（如 L-多巴）、葡萄糖进入红细胞及维生素 B_{12} 从肠道吸收等是易化扩散转运的例子。

4. 胞饮/吞噬作用

由于生物膜具有一定的流动性和可塑性，因此细胞膜可以主动变形而将某些物质摄入细胞内或从细胞内释放到细胞外，这种过程称胞饮或胞吐作用。摄取固体颗粒时称为吞噬作用。大分子量（超过 900）的药物进入细胞或穿过组织屏障一般是以胞饮或吞噬的方式，用这一方式转运的物质包括：蛋白质、破伤风毒素、肉毒毒素、抗原、脂溶性维生素等。

5. 离子对转运

有些高度解离的化合物，如磺胺类和某些季铵盐化合物能从胃肠道吸收，很难用上述机制解释。现认为这些高度亲水性的药物，在胃肠道内可与某些内源性化合物结合，如与有机阴离子黏蛋白结合，形成中性离子对复合物，既有亲脂性，又具水溶性，可通过被动扩散穿过脂质膜。这种方式称为离子对转运。

二、药物的体内过程

药物进入动物机体后，在对机体产生效应的同时，本身也受机体的作用而发生变化，变化的过程分为吸收、分布、生物转化和排泄。事实上这个过程在药物进入机体后是相继发生、同时进行的，在药动学上被称为机体对药物的处置，把吸收、分布和排泄称为转运，生物转化和排泄称为消除。

（一）吸收

吸收是指药物从用药部位进入血液循环的过程。除静脉注射药物直接进入血液循环外，其他给药方法均有吸收过程。给药途径、剂型、药物的理化性质对药物吸收过程有明显的影响，在内服给药时，由于不同种属动物的消化系统的结构和功能有较大差别，故吸收也存在较大差异。这里重点讨论不同给药途径的吸收过程。

1. 内服给药

多数药物可经内服给药吸收，主要吸收部位是小肠，因为小肠绒毛有非常大的表面积和丰富的血液供应，不管是弱酸、弱碱或中性化合物均可在小肠被吸收。酸性药物在犬、猫胃中成非解离状态，也能通过胃黏膜吸收。

许多内服的药物是固体剂型（如片剂、丸剂等），吸收前药物首先要从剂型中释放出来，这是一个限速步骤，常常控制着吸收速率，一般溶解的药物或液体剂型较易吸收。

内服药物的吸收还受其他因素的影响，主要有：①胃排空率。胃排空率影响药物进入小肠的快慢，不同动物有不同的胃排空率，如马胃容积小，不停进食，排空时间很短；牛则没有排空。此外，胃排空率还受其他生理因素、胃内容物的容积和组成等影响。②pH 值。胃肠液的 pH 值能明显影响药物的解离度，不同动物胃液的 pH 有较大差别，是影响吸收的重要因素。胃内容物的 pH，马 5.5；猪、犬 3～4；牛前胃 5.5～6.5，真胃约为 3；鸡嗉囊 3.17。一般酸性药物在胃液中多不解离容易吸收，碱性药物在胃液中解离不易吸收，要在进入小肠后才能吸收。③胃肠内容物的充盈度。大量食物可稀释药物，使浓度变得很低，影响吸收。据报道，猪饲喂后对土霉素的吸收少而且慢，饥饿猪的生物利用度可达 23%，饲喂后猪的血药峰浓度只为后者的 10%。④药物的相互作用。有些金属或矿物质元素如钙、镁、铁、锌等离子可与四环素类、氟喹诺酮类等在胃肠道发生螯合作用，从而阻碍药物吸收或使药物失活。⑤首过效应。内服药物从胃肠道吸收经门静脉系统进入肝脏，在肝药酶和胃肠道上皮酶的联合作用下进行首次代谢，使进入全身循环的药量减少的现象称首过效应，又称首过消除。不同药物的首过效应强度不同，强首过效应的药物可使生物利用度明显降低，若治疗全身性疾病，则不宜内服给药。

2. 注射给药

常用的注射给药主要有静脉、肌内和皮下注射。其他还包括腹腔注射、关节内注射、结膜下腔注射和硬膜外注射等。

快速静注可立即产生药效，并且可以控制用药剂量；静脉滴注是达到和维持稳态浓度完全满意的技术，达到稳态浓度的时间取决于药物的消除速率。药物从肌内、皮下注射部位吸收一般 30min 内达峰值，吸收速率取决于注射部位的血管分布状态。其他影响因素包括：给药浓度、药物解离度、非解离型分子的脂溶性和吸收表面积。机体不同部位的吸收也有差异，同时使用能影响局部血管通透性的药物也可影响吸收（如肾上腺素）。缓释剂型能减缓吸收速率，延长药效。

3. 呼吸道给药

气体或挥发性液体麻醉药和其他气雾剂型药物可通过呼吸道吸收。肺有很大表面积（如马 $500m^2$、猪 $50\sim80m^2$），血流量大，经肺的血流量为全身 $10\%\sim12\%$，肺泡细胞结构较薄，故药物极易吸收。

4. 皮肤给药

浇淋剂（pour on）是经皮肤吸收的一种剂型，它必须具有两个条件：一是药物必须从制剂基质中溶解出来，然后穿过角质层和上皮细胞；二是由于通过被动扩散吸收，故药物必须是脂溶性。在此基础上，药物浓度是影响吸收的主要因素，其次是基质，如二甲基亚砜、氮酮等可促进药物吸收。但由于角质层是穿透皮肤的屏障，一般药物在完整皮肤均很难吸收，目前的浇淋剂最好的生物利用度为 $10\%\sim20\%$。所以，用抗细菌药或抗真菌药治疗皮肤较深层的感染，全身治疗常比局部用药效果更好。

（二）分布

分布是指药物从全身循环转运到各器官、组织的过程。药物在动物体内的分布多呈不均匀性，而且经常处于动态平衡，各器官、组织的浓度与血浆浓度一般均呈平行关系。

药物分布到外周组织部位主要取决于四个因素：①药物的理化性质，如脂溶性、pK_a 和分子量。②血液和组织间的浓度梯度，因为药物分布主要以被动扩散方式。③组织的血流量，单位时间、质量的器官血液流量较大，一般药物在该器官的浓度也较大，如肝、肾、肺等。④药物对组织的亲和力，药物对组织的选择性分布往往是药物对某些细胞成分具有特殊亲和力并发生结合的结果。这种结合常使药物在组织的浓度高于血浆游离药物的浓度，例如碘在甲状腺的浓度比在血浆和其他组织约高 1 万倍，硫喷妥钠在给药 3h 后约有 70% 分布于脂肪组织，四环素可与 Ca^{2+} 络合贮存于骨组织中。

1. 与血浆蛋白结合

药物在血浆中能与血浆蛋白结合，常以游离型与结合型形式存在，这两种形式药物经常处于动态平衡。与血浆蛋白结合的药物不易穿透血管壁，限制了它的分布，也影响从体内消除。药物与血浆蛋白结合是可逆性的，也是一种非特异性结合，但有一定的限量，药物剂量过大超过饱和时，会使游离型药物大量增加，有时可引起中毒。此外，若同时使用两种都对血浆蛋白有较高亲和力的药物，则将发生竞争性抑制现象，一种药物可把另一种药物从结合部位置换出来。例如，动物使用抗凝血药双香豆素后，其几乎全部与血浆蛋白结合（结合率99％），如同时合用保泰松，则可竞争与血浆蛋白结合，把双香豆素置换出来，使游离药物浓度急剧增加，以致可能产生出血不止。

与血浆蛋白结合的药物，在游离药物由于分布或消除使浓度下降时，便可从结合状态下分离出来，延缓了药物从血浆中消失的速度，使半衰期延长，因此，与血浆蛋白结合实际上是一种贮存功能。药物与血浆蛋白结合率的高低主要决定于化学结构，但同类药物中也有很大的差别，如磺胺类的磺胺多辛（SDM）在犬的血浆蛋白结合率为81％，而磺胺嘧啶（SD）只有17％。另外，动物的种属、生理病理状态也可影响血浆蛋白结合率。

2. 组织屏障

组织屏障或称细胞膜屏障，是体内器官的一种选择性转运功能。血脑屏障是指由毛细血管壁与神经胶质细胞形成的血浆与脑细胞之间的屏障和由脉络丛形成的血浆与脑脊液之间的屏障。这些膜的细胞间连结比较紧密，并比一般的毛细血管壁多一层神经胶质细胞，因此，通透性较差，许多分子较大、极性较高的药物不能穿过此膜进入脑内，与血浆蛋白结合的药物也不能进入。初生幼畜的血脑屏障发育不全或脑膜炎患畜，血脑屏障的通透性增加，药物进入脑脊液增多，例如头孢西丁（cefoxitin）在实验性脑膜炎犬的脑内药物浓度可达到5~10μg/mL，比没有脑膜炎的犬高出5倍。胎盘屏障是指胎盘绒毛血流与子宫血窦间的屏障，其通透性与一般毛细血管没有明显差别，大多数母体所用药物均可进入胎儿。

（三）生物转化

药物在体内经化学变化生成更有利于排泄的代谢产物的过程称为生物转化，过去常称为代谢。生物转化通常分两步（相）进行，第一步包括氧化、还原和水解反应，第二步为结合反应。

第一步生物转化使药物分子产生一些极性基团，如—OH、—COOH和—NH$_2$等，这些功能团有利于药物与内源性物质结合进行第二步反应。生成的代谢物，大多数药理活性降低或消失，称灭活；但也有部分药物经第一步转化后的产物才具有活性（如百浪多息），无活性的母体药称为前药（prodrug），或者作用加强（如水合氯醛），这种现象称为代谢活化。另外，还有少数药物经第一步转化后，能生成有高度反应性的中间体，使毒性增强，甚至产生"三致"和细胞坏死等作用，这种现象被称为生物毒性作用，例如苯并芘本身是无毒的，但在体内代谢生成的环氧化物则有很强的致癌作用。

经第一步代谢生成的极性代谢物或未经代谢的原形药物（如磺胺类等）能与内源性化合物如葡萄糖醛酸、醋酸、硫酸和氨基酸等结合，称为结合反应。通过结合反应生成极性更强、更易溶于水、更利于从尿液或胆汁排出的代谢产物，使药理活性完全消失，称为解毒作用。

药物生物转化的主要器官是肝脏，此外，血浆、肾、肺、脑、皮肤、胃肠黏膜和胃肠道微生物也能进行部分药物的生物转化。各种药物在体内的生物转化过程不尽相同，有的只经第一步或第二步反应，有的则有多种反应过程。药物经过生物转化部分的多少，不同药物或不同种属动物有很大的差别，例如恩诺沙星在鸡体内约有50％代谢为环丙沙星，但在猪生成的环丙沙星却很少。此外，还有一些药物大部分或全部不经过生物转化以原形药物从体内排出体外。

1. 生物转化的反应和酶系

药物在体内的生物转化是在各种酶的催化作用下完成的，参与生物转化的酶主要是肝脏微粒体药物代谢酶系，简称药酶，包括催化氧化、还原、水解和结合反应的酶系。其中最重要的是细胞色素P-450混合功能氧化酶系，又称单加氧酶。细胞色素P-450是一个超大家族，已发现 200 多种酶，存在着复杂的多态性，许多研究表明，细胞色素 P-450 的多态性是产生药物作用种属和个体差异的最重要的原因之一。除肝存在细胞色素 P-450 外，哺乳动物的肾上腺、肠、脑、脾等也存在，只是其活性较低，如肝细胞色素 P-450 相对活性为 100，其他器官的细胞色素 P-450 的相对活性为：肺 10～20、肾 8、肠 6、胎盘 5、肾上腺 2、皮肤 1。

除微粒体酶系催化药物的生物转化外，非微粒体酶系催化的代谢反应包括：醇、醛的氧化，酮的还原，单胺氧化酶（MAO）的脱氨和大多数的合成反应。酯和酰胺的水解是由存在于血浆和其他组织（包括肝、肾）的水解酶催化的。瘤胃的微生物和肠道的细菌也能介导水解和还原反应，如强心苷可在瘤胃水解失效，故反刍动物不宜内服。

2. 药酶的诱导和抑制

有些药物能引起肝脏微粒体药物代谢酶系兴奋，促进其合成增加或活性增强，称为酶的诱导。现已发现有 200 种以上药物具有诱导肝药酶的作用，这些药物一般具脂溶性，常用药物主要有：苯巴比妥、安定、苯妥英、水合氯醛、氨基比林、保泰松、苯海拉明等。酶的诱导可使药物本身或其他药物的代谢速率提高，使药理效应减弱，这就是某些药物产生耐受性的重要原因。相反，某些药物可使药酶的合成减少或酶的活性降低，称为酶的抑制。具有酶抑制作用的药物主要有：有机磷杀虫剂、氯霉素、乙酰苯胺、异烟肼、对氨基水杨酸等。

酶的诱导和抑制均可影响药物代谢的速率，使药物的效应减弱或增强，因此在临床同时使用两种以上药物时，应该注意药物对药酶的影响。例如，应用氯霉素可使戊巴比妥的代谢减慢，使血中浓度升高，麻醉时间延长。

（四）排泄

排泄是指药物的代谢产物或原形通过各种途径从体内排出的过程。大多数药物都通过生物转化和排泄两个过程从体内消除，但极性药物和低脂溶性的化合物主要是通过排泄消除。有少数药物则主要以原形排泄，如青霉素、二氟沙星等。最重要的排泄器官是肾脏，也有某些药物主要由胆汁排出，此外，可通过乳腺、肺、唾液、汗腺排泄少部分药物。

1. 肾排泄

肾排泄是极性高（离子化）的代谢产物或原形药的主要排泄途径，排泄方式包括三种机制：肾小球滤过、肾小管分泌和肾小管重吸收。

肾小球毛细血管的通透性较大，在血浆中的游离和非结合型药物，可从肾小球基底膜滤过，肾小球滤过药物的数量取决于药物在血浆中的浓度和肾小球的滤过率。

有些药物及其代谢物可在近曲小管分泌（主动转运）排泄，这个过程需要消耗能量。参与转运的载体相对来说是非特异性的，既能转运有机酸也能转运有机碱，同时其转运能力有限，如果同时给予两种利用同一载体转运的药物，则出现竞争性抑制，亲和力较强的药物就会抑制另一药物的排泄。如青霉素和丙磺舒合用时，丙磺舒可抑制青霉素的排泄，使其半衰期延长约 1 倍。在近曲小管分泌排泄的药物见表 1-1。

表 1-1 近曲小管主动转运排泄的药物

酸类	碱类
青霉素	普鲁卡因酰胺
氨苄西林	多巴胺
磺胺异噁唑	新斯的明
保泰松	N-甲基烟酰胺
呋喃苯胺酸	甲氧苄啶
丙磺舒	苯丙胺
葡萄糖醛酸结合物	

从肾小球血管排泄进入小管液的药物，若为脂溶性或非解离的弱有机电解质，可在远曲小管发生重吸收，因为重吸收主要是被动扩散，故重吸收的程度取决于药物的浓度和在小管液中的解离程度。这与小管液的 pH 和药物的 pK_a 有关，如弱有机酸在碱性溶液中高度解离，重吸收少，排泄快；在酸性溶液中则解离少，重吸收多，排泄慢。对有机碱则相反。一般肉食动物的尿液呈酸性，犬、猫尿液 pH5.5～7.0；草食动物尿液呈碱性，如马、牛、绵羊尿液 pH 为 7.2～8.0。因此，同一药物在不同种属动物的排泄速率往往有很大差别。临床上可通过调节尿液的 pH 来加速或延缓药物的排泄，用于解毒急救或增强药效。

从肾排泄的原形药物或代谢产物由于小管液水分的重吸收，生成尿液时可以达到很高的浓度，有的可产生治疗作用，如青霉素、链霉素大部分以原形从尿液排出，可用于治疗尿路感染。但有的可能产生毒副作用，如磺胺代谢产生的乙酰磺胺由于浓度高可析出结晶，引起晶尿或血尿，尤其犬、猫尿液呈酸性更容易出现，故应同服碳酸氢钠，提高尿液 pH，增加溶解度。

2. 胆汁排泄

虽然肾是原形药物和大多数代谢产物最重要的排泄器官，但也有些药物主要从肝进入胆汁排泄，这主要是分子量 300 以上并有极性基团的药物。在肝与葡萄糖醛酸结合可能是药物、第一步代谢物和某些内源性物质从胆汁排泄的决定因素。胆汁排泄对于因为极性太强不能在肠内重吸收的有机阴离子和阳离子是重要的消除机制。不同种属动物从胆汁排泄药物的能力存在差异，较强的是犬、鸡，中等的是猫、绵羊，较差的是兔和恒河猴。

许多药物经肝排入胆汁，由胆汁流入肠腔，然后随粪便排出。某些具有脂溶性的药物（如四环素）可在肠腔内又被重吸收，或葡糖苷酸结合物被肠道微生物的 β-葡糖苷酸酶所水解并释放出原形药物，然后被重吸收，这就称为肝肠循环。当药物剂量的大部分可进入肝肠循环时，便会延缓药物的消除，延长半衰期。已知己烯雌酚、吲哚美辛（消炎痛）、氯霉素、红霉素、吗啡、洋地黄毒苷等能形成肝肠循环。

3. 乳腺排泄

大部分药物均可从乳汁排泄，一般为被动扩散机制。由于乳汁的 pH（6.5～6.8）较血浆低，故碱性药物在乳中的浓度高于血浆，酸性药物则相反，药物的 pK_a 越小，乳汁中浓度越低。在犬和羊的研究发现，静注碱性药物易从乳汁排泄，如红霉素、甲氧苄啶（TMP）的乳汁浓度高于血浆浓度；酸性药物如青霉素、磺胺二甲嘧啶（SM_2）等则较难从乳汁排泄，乳汁中浓度均低于血浆。药物从乳汁排泄关系消费者的健康，尤其抗菌药物、毒性大的药物要确定奶废弃期。

三、药动学模型及其参数的临床意义

药动学（pharmacokinetics）是研究药物在体内的浓度随时间发生变化的规律的一门学科。它是药理学与数学相结合的边缘学科，用数学模型描述或预测药物在体内的数量（浓度）、部位和时间三者之间的关系。阐明这些变化规律目的是为临床合理用药提供定量的依据，为研究、寻找新药和评价临床已经使用的药物提供客观的标准。此外，药动学也是研究临床药理学、药剂学和毒理学等的重要工具。

（一）血药浓度与药时曲线

1. 血药浓度的概念

血药浓度一般指血浆中的药物浓度，是体内药物浓度的重要指标，虽然它不等于作用部位（靶组织或靶受体）的浓度，但作用部位的浓度与血药浓度以及药理效应一般呈正相关。

血药浓度随时间发生的变化，不仅能反映作用部位的浓度变化，而且也能反映药物在体内吸收、分布、生物转化和排泄过程总的变化规律。另外，由于血液的采集比较容易，对机体损伤小，故常用血药浓度来研究药物在体内的变化规律。当然，在某些情况下也利用尿液、乳汁、唾液或某种组织作为样本研究体内的药物浓度变化。

2. 血药浓度与药物效应

一种药物要产生特征性的效应，必须在它的作用部位达到有效的浓度。由于不同种属动物对药物在体内的处置过程存在差异，要达到这个要求对兽医来说是相当复杂的，当一种药物以相同的剂量（如 10mg/kg）给予不同的家畜时，常可观察到药效的强度和维持时间有很大的差别。对大多数治疗药物来说，药物效应的种属差异是由药物处置动力学的不同引起的。因此，血药浓度与药物效应的关系比剂量与效应的关系更为密切。

3. 血药浓度-时间曲线

药物在体内的吸收、分布、生物转化和排泄是一种连续变化的动态过程，在药动学研究中，给药后不同时间采集血样，测定其药物浓度，常以时间作横坐标，以血药浓度作纵坐标，绘出曲线称为血药浓度-时间曲线，简称药时曲线。从曲线可定量地分析药物在体内的动态变化与药物效应的关系。

一般把非静注给药分为三个期：潜伏期、持续期和残留期。潜伏期指给药后到开始出现药效的一段时间，快速静注给药一般无潜伏期；持续期是指药物维持有效浓度的时间；残留期是指体内药物已降到有效浓度以下，但尚未完全从体内消除。持续期和残留期的长短均与消除速率有关。残留期长反映药物在体内有较多的贮存，一方面要注意多次反复用药（若不注意给药间隔时间）易引起蓄积作用甚至中毒，另一方面在食品动物要确定较长的休药期（withdrawal time）。

药时曲线的最高点叫峰浓度，达到峰浓度的时间叫峰时。曲线升段反映药物吸收和分布过程，曲线的峰值反映给药后达到的最高血药浓度；曲线的降段反映药物的消除。当然，药物吸收时消除过程已经开始，达峰浓度时吸收也未完全停止，只是升段时吸收大于消除，降段时消除大于吸收，达峰浓度时，吸收等于消除。应注意，药物在体内的吸收、分布、生物转化及排泄过程是同时进行的；药时曲线可通过特定的数学方程来描述，此方程实际上与吸收速率、分布速率和消除速率存在着函数关系。

（二）房室模型

为了定量地分析药物在体内的动力学变化，必须采用适当的模型和数学公式来描述这个过程。房室模型就是将机体看成一个系统，系统内部根据药物转运和代谢的动力学特点的差别分为若干房室（隔室，compartment），把具有相同或相似的速率过程的部分组合成为一个房室，从而可分为一室、二室或三室模型。这是便于数学分析的抽象概念，与机体的解剖部位和生理功能没有直接的联系，但与器官组织的血流量、生物膜通透性、药物与组织的亲和力等有一定的关系。因为绝大多数药物进入机体后又以代谢产物或原形从体内排出，所以模型是开放的，又称为开放房室模型。

在房室模型的经典药动学中，其参数的可靠性依赖于所假设的模型的准确性。在药动学研究时，对实际测定的血药浓度-时间数据进行处理，可用半对数纸作图，如所得为一直线，则可能是单室模型，如不是直线，则可能是二室或多室模型。目前一般用计算机程序可自动选择模型。

1. 一室模型

这是最简单的模型，就是把整个机体描述为动力学上一个"均一"的房室。该模型假定给药后药物可立即均匀地分布到全身各器官组织，迅速达到动态平衡（图1-1）。

反映一室模型药动学过程的数学公式为：$C = C_0 e^{-K_e t}$，式中 C_0 为零时的血药浓度，t 为时间。

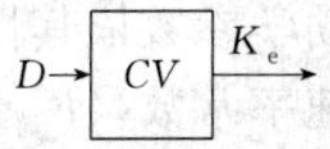

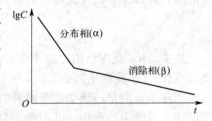

图 1-1 一室模型示意图

K_e—消除速率常数；D—给药剂量；

C—血药浓度；V—表观分布容积；

CV—体内药量

在一室模型，单次静注的血药浓度的对数与时间数据作图，得一条直线，即药时曲线呈单指数衰减。

2. 二室模型

该模型假定给药后药物不是立即均匀分布于全身各器官组织，它在体内的分布有不同的速率，有些分布较快，有些分布较慢，因此把机体分为两个房室，药物以较快速率分布的称中央室，以较慢速率分布的称为周边室（图 1-2）。虽然房室与机体组织器官没有直接的联系，但一般认为血液丰富的组织如肝、肾、心、肺以及血液和细胞外液属中央室，而血流灌注较少的肌肉、皮肤、脂肪等组织属周边室。中央室与周边室不是固定不变的，与药物的理化性质有关，如大脑对脂溶性高的药物容易进入，属中央室，但对极性高的药物由于血脑屏障不易进入大脑，则成为周边室。中央室及周边室之间的转运是可逆的，K_{12} 表示药物由中央室运至周边室的一级速率常数；K_{21} 表示药物由周边室运至中央室的一级速率常数。当分布达到动态平衡时，两室的转运速率相等，即 $K_{12} = K_{21}$。但药物只能从中央室消除，K_e 代表中央室的消除速率常数。大多数药物在体内的转运和分布符合二室模型。

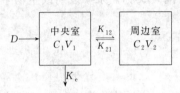

图 1-2 二室模型示意图

在二室模型中，药物作单次静注后，以对数血药浓度作纵坐标，时间为横坐标，可得到一条双指数衰减的曲线（图 1-3）。从曲线可以看出，静注后血药浓度迅速下降，这是分布与消除同时进行的结果，但这段曲线主要反映药物随血液进入中央室，然后再分布到周边室的过程，故称为分布相（α 相）。一旦分布达到平衡后，血药浓度的下降主要是药物从中央室消除的结果，周边室的药物也按动态平衡规律转运到中央室消除，所以血药浓度降低较慢。这段曲线主要反映药物从中央室的消除过程，故称为消除相（β 相）。通过消除相可计算半衰期，故一般说的半衰期就是指消除相半衰期。

图 1-3 二室模型单次静注的药时曲线

反映二室模型药动学过程的数学公式为：$C = A e^{-\alpha t} + B e^{-\beta t}$。其中 A、α、B、β 为混合参数。

许多试验研究表明，大多数药物在体内的转运和分布的动力学特征比较符合二室模型。但有时二室模型还不能满意地描述药物的体内过程，例如有少数药物还可能以更缓慢的速率从中央室分布到骨或脂肪等组织，或与某组织结合得很牢固，这时药时曲线呈三相指数衰减，称三室模型。

除了应用房室模型分析、计算药物在体内的药动学参数或特征外，目前还有非房室模型（统计矩法）、生理学模型、群体药动学模型和药动-药效学（PK-PD）同步模型等，这些模型都各有特点，是房室模型的补充和完善。

（三）药动学主要参数及其意义

在药动学研究中，利用测定的血药浓度-时间数据，采用一定的模型便可算出药物在动物体内的药动学参数。这些参数反映了药物的药动学特征（行为），分析和利用这些参数便可为临床制订科学合理的给药方案或对该药剂作出科学的评价。

药动学参数依其性质可分为转运参数、混合参数（hybrid）和常用参数。转运参数主要指吸收速率常数（K_a）、消除速率常数（K_e 或 β）和房室间转运速率常数（如 K_{12}、K_{21} 等）；混合参数是药时半对数曲线上的特征常数，如半对数曲线尾段的斜率、外推线和残数线的斜率与截距等。例如静脉注射二室模型有 A、α、B、β 四个混合参数，利用这些参数可以算出室间转运速率常数、中央室分布容积和体清除率等。因此，可以认为混合参数是药动学的基本参数。常用参数包括吸收半衰期（$t_{1/2K_a}$）、分布半衰期（$t_{1/2\alpha}$）、消除半衰期、表观分布容积、中央室分布容积（V_1）、体清除率、药时曲线下面积、血药峰浓度、峰时和有效浓度维持时间 [$tcp_{(ther)}$] 等，现择要介绍如下：

1. 消除半衰期

消除半衰期是指体内药物浓度或药量下降一半所需的时间，又称血浆半衰期或生物半衰期，常用 $t_{1/2\beta}$ 或 $t_{1/2K_e}$ 表示。

在一级速率过程中，消除半衰期是一个常数，表达式为：

$$t_{1/2} = \frac{0.693}{K}$$

式中，K 是消除速率常数，只要算出 K 值便可计算出 $t_{1/2}$ 值。从式中可知，消除半衰期与消除速率常数成反比。药物消除速率常数代表体内药物总的消除情况，一级消除速率常数指在单位时间内药物消除的分数，其单位是时间的倒数，即 min^{-1} 或 h^{-1}。例如 $K = 0.1min^{-1}$，即表示每分钟体内保留的药量有 10% 被消除。

大多数药物在体内的消除遵循一级速率过程，消除半衰期与剂量无关，当药物从胃肠道或注射部位迅速吸收时，也与给药途径无关。但有少数药物在剂量过大时可能以零级速率过程消除，例如保泰松在犬和马在大剂量时以零级速率过程消除。其表达式为：

$$t_{1/2} = \frac{0.5C_0}{K_0}$$

式中，K_0 是零级消除速率常数，C_0 为初始浓度。从式中可知，$t_{1/2}$ 可随给药剂量或浓度而变化，C_0 或剂量越大，$t_{1/2}$ 越长。

消除半衰期是药动学的重要参数，是反映药物从体内消除快慢的一种指标。一般来说，代谢快、排泄快的药物，其消除半衰期短；代谢慢、排泄慢的药物，其消除半衰期长。消除半衰期在兽医临床具有重要的实际意义，为了保持血中的有效药物浓度，它是制订给药间隔时间的重要依据，也是预测连续多次给药时体内药物达到稳态浓度和停药后从体内消除时间的主要参数。例如，按消除半衰期间隔给药 4～5 次即可达稳态浓度；停药后经 5 个 $t_{1/2}$ 的时间，则体内药物消除约达 95%，经过计算，一般药物经过 10 个 $t_{1/2}$，几乎全部的药物从体内消除。

临床应用复方制剂时，亦要考虑药物的消除半衰期。例如，复方磺胺甲噁唑（SMZ＋TMP）在人的 $t_{1/2}$ 两个成分均约为 10h。TMP 在马、黄牛、水牛、奶山羊、猪的 $t_{1/2}$ 分别为 4.20h、1.37h、3.14h、0.94h 和 1.43h，但磺胺二甲嘧啶（SM_2）在上述动物的 $t_{1/2}$ 分别为 12.92h、10.69h、5.84h、4.74h 和 15.32h，故 SM_2＋TMP 用于马、黄牛、水牛、奶山羊、猪，从 $t_{1/2}$ 考虑是不合适的。

此外，消除半衰期还受许多因素的影响，凡能改变药物分布到消除器官或影响消除器官功能的任何生理或病理状态均可引起 $t_{1/2}$ 的变化，因此，在动物肝肾功能受损后的剂量调整时，应根据 $t_{1/2}$ 计算。

2. 药时曲线下面积

药时曲线下面积（AUC）理论上是给药后血药浓度在时间从 $t_0 \sim t_\infty$ 的曲线下总面积，

反映到达全身循环的药物总量。其计算公式为：

$$AUC=\frac{D}{KV_d}（静注）；AUC=\frac{FD}{KV_d}（非血管给药）$$

式中，D 为给药剂量；V_d 为表观分布容积；F 为生物利用度；K 为一室模型的消除速率常数，在二室模型则改用 β。在实际工作中 AUC 多用梯形法求算，准确方便。

大多数药物 AUC 和剂量成正比，但也有少数药物不成正比例，如水杨酸盐。AUC 常用作计算生物利用度和其他参数的基础参数，如矩量法的参数就是根据 AUC 计算出来的。给猪静注和肌注二氟沙星，由于肌注该药吸收迅速且完全，因此，静注与肌注的 AUC 相差不大。同一药物、相同剂量和相同的给药途径在不同种属的动物体内的 AUC 也呈现差别，例如，给马、牛、猪、羊静注同剂量的磺胺类药物，其 AUC 值有差异。

3. 表观分布容积

表观分布容积（V_d）是指药物在体内的分布达到动态平衡时，药物总量按血浆药物浓度分布所需的总容积。故 V_d 是体内药量与血浆药物浓度的一个比例常数，即 $V_d=D/C$。V_d 是一个重要的动力学参数，通过它可将血浆药物浓度与体内药物总量联系起来。

由于表观分布容积并不代表真正的生理容积，纯是一个数学概念，故称表观分布容积。V_d 值的意义是反映药物在体内的分布情况，表示药物在组织中的分布范围广不广，结合程度高不高。一般 V_d 值越大，药物穿透组织越多，分布越广，血中药物浓度越低；V_d 值越小，血药浓度越高。许多研究表明，如果药物在体内均匀分布，则 V_d 值接近于 $0.8\sim1.0\text{L}/$ kg，当 V_d 值大于 $1.0\text{L}/\text{kg}$ 时，则药物的组织浓度高于血浆浓度，药物在体内分布广泛，或者组织蛋白对药物有高度结合。脂溶性的有机碱，如吗啡、利多卡因、喹诺酮类等，在体液和组织中有广泛的分布，V_d 值均大于 $1.0\text{L}/\text{kg}$；相反，当药物的 V_d 值小于 $1.0\text{L}/\text{kg}$ 时，则药物的组织浓度低于血浆浓度，如有机酸类的水杨酸、保泰松、青霉素等在血浆中常呈离子化，所以 V_d 值很小（小于 $0.25\text{L}/\text{kg}$）。

4. 体清除率

体清除率（Cl_B）简称清除率，是指在单位时间内机体通过各种消除过程（包括生物转化与排泄）消除药物的血浆容积，单位以 $\text{mL}/(\text{min}\cdot\text{kg})$ 表示。这个参数的值可用下式计算：

$$Cl_B=\frac{FD}{AUC}$$

式中，F 为生物利用度；D 为药物剂量。当静脉注射全部药物进入血液循环时，上式可改为：$Cl_B=\beta\times V_{d(area)}$。

体清除率与消除半衰期不同，它可以不依赖药物处置动力学的方式去表达药物的消除速率。通过比较氨苄西林和地高辛在犬的药动学可区分两者的差别，两药有相同的体清除率 $[3.9\text{mL}/(\text{min}\cdot\text{kg})]$，氨苄西林的消除半衰期为 48min，而地高辛是 1680min，消除半衰期的不同主要是受表观分布容积的影响，前者为 $0.27\text{L}/\text{kg}$，后者为 $9.64\text{L}/\text{kg}$。由此可得出结论，具有相同清除率的药物，表观分布容积越小，消除半衰期越短。

体清除率是体内各种清除率的总和，包括肾清除率（Cl_r）、肝清除率（Cl_h）和其他如肺清除率、乳汁清除率、皮肤清除率等。因为药物的消除主要靠肾排泄和肝的生物转化，故体清除率可简化为：

$$Cl_B=Cl_r+Cl_h$$

5. 峰浓度与峰时

给药后达到的最高血药浓度称血药峰浓度（简称峰浓度，C_{max}），它与给药剂量、给药途径、给药次数及达到时间有关。达到峰浓度所需的时间称达峰时间（简称峰时，t_{max}），它取决于吸收速率和消除速率。通常吸收速率都大于消除速率，因而对峰时影响较大。峰浓度和药时曲线下面积是决定生物利用度和生物等效性的重要参数。

6. 生物利用度

生物利用度（F）是指药物以一定的剂型从给药部位吸收进入全身循环的速率和程度。这个参数是决定药物量效关系的首要因素。

绝对生物利用度的计算方法，是在相同的动物、相等的剂量条件下，内服或其他非血管给药途径所得的 AUC_{po} 与静注的 AUC_{iv} 的比值，即：

$$F = \frac{AUC_{po}}{AUC_{iv}} \times 100\%$$

静注所得的 AUC_{iv} 代表完全吸收和绝对生物利用度为 100%，内服一定剂型所得的 AUC_{po} 与静注 AUC_{iv} 的比值就是内服的生物利用度，称为绝对生物利用度。如果药物的制剂不能进行静注给药，则采用内服参照标准的 AUC 作比较，这时所得的称为相对生物利用度。

当药物的生物利用度小于 100% 时，可能和药物的理化性质和/或生理因素有关，包括药物产品在胃肠液中解离不好（固体剂型），在胃肠内容物中不稳定或有效成分被灭活，在穿过黏膜上皮屏障时转运不良，在进入全身循环前在肠壁或肝发生首过效应。如果由于首过效应使药物的生物利用度很低，则可能误认为吸收不良。

内服给药的生物利用度存在明显的种属差异，尤其单胃动物与反刍动物之间。例如，成年牛、猪、犬内服同剂量（5mg/kg）恩诺沙星，其所得的 AUC 有很大的差异。在牛，恩诺沙星可能被瘤胃微生物灭活，结果几乎不能吸收，AUC 很小。猫、犬内服恩诺沙星几乎完全吸收，AUC 接近静注给药的 AUC。

7. 生物等效性

生物等效性（bioequivalence）是指一种药物的两种不同制剂在相同实验条件下，无论单剂量还是多剂量给药，给予相同剂量，其吸收速度和程度没有明显的差异。可获得相似的药时曲线，产生基本相同的临床效应。

生物等效性应包括药物临床疗效与不良反应的一致性。兽药生物等效性指标的提出和应用，不仅为兽药制剂应用于临床的有效性和安全性提供了较体外质量控制更进一步的保证，也明示新兽药制剂研发者不仅要注重兽药制剂在体外的各种指标，更要关注兽药的体内过程和临床疗效。目前，兽药制剂生物等效性已成为国内外兽药制剂仿制和国内兽药制剂产品比对试验的重要评价内容，也成为新兽药制剂仿制开发研究中最有价值的评价指标而广泛应用。

8. 有效血药浓度维持时间

有效血药浓度维持时间 $[tcp_{(ther)}]$ 是制订合理给药方案的一个很重要的参数，它对确定给药剂量与给药间隔时间都具有重要作用。在确定药物有效浓度所产生的药理效应时，常根据大量的临床疗效资料。而测定抗菌药物的有效浓度，则以其对敏感细菌的最小抑菌浓度（MIC）为指标。

求算有效血药浓度维持时间的公式为：

$$tcp_{(ther)} = \frac{1}{\beta} \ln \frac{B}{C_f}$$

式中，β 是消除速率常数；B 为消除相的零时血药浓度；C_f 为有效浓度，可由试验或从文献中获得，对抗菌药物来说，一般是指 MIC。由上述公式可知；$tcp_{(ther)}$ 的值与 β、B

及 C_f 值的大小有重要的关系。β 值大时，即消除半衰期短，B 及 C_f 值若不变，则有效血药浓度维持时间短；如果 C_f 值小，β、B 不变时，则有效血药浓度维持时间长。

在制订抗菌药物的给药方案时，$tcp_{(ther)}$ 是求算多剂量给药间隔时间的一个很重要参数，但由于它受很多因素的影响，如细菌对药物的敏感度不同，药物的 MIC 变动范围大，这就使 $tcp_{(ther)}$ 值有较大的变化。故制订给药方案及推算多剂量给药间隔时间，应根据消除半衰期、累积系数（R）、最高稳态血药浓度（$(C_{ss})_{max}$）、最低稳态血药浓度（$(C_{ss})_{min}$）、平均稳态血药浓度（C_{ss}）及 $tcp_{(ther)}$ 综合考虑。

9. 平均稳态血药浓度

临床用药往往需要多次给药以达到体内有效浓度，并保持该浓度一定时间。由于大多数药物的消除属于一级过程，若以固定间隔时间多次给药，可看到从给予第 2 次剂量起，体内总有每一次剂量的存留量，由此多次给药形成的累积，直至在间隔时间内消除率等于吸收率，这时血药浓度便在平均稳态浓度上下波动。

在药动学研究中，可应用单剂量给药所获得的 AUC 和给药间隔时间（τ）计算得到平均稳态血药浓度（$C_{ss}=AUC/\tau$）。平均稳态血药浓度的范围在最高稳态血药浓度与最低稳态血药浓度之间，但不是两者的简单平均。由其计算公式可知，在保持一定的平均稳态血药浓度情况下，可以通过调整剂量来确定给药间隔时间；或固定给药间隔时间来调整最佳的给药剂量。

10. 累积系数

在达到稳态时，给药间隔时间（τ）内的最高稳态血药浓度（$(C_{ss})_{max}$），除以单次给药后的最高血药浓度（$(C_1)_{max}$），即 $(C_{ss})_{max}/(C_1)_{max}$，这种关系称为累积系数（$R$）或累积因子。当吸收速率常数（$K_a$）或分布速率常数（$\alpha$）显著大于消除速率常数（$\beta$）时，在一般情况下，$R$ 值可近似估算如下：

$$R=\frac{1}{1-e^{-\beta\tau}}$$

由上式，若已知 β 及 τ 即可求出 R。当 τ 一定时，β 大则累积程度小，反之，β 小则累积程度大。而当给药间隔时间缩短时，累积程度就变大。

11. 先导剂量

先导剂量（D^*）或称负荷剂量，是指多剂量给药时，第一次给予较大的剂量，以迅速产生有效的血药浓度或组织药物浓度的药量。要求给予先导剂量后的最低血药浓度等于稳态下的最低血药浓度，即 $(C_1)_{min}=(C_{ss})_{min}$。然后按固定间隔时间投较低的维持剂量，以补充在给药间隔之间由体内消除的药量，从而保持足够有效的药物浓度。先导剂量 D^* 是累积系数 R 与维持剂量 D 的乘积：$D^*=DR$。

第四节 临床合理用药

一、药物的相互作用

（一）体外药物的相互作用

两种以上药物混合使用或药物制成制剂时，可能发生体外的相互作用，出现使药物中和、水解、破坏失效等理化反应，这时可能发生混浊、沉淀、产生气体及变色等外观异常的现象，被称为配伍禁忌。例如，在静滴的葡萄糖注射液中加入磺胺嘧啶钠注射液，最初并没有肉眼可见的变化，但过几分钟即可见液体中有微细的磺胺嘧啶结晶析出，这是磺胺嘧啶钠在 pH 值降低时必然出现的结果；又如外科手术时，将肌松药琥珀胆碱与麻醉药硫喷妥钠混合，虽然看不到外观变化，但琥珀胆碱在碱性溶液中可水解失效。所以临床在混合使用 2 种以上药物时必须十分慎重，避免配伍禁忌。

此外，药物制成剂型或复方制剂时也可发生配伍禁忌，如把氨苄西林制成水溶性粉剂时，加入含水葡萄糖作赋形剂可使氨苄西林氧化失效；又如曾在临床发现某些四环素片剂无效，原因是改变了赋形剂而引起的，原先用乳糖，后改用碳酸钙，这样就使四环素片的实际含量减少而失效。

（二）联合用药及体内药物的相互作用

临床上同时使用两种以上的药物治疗疾病，称为联合用药，其目的是提高疗效，消除或减轻某些毒副作用，适当联合应用抗菌药也可减少耐药性的产生。但是，同时使用两种以上药物，在体内的器官、组织中（如胃肠道、肝）或作用部位（如细胞膜、受体部位），药物均可发生相互作用，使药效或不良反应增强或减弱。按其作用机制可分为药动学的相互作用和药效学的相互作用。

1. 药动学的相互作用

在体内的吸收、分布、生物转化和排泄过程中，均可能发生药动学的相互作用。

（1）吸收　主要发生在内服药物时在胃肠道的相互作用，具体表现为：①物理化学的相互作用，如 pH 的改变，影响药物的解离和吸收；发生螯合作用，如四环素、恩诺沙星等可与钙、铁、镁等金属离子发生螯合，影响吸收或使药物失活。②胃肠道运动功能的改变，如拟胆碱药可加快排空和肠蠕动，使药物迅速排出，吸收不完全；抗胆碱药如阿托品等则减少胃排空率和使肠蠕动减慢，可导致吸收速率减慢，峰浓度较低，但药物在胃肠道停留时间延长，使吸收量增加。③菌丛改变。胃肠道菌丛参与药物的代谢，广谱抗菌药能改变或杀灭胃肠内菌丛，影响代谢和吸收，如抗生素治疗可使洋地黄在胃肠道的生物转化减少，吸收增加。④药物诱导改变黏膜功能。有些药物可能损害胃肠道黏膜，影响吸收或阻断主动转运过程。

（2）分布　药物的器官摄取率与清除率最终取决于血流量，所以，影响血流量的药物便可影响药物分布。如普萘洛尔可使心输出量明显减少，从而减少肝的血流量，使高首过效应药物（如利多卡因）的肝清除率减少。其次，许多药物有很高的血浆蛋白结合率，由于亲和力不同可以相互取代，如抗凝血药华法林可被三氯醛酸（水合氯醛代谢物）取代，使游离华法林大大增加，使抗凝血作用增强，甚至引起出血。

（3）生物转化　药物在生物转化过程中的相互作用主要表现为酶的诱导和抑制。许多中枢抑制药包括镇静药、安定药、抗惊厥药等，如苯巴比妥能通过诱导肝脏微粒体药物代谢酶的合成，提高其活性，从而加速药物本身或其他药物的生物转化，降低药效。相反，另外一些药物如氯霉素、糖皮质激素等则能使药酶抑制，使药物的代谢减慢，提高血中药物浓度，药效增强。

（4）排泄　任何排泄途径均可发生药物的相互作用，但目前对肾排泄研究较多。如血浆蛋白结合的药物被置换成为游离药物可增加肾小球的滤过率；影响尿液 pH 的药物使药物的解离度发生改变，从而影响药物的重吸收，如碱化尿液可加速水杨酸盐的排泄；近曲小管的主动排泄可因相互作用而出现竞争性抑制，如同时使用丙磺舒与青霉素，可使青霉素的排泄减慢，提高血浆浓度，延长半衰期。

2. 药效学的相互作用

同时使用两种以上药物，由于药物效应或作用机制的不同，可使总效应发生改变。可能出现下面几种情况：两药合用的效应大于单药效应的代数和，称协同作用；两药合用的效应等于它们分别作用的代数和，称相加作用；两药合用的效应小于它们分别作用的总和，称拮抗作用。在同时使用多种药物时，治疗作用可出现上述三种情况，不良反应也可能出现这些情况，例如头孢菌素的肾毒性可由于合用庆大霉素而增强。一般来说，用药种类越多，不良反应发生率也越高。

药效学相互作用发生的机制是多种多样的，主要机制有如下几方面：①通过受体作用。如阿托品能与 M 受体结合而拮抗毛果芸香碱的作用；而阿托品与肾上腺素在扩瞳作用上表现协同作用则是作用于不同受体，前者与 M 受体结合使瞳孔括约肌松弛而扩瞳，后者则是兴奋 α 受体收缩辐射肌而扩瞳。②作用于相同的组织细胞。如镇痛药、抗组胺药能加强催眠药的作用是因为对中枢神经系统都表现抑制作用。③干扰不同的代谢环节。如磺胺类药抑制二氢叶酸合成酶而抑制细菌生长繁殖，甲氧苄啶与磺胺表现协同作用是由于抑制二氢叶酸还原酶对叶酸代谢起"双重阻断"作用。青霉素与链霉素合用有很好的协同作用是由于青霉素阻断了细菌细胞壁的合成，使链霉素更容易进入细胞抑制细菌蛋白质的合成。④影响体液或电解质平衡。如排钾利尿药可增强强心苷的作用，糖皮质激素的水钠潴留作用可减弱利尿药的作用。

二、影响药物作用的主要因素

药物的作用是药物与机体相互作用过程的综合表现，许多因素都可能干扰或影响这个过程，使药物的效应发生变化。这些因素包括药物方面、动物方面、饲养管理和环境方面的因素。

（一）药物方面的因素

1. 剂量

药物的作用或效应在一定剂量范围内随着剂量的增加而增强，例如巴比妥类药小剂量催眠，随着剂量增加可表现出镇静、抗惊厥和麻醉作用，这些都是对中枢的抑制作用，可以看作是量的差异。但是也有少数药物，随着剂量或浓度的不同，作用的性质会发生变化，如人工盐小剂量是健胃作用，大剂量则表现为下泻作用；碘酊在低浓度（2%）时表现杀菌作用（作消毒药），但在高浓度时（10%）则表现为刺激作用（作刺激药）。所以，药物的剂量是决定药效的重要因素。临床用药时，除根据兽药典、兽药使用规范等决定用药剂量外，还要根据药物的理化性质、毒副作用和病情发展的需要适当调整剂量，才能更好地发挥药物的治疗作用。

2. 剂型

剂型对药物作用的影响，在传统的剂型如水溶液、散剂、片剂、注射剂等，主要表现为吸收快慢、多少的不同，影响药物的生物利用度。例如内服溶液剂比片剂吸收的速率要快得多，因为片剂在胃肠液中有一个崩解过程，药物的有效成分要从赋形剂中溶解释放出来，这就受许多因素的影响，有报道不同药厂生产的地高辛片在血液中的浓度可相差 4~7 倍。

随着新剂型研究不断取得进展，缓释、控释和靶向制剂先后逐步用于临床，剂型对药物作用的影响越来越明显和具有重要意义。通过新剂型去改进或提高药物的疗效、减少毒副作用和方便临床给药将会很快成为现实，也是兽医药理工作者的努力方向。

3. 给药方案

给药方案包括给药剂量、途径、时间间隔和疗程。给药途径不同主要影响生物利用度和药效出现的快慢，静注几乎可立即出现药物作用，依次为肌注、皮下注射和内服。除根据疾病治疗需要选择给药途径外，还应根据药物的性质，如肾上腺素内服无效，必须注射给药；

氨基糖苷类抗生素内服很难吸收，作全身治疗时也必须注射给药。有的药物内服时有很强的首过效应，生物利用度很低，全身用药时也应选择肠外给药途径。家禽由于集约化饲养，数量巨大，注射给药要消耗大量人力、物力，也容易引起应激反应，所以，药物多用混饲或混饮的群体给药方法。这时必须注意保证每个个体都能获得充足的剂量，又要防止一些个体吃量过多而产生中毒，还要根据不同气候、疾病发生过程及动物吃入饲料或饮水量的不同，适当调整药物的浓度。

大多数药物治疗疾病时必须重复给药，确定给药的时间间隔主要根据药物的半衰期和消除速率。一般情况下在下次给药前要维持血中的最低有效浓度，尤其抗菌药物要求血中浓度高于 MIC。但近年来对抗生素后效应的研究结果，认为不一定要维持 MIC 以上的浓度，当使用大剂量时，峰浓度比 MIC 高得多，可产生较长时间的抗生素后效应，给药间隔可大大延长。据试验证明，庆大霉素一天给药 1 次疗效优于同剂量分 3 次给药。

有些药物给药一次即可奏效，如解热镇痛药、抗寄生虫药等，但大多数药物必须按一定的剂量和时间间隔给药一定的时间，才能达到治疗效果，称为疗程。抗菌药物更要求有充足的疗程才能保证稳定的疗效，避免产生耐药性，不能给药 1～2 次出现药效立即停药。例如，抗生素一般要求 2～3 天为一疗程，磺胺类药则要求 3～5 天为一疗程。

（二）动物方面的因素

1. 种属差异

动物品种繁多，解剖、生理特点各异，不同种属动物对同一药物的药动学和药效学往往有很大的差异。在大多数情况下表现为量的差异，即作用的强弱和维持时间的长短不同，例如对赛拉嗪，牛最敏感，其达到化学保定作用的剂量仅为马、犬、猫的十分之一，而猪最不敏感，临床化学保定使用剂量是牛的 20～30 倍。又如链霉素等 15 种抗菌药在马、牛、羊、猪的半衰期也表现出很大差异（表 1-2）。有少数动物因缺乏某种药物代谢酶，因而对某些药物特别敏感，如猫缺乏葡萄糖醛酸酶活性，故对水杨酸盐特别敏感，作用时间很长。猫内服阿司匹林（10mg/kg）应间隔 38h 给药 1 次，而马静注水杨酸钠（3.5mg/kg），每 6h 要给药 1 次。

药物在不同种属动物的作用除表现量的差异外，少数药物还可表现质的差异，如吗啡对人、犬、大鼠、小鼠表现为抑制，但对猫、马和虎则表现为兴奋。

表 1-2　抗菌药物在不同动物的半衰期　　　　　　　　　　　单位：h

药物	马	黄牛	水牛	奶山羊	猪
链霉素	3.05	4.07	3.93	4.62	3.79
卡那霉素	2.17	2.82	2.32	—	2.07
庆大霉素	2.17	2.17	2.30	2.29	2.09
四环素	5.80	5.40	4.60		3.62
红霉素	2.90	1.97	1.59	2.78	1.21
盐酸林可霉素	8.13	4.13	6.93	—	6.79
氨苄西林	2.23	0.98	1.26	0.92	1.06
苯唑西林	2.36	1.34	5.07	0.74	0.96
氯霉素	1.77	3.00	10.20	—	1.59
磺胺多辛	14.13	5.65	4.39	11.95	15.51
磺胺对甲氧嘧啶	4.45	1.49	1.43	1.45	8.87
磺胺间甲氧嘧啶	5.76	2.72	3.68	4.38	6.13
磺胺二甲嘧啶	12.92	10.69	5.84	4.74	15.32
磺胺嘧啶	5.41	2.57	2.35	1.82	2.38
甲氧苄啶	4.20	1.37	3.14	0.94	1.43

2. 生理因素

不同年龄、性别及怀孕或哺乳期动物对同一药物的反应往往有一定差异，这与机体器官组织的功能状态，尤其与肝脏微粒体药物代谢酶系统有密切的关系。如在初生动物，生物转化途径和有关的微粒体酶系统功能不足，它们的发育似乎有二相过程，在前 3～4 周酶活性几乎成线性迅速增加，然后转为较慢的发育至第 10 周。肾功能在大多数动物的幼畜较弱（牛例外）。因此，在幼畜由微粒体酶代谢和由肾排泄消除的药物的半衰期将被延长。老龄动物亦有上述现象，一般对药物的反应较成年动物敏感，所以临床用药剂量应适当减少。

除了作用于生殖系统的某些药物外，一般药物对不同性别动物的作用并无差异，只是怀孕动物对拟胆碱药、泻药或能引起子宫收缩加强的药物比较敏感，可能引起流产，临床用药必须慎重。哺乳动物则因大多数药物可从乳汁排泄，会造成乳中的药物残留，故要按弃奶期规定，不得供人食用。

3. 病理状态

药物的药理效应一般都是在健康动物试验中观察得到的，动物在病理状态下对药物的反应性存在一定程度的差异。不少药物在疾病动物的作用较显著，甚至要在病理状态下才呈现药物的作用，例如解热镇痛药能使发热动物降温，对正常体温没有影响；洋地黄对慢性充血性心力衰竭有很好的强心作用，对正常功能的心脏则无明显作用。

严重的肝、肾功能障碍，可影响药物的生物转化和排泄，对药物动力学产生显著的影响，引起药物蓄积，延长消除半衰期，从而增强药物的作用，严重者可能引发毒性反应。但也有少数药物在肝生物转化后才有作用，如可的松、泼尼松，在肝功能不全的疾病动物作用减弱。

炎症过程使动物的生物膜通透性增加，影响药物的转运。据报道，头孢西丁在实验性脑膜炎犬脑内药物浓度比健康犬增加 5 倍。

严重的寄生虫病、失血性疾病或营养不良患畜，由于血浆蛋白质大大减少，可使高血浆蛋白结合率药物的血中游离药物浓度增加，一方面使药物作用增强，另一方面也使药物的生物转化和排泄增加，半衰期缩短。

4. 个体差异

同种动物在基本条件相同的情况下，有少数个体对药物特别敏感，称高敏性，另有少数个体则特别不敏感，称耐受性，这种个体之间的差异，在最敏感和最不敏感之间约差 10 倍。动物对药物作用的个体差异中还表现为生物转化过程的差异，已发现某些药物如磺胺、异烟肼等的乙酰化存在多态性，分为快乙酰化型和慢乙酰化型，不同型个体之间存在非常显著的差异。例如对磺胺类的乙酰化，人、猴、反刍动物和兔均存在多态性的特征。

产生个体差异的主要原因是动物对药物的吸收、分布、生物转化和排泄的差异，其中生物转化是最重要的因素。研究表明，药物代谢酶类（尤其细胞色素 P-450）的多态性是影响药物作用个体差异的最重要的因素之一，不同个体之间的酶活性可能存在很大的差异，从而造成药物代谢速率上的差异。因此，相同剂量的药物在不同个体中，有效血药浓度、作用强度和作用维持时间便产生很大差异。随着分子生物学技术的发展，已证明药物代谢酶多态性是基因多态性遗传的结果。

个体差异除表现药物作用量的差异外，有的还出现质的差异，这就是个别动物应用某些药物后产生变态反应，有时也称为过敏反应。例如马、犬等动物应用青霉素后，个别可能出现变态反应。这种反应在大多数动物都不发生，只在极少数具有特殊体质的个体才发生的现象，称为特异质。

（三）饲养管理和环境因素

药物的作用是通过动物机体来表现的，因此机体的功能状态与药物的作用有密切的关系，例如化疗药物的作用与机体的免疫力、网状内皮系统的吞噬能力有密切的关系，有些病原体的最后消除还要依靠机体的防御机制。所以，机体的健康状态对药物的效应可以产生直接或间接的影响。

动物的健康主要取决于饲养和管理水平。饲养方面要注意饲料营养全面，根据动物不同生长时期的需要合理调配日粮的成分，以免出现营养不良或营养过剩。管理方面应考虑动物群体的大小，防止密度过大，房舍的建设要注意通风、采光和动物活动的空间，要为动物的健康生长创造较好的条件，这就是近年来提倡的动物福利（welfare）问题。上述要求对疾病动物更有必要，动物疾病的恢复，单纯依靠药物是不行的，一定要配合良好的饲养管理，加强病畜的护理，提高机体的抵抗力，使药物的作用得到更好的发挥。例如，用镇静药治疗破伤风时，要注意环境的安静，最好把患畜安放在黑暗的房舍；在动物麻醉后，注意保温，给予易消化的饲料，使患畜尽快恢复正常健康。

环境生态的条件对药物的作用也能产生直接或间接的影响，例如，不同季节、温度和湿度均可影响消毒药、抗寄生虫药的疗效。环境若存在大量的有机物可大大减弱消毒药的作用；通风不良、空气污染（如高浓度的氨气）可增加动物的应激反应，加重疾病过程，影响药效。

三、合理用药原则

编写本书的目的是为临床合理用药提供理论基础，但要做到合理用药却不是一件容易的事情，必须理论联系实际，不断总结临床用药的实际经验，在充分考虑上述影响药物作用各种因素的基础上，正确选择药物，制订对动物和病情都合适的给药方案，这里仅讨论几个应该考虑的原则：

1. 正确诊断

任何药物合理应用的先决条件都是正确的诊断，没有对动物发病过程的认识，药物治疗便是无的放矢，不但没有好处，反而可能延误诊断，耽误了疾病的治疗。在明确诊断的基础上，正确选择有效药物。

2. 用药要有明确的指征

每种疾病都有特定的发病过程和症状，要针对患病畜禽的具体病情，选用药效可靠、安全、方便、价廉易得的药物制剂。反对滥用药物，尤其不能滥用抗菌药物。将肾上腺皮质激素当作一般的解热镇痛药或者消炎药使用都属于不合理使用。不明原因的发热、病毒性感染，随意使用抗菌药也属于不合理使用。

3. 熟悉所用药物在靶动物的药动学特值

根据药物的作用和在动物的药动学特点，制订科学的给药方案。药物治疗的错误包括用错药物，但更多的是剂量的错误。在给动物用药时，要充分利用药动学知识制订给药方案，在取得最佳药效的同时尽量减少毒副作用，避免动物性食品中的兽药残留超标。

4. 预期药物的疗效和不良反应

根据疾病的病理生理学过程和药物的药理作用特点以及它们之间的相互关系，药物的效应是可以预期的。几乎所有的药物不仅有治疗作用，也存在不良反应，临床用药必须记住疾病的复杂性和治疗的复杂性，对治疗过程做好详细的用药计划，认真观察将出现的药效和毒副作用，随时调整用药方案。

5. 避免使用多种药物或固定剂量的联合用药

在确定诊断以后，兽医师的任务就是选择最有效、安全的药物进行治疗，一般情况下不应同时使用多种药物（尤其抗菌药物），因为多种药物治疗极大地增加了药物相互作用的概率，也给患畜增加了危险。除了具有确实的协同作用的联合用药外，要慎重使用固定剂量的联合用药（如某些复方制剂），因为它使兽医师失去了根据动物病情需要去调整药物剂量的机会。

6. 正确处理对因治疗与对症治疗的关系

对因治疗与对症治疗的关系前已述及，一般用药首先要考虑对因治疗，但也要重视对症治疗，两者巧妙的结合将能取得更好的疗效。我国传统中医理论对此有精辟的论述："治病必求其本，急则治其标，缓则治其本。"

7. 避免动物性产品中的兽药残留

食品动物用药后，药物的原形或其代谢产物和有关杂质可能蓄积、残存在动物的组织、器官或食用产品（如蛋、奶）中，这样便造成了兽药在动物性食品中的残留（简称兽药残留）。使用兽药必须遵守《中国兽药典》的有关规定，严格执行休药期（停止给药后到允许食品动物屠宰上市的时间），以保证动物性产品兽药残留不超标。

第二章

兽药残留

 自 20 世纪 70 年代以来，随着医学界对人类肿瘤和遗传病与环境污染关系认识的逐步深入，人们对环境污染问题越来越重视。环境化学致癌原存在于香烟、空气、水、工业毒物、工业三废、农药、药物及食品中，而许多环境化学物则是通过食物进入人体的。毫无疑问，人类食物中存在的各种化学物普遍地危害着人类的健康，甚至可成为人们死亡的原因之一。这一切之所以发生，是因为人类还没有充分意识到食物中存在的各种化学物的危害性。由于粮食生产及发展畜牧业的需要，大量应用药物及化学药品。人类一生中不断与食物中的药物及化学残留物接触，无疑会引起过敏、致畸、致突变及致癌等不良反应。随着动物性蛋白生产的加强，应用药物诊断、预防、控制和治疗畜禽疾病显得更加重要。在集约化畜牧业生产发展的同时，用于促进生长、同步发情等非治疗用途的药物的品种和数量也在不断地增加，自 1946 年首次报道饲料中添加药物（抗生素）能明显提高肉鸡的日增重以来，先后有 60 余种兽药及化学药品被广泛地用作饲料添加剂，以促进生长，提高饲料的转化率，控制生殖周期及繁殖性能，增进饲料的适口性及改善动物性食品对人的口味。有人估计 2020 年前，全球每年消耗的抗菌药总量中的约 50% 被用在食品动物 [food-producing animals，指生产人类食品的动物，包括肉食动物（meat-producing animals）、泌乳动物（milk-producing animals）、家禽和蜜蜂等] 上，且其中一半左右都只是为了提高饲料转化率而作为饲料添加剂来使用。由于兽药用量增大，特别是饲料药物添加剂（简称药物添加剂）的广泛应用，伴随产生的食品动物组织和产品中药物残留对消费者的健康和环境的潜在危害也日趋严重，因此兽药及药物添加剂的管理越来越受到各国农业及卫生部门的重视，动物性食品中的兽药残留问题已得到国际有关组织高度关注，并且其为减少兽药残留对公众健康的危害做了不少的工作，采取了许多控制兽药残留的措施。我国已于 2020 年起禁止抗菌药物饲料添加剂用于促生长，废止了抗菌药物饲料添加剂的"兽药添字"文号。

 兽药在食品中残留问题受到了国际食品法典委员会（Codex Alimentarius Commission，CAC）、国际食品添加剂法典委员会（Codex Committee on Food Additives，CCFA）等有关国际性组织的高度重视。为防止动物性食品中可能出现的药物残留损害人体健康，1984 年在 CAC 的倡导下由联合国粮农组织和世界卫生组织联合发起组织了"食品中兽药残留法典委员会"（Codex Committee Residues Veterinary Drugs in Foods，CCRVDF）。CCRVDF 的主要宗旨是，为控制食品中的兽药残留，筛选并建立适用于全球的兽药及其他化学物残留的分析方法和取样方法；对兽药残留进行毒理学评价；按制定世界或地区性"法规标准"的 8 个步骤，制定动物组织及产品中兽药最大残留限量（maximum residue limit，MRL）法规及休药期（withdrawal time 或 withdrawal period）法规。CCRVDF 已于 1986 年 10 月正式成立，每年召开一次全体会议，在休会期间，由兽药残留取样和分析方法特别工作组（Ad Hoc Working Group On Methods of Analysis and Sampling）和兽药残留优先评价特别工作组（Ad Hoc Working Group on Priorities）分别组织成员国进行工作，并为下一次会议准备有关草案和提议等。在每次全体会议上，除讨论两个特别工作组提出的有关报告外，还讨论与控制食品中兽药残留有关的兽药管理和其他方面的问题，如兽药概要、兽药注册规范、兽药良好生产规范、兽药使用中良好兽医实施规范、控制兽药使用规范、兽药对水生生物使用规范、兽药的安全性毒理学评价、控制兽药在食品中残留立法程序、饮食中兽药残留摄入量调查等。

长期以来，我国人民一直以粮食作为主食，副食的主要组成是植物性食品，而目前，肉、蛋、乳等动物性食品在副食中所占的比例正在不断增长，2000 年至 2005 年，我国居民人均肉类占有量由 48.4kg 增加到 58.7kg，奶类由 7.3kg 增加到 21.7kg，而到了 2017 年，人均肉类增加到 90.2kg，奶类增加到 21.9kg。随着人民生活水平的提高，动物性食品在人每日的食物总量中的百分率（即食物系数）还会逐步上升。换言之人民对动物性食品的需求量日趋增长。

目前我国畜牧科技工作者着重于寻找提高畜禽产品产量的途径，也就是说关心产品的数量（这是完全必要的），而对产品的安全性尚不够重视。自 20 世纪 90 年代初期个别单位开始从事动物性食品中兽药残留研究以来，目前已有较多单位从事此方面的研究工作。我国的兽药残留工作始于 1991 年，当年国务院办公厅发出《国务院办公厅关于加强农药、兽药管理的通知》（国办发〔1991〕67 号），于是农业部着手制定兽药残留限量和残留检测方法的工作，但动物性食品中的兽药残留起步较晚，人们对残留检测的重要性也认识不足。

时至今日，我国许多生产者仍然不知晓动物性食品中兽药（含药物添加剂）残留问题的重要性和危害性，更不清楚如何控制残留，造成了我国动物性食品中药物残留超标，从而严重地影响了人民的身体健康及出口贸易。如猪肉中克伦特罗残留从 1998 年开始出现，连年发生，屡禁不止，其他诸如"三聚氰胺奶""多宝鱼""红心鸭蛋"等事件在社会上造成了恶劣的影响。兽药残留同样也对我国的农产品贸易造成了重大影响。2005 年 8 月，福建、江西、安徽等省出口鳗鱼产品先后被检出禁用药物"孔雀石绿"，导致鳗鱼出口锐减。2012 年，"速生鸡"事件，起因仍然是鸡肉原料违禁药物使用问题。2017 年 1～3 月，我国发生了 3944 起食品安全事件，平均全国每天发生约 43.8 起，所涉及的产品种类排名前五的，除了酒水类外，均为肉、蔬、果等农产品，兽药残留超标也占了一部分。至今我国许多生产者对药物会在动物体内残留，危害人体健康或影响出口贸易等，尚缺乏足够的认识。为保障人类及其子孙后代的健康，保护环境卫生以及保障我国的正常出口贸易，控制兽药在动物性食品中的残留问题已成为当务之急。为使动物性食品中的兽药残留不超过规定限量，最根本的措施是管理好兽药（包括兽药的研究、开发、安全评价、生产、经营、管理和应用等），以保证兽药的合理和安全使用。其次对动物性食品中的兽药残留进行常规检测，不断补充和完善我国已制定的《动物性食品中兽药最大残留限量》，迅速制定适应我国国情的兽药应用限制、食品动物屠宰前的休药期，以及产蛋、产乳动物用药后蛋、乳禁止上市期限等法规。目前，我国的动物性食品中兽药最高残留限量标准已经上升为食品安全国家强制性标准。2019 年 9 月 6 日，由中华人民共和国农业农村部、中华人民共和国国家卫生健康委员会和国家市场监督管理总局发布了《食品安全国家标准 食品中兽药最大残留限量》（GB 31650—2019），首次以国家标准的形式规定了动物性食品中兽药最高残留限量，并于 2020 年 4 月 1 日实施，替代 2002 年农业部公告第 235 号《动物性食品中兽药最高残留限量》。

第一节　动物性食品中的兽药残留概述

根据食品中兽药残留法典委员会（CCRVDF）对兽药所下的定义，"兽药"的含义很广，不仅包括用于畜禽的治疗药物，而且也包括加入饲料中的药物添加剂等，因而与目前采用的"动物保健品"（animal health products）一词含义相同。随着畜牧业的发展，兽药的使用量越来越大，使用范围越来越广，药物的应用极大地促进了畜牧业的发展。例如由于抗微生物药有效地控制了动物的许多传染性疾病，对畜牧业发展和动物福利的重大影响是难以估测的。由于药物具有良好的保健和促生长作用，故在畜牧业中应用日趋普遍，用量也逐年增加。2012 年至 2017 年，全球（不包含中国）兽药产业销售额从 225 亿美元增加到 320 亿美元，2017 年相比 2006 年的 160.65 亿美元，销售额在十一年间，增加了近一倍。

美国动物保健研究所研究人员的调查结果表明，由于应用动物保健品，提高了动物的增重率和饲料转化率，改善了皮革质量，降低了禁食胴体（指动物屠宰以后，在屠宰场经兽医检查发现传染病或寄生虫病等而禁供人类食用的胴体）和动物组织的废弃率等，由于各种畜产品产量的提高节约了消费者每年的食品开支，增加了年国民生产总值。动物保健品的应用还可以提高单位舍饲面积上的载畜量，有利于进行集约化生产，因而改变了畜牧业生产的社会经济状况，使得少量生产者有可能管理大量的动物。为控制疾病的发生，降低动物的死亡率，在天然草地上放牧的肉牛现也给予动物保健品。应用动物保健品的另一重要效益是能控制人畜共患病在动物与人之间的相互传播。如用金霉素控制了火鸡鹦鹉热，因而降低了人鹦鹉热的发病率。许多人畜共患的寄生虫病，由于应用了动物保健品，现在已基本得到了控制。

由于动物保健品的广泛应用，肉、蛋、乳中含有各种药物微量残留是不可避免的，但是不应超过允许量标准，然而生产实践中违章残留事件屡见不鲜。兽药的应用不仅与动物的安全有关，而且已日益涉及公众健康问题。动物性食品中的药物残留量虽然很低，但对环境卫生和人体健康的潜在危害却甚为严重，同时也严重地影响了对外贸易，因而已引起人们越来越多的关注。

一、兽药残留的基本概念

（一）兽药残留的定义

食品动物在应用兽药后，兽药的原形及其代谢物、与兽药有关的杂质等有可能蓄积或残存在动物的细胞、组织或器官内，或进入动物性产品乳和蛋中，这称为兽药在动物性食品中的残留，简称兽药残留。动物性食品中除了兽药残留外，还可能发生农药残留、意外污染物或环境污染物等其他化学物残留，本章的重点为兽药残留。关于其他化学物的残留请参考有关书籍。

残留量以质量表示，如 mg/kg 或 mg/L（曾用 ppm 表示）；μg/kg 或 μg/L（曾用 ppb

表示）；ng/kg 或 ng/L（曾用 ppt 表示）。

（二）兽药残留的来源

在食品动物体内或动物性食品中发现的残留，大都是由用药错误造成的，其原因主要有：①不正确地应用药物。如用药剂量、给药途径、用药部位和用药动物的种类等不符合药物说明，这些因素有可能延长药物残留在体内的时间，从而需要增加休药期的天数。②在休药期结束前屠宰动物。③屠宰前用药掩饰临床症状，以逃避屠宰前检查。④以未经批准的药物作为添加剂饲喂动物。⑤药物标签上的用法说明不当，造成违章残留物。⑥饲料粉碎设备受污染或将盛过抗菌药物的容器用于贮藏饲料。⑦接触厩舍粪尿池中含有抗生素等药物的废水和排放的污水（如猪经常摄入这种污水）。⑧任意以抗生素药渣喂猪或其他食品动物等滥用抗生素，是出现抗生素残留的主要原因。⑨未作用药记录。

（三）兽药残留的种类

动物用药后，其体内可能存在两类残留：第一类是以游离或结合形式存在的原药及其主要代谢物。但这些物质可能具有毒性作用，而且被人摄入后在体内可生成高度活化的中间产物，因而对消费者具有潜在的危害性。第二类是共价结合代谢物，因其从机体排出相对较慢，它们的存在对于靶动物有潜在的毒性作用，而对于消费者，由于结合残留在人体内不可能再活化，其生物利用度和含量均低，可能只显示很低的毒性。

兽药残留毒理学意义较大的兽药按其用途可分为四类主要包括：①抗生素类；②抗寄生虫药类；③生长促进剂类；④β-肾上腺素能受体激动剂。其中抗生素类是最主要的兽药残留。

（四）影响食品动物组织中药物残留的因素

经内服或注射给药的动物，其组织中存在的药物及其代谢物或降解产物的兽药残留，随药物种类、剂量、给药途径、药物及其代谢物特性的不同而异。在有些情况下，饲料也会影响动物组织中的药物残留。药物休药期的执行情况是影响组织残留的最重要因素。

屠宰后胴体加工过程也是影响药物残留检出率的因素之一。烹调和贮藏温度亦影响残留药物在组织中的稳定性。

对于大多数抗微生物药来说，药物从动物体内消除属一级动力学，这表示药物残留量越多，它们从食用组织中消除所需的时间就越长。如果药物添加剂是亲脂性的，那么它们会蓄积在脂肪组织中，而且其消除速度明显比亲水性药物慢。

二、有关术语

本小节主要介绍一些与兽药残留有关的术语，有些在前面已涉及的术语不再赘述。

（一）药物添加剂

药物添加剂（medicated additive）全称为饲料药物添加剂，《中国兽药典》所称的预混剂（premix）是其中最主要的一种，系指原料药物与适宜的辅料均匀混合制成的粉末状或颗粒状的制剂。预混剂通过饲料以一定药物浓度给药。兽药原料不允许直接加入动物饲料，必须制成预混剂后才可加入饲料，防治疾病。我国从 2020 年起，已禁止所有抗菌药物添加剂用于畜禽的促生长。

（二）无意残留

无意残留（unintentional residue）是指在饲料或食物中发生的某一种或几种非用于控制传染性疾病或改善生产性能，或提高产量的药物或化学物的残留。例如在生长、生产、加工或贮存等过程中，带入饲料或食品中的化学物残留。无意残留也包括因环境污染而产生的药物或化学物的残留。然而，有意或直接应用的添加剂是指为防治疾病或以促进畜禽生长为目的，将药物或化学物加入日粮中，所以无意残留与实际应用的药物或化学物（指药物添加剂）的残留不同，但无意残留又无法与实际应用的药物或化学物的残留相区分。

（三）靶动物

检测某种药物的安全性和临床疗效，必须在药物说明书中规定的动物种类中进行，这些动物称为靶动物（target animal）。如治疗牛酮血病的药物必须用牛进行药效试验，并作出安全评价，而不是用大鼠或其他动物，此时牛即为靶动物。食品动物用药的安全性试验和组织中药物残留的研究，也必须在靶动物上进行。

（四）未观察到作用的剂量

大多数毒物都有其无作用剂量或最大无不良作用剂量（maximum no adverse effect level，MNAEL）。无作用剂量是指在一定期间内对机体不产生有害作用的最大剂量。若稍超过最大无作用剂量，则化学物质可使机体呈现一定的生物学变化，这种剂量称为阈剂量或阈值（threshold value）。由此可见，阈剂量是指使机体产生超出维持其稳定状态能力的生物学变化的最低剂量，若低于此剂量，机体就不会出现任何损害。严格来说，无作用剂量一词不够确切，因为只是人们没有观察到损害作用，并非绝对无作用，所以后改称为未观察到作用的剂量。目前无作用剂量等名词仍有人应用。

实验动物无作用剂量是指长期饲喂某种受试物而对实验动物不引起有害作用的最大剂量，其单位以每天每千克体重实验动物应用受试物的毫克数计，即 mg/(kg·d)。

在制定一种药物或化学物的最大残留限量或最大残留浓度时，必须通过试验获得该药物或化学物质对最敏感的哺乳动物的无作用剂量（或浓度），即不影响动物的生理功能和生长速度，不改变器官质量和体重，也不影响细胞结构和细胞酶活性的剂量（或浓度）。一般来说，一种新的医用药品在准许投放市场之前，务必以其饲喂最敏感的动物 2 年，并证实对实验动物确实无不良作用。

（五）安全系数

由于人和实验动物对某些化学物质的敏感性有较大的差异，为安全性考虑，由动物数值换算成人的数值（如以实验动物的无作用剂量来推算人体每日允许摄入量）时，一般要缩小为原来的 1/100，这就是安全系数（safety factor）。它是根据种间毒性相差约 10 倍，同种动物敏感程度的个体差异相差约 10 倍（10×10＝100）而制定的。实际应用中，可根据不同的化学物质选择不同的安全系数。对致畸物，安全系数则至少为 1000。

（六）日许量

每日允许摄入量（acceptable daily intake，简称 ADI），简称日许量，是指人终生每日摄入某种药物或化学物质，对健康不产生可觉察有害作用的剂量。ADI 以相当于人体每日每千克体重摄入的毫克数表示 [mg/(kg·d)]

ADI 的计算公式为：

$$ADI=\frac{实验动物无作用剂量}{安全系数}$$

ADI 值是根据当时已知的所有资料而制定的，并随获得新的资料而修正。

制定 ADI 值的目的是规定人体每日可从食品中摄入某种药物或化学物质残留而不引起可觉察危害的最大量。为使制定出的 ADI 值更合理，所以应采用与人的生理状况近似的动物进行喂养试验，或者在可能的条件下，从志愿者的试验中获取无作用剂量。

（七）最大残留限量

最大残留限量（maximum residue limit，MRL）曾名允许残留量（tolerance level），指允许在食品表面或内部残留药物或化学物的最大量（或浓度）。即指在屠宰以及收获、加工、贮存和销售等特定时期，直到被动物和人消费时，饲料或食品中药物或化学物残留的最大允许量或浓度。MRL 的表示单位与残留量相同，即 mg/kg 或 mg/L；μg/kg 或 μg/L 和 ng/kg 或 ng/L。1976 年 WHO 决定将 tolerance level（允许残留量）改称为 maximum residue limit（MRL，最大残留限量），并确定用 mg/kg 表示，不再用其他单位（如 ppm、ppb 和 ppt）表示。

最大残留限量是根据每日允许摄入量（ADI），按以下公式进行计算，其中食物系数（food factor）系指被测定的食品占食物总量的百分率。

$$食品中最大残留限量 = \frac{ADI(mg/kg) \times 平均体重(kg)}{人每日食物总量(kg) \times 食物系数(\%)}$$

（八）休药期

休药期（withdrawal time）也称廓清期（clearance period）或消除期（depletion period），系指畜禽停止给药到许可屠宰或其产品（乳、蛋）许可上市的间隔时间。凡供食品动物应用的药物或其他化学物质，均需规定休药期。休药期的规定不是为了维护动物健康，而是为了减少或避免供人食用的动物组织或产品中残留药物超量。在休药期间，动物组织或产品中存在的具有毒理学意义的残留可逐渐消除，直至达到安全浓度，即低于最大残留限量。休药期是根据下述原则制定的，即药物或其他外源性化学物质必须从体内排出，或减少到人在食用其组织或产品后不会危害人体健康。休药期随动物种属、药物种类、制剂形式、用药剂量及给药途径等不同而有差异，一般为几小时、几天到几周，这与药物在动物体内的消除速率和残留量有关。

（九）安全界限

安全界限（margin safety）又称安全限度。一种药物在批准用于食品动物前，应向药品管理机构提交充分的科学证据，证明产品可安全而有效地用于适用动物。此外，还需提交药品的代谢特性方面的资料，如在组织中的衰减曲线，以保证供食用的产品中无有害残留物存在。

安全界限应多大？有些学者认为危险与受益的比率为 $1:10^5 \sim 1:10^8$，即药品的有害作用，包括引起死亡的可能性在内，在 10 万次至 1 亿次用药中只发生 1 次。若将 $1:10^8$ 定为实际安全界限而被普遍采用，则大多数药物（麻醉剂、抗生素和其他化疗剂等）即使不被完全废弃，也将受到严格限制。

毫无疑问，在估算安全界限时，药理作用与剂量关系是很重要的。所有化学物的剂量水平，一般可按其药理作用分为无效、有效、中毒及死亡。多数普通药物对人的无效量、有效量、中毒量和致死量的比率不大于 $1:1$、$1:10$、$1:100$、$1:1000$。这种比率大致也可适用于各种动物。在评价药物的安全性时，至少要以两种哺乳动物（其中一种须为非啮齿动物）测定不引起不良反应的最大剂量或浓度。将这些数据外推到人，便可决定安全界限，即确定肉、蛋和乳等食用产品中可能存在的药物或化学物质残留的 ADI。对非致癌性饲料添加剂等化学物质的残留，国际标准认可 100 倍安全界限（即 1/100 最大无不良作用剂量）。在人的食品中不允许存在致癌化学物质残留。根据慢性毒性试验（至少两种哺乳动物）测出的数据，计算许多非致癌物的安全性时，采用的安全界限往往高于 100，如 FDA 对具有致畸作用的药物，要求其安全系数至少为 1000。对有意加入的食品添加剂，若属日粮中的有益成分，或为身体的正常组成成分，则理应用其低安全界限，因而对氯化钠等许多一般的食品添加剂，应用 100 倍安全界限则不合理。

上述对人的原则，在外推毒理数据至适用动物时亦可采用。来自实验牛的毒理试验数据，在用于牧场牛群（即适用动物）时，无疑会更有意义；而来自大鼠（即非适用动物）或其他动物的试验数据则不能直接用于牛。当在适用动物中已积累了充分毒理数据时，一般安全系数可为 10。

第二节　兽药残留对人体健康的影响

兽药残留对人类健康的危害作用，一般来说，并不表现为急性毒性作用。倘若人体经常摄入超过最高残留限量剂量的同样残留食品，在经过一定时间后，则可由于药物残留在体内的逐渐蓄积而导致产生各种不良反应的风险。动物性食品中的兽药残留对人体健康的影响，主要表现为变态反应、细菌对抗菌药物的耐药性、特殊毒性作用（致畸作用、致突变作用、致癌作用和生殖毒性作用），以及激素（样）作用等。

一、变态反应

虽然许多抗菌药物被用作治疗药或饲料药物添加剂，但是只有少数抗菌药物能致敏易感的个体，如青霉素、磺胺类药、四环素及某些氨基糖苷类抗生素等。这些药物具抗原性，能刺激机体内抗体的形成。抗菌药物残留所致的变态反应（allergy），在人所发生的食物源性疾病中所占的比例甚小。流行病学资料表明，在允许使用量的范围内，青霉素只对人群中的极少数个体产生危害作用。如某些人在饮用了含有 10IU/mL、4.2IU/mL、0.06IU/mL 和 0.03IU/mL 青霉素的牛奶后，发生了广泛性瘙痒、红疹、头痛等过敏反应；食用了急宰前 3d 使用过青霉素的鲜猪肉后（每克猪肉中含有 0.45IU 的青霉素），病人出现广泛性红疹。四环素类药物（主要是金霉素和土霉素）引起的变态反应比青霉素少得多。

氨基糖苷类抗生素如链霉素、双氢链霉素、新霉素能与特定组织（如肾）中的成分紧密结合，因而需要 30d 以上的休药期才能使药物从组织中明显消除。此外，氨基糖苷类抗生素能耐受很高的烹调温度。因此，烹调不能成为一种避免变态反应发生的有效措施。人对磺胺药过敏反应表现形式不同。皮肤和黏膜上可出现磺胺药的过敏性损伤，一般真皮损伤的发生率为 1.5%～2.0%。

二、细菌对抗菌药物的耐药性

细菌对抗菌药物的耐药性（Antimicrobial resistance of microbes）是指有些细菌菌株对通常能抑制其生长繁殖的某种浓度的抗菌药物产生了耐受性。细菌耐药性是受染色体或质粒上的基因控制。染色体型耐药性是在抗菌药物存在或不存在的条件下，由某种细菌自发突变产生的，这种情况较少见，而且只对某一特定的抗菌药物产生耐药性。大多数细菌的耐药性属质粒型耐药性，它由 R-质粒控制。R-质粒是一种独立于染色体之外的遗传因子，呈闭合的环状，在细胞质中能自主复制，既可以遗传，又能通过转导在细菌间进行转移和传播。研究表明，随着抗菌药物的不断应用，细菌中的耐药菌株数量也在不断地增加。动物在反复接触某一种抗菌药物的情况下，其体内的敏感菌受到选择性的抑制，从而使耐药菌株大量繁殖。在某些情况下，动物体内耐药菌株又可通过动物性食品传播给人，而给临床上感染性疾病的治疗造成困难。虽然一般可采用替代药品，但在寻找替代药品的过程中，耐药菌株感染往往会延误正常的治疗过程，而且替代药品的毒性可能更高、价格更贵，或疗效更低。

家畜通常是耐药菌株的携带者，然而在动物种间存在差异，幼犊、猪和家禽携带数量较多，而绵羊、犊牛或成年牛只携带少量的耐药菌株或者完全不携带耐药菌株。在携带大量耐药菌株的幼犊与不携带任何耐药菌株的母牛之间的差异，随着动物生长，犊牛体内的耐药大肠杆菌菌株逐渐地被耐药性较弱的或敏感的菌株所取代。

R-质粒是否可由动物转移到人？人们倾向于肯定的回答。确实，家畜携带着大量具有多抗性转移因子的菌株。日本、美国、德国、法国和比利时学者的许多研究证明，在乳、肉和动物的脏器中都存在耐药菌株。当这些食品（如绞肉、牛肉调味酱等）被人生吃时，耐药菌株就可能进入消费者的消化道内。

有些细菌具有抗胃酸的能力，如果能适应人的肠道环境，这些细菌将移居于肠道中。它们也可能将质粒转移给人体内的特异菌株，这些菌株在体内繁殖，并将耐药因子广为传播。肠道杆菌能通过胃屏障而移居于肠道中，虽然人们一直对此表示怀疑，但现在已经阐明，耐药因子的转移是在人的体内进行的。有些观察结果表明，来源于动物的 R-质粒可能传播至人，可以肯定地说，都柏林沙门菌可以从动物，特别是从犊牛体内转移到人。确实，这两种来源的菌株同属于同一个生物型，而且流行病学调查结果表明，在牛体内观察到的耐药现象，一年后在人体内重现。

三、特殊毒性作用

特殊毒性作用主要包括致畸作用（teratogenic effect）、致突变作用（mutagenic effect）、致癌作用（carcinogenic effect）和生殖毒性作用（reproductive toxic effect），近年来发现许多兽药具有特殊毒性作用。致突变作用又称诱变作用。诱变剂是指损害细胞或机体遗传成分的化学物。现已证明，有些化学药品包括烷化剂及 DNA 碱基的同类物具有诱变活性。由于药物及环境中的化学药品可引起基因突变或染色体畸变而造成对人群的潜在危害，因此越来越引起人们的关注。如苯并咪唑类抗蠕虫药，通过抑制细胞活性，可杀灭蠕虫及其虫卵，故抗蠕虫作用范围广泛。然而，其抑制细胞活性的作用使其具有潜在的致突变性和致畸性。许多试验结果表明，此类药物不仅对实验动物，而且对食品动物可诱发各种畸形，并肯定了畸胎生成的一般规律。以绵羊与牛，大鼠与兔子相比，每一种动物均有其特异的种属敏感性或耐受性。与成年动物的急性中毒剂量比较，相当低的剂量即可诱发畸胎生成。雌性动物妊娠的特定时期（胚胎细胞分化和胎儿组织形成期）对致畸物较敏感，也只有在胚胎发育的特定时期内，药物的致畸作用与其剂量相关。

许多致突变物亦具有致癌活性。例如，人工合成的化学物质多环烃，以及天然物如黄曲霉毒素及有关的化合物，既具有致突变作用，又具有致癌作用。它们本身并不具备生物活性，只有经代谢转化为具有活性的亲核物质后，才能与大分子共价结合，从而引起突变、癌变、畸变和细胞坏死等损伤。有些国家的立法机构认为，在人的食物中不能允许含有任何量的已知致癌物，人们尤其关注的是具有潜在致癌活性的动物用药，因为这些药物在肉、蛋和乳中的残留可进入人体。因此，对曾用致癌物进行治疗或饲喂过致癌物的食品动物，在屠宰时不允许在其食用组织中有残留致癌物。

四、激素（样）作用

自从动物被用作人类食品以来，人体就开始接触动物体内的内源性性激素。在 40 多年前，具性激素样活性的化合物已作为同化剂用于畜牧业生产，以促进动物生长，提高饲料转化率。由于用药动物的肿瘤发生率有上升的趋势，因而引起人们对食用组织中同化剂残留的关注。1979 年在美国禁用己烯雌酚作为牛、羊以及鸡的促生长剂之后，一些国家也相继禁止应用同化剂，尤其是雌激素同化剂。

随着人们生活水平的提高，人们对动物性食品的消费量越来越多，也造成了一些"现代病"，如肥胖儿、性早熟等。儿童的性早熟除与生活水平的提高（动物性食品摄入量较多）有关外，也不能不考虑在动物性食品中可能会存在各种来源的性激素，包括在食品中添加激素或不适当地较大剂量用于养殖业的人工合成同化性激素。

从同化性激素的作用性质来看，其残留会影响人体内的正常性激素功能，并具有一定的致癌性。从动物试验结果来分析，同化性激素残留对人的影响可能表现为儿童早熟、儿童发育异常、儿童异性趋向、肿瘤等。但由于同化性激素残留的作用是慢性过程，所以临床上尚未见有关同化性激素残留与上述现象直接相关的报道。因为人体可能经各种途径接触各种化学物质，所以对于慢性病症很难确证其确切的致病原因。

五、一般毒性作用

一般毒性作用指药物对循环系统、神经系统、消化系统、呼吸系统和泌尿系统等呈现的毒性作用。克伦特罗为 β_2-受体激动剂，其引起的主要兴奋效应为支气管舒张和子宫平滑肌松弛，大剂量也可兴奋 β_1-受体，使用过程对动物常产生副作用，主要表现为外周血管扩张、肌肉震颤、心率增快，有些猪的后蹄开裂、站立不稳等。饲喂克伦特罗的食品动物在屠宰前如果没有休药期，则动物的内脏会有较高浓度的药物残留。如果用克伦特罗作促生长剂的猪，在屠宰前没有休药期，那么人体在食入 100～200g 肝脏或肺脏时，则很快会引起心跳加速、口干、冷汗、肌肉震颤和四肢无力等急性毒性作用。

除急性毒性作用外，大多数药物对动物常表现慢性毒性作用，如氨基糖苷类的耳毒性、肾毒性作用；磺胺类药物对产蛋鸡引起的产蛋率下降、蛋壳变薄等作用。

第三节　控制动物性食品中兽药残留的意义与措施

兽药具有防治食品动物疾病、促进生长、提高饲料利用率等功效，已经在实践中得到证实。为满足人类对动物性食品需求量不断增长的要求，兽药的用量不断增大，随着此类药物的广泛应用，对于环境及公众健康构成的潜在危害已成为严重的问题。因此对兽药的管理也越来越受到各国农业部门及卫生部门的重视，公共卫生方面的注意力主要集中在食品动物组织及产品中药物残留对人的危害。农业部门则从根本上着手，加强对动物保健品的管理，包括在推广应用前的安全性毒理学评价、规范化生产和合理应用等措施。兽医和畜牧工作者必须严格遵守食品动物屠宰前休药期及用药后禁止上市期限的规定，以保证肉、蛋和乳中药物残留不超过最大残留限量，以保障消费者的安全。如何控制好动物性食品中的药物残留是保障环境卫生、公众健康和发展我国对外贸易的重大问题，已成为当前兽药管理中的重要工作。

一、加强对兽药生产和使用的管理

必须加强对兽药审批、注册、生产、销售和使用等各个环节的管理。近年来，我国在兽药管理法规、实施细则和其他配套法规以及兽药监察机构的建设等方面均有很大进展。目前已基本形成了以《兽药管理条例》为中心的兽药管理法规体系，如《兽药注册管理办法》《新兽药研制管理办法》《兽药注册资料要求》等；建立了较为完善的兽药监督体系和兽药标准体系；然而我国兽药生产和使用管理与发达国家相比仍有一定差距，应该迅速加强。

生产实践中合理应用抗菌药物，对控制动物性食品中药物残留对人体健康的影响甚为重要，所以应该限制常用医用抗菌药物或容易产生耐药菌株的抗菌药在畜牧业生产上的使用范围，不能任意将这些药物用作饲料药物添加剂。早在 1974 年欧共体已禁止四环素类药物用作饲料药物添加剂；1977 年美国 FDA 决定限制青霉素、金霉素和土霉素作为饲料添加剂。2006 年欧盟全面禁止抗生素用作饲料添加剂。2017 年，美国限用饲料添加剂，处方中停用人类重要抗菌药物。2018 年，欧盟禁止使用含抗生素药物饲料进行动物群体防治。我国农业农村部于 2019 年发布的第 194 号公告中规定自 2020 年 1 月 1 日退出除中药外的所有促生长类药物添加剂品种。

兽医不仅需要熟悉大量用于诊断、预防、控制及治疗动物疾病的各种药物制剂的药效和毒性作用，而且必须了解各种动物在应用不同药物制剂后，于屠宰前需要特定的休药期。必须根据药品的用药指示，严格遵守关于休药期的规定，使出售的肉、乳和蛋中不含超过最大残留限量的残留药物。

二、建立动物性食品兽药残留的常规检测制度

在食品卫生检验和进出口商品检验部门以及兽药监察部门应建立和完善动物性食品中兽药残留检测制度，并以法规形式规定将动物性食品中兽药残留的检测工作作为常规工作进行；制定罚则，凡是肉、蛋和奶中检测出兽药残留超过允许水平的生产单位应受到严厉处罚；提高食品卫生检验部门、进出口商品检验部门和兽药检验部门工作人员的业务素质，是有效控制动物性食品中兽药残留的重要措施之一。

兽药残留检测具有在复杂样品中进行痕量分析之特点，利用物理化学或微生物学等测定方法，测定动物性食品中兽药的残留量是否符合最大残留限量，还可检查临床上是否存在非法应用禁用药品和不正确用药等现象。动物性食品中兽药残留的组分是非常复杂的，并且因动物的种类、组织类型的不同而异。药物在动物体内进行广泛地生物转化，动物组织中除含有原药外，还可能含有各种代谢产物，这就给残留分析带来了许多困难。因而，各种分析方法为检测、控制和测定动物性食品中的兽药残留提供了手段。先进的分析方法可以准确检测出肉、蛋、奶的兽药残留的含量，排除残留超标，从而保障摄食动物性食品的人体健康，并排除其在国际贸易中的障碍。但是，不论在国内，还是在国与国之间，仪器设备、检测技术和工作条件的差异均很大，所以必须在世界范围内将残留分析方法标准化。为此，FAO 和 WHO 联合发起组织了食品中兽药残留法典委员会（CCRVDF）。其主要宗旨之一是控制食品中兽药的残留，筛选并建立适用于全球范围的食品中兽药残留的分析方法和取样方法等规范，制定兽药的 MRLs。我国兽药残留的检测工作起步较晚，但发展较为迅速，经过多年的努力，在科学技术部和农业农村部等部门的支持下，已经构建了符合我国国情的兽药残留检测的法规和技术体系。但是与发达国家相比，我国的检测技术力量依然相对薄弱。目前存在的主要问题：一是检测设备相对落后，我国动物源食品安全检测的仪器设备虽然众多，但多为小型和常规设备，自动化和精密度程度较低；二是检测方法落后，尤其在多残留检测领域；三是我国检测方法的标准化程度低；四是具有自主知识产权的新型快速检测技术和产品相对缺乏。此外，还应建立常规检测动物性食品中兽药残留的制度。

三、严格规定兽药的休药期和最大残留限量

为保障人民健康，凡供食品动物应用的药物均需以法规形式制定兽药和药物添加剂的休药期，制定肉、蛋和乳等动物性食品中兽药及药物添加剂的最大残留限量（maximum residue limit，MRL）。生产中必须切实执行休药期的规定，并对动物性食品中的药物残留进行全面检测，凡超过规定残留限量的食品不允许在市场上出售。

我国政府高度重视动物性食品中兽药残留问题，1999年国家兽药残留监测中心成立，并设立了兽药残留专家委员会办公室；2000年7月又在中国农业大学动物医学院成立了国家兽药安全评价中心。之后，农业农村部又分别在中国农业大学、华中农业大学、华南农业大学和中国兽医药品监察所四家单位建立国家兽药残留基准实验室。农业农村部先后发布了《动物性食品中兽药最高残留限量（试行）》《动物性食品中兽药最高残留限量》，共计规定了220种兽药的最高残留限量，使我国兽药残留的监控工作有了法规，并在逐步完善。2019年我国农业农村部与国家健康委员会、国家市场监督管理总局联合发布了《食品安全国家标准 食品中兽药最大残留限量》，于2020年4月1日起实施。此次发布的食品中兽药最大残留限量标准规定了267种（类）兽药在畜禽产品、水产品、蜂产品中的2191项残留限量及使用要求，基本覆盖了我国常用兽药品种和主要食品动物及组织，标志着我国兽药残留标准体系建设进入新阶段。另外，几乎每年农业农村部都派代表团参加CCRVDF年会，了解国际兽药残留研究动态，并参与制定一些新的法规，我国的兽药残留监控工作将逐步能与国际接轨。

四、对兽药进行安全性毒理学评价

为保障动物性食品的安全性，必须对兽药和饲料中的各种污染物及有害物质进行安全性毒理学评价。毒性试验主要分为两大类，即一般毒性试验和特殊毒性试验，前者包括急性毒性、蓄积毒性、亚急性毒性和慢性毒性试验等，后者包括繁殖试验，致畸、致癌、致突变试验，局部刺激试验等。研发Ⅰ类新兽药，审批时一定要提供药物的安全性毒理学评价资料。

对饲料添加剂进行安全评价时，必须掌握以下有关资料：

① 饲料添加剂对食品动物及其共生微生物和人的毒性作用。

② 供食用的畜禽组织、禽蛋和乳中残留的添加剂及其代谢物的化学性质和数量。

③ 残留物对人的潜在毒性，残留含量最大的动物组织或器官，残留物在食品中的允许残留量以及对残留物适宜的检测方法。

④ 食品加工过程（冷藏和烹调）对药物添加剂在食品中的残留物及其代谢物的影响。

进行药物添加剂安全评价时，应注意药物添加剂的全部成分的规格化、一致化。进行药物添加剂毒性试验时，应选择适当的实验动物和试验剂量。

五、淘汰不安全的兽药品种、严格限制饲料药物添加剂品种

淘汰经实践证明不安全的兽药品种，并用高效安全的化学药品取代之，这是防止药物对动物产生直接危害，并控制兽药和其他化学物及其代谢产物在畜禽体内的残留通过动物性食品对人体产生有害影响，以及对环境造成污染的有效措施之一。

为加强兽药使用的监督管理，指导正确使用兽药，控制兽药在动物性食品中的残留，我国农业部于1997年9月1日发布了《允许作饲料药物添加剂的兽药品种及使用规定》，并于2001年进行了修订，颁布了《饲料药物添加剂使用规范》，2002年农业部第176号公告发布

了《禁止在饲料和动物饮用水中使用的药物品种目录》，明确限定了不允许在饲料及饮水中添加的兽药种类。除该规定中所列兽药品种及农业农村部批准可用于制成饲料药物添加剂的兽药品种外，其他兽药均不得制成饲料药物添加剂用于饲料。饲料中需要使用兽药时，只能添加饲料药物添加剂，不能添加原料药或其他兽药制剂。含有兽药的商品饲料，应在标签中标明所含兽药的法定名称、其准确含量、休药期及应用注意事项等。随后农业农村部根据具体情况分别发布了第 193 号、第 1519 号、第 2292 号、第 2428 号、第 2583 号、第 2638 号公告，禁止了洛美沙星、培氟沙星、氧氟沙星、诺氟沙星、非泼罗尼及其相关制剂、喹乙醇、氨苯胂酸、洛克沙肿等药物在食品动物中的应用，禁止硫酸黏菌素预混剂用于动物促生长。

第三章

抗微生物药

第一节 概述

一、抗微生物药的发展概况

抗微生物药系指对病原微生物（细菌、真菌、支原体、病毒等）具有选择性抑制或杀灭作用，对机体（宿主）没有或只有轻度毒性作用，主要用于感染性疾病的化学物质，包括抗生素及化学合成抗菌药。对那些无明显的抗菌谱，毒性强，仅用于体表或外周环境的抗微生物药特称消毒防腐药。消毒药主要用于环境、厩舍、动物排泄物、用具和器械等，以杀灭非生物表面的微生物。防腐药用于抑制生物体表（局部皮肤、黏膜和创伤等）微生物感染，也用于食品及生物制品等的防腐。消毒防腐药不在本章论述。

磺胺药是人类最早应用于防治疾病的一类抗微生物药，自从 1935 年发现第一个磺胺类药物——百浪多息（Prontosil）以来，已有 87 年的历史，先后合成的这类药约 8500 种，而临床上常用的不过二三十种。虽然 20 世纪 40 年代以后，各类抗生素的不断发现和发展，在临床上逐渐取代了磺胺类，但磺胺类药物仍具有其独特的优点：抗菌谱较广、性质稳定、使用方便、价格低廉等。特别是甲氧苄啶和二甲氧苄啶等抗菌增效剂的发现，使磺胺药与抗菌增效剂联合使用后，抗菌谱扩大、抗菌活性大大增强，可从抑菌作用变为杀菌作用。因此，磺胺类药至今仍为畜禽抗感染治疗中的重要药物种类之一。

喹诺酮类（quinolones）是指一类具有 4-喹诺酮环结构的药物。1962 年首先应用于临床的第一代喹诺酮类是萘啶酸（nalidixic acid）；第二代的代表药物是 1974 年合成的吡哌酸（pipemidic acid）和动物专用的氟甲喹（flumequine）；1978 年合成了第三代的第一个药物诺氟沙星（norfloxacin），由于它具有 6-氟-7-哌嗪-4 喹诺酮环结构，又称为氟喹诺酮类药物（fluoroquinolones）。近几十年来，这类药物的研究进展十分迅速，临床常用的已有十几种。这类药物具有抗菌谱广、杀菌力强、吸收快、体内分布广泛、抗菌作用独特、使用方便、不良反应少等特点，临床应用十分广泛。其中动物专用的有恩诺沙星、达氟沙星、二氟沙星（difloxacin）、沙拉沙星（sarafloxacin）、马波沙星（marbofloxacin）、奥比沙星（orbifloxacin）、依巴沙星（ibafloxacin）等。凭借其特殊的抗菌机制，喹诺酮类药物以强效、广谱在抗菌药中可与头孢菌素类相媲美。基于 DNA 的复杂生理特性和现代制药技术的迅猛发展，不少药理学家相信，喹诺酮类药物的抗菌能力以及安全性能还有巨大的开发空间。

青霉素的发现是人类对抗生素研究的标志性事件。早在 1928 年，弗莱明（Fleming）就发现青霉菌的培养物能抑制葡萄球菌生长，后将这种物质命名为青霉素（penicillin，盘尼西林）。我国于 1953 年生产出了青霉素成品并用于临床，也标志着我国抗生素工业的诞生。

Fleming 发现青霉素，对人们认识微生物代谢产物的抗菌作用及其应用具有划时代的意义，而瓦克斯曼（Waksman）等 1943 年发现链霉素标志着从微生物代谢产物中寻找抗生素的黄金时代的到来。以链霉素的发现为起点，科学家们在以后的 30 年间，发现了多种直接来自微生物代谢产物的抗生素，其中很多品种一直在医学临床和农牧业中应用，相继有氯霉素（1947 年）、多黏菌素 B（1947 年）、金霉素（1948 年）、新霉素（1949 年）、土霉素（1950 年）、制霉菌素（1950 年）、红霉素（1952 年）、四环素（1957 年）、卡那霉素（1957 年）、灰黄霉素（1958 年）、林可霉素（1962 年）、庆大霉素（1963 年）等被发现，并用于临床。我国 1956 年投产了金霉素，1958 年投产了链霉素，除此之外还从细菌产物中分离了多黏菌素 E、杆菌肽等肽类抗生素。80% 的抗生素来自放线菌，我国生产的这类天然抗生素已达 30 余种。目前我国是世界上生产抗生素品种最多、产量最大的国家。

随着青霉素和其他抗生素的使用，临床上出现了耐药菌并日趋严重，其他一些不良反应也不断出现。同时，直接从微生物代谢产物中寻找新抗生素的概率愈来愈少。这就促使药物化学家试图寻找临床上能够对付耐药菌和提高疗效的新型药物。对原有天然抗生素的结构进行改造寻找临床效果更好的衍生物就是一个主要研究方向。因此，抗生素发展到 20 世纪 60 年代，蓬勃掀起了半合成抗生素的研究。

1959 年，利用大肠杆菌酰胺酶裂解青霉素 G 获得了 6-氨基青霉烷酸（6-amino-penicillanic acid，6-APA）。同年，从 6-APA 合成了苯乙青霉素，以后又合成了一系列具有抗耐药菌作用的半合成青霉素，如氨苄西林、阿莫西林、苯唑西林、氯唑西林等。受半合成青霉素研究成功的启发，研究人员从低活性的头孢菌素 C 经化学裂解得到了 7-氨基头孢烷酸（7-amino-cephalosporanic acid，7-ACA），从此，半合成头孢菌素的工作开始活跃起来，主要有头孢唑啉、头孢氨苄、头孢羟氨苄、头孢噻呋等，并大大地推动了整个天然抗生素结构改造工作的开展。在改造青霉素和头孢菌素化学结构的同时，对其他类别的抗生素结构改造工作也在进行，并取得了有效的成果。如氨基糖苷类的阿米卡星，四环素类的多西环素、米诺环素以及大环内酯类的罗红霉素等。在抗生素中还有少数化学结构不复杂的品种，如氯霉素、甲砜霉素、氟苯尼考等，已用全化学合成法替代发酵法进行生产。

目前病原微生物尤其是耐药菌感染仍然是人类与动物面临的巨大威胁，滥用抗微生物药已使细菌耐药性产生和传播越来越严重，而继续开发与研究新型抗微生物药却越来越困难。因此，针对人医临床及畜牧兽医领域积极开展合理用药的宣传和再教育，采取科学措施和法律手段，进行有效的兽药管理，是减缓病原微生物耐药性的产生，延长现有抗菌药物的使用寿命，确保临床抗微生物药安全有效的重要措施。

二、微生物对抗微生物药的敏感性和耐药性

【敏感性】细菌为常见的重要病原微生物，不同的病原菌对不同的抗菌药物有不同的敏感性。常以药物敏感试验测定抗菌药物对病原微生物有无抑制或杀灭作用，药物敏感试验测定方法有试管法、微量法、平板法或扩散法（纸片法）。在试管法中以抑制细菌生长为评定标准时可用最低抑菌浓度（MIC）表示，即能够抑制培养基内细菌生长的最低浓度。在一批

试验中能抑制 50% 或 90% 受试菌所需 MIC，分别称为 MIC_{50} 和 MIC_{90}。以杀灭细菌为评定标准时，使活菌总数减少 99% 或 99.5% 以上，称为最小杀菌浓度（minimal bactericidal concentration，MBC），其单位一般为 $\mu g/mL$ 或 mg/L。通常根据抗菌药物对某一细菌的 MIC，结合该药的常用剂量所能达到的血药浓度划定细菌对各种抗菌药物敏感或耐药的界限。其标准是当一种细菌引起的感染用某种药物的常用量治疗有效，即常规用药时达到的平均血药浓度超过 MIC 5 倍以上者为高度敏感；当细菌引起的感染仅在应用高剂量药物时才有效，即常规用药时达到的平均血药浓度相当于或略高于 MIC 为中度敏感；低于 MIC 或细菌能产生灭活抗菌药物的酶时等均判定该菌对该药为耐药。

纸片法测定细菌对药物敏感性时操作较简单，适用于生长较快的需氧菌和兼性厌氧菌。细菌对抗菌药物的敏感度以纸片周围抑菌圈直径大小为标准，抑菌圈越大，说明细菌对该抗菌药物愈敏感，一般的判定标准为：抑菌圈直径 >20mm 为极度敏感，15.1~20mm 为高度敏感，10~15mm 为中度敏感，<10mm 为耐药。

抗菌药物一般按常用量在血液和组织中的药物浓度所具备的杀菌或抑菌性能，分为杀菌药和抑菌药两类。杀菌药是指具有杀灭病原菌作用的药物，如青霉素类、氨基糖苷类、氟喹诺酮类等，其 MBC 约等于其 MIC；抑菌药是指仅能抑制病原菌的生长繁殖，而无杀灭作用的药物，其 MBC 远大于其 MIC，包括四环素类、大环内酯类、磺胺类等。抗菌药的抑菌作用和杀菌作用是相对的，有些抗菌药在低浓度时呈抑菌作用，而高浓度呈杀菌作用。

抗菌后效应（Post antibiotic effect，PAE）是指细菌接触抗菌药物后，当抗菌药物被清除时，细菌生长仍在一定时间内受到持续抑制的效应。由于最初只对抗生素进行研究，故称为抗生素后效应。后来发现人工合成的抗菌药也能产生 PAE，故称之为抗菌药后效应更为准确一些。近年来研究发现，不少抗菌药物对某些细菌均有 PAE。PAE 是以时间为衡量标准，应用菌落计数法计算试验组和对照组细菌恢复对数生长期各自菌落数增加 10 倍所需的时间差。此外，处于 PAE 期的细菌再与亚抑菌浓度的抗菌药接触后，可以进一步被抑制，这种作用称为抗菌药后效应期亚抑菌浓度作用。一般作用于细胞壁的抗菌药如 β-内酰胺类对革兰氏阳性菌的 PAE 为 2~6h，对革兰氏阴性菌则很短或无。相反，作用于蛋白质和核酸合成的抗菌药如氨基糖苷类、大环内酯类、氟喹诺酮类、氯霉素、四环素类等对革兰氏阴性菌与革兰氏阳性菌产生 1~6h 或更长的 PAE。关于 PAE 的机制，目前尚未完全明确，一般认为：①抗菌药物造成细菌的非致死性损伤或与靶位持续结合，使细菌恢复再生长的时间延长；②抗菌药物的促白细胞效应（PALE），即抗菌药与细菌接触后，菌体变形，易被吞噬细胞识别，并促进吞噬细胞的趋化和释放溶酶体酶等杀菌物质，产生抗菌药与白细胞协同效应，使菌体损伤加重，修复时间延长；③细菌新合成酶或核蛋白酶恢复尚需一定时间，而呈现 PAE。大量国内外实验及临床资料表明，PAE 有以下特点：同种抗菌药物对不同细菌的 PAE 不同，如 β-内酰胺类抗生素对革兰氏阳性球菌的 PAE 长（1~2h），对革兰氏阴性杆菌 PAE 短（<1h）；不同抗菌药对同种细菌的 PAE 不同；抗菌药物浓度越高，PAE 时间越长；抗菌药物与细菌接触时间越长，PAE 时间越长；机体免疫功能正常者，PAE 时间长；合用抗菌药可延长 PAE。

PAE 的发现与研究，对合理制订抗菌药的给药方案具有重要意义。按照传统观念，抗菌药的给药方案主要依据其半衰期、血药浓度等药动学参数，当血药浓度低于最低抑菌浓度（MIC）时需再次给药，并强调血药浓度超过 MIC 才能使细菌停止生长，因此，许多半衰期短、消除快的抗菌药往往需要连续给药或一日多次给药。发现 PAE 后，认识到许多抗菌药物的血药浓度或组织内药物浓度低于 MIC 时，某些细菌的生长仍可在一定时间内受到抑制。因此可根据抗菌药物在体内对不同细菌 PAE 时间相应延长给药间隔时间，减少用药次数。

【**耐药性**】耐药性（resistance）又名抗药性，分为天然耐药性和获得耐药性两种。前者属细菌的遗传特征，一般是不可改变的。例如铜绿假单胞菌对大多数抗生素不敏感；极少数金黄色葡萄球菌亦具有天然耐药性。获得耐药性，即一般所指的耐药性，是指病原菌在多次接触抗菌药物后，产生了结构、生理及生化功能的改变，而形成具有耐药性的变异菌株，它们对药物的敏感性下降甚至消失。某种病原菌对一种药物产生耐药性后，往往对同一类的药物也具有耐药性，这种现象称为交叉耐药性。交叉耐药性有完全交叉耐药性及部分交叉耐药性之分。完全交叉耐药性是双向的，如多杀性巴氏杆菌对磺胺嘧啶产生耐药性后，对其他磺胺类药均产生耐药性；部分交叉耐药性是单向的，如氨基糖苷类之间，对链霉素耐药的细菌，对庆大霉素、卡那霉素、新霉素仍然敏感，而对庆大霉素、卡那霉素、新霉素耐药的细菌，对链霉素也耐药。

耐药性的产生是抗菌药物在兽医临床应用中的一个严重问题。临床上最为常见的耐药性是平行地从另一种耐药菌转移而来，即通过质粒介导的耐药性。耐药质粒在微生物间可通过下列方式转移：①转化（transformation），即通过耐药菌溶解后 DNA 的释出，耐药基因被敏感菌获取，耐药基因与敏感菌中的同种基因重新组合，使敏感菌成为耐药菌。此方式主要见于革兰氏阳性菌及嗜血杆菌。②转导（transduction），即通过噬菌体将耐药基因转移给敏感菌，金黄色葡萄球菌可以通过转导方式传播耐药性。③接合（conjugation），即通过耐药菌和敏感菌菌体的直接接触，由耐药菌将耐药因子转移给敏感菌。此方式主要见于革兰氏阴性菌，特别是肠道菌。值得注意的是，在人和动物的肠道内，这种耐药性的接合转移现象已被证实。动物的肠道细菌有广泛的耐药质粒转移现象，这种耐药菌又可传递给人。④易位（translocation）或转座（transposition），即耐药基因可自一个质粒转座到另一个质粒，从质粒到染色体或从染色体到噬菌体等。此方式可在不同属和种的细菌中进行，甚至从革兰氏阳性菌转座至革兰氏阴性菌，扩大了耐药性传播的宿主范围；还可使耐药因子增多，是造成多重耐药性的重要原因。

细菌产生耐药性的机制有以下几种方式：

1. 产生酶使药物失活

主要有水解酶和钝化酶两种。水解酶的典型例子就是 β-内酰胺酶类，它们能使青霉素或头孢菌素的 β-内酰胺环断裂而使药物失效。钝化酶又名合成酶，常见的有乙酰转移酶、磷酸转移酶及核苷转移酶等。如乙酰转移酶作用于氨基糖苷类的氨基及氯霉素的羟基，使其乙酰化而失效；磷酸转移酶及核苷转移酶作用于羟基，使其磷酰化及腺苷酰化而失去抗菌活性。

2. 改变膜的通透性

一些革兰氏阴性菌对四环素类及氨基糖苷类产生耐药性，系由于耐药菌所带的质粒诱导下产生新的膜孔蛋白，阻塞了外膜亲水性通道，药物不能进入菌体内而产生耐药性。革兰氏阴性菌及铜绿假单胞菌细胞外膜亲水通道功能的改变也会使细菌对某些广谱青霉素和第三代头孢菌素产生耐药性。

3. 作用靶位结构的改变

耐药菌药物作用位点的结构或位置发生变化，使药物与细菌不能结合而丧失抗菌效能。例如：β-内酰胺类抗生素的作用靶位是青霉素结合蛋白（penicillin-binding protein，PBP），β-内酰胺类抗生素耐药菌株体内的 PBP 的质和量发生改变，导致与药物的结合能力下降；链霉素耐药菌株，主要是细菌核蛋白体 30S 亚基上的链霉素受体（P10 蛋白）发生构型改变，使药物不能与菌体结合而失效；红霉素耐药菌株的形成可能与 50S 亚基蛋白质的突变有关。

4. 改变代谢途径

磺胺药与对氨基苯甲酸（PABA）竞争二氢叶酸合成酶而产生抑菌作用。例如，金黄色葡萄球菌多次接触磺胺药后，其自身的 PABA 产量增加，可高达原敏感菌产量的 20～100 倍。后者与磺胺药竞争二氢叶酸合成酶，使磺胺药的作用下降甚至消失。

5. 主动外排作用

膜的主动外排机制是由各种外排蛋白系统介导的抗菌药从细菌细胞内泵出的主动排出过程，故称主动外排系统（active efflux system），是获得耐药性的重要机制之一。能被细菌主动外排机制泵出菌体外引起耐药的抗菌药物主要有四环素类、喹诺酮类、大环内酯类、β-内酰胺类等。

总之，细菌产生耐药性的机制是很复杂的，不少病原菌往往具有两种或两种以上的耐药机制。在正常情况下，质粒介导产生的耐药菌，虽与敏感菌一样生长繁殖，但毕竟只占少数，难以与占优势的敏感菌竞争。但在敏感菌因药物的选择性作用而被大量杀灭后，耐药菌得以大量繁殖成为优势菌，并引起各种感染。因此，广泛应用抗菌药物特别是无指征滥用，也会促进细菌耐药性的发生和发展。多年来随着抗微生物药在临床和畜牧养殖业中的广泛使用，细菌耐药率逐年升高的事实已足以证实上述观点。因此，要加强药政管理，控制兽用抗生素的过量销售和使用；要提倡合理使用抗微生物药，禁止将临床应用的或人畜共用的抗微生物药用作动物生长促进剂，以避免或减少耐药现象的发生。细菌产生耐药性后有一定的稳固性，有的抗菌药物在停用一段时间后敏感性可逐渐恢复（如细菌对庆大霉素的耐药性）。因此在局部地区不要长期固定使用某几种药物，要有计划地分期、分批交替使用，可能对防止或减少细菌耐药性的发生和发展有一定作用。

【耐受与持留】细菌主要以下 3 种方式对抗抗生素治疗：耐药（Resistant）、耐受（Tolerant）与持留（Persistant）。耐药是指细菌在抗生素存在时仍然能够生长，最小抑菌浓度（MIC）明显升高。耐受表现为细菌在抗生素存在时虽然不能生长（MIC 不变），但也不会被抗生素杀死。持留则指细菌刚刚开始暴露于抗生素时会被杀死，但当细菌被抗生素杀灭到一定程度后，细菌群体中的一小部分能耐受抗生素的杀菌作用，表现为既不生长，也不死亡。

持留菌是某个细菌群体中一定比例表型异化的小亚群，表现为临时休眠状态或缓慢生长状态，可耐受致死浓度抗菌药物的作用，但这种抗菌药物耐受性不能遗传，当持留菌被再次培养时，其中绝大多数对抗菌药物仍然敏感，只有一定比例的持留菌产生。持留菌与生物被膜形成，以及慢性感染的顽固性密切相关。持留菌研究多集中于其形成机制与清除策略，目前在大肠埃希菌、铜绿假单胞菌、金黄色葡萄球菌、结核分枝杆菌、白色念珠菌中均有涉及。持留菌是细菌对于外界不良环境的应激生存状态，属于一种进化形式。持留菌于抗菌药物环境中变为休眠或者静止状态，呈现出对抗菌药物的惰性，待抗菌药物过后，又会重新生长增殖，并且恢复其对抗菌药物的敏感性，其躲避抗菌药物的形式不同于耐药菌，且未发生基因突变。

细菌耐受现象的解释为，细菌在 MIC 不变的情况下，也能够在有效杀菌药物浓度下存活，但不能增殖。耐受细菌与不利生长环境的压力应答调控有关。降低生长与代谢速率是细菌应对不利生长环境的生存策略之一，目前发现多种环境压力能够诱导细菌耐受现象的发生，包括饥饿、缺氧、热应激、氧化压力、DNA 损伤等。由于耐受性细菌在高浓度抗生素存在的环境中存活的时间较长，因此随后获得抗性突变的机会更大。研究已经表明耐受性会先于耐药性出现，并且耐受性会增加耐药性突变在群体中传播的机会。因此，耐受突变为随后的耐药性快速进化铺平了道路。防止耐受的演变可能为延迟耐药性的出现提供新的策略，降低耐受性的新药或药物组合可能会帮助减缓耐药性的进化。

细菌耐受现象与持留性密切相关并经常被混淆概念，但二者其实有着明显的区别。其一，持留性细菌是大量细菌被杀死后剩余的，但没有基因改变的细菌亚群，经过长期抗生素处理后仍能存活，由于缺乏代谢活动而细菌种群密度基本不变或缓慢下降；耐受性细菌在添加抗生素之前生长，然后在抗生素存在下比敏感的细菌存活更长时间，但它们的种群通常会继续明显减少。有研究者认为代谢较活跃的细菌亚群应该更准确地被认为是耐受菌，而休眠细菌是真正的持留菌。其二，持留菌通常只占群体的 1% 左右，而耐受菌占细菌群体的较大部分。其三，持留性细菌允许细菌在抗生素存在下不生长但基本上不改变其浓度，并且持留性表型不可遗传，一旦消除抗生素应激并且恢复正常营养条件，细菌迅速恢复到野生型生长状态；耐受性是由于抗生素应激前生长缓慢，而生长缓慢的细菌利用了通用的防御机制例如RpoS、超氧化物歧化酶（SOD）和热/冷休克蛋白，以对抗各种环境压力，如碳转移和缺乏营养。其四，有文章引用最短杀伤持续时间（minimum duration for killing，MDK）来测试细菌对药物的敏感情况从而区分耐受和持留，结果显示 MIC 相同并且与标准菌株一致的情况下，MDK_{99}（杀死 99% 的细菌群体所需的最短时间）数值高的为耐受菌，MDK_{99} 数值接近野生型但是 $MDK_{99.99}$（杀死 99.99% 的细菌群体所需的最短时间）数值高的为持留菌。

三、抗微生物药的合理应用

抗微生物药是目前兽医临床使用最广泛和最重要的抗感染药物，在对控制畜禽的传染性疾病方面起着巨大的作用，正确应用抗微生物药，是发挥抗微生物药疗效的重要前提。不合理地应用或滥用，往往产生不良后果。不仅造成药品的浪费，而且导致畜禽不良反应增多、细菌耐药性的产生和兽药残留等，给兽医工作、公共卫生及人民健康带来不良的后果。因此，在使用时必须注意掌握以下原则。

（一）临床用药原则

1. 掌握适应证

抗微生物药各有其主要适应证，可根据临床诊断或实验室病原检验推断或确定病原微生物，再根据药物的抗菌活性（必要时，对分离出的病原菌作药敏试验）、药动学特点（包括吸收、分布、代谢、排泄过程、血药半衰期、各种给药途径的生物利用度）、不良反应、药源、价格等方面情况，选用适当药物。一般对革兰氏阳性菌引起的疾病，如猪丹毒、破伤风、炭疽、马腺疫、气肿疽、牛放线菌病和葡萄球菌性或链球菌性炎症、败血症等可选用青霉素类、头孢菌素类、大环内酯类等；对革兰氏阴性菌引起的疾病如巴氏杆菌病、大肠杆菌病、肠炎、尿路感染等则优先选用氟喹诺酮类和氨基糖苷类等；对耐青霉素 G 金黄色葡萄球菌所致呼吸道感染、败血症等可选用耐青霉素酶的半合成青霉素如苯唑西林、氯唑西林，亦可用庆大霉素、大环内酯类和头孢菌素类抗生素；对铜绿假单胞菌引起的创面感染、尿路感染、败血症、肺炎等可选用庆大霉素、多黏菌素类和羧苄西林等；而对支原体引起的猪气喘病和鸡慢性呼吸道病则首选泰妙菌素、氟喹诺酮类药（恩诺沙星、达氟沙星等）、泰乐菌素、沃尼妙林等。

2. 控制用量、疗程和不良反应

药物用量与控制感染密切相关。剂量过小不仅无效，反而可能促使耐药菌株的产生；剂量过大不一定增加疗效，却可能造成不必要的浪费，甚至可能引起机体的严重损害，如氨基糖苷类抗生素用量过大可损害听神经和肾脏。总之，抗菌药物在血中必须达到有效浓度，其有效程度应以病微生物的药物敏感性为依据。如高度敏感则因血中浓度要求较低而可减少

用量，如仅中度敏感则用量和血中浓度均须较高。一般对轻、中度感染，其最大稳态血药浓度宜超过 MIC 4～8 倍，而重度感染则在 8 倍以上。

药物疗程视疾病类型和患畜病况而定。一般应持续应用至体温正常，症状消退后 2 天，但疗程不宜超过 5～7 天。对急性感染，如临床效果欠佳，应在用药后 5 天内进行调整（适当加大剂量或更换药物）；对败血症、骨髓炎、结核病等疗程较长的感染可适当延长疗程（处理败血症，宜用药至症状消退后 1～2 周，以彻底消除病原菌）或在用药 5～7 天后休药 1～2 天再持续治疗。

用药期间要注意药物的不良反应，一经发现应及时采取停药、更换药物及相应解救措施。肝、肾是许多抗微生物药代谢与排泄的重要器官，在其功能障碍时往往影响药物在体内的代谢和排泄。氯霉素、金霉素、红霉素等主要经肝脏代谢，在肝功能受损时，按常量用药易导致在体内蓄积中毒；氨基糖苷类、四环素类、青霉素类、头孢菌素类、多黏菌素类、磺胺类药物等在肾功能减退时应避免使用和慎用，必要时可减量或延长给药间期。

3. 下列情况要严加控制或尽量避免应用抗菌药物

①病毒性感染。除并发细菌感染外，均不宜使用抗菌药，因一般抗菌药都无抗病毒作用。②发热原因不明。除病情危急外，不要轻易使用抗菌药。因使用后病原微生物不易被检出，并使临床表现不典型，难以正确诊断而延误治疗时机。③尽量避免皮肤、黏膜等局部应用。因有可能发生过敏反应，并易导致耐药菌产生。但新霉素、磺胺米隆等少数药物除外。

4. 强调综合性治疗措施，充分认识机体免疫功能的重要性

当细菌感染伴发免疫力降低时，应采取以下措施：①尽可能避免应用对免疫有抑制作用的药物，如大剂量氯霉素、甲砜霉素、四环素和复方磺胺甲噁唑等，一般感染不必合用糖皮质激素类药物。②使用抗生素要及时、足量，尽可能选用杀菌性抗生素。③加强饲养管理，改善畜体全身状况。必要时采取纠正水、电解质平衡失调，改善微循环，补充血容量，使用免疫增强剂或免疫调节剂等措施。

（二）联合用药

联合应用抗菌药的目的主要在于扩大抗菌谱、增强疗效、减少用量、降低或避免毒副作用，减少或延缓耐药菌株的产生。多数细菌性感染只需用一种抗菌药物治疗，联合用药仅适用于少数情况，且一般二联即可，三联、四联并无必要。联合用药必须有明确的指征：①用一种药物不能控制的严重感染，或/和混合感染，如败血症、慢性尿道感染、腹膜炎、创伤感染、鸡支原体-大肠杆菌混合感染、牛支原体-巴氏杆菌混合感染。②病因未明而又危及生命的严重感染，先进行联合用药，待确诊后，再调整用药。可先分析病情和感染途径，推测病原菌种类，然后考虑有效的联合应用。如皮肤、口腔或呼吸道感染以金黄色葡萄球菌和链球菌的可能性较大；尿路和肠道感染多为大肠杆菌或其他革兰氏阴性杆菌。对一时不能确定病原时则按一般感染的联合用药处理（青霉素＋链霉素）。并同时采取病料，经培养和药敏试验取得结果后再做调整。③较长期用药，细菌容易产生耐药性时，如结核病、慢性乳腺炎、慢性尿路感染等。④毒性较大药物联合用药可使剂量减少，毒性降低。如两性霉素 B、多黏菌素类与四环素联合。可减少前者用量，从而减轻了不良反应。在兽医临床联合应用取得成功的实例有不少，如磺胺药与抗菌增效剂 TMP 或 DVD 合用，使细菌的叶酸代谢双重阻断，抗菌作用增强，抗菌范围也有扩大；青霉素与链霉素合用，青霉素使细菌细胞壁合成受阻，合用链霉素，易于进入细胞而发挥作用，同时扩大抗菌谱；阿莫西林与克拉维酸合用，能有效地治疗由产生 β-内酰胺酶的致病菌引起的感染；还有林可霉素与大观霉素合用、泰妙菌素与金霉素合用等。

在联合用药时不能盲目组合，必须根据抗菌药的作用特性和机制进行选择，才能获得联

合用药的协同作用。目前,一般将抗菌药分为四大类:Ⅰ类为繁殖期或速效杀菌剂,如青霉素类、头孢菌素类、氟喹诺酮类;Ⅱ类为静止期或慢效杀菌剂,如氨基糖苷类、多黏菌素类(对静止期或繁殖期细菌均有杀菌活性);Ⅲ类为速效抑菌剂,如四环素类、氯霉素类、大环内酯类;Ⅳ类为慢效抑菌剂,如磺胺类等。Ⅰ类与Ⅱ类合用一般可获得协同作用,如青霉素和链霉素合用,前者破坏细菌细胞壁的完整性,有利于后者易于进入菌体内发挥作用。Ⅰ类与Ⅲ类合用出现拮抗作用。例如,青霉素和氯霉素或四环素类合用出现拮抗作用,在四环素的作用下,细菌蛋白质合成迅速抑制,细菌停止生长繁殖,使青霉素的作用减弱。Ⅰ类与Ⅳ类合用,可能无明显影响,但在治疗脑膜炎时,合用可提高疗效,如青霉素与磺胺嘧啶合用。其他类合用多出现相加或无关作用。还应注意,作用机制相同的同一类药物的疗效并不增强,而可能相互增加毒性,如氨基糖苷类之间合用会增加对第八对脑神经的毒性;氯霉素、大环内酯类、林可霉素类,因作用机制相似,均竞争细菌同一靶位,有可能出现拮抗作用。

应当指出,各种联合所产生的作用,可因不同菌种和菌株而异,药物剂量和给药顺序也会影响测定结果。而且这种特定条件下所进行的各项试验与临床的实际情况也有区别。临床联合应用抗菌药物时,其个别剂量一般较大,即使第一类与第三类使用,也很少发生拮抗现象。此外,在联合用药中也要注意防止在相互作用中由于理化性质、药效学、药动学等方面的因素,而可能出现的配伍禁忌。为了合理而有效的联合用药,最好在临床治疗前,进行实验室的联合药敏试验,以部分抑菌浓度(fractional inhibitory concentration,FIC)指数作为试验结果的判断依据,并以此作为临床选用抗微生物药联合治疗的参考。

FIC 指数 = 甲药联合时的 MIC/甲药单用时的 MIC + 乙药联合时的 MIC/乙药单用时的 MIC。

FIC 指数≤0.5 为协同作用(抗菌活性显著大于各单药抗菌活性之和);

FIC 指数在 0.5~1 为相加作用(抗菌活性稍强于任一单药);

FIC 指数在 1~2 为无关作用(抗菌活性不受影响);

FIC 指数>2 为拮抗作用(抗菌活性被另一种药物削弱)。

第二节　抗生素

抗生素曾名抗菌素,是某些生物(主要是细菌、放线菌、真菌等微生物)在其生命活动过程中产生的,能在低微浓度下选择性地杀灭他种生物或抑制其功能的化学物质。除了抗菌作用外,有些抗生素具有抗病毒、抗肿瘤和抗寄生虫的作用,抗生素已成为当前和将来不可缺少的最常用的抗感染药物。抗生素主要用微生物发酵法进行生产,如青霉素、红霉素等。少数抗生素如氯霉素、甲砜霉素等可用化学合成方法生产。此外,还可将生物合成的抗生素经分子结构改造,即将微生物发酵产生的前体或母核再经化学修饰后制成各种半合成抗生素,如氨苄青霉素、头孢氨苄等。这不仅增加了抗生素的来源,改善了抗菌性能,而且也扩大了临床应用范围。

【分类】

1. 根据作用或应用特点分类

① 主要抗革兰氏阳性菌的抗生素,有青霉素类、红霉素、林可霉素等。

② 主要抗革兰氏阴性菌的抗生素,有链霉素、卡那霉素、庆大霉素、新霉素和多黏菌素 E 等。

③ 广谱抗生素,有四环素类、氯霉素类等。

④ 抗真菌的抗生素，有制霉菌素、灰黄霉素、两性霉素等。

⑤ 抗寄生虫的抗生素，有伊维菌素、潮霉素 B、越霉素 A、莫能菌素、盐霉素、马杜霉素等。

⑥ 抗肿瘤的抗生素，有放线菌素 D、丝裂霉素、柔红霉素等。

⑦ 促生长抗生素，以前用作饲料药物添加剂，有促进动物生长，提高生产性能的作用，如杆菌肽锌、维吉尼霉素、黄霉素、那西肽等。现在，世界上大多数国家（包括我国）都禁止抗生素用于促进动物生长。

2. 根据化学结构分类

① β-内酰胺类，包括青霉素类如青霉素、氨苄西林、阿莫西林、苯唑西林等；头孢菌素类如头孢唑啉、头孢氨苄、头孢拉啶、头孢噻呋、头孢维星、头孢喹肟等。近年来发展了非典型 β-内酰胺类，如碳青霉烯类（亚胺培南，imipenem）、单环 β-内酰胺类（氨曲南，aztreonam），还有 β-内酰胺酶抑制剂（克拉维酸、舒巴坦）及氧头孢烯类（拉氧头孢，latamoxef）等。

② 氨基糖苷类，包括链霉素、卡那霉素、庆大霉素、阿米卡星、新霉素、大观霉素、安普霉素、潮霉素 B、越霉素 A 等。

③ 四环素类，包括土霉素、四环素、金霉素、多西环素、美他环素和米诺环素等。

④ 酰胺醇类，包括氯霉素、甲砜霉素、氟苯尼考等。

⑤ 大环内酯类，包括红霉素、泰乐菌素、替米考星、泰拉霉素、泰地罗新、吉他霉素、螺旋霉素、竹桃霉素等。

⑥ 林可胺类，包括林可霉素、克林霉素。

⑦ 多肽类，包括杆菌肽、多黏菌素 B、黏菌素、维吉尼霉素、硫肽菌素、那西肽等。

⑧ 多烯类，包括两性霉素 B、制霉菌素等。

⑨ 聚醚类，包括莫能菌素、盐霉素、马杜霉素等。

⑩ 含磷多糖类，包括黄霉素、大碳霉素、魁北霉素等，主要用作饲料添加剂。

⑪ 截短侧耳素类，包括泰妙菌素、沃尼妙林。

【计量单位】抗生素的效价是评价抗生素效能的指标，也是衡量抗生素活性成分含量的尺度，效价通常以质量单位或效价单位（Unit，U）来表示。每种抗生素的效价与重量之间有特定转换关系。青霉素钠，1mg 等于 1667 单位，或 1 单位等于 0.6μg。青霉素钾，1mg 等于 1559 单位，或 1 单位等于 0.625μg。多黏菌素 B 游离碱，1mg 为 10000 单位，制霉菌素 1mg 为 3700 单位，黏菌素 1mg 为 30000 单位。其他抗生素多以质量为单位或 1mg 为 1000 单位，如链霉素、土霉素、红霉素、新霉素、卡那霉素、庆大霉素等均以纯游离碱 1μg 作为 1 单位，金霉素和四环素均以其盐酸盐的 1μg 为 1 单位。抗生素纯品的效价单位与质量（一般是 mg）的折算比率称为理论效价，但实际生产的抗生素都含有一些许可存在的杂质，不可能是纯品，故产品的实际效价需另行标示。例如乳糖酸红霉素纯品 1mg 为 672 单位，而《中国兽药典》规定此药按干燥品计算，每 1mg 不得少于 610 个红霉素单位，故产品的实际效价应在 610～672 单位/mg 之间具体标示。在制备制剂时需按此原则进行计算。

按照规定，药剂制品标示的抗生素质量单位系指该抗生素的纯品量，如注射用硫酸卡那霉素 1g，指的是含卡那霉素 1g（一百万单位）。需用称重法取药时，应按原料实际效价，经过计算求得应称取的大于 1g 的质量。

一、青霉素类

青霉素类抗生素的基本化学结构是由母核 6-氨基青霉烷酸（6-amino-penicillanic acid，6-APA）和侧链组成，属 β-内酰胺类抗生素，可由发酵液提取或半合成法制得。青霉素类（penicillins）包括天然青霉素和半合成青霉素。前者的优点是杀菌力强、毒性低、价廉，但存在抗菌谱较窄，易被胃酸和 β-内酰胺酶（青霉素酶）水解破坏，金黄色葡萄球菌易产生耐药性等缺点。后者具有耐酸、耐酶和广谱等特点。在兽医临床上最常用的是青霉素。此类抗生素自 20 世纪 40 年代初青霉素 G 的首次应用，直到半合成青霉素的研制成功，一直在临床治疗中居重要地位。按其抗菌作用特性，青霉素类可分为 5 组：①主要抗革兰氏阳性菌的窄谱青霉素，有青霉素 G（注射用）、青霉素 V（口服用）等；②耐青霉素酶的青霉素，有苯唑西林、氯唑西林、甲氧西林等；③广谱青霉素，有氨苄西林、海他西林、阿莫西林等；④对铜绿假单胞菌等假单胞菌有活性的广谱青霉素，有羧苄西林（carbenicillin）、替卡西林（ticarcillin）等；⑤主要作用于革兰氏阴性菌的青霉素，有美西林（mecillinam）、匹美西林（pivmecillinam）、替莫西林（temocillin）等。

青霉素钠
Benzylpenicillin Sodium

青霉素钠由青霉菌（*Penicillinum notatum*）等的培养液中分离而得，又称青霉素 G 钠（penicillin G sodium），是青霉素 G（一种不稳定的有机酸）与金属钠离子结合而成的盐。

【性状】白色结晶性粉末，无臭或微有特异性臭，有引湿性；遇酸、碱或氧化剂等迅速失效，水溶液在室温中放置易失效。本品在水中极易溶解，在乙醇中溶解，在脂肪油或液状石蜡中不溶。

【药理】

（1）药效学　属窄谱杀菌性抗生素，主要作用于革兰氏阳性菌、革兰氏阴性球菌、嗜血杆菌属及螺旋体、放线菌等，于细菌繁殖期起杀菌作用。分枝杆菌属、支原体属、衣原体属、立克次体属、奴卡菌属和其他真菌、原虫等均对本品不敏感。β-内酰胺类抗生素的抗菌作用系通过干扰细菌细胞壁的合成，研究发现青霉素结合蛋白（penicillin binding protein，PBP）是其作用的靶位，当青霉素等和 PBP 紧密结合后，也抑制了细菌细胞壁的早期合成，它先改变细菌形态，最终导致细菌死亡。PBP 存在于细菌胞浆膜上，因细菌种类的不同，其数目、分子大小以及同青霉素等的结合量也有差异，某些 PBP 的功能尚待研究。此外，激活内源性自溶机制引起细菌溶解和死亡，也是重要的条件。

细菌一般不易产生耐药性，如溶血性链球菌对青霉素的敏感性至今很少改变。但某些敏感细菌的部分菌株对青霉素有天然耐药性。对青霉素耐药的金黄色葡萄球菌能产生青霉素酶（一种 β-内酰胺酶），可分解青霉素 G，使之失活。此外，细菌对 β-内酰胺类还通过以下方式产生耐药性：①降低抗生素与 PBP 靶位的亲和力；②在细菌细胞质周围形成非水解屏障，阻碍抗生素进入靶位；③改变细菌细胞壁，使抗生素不能或很少透入细菌体内；④细菌缺少自溶酶，使抗生素能抑菌，但杀菌作用差。

（2）药动学　青霉素内服后在胃酸中大部分灭活，一般剂量达不到有效血浓度，兽医不采用这一给药途径。其钠（钾）盐肌内注射后吸收迅速，约 0.5h 达血药峰浓度，对多数敏感菌的有效血药浓度可维持 6～8h。青霉素的长效制剂（普鲁卡因盐或二苄基乙二胺盐）吸收缓慢，可维持较低的有效血药浓度达 24h 以上。青霉素外用不易从完整的黏膜或皮肤吸收。注入乳室后在最初几小时可大量吸收，泌乳量愈高的乳腺吸收愈多。尽管如此，在注入一定量的青霉素后，乳中仍可维持抗菌浓度至相当长的时间，例如在乳室内注入 10 万单位青霉素水溶液，其在乳中可保留 4.26 单位/mL 至 24h。青霉素在血中约有 50％以上（马为 52％～54％）与血浆蛋白（主要是白蛋白）结合。但不牢固，能持续释放出游离青霉素。在血中未结合的和游离的青霉素易于扩散至细胞外液，药物在肾脏、关节液、肝、肺、皮肤和软组织都能达到对敏感菌的有效浓度，胸膜腔和关节腔液中浓度约为血清浓度的 50％。青霉素不能大量透过血脑屏障进入中枢神经系统（CNS），其在正常脑脊液中的浓度仅为血药浓度的 1％～3％，但有炎症时脑脊液中浓度可达血药浓度的 5％～30％。青霉素在动物体内的半衰期较短，种属间的差异较小。肌注给药在马、水牛、犊牛、猪、兔的半衰期分别是 2.6h、1.02h、1.63h、2.56h 及 0.52h，而静注给药后，在马、牛、骆驼、猪、羊、犬及火鸡的半衰期分别是 0.9h、0.7～1.2h、0.8h、0.3～0.7h、0.7h、0.5h 和 0.5h。青霉素吸收进入血液循环后，在体内不易破坏，主要以原形从尿中排出，肌注治疗剂量的青霉素钠的水溶液后通常在尿中可回收到剂量的 60％～90％，给药后 1h 内在尿中排出绝大部分药物。在尿中约 80％的青霉素由肾小管排出，20％左右通过肾小球滤过。此外，青霉素可在乳中排泄，因此，给药奶牛的乳汁应禁止给人食用，因为在易感人中可能引起过敏反应。

【用途】青霉素适用于敏感细菌所致的各种疾患，如猪丹毒、炭疽、气肿疽、恶性水肿、放线菌病、链球菌病、猪淋巴结脓肿、葡萄球菌病，以及乳腺炎、子宫炎、化脓性腹膜炎和创伤感染等，还用于治疗马腺疫、坏死杆菌病、牛肾盂肾炎、钩端螺旋体病及肺炎、败血症等。治疗破伤风时宜与破伤风抗毒素合用。

【药物相互作用】

① 丙磺舒、阿司匹林、保泰松、磺胺药对青霉素的排泄有阻滞作用，合用可升高青霉素类的血药浓度，也可能增加毒性。

② 氯霉素、红霉素、四环素类等抑菌剂对青霉素的杀菌活性有干扰作用，不宜合用。

③ 重金属离子（尤其是铜、锌、汞）、醇类、酸、碘、氧化剂、还原剂、羟基化合物及呈酸性的葡萄糖注射液或四环素注射液都可破坏青霉素的活性，禁忌配伍，也不宜接触。

④ 胺类与青霉素 G 可形成不溶性盐，使吸收发生变化。这种相互作用可利用以延缓青霉素的吸收，如普鲁卡因青霉素。

⑤ 青霉素 G 钠溶液与某些药物溶液（盐酸氯丙嗪、盐酸林可霉素、酒石酸去甲肾上腺素、盐酸土霉素、盐酸四环素、B 族维生素及维生素 C）不宜混合，因可产生浑浊、絮状物或沉淀。

【注意】

① 青霉素钠或青霉素钾易溶于水，在水中 β-内酰胺环易裂解为无活性的青霉酸和青霉噻唑酸，后者降低水溶液的 pH 值，进一步加强青霉素水解，水解率随温度升高而升高，因此注射液应在临用前新鲜配制。必须保存时，应置冰箱中，宜当天用完。

② 掌握与其他药物的相互作用和配伍禁忌，以免影响青霉素的药效。

③ 青霉素毒性虽低，但少数家畜可发生过敏反应，严重者出现过敏性休克。如不急救，常致死亡。

④ 青霉素钾 100 万单位（0.625g）和青霉素钠 100 万单位（0.6g）分别含钾离子 1.5mmol（0.066g）和钠离子 1.7mmol（0.039g），大剂量注射可能出现高钾血症和高钠血症。对肾功能减退或心功能不全病畜会产生不良后果。用大剂量青霉素钾静脉注射尤为禁忌。

【用法与用量】肌内注射：一次量，每 1kg 体重，马、牛 1 万～2 万单位；羊、猪、驹、犊 2 万～3 万单位；犬、猫 3 万～4 万单位；禽 5 万单位。一日 2～3 次，连用 2～3 日，临用前加灭菌注射用水适量使溶解。

【最大残留限量】残留标志物：青霉素。

牛、猪、家禽（产蛋期禁用）：肌肉、肝、肾 $50\mu g/kg$。牛：奶 $4\mu g/kg$。鱼：皮＋肉 $50\mu g/kg$。

【制剂与规格及休药期】

注射用青霉素钠 ①0.24g（40万单位）；②0.48g（80万单位）；③0.6g（100万单位）；④0.96g（160万单位）；⑤2.4g（240万单位）。牛、羊、猪、禽0日，弃奶期72h。

青霉素钾
Benzylpenicillin Potassium

参见青霉素钠。

普鲁卡因青霉素
Procaine Benzylpenicillin

其为青霉素的普鲁卡因盐。

【性状】白色结晶性粉末。在甲醇中易溶，在乙醇或氯仿中略溶，在水中微溶。遇酸、碱或氧化剂等即迅速失效。

【药理】【用途】【药物相互作用】【注意】【最大残留限量】与青霉素相仿。肌内注射后，青霉素在局部缓慢释放和吸收。作用较青霉素持久，但血中有效浓度低，限用于对青霉素高度敏感的病原菌，不宜用于治疗严重感染。为能在较短时间内升高血药浓度，可与青霉素钠（钾）混合制成注射剂，以兼顾长效和速效。

【用法与用量】临用前加灭菌注射用水适量制成混悬液，肌内注射：一次量，每1kg体重，马、牛1万～2万单位；羊、猪、驹、犊2万～3万单位；犬、猫3万～4万单位。一日1次，连用2～3日。

【最大残留限量】残留标志物：青霉素。

牛、猪、家禽（产蛋期禁用）：肌肉、肝、肾 $50\mu g/kg$。牛：奶 $4\mu g/kg$。鱼：皮＋肉 $50\mu g/kg$。

【制剂与规格及休药期】

注射用普鲁卡因青霉素 ①40万单位［普鲁卡因青霉素30万单位与青霉素钠（钾）10万单位］；②80万单位［普鲁卡因青霉素60万单位与青霉素钠（钾）20万单位］；③160万单位［普鲁卡因青霉素120万单位与青霉素钠（钾）40万单位］；④400万单位［普鲁卡因青霉素300万单位与青霉素钠（钾）100万单位］。牛、羊4日，猪5日；弃奶期72h。

普鲁卡因青霉素注射液 ①5mL：75万单位；②10mL：300万单位；③10mL：450万单位。牛10日，羊9日，猪7日；弃奶期48h。

注：每1mg普鲁卡因青霉素相当于1011个青霉素单位。

注射用苄星青霉素
Benzathine Benzylpenicillin for Injection

本品为青霉素的二苄基乙二胺盐与适量缓冲剂及助悬剂混合制成的无菌粉末。

【性状】白色结晶性粉末。极难溶于水。

【药理】【用途】【药物相互作用】【注意】【最大残留限量】参见青霉素钠。苄星青霉素为长效青霉素，吸收和排泄缓慢，血中有效浓度低，只适用于青霉素敏感菌所致的轻度或慢性感染，如牛的肾盂肾炎、子宫蓄脓、复杂骨折以及在长途运输家畜时防治呼吸道感染等。对急性重度感染不宜单独应用，须先注射青霉素取得速效，然后用本品配合治疗。

【用法与用量】临用前加灭菌注射用水适量制成混悬液。肌内注射：一次量，每 1kg 体重，马、牛 2 万～3 万单位；羊、猪 3 万～4 万单位；犬、猫 4 万～5 万单位。必要时 3～4 日重复一次。

【制剂与规格及休药期】注射用苄星青霉素　①30 万单位；②60 万单位；③120 万单位。牛、羊 4 日，猪 5 日，弃奶期 72h。

注：每 1mg 苄星青霉素相当于 1349 个青霉素单位。

苯唑西林钠
Oxacillin Sodium

本品为半合成的耐酸、耐酶的青霉素，又称苯唑青霉素钠。

【性状】白色粉末或结晶性粉末；无臭或微臭。在水中易溶，在丙酮或丁醇中极微溶解，在乙酸乙酯或石油醚中几乎不溶。2% 水溶液的 pH 值为 5.0～7.0。

【药理】

(1) 药效学　不被青霉素酶水解，对产酶金黄色葡萄球菌菌株有效，MIC 为 $0.4\mu g/mL$。但对不产酶菌株及 A 组溶血性链球菌、肺炎球菌、表皮葡萄球菌等革兰氏阳性球菌的抗菌活性比青霉素弱。粪肠球菌对本品耐药。

(2) 药动学　给单胃动物内服后可部分自肠道吸收，食物可降低其吸收速率和数量。肌注后吸收迅速，血药浓度于 0.5h 到达高峰，6h 即不能测出。可渗入大多数组织和体液中，犬的表观分布容积为 0.3L/kg，在肝、肾、脾、肠、胸水和关节液中可达治疗浓度，腹水中浓度较低。能通过胎盘进入胎畜体内，也可分泌至乳汁中。本品可部分代谢为活性和无活性代谢物，主要经肾排泄，少量通过胆汁从粪便中排出。在马、犬、黄牛和猪的消除半衰期分别约为 0.6h、0.5h、1.34h、0.96h。

【用途】主要用于耐青霉素金黄色葡萄球菌感染，如败血症、肺炎、乳腺炎、烧伤创面感染等。

【药物相互作用】参见青霉素钠。

① 同其他 β-内酰胺类抗生素一样，与氨基糖苷类抗生素混合后，可明显减弱两者的抗菌活性，故不能在同一容器内给药。

② 与氨苄西林或庆大霉素联合用药可相互增强对肠球菌的抗菌活性。

③ 在静脉注射液中本品与庆大霉素、土霉素、四环素、新生霉素、多黏菌素 B、磺胺嘧啶、呋喃妥因、去甲肾上腺素、戊巴比妥、B 族维生素、维生素 C 等均呈配伍禁忌。

④ 与丙磺舒联用可提高和延长本品的血药浓度。

【注意】参见青霉素钠。

【用法与用量】肌内注射：一次量，每 1kg 体重，马、牛、羊、猪 10～15mg；犬、猫 15～20mg。一日 2～3 次，连用 2～3 日。

【最大残留限量】残留标志物：苯唑西林。

所有食品动物（产蛋期禁用）：肌肉、脂肪、肝、肾 $300\mu g/kg$，奶 $30\mu g/kg$。鱼：皮+

肉 300μg/kg。

【制剂与规格及休药期】注射用苯唑西林钠　以苯唑西林计，①0.5g；②1.0g；③2.0g。牛、羊 14 日，猪 5 日；弃奶期 72h。

注：苯唑西林钠 1.05g 相当于苯唑西林 1g。

氯唑西林钠
Cloxacillin Sodium

本品为半合成的耐酸、耐酶的青霉素，又称邻氯青霉素钠。

【性状】白色粉末或结晶性粉末；微臭，味苦；有引湿性。在水中易溶，在乙醇中溶解，在乙酸乙酯中几乎不溶。10％水溶液的 pH 值应为 5.0～7.0。

【药理】

（1）药效学　抗菌谱类似苯唑西林，在苯环上增加氯离子使体外抗葡萄球菌的活性有所增强。对大多数革兰氏阳性菌特别是耐青霉素金黄色葡萄球菌有效，被称为"抗葡萄球菌青霉素"，其 MIC 为 0.062～1.0μg/mL，但对青霉素敏感菌的作用不如青霉素。

（2）药动学　本品内服可以抗酸，吸收较苯唑西林快，但不完全，生物利用度仅有 37％～60％，食物可降低其吸收速率和数量。水溶液肌内注射后 0.5h 达到最高的血药浓度。全身分布广泛，脑脊液中含量低。但能渗入急性骨髓炎的骨组织、脓液和关节液中，在胸水、腹水和肝、肾中也有较高的浓度。可部分代谢为活性或无活性的代谢物在尿中排泄。小量通过胆汁从粪便中排出。犬的半衰期为 0.5h。

【用途】同苯唑西林钠。用于产青霉素酶葡萄球菌引起的各种严重感染如败血症、骨髓炎、呼吸道感染、心内膜炎、皮肤和软组织感染及化脓性关节炎等。

【药物相互作用】

① 氯唑西林钠溶液与下列药物溶液呈物理性配伍禁忌（产生混浊、絮状物或沉淀）：琥乙红霉素、盐酸土霉素、盐酸四环素、硫酸庆大霉素、硫酸多黏菌素 B、维生素 C 和盐酸氯丙嗪。

② 与黏菌素甲磺酸钠、硫酸卡那霉素溶液混合即失效。

【注意】参见青霉素钠。

① 本品适用于内服和乳腺内投药。

② 肾功能严重减退时应适当减少剂量。

【用法与用量】

注入用氯唑西林钠：乳管注入，奶牛每乳室 200mg。

苄星氯唑西林乳房注入剂：乳管注入，干乳期奶牛，每乳室 0.5g。

【最大残留限量】残留标志物：氯唑西林。

所有食品动物（产蛋期禁用）：肌肉、脂肪、肝、肾 300μg/kg，奶 30μg/kg。鱼：皮＋肉 300μg/kg。

【制剂与规格及休药期】

注入用氯唑西林钠：以氯唑西林计 0.5g。牛 10 日，弃奶期 48h。

苄星氯唑西林乳房注入剂　以氯唑西林计，①10mL：0.5g；②250mL：12.50g。牛 28 日；弃奶期产犊后 96h。

氨苄西林钠
Ampicillin Sodium

氨苄西林又名氨苄青霉素、安比西林，为半合成的广谱青霉素。

【性状】 白色或类白色的粉末或结晶；无臭或微臭，味微苦；有引湿性。在水中易溶，在乙醇中略溶，在乙醚中不溶。10%水溶液的 pH 值应为 8～10。

【药理】

（1）药效学　其对革兰氏阳性菌如链球菌、葡萄球菌、梭菌、棒状杆菌、梭杆菌、猪丹毒丝菌、放线菌、李斯特菌等的效力不及青霉素。能被青霉素酶破坏，对耐青霉素金黄色葡萄球菌无效。由于青霉素侧链 α 位引入氨基后，使抗革兰氏阴性菌的活性增强，从而对多种革兰氏阴性菌如布鲁菌、变形杆菌、巴斯德菌、沙门菌、大肠杆菌、嗜血杆菌等有抑杀作用，与氯霉素、四环素相似或略强，但不如卡那霉素、庆大霉素和多黏菌素。细菌对本品易产生耐药性。铜绿假单胞菌对本品不敏感。

（2）药动学　本品耐酸、不耐酶，对胃酸相当稳定，内服后吸收良好，单胃动物吸收的生物利用度为 30%～55%，食物可降低其吸收速率和数量。反刍动物吸收差，绵羊内服的生物利用度仅为 2.1%，肌注吸收接近完全（>80%）。吸收后分布到各组织，其中以胆汁、肾、子宫等的浓度较高。相同剂量给药时，肌注较内服血液和尿中的药物浓度高，所以常以肌注给药。主要由尿和胆汁排泄，给药后 24h 大部分已从尿中排出。给犊牛（2～6 周龄）混于乳中投喂 1g，3h 达血药峰浓度（0.67g/mL），持续 2h 后缓慢下降；如在禁食后投喂 1g，2h 达峰浓度（3.15µg/mL），随之迅速降低。鸡按每 1kg 体重 50mg 量一次内服，1h 达血药峰浓度，血中有效抑菌浓度维持 5～6h。本品注射后吸收迅速，血药浓度高，但下降亦快。给犊牛静脉注射（5mg/kg）后 5min 出现血药峰浓度（16.2µg/mL），2h 降到 1µg/mL；肌内注射或皮下注射的起始浓度较低，10mg/kg 肌内注射后，5min 血药浓度可达 14.54µg/mL，于 14min 达血药峰浓度 18.46µg/mL。猪按 6.6mg/kg 肌内注射，1h 血中浓度达 5.7µg/mL，随之很快下降，6h 即大部分消失。如按 10mg/kg 肌内注射，则于 13min 血中达峰浓度 12.06µg/mL。肌注，在马、水牛、黄牛、猪、奶山羊体内的消除半衰期分别为 1.21～2.23h、1.26h、0.98h、0.57～1.06h 及 0.92h。静注，在马、牛、羊、犬的消除半衰期分别为 0.62h、1.20h、1.58h 及 1.25h，故体内消除较快。

【用途】 主要用于敏感菌引起的肺部、肠道、胆管、尿路等感染和败血症。如牛的巴氏杆菌病、肺炎、乳腺炎、子宫炎、肾盂肾炎、犊白痢、沙门菌肠炎等；马的支气管肺炎、子宫炎、腺疫、驹链球菌肺炎、驹肠炎等；猪的肠炎、肺炎、猪丹毒、子宫炎和仔猪白痢等；羊的乳腺炎、子宫炎和肺炎等；鸡白痢、禽伤寒等。

【药物相互作用】 参见青霉素钠。

① 本品溶液与下列药物有配伍禁忌：琥珀氯霉素、琥乙红霉素、乳糖酸红霉素、盐酸土霉素、盐酸四环素、盐酸金霉素、硫酸阿米卡星、硫酸卡那霉素、硫酸庆大霉素、硫酸链霉素、盐酸林可霉素、硫酸多黏菌素 B、氯化钙、葡萄糖酸钙、B 族维生素、维生素 C 等。

② 本品在体外对金黄色葡萄球菌的抗菌作用可被林可霉素抑制；对大肠杆菌、变形杆菌的抗菌作用可被卡那霉素加强。庆大霉素能加速氨苄西林对 B 组链球菌的体外杀菌作用。

【注意】 参见青霉素钠。

① 对青霉素耐药的细菌感染不宜应用。

② 对青霉素过敏的动物禁用，成年反刍动物禁止内服，马属动物不宜长期内服。

③ 本品溶解后应立即使用。其稳定性随浓度和温度而异，即两者愈高，稳定性愈差。在 5℃ 时 1% 氨苄西林钠溶液的效价能保持 7 天。

④ 在酸性葡萄糖溶液中分解较快，有乳酸和果糖存在时亦使稳定性降低，故宜以中性液体作溶剂。

【用法与用量】

氨苄西林钠可溶性粉：以氨苄西林计，混饮，每 1L 水，鸡 60mg。

复方氨苄西林粉：内服，一次量，每 1kg 体重，鸡 20～50mg，一日 1～2 次。

复方氨苄西林片：内服，一次量，每 1kg 体重，鸡 0.4～1 片，一日 1～2 次。

注射用氨苄西林钠：肌内、静脉注射，一次量，每 1kg 体重，家畜 10～20mg，一日 2～3 次，连用 2～3 日。

注射用氨苄西林钠氯唑西林钠：肌内注射或静脉滴注，一次量，每 1kg 体重，家畜 20mg，一日 2～3 次，连用 3 日。

【最大残留限量】 残留标志物：氨苄西林。

所有食品动物：肌肉、脂肪、肝、肾 50μg/kg，奶 4μg/kg。鱼：皮＋肉 50μg/kg。

【制剂与规格及休药期】

注射用氨苄西林钠 ①0.5g；②1g；③2g。牛 6 日，猪 15 日；弃奶期 48h。

氨苄西林钠可溶性粉 ①5%；②10%。鸡 7 日。

复方氨苄西林片 1000 片，氨苄西林 40g 与海他西林 10g。鸡 7 日，蛋鸡产蛋期禁用。

复方氨苄西林粉 100g，氨苄西林 80g 与海他西林 20g。鸡 7 日，蛋鸡产蛋期禁用。

注射用氨苄西林钠氯唑西林钠 ①0.5g（氨苄西林 0.25g，氯唑西林 0.25g）；②1g（氨苄西林 0.5g，氯唑西林 0.5g）；③2g（氨苄西林 1g，氯唑西林 1g）。休药期 28 日，弃奶期 7 日。

阿莫西林

Amoxicillin

本品又称羟氨苄青霉素。

【性状】 阿莫西林的三水化合物为白色或类白色结晶性粉末；味微苦。在水中微溶，在乙醇中几乎不溶。0.5% 水溶液的 pH 值为 3.5～5.5。本品的耐酸性比氨苄西林强。本品的钠盐为白色或类白色粉末或结晶；无臭或微臭，味微苦；有引湿性。在水或乙醇中易溶，在乙醚中不溶。10% 水溶液的 pH 值应为 8.0～10.0。

【药理】

(1) 药效学 抗菌谱与氨苄西林基本相似，细菌对本品和氨苄西林有完全的交叉耐药性。本品穿透细胞壁的能力较强，能抑制细菌细胞壁的合成，使细菌迅速成为球形体而破裂溶解，故对多种细菌的杀菌作用较氨苄西林迅速而强。但对志贺菌属的作用较弱。

(2) 药动学 阿莫西林在胃酸中较稳定，单胃动物内服后 74%～92% 被吸收。食物能降低其吸收速率，但不影响吸收量。同等剂量内服后阿莫西林的血清浓度一般比氨苄西林高 1.5～3 倍。阿莫西林在犬的表观分布容积为 0.2L/kg。在肝、肺、前列腺、肌肉、胆汁和腹水、胸水、关节液等组织和体液中广泛分布。当脑膜有炎症时阿莫西林可不同程度地透入脑脊液中，其浓度为血清浓度的 10%～60%。药物在房水中浓度极低，在乳汁、泪液、汗液和唾液中存在微量。亦能透过胎盘进入胎儿循环内。可与血浆蛋白（主要是白蛋白）结合，犬结合率为 13%。主要通过肾小管排泄，在尿中排泄。部分在肝内代谢水解成无活性青霉噻唑酸而排入尿中。在马、驹、山羊、绵羊、犬、猪的消除半衰期分别为 0.66h、0.74h、1.12h、0.77h、1.25h 及 1.56h。

【用途】 同氨苄西林钠。主要用于牛的巴氏杆菌、嗜血杆菌、链球菌、葡萄球菌性呼吸道感染，坏死梭杆菌性腐蹄病，链球菌和敏感金黄色葡萄球菌性乳腺炎（泌乳奶牛）；犊牛大肠杆菌性肠炎；犬、猫的敏感菌感染如敏感金黄色葡萄球菌、链球菌、大肠杆菌、巴斯德菌和变形杆菌引起的呼吸道感染、泌尿生殖道感染和胃肠道感染及多种细菌引起的皮炎和软组织感染。

【药物相互作用】 参见氨苄西林钠。

① 对细菌敏感的氨基糖苷类抗生素在亚抑菌浓度时可增强本品对粪肠球菌的体外杀菌作用。

② 本品对产 β-内酰胺酶细菌的抗菌活性可被克拉维酸增强。

【注意】 参见青霉素钠、氨苄西林钠。

本品在胃肠道的吸收不受食物影响。为避免动物发生呕吐、恶心等胃肠道症状，宜在饲后服用。

【用法与用量】

阿莫西林可溶性粉：以阿莫西林计，内服，一次量，每 1kg 体重，鸡 20～30mg，一日 2 次，连用 5 日；混饮，每 1L 水，鸡 60mg，连用 3～5 日。

阿莫西林注射液：以阿莫西林计，肌内注射，一次量，每 1kg 体重，牛、猪 15mg，如需要可在 48h 后再注射一次。

注射用阿莫西林钠：以阿莫西林计，皮下或肌内注射，一次量，每 1kg 体重，家畜 5～10mg，一日 2 次，连用 3～5 日。

阿莫西林片：以阿莫西林计，内服，一次量，每 1kg 体重，鸡 20～30mg，一日 2 次，连用 5 日。

复方阿莫西林粉：以本品计，混饮，每 1L 水，鸡 0.5g，一日 2 次，连用 3～7 日。

阿莫西林克拉维酸钾注射液：以本品计，肌内或皮下注射，牛、猪、犬、猫，每 20kg 体重 1mL，每日 1 次，连用 3～5 日。

阿莫西林克拉维酸钾片：按（阿莫西林＋克拉维酸）计，内服，一次量，犬、猫每 1kg 体重 12.5～25mg，一日 2 次，连用 5～7 日；一些慢性感染（慢性皮炎、慢性膀胱炎和慢性呼吸道感染）的治疗可连用 10～28 日。

复方阿莫西林乳房注入剂：乳管注入，挤奶后每乳室 3g，每 12h 给药 1 次，连用 3 次。

阿莫西林硫酸黏菌素注射液：肌内注射，一次量，猪每 1kg 体重，0.1～0.2mL，一日 1 次，连用 3～5 日。

阿莫西林硫酸黏菌素可溶性粉：以本品计，混饮，每 1L 水，鸡 1g，连用 5 日。

【最大残留限量】 残留标志物：阿莫西林。

所有食品动物：肌肉、脂肪、肝、肾 50μg/kg，奶 4μg/kg。鱼：皮＋肉 50μg/kg。

【制剂与规格及休药期】

阿莫西林可溶性粉　①5%；②10%。鸡 7 日。

阿莫西林注射液　①100mL：15g；②250mL：37.5g；③500mL：75g。牛 16 日，猪 20 日，弃奶期 3 日。

注射用阿莫西林钠　①0.5g；②1g；③2g；④4g。家畜 14 日；弃奶期 120h。

阿莫西林片　10mg。鸡 7 日。

复方阿莫西林粉　50g（阿莫西林 5g＋克拉维酸 1.25g）。鸡 7 日。

阿莫西林克拉维酸钾注射液　①10mL：阿莫西林1.4g与克拉维酸0.35g；②50mL：阿莫西林7g与克拉维酸1.75g；③100mL：阿莫西林14g与克拉维酸3.5g。牛42日，猪31日；弃奶期60h。

阿莫西林克拉维酸钾片　①50mg（阿莫西林40mg＋克拉维酸10mg）；②250mg（阿莫西林200mg＋克拉维酸50mg）；③500mg（阿莫西林400mg＋克拉维酸100mg）。

复方阿莫西林乳房注入剂　12g（阿莫西林0.8g＋舒巴坦0.2g＋泼尼松龙0.04g）。牛28日，弃奶期60h。

阿莫西林硫酸黏菌素注射液　①20mL：阿莫西林2g与黏菌素0.17g（500万单位）；②100mL：阿莫西林10g与黏菌素0.85g（2500万单位）。猪29日。

阿莫西林硫酸黏菌素可溶性粉　100g：阿莫西林10g＋黏菌素2g（6000万单位）。鸡8日。

海他西林
Hetacillin

本品由氨苄西林与丙酮发生反应而制成，又称缩酮氨苄青霉素。

【性状】 白色或类白色粉末或结晶。在水、乙醇和乙醚中不溶。其钾盐易溶于水和乙醇。1.1g海他西林钾相当于1g海他西林或0.9g氨苄西林。

【药理】 本身无抗菌活性，在体内外的稀释水溶液和中性pH液体中迅速水解为氨苄西林而发挥抗菌作用。在体内一般在15～30min内水解。内服的血药峰浓度比氨苄西林高，肌内注射则远低于氨苄西林。体内分布情况与氨苄西林相似。内服和肌内注射后有相当数量从尿排出。

【用途】【药物相互作用】【注意】【最大残留限量】 参见氨苄西林钠。

【用法与用量】

复方氨苄西林粉：以本品计，内服，一次量，每1kg体重，鸡20～50mg，一日1～2次。

复方氨苄西林片：以本品计，内服，一次量，每1kg体重，鸡0.4～1片，一日1～2次。

【制剂与规格及休药期】

复方氨苄西林片　1000片，氨苄西林40g与海他西林10g。鸡7日，蛋鸡产蛋期禁用。

复方氨苄西林粉　100g，氨苄西林80g与海他西林20g。鸡7日，蛋鸡产蛋期禁用。

二、头孢菌素类

头孢菌素类又名先锋霉素类（Cephalosporins，Cefalosporins），是一类广谱半合成抗生素，与青霉素类一样，都具有β-内酰胺环，不同的是前者系7-氨基头孢烷酸（7-amino-cefa-losporanic acid，7-ACA）的衍生物，而后者为6-APA衍生物。从顶头孢霉（Cephalospori-um acremonium）的培养液中提取获得的头孢菌素C（Cephalosporin C），其抗菌活性低，毒性大，不能用于临床。以头孢菌素C为原料，经催化水解后可获得母核7-ACA，并在其侧链R_1及R_2处引入不同的基团，形成一系列的半合成头孢菌素。头孢菌素类抗菌作用机制同青霉素，具有杀菌力强、抗菌谱广（尤其是第三、四代产品）、毒性小、过敏反应较少、对酸和β-内酰胺酶比青霉素类稳定等优点。头孢菌素类常用的约30种，由于本类药物在人医的应用广泛及价格原因，兽医临床应用不广，仅有头孢氨苄、头孢羟氨苄、头孢噻呋、头孢喹诺、头孢维星、头孢洛宁等少数品种。

根据抗菌谱，对 β-内酰胺酶的稳定性以及对革兰氏阴性杆菌抗菌活性的差异，头孢菌素类可分四代。

第一代头孢菌素的抗菌谱同广谱青霉素，虽对青霉素酶稳定，但仍可被多数革兰氏阴性菌产生的 β-内酰胺酶所分解，因此主要用于革兰氏阳性菌（链球菌、产酶葡萄球菌等）和少数革兰氏阴性菌（大肠杆菌、嗜血杆菌、沙门菌等）的感染。包括注射用的头孢噻吩（Cefalothin）、头孢唑林（Cefazolin）、头孢匹林（Cefapirin）及内服用的头孢氨苄（Cephalexin）、头孢拉定（Cefaradine）、头孢羟氨苄（Cefadroxil）。

第二代头孢菌素对革兰氏阳性菌的抗菌活性与第一代相近或稍弱，但抗菌谱扩大，能耐大多数 β-内酰胺酶，对革兰氏阴性菌的抗菌活性增强。主要有头孢孟多（Cefamandole）、头孢替安（Cefatiam）、头孢呋辛（Cefuroxime）、头孢克洛（Cefaclor）、头孢西丁（Cefoxitin）等。

第三代头孢菌素抗金黄色葡萄球菌等革兰氏阳性菌的活性不如第一、二代（个别除外），但耐 β-内酰胺酶的性能强，对革兰氏阴性菌的作用优于第二代，可有效地抑杀一些对第一、二代耐药的革兰氏阴性菌菌株。包括头孢噻肟（Cefotaxime）、头孢唑肟（Ceftizoxime）、头孢曲松（Ceftriaxone）、头孢他啶（ceftazidime）、头孢噻呋（ceftiofur）、头孢维星（Cefvocin）等。

20 世纪 90 年代又有第四代新头孢菌素问世，包括头孢匹罗（Cefopirome）、头孢吡肟（Cefepime）、头孢喹诺（头孢喹肟，Cefquinome）等注射用品种，其抗菌特点是抗菌谱广，对 β-内酰胺酶稳定，对金黄色葡萄球菌等革兰氏阳性球菌的抗菌活性增强。

头孢氨苄
Cefalexin

本品为半合成的第一代内服头孢菌素，又称先锋霉素Ⅳ。

【性状】白色或微黄色结晶性粉末；微臭。在水中微溶，在乙醇、氯仿或乙醚中不溶。0.5%水溶液的 pH 值应为 3.5～5.5。

【药理】

（1）药效学　抗菌谱相仿于头孢噻吩，但抗菌活性稍差。对产和不产青霉素酶的葡萄球菌，其 MIC 分别为 $4\mu g/mL$ 和 $2\mu g/mL$；革兰氏阳性球菌中除肠球菌外，均对本品敏感。本品对部分大肠杆菌、奇异变形杆菌、克雷伯菌、沙门菌属、志贺菌属和梭杆菌属有抗菌作用，其他肠杆菌科细菌和铜绿假单胞菌均耐药。

（2）药动学　内服后吸收迅速而完全。犬每 1kg 体重内服 12.7mg 后 1.8h 达血药峰浓度（$18.6\mu g/mL$），猫每 1kg 体重内服 22.9mg 后 2.6h 达 $18.7\mu g/mL$ 的血药峰浓度。犬、猫的生物利用度均为 75%～90%。本品吸收后以原形从尿中排出，犬、猫的消除半衰期为 1～2h，在犊牛、奶牛、绵羊的消除半衰期为 2h、0.58h、1.2h。

【用途】用于敏感菌所致的呼吸道、泌尿道、皮肤和软组织感染。对严重感染不宜应用。

【药物相互作用】丙磺舒可延迟本品的肾排泄，也可增加本品的胆管排泄。

【注意】

① 本品可引起犬流涎、呼吸急促和兴奋不安及猫呕吐、体温升高等不良反应。

② 应用本品期间虽罕见肾毒性，但病畜肾功能严重损害或合用其他对肾有害的药物时，则易于发生。

③ 对头孢菌素过敏动物禁用，对青霉素过敏动物慎用。

【用法与用量】

头孢氨苄注射液：以头孢氨苄计，肌内注射，每 1kg 体重，猪 10mg，一日 1 次。

头孢氨苄片：以头孢氨苄计，内服，每次每 1kg 体重，犬、猫 15mg，每日 2 次。

头孢氨苄单硫酸卡那霉素乳房注入剂：乳房注入，泌乳期奶牛，每乳室 10g，隔 24h 再注入 1 次。

【最大残留限量】 残留标志物：头孢氨苄。

牛：肌肉、脂肪、肝 200μg/kg，肾 1000μg/kg，奶 100μg/kg。

【制剂与规格及休药期】

头孢氨苄注射液 10mL：1g。猪 28 日。

头孢氨苄片 ①75mg；②300mg；③600mg。

头孢氨苄单硫酸卡那霉素乳房注入剂 以头孢氨苄计，10g（头孢氨苄 0.2g＋卡那霉素 0.1g）。牛 10 日，弃奶期 5 日。

头孢羟氨苄
Cefadroxil

本品为半合成的第一代内服头孢菌素。

【性状】 白色或类白色结晶性粉末，有特异性臭味。在水中微溶，在乙醇、氯仿或乙醚中几乎不溶。0.5％水溶液的 pH 值应为 4.0～6.0。在弱酸性条件下稳定。

【药理】

（1）药效学 抗菌作用类似头孢氨苄，但对沙门菌属、志贺菌属的抗菌作用比头孢氨苄弱。肠球菌属、肠杆菌属、铜绿假单胞菌等对本品耐药。

体外药敏试验，各种细菌的 MIC_{90} 如下：化脓链球菌 0.11μg/mL（0.063～0.125μg/mL）、无乳链球菌 0.92μg/mL（0.25～1.0μg/mL）、肺炎链球菌 1.2μg/mL（0.5～2.0μg/mL）、金黄色葡萄球菌（青霉素敏感）3.2μg/mL（2～16μg/mL）、金黄色葡萄球菌（青霉素耐药）6.2μg/mL（1～32μg/mL）、大肠杆菌 16μg/mL（4～125μg/mL）、奇异变形杆菌 15.6μg/mL（4～125μg/mL）、肺炎克雷伯菌 7.85μg/mL（4～16μg/mL）、沙门菌 7.19μg/mL（4～8μg/mL）、志贺菌属 6.98μg/mL（2～8μg/mL）、多杀性巴氏杆菌 1.4μg/mL。

（2）药动学 内服后在胃酸中稳定，且吸收迅速，不受食物影响。犬内服 22mg/kg 后在 1～2h 内达 18.6μg/mL 的血药峰浓度，仅 20％药物与血浆蛋白结合。在尿中大量排出，消除半衰期 2h。投药后 24h 内尿中出现 50％的原形药物。猫的消除半衰期接近 3h。本品在成年马中内服吸收少且不规律。据初步研究驹内服的生物利用度平均为 58.2％（36％～99.8％），平均消除半衰期为 3.75h。

【用途】 主要用于犬、猫的呼吸道、泌尿生殖道、皮肤和软组织等部位的敏感菌感染。

【药物相互作用】【注意】 参见头孢氨苄。

① 头孢菌素类有交叉过敏反应，病畜对一种头孢菌素或青霉素、青霉素衍生物过敏，也可能对其他头孢菌素过敏。

② 肾功能严重减退时应将本品减量。

③ 有时会出现呕吐、腹泻、昏睡等不良反应。如发生呕吐，可投喂食物予以缓解。

【用法与用量】 内服：一次量，每 1kg 体重，马 20mg，犬、猫 10～20mg，一日 1～2 次，连用 3～5 日。

【制剂与规格】 头孢羟氨苄片 ①0.125g；②0.25g；③0.5g。

头孢噻呋
Ceftiofur

本品为半合成的第三代动物专用头孢菌素，亦可制成钠盐和盐酸盐供注射用。

【性状】 本品为类白色至淡黄色粉末。在水中不溶，在丙酮中微溶，在乙醇中几乎不溶。钠盐有引湿性，在水中易溶。

【药理】

（1）药效学　具广谱杀菌作用，对革兰氏阳性菌、革兰氏阴性菌包括产 β-内酰胺酶菌株均有效。敏感菌有巴斯德菌、放线菌、嗜血杆菌、沙门菌、链球菌、葡萄球菌等。抗菌活性比氨苄西林强，对链球菌的活性也比喹诺酮类抗菌药强。曾从牛呼吸道疾病病料中分离出病原菌，经测试其 MIC_{90} 分别为：溶血性巴斯德菌属 $\leq 0.06\mu g/mL$（$0.03\sim0.13\mu g/mL$）、多杀巴斯德菌属 $0.06\mu g/mL$（$0.03\sim0.25\mu g/mL$）、睡眠嗜血杆菌属 $\leq 0.06\mu g/mL$（$0.03\sim 0.13\mu g/mL$），属高度敏感。支气管炎博德特菌对本品耐药。对猪病原菌的 MIC_{90} 分别为：胸膜肺炎放线菌属 $\leq 0.03\mu g/mL$、猪链球菌属 $\leq 0.03\mu g/mL$、多杀巴斯德菌属 $\leq 0.03\mu g/mL$ 和猪霍乱沙门菌 $\leq 1.0\mu g/mL$、鼠伤寒沙门菌 $2.0\mu g/mL$、大肠杆菌 $1.0\mu g/mL$。

（2）药动学　本品肌内和皮下注射后吸收迅速，血中和组织中药物浓度高，有效血药浓度维持时间长，消除缓慢，半衰期长。给牛、猪肌内注射本品后，15min 内迅速被吸收，在血浆内生成一级代谢物去呋喃甲酰基头孢噻呋（Desfuroyl ceftiofur，DFC）。由于 β-内酰胺环未受破坏，其抗菌活性与头孢噻呋基本相同。DFC 在组织内可进一步形成无活性的 DFC 半胱氨酸二硫化物。本品的表观分布容积 $<1L/kg$。猪、绵羊、牛多剂量肌内注射后在肾中浓度最高，其次为肺、肝、脂肪和肌肉，一般可维持高于 MIC 的浓度。例如猪按 3mg/kg 剂量肌内注射，一日 1 次，连用 3 天，其组织浓度分别为：血浆 $3.25\mu g/mL$、呼吸道 $0.60\mu g/g$、皮肤 $0.57\mu g/g$、肺 $0.49\mu g/g$、扁桃体 $0.30\mu g/g$、关节液 $0.29\mu g/mL$。牛按 1mg/kg 肌内注射，一日 1 次，连用 5 天，其组织浓度分别为：血浆 $1.0\mu g/mL$（注射后 7.5h）、关节液 $0.65\mu g/mL$（注射后 2.5h）、肺 $0.36\mu g/g$、空肠 $0.34\mu g/g$。在奶中主要以无活性的游离代谢物——DFC 半胱氨酸二硫化物的形式出现。头孢噻呋排泄较缓慢，动物的消除半衰期有明显的种属差异，马、牛、绵羊、猪、犬、鸡、火鸡的消除半衰期分别为 3.15h、7.12h、2.83h、14.5h、4.12h、6.77h 和 7.45h。但大部分可在肌内注射后 24h 内由尿和粪便中排出。DFC 在牛、猪和鸡的粪便中迅速降解为无活性化合物。

【用途】 本品用于防治下列敏感菌所致的牛、马、猪、犬及 1 日龄雏鸡的疾患。

牛：主要用于溶血性巴斯德菌、多杀巴斯德菌与睡眠嗜血杆菌引起的呼吸道病（运输热、肺炎）。对化脓棒状杆菌引起的呼吸道感染也有效。也可治疗坏死梭杆菌、产黑色拟杆菌引起的腐蹄病。

猪：用于胸膜肺炎放线菌、多杀巴斯德菌、猪霍乱沙门菌及猪链球菌引起的呼吸道病（猪细菌性肺炎）。

马：主要用于兽疫链球菌引起的呼吸道感染。对巴斯德菌、马链球菌、变形杆菌、莫拉菌等呼吸道感染也有效。

犬：用于大肠杆菌与奇异变形杆菌引起的泌尿道感染。

1 日龄雏鸡：防治与雏鸡早期死亡有关的大肠杆菌病。

【药物相互作用】 参见其他头孢菌素。

【注意】 参见其他头孢菌素。

① 马在应激条件下应用本品可伴发急性腹泻，能致死。一旦发生立即停药，并采取相应治疗措施。

② 主要经肾排泄，对肾功能不全动物要注意调整剂量。

③ 注射用头孢噻呋钠用前以注射用水溶解，使每 1mL 含头孢噻呋 50mg（2～8℃冷藏保效 7 天，15～30℃室温中保效 12h）。

【用法与用量】

盐酸头孢噻呋注射液：以头孢噻呋计，肌内或皮下注射，一次量，每 1kg 体重，牛 1.1～2.2mg，一日 1 次，连用 3 日。肌内注射，一次量，每 1kg 体重，猪 3～5mg，一日 1 次，连用 3 日。

头孢噻呋注射液：以头孢噻呋计，肌内注射，一次量，每 1kg 体重猪 5mg，三日 1 次，连用 2 次。

注射用头孢噻呋钠：以头孢噻呋计，肌内注射，一次量，每 1kg 体重，猪 3～5mg；一日 1 次，连用 3 日。皮下注射，1 日龄鸡，每羽 0.1mg。

注射用头孢噻呋：以头孢噻呋计，肌内注射，一次量，每 1kg 体重，猪 3mg，一日 1 次，连用 3 日。皮下注射，1 日龄雏鸡，每羽 0.1mg。

盐酸头孢噻呋乳房注入剂（泌乳期）：以本品计，乳房内注入，泌乳期奶牛，每个受感染的乳室注入 1 支，一日 1 次。持续用药治疗时，可以连用 8 日。

盐酸头孢噻呋乳房注入剂（干乳期）：以本品计，乳管注入，干乳期奶牛，在最后一次挤奶后，每个乳室注入本品 1 支。

头孢噻呋晶体注射液：以头孢噻呋晶体计，耳后缘颈部单次肌内注射，每 1kg 体重，猪 5.0mg。近头部耳背面根部（耳根处）单次皮下注射，每 1kg 体重，牛 6.6mg。

【最大残留限量】 残留标志物：去呋喃甲酰基头孢噻呋。

牛、猪：肌肉 1000μg/kg，脂肪 2000μg/kg，肝 2000μg/kg，肾 6000μg/kg。牛：奶 100μg/kg。

【制剂与规格及休药期】

盐酸头孢噻呋注射液　①10mL：0.5g；②20mL：1.0g；③50mL：2.5g；④100mL：5.0g；⑤10mL：1.0g；⑥20mL：2.0g；⑦50mL：5.0g；⑧100mL：10.0g；⑨250mL：12.5g。猪 5 日，牛 8 日；弃奶期 12h。

头孢噻呋注射液　①10mL：0.5g；②20mL：1.0g；③50mL：2.5g；④100mL：5.0g；⑤10mL：1.0g；⑥20mL：2.0g；⑦50mL：5.0g；⑧100mL：10.0g。猪 5 日。

注射用头孢噻呋钠　按头孢噻呋计，①0.1g；②0.2g；③0.5g；④1.0g；⑤4.0g。猪 4 日。

注射用头孢噻呋　按头孢噻呋计，①0.1g；②0.2g；③0.5g；④1.0g。猪 1 日。

盐酸头孢噻呋乳房注入剂（泌乳期）　10mL：125mg。牛 0 日；弃奶期 72h。

盐酸头孢噻呋乳房注入剂（干乳期）　①10mL：500mg；②8mL：500mg。牛 16 日；产犊前 60 日给药，弃奶期 0 日。

头孢噻呋晶体注射液　①50mL：10g；②100mL：20g；③250mL：50g；④50mL：5g；⑤100mL：10g。牛 13 日，弃奶期 0 日；猪 71 日。

头孢维星
Cefovecin

【性状】 可溶性粉末，遇光变质。

【药理】头孢维星是第三代的广谱头孢类抗菌药。和其它头孢类抗生素一样，头孢维星通过破坏细菌细胞壁的合成而杀死细菌。头孢维星对革兰氏阳性菌及革兰氏阴性菌均有杀菌作用。对引起犬、猫皮肤感染的中间葡萄球菌 MIC_{90} 为 $0.25\mu g/mL$，多杀巴斯德菌 MIC_{90} 为 $0.12\mu g/mL$。对引起犬脓肿的拟杆菌属 MIC_{90} 为 $4\mu g/mL$，梭菌属 MIC_{90} 为 $1\mu g/mL$。对犬牙周感染分离的单胞菌 MIC_{90} 为 $0.062\mu g/mL$，中间普氏菌 MIC_{90} 为 $0.5\mu g/mL$。对引起犬、猫泌尿道感染的大肠杆菌的 MIC_{90} 为 $1\mu g/mL$

与其他头孢类抗生素相比，头孢维星的显著特点是其极高的血浆蛋白结合率和长效作用。犬以 $8mg/kg$ 皮下注射给药，生物利用度 100%，峰浓度（C_{max}）为 $121\mu g/mL$，达峰时间 $6.2h$，消除半衰期 $133h$。尿中药物峰浓度（C_{max}）为 $66.1\mu g/mL$，达峰时间 $54h$，皮下注射给药后 14 天尿中药物浓度为 $2.91\mu g/mL$。用于犬时可广泛地与血浆蛋白结合，结合率可高达 98.7%。猫以 $8mg/kg$ 皮下注射给药，吸收快，注射 $2h$ 后达到峰浓度 $141\mu g/mL$，生物利用度 99%，半衰期 $166h$。猫静脉注射给药后表观分布容积 $0.09L/kg$，平均血浆清除率 $0.35mL/(h \cdot kg)$。

【用途】兽医专用，主要用于犬猫。治疗皮肤和软组织感染，对皮肤和皮下创伤、脓肿和脓皮病有效，也可以治疗犬、猫细菌性尿道感染。治疗犬的脓皮病、创伤和中间葡萄球菌、β-溶血性链球菌、大肠杆菌或巴氏杆菌引起的脓肿。治疗猫的皮肤及软组织脓肿和多杀性巴氏杆菌、梭杆菌属引起的伤口感染。

【注意】禁用于 8 月龄以下的犬、猫；禁用于有严重肾功能障碍的犬猫；禁用于哺乳期的犬、猫，配种后 12 周内禁用此药；禁用于豚鼠和兔等动物。

头孢维星不能应用于对头孢类敏感的犬、猫，对头孢类抗生素过敏的动物应采取预防措施避免接触该药，如果接触后出现皮疹、呼吸困难等症状后，应立即就医。

【用法与用量】皮下注射和静脉注射。犬或猫，每 $1kg$ 体重 $8mg$。单次给药药效可以持续 14 天，根据感染情况可以重复给药（最多不超过三次）。

【最大残留限量与休药期】目前没有相关的报道。

【制剂与规格】注射用头孢维星钠 $800mg$（用注射用水 $10mL$ 溶解后，溶液浓度为 $80mg/mL$）。

头孢喹肟
Cefquinome

【性状】硫酸头孢喹肟为类白色或淡黄色结晶性粉末。不溶于水，略溶于乙醇，在氯仿中几乎不溶。

【药理】头孢喹肟为第四代头孢类抗生素，具有抗菌谱广、抗菌活性强的特点。其头孢母核的 7 位为甲氧亚胺基-5-氨基噻唑取代基，为抗菌活性的必需基团，和第三代头孢菌素不同的是其母核的 3 位有一个季铵盐基团，即头孢喹肟是一个两性离子，头孢核带负电核，四价季铵离子基团带正电核。两性离子这一结构更有助于头孢喹肟快速穿透细胞膜；两性离子的结构决定它对 β-内酰胺酶的亲和力降低，且二者所形成的复合物的稳定性降低，所以头孢喹肟对 β-内酰胺酶高度稳定。头孢喹肟与青霉素结合蛋白亲和力高，其内在抗菌活性强于第三代头孢菌素。

头孢喹肟对常见畜禽病原菌的抗菌活性较强，几种常见畜禽病原菌的体外最小抑菌浓度范围如下：金黄色葡萄球菌为 $1\sim2\mu g/mL$，大肠杆菌为 $0.031\sim0.25\mu g/mL$，链球菌（包括无乳链球菌和停乳链球菌）为 $0.031\sim0.125\mu g/mL$，多杀性巴氏杆菌为 $0.031\sim0.5\mu g/$

mL，胸膜肺炎放线菌≤0.031μg/mL。

头孢喹肟在牛、马、猪、羊、犬等各种动物体内的药动学研究资料表明，肌内注射、皮下注射及乳房灌注时吸收迅速，生物利用度较高。各种动物在肌内注射、皮下注射1mg/kg的头孢喹肟后，达峰浓度（C_{max}）在2.5～3.8μg/mL之间，达峰时间0.5～2h之间；头孢喹肟在不同动物体内，其生物利用度（F）有所差异，但均高于93.0%。头孢喹肟为有机酸，其脂溶性较低，因此其在动物体内分布并不广泛，表观分布容积（V_d）0.2L/kg左右。在马、牛、山羊、猪、犬体内消除半衰期介于0.5～2h之间。头孢喹肟与血浆蛋白的结合率也比较低，介于5%～15%之间。有资料表明，在奶牛泌乳期乳房灌注给药后，头孢喹肟可以快速分布于整个乳房组织，并维持较高的组织浓度。头孢喹肟在动物体内代谢以后主要经肾随尿排出，有5%～7%的药物通过肝脏分泌到胆汁中随胆汁排入肠道内。此外，乳房灌注给药时，药物主要随乳汁外排。

【用途】 兽医临床主要应用于：①巴氏杆菌、副嗜血杆菌、链球菌引起的猪、牛呼吸系统感染；②奶牛乳腺炎；③母猪的乳腺炎-子宫炎-无乳综合征（MMA）；④败血症；⑤皮肤和软组织感染。

【用法与用量】

注射用硫酸头孢喹肟：以头孢喹肟计，肌内注射，一次量，每1kg体重，猪2mg，一日1次，连用3～5日。皮下注射，一次量，每1kg体重，犬5mg，一日1～2次，连用7日。

硫酸头孢喹肟注射液：以头孢喹肟计，肌内注射，每1kg体重，牛1mg，一日1次，连用2日；猪2～3mg，一日1次，连用3日。

硫酸头孢喹肟乳房注入剂（泌乳期）：乳管内注入，泌乳期奶牛，挤奶后每个受感染乳室1支，间隔12h1次，连用3次。

硫酸头孢喹肟乳房注入剂（干乳期）：乳管注入，干乳期奶牛，在最后一次挤奶后，每乳室注入本品1支。

硫酸头孢喹肟子宫注入剂：以本品计，子宫内灌注，一次量，牛25g（1瓶），必要时隔72h追加给药1次。

【最大残留限量】 残留标志物：头孢喹肟。

牛、猪：肌肉、脂肪50μg/kg，肝100μg/kg，肾200μg/kg。牛：奶20μg/kg。

【制剂与规格及休药期】

注射用硫酸头孢喹肟 以头孢喹肟计，①50mg；②0.1g；③0.2g；④0.5g。猪3日。

硫酸头孢喹肟注射液（国内） 以头孢喹肟计，①5mL：0.125g；②10mL：0.1g；③10mL：0.25g；④20mL：0.5g；⑤30mL：0.75g；⑥50mL：1.25g；⑦100mL：2.5g。猪3日。

硫酸头孢喹肟注射液（进口） 50mL：1.25g。牛5日，猪2日；弃奶期1日。

硫酸头孢喹肟乳房注入剂（泌乳期） 按头孢喹肟计，8g：75mg；弃奶期4日。

硫酸头孢喹肟乳房注入剂（干乳期） 按头孢喹肟计，3g：0.15g。干乳期超过5周，弃奶期为产犊后1日；干乳期不足5周，弃奶期为给药后36日。

硫酸头孢喹肟子宫注入剂 按头孢喹肟计，25g：0.9g。弃奶期7日。

头孢洛宁

Cefalonium

【性状】 本品为白色或类白色结晶性粉末。极微溶于水和甲醇，溶于二甲亚砜，不溶于二氯甲烷、乙醇（96％）和乙醚；在稀酸和在碱性溶液中溶解。

【药理】 头孢洛宁是 β-内酰胺类半合成抗生素，对酸和 β-内酰胺酶稳定，杀菌力强，抗菌谱广，对革兰氏阴性菌和革兰氏阳性菌均有效。头孢洛宁同 β-内酰胺类抗生素的作用机制相同，头孢洛宁与细菌细胞质膜上的青霉素结合蛋白（PBPs）结合，使其失去活性，造成敏感菌内肽聚糖的交叉联结受到阻碍，细胞壁缺损，菌体内的高渗透压使胞外的水分不断地深入菌体内，引起菌体膨胀变形，加上激活自溶酶，使细菌裂解死亡。

头孢洛宁的临床使用范围很小，主要用于牛干乳期亚临床型和隐性乳腺炎的防治。没有权威研究对头孢洛宁血清药代动力学进行报道，所以血清半衰期不详。头孢洛宁在靶动物体内的药代动力学只报道了乳房注入给药。研究表明，头孢洛宁在奶牛体内通过乳房广泛而慢慢地吸收，仅有很少一部分药物吸收进入血液，血药浓度很低，大部分以原形药物通过尿液和乳汁排出体外。

头孢洛宁对引起奶牛乳腺炎的主要病原菌均具有良好的抗菌活性，抗菌活性不会因为牛奶的存在而被削弱。头孢洛宁对金黄色葡萄球菌、链球菌和大肠杆菌的 MIC 范围分别为 $0.0625\sim4\mu g/mL$、$0.0625\sim2\mu g/mL$、$2\sim128\mu g/mL$。

头孢洛宁对干乳期奶牛乳腺炎具有良好的防治效果，在治愈率、新感染率及细菌学清除率方面和对照药物氯唑西林相比均无显著性差异。其能够显著降低感染乳区产后乳汁体细胞数，降低新增感染，对金黄色葡萄球菌的治愈率为 81.3％，对大肠杆菌的治愈率为 76.2％，对无乳链球菌的治愈率为 91.7％。

【用途】 用于革兰氏阳性菌和革兰氏阴性菌（金黄色葡萄球菌、无乳链球菌、停乳链球菌、乳房链球菌、化脓性隐秘杆菌、大肠杆菌和克雷伯菌属）引起的奶牛干乳期乳腺炎的治疗及预防新的乳房内细菌感染。

【用法与用量】 乳管注入：奶牛干乳期，每乳室 1 支。

【最大残留限量】 残留标志物：头孢洛宁。

牛奶 $20\mu g/kg$，牛组织 $30\mu g/kg$。

【制剂与规格及休药期】 头孢洛宁乳房注入剂　3g：250mg（以头孢洛宁计）。在奶牛预产期 54 天前给药，牛奶中的休药期为产犊后 96h。

三、β-内酰胺酶抑制剂

β-内酰胺酶抑制剂（β-Lactamase inhibitors）是一种 β-内酰胺类药物。其分为竞争性和非竞争性两类，非竞争性 β-内酰胺酶抑制剂不与底物竞争酶的活性部位，而是与酶的某些位点结合，使酶改变后失活，此类酶抑制剂为数不多。竞争性抑制剂分为可逆性和不可逆性两种，可逆的 β-内酰胺酶抑制剂系指抑制剂与底物竞争 β-内酰胺酶的活性部位而起抑制作用，当抑制剂消除后，酶可以复活，耐酶青霉素（甲氧西林、异噁唑类青霉素等）即属此类。不可逆的 β-内酰胺酶抑制剂系指抑制剂与酶牢固结合而使酶失活，清除抑制剂后也不能使酶复活，舒巴坦和克拉维酸皆属此类，此类抑制剂作用强，对葡萄球菌和多种革兰氏阴性菌的 β-内酰胺酶均有作用。β-内酰胺酶由质粒介导而产生，目前已发现有 200 种以上，尽管有些不常见，作用方式也不相同，但所有 β-内酰胺酶都可打开常见青霉素类、头孢菌素类 β-内酰胺的四元环，是病原菌对一些常见的 β-内酰胺类抗生素耐药的主要方式。把 β-内酰胺分子与一个特定的 β-内酰胺酶抑制剂联合使用，是克服酶介导耐药性的一个策略。阿莫西林/克拉维酸和氨苄西林/舒巴坦就是这种组合。它可使抗生素的 MIC 明显下降，抗菌效力增强，并可使产酶菌株对药物恢复敏感。现有的 β-内酰胺酶抑制剂对 A 组和 D 组 β-内酰胺酶都有较强的抑制作用，对 C 组 β-内酰胺酶则克拉维酸无作用，而舒巴坦作用微弱。

它们均不能抑制 B 组 β-内酰胺酶（即金属 β-内酰胺酶）。因此寻找新型 β-内酰胺酶抑制剂仍是近年来抗生素研究热点之一。

克拉维酸钾
Clavulanic Potassium

克拉维酸钾是自棒状链霉菌（*Streptomyres clavuligerus*）的培养滤液中分离而得的一种新型 β-内酰胺类抗生素，属氧青霉烷类化合物，又称棒酸钾。

【性状】白色或微黄色结晶性粉末，微臭。在水中极易溶解，在甲醇中易溶，在乙醇中微溶，在乙醚中不溶。极易引湿，其 1% 水溶液的 pH 值应为 6.0~8.0。

【药理】

（1）药效学　本品抗菌机制同于青霉素等 β-内酰胺类抗生素，但抗菌活性微弱，对多数肠杆菌科细菌的 MIC 为 34~64μg/mL，对金黄色葡萄球菌、溶血性链球菌等革兰氏阳性球菌的 MIC 为 12~15μg/mL，铜绿假单胞菌和肠球菌属对本品完全耐药。本品可与多数 β-内酰胺酶结合成不可逆性结合物，从而对金黄色葡萄球菌和多种革兰氏阴性菌所产生的 β-内酰胺酶均有快速抑制作用。这种作用可使阿莫西林、氨苄西林等不耐酶抗生素的抗菌谱扩大，抗菌活性增强，从而产生协同抗菌作用。本品与阿莫西林混合，已有人用和兽用制剂。此种联用制剂的体外药敏试验，证明对以下多种兽医临床病原菌，包括产生 β-内酰胺酶的细菌均有效：金黄色葡萄球菌、表皮葡萄球菌、中间葡萄球菌、链球菌、支气管炎博德特菌、棒状杆菌（化脓棒状杆菌等）、大肠杆菌、变形杆菌（奇异变形杆菌）、肠杆菌属、肺炎克雷伯菌、鼠伤寒沙门菌、巴斯德菌（多杀巴斯德菌、溶血性巴斯德菌等）、猪丹毒杆菌。

（2）药动学　克拉维酸钾内服在胃酸中稳定并易于吸收。犬的吸收半衰期为 0.39h，投药后 1h 出现血药峰浓度，表观分布容积为 0.32L/kg。其与阿莫西林共同分布于肺、胸水和腹水中。在唾液、痰和脑脊液中浓度低，但脑膜炎时脑脊液的浓度升高。克拉维酸在犬血清中有 13% 与蛋白质结合。药物易透过胎盘，但无致畸毒性。克拉维酸和阿莫西林在奶中浓度低，克拉维酸通过肾小球滤过，以原形在尿中排出，犬在尿中排出占用量 34%~52% 的原药和代谢物。在粪便中排出 25%~27%，也有 18%~33% 从呼吸气中排出。其在尿中浓度虽高，但也只有阿莫西林排出量的 1/5。

【用途】本品单独应用无效。常与青霉素类药物联用，以克服细菌产生 β-内酰胺酶引起耐药性，而提高疗效。主要用于产酶和不产酶金黄色葡萄球菌、葡萄球菌、链球菌、大肠杆菌、巴斯德菌等引起的犬、猫皮肤和软组织感染。亦用于敏感菌所致的呼吸道和泌尿道感染。

【药物相互作用】【注意】参见阿莫西林。

本品性质极不稳定。易吸湿失效。原料药应严封在 -20℃ 以下干燥处保存。需特殊工艺制剂，才能保证药效。

【用法与用量】

阿莫西林克拉维酸钾注射液：以本品计，肌内或皮下注射，牛、猪、犬、猫，每 20kg 体重 1mL，每日 1 次，连用 3~5 日。

复方阿莫西林粉：以本品计，混饮，每 1L 水，鸡 0.5g，一日 2 次，连用 3~7 日。

阿莫西林克拉维酸钾片：按本品计，内服，一次量，犬、猫每 1kg 体重 12.5~25.0mg，一日 2 次，连用 5~7 日；一些慢性感染（慢性皮炎、慢性膀胱炎和慢性呼吸道感染）的治疗可连用 10~28 日。

【最大残留限量】残留标志物：克拉维酸。

牛、猪：肌肉、脂肪 $100\mu g/kg$，肝 $200\mu g/kg$，肾 $400\mu g/kg$。牛：奶 $200\mu g/kg$。

【制剂与规格及休药期】

阿莫西林克拉维酸钾注射液 ①10mL：阿莫西林 1.4g 与克拉维酸 0.35g；②50mL：阿莫西林 7g 与克拉维酸 1.75g；③100mL：阿莫西林 14g 与克拉维酸 3.5g。牛 42 日，猪 31日；弃奶期 60h。

复方阿莫西林粉 50g（阿莫西林 5g＋克拉维酸 1.25g）。鸡 7 日。

阿莫西林克拉维酸钾片 ①50mg（阿莫西林 40mg＋克拉维酸 10mg）；②250mg（阿莫西林 200mg＋克拉维酸 50mg）；③500mg（阿莫西林 400mg＋克拉维酸 100mg）。

舒巴坦钠
Sulbactam Sodium

舒巴坦钠为不可逆性竞争型 β-内酰胺酶抑制剂，由合成法制取，又称青霉烷砜钠。

【性状】白色或类白色粉末或结晶性粉末；微有特臭；味微苦。在水中易溶，在甲醇中微溶，在乙醇、丙酮或乙酸乙酯中几乎不溶。在水溶液中较稳定。

【药理】本品对革兰氏阳性菌与革兰氏阴性菌（铜绿假单胞菌除外）所产生的 β-内酰胺酶有抑制作用，与青霉素类和头孢菌素类抗生素合用能产生协同抗菌作用，使耐药菌（金黄色葡萄球菌、大肠杆菌等）的 MIC 降到敏感范围。本品单用时抗菌作用很弱，对金黄色葡萄球菌、表皮葡萄球菌及肠杆菌科细菌的 MIC 多超过 $25\mu g/mL$。肠球菌属和铜绿假单胞菌对本品耐药。

内服吸收很少，注射后很快分布到各组织中，在血、肾、心、肺、肝中的浓度均较高。主要经肾排泄，尿中浓度很高。

【用途】本品与氨苄西林、阿莫西林联用可治疗敏感菌所致的呼吸道、泌尿道、皮肤软组织、骨、关节、乳房等部位感染以及败血症等。兽医临床可据情试用。

【药物相互作用】丙磺舒与舒巴坦、氨苄西林合用可减少后两者的经肾排泄，使血药浓度增高并延长。

【用法与用量】复方阿莫西林乳房注入剂：乳管注入，挤奶后每乳室 3g，每 12h 给药 1次，连用 3 次。

【制剂与规格及休药期】复方阿莫西林乳房注入剂 12g（阿莫西林 0.8g＋舒巴坦 0.2g＋泼尼松龙 0.04g）。牛 28 日；弃奶期 60h。

四、氨基糖苷类

氨基糖苷类（Aminoglycosides）抗生素曾称氨基糖甙类抗生素，是一类由氨基环醇和氨基糖以苷键相连接而形成的碱性抗生素。包括：①从链霉菌属的培养滤液中获得的链霉素、新霉素、卡那霉素、妥布霉素等。②从小单孢菌属的培养滤液中获得的庆大霉素、小诺霉素（小诺米星）等。③半合成产品如阿米卡星等。它们的共同特点是：①水溶性好，性质稳定。②抗菌谱较广，对葡萄球菌、需氧革兰氏阴性杆菌及分枝杆菌（如结核杆菌）均有抗菌活性，主要抑制细菌蛋白质合成。③细菌对本类的不同品种可部分或完全交叉耐药。④胃肠道吸收差，肌内注射后大部分以原形经肾脏排出。⑤具有不同程度的肾毒性和耳毒性，对神经-肌肉接头也有阻滞作用。

【抗菌作用】对需氧革兰氏阴性杆菌有强大杀菌作用，有的品种对铜绿假单胞菌、金黄色葡萄球菌及结核杆菌也有效，但对链球菌和厌氧菌无效。其作用机制主要为作用于细菌的核糖体，抑制蛋白质的合成，使细菌细胞膜通透性增强，导致细胞内钾离子、腺嘌呤、核苷酸等重要物质外漏，引起死亡。此类抗生素对静止期细菌的杀灭作用较强，属静止期杀菌剂。

根据药动学-药效学（PK-PD）理论，氨基糖苷类属于浓度依赖性抗生素。为避免其不良反应，通常建议的给药方案为大剂量长间隔给药，其临床意义为初始的高剂量加大了离子键合，增强了初始浓度依赖相，产生即时的杀菌活性。有研究表明，氨基糖苷类药物在合适的初始治疗剂量下，对降低革兰氏阴性菌败血症引起的死亡率有重要作用。对于浓度依赖性抗菌药物来说，高于 MIC 的血药浓度（C_{max} 与 MIC 比值，也称为抑制系数或 IQ）以及在给药间隔期间高于 MIC 的药时曲线下面积（抑菌浓度曲线下面积，AUIC＝AUC/MIC）是决定临床药效的主要因素。对于氨基糖苷类药物，建议为达到最佳疗效 C_{max} 与 MIC 值为 10。氨基糖苷类药物有显著的抗菌后效应（PAE），虽然这段时期抗菌浓度低于细菌 MIC，但是氨基糖苷类药物破坏的细菌对宿主防御更敏感。PAE 的持续时间通常会随着药物初始浓度的增加而增加。

细菌对本类抗生素有天然的或获得的耐药性，其产生机制主要是细菌通过质粒介导产生钝化酶，包括：使游离氨基乙酰化的乙酰转移酶（AAC）、使游离羟基磷酸化的磷酸转移酶（APH）和使游离羟基核苷化的核苷转移酶（AAD）等三类。三类酶根据所破坏的抗生素不同和作用点不同又可分为许多种。不同品种的氨基糖苷类可被同一种酶所钝化，而一种氨基糖苷类又可被多种酶所钝化。产生钝化酶的细菌一般对被钝化后的氨基糖苷类高度耐药。此外，药物作用靶位的改变、外膜通透性下降致使药物摄入减少，主动外排胞内药物也可使细菌对氨基糖苷类耐药。

【药物相互作用】

① 氨基糖苷类抗生素与青霉素类或头孢菌素类抗生素联用有协同作用。例如与青霉素联合作用于草绿色链球菌；与耐酶半合成青霉素（如苯唑西林）联合作用于金黄色葡萄球菌；与头孢菌素类联合作用于肺炎克雷伯菌；与青霉素或氨苄西林联合作用于李斯特菌；与羧苄西林联合作用于铜绿假单胞菌等。

② 本类药物在碱性环境中抗菌作用较强，与碱性药（如碳酸氢钠、氨茶碱等）联用可增强抗菌效力，但毒性也相应增强。pH 值超过 8.4 时，则使本类药物抗菌作用减弱。

③ Ca^{2+}、Mg^{2+}、Na^+、NH_4^+、K^+ 等阳离子可抑制氨基糖苷类的抗菌活性，开展药敏试验时应注意培养基中的阳离子浓度。

④ 与利尿药（如呋塞米、依他尼酸等）、红霉素等联合可增强本类药物的耳毒性。

⑤ 头孢菌素、右旋糖酐可增强本类药物的肾毒性。

⑥ 骨骼肌松弛药（氯琥珀胆碱等）或具有此种作用的药物可增强本类药物的神经-肌肉接头阻滞作用。

【不良反应】

（1）肾毒性 氨基糖苷类主要损害近曲小管上皮细胞，出现蛋白尿、管型尿、红细胞尿，严重时出现肾功能减退，其损害程度与剂量大小及疗程长短成正比。庆大霉素的发生率较高。由于氨基糖苷类主要从尿中排出，为避免药物积聚损害肾小管，给药患畜应足量饮水。肾脏损害常使血药浓度增高，诱发耳毒性症状。

（2）耳毒性 可表现为前庭功能失调及耳蜗神经损害。两者可同时发生，也可出现其中的一种反应。但前者多见于链霉素、庆大霉素等，而后者多见于新霉素、卡那霉素、阿米卡星等。耳毒性的发生机制尚未完全阐明，认为与内耳淋巴液中药物浓度持久升高、损害科蒂器的毛细胞有关。早期的变化可逆，超过一定程度则不可逆。猫对氨基糖苷类的前庭效应极为敏感。由于氨基糖苷类能透过胎盘进入胎儿体内，故孕畜注射本类药物可能引起新生畜的听觉受损或产生肾毒性。对某些需有敏锐听觉的犬应慎用。

（3）神经-肌肉接头阻滞作用　本类药物可抑制乙酰胆碱释放，并与 Ca^{2+} 络合促进神经-肌肉接头的阻滞。其症状为心肌抑制和呼吸衰竭，以新霉素、链霉素和卡那霉素较多发生。可静脉注射新斯的明和钙剂对抗。

（4）其他不良反应　内服可能损害肠壁绒毛器官而影响肠道对脂肪、蛋白质、糖、铁等的吸收。也可引起肠道菌群失调，发生厌氧菌或真菌的二重感染，动物中兔易发，禁用。局部用于皮肤、黏膜感染易引起对该类药的过敏反应和耐药菌的产生，宜慎用。

硫酸链霉素
Streptomycin Sulfate

链霉素从灰链霉菌（*Streptomyces griseus*）的培养滤液中提取而得。常用其硫酸盐。按干燥品计算，每1mg的效价不得少于720链霉素单位。含量测定1000链霉素单位相当于1mg的链霉素。

【性状】白色或类白色粉末；无臭或几乎无臭，味微苦；有引湿性。在水中易溶，在乙醇或氯仿中不溶。每1mL含本品20万单位（0.2g）的溶液，其pH值应为4.5～7.0。干燥品很稳定，在室温中可保持抗菌活性1年以上，其水溶液在室温中pH值3.0～7.0时也很稳定，在冷藏时抗菌活性可保存1年以上。

【药理】

（1）药效学　链霉素对结核杆菌和多种革兰氏阴性杆菌（如大肠杆菌、沙门菌、布鲁菌、巴氏杆菌、志贺菌、鼻疽杆菌等）有抗菌作用。对金黄色葡萄球菌等多数革兰氏阳性球菌的作用差。与青霉素合用具有协同杀菌作用。链球菌、铜绿假单胞菌和厌氧菌对本品耐药。细菌接触本品后极易产生耐药性。本品在较低浓度时抑菌，较高浓度时杀菌。在弱碱性（pH7.8）环境中抗菌活性最强，酸性（pH6以下）环境时则下降。

（2）药动学　内服极少被吸收，肌内注射后吸收良好，0.5～2h达血药峰浓度（马2h、水牛1.47h、黄牛0.68h、奶山羊1.11h、猪1.35h）。其血药浓度随剂量的加大而增加。常规剂量下血中维持有效浓度6～12h（马12.30h、水牛9.53h、黄牛16.01h、奶山羊6.32h、猪10.05h）。主要分布于细胞外液，存在于体内各个脏器，以肾组织浓度最高，肺及肌肉组织浓度低，脑组织几乎不可测出（马脑组织约为其血清浓度的4%）。可到达胆汁、胸水、腹水及结核性脓腔和干酪样组织中。能透过胎盘屏障。蛋白结合率20%～30%。本品在体内不代谢，绝大部分以原形经肾小球滤过排出，尿中浓度很高（24h内排出肌内注射量的2/3以上）。通过胆汁、乳汁可排出少量本品。其消除半衰期为：马3.05h、水牛2.36h、黄牛4.07h、奶山羊4.73h、猪3.79h。

【用途】用于治疗各种敏感菌的急性感染，如家畜的呼吸道感染（肺炎、咽喉炎、支气管炎）、泌尿道感染、牛流感、放线菌病、钩端螺旋体病、细菌性胃肠炎、乳腺炎及家禽的呼吸系统病（传染性鼻炎等）和细菌性肠炎等。也可用于控制乳牛结核病的急性暴发（每天注射，连续6～7日）。

【药物相互作用】参见本节概述。

① 与其他氨基糖苷类合用或先后连续局部或全身应用，可增强对耳、肾及神经-肌肉接头的毒性作用，使听力减退、肾功能降低及骨骼肌软弱、呼吸抑制等。发生呼吸抑制可用抗

胆碱酯酶药（新斯的明）、钙剂等进行解救。

② 与多黏菌素类合用或先后连续局部/全身应用，可增强对肾和神经-肌肉接头的毒性作用。

【注意】

① 链霉素对其他氨基糖苷类有交叉过敏现象。对氨基糖苷类过敏的患畜应禁用本品。

② 患畜出现脱水（可致血药浓度增高）或肾功能损害时慎用。

③ 用本品治疗泌尿道感染时，宜同时内服碳酸氢钠碱化尿液。

④ 本品内服极少被吸收，仅适用于肠道感染。

【用法与用量】肌内注射：一次量，每 1kg 体重，家畜 10～15mg。一日 2 次，连用 2～3 日。

【最大残留限量】残留标志物：链霉素与双氢链霉素总量。

牛、羊、猪、鸡：肌肉、脂肪、肝 600μg/kg，肾 1000μg/kg。牛、羊：奶 200μg/kg。

【制剂与规格及休药期】注射用硫酸链霉素 ①0.75g（75 万单位）；②1g（100 万单位）；③2g（200 万单位）；④5g（500 万单位）。牛、羊、猪 18 日；弃奶期 72h。

硫酸双氢链霉素
Dihydrostreptomycin Sulfate

本品为链霉素的半合成衍生物。将链霉素分子中链霉糖部分的醛基还原成伯醇基，即成为双氢链霉素。常用其硫酸盐。

【性状】本品为白色或类白色粉末；无臭或几乎无臭，味微苦；有引湿性。在水中易溶，在乙醇中溶解，在三氯甲烷中不溶。

【药理】

（1）药效学 双氢链霉素的抗菌谱和抗菌活性与链霉素相似。

（2）药动学 本品与链霉素在化学结构上非常相似，因此它们的体内处置过程也较一致。牛、马按 5.5mg/kg 肌内注射双氢链霉素后，体内最大血药浓度范围在 5.1～17.0μg/mL 之间。马、牛半衰期分别为 1.5～9.3h 和 2.35～4.50h。双氢链霉素制剂一般含有普鲁卡因青霉素 G、地塞米松、氯苯那敏等药物，用药后血药浓度达峰时间较早，波动较大。

【用途】同硫酸链霉素。

【药物相互作用】【注意】双氢链霉素耳毒性比链霉素强。其他参见硫酸链霉素。

【用法与用量】肌内注射：一次量，每 1kg 体重，家畜 10mg。一日 2 次。

【最大残留限量】残留标志物：双氢链霉素与链霉素总量。

牛、羊、猪、鸡：肌肉、脂肪、肝 600μg/kg，肾 1000μg/kg。牛、羊：奶 200μg/kg。

【制剂与规格及休药期】

注射用硫酸双氢链霉素 ①0.75g（75 万单位）；②1.0g（100 万单位）；③2g（200 万单位）。牛、羊、猪 18 日；弃奶期 72h。

硫酸双氢链霉素注射液 ①2mL：0.5g（50 万单位）；②5mL：1.25g（125 万单位）；③10mL：2.5g（250 万单位）。牛、羊、猪 18 日；弃奶期 72h。

硫酸卡那霉素
Kanamycin Sulfate

卡那霉素由链霉菌（*Streptomyces kanamyceticus*）产生，临床用硫酸卡那霉素系由单硫酸卡那霉素或卡那霉素加一定量的硫酸制得。卡那霉素和硫酸成盐的摩尔比约为 1：1.7。按干燥品计算，每 1mg 的效价不得少于 679 卡那霉素单位。效价测定 1000 卡那霉素单位相当于 1mg 的卡那霉素。卡那霉素有 A、B、C 三种组分，本品主要为 A，而 B 仅含 5％以下，C 量极微。卡那霉素 B 又称卡内多霉素（kanendomycin）或新卡霉素，抗菌作用较组分 A 强，但其耳毒性和肾毒性也大。

【性状】 白色或类白色的粉末；无臭；有引湿性。在水中易溶，在氯仿或乙醚中几乎不溶。30％水溶液的 pH 值应为 6.0～8.0。水溶液稳定。

【药理】

(1) 药效学 对大多数革兰氏阴性杆菌如大肠杆菌、变形杆菌、沙门菌、多杀性巴氏杆菌等有强大抗菌作用。金黄色葡萄球菌和结核杆菌也敏感。铜绿假单胞菌、革兰氏阳性菌（金黄色葡萄球菌除外）、厌氧菌、立克次体、真菌、病毒等对本品耐药。

(2) 药动学 内服吸收不良，大部分以原形由粪便排出。肌内注射后吸收迅速，0.5～1.5h 达血药峰浓度（马 1.67h、水牛 1.32h、黄牛 0.72h、奶山羊 0.75h、猪 1.08h）。局部应用后也有一定量本品从体表吸收。广泛分布于胸水、腹水和实质器官中，但很少渗入唾液、支气管分泌物和正常脑脊液中。脑膜有炎症时脑脊液中的药物浓度可提高一倍左右。本品在胆汁和粪便中浓度很低。排泄主要通过肾小球滤过，有注射量的 40％～80％（活性型）从尿中排出，如给山羊一次肌内注射 75mg/kg 后 2h 尿中浓度可高达 8300μg/mL。乳汁中也可排出少量。其消除半衰期为马 2.30h、水牛 2.32h、黄牛 2.81h、奶山羊 2.17h、猪 2.07h。

【用途】 内服用于治疗敏感菌所致的肠道感染。肌内注射用于敏感菌所致的各种严重感染，如败血症、泌尿生殖道感染、呼吸道感染、皮肤和软组织感染等。也曾用于缓解猪气喘病症状。

【药物相互作用】【注意】 参见本节概述及硫酸链霉素。

【用法与用量】 肌内注射：一次量，每 1kg 体重，家畜 10～15mg。一日 2 次，硫酸卡那霉素注射液连用 3～5 日，注射用硫酸卡那霉素连用 2～3 日。单硫酸卡那霉素可溶性粉，混饮，每 1L 水，鸡 60～120mg，连用 3～5 日。

【最大残留限量】 残留标志物：卡那霉素 A。

所有食品动物（产蛋期禁用，不包括鱼）：肌肉、皮＋脂 100μg/kg，肝 600μg/kg，肾 2500μg/kg，奶 150μg/kg。

【制剂与规格及休药期】

注射用硫酸卡那霉素 ①0.5g（50 万单位）；②1g（100 万单位）；③2g（200 万单位）。牛、羊、猪 28 日；弃奶期 7 日。

硫酸卡那霉素注射液 ①2mL：0.5g（50 万单位）；②5mL：0.5g（50 万单位）；③10mL：0.5g（50 万单位）；④10mL：1.0g（100 万单位）；⑤100mL：10g（1000 万单位）。家畜 28 日；弃奶期 7 日。

单硫酸卡那霉素可溶性粉 100g：12g（1200 万单位）。鸡 28 日；弃蛋期 7 日。

硫酸庆大霉素
Gentamycin Sulfate

庆大霉素由小单孢菌（*Micromonospora purpura*）产生，由 C_1、C_{1a} 及 C_2 三种成分组成，它们的抗菌活性及毒性基本一致，常用其硫酸盐。本品按无水物计算，每 1mg 的效价不得少于 590 庆大霉素单位。效价测定 1000 庆大霉素单位相当于 1mg 的庆大霉素。

【性状】白色或类白色的粉末；无臭；有引湿性。在水中易溶，在乙醇、丙酮、氯仿或乙醚中不溶。4%水溶液的 pH 值应为 4.0～6.0。

【药理】

（1）药效学 对多种革兰氏阴性菌（如大肠杆菌、克雷伯菌、变形杆菌、铜绿假单胞菌、巴氏杆菌、沙门菌等）及部分革兰氏阳性菌如金黄色葡萄球菌（包括产 β-内酰胺酶菌株）有抗菌作用。多数链球菌（化脓链球菌、肺炎球菌、粪肠球菌等）、厌氧菌（类杆菌属或梭状芽孢杆菌属）、结核杆菌、立克次体、真菌和病毒等对本品耐药。

（2）药动学 本品内服或子宫内灌注很少吸收。肌内注射后吸收迅速而完全。在 0.5～1h 内产生血药峰浓度（马 0.63h、水牛 1.35h、黄牛 0.65h、奶山羊 1.18h、猪 0.97h）。皮下注射后血药峰浓度稍有延缓。局部冲洗或局部应用后也可经体表吸收一定量。皮下或肌内注射的生物利用度一般达 90%。

吸收后主要分布于细胞外液，可在腹水、胸水、支气管分泌物、胆汁、心包液、关节液、脓液中出现。在肝脏、淋巴结和肌肉组织中的浓度与血清中相仿。本品不易透过正常血脑屏障。其表观分布容积为：成年犬、猫 0.15～0.3L/kg、马 0.26～0.58L/kg、黄牛 0.14L/kg。本品可透过胎盘组织，在胎畜中的浓度为母体中的 15%～50%。

本品主要经肾小球滤过而从尿中排泄，占投药量的 40%～80%。其消除半衰期为：马 1.82～3.25h、犊牛 2.2～2.7h、绵羊 2.4h、母牛 1.8h、猪 1.9h、兔 1h、犬和猫 0.5～1.5h、水牛 2.30h、黄牛 3.17h、奶山羊 2.29h。

【用途】用于敏感菌引起的败血症、泌尿生殖系统感染、呼吸道感染、胃肠道感染（包括腹膜炎）、胆道感染、乳腺炎及皮肤和软组织感染。

【药物相互作用】【注意】参见本节概述及硫酸链霉素。

① 本品与青霉素 G 联合，对链球菌具协同作用。

② 本品有呼吸抑制作用，不可静脉推注。

【用法与用量】

硫酸庆大霉素注射液：肌内注射，一次量，每 1kg 体重，家畜 2～4mg；犬、猫 3～5mg。一日 2 次，连用 2～3 日。

硫酸庆大霉素可溶性粉：混饮，每 1L 水，鸡 100mg。连用 3～5 日。

【最大残留限量】残留标志物：庆大霉素。

牛、猪：肌肉、脂肪 100μg/kg，肝 2000μg/kg，肾 5000μg/kg。牛：奶 200μg/kg。鸡、火鸡：可食组织 100μg/kg。

【制剂与规格及休药期】

硫酸庆大霉素注射液 ①2mL：0.08g（8 万单位）；②5mL：0.2g（20 万单位）；③10mL：0.2g（20 万单位）；④10mL：0.4g（40 万单位）。猪、牛、羊 40 日。

硫酸庆大霉素可溶性粉 100g：5g（500 万单位）。鸡 28 日。

硫酸新霉素
Neomycin Sulfate

新霉素从弗氏链霉菌（*Streptomyces fradiae*）的培养滤液中提取而得，常用其硫酸盐。新霉素与卡那霉素结构相似，含有 A、B、C 三种成分，主要为 B、C。性质极稳定。本品按干燥品计算，每 1mg 的效价不得少于 650 新霉素单位。效价测定 1000 新霉素单位相当于

1mg 的新霉素。

【性状】 白色或类白色的粉末；无臭；极易引湿；水溶液呈右旋光性。在水中极易溶解，在乙醇、乙醚、丙酮或氯仿中几乎不溶。10％水溶液的 pH 值应为 5.0～7.0。

【药理】 抗菌范围与卡那霉素相仿。本品对金黄色葡萄球菌及肠杆菌科细菌（大肠杆菌等）有良好抗菌作用。细菌对新霉素可产生耐药性，但较缓慢，且在链霉素、卡那霉素和庆大霉素间有部分或完全的交叉耐药性。

新霉素内服与局部应用很少被吸收，内服后只有总量的 3％从尿液排出，大部分不经变化从粪便排出。肠黏膜发炎或有溃疡时可吸收一定量。注射后很快吸收，其体内过程与卡那霉素相似。

【用途】 注射毒性大，已禁用。内服用于肠道感染，局部应用对葡萄球菌和革兰氏阴性杆菌引起的皮肤、眼、耳感染及子宫内膜炎等也有良好疗效。

【药物相互作】【注意】 参见本节概述及其他氨基糖苷类药物。

① 本品毒性反应比卡那霉素大，注射后可引起明显的肾毒性和耳毒性。

② 内服本品可影响维生素 A 或维生素 B_{12} 及洋地黄类的吸收。

【用法与用量】 以硫酸新霉素计。内服：一次量，每 1kg 体重，犬、猫 10～20mg。一日 2 次，连用 3～5 日。

混饮：每 1L 水，禽 50～75mg。连用 3～5 日。

拌饵投喂：每 1kg 体重，鱼、虾、河蟹 5mg。一日 1 次，连用 4～6 日。

局部涂搽：适量。

滴眼：适量。

【最大残留限量】 残留标志物：新霉素 B。

所有食品动物：肌肉、脂肪 500μg/kg，肝 5500μg/kg，肾 9000μg/kg，奶 1500μg/kg，蛋 500μg/kg。鱼：皮＋肉 500μg/kg。

【制剂与规格及休药期】

硫酸新霉素片 ①0.1g（10 万单位）；②0.25g（25 万单位）。

硫酸新霉素可溶性粉 ①100g：3.25g（325 万单位）；②100g：6.5g（650 万单位）；③100g：32.5g（3250 万单位）。鸡 5 日，火鸡 14 日。

硫酸新霉素溶液 100mL：20g（2000 万单位）。鸡 5 日。

硫酸新霉素粉（水产用） ①100g：5g（500 万单位）；②100g：50g（5000 万单位）。500 度日。

硫酸新霉素软膏 0.5％。

硫酸新霉素滴眼液 8mL：40mg（4 万单位）。

硫酸阿米卡星
Amikacin Sulfate

阿米卡星为卡那霉素的半合成衍生物，系在卡那霉素 A 分子的链霉胺部分引入氨基羟丁酰链而得，常用其硫酸盐。按干燥品计算，每 1mg 的效价不得少于 690 阿米卡星单位。含量测定 1000 阿米卡星单位相当于 1mg 的阿米卡星。

【性状】 白色或类白色结晶粉末；几乎无臭，无味。在水中极易溶解，在甲醇、丙酮、氯仿或乙醚中几乎不溶。1％水溶液的 pH 值应 6.0～7.5。水溶液宜室温（18～25℃）保存，冷冻或高温（40℃）可使溶液变淡黄色，但效价不减。阿米卡星性状稳定，在室温中至少保效 2 年，溶液在 120℃ 中 60min 不减损效价。

【药理】

（1）药效学 本品对多数细菌的作用与卡那霉素相似或略优，一般比庆大霉素差。对各种革兰氏阴性菌和革兰氏阳性菌、铜绿假单胞菌等均有较强的抗菌活性。但链球菌、肺炎球菌、肠球菌属大多耐药。对厌氧菌、立克次体、真菌和病毒均无效。本品对多种肠道阴性杆菌和铜绿假单胞菌所产生的钝化酶（乙酰转移酶、磷酸转移酶和核苷转移酶）稳定。当细菌对其他氨基糖苷类耐药后，对本品仍敏感。本品与半合成青霉素类或头孢菌素类联合常有协同抗菌效应。如对铜绿假单胞菌可与羧苄西林联合；对肺炎球菌可与头孢菌素类联合；对大肠杆菌、金黄色葡萄球菌可与头孢噻肟联合。

（2）药动学 本品内服或子宫内灌注很少吸收，肠黏膜发炎、出血或溃疡时可部分吸收。犬、猫肌内注射后 0.5～1h 出现血药峰浓度，皮下注射稍有延缓。皮下或肌内注射的生物利用度超过 90%。吸收后主要分布于细胞外液，存在于胸水、腹水、心包液、关节液和脓液中，痰、支气管分泌物和胆汁中浓度高。本品与血浆蛋白少量结合（<20%），不易透过血脑屏障，也不进入眼组织中。在骨、心、胆囊和肺组织中可达治疗浓度，也能在某些组织如内耳和肾中蓄积。据报道，成年犬、猫的表观分布容积为 0.15～0.3L/kg，而马为 0.26～0.58L/kg。新生畜和幼畜由于有较多的细胞外液，其表观分布容积明显增大。透入胎盘和胎儿的浓度为母体血清浓度的 15%～50%。几乎完全通过肾小球滤过而排泄，阿米卡星的消除半衰期在马为 1.14～2.3h，犊牛为 2.2～2.7h，犬、猫为 0.5～1.5h。肾功能减退患畜的半衰期明显延长。本品制成溶液给母马子宫灌注，一日 1 次，每次 2g，连用 3 天，在灌注后 1h 内子宫内膜的药物浓度超过 40μg/g，每次灌注后 24h，其浓度仍能达到 2～4μg/g。

【用途】 用于犬大肠杆菌、变形杆菌引起的泌尿生殖道感染（膀胱炎）及铜绿假单胞菌、大肠杆菌引起的皮肤和软组织感染。尤其适用于革兰氏阴性杆菌中对卡那霉素、庆大霉素或其他氨基糖苷类耐药的菌株所引起的感染。国外还用于子宫灌注治疗大肠杆菌、铜绿假单胞菌、克雷伯菌引起的马子宫内膜炎、子宫炎和子宫蓄脓。

【药物相互作用】【注意】 参见本节概述及其他氨基糖苷类。

① 患畜应足量饮水，以减少肾小管损害。

② 长期用药可导致耐药菌过度生长。

③ 阿米卡星与羧苄西林不可在同一容器内混合应用。

④ 本品不可直接静脉注射，以免发生神经-肌肉接头阻滞作用和呼吸抑制。

⑤ 由于具不可逆的耳毒性，慎用于需敏锐听觉的特种犬。

【用法与用量】

硫酸阿米卡星注射液：皮下、肌内注射，一次量，每 1kg 体重，犬 11mg，一日 2 次，连用 2～3 日。

【制剂与规格】 硫酸阿米卡星注射液 ①1mL：50mg（5 万单位）；②2mL：0.1g（10 万单位）。

盐酸大观霉素
Spectinomycin Hydrochloride

大观霉素为链霉菌（*Streptomyces Spectabilis*）所产生的由中性糖和氨基环醇以苷键结合而成的一种氨基环醇类抗生素。临床用其二盐酸盐五水合物。按无水物计算，每 1mg 的效价不得少于 779 大观霉素单位。

【性状】 白色或类白色结晶性粉末；在水中易溶，在乙醇、氯仿或乙醚中几乎不溶。1%水溶液的 pH 值应为 3.8～5.6。

【药理】

(1) 药效学　大观霉素对多种革兰氏阴性杆菌如大肠杆菌、沙门菌属、志贺菌属、变形杆菌等有中度抑菌活性。铜绿假单胞菌和密螺旋体通常耐药。A 组链球菌、肺炎球菌、表皮葡萄球菌和某些支原体（如鸡败血性支原体、火鸡支原体、鸡滑液囊支原体、猪鼻支原体、猪滑膜支原体）常呈敏感。草绿色链球菌和金黄色葡萄球菌多不敏感。

(2) 药动学　本品内服后仅吸收用量的 7%，但在胃肠道内保持抗菌活性。皮下或肌内注射吸收良好，约 1h 后血药浓度达高峰。药物的组织浓度低于血清浓度。不易进入脑脊髓液或眼内，与血浆蛋白的结合不显著。药物大多以原形经肾小球滤过，在尿中排泄。

【用途】 主要用于猪、鸡和火鸡。防治仔猪的肠道大肠杆菌病（白痢）及肉鸡的慢性呼吸道病和传染性滑液囊炎。也有助于平养鸡的增重和改善饲料效率。对 1～3 日龄火鸡雏和刚出壳的雏鸡皮下注射可防治火鸡的气囊炎（火鸡支原体感染）和鸡的慢性呼吸道病（大肠杆菌伴发）。也能控制滑液囊支原体、鼠伤寒沙门菌和大肠杆菌等感染的死亡率，降低感染的严重程度。

【药物相互作用】【注意】 参见本节概述。

① 大观霉素与氯霉素或四环素同用呈拮抗作用。

② 注射应用的安全性大于其他氨基糖苷类抗生素，火鸡雏每只皮下注射 50mg 未见不良反应，90mg 产生短暂共济失调和昏迷，约 4h 后康复。

③ 本品的耳毒性和肾毒性低于其他常用的氨基糖苷类抗生素，但能引起神经-肌肉接头阻滞作用，注射钙制剂可解救。

④ 蛋鸡产蛋期禁用。

【用法与用量】

盐酸大观霉素可溶性粉：以大观霉素计，混饮，每 1L 水，鸡 0.5～1g。连用 3～5 日。

盐酸大观霉素盐酸林可霉素可溶性粉：以大观霉素计，混饮，每 1L 水，5～7 日龄雏鸡 0.2～0.32g。连用 3～5 日。仅用于 5～7 日龄雏鸡。

盐酸大观霉素注射液（犬用）：以大观霉素计，肌内注射，一次量，每 1kg 体重，犬 10～15mg。一日 2 次，连用 3 日。

【最大残留限量】 残留标志物：大观霉素。

牛、羊、猪、鸡：肌肉 500μg/kg，脂肪、肝 2000μg/kg，肾 5000μg/kg。牛：奶 200μg/kg。鸡：蛋 2000μg/kg。

【制剂与规格及休药期】

盐酸大观霉素可溶性粉　①5g：2.5g（250 万单位）；②50g：25g（2500 万单位）；③100g：50g（5000 万单位）。鸡 5 日。

盐酸大观霉素盐酸林可霉素可溶性粉　①5g：大观霉素 2g（200 万单位）与林可霉素 1g（以林可霉素计）；②50g：大观霉素 20g（2000 万单位）与林可霉素 10g（以林可霉素计）；③100g：大观霉素 40g（4000 万单位）与林可霉素 20g（以林可霉素计）。

盐酸大观霉素注射液（犬用）　①2mL：0.1g（10 万单位）；②5mL：0.25g（25 万单位）；③10mL：0.5g（50 万单位）。

硫酸大观霉素
Spectinomycin Sulfate

【性状】本品为白色或类白色结晶性粉末。在水中易溶，在乙醇、氯仿或乙醚中几乎不溶。

【药理】【用途】同盐酸大观霉素。

【药物相互作用】【注意】【最大残留限量】参见盐酸大观霉素。

【制剂与规格及休药期】盐酸林可霉素硫酸大观霉素可溶性粉 ①100g：林可霉素2.2g与大观霉素2.2g（220万单位）；②50g：大观霉素20g（2000万单位）与林可霉素10g（以林可霉素计）；③100g：大观霉素40g（4000万单位）与林可霉素20g（以林可霉素计）。鸡5日。

硫酸庆大-小诺霉素
Gentamycin Micronomicin Sulfate

本品为庆大霉素和小诺霉素混合物。

【性状】类白色或淡黄色疏松结晶性粉末；无臭，有引湿性。在水中易溶，在甲醇、乙醇、丙酮、三氯甲烷、乙醚中几乎不溶。

【药理】参见硫酸庆大霉素。小诺霉素抗菌谱、抗菌活性近似庆大霉素，药物动力学性质也与庆大霉素接近。

小诺霉素对氨基糖苷乙酰转移酶稳定，由于能产生该酶而对卡那霉素、阿米卡星、庆大霉素等耐药的病原菌，仍对本品敏感。

【用途】用于某些革兰氏阴性菌和革兰氏阳性菌感染，如敏感菌引起的败血症、泌尿生殖道感染、呼吸道感染等。

【药物相互作用】【注意】参见硫酸庆大霉素。

长期或大量应用可引起肾毒性。

【用法与用量】肌内注射，一次量，每1kg体重，猪1～2mg；鸡2～4mg。一日2次。

【制剂与规格及休药期】硫酸庆大-小诺霉素注射液 ①2mL：80mg（8万单位）；②5mL：200mg（20万单位）；③10mL：400mg（40万单位）。猪、鸡40日。

硫酸安普霉素
Apramycin Sulfate

安普霉素为从链霉菌（*Streptomyces tenebrarius*）培养液中提取的一种氨基环醇类抗生素。常用其硫酸盐或盐酸盐。按干燥品计算，每1mg的效价不得少于550安普霉素单位。

【性状】微黄色或黄褐色粉末，有引湿性。在水中易溶解，在甲醇、丙酮、氯仿或乙醚中几乎不溶。1%水溶液的pH值应为5.0～8.0。

【药理】本品对多种革兰氏阴性菌（大肠杆菌、假单胞菌、沙门菌、克雷伯菌、变形杆菌、巴氏杆菌、猪痢疾密螺旋体、支气管炎博德特菌）及葡萄球菌和支原体均具有杀菌活性。系与敏感菌核糖体30S亚基结合而抑制细菌的蛋白质合成。多种细菌敏感试验证明，对本品敏感者达99%，而新霉素与链霉素分别为93%和48%。盐酸吡哆醛能加强本品的抗菌活性。

本品内服可部分被吸收，新生畜尤易吸收。吸收量同用量有关，可随动物年龄增长而减少。药物以原形通过肾排泄。

【用途】 主要用于治疗猪大肠杆菌病和其他敏感菌所致的疾病。也可治疗犊牛肠杆菌和沙门菌引起的腹泻。对鸡的大肠杆菌、沙门菌及部分支原体感染也有效。

【药物相互作用】【注意】 参见其他氨基糖苷类。

① 本品应密闭贮存于阴凉干燥处，注意防潮。

② 本品遇铁锈能失效，饮水系统中要注意防锈。也不要与微量元素补充剂相混合。

③ 饮水给药必须当天配制。

【用法与用量】 以安普霉素计。

硫酸安普霉素可溶性粉：混饮，每 1L 水，鸡 250～500mg，连用 5 日；每 1kg 体重，猪 12.5mg，连用 7 日。

硫酸安普霉素预混剂：混饲，每 1000kg 饲料，猪 80～100g。连用 7 日。

硫酸安普霉素注射液：肌内注射，每 1kg 体重，猪 20mg。一日 1 次。

【最大残留限量】 残留标志物：安普霉素。

猪：肾 100μg/kg。

【制剂与规格及休药期】

硫酸安普霉素可溶性粉　①100g：10g（1000 万单位）；②100g：40g（4000 万单位）；③100g：50g（5000 万单位）。鸡 7 日，猪 21 日。产蛋期禁用。

硫酸安普霉素预混剂　①100g：3g（300 万单位）；②1000g：165g（16500 万单位）。猪 21 日。

硫酸安普霉素注射液　①5mL：0.5g（50 万单位）；②10mL：1g（100 万单位）；③20mL：2g（200 万单位）。猪 28 日。

五、四环素类

四环素类抗生素是一类碱性广谱抗生素，包括从链霉菌培养物提取的四环素、土霉素、金霉素以及多种半合成四环素如多西环素、美他环素（methacycline，甲烯土霉素）、米诺环素（minocycline，二甲胺四环素）等。四环素类早在 20 世纪 60～70 年代即广泛应用，在兽医临床已滥用，以致细菌对四环素类的耐药现象严重，一些常见病原菌的耐药率很高。四环素、土霉素等盐类，口服能吸收，但不完全，而四环素、土霉素碱吸收更差。四环素类对多种革兰氏阳性菌和革兰氏阴性菌及立克次体、支原体、螺旋体等均有效，其抗菌作用的强弱次序为米诺环素＞多西环素＞金霉素＞四环素＞土霉素。本类药物对革兰氏阳性菌的作用优于革兰氏阴性菌，而对变形杆菌、铜绿假单胞菌无作用。半合成四环素类对许多厌氧菌有良好作用，70%以上的厌氧菌对多西环素敏感。本类药物为快效抑菌药，其作用机制相似于氨基糖苷类，系通过细胞外膜的亲水性孔，由内膜上能量依赖性转移系统进入细胞，与核糖体 30S 亚基特异结合，阻止氨基酰-tRNA 联结，从而抑制肽链延长和蛋白质合成。此外，也可改变细菌细胞膜通透性，导致胞内重要成分外漏，迅速抑制 DNA 的复制。高浓度也有杀菌作用。细菌在体外对四环素的耐药性产生较慢，同类品种间呈交叉耐药。肠杆菌科细菌通过耐药质粒介导耐药性，可传递、诱导其他敏感菌耐药。四环素可全身应用于敏感菌所致的呼吸道、肠道、泌尿道及软组织等部位感染和某些支原体病。

土霉素
Oxytetracycline

土霉素由土壤链霉菌（*Streptomyces rimosus*）的培养液中提取而得。按无水物计算，每 1mg 的效价不得少于 930 土霉素单位。

【性状】 淡黄色的结晶性或无定形粉末；无臭；在日光下颜色变暗，在碱性溶液中易破坏失效。在乙醇中微溶，在水中极微溶解，在氢氧化钠试液和稀盐酸中溶解。效价测定每 1000 土霉素单位相当于 1mg 土霉素。

其盐酸盐为黄色结晶性粉末，在水中易溶，10％水溶液的 pH 值应为 2.3～2.9。

【药理】

（1）药效学 本品具广谱抑菌作用，敏感菌包括肺炎球菌、链球菌、部分葡萄球菌、炭疽杆菌、破伤风梭菌、棒状杆菌等革兰氏阳性菌以及大肠杆菌、巴氏杆菌、沙门菌、布鲁菌、嗜血杆菌、克雷伯菌和鼻疽杆菌等革兰氏阴性菌。对支原体（如猪肺炎支原体）、立克次体、螺旋体等也有一定程度的抑制作用。

（2）药动学 土霉素内服易吸收，但不完全。一次内服后，一般 2～4h 达血药峰浓度。牛因部分药物进入瘤胃后延缓吸收，需 4～8h 才达峰浓度。牛内服 50mg/kg 后，血清浓度（＞1μg/mL）可维持 20～24h。鸡吸收较快，1h 达血药峰浓度。如与乳类制品或含钙、镁、铋、铅、铁等药物同服时，因形成不溶性络合物，不仅抑制吸收，且降低抗菌活性。土霉素盐酸盐给猪肌内注射后 5min 即在血清中出现，2h 内达高峰。给牛肌内注射或静脉注射 10mg/kg 后，其血清治疗浓度（＞1μg/mL）的维持时间，肌内注射（18～19h）较静脉注射（8h）为长。给马肌内注射或静脉注射 5mg/kg，在 24h 的平均血药浓度，肌内注射为 0.72μg/mL，静脉注射为 1.52μg/mL，而半衰期为静脉注射 15.7h，肌内注射 10.5h。给鸡肌内注射 100mg/kg 后 10min 即达血药峰浓度（67.5μg/mL），24h 内可维持 1.5μg/mL。吸收后广泛分布于肝、肾、肺等组织和体液中，易渗入胸水、腹水、胎畜循环及乳汁中，不易透过血脑屏障。在脑脊液中的浓度为血浓度的 10％～20％，脑膜发炎时可略高。也有微量渗入瘤胃液中，并能沉积于骨、齿等组织内。主要以原形从尿中排出。一部分在肝脏胆汁中浓缩，排入肠内，部分再被吸收，形成"肝肠循环"。动物肾功能减退可在体内蓄积。

【用途】 用于防治巴氏杆菌病、布鲁氏菌病、炭疽杆菌及大肠杆菌和沙门菌感染、急性呼吸道感染、马鼻疽、马腺疫和猪支原体肺炎等。对敏感菌所致泌尿道感染，宜同服维生素 C 酸化尿液。还用于对土霉素敏感的大肠杆菌、金黄色葡萄球菌、非溶血性链球菌和溶血性链球菌引起的奶牛子宫感染。

【药物相互作用】

① 与碳酸氢钠同用，可能升高胃内 pH 值，而使四环素类的吸收减少及活性降低。

② 与钙盐、铁盐或含金属离子钙、镁、铝、铋、铁等的药物（包括中草药）同用时可形成不溶性络合物，减少药物的吸收。

③ 与强利尿药如呋塞米等同用可使肾功能损害加重。

④ 四环素类属快速抑菌药，可干扰青霉素类对细菌繁殖期的杀菌作用，宜避免同用。

【注意】

① 本品应遮光密封，在凉暗的干燥处保存。忌日光照射。忌与含氯量多的自来水和碱性溶液混合。不用金属容器盛药。

② 内服宜避免与乳制品和含钙、镁、铝、铁、铋等药物及含钙量较高的饲料配伍用。食物可阻滞四环素类吸收，宜饲前空腹服用。

③ 成年反刍动物、马属动物和兔不宜内服四环素类，因易引起消化紊乱，导致减食、腹胀、下痢及维生素 B 族、维生素 K 缺乏等症状。长期应用可诱发耐药细菌和真菌的二重感染，严重者引起败血症而死亡。马有时在注射后也可发生胃肠炎，宜慎用。

④ 患畜肝、肾功能严重损害时忌用四环素类药物。

【用法与用量】

土霉素片：以土霉素计，内服，一次量，每 1kg 体重，猪、驹、犊、羔 10～25mg；禽 25～50mg；犬 15～50mg。一日 2～3 次，连用 3～5 日。

土霉素注射液（国内）：以土霉素计，肌内注射，一次量，每 1kg 体重，家畜 10～20mg。

土霉素注射液（进口）：以土霉素计，肌内或皮下注射，一次量，每 1kg 体重，肉牛 10～20mg，每个注射部位不超过 10mL（小牛每个注射部位应为 1～2mL）。肌内注射，一次量，每 1kg 体重，猪 10～20mg，每个注射部位不超过 5mL。

长效土霉素注射液：以土霉素计，肌内注射，一次量，每 1kg 体重，家畜 10～20mg（0.05～0.1mL）。每个注射部位不超过 10mL。

注射用盐酸土霉素：静脉注射，一次量，每 1kg 体重，家畜 5～10mg。一日 2 次，连用 2～3 日。

盐酸土霉素可溶性粉：以土霉素计，混饮，每 1L 水，猪 100～200mg；鸡 150～250mg。连用 3～5 日。

土霉素子宫注入剂：以土霉素计，子宫灌注，一次量，奶牛 5～10g，两日 1 次，连用 3 次。

【最大残留限量】 残留标志物：土霉素、金霉素、四环素单个或组合。

牛、羊、猪、家禽：肌肉 200μg/kg，肝 600μg/kg，肾 1200μg/kg。牛、羊：奶 100μg/kg。家禽：蛋 400μg/kg。鱼：皮＋肉 200μg/kg。虾：肌肉 200μg/kg。

【制剂与规格及休药期】

土霉素片 以土霉素计，①0.05g；②0.125g；③0.25g。牛、羊、猪 7 日，禽 5 日；弃奶期 72h；弃蛋期 2 日。

土霉素注射液（国内） 以土霉素计，①1mL：0.1g（10 万单位）；②5mL：0.5g（20万单位）；③10mL：1g（100 万单位）。牛、羊、猪 28 日；弃奶期 7 日。

土霉素注射液（进口） 以土霉素计，①100mL：20g；②250mL：50g；③500mL：100g。肉牛、猪 28 日。

长效土霉素注射液 ①20mL：4g（400 万单位）；②100mL：20g（2000 万单位）；③250mL：50g（5000 万单位）。牛、羊、猪 28 日；弃奶期 7 日。

注射用盐酸土霉素 以土霉素计，①0.2g；②1g；③2g；④3g。牛、羊、猪 8 日；弃奶期 48h。

盐酸土霉素可溶性粉 以土霉素计，①7.5%；②10%；③20%；④50%。猪 7 日，鸡 5 日；弃蛋期 2 日。

土霉素子宫注入剂 ①100mL：10g；②250mL：25g。弃奶期 3 日。

盐酸四环素
Tetracycline Hydrochloride

四环素由链霉菌（*Streptomyces aureofaciens*）的培养滤液中取得，常用其盐酸盐。干燥品计算，每 1mg 的效价不得少于 950 盐酸四环素单位。

【性状】 黄色结晶性粉末；无臭，味苦；有引湿性；遇光色渐变深，在碱性溶液中易破坏失效。在水中溶解，在乙醇中略溶，在氯仿或乙醚中不溶。盐酸四环素 1% 水溶液的 pH 值应为 1.8～2.8。

【药理】【用途】【药物相互作用】【注意】 参见土霉素。

内服后血药浓度较土霉素略高，对组织的透过率也较高。国内报道水牛、黄牛、猪一次静脉注射盐酸四环素的消除半衰期为：水牛 3.99h、黄牛 5.39h、猪 3.62h。

【用法与用量】

四环素片：以四环素计，内服，一次量，每 1kg 体重，家畜 10～20mg。一日 2～3 次。

注射用盐酸四环素：以盐酸四环素计，静脉注射，一次量，每 1kg 体重，家畜 5～10mg。一日 2 次，连用 2～3 日。

【最大残留限量】 残留标志物：土霉素、金霉素、四环素单个或组合。

牛、羊、猪、家禽：肌肉 $200\mu g/kg$，肝 $600\mu g/kg$，肾 $1200\mu g/kg$。牛、羊：奶 $100\mu g/kg$。家禽：蛋 $400\mu g/kg$。鱼：皮＋肉 $200\mu g/kg$。虾：肌肉 $200\mu g/kg$。

【制剂与规格及休药期】

四环素片 ①0.05g（5 万单位）；②0.125g（12.5 万单位）；③0.25g（25 万单位）。牛 12 日，猪 10 日，鸡 4 日。

注射用盐酸四环素 ①0.25g；②0.5g；③1g；④2g；⑤3g。牛、羊、猪 8 日；弃奶期 48h。

盐酸金霉素
Chlortetracycline Hydrochloride

金霉素由链霉菌（*Streptomyces aureofaciens*）的培养液中取得，常用盐酸盐。

【性状】 金黄色至黄色结晶；微溶于水，在空气中稳定，遇光缓慢分解。其水溶液不稳定，在中性或碱性溶液中易失效。

【药理】

（1）药效学 抗菌机制和抗菌谱同土霉素。抗菌活性较四环素、土霉素强。常用拌料给药，可预防或治疗鸡慢性呼吸道病、白冠病、大肠杆菌病，对猪的细菌性肠炎，犊牛的细菌性痢疾效果也较好。

（2）药动学 药动学性质与土霉素相似，但在动物肠道中的吸收率较土霉素低，消除半衰期较短。肉鸡内服金霉素（67mg/kg），消除半衰期为 5.81h，达峰时间为 0.63h，血药峰浓度为 $7.45\mu g/mL$。鸡内服金霉素后，生物利用度为 1%～3%，火鸡约 6%，猪 6%～19%（与是否禁食有关）。

【用途】 用于治疗断奶仔猪腹泻，治疗猪喘气病、增生性肠炎等，以及鸡敏感大肠杆菌、支原体等引起的感染性疾病。盐酸金霉素眼膏可防治敏感菌引起的浅表眼部感染。

【药物相互作用】【注意】 参见土霉素。

局部用可能使对四环素类过敏动物发生过敏反应。在猪丹毒疫苗接种前 2 日和接种后 10 日内，不得使用金霉素。

【用法与用量】

金霉素预混剂：以金霉素计，混饲，每 1000kg 饲料，猪 400～600g。连用 7 日。

盐酸金霉素可溶性粉：以金霉素计，混饮，每 1L 水，鸡 200～400mg。

【最大残留限量】 残留标志物：土霉素、金霉素、四环素单个或组合。

牛、羊、猪、家禽：肌肉 $200\mu g/kg$，肝 $600\mu g/kg$，肾 $1200\mu g/kg$。牛、羊：奶 $100\mu g/kg$。家禽：蛋 $400\mu g/kg$。鱼：皮＋肉 $200\mu g/kg$。虾：肌肉 $200\mu g/kg$。

【制剂与规格及休药期】

金霉素预混剂 按金霉素计，①1000g：100g（1 亿单位）；②1000g：150g（1.5 亿单

位）；③1000g∶200g（2亿单位）；④1000g∶250g（2.5亿单位）；⑤1000g∶300g（3亿单位）。猪 7 日。

盐酸金霉素可溶性粉　20%。

盐酸多西环素
Doxycycline Hydate

多西环素是半合成的四环素类抗生素。常用其盐酸盐，按无水物计算，本品含多西环素应为 88.0%～94.0%。

【性状】 淡黄色或黄色结晶性粉末；无臭，味苦。室温中稳定，遇光变质。在水或甲醇中易溶，在乙醇或丙酮中微溶，在氯仿中几乎不溶。1%水溶液的 pH 值应为 2.0～3.0。

【药理】

（1）药效学　抗菌谱基本同土霉素。抗菌活性略强于土霉素和四环素。

（2）药动学　内服后易于吸收，人的生物利用度为 90%～100%，动物资料尚缺。据报道在单胃动物中也吸收较快。与四环素或土霉素不同，进食对多西环素的吸收影响小，仅降低 20%。多西环素广泛分布于心、肾、肺、肌肉、肠组织、胸水、支气管分泌物、脓液、唾液、关节液、腹水和房水内。多西环素有较高的脂溶性，较四环素或土霉素更易透入体组织和体液，包括脑脊液、前列腺和眼内。犬的稳态表观分布容积约为 1.5L/kg。不同动物有不同的血浆蛋白结合率：犬 75%～86%，牛、猪约 93%。

多西环素的排泄相当独特，主要以无活性形式沿非胆汁途径排入粪便内。即药物在肠组织内以螯合形式部分被灭活，随之排入肠腔。犬约有 75%的用药量以此种方式排泄，肾排泄仅占用药量的 25%，而胆汁排泄小于 5%。犬的血清半衰期为 10～12h。犊牛的药动学数值与之相似。由于经肾排泄不占主要地位，故本品在肾功能损害动物体内不易蓄积。

【用途】 适应证同土霉素。尤适用于肾功能减退患畜。

【药物相互作用】【注意】 参见土霉素。

① 犬、猫内服常引起恶心、呕吐，可进食以缓和此种反应。

② 给马静脉注射多西环素，即使低剂量，也常伴发心脏节律不齐、虚脱和死亡。

③ 均匀拌饵投喂。

【用法与用量】

盐酸多西环素片：以多西环素计，内服，一次量，每 1kg 体重，猪、驹、犊、羔 3～5mg；犬、猫 5～10mg；禽 15～25mg。一日 1 次，连用 3～5 日。

盐酸多西环素可溶性粉：以多西环素计，混饮，每 1L 水，猪 25～50mg；鸡 30g。连用 3～5 日。

盐酸多西环素粉（水产用）：以多西环素计，拌饵投喂，一次量，每 1kg 体重，鱼 20mg。每日 1 次，连用 3～5 日。

盐酸多西环素注射液：以多西环素计，肌内注射，一次量，每 1kg 体重，猪 5～10mg。每日 1 次，连用 2～3 日。

盐酸多西环素子宫注入剂：以本品计，子宫腔灌注。①预防产后感染，排出胎衣后第 1 日向子宫内注药 1 次，一次 1 支。②治疗急性子宫内膜炎、子宫蓄脓、子宫炎、宫颈炎，每 3 日给药 1 次，一次 1 支，连用 1～4 次。③治疗慢性子宫内膜炎，每 7～10 日或一个发情期注药 1 次，一次 1 支，连用 1～4 次。④治疗顽固性子宫内膜炎，先用露它净溶液（露它净 4mL 加水 96mL）1000～2000mL 冲洗，再注入本品，一次 1 支，连用 1～4 次。

【最大残留限量】残留标志物：多西环素。

牛（泌乳期禁用）：肌肉 $100\mu g/kg$，脂肪 $300\mu g/kg$，肝 $300\mu g/kg$，肾 $600\mu g/kg$。

猪：肌肉 $100\mu g/kg$，皮＋脂 $300\mu g/kg$，肝 $300\mu g/kg$，肾 $600\mu g/kg$。

家禽（产蛋期禁用）：肌肉 $100\mu g/kg$，皮＋脂 $300\mu g/kg$，肝 $300\mu g/kg$，肾 $600\mu g/kg$。

鱼：皮＋肉 $100\mu g/kg$。

【制剂与规格及休药期】

盐酸多西环素片　以多西环素计，①10mg；②25mg；③50mg；④100mg。牛、禽 28 日，羊 4 日，猪 7 日。

盐酸多西环素可溶性粉　以多西环素计，①5％；②10％；③20％；④50％。28 日。

盐酸多西环素粉（水产用）　以多西环素计，①100g∶2g（200 万单位）；②100g∶5g（500 万单位）；③100g∶10g（1000 万单位）。750 度日。

盐酸多西环素注射液（Ⅲ）　以多西环素计，①2mL∶50mg；②5mL∶0.125g；③10mL∶0.25g。猪 28 日。

盐酸多西环素注射液（Ⅳ）　以多西环素计，①10mL∶0.5g；②10mL∶1g。猪 28 日。

盐酸多西环素子宫注入剂　以多西环素计，24g∶2g。

六、酰胺醇类

氯霉素类属酰胺醇（Amphenicols）类广谱抗生素。兽医临床应用品种有甲砜霉素和氟苯尼考。

甲砜霉素
Thiamphenicol

甲砜霉素又名甲砜氯霉素，为氯霉素的同类物，人工合成。按干燥品计算，含甲砜霉素不得少于 98％。

【性状】白色结晶粉末；无臭。在二甲基甲酰胺中易溶，在无水乙醇中略溶，在水中微溶，其水溶性略大于氯霉素。

【药理】抗菌谱与抗菌作用与氯霉素近似。但对多数肠杆菌科细菌、金黄色葡萄球菌及肺炎球菌的作用比氯霉素稍差。抗菌作用机制同氯霉素，与氯霉素可交叉耐药，部分细菌产生的乙酰转移酶可灭活甲砜霉素。

本品内服后吸收迅速而完全，连续用药在体内无蓄积，同服丙磺舒可使排泄延缓，血药浓度增高。甲砜霉素不在肝内代谢灭活，也不与葡糖醛酸结合。内服后体内广泛分布，其组织、器官的含量比同剂量的氯霉素高（肾、肺、肝中含量比同剂量氯霉素高 3～4 倍），因此体内抗菌活性也较强。以原形经肾排泄（肾小球滤过和肾小管分泌），24h 内排出内服量的 70％～90％。

【用途】适应证同氯霉素。主要用于敏感菌引起的呼吸道、泌尿道和肠道等感染。

【药物相互作用】【注意】参见氯霉素。

① 本品也有血液系统毒性，主要为可逆性的红细胞生成抑制，但未见再生障碍性贫血的报道。

② 肾功能不全患畜要减量或延长给药间期。

③ 本品有较强的免疫抑制作用，约比氯霉素强 6 倍。对疫苗接种期间的动物或免疫功能严重缺损的动物应禁用。

④ 除日本外，欧盟、美国均禁用于食品动物。

【用法与用量】

甲砜霉素片：以甲砜霉素计，内服，一次量，每 1kg 体重，畜、禽 5～10mg。一日 2次，连用 2～3 日。

甲砜霉素粉：以甲砜霉素计，内服，一次量，每 1kg 体重，畜、禽 5～10mg，一日 2次，连用 2～3 日。拌饵投喂，每 15kg 体重，鱼 250.5mg，一日 1 次，连用 3～4 日。

甲砜霉素颗粒：以甲砜霉素计，混饮，每 1L 水，鸡 50mg。连用 3～5 日。

甲砜霉素可溶性粉：以甲砜霉素计，混饮，每 1L 水，鸡 50mg。连用 3～5 日。

甲砜霉素注射液：以甲砜霉素计，肌内注射，每 1kg 体重，猪 5mg。一日 1～2 次，连用 2～3 日。

【最大残留限量】 残留标志物：甲砜霉素。

牛、羊、猪：肌肉、脂肪、肝、肾 50μg/kg。牛：奶 50μg/kg。家禽（产蛋期禁用）：肌肉、皮＋脂、肝、肾 50μg/kg。鱼：皮＋肉 50μg/kg。

【制剂与规格及休药期】

甲砜霉素片　①25mg；②100mg。畜、禽 28 日；弃奶期 7 日。

甲砜霉素粉　①5％；②15％。畜、禽 28 日；弃奶期 7 日；鱼 500 度日。

甲砜霉素颗粒　5％。鸡 28 日。

甲砜霉素可溶性粉　①5％；②15％。鸡 28 日。

甲砜霉素注射液　①5mL：0.25g；②10mL：0.5g；③10mL：1.0g。猪 28 日。

氟苯尼考
Florfenicol

本品为人工合成的甲砜霉素单氟衍生物。

【性状】 白色或类白色的结晶性粉末；无臭。在二甲基甲酰胺中极易溶解，在甲醇中溶解，在冰醋酸中略溶，在水或氯仿中极微溶解。0.5％水溶液的 pH 值应为 4.5～6.5。

【药理】

(1) 药效学　抗菌谱与抗菌活性略优于氯霉素与甲砜霉素，对多种革兰氏阳性菌和革兰氏阴性菌及支原体等均有作用。国外用于牛，对牛呼吸道病病原菌的 MIC_{50} 与 MIC_{90} 分别为：溶血性巴氏杆菌 0.50μg/mL，1.00μg/mL；多杀性巴氏杆菌 0.50μg/mL，0.50μg/mL；睡眠嗜血杆菌 0.25μg/mL，0.5μg/mL。对猪胸膜肺炎放线菌的 MIC 为 0.2～1.56μg/mL。对耐氯霉素和耐甲砜霉素的痢疾志贺菌、伤寒沙门菌、肺炎克雷伯菌、大肠杆菌及耐氨苄西林流感嗜血杆菌的 MIC 均为 0.5μg/mL。

(2) 药动学　内服和肌内注射吸收迅速，分布广泛，半衰期长，血药浓度高，能够较长时间地维持血药浓度。给犊牛一次肌内注射后，其药动力学参数为：峰浓度 3.07μg/mL（1.45～5.60μg/mL），达峰时间 3.33h（0.75～8.00h），消除半衰期 18.3h（8.30～44.0h），生物利用度 78.5％（59.3％～106％）。肌内注射后 60h，在犊牛血清中的平均浓度为 0.19μg/mL。其蛋白结合率为 12.7％～18.3％。

本品内服吸收良好，猪即使在饲喂情况下吸收也较完全。由于胆汁中浓度高，且有较高的内服生物利用度（猪 109％、犊牛 88％、肉仔鸡 55％），预示存在肝肠循环。主要经肾排泄，犊牛静脉注射和内服后分别有 50％和 65％的原药排出。

【药物相互作用】【注意】 参见甲砜霉素。

① 本品勿用于哺乳期和孕期的母牛（有胚胎毒性）。

② 本品不引起再生障碍性贫血，但用药后牛可出现短暂的厌食、饮水减少和腹泻等不良反应。注射部位可出现炎症。

③ 美国 FDA 批准仅供牛用的注射剂。

【用法与用量】

氟苯尼考注射液（国内）：以氟苯尼考计，肌内注射，一次量，每 1kg 体重，鸡 20mg，猪 15～20mg。每隔 48h 一次，连用 2 次。鱼 0.5～1mg，一日 1 次。

氟苯尼考注射液（进口）：以氟苯尼考计，颈部肌内注射，一次量，每 1kg 体重，猪 15mg，每隔 48h 一次，连用 2 次。

氟苯尼考粉：以氟苯尼考计，内服，每 1kg 体重，猪、鸡 20～30mg，一日 2 次，连用 3～5 日；鱼 10～15mg，一日 1 次，连用 3～5 日。

氟苯尼考可溶性粉：以氟苯尼考计，混饮，每 1L 水，鸡 100～200mg，连用 3～5 日。

氟苯尼考溶液：以氟苯尼考计，混饮，每 1L 水，鸡 100～150mg，连用 5 日。

氟苯尼考溶液（蚕用）：以本品计，桑叶添食，取本品 2 支，加水 500mL，搅拌均匀，喷于 5kg 桑叶上。喷洒时以桑叶正反面湿润为度。发现病蚕后第 1 日饲喂药叶 24h，第 2、3 日分别饲喂 8h。

氟苯尼考甲硝唑滴耳液：以本品计，滴耳，犬、猫一次 3～4 滴，一日 2 次，连用 5～7 日。

氟苯尼考子宫注入剂：以本品计，子宫内灌注，一次量，牛 25mL（1 支），每 3 日 1 次，连用 2～4 次。

氟苯尼考预混剂：以氟苯尼考计，混饲，每 1000kg 饲料，猪 20～40g，连用 7 日。

【最大残留限量】 残留标志物：氟苯尼考与氟苯尼考胺之和。

牛、羊（泌乳期禁用）：肌肉 200μg/kg，肝 3000μg/kg，肾 300μg/kg。

猪：肌肉 300μg/kg，皮＋脂 500μg/kg，肝 2000μg/kg，肾 500μg/kg。

家禽（产蛋期禁用）：肌肉 100μg/kg，皮＋脂 200μg/kg，肝 2500μg/kg，肾 750μg/kg。

鱼：肉＋皮 1000μg/kg。

其他动物：肌肉 100μg/kg，脂肪 200μg/kg，肝 2000μg/kg，肾 300μg/kg。

【制剂与规格】

氟苯尼考注射液（国内）　①2mL：0.6g；②5mL：0.25g；③5mL：0.5g；④5mL：0.75g；⑤5mL：1g；⑥5mL：1.5g；⑦10mL：0.5g；⑧10mL：1g；⑨10mL：1.5g；⑩10mL：2g；⑪50mL：2.5g；⑫100mL：5g；⑬100mL：10g；⑭100mL：30g。猪 14 日，鸡 28 日，鱼 375 度日。

氟苯尼考注射液（进口）　①50mL：15g；②100mL：30g；③250mL：75g。猪 16 日。

氟苯尼考粉　①2%；②5%；③10%；④20%。猪 20 日，鸡 5 日，鱼 375 度日。

氟苯尼考可溶性粉　5%。鸡 5 日。

氟苯尼考溶液　①5%；②10%。鸡 5 日。

氟苯尼考溶液（蚕用）　2mL：30mg。无需制定。

氟苯尼考甲硝唑滴耳液　20mL：氟苯尼考 500mg 与甲硝唑 60mg。无需制定。

氟苯尼考子宫注入剂　25mL：2g。牛 28 日；弃奶期 7 日。

氟苯尼考预混剂　100g：2g。猪 14 日。

七、大环内酯类

大环内酯类（Macrolides）是一类具有14～16元大环的内酯结构的弱碱性抗生素。自1952年发现代表品种红霉素以来已陆续有竹桃霉素、螺旋霉素、吉他霉素、麦迪霉素、交沙霉素及它们的衍生物问世。并出现动物专用品种如泰乐菌素、替米考星、泰万菌素、泰拉霉素、泰地罗新、加米霉素等。本类药物的抗菌谱和抗菌活性基本相似，主要对需氧革兰氏阳性菌、革兰氏阴性球菌、厌氧球菌及军团菌属、支原体属、衣原体属有良好作用。仅作用于分裂活跃的细菌，属生长期抑菌剂。其系作用于细菌50S核糖体亚基，通过阻断转肽作用和mRNA位移而抑制细菌蛋白质合成。

本类药物内服可吸收，体内分布广泛，胆汁中浓度很高，不易透过血脑屏障。主要从胆汁排出，粪便中浓度较高。大环内酯类药物具有组织分布广的药代动力学特点，一些新的药物同时还表现出更长的消除半衰期。药效方面，大环内酯类药物对许多重要的动物源性病原菌也表现出非常优异的抗菌活性。另外，大环内酯类药物在吞噬细胞内的蓄积作用也为大家所熟知，然而胞内浓度与杀菌的精确药效关系仍待进一步研究。

红霉素
Ervthromvcin

红霉素由链霉菌（*Streptomyces erythreus*）的培养滤液中取得。药用其游离碱及盐类如乳糖酸红霉素、硫氰酸红霉素、琥乙红霉素、依托红霉素等。红霉素按无水物计算，每1mg的效价不得少于920红霉素单位。

【性状】白色或类白色结晶或粉末；无臭，味苦；微有引湿性。本品在甲醇、乙醇或丙酮中易溶，在水中极微溶解。0.066%水溶液的pH值应为8.0～10.5。本品的干燥状态或在中性和弱碱性液中较为稳定，而在酸性条件下不稳定，pH值低于4时迅速破坏。

【药理】

（1）药效学　抗菌谱近似青霉素，对革兰阳氏性菌如金黄色葡萄球菌（包括耐青霉素菌株）、肺炎球菌、链球菌、炭疽杆菌、猪丹毒杆菌、李斯特菌、腐败梭菌、气肿疽梭菌等均有较强的抗菌作用。敏感的革兰氏阴性菌有流感嗜血杆菌、布鲁菌、巴氏杆菌等，不敏感者大多为肠道杆菌如大肠杆菌、沙门菌等。此外，对某些螺旋体、支原体、立克次体和衣原体等也有良好作用。

细菌对红霉素已出现不断增长的耐药性，使用疗程较长还可出现诱导性耐药。细菌常因23S核糖体RNA上的腺嘌呤残基转录后甲基化而对红霉素耐药。此外，阻止药物穿透细菌细胞膜也可发生耐药。

（2）药动学　红霉素内服能吸收，但可被胃酸破坏。猪按每1kg体重50mg量喂服红霉素肠溶片，1h达血药峰浓度，有73%的猪在血中较长时间地维持大于1μg/mL的浓度。给猪静脉注射乳糖酸红霉素（8mg/kg）后5min血药浓度为7.62μg/mL，1h后降至1μg/mL，6h仅存0.06μg/mL。同量给黄牛一次静脉注射，0.08h血清浓度为14.09μg/mL，1h降至2.88μg/mL，6h尚存0.50μg/mL。产蛋鸡肌内注射25mg/kg后0.5h达血药峰浓度（1.3μg/mL），口服100mg/kg后1h达血药峰浓度（0.59μg/mL），在饮水中投喂（0.5～1g/L）血中浓度甚低（0.08～0.76μg/mL）。

红霉素能广泛分布到各种组织和体液中，其表观分布容积猪为3.3L/kg，黄牛为1.62L/kg。在肝和胆汁中含量最高，在脑脊液中最低。红霉素在肝内有相当量被灭活，主要经胆汁排泄，部分在肠道中重吸收，少量以原形经尿排泄。其消除半衰期为猪1.21h，黄牛1.97h。

【用途】 主要用于耐青霉素金黄色葡萄球菌及其他敏感菌所致的各种感染，如肺炎、子宫炎、乳腺炎、败血症等。对鸡支原体病（慢性呼吸道病）和传染性鼻炎也有相当疗效。也可配成眼膏或软膏用于皮肤和眼部感染。红霉素可作为青霉素过敏动物的替代药物。

【药物相互作用】

① 红霉素对氯霉素和林可霉素类的效应有拮抗作用，不宜同用。

② β-内酰胺类药物与本品（作为抑菌剂）联用时，可干扰前者的杀菌效能，需要发挥快速杀菌作用的疾患时，两者不宜同用。

【注意】 本品忌与酸性物质配伍。内服虽易吸收，但能被胃酸破坏，可应用肠溶片或耐酸的依托红霉素（erythromycin estolate），即红霉素丙酸酯的十二烷基硫酸盐。

【用法与用量】

红霉素片：以红霉素计，内服，一次量，每1kg体重，犬、猫10～20mg。一日2次，连用3～5日。

红霉素胶囊（蚕用）：以本品计，喷桑叶使用，一次量，本品1粒（5万单位）加500mL冷开水，搅拌溶解喷洒于5kg桑叶叶面，以桑叶正反面湿润为度，阴干后使用。4龄添食1～2次，5龄添食3～4次。严重发病时，第1日喂饲药叶24h，第2、3日分别喂饲药叶6h。

【最大残留限量】 残留标志物：红霉素A。

鸡、火鸡：肌肉、脂肪、肝、肾100μg/kg。鸡：蛋50μg/kg。其他动物：肌肉、脂肪、肝、肾200μg/kg，奶40μg/kg，蛋150μg/kg。鱼：皮＋肉200μg/kg。

【制剂与规格】

红霉素片 ①0.05g（5万单位）；②0.125g（12.5万单位）；③0.25g（25万单位）。

红霉素胶囊（蚕用）5万单位。

乳糖酸红霉素

Erythromycin Lactobionate

本品为红霉素的乳糖醛酸盐。按干燥品计算，每1mg的效价不得少于610红霉素单位。

【性状】 白色或类白色结晶或粉末；无臭，味苦。在水或乙醇中易溶，在丙酮或氯仿中微溶，在乙醚中不溶。8.5%水溶液的pH值应为6.0～7.5。

【药理】【用途】【药物相互作用】【注意】 参见红霉素。

① 本品局部刺激性较强，不宜作肌内注射。静脉注射的浓度过高或速度过快时，易发生局部疼痛和血栓性静脉炎。

② 在pH值过低的溶液中很快失效，注射溶液的pH值应维持在5.5以上。

【用法与用量】 以红霉素计。静脉注射：一次量，每1kg体重，马、牛、羊、猪3～5mg；犬、猫5～10mg。一日2次，连用2～3日。

临用前，先用灭菌注射用水溶解（不可用氯化钠注射液），然后用5%葡萄糖注射液稀释，浓度不超过0.1%。

【制剂与规格及休药期】 注射用乳糖酸红霉素 以红霉素计，①0.25g（25万单位）；②0.3g（30万单位）。牛14日，羊3日，猪7日；弃奶期72h。

硫氰酸红霉素
Erythromycin Thiocyanate

本品为红霉素的硫氰酸盐。按干燥品计算，每1mg的效价不得少于750红霉素单位。

【性状】 白色或类白色结晶或结晶性粉末；无臭，味苦；微有引湿性。在甲醇、乙醇中易溶，在水、氯仿中微溶。0.2%水溶液的pH值应为6.0～8.0。

【药理】【用途】【药物相互作用】【注意】 参见红霉素。

【用法与用量】

硫氰酸红霉素可溶性粉：以红霉素计，混饮，每1L水，鸡125mg。连用3～5日。

硫氰酸红霉素胶囊（蚕用）：以本品计，临用前，取本品1粒（5万单位），内容物加水500mL，搅拌溶解，喷洒于5kg桑叶叶面，以桑叶正反面湿润为度，阴干后使用。添食：4龄1～2次；5龄3～4次。疫情严重时可适当增加使用次数。

【制剂与规格及休药期】

硫氰酸红霉素可溶性粉 ①100g：2.5g（250万单位）；②100g：5g（500万单位）。鸡3日。

硫氰酸红霉素胶囊（蚕用） 5万单位。

吉他霉素
Khasamycin

吉他霉素由链霉菌（*Streptomyces kitasatoensis*）培养液取得的一种多组分的16元环大环内酯类抗生素。按干燥品计算，每1mg的效价不得少于1300吉他霉素单位。

【性状】 白色或淡黄色粉末；无臭，味苦。在甲醇、乙醇、氯仿、乙醚中极易溶解，水中几乎不溶。

【药理】

（1）药效学 抗菌谱近似红霉素，作用机制与红霉素相同。对大多数革兰氏阳性菌的抗菌作用略差于红霉素，对支原体的作用接近泰乐菌素，对某些革兰氏阴性菌、立克次体、螺旋体也有效。对耐药金黄色葡萄球菌的作用优于红霉素、氯霉素和四环素。本品的MIC为：金黄色葡萄球菌0.39～2.5μg/mL，表皮葡萄球菌0.25μg/mL，肺炎球菌0.01～0.19μg/mL，化脓链球菌0.06～0.12μg/mL，出血性黄疸钩端螺旋体0.05～0.6μg/mL，鸡败血支原体0.1μg/mL，禽滑液囊支原体及猪肺炎支原体0.32μg/mL。

（2）药动学 本品内服吸收良好，2h达血药峰浓度。广泛分布于主要脏器，在肝、肺、肾、肌肉中浓度较高，常超过血药浓度。主要经肝胆系统排泄，在胆汁和粪便中浓度高。少量经肾排泄。给鸡内服每1kg体重300mg剂量，24h后在脏器中无明显残留，但连用3天，需一周后才无药物残留检出。猪停药3天后无组织残留。

【用途】 主要用于防治猪、鸡支原体病及革兰氏阳性菌感染。

【药物相互作用】【注意】 参见红霉素。

本品与红霉素交叉耐药，对长期应用红霉素的鸡场宜少用。

【用法与用量】

吉他霉素片：以吉他霉素计，内服，一次量，每1kg体重，猪20～30mg；禽20～50mg。一日2次，连用3～5日。

吉他霉素预混剂：以吉他霉素计，混饲，每1000kg饲料，猪80～300g（8000万～

30000 万单位）；鸡 100～300g（1000 万～30000 万单位）。连用 5～7 日。

【最大残留限量】残留标志物：吉他霉素。

猪、家禽：肌肉、肝、肾、可食下水 200μg/kg。

【制剂与规格及休药期】

吉他霉素片　①5mg（0.5 万单位）；②50mg（5 万单位）；③100mg（10 万单位）。猪、鸡 7 日。

吉他霉素预混剂　①100g：10g（1000 万单位）；②100g：30g（3000 万单位）；③100g：50g（5000 万单位）。猪、鸡 7 日。

酒石酸吉他霉素
Kitasamycin Tartrate

本品为吉他霉素的酒石酸盐。按干燥品计算，每 1mg 的效价不得少于 1100 吉他霉素单位。

【性状】白色或淡黄色粉末；无臭，味微苦。在水、甲醇、乙醇中极易溶解，在丙酮、氯仿中易溶，在乙醚中几乎不溶。其 3% 水溶液的 pH 值应为 3.0～5.0。

【药理】【用途】【药物相互作用】同吉他霉素。

【注意】产蛋期禁用。

【用法与用量】以吉他霉素计。混饮：每 1L 水，禽 0.25～0.5g。连用 3～5 日。

【制剂与规格及休药期】酒石酸吉他霉素可溶性粉　①10g：5g（500 万单位）；②100g：10g（1000 万单位）。鸡 7 日。

泰乐菌素
Tylosin

泰乐菌素由链霉菌（*Streptomyces fradiae*）的类似菌株培养液中取得。按干燥品计算，每 1mg 效价不得少于 900 泰乐菌素单位。

【性状】白色至浅黄色粉末；在甲醇中易溶，在乙醇、丙酮、氯仿中溶解，在水中微溶，在己烷中几乎不溶。其盐类易溶于水，水溶液在 25℃、pH5.5～7.5 中可保存 3 个月。

【药理】

（1）药效学　抗菌作用机制和抗菌谱与红霉素相似。对革兰氏阳性菌和一些革兰氏阴性菌有效。敏感菌有金黄色葡萄球菌、化脓链球菌、肺炎球菌、化脓棒状杆菌等。对支原体属特别有效，是大环内酯类中抗支原体作用最强的药物之一。

（2）药动学　酒石酸泰乐菌素内服后易从胃肠道（主要是肠道）吸收。给猪内服后 1h 即达血药峰浓度。磷酸泰乐菌素则较少被吸收。泰乐菌素碱基注射液皮下或肌内注射能迅速吸收。泰乐菌素吸收后同红霉素一样在体内分布广泛，注射给药的脏器浓度比内服高 2～3 倍，但不易渗透入脑脊液。小动物的表观分布容积为 1.7L/kg。泰乐菌素进入乳汁中的浓度约为血清浓度的 20%。由于药物在体内经肝肠循环再吸收，故鸡在内服 6h 后，其血浓度和脏器浓度常高于 1h 的浓度。泰乐菌素以原形从尿和胆汁中排出。小动物的消除半衰期为 0.9h，新生犊牛为 2.3h，而 2 月龄以上犊牛为 1.1h。猪的排泄速度比家禽快。

【用途】主要用于防治猪、禽支原体病，如鸡的慢性呼吸道病和传染性窦腔炎及猪的支原体肺炎和支原体关节炎。对敏感菌并发的支原体感染尤为有效。本品也用于治疗牛巴氏杆菌引起的肺炎、运输热和化脓放线菌引起的腐蹄病以及猪巴氏杆菌引起的肺炎和猪痢疾密螺旋体引起的下痢。

【药物相互作用】 参见红霉素。

【注意】

① 本品的水溶液遇铁、铜、铝、锡等离子可形成络合物而减效。

② 细菌对其他大环内酯类耐药后，对本品常不敏感。

③ 本品较为安全。鸡皮下注射有时仅发生短暂的颜面肿胀，猪也偶见直肠水肿和皮肤红斑、瘙痒等反应。猪口服 LD_{50} 大于 5g/kg，肌内注射 LD_{50} 为 1g/kg。仔猪过量有休克和死亡的报道。犬能耐受 800mg/kg 的剂量，长期（2 年）内服 400mg/kg 未见器官毒性。

④ 产蛋母鸡和泌乳奶牛禁用。马属动物注射本品易致死，禁用。

【用法与用量】 以泰乐菌素计。肌内注射：一次量，每 1kg 体重，猪 10mg，一日 2 次，连用 3 日；犬、猫 10mg，一日 1 次，连用 3～5 日。

【最大残留限量】 残留标志物：泰乐菌素 A。

牛、猪、鸡、火鸡：肌肉、脂肪、肝、肾 100μg/kg。牛：奶 100μg/kg。鸡：蛋 300μg/kg。

【制剂与规格及休药期】 泰乐菌素注射液 ①50mL：2.5g（250 万单位）；②50mL：10g（1000 万单位）；③100mL：5g（500 万单位）；④100mL：20g（2000 万单位）。猪 46 日。

酒石酸泰乐菌素
Tylosin Tartrate

本品为泰乐菌素酒石酸盐。按干燥品计算，每 1mg 效价不得少于 800 泰乐菌素单位。

【性状】 白色至淡黄色粉末。在氯仿中易溶，在水或甲醇中溶解，在乙醚中几乎不溶。其 2.5% 水溶液的 pH 值为 5.0～7.2。

【药理】 见泰乐菌素。

【用途】 同泰乐菌素。

【药物相互作用】【注意】 同泰乐菌素。

① 对红霉素治疗无效的鸡慢性呼吸道病，应用本品效果也差。

② 产蛋期禁用。

【用法与用量】

酒石酸泰乐菌素可溶性粉：以泰乐菌素计，混饮，每 1L 水，禽、赛鸽 0.5g，连用 3～5 日。

酒石酸泰乐菌素可溶性粉（进口）：以泰乐菌素计，混饮，每 1L 水，鸡 0.5g，连用 5～7 日。

酒石酸泰乐菌素胶囊（赛鸽用）：以本品计，内服，胶囊蘸水塞入赛鸽，每羽每次 1 粒，每日 1 次，连用 3～5 日。

注射用酒石酸泰乐菌素：以泰乐菌素计，皮下或肌内注射，一次量，每 1kg 体重，猪、禽 5～13mg。

酒石酸泰乐菌素磺胺二甲嘧啶可溶性粉：以本品计，混饮，每 1L 水，鸡 2～4g。连用 3～5 日。

【制剂与规格及休药期】

酒石酸泰乐菌素可溶性粉（国内） ①100g：10g（1000 万单位）；②100g：20g（2000

万单位）；③100g：50g（5000万单位）。鸡1日。

酒石酸泰乐菌素可溶性粉（进口） 500g：50000万泰乐菌素单位。鸡5日。

酒石酸泰乐菌素可溶性粉（赛鸽用） 5g：1g（100万单位）。

酒石酸泰乐菌素胶囊（赛鸽用） 2.5万单位。

注射用酒石酸泰乐菌素 ①1g（100万单位）；②2g（200万单位）；③3g（300万单位）；④6.25g（625万单位）。猪21日，禽28日。

酒石酸泰乐菌素磺胺二甲嘧啶可溶性粉 100g：泰乐菌素10g（1000万单位）＋磺胺二甲嘧啶10g。

磷酸泰乐菌素
Tylosin Phosphate

本品为泰乐菌素的磷酸盐。按干燥品计算，每1mg的效价不得少于800泰乐菌素单位。

【性状】白色至淡黄色粉末；在三氯甲烷中易溶，在水或甲醇中溶解，在乙醚中几乎不溶。

【药理】

（1）药效学 同泰乐菌素。

（2）药动学 本品给猪内服，1h后血液及组织器官内即达峰值，24h后，除胆汁及消化器官后段组织外，均不能检出。在鸡体内的变化速率稍慢，排泄途径主要为胆汁和尿液。

【用途】同泰乐菌素。

本品用于防治猪的支原体肺炎、支原体关节炎、弧菌性痢疾；鸡的慢性呼吸道病、产气荚膜梭菌引起的坏死性肠炎。

【药物相互作用】【注意】见泰乐菌素。

【用法与用量】

以泰乐菌素计。混饲：每1000kg饲料，猪10～100g；鸡4～50g。

【制剂与规格及休药期】磷酸泰乐菌素预混剂 ①100g：2.2g（220万单位）；②100g：8.8g（880万单位）；③100g：10g（1000万单位）；④100g：22g（2200万单位）。猪、鸡5日。

酒石酸泰万菌素
Acetylisovaleryl Tylosin Tartrate

泰万菌素是对泰乐菌素第3位进行乙酰化和对第4位进行异戊酰化而形成的化合物，可通过生物转化法生产。常用其酒石酸盐，按干燥品计算，每1mg的效价不得少于780泰万菌素单位。

【性状】白色至淡黄色粉末。

【药理】抗菌机制和抗菌谱同泰乐菌素。但其细胞膜渗透性好，对细菌70S核糖体具更强亲和力，故其抗菌和抗支原体活力均高于泰乐菌素。

【用途】同泰乐菌素。

【药物相互作用】【注意】参见泰乐菌素。

① 不宜与青霉素类联合应用。

② 蛋鸡产蛋期禁用。

③ 非治疗动物避免接触本品；避免眼睛和皮肤直接接触，操作人员应配戴防护用品如面罩、眼镜和手套；严禁儿童接触本品。

【用法与用量】

酒石酸泰万菌素可溶性粉：以泰万菌素计，混饮，每 1L 水，鸡 200～300mg。连用 3～5 日。

酒石酸泰万菌素预混剂：以泰万菌素计，混饲，每 1000kg 饲料，猪 50～75g；鸡 100～300mg。连用 7 日。

【最大残留限量】 残留标志物：蛋为泰万菌素；除蛋外其他靶组织为泰万菌素和 3-O-乙酰泰乐菌素的总和。

猪：肌肉、皮＋脂、肝、肾 $50\mu g/kg$。家禽：皮＋脂、肝 $50\mu g/kg$，蛋 $200\mu g/kg$。

【制剂与规格及休药期】

酒石酸泰万菌素可溶性粉　按泰万菌素计，25g（2500 万单位）/袋。鸡 5 日。

酒石酸泰万菌素预混剂　①100g：5g（500 万单位）；②100g：20g（2000 万单位）；③100g：50g（5000 万单位）。猪 3 日，鸡 5 日。

替米考星

Tilmicosin

替米考星是一种由泰乐菌素半合成的大环内酯类抗生素。

【性状】 类白色到淡黄色粉末；易溶于水。

【药理】

（1）药效学　抗菌作用与泰乐菌素相似，主要抗革兰氏阳性菌，对少数革兰氏阴性菌和支原休也有效。其对胸膜肺炎放线菌、巴氏杆菌及畜禽支原体的活性比泰乐菌素强。据报道有 95％的溶血性巴氏杆菌菌株对本品敏感。本品对以下病原微生物的 MIC 分别为：溶血性巴氏杆菌 $3.12\mu g/mL$，多杀性巴氏杆菌 $6.25\mu g/mL$，睡眠嗜血杆菌 $6.25\mu g/mL$，牛鼻支原体 $0.024\mu g/mL$，牛眼支原体 $0.048\mu g/mL$，鸡败血支原体 $0.0025～0.1\mu g/mL$，鸡滑液囊支原体 $0.006～0.025\mu g/mL$。

（2）药动学　内服或皮下注射本品后吸收快，组织穿透力强，表观分布容积大。肺和乳中浓度高。半衰期可达 1～2 日，体内维持时间长。给牛按每 1kg 体重 10mg 皮下注射后 1h 内出现血药峰浓度，3 天后血清浓度保持 $0.07\mu g/mL$。而肺组织至少在一次注射后 3 天仍能维持高于 $3.12\mu g/mL$ 的浓度。肺/血清的替米考星比值约为 60：1。给奶牛静脉注射后 0.5h 乳中药物浓度远高于血药浓度，乳/血的药物峰浓度比值为 10：1～30：1，乳中药物消除半衰期为 22.6h。皮下注射后 0.5h 乳中浓度高于血药浓度近 50 倍，消除半衰期长达 33.8h。通过放射性标记替米考星的测定，发现在尿液和粪便中历时 21 天分别回收 24％和 68％的给药剂量。

【用途】 主要用于防治敏感菌引起的牛肺炎和乳腺炎，也用于猪、鸡的支原体病。

【药物相互作用】 参见红霉素。本品与肾上腺素联用可促进猪死亡。

【注意】

① 本品禁止静脉注射。牛一次静脉注射 5mg/kg 即致死，对猪、灵长类动物和马也有致死的危险性。

② 肌内注射和皮下注射均可出现局部反应（水肿等），也不能与眼接触。皮下注射部位应选在牛肩后肋骨上的区域内。

③ 本品毒作用的靶器官是心脏，可引起心动过速和收缩力减弱。牛皮下注射 50mg/kg 不致死，150mg/kg 则致死。猪肌内注射 10mg/kg 引起呼吸增数、呕吐和惊厥；20mg/kg 可使 3/4 的实验猪死亡。猴一次肌内注射 10mg/kg 无中毒症状，20mg/kg 引起呕吐，30mg/kg 则致死。

④ 应用本品时应密切监视心血管状态。心脏 β_1 受体激动剂——多巴酚丁胺（dobutamine）能解除犬的负性心力效应。而 β 受体阻断剂——普萘洛尔（propranolal）则加剧诱发犬心动过速的负性心力效应。

⑤ 本品的注射用药慎用于除牛以外的动物。

⑥ 泌乳期奶牛和肉犊牛禁用。

【用法与用量】

替米考星注射液：皮下注射，每 1kg 体重，牛 10mg。仅注射 1 次。

替米考星预混剂：以替米考星计，混饲，每 1000kg 饲料，猪 200～400g。连用 15 日。

替米考星溶液、替米考星可溶性粉：以替米考星计，混饮，每 1L 水，鸡 75mg。连用 3 日。

【最大残留限量】 残留标志物：替米考星。

牛、羊：肌肉、脂肪 100μg/kg，肝 1000μg/kg，肾 300μg/kg，奶 50μg/kg。

猪：肌肉、脂肪 100μg/kg，肝 1500μg/kg，肾 1000μg/kg。

鸡（产蛋期禁用）：肌肉 150μg/kg、皮＋脂 250μg/kg，肝 2400μg/kg，肾 600μg/kg。

火鸡：肌肉 100μg/kg、皮＋脂 250μg/kg，肝 1400μg/kg，肾 1200μg/kg。

【制剂与规格及休药期】

替米考星注射液　10mL：3g。牛 35 日。

替米考星预混剂　①10%；②20%。猪 14 日。

替米考星溶液　①10%；②25%。鸡 12 日。

替米考星可溶性粉　①10%；②37.5%。鸡 10 日。

泰拉霉素
Tulathromycin

泰拉霉素又名土拉霉素、托拉菌素，动物专用的半合成大环内酯类抗生素。其为一种由 15 元氮杂内酯环和 13 元氮杂内酯环 2 种同分异构体以 9：1 的比例组成的混合物。

【性状】 白色或类白色粉末；可溶于甲醇、丙酮、乙酸乙酯、乙醇等。

【药理】

（1）药效学　泰拉霉素与其他大环内酯类的作用机制相同，能与敏感菌的核糖体 50S 亚基结合，使肽链的合成和延长受阻，影响细菌蛋白质合成。具广谱抗菌作用，对一些革兰氏阳性菌和革兰氏阴性菌均有抗菌活性，对引起猪呼吸系统疾病的病原菌尤其敏感，如溶血性巴氏杆菌、出血败血性巴氏杆菌、睡眠嗜血杆菌、支原体、胸膜肺炎放线菌、支气管败血波氏杆菌、副猪嗜血杆菌等。对引起牛传染性角膜结膜炎的牛莫拉菌也具有很好的抗菌活性，对引起羊流产的空肠弯曲杆菌也很敏感。

（2）药动学　本品在消化道的吸收率很低，肌内、皮下注射吸收迅速，达峰时间短，生物利用度高。由于其为有机碱，脂溶性较高，因此在动物体内分布广泛。本品对肺有特别的亲和力，从注射部位吸收后，可在肺巨噬细胞和中性粒细胞中迅速集聚而缓慢释放，因此在各组织中，肺的药物浓度最高而且持久。本品 90% 以原形从粪便和尿液排泄。本品在猪和牛体内的血浆消除半衰期较长，分别可达 75.6h 和 66h，在肺中的消除半衰期分别可达 6d 和 8.75d。

【用途】 主要用于由胸膜肺炎放线菌、支原体、巴氏杆菌、副嗜血杆菌、支气管败血性博德特菌等引起的猪、牛呼吸系统疾病的防治，也用于治疗牛莫拉菌引起的传染性角膜结膜炎。

【药物相互作用】 无。

【注意】

① 注射部位可能出现肿胀及皮下组织变色等反应。

② 猪和牛注射后个别可能出现流涎现象，但很快消失。

③ 加大剂量给药时，动物可出现明显的疼痛征兆，以 7.5mg/kg、12.5mg/kg 剂量分别给牛颈部皮下注射和给猪腿部肌内注射，牛出现明显的摇头现象，猪出现呻吟及跛行现象。

④ 可能产生心脏毒性，以 12.5mg/kg 和 15mg/kg 剂量分别给牛皮下注射后，分别牛发生心肌变性。

⑤ 牛皮下注射给药时，每个注射部位不要超过 10mL；猪肌内注射给药时，每个注射部位不要超过 2.5mL。

⑥ 禁用于哺乳期奶牛。

【用法与用量】 以泰拉霉素计。皮下注射：一次量，每 1kg 体重，牛 2.5mg（相当于 1mL/40kg）。每个注射部位的给药剂量不超过 7.5mL。颈部肌内注射：一次量，每 1kg 体重，猪 2.5mg/kg（相当于 1mL/40kg）。每个注射部位的给药剂量不超过 2mL。

【制剂与规格及休药期】 泰拉霉素注射液 ①20mL：2g；②50mL：5g；③100mL：10g；④250mL：25g；⑤500mL：50g。牛 49 日，猪 33 日。

加米霉素
Gamithromycin

加米霉素是一种氮杂内酯类半合成抗生素。加米霉素在结构上不同于其他大部分兽用大环内酯类药物，含有一个 15 元半合成内酯环，在环的第 7α 位上有一个特定的烷基化氮原子。

【性状】 本品为白色至类白色结晶性粉末；无臭；略有引湿性。

【药理】

（1）药效学　大环内酯类抗生素，主要通过与细菌核糖体 50S 亚基结合，阻止多肽链延长，抑制细菌蛋白质的合成。在体外试验中，加米霉素对溶血性曼氏杆菌、多杀性巴氏杆菌、睡眠嗜组织菌、牛支原体、马链球菌兽疫亚种和马红球菌敏感，加米霉素对其他病原菌的抗菌活性未见报道。

（2）药动学　加米霉素在牛的药代动力学特点表现为从注射部位迅速吸收，广泛分布到各个组织，消除缓慢。在肺上皮组织液、支气管肺泡液和肺组织中药物浓度高且持久。皮下给药后生物利用度几乎为 100%。静脉注射后的表观分布容积为 25L/kg。以 6mg/kg 的剂量皮下给药后，肺组织峰浓度约为 28μg/g，肺组织中药物浓度是相应时间的血药浓度的 16～650 倍。在肺组织中的消除半衰期为 6～7d。

【用途】 加米霉素主要用于防治由溶血性曼氏杆菌、多杀性巴氏杆菌、牛支原体、睡眠嗜组织菌引起的牛呼吸道疾病（BRD）。

【药物相互作用】无。

【注意】

① 禁用于对大环内酯类抗生素过敏的动物。

② 禁与其它大环内酯类或林可胺类抗生素同时使用。

③ 禁用于泌乳期奶牛。

④ 禁用于预产期在 2 个月内的怀孕母牛。

⑤ 加米霉素可能对眼睛和/或皮肤有刺激性，应避免接触皮肤和/或眼睛。如不慎接触，应立即用水清洗。

⑥ 不慎注射入人体，需立即就医，并向医生提供本品标签或说明书。

⑦ 用后需洗手。

⑧ 置于儿童不可触及处。

【用法与用量】按加米霉素计。皮下注射：一次量，牛每 1kg 体重 6mg（相当于每 25kg 体重注射 1mL）。仅用一次。每个注射部位的注射量不超过 10mL。

【制剂与规格及休药期】加米霉素注射液　①20mL：3g；②50mL：7.5g；③100mL：15g。牛 64 日，猪 16 日。

泰地罗新
Tildipirosin

泰地罗新是一个源自天然化合物泰乐菌素的半合成 16 元大环内酯类抗生素。其结构特点为内酯环的 C_{20} 和 C_{23} 被两个哌啶取代，以及 C_5 上有一个基本的碳霉糖分子。因为三个氮原子可产生质子化作用，所以泰地罗新属于氮杂三元分子。

【性状】无色至淡黄色澄明液体。

【药理】

（1）药效学　泰地罗新在体外对溶血性曼氏杆菌、多杀性巴氏杆菌、胸膜肺炎放线菌、支气管败血波氏杆菌、睡眠嗜组织菌和副猪嗜血杆菌敏感。对其他兽医上重要病原菌的抗菌活性未见报道。

（2）药动学　泰地罗新在牛和猪体内从注射部位迅速吸收，广泛分布到全身各个组织，缓慢消除，在支气管液和肺组织浓度高且持久。牛皮下注射给药后的生物利用度约为 80%。牛静脉注射给药后的表观分布容积为 49L/kg。以 4mg/kg 的剂量给药后，在牛和猪的肺组织峰浓度分别约为 $15\mu g/g$ 和 $4\mu g/g$。

【用途】主要用于治疗和控制由溶血性曼氏杆菌、多杀性巴氏杆菌和睡眠嗜组织菌引起的牛呼吸道疾病（BRD）。用于治疗和控制敏感的胸膜肺炎放线菌、多杀性巴氏杆菌和副猪嗜血杆菌等引起的猪呼吸系统疾病（SRD）。

【药物相互作用】无。

【注意】

① 禁用于对大环内酯类抗生素或其辅料过敏的动物。禁止静脉注射。

② 禁与其他大环内酯类、林可胺类或链阳霉素类抗生素同时使用。

③ 对于妊娠期和泌乳期的动物，应在兽医指导下使用。

④ 每个注射部位的给药体积不超过 5mL。在猪的注射部位普遍会出现轻度至中度的肿胀和疼痛。在临床试验期间 1048 头猪中仅 2 头出现了震颤症状。

⑤ 泰地罗新可能会引起皮肤过敏，如不慎接触，应立即用肥皂和清水清洗。如眼睛不

慎接触，应立即用清水冲洗。

⑥ 应避免出现注入人体的情况。一旦发生，立即就医并向医生提供产品说明书。

⑦ 给药后洗手。

⑧ 置于儿童不可触及处。

【用法与用量】以泰地罗新计。肌内注射：一次量，猪每 1kg 体重 4mg。仅用一次。皮下注射：一次量，每 1kg 体重，牛 4mg，仅用一次。

【制剂与规格及休药期】

泰地罗新注射液　①50mL：2g；②100mL：4g。猪 11 日。

泰地罗新注射液（猪用）　①100mL：4g；②250mL：10g。猪 9 日。

泰地罗新注射液（牛用）　①50mL：9g；②100mL：18g。牛 47 日。

八、林可胺类

林可胺类（lincosamides）抗生素是从林可链霉菌发酵液中提取的一类抗生素。其特点是具有高脂溶性的碱性化合物，能够从肠道很好地吸收，在动物体内分布广泛，对细胞屏障穿透力强，有共同的药动学特征。它们的作用部位都是细菌核糖体上的 50S 亚基，由于存在竞争作用位点，合用时可能产生拮抗作用。本类抗生素对革兰氏阳性菌和支原体有较强抗菌活性，对厌氧菌也有一定作用，但对大多数需氧革兰氏阴性菌不敏感。

盐酸林可霉素
Lincomycin Hydrochloride

林可霉素是由链霉菌（*Streptomyces lincolnencis*）培养液中取得的一种林可胺类（Lincosamides）碱性抗生素。按无水物计算，本品含林可霉素不得少于 82.5%。

【性状】白色结晶性粉末；有微臭或特殊臭，味苦。在水或甲醇中易溶，在乙醇中略溶。10% 水溶液的 pH 值应为 3.0～3.5。性质较稳定。

【药理】

（1）药效学　抗菌谱较红霉素窄。革兰氏阳性菌如金黄色葡萄球菌（包括耐青霉素菌株）、链球菌、肺炎球菌、炭疽杆菌、猪丹毒杆菌及某些支原体（猪肺炎支原体、猪鼻支原体、猪滑液囊支原体）、钩端螺旋体均对本品敏感。而革兰氏阴性菌如巴氏杆菌、克雷伯菌、假单胞菌（铜绿假单胞菌等）、沙门菌、大肠杆菌等均对本品耐药。林可霉素类的最大特点是对厌氧菌有良好抗菌活性，如梭杆菌属、消化球菌、消化链球菌、破伤风梭菌、产气荚膜梭菌及大多数放线菌均对本类抗生素敏感。本类药物的作用机制同红霉素，主要作用于细菌核糖体的 50S 亚基，通过抑制肽链的延长而影响蛋白质的合成。由于红霉素、氯霉素的作用部位与此相同，且前二者对核糖体的亲和力大于后者，因此本类药物不宜与红霉素或氯霉素合用，以免出现拮抗现象。

林可霉素系抑菌剂，但高浓度对高度敏感细菌也有杀菌作用。葡萄球菌对本品可缓慢地产生耐药性。细菌对林可霉素与克林霉素有完全的交叉耐药性，与红霉素可部分交叉耐药。

（2）药动学　林可霉素内服吸收差，可吸收 30%～40% 的投药量。食物可降低其吸收速度和吸收量。犬内服后 1.5h 血清中出现药物浓度，2～4h 达血药峰浓度。肌内注射后吸收迅速，短时即可取得比内服高几倍的血药峰浓度。如猪一次肌内注射 11mg/kg，其血药峰浓度为 $6.25\mu g/mL$，而内服同量仅为 $1.5\mu g/mL$。不同动物间吸收速率也不一致，给猪肌内注射 20mg/kg 后 5min 达血药峰浓度 $13.47\mu g/mL$；黄牛一次肌内注射 20mg/kg，

0.25h达血药峰浓度；水牛肌内注射同量需0.5h才达到5.83μg/mL的血药峰浓度。本品在体内分布较广，其表观分布容积为水牛3.4L/kg、黄牛1.7L/kg、猪2.8L/kg。在大多数组织、胸水、腹水、关节液中都可达有效水平，在骨组织中浓度尤高，但不能渗透正常脑膜，即使脑膜发炎，也不易渗入脑脊液中。林可霉素的血浆蛋白结合率取决于药物浓度，可从57%至72%。药物能透过胎盘，也能分布于乳汁，其浓度与血浆浓度相等或偏高。林可霉素主要在肝内代谢，经胆汁和粪便排泄。少量从尿中排泄。犬内服后经粪便排泄的药物占77%，经尿液排泄的占14%。肌内注射给药的消除半衰期为小动物3～4h、猪6.79h、奶牛2.2h、黄牛4.13h、水牛9.27h、马8.1h。肝肾功能缺损时能延长半衰期。

【用途】主要用于敏感菌所致的各种感染如肺炎、支气管炎、败血症、骨髓炎、蜂窝织炎、化脓性关节炎和乳腺炎等。对猪的密螺旋体痢疾、支原体肺炎及鸡的气囊炎、梭菌性坏死性肠炎和乳牛的急性腐蹄病等也有防治功效。本品与大观霉素并用对禽败血性支原体和大肠杆菌感染的疗效超过单一药物。

【药物相互作用】

① 与庆大霉素等联合对葡萄球菌、链球菌等革兰氏阳性菌呈协同作用。

② 不宜与减少肠蠕动的止泻药同用，因可使肠内毒素延迟排出，从而导致腹泻延长和加剧。也不宜与含白陶土止泻药同时内服，后者将减少林可霉素的吸收达90%以上。

③ 林可霉素类具神经-肌肉接头阻滞作用，与其他具有此种效应的药物如氨基糖苷类和多肽类等合用时应予注意。

④ 林可霉素类与氯霉素或红霉素合用有拮抗作用。与卡那霉素、新生霉素同瓶静脉注射时有配伍禁忌。

【注意】

① 林可霉素类禁用于兔、仓鼠、马和反刍动物，因可发生严重的胃肠反应（腹泻等），甚至死亡。

② 林可霉素禁用于对本品过敏的动物或已感染念珠菌病的动物。

③ 林可霉素可排入乳汁中，对吮乳犬、猫有引发腹泻的可能。

④ 犬、猫内服本品的不良反应为胃肠炎（呕吐、排稀便，犬偶发出血性腹泻）。肌内注射在注射局部引发疼痛；快速静脉注射能引起血压升高和心肺功能停顿。猪也可发生胃肠反应，大剂量对多数给药猪可出现皮肤红斑及肛门或阴道水肿。

⑤ 泌乳期奶牛、蛋鸡产蛋期禁用。

【用法与用量】

盐酸林可霉素片：以林可霉素计，内服，一次量，每1kg体重，猪10～15mg；犬、猫15～25mg。一日1～2次，连用3～5日。

盐酸林可霉素可溶性粉：以林可霉素计，混饮，每1L水，猪40～70mg，连用7日；鸡150mg，连用5～10日。

盐酸林可霉素注射液：以林可霉素计，肌内注射，一次量，每1kg体重，猪10mg，一日1次；犬、猫10mg，一日2次，连用3～5日。

盐酸林可霉素乳房注入剂：乳管内灌注，挤奶后每个乳区1支。一日2次，连用2～3次。

【最大残留限量】残留标志物：林可霉素。

牛、羊：肌肉100μg/kg，脂肪50μg/kg，肝500μg/kg，肾1500μg/kg，奶150μg/kg。猪：肌肉200μg/kg，脂肪100μg/kg，肝500μg/kg，肾1500μg/kg。家禽：肌肉200μg/kg，脂肪100μg/kg，肝500μg/kg，肾500μg/kg。鸡：蛋50μg/kg。鱼：皮＋肉100μg/kg。

【制剂与规格及休药期】

盐酸林可霉素片　以林可霉素计，①0.25g；②0.5g。猪6日。

盐酸林可霉素可溶性粉　①5%；②10%。猪、鸡5日。

盐酸林可霉素注射液　以林可霉素计，①2mL：0.12g；②2mL：0.2g；③2mL：0.3g；④2mL：0.6g；⑤5mL：0.3g；⑥5mL：0.5g；⑦10mL：0.3g；⑧10mL：0.6g；⑨10mL：1g；⑩10mL：1.5g；⑪10mL：3g；⑫10mL：30g。猪2日。

盐酸林可霉素乳房注入剂　以林可霉素计，7.0g：0.35g。弃奶期7日。

克林霉素
Clindamycin

克林霉素为林可霉素7位羟基被氯离子取代而成的半合成化合物，常用其盐酸盐。按无水物计算，本品含克林霉素不得少于83%。

【性状】白色结晶性粉末；无臭。在水中极易溶解，在甲醇或吡啶中易溶，在乙醇中微溶，在丙酮或氯仿中几乎不溶。其10%水溶液的pH值应为3.0～5.5。

【药理】抗菌谱同林可霉素，但抗菌活性比林可霉素强4～8倍。克林霉素内服吸收明显优于林可霉素，它吸收快而完全（约90%），进食对吸收的影响不大，内服后0.75～1h达血药峰浓度。肌内注射后血药达峰时间为1～3h。体内分布广泛，在骨、关节液、胆汁、胸水、腹水、皮肤和心肌中取得治疗浓度，也易透入脓汁和白细胞。脑膜有炎症时在脑脊液中可达到40%的血清浓度。约有93%的血浆蛋白结合率。药物可透过胎盘，也能分布于乳汁中，其浓度相等于血浆浓度。

克林霉素在肝内部分代谢为活性和非活性代谢物。原药和代谢物在尿液、粪便和胆汁中排泄。其半衰期在肾、肝功能严重不全的动物中能予延长。犬的消除半衰期为内服后3～5h，皮下注射后10～13h。

【用途】用于治疗由革兰氏阳性需氧敏感菌引起的犬皮肤感染（创伤、脓肿和深层感染）。

【药物相互作用】同盐酸林可霉素。

【注意】

① 不得用于兔、豚鼠、仓鼠、马和反刍动物。

② 不得用于对林可胺类药物过敏的动物。

③ 本品具有神经肌肉阻滞特性，可能会提高其他神经肌肉阻滞药的作用。

④ 本品与酰胺醇类、大环内酯类药物有拮抗作用，不应同时使用。

⑤ 本品与卡那霉素、新生霉素等存在配伍禁忌。

⑥ 本品不宜与抑制肠道蠕动和含白陶土的止泻剂合用。

【用法与用量】以克林霉素计。内服：一次量，每1kg体重，犬11mg，一日1次，连用7日。若连用4日无临床改善，应停止使用或遵医嘱。每1.1g本品溶于约2mL水，灌服（表3-1）。

表3-1　犬用法用量

犬体重/kg	给药量
≤5	1.1g包装一袋
5～10	2.2g包装一袋
10～15	3.3g包装一袋
>15	选择合适包装的产品组合使用

【制剂与规格及休药期】克林霉素磷酸酯颗粒　按 $C_{18}H_{33}ClN_2O_5S$ 计，5%。①1.1g/袋；②2.2g/袋；③3.3g/袋。不需要制定休药期。

盐酸吡利霉素
Pirlimycin Hydrochloride

吡利霉素为半合成林可胺类抗生素，是林可霉素的衍生物。

【性状】吡利霉素不溶于水；其盐酸盐含有一个结晶水，为白色或类白色粉末，溶于甲醇、丙二醇，微溶于水。

【药理】与其他林可胺类抗生素一样属于抑菌性抗生素，通过与细菌核糖体50S亚基结合，抑制转肽酶，阻止肽链形成，使蛋白质合成受阻，抗菌效果优于林可霉素和克林霉素。主要抗革兰氏阳性菌如葡萄球菌、链球菌，对金黄色葡萄球菌敏感；对革兰氏阴性菌如大肠杆菌无抗菌活性。

乳房灌注给药，51%剂量分布于奶中，10%由尿液排出，24%经粪便排出。吸收进入全身循环的吡利霉素主要分布于亲脂性组织，容易通过组织膜。排泄的吡利霉素68%为原形。奶牛按剂量50mg/kg间隔24h给药两次，吡利霉素达峰时间和峰浓度分别为：血液2～6h，$0.025\mu g/mL$；奶4h，$150\mu g/mL$；乳腺组织10h，$10\mu g/g$。第二次给药后第12h和第36h，奶中吡利霉素浓度分别为 8～18$\mu g/mL$ 和 1$\mu g/mL$。第2天，肝组织中吡利霉素浓度为 2.33$\mu g/g$，第21天下降到 0.5$\mu g/g$。第4天，乳腺组织中浓度 0.927$\mu g/g$，肝组织中吡利霉素和代谢物（主要为吡利霉素亚砜）总浓度为 2.18$\mu g/g$。

【用途】本品主要用于治疗金黄色葡萄球菌、无乳链球菌、停乳链球菌等引起的奶牛泌乳期临床型乳腺炎和隐性乳腺炎。

【药物相互作用】参见盐酸林可霉素。

【注意】

① 对于金黄色葡萄球菌引起的难治性乳腺炎，按推荐剂量乳房灌注吡利霉素，足以控制炎症，但不能消除病原。

② 对于已出现全身临床症状的急性乳腺炎，应给予其他药物如起全身作用的抗生素和/或支持疗法。

③ 个别用药奶牛出现荨麻疹。

④ 弃奶期，奶牛3日。

【用法与用量】【制剂与规格】参见乳腺内用药。

九、多肽类

多肽类抗生素是一类具多肽结构的化学物质。包括杆菌肽、多黏菌素类、维吉尼霉素、恩拉霉素等。

硫酸黏菌素
Colistin Sulfate

黏菌素是一种多黏菌素类的多肽抗生素，由多黏芽孢杆菌（*Bacfillus polymyxa*）的培养液中取得。常用其硫酸盐，按干燥品计算，每1mg的效价不得少于19000黏菌素单位。

【性状】白色或微黄色粉末；无臭或几乎无臭；有引湿性。在水中易溶，在乙醇中微溶，在丙酮、氯仿或乙醚中几乎不溶。1%水溶液的 pH 值应为 4.0～6.5。

【药理】

（1）药效学 属窄谱抗生素。主要对革兰氏阴性菌有强大抗菌作用，敏感菌有铜绿假单胞菌、大肠杆菌、肠杆菌属、克雷伯菌属、沙门菌属、志贺菌属、巴氏杆菌和弧菌等。而变形杆菌属、布鲁氏菌属、沙雷菌属和所有革兰氏阳性菌均对本品耐药。

多黏菌素类为慢效杀菌剂，主要作用于细菌细胞膜，当与敏感菌接触时，其化学结构中的游离氨基（带阳电）与细菌细胞膜上磷脂的磷酸根（带阴电）结合，使膜的通透性增加，导致细胞内的重要物质如氨基酸、嘌呤、嘧啶、K^+ 等外漏。也能影响核质和核糖体的功能。细菌对本品不易产生耐药性，且与其他抗生素无交叉耐药现象，但多黏菌素 E 与多黏菌素 B 之间有完全的交叉耐药性。

（2）药动学 本品内服很少吸收，吸收后药物在体内分布较差，持续时间短暂。内服 8h 后除胆汁外，其他组织中仅有微量，16h 后所有组织均无残留。注射后体内分布广，0.5～1h 在主要组织中均达峰值，但不易向胸腔、关节腔和感染灶内渗透，也难以透入脑脊液中。6h 后除血液、气管、唾液、肾、尿外均不能检出，24h 后除气管、肾、尿外也不能检出。药物的血浆蛋白结合率较低。主要经肾排泄，肾功能不全时易在体内蓄积。

【用途】 主要用于治疗革兰氏阴性杆菌（大肠杆菌等）引起的肠道感染，对铜绿假单胞菌感染（败血症、尿路感染、烧伤或外伤创面感染）也有效。

【药物相互作用】

① 磺胺药、甲氧苄啶均可增强本品对大肠杆菌、肠杆菌属、肺炎克雷伯菌、铜绿假单胞菌等的抗菌作用。

② 本品能增强两性霉素 B 对球孢子菌等的抗菌作用。

③ 与肌松药和神经肌肉阻滞剂（如氨基糖苷类抗生素等）合用可能引起肌无力和呼吸暂停。

【注意】

① 本品内服很少吸收，不用于全身感染。

② 本品吸收后，对肾脏和神经系统有明显毒性，在剂量过大或疗程过长，以及注射给药和肾功能不全时均有中毒的危险性。

③ 连续使用不宜超过一周。

【用法与用量】

硫酸黏菌素可溶性粉：以黏菌素计，混饮，每 1L 水，猪 40～200mg；鸡 20～60mg。混饲，每 1kg 饲料，猪 40～80mg。

硫酸黏菌素注射液：以黏菌素计，肌内注射，一次量，每 1kg 体重，哺乳期仔猪 2～4mg。一日 2 次，连用 3～5 日。

【最大残留限量】 残留标志物：黏菌素 A 与黏菌素 B 之和。

牛、羊、猪、兔：肌肉、脂肪、肝 150μg/kg，肾 200μg/kg。鸡、火鸡：肌肉、皮＋脂、肝 150μg/kg，肾 200μg/kg。牛、羊：奶 50μg/kg。鸡：蛋 300μg/kg。

【制剂与规格及休药期】

硫酸黏菌素可溶性粉 ①100g：2g（0.6 亿单位）；②100g：5g（1.5 亿单位）；③100g：10g（3 亿单位）。猪、鸡 7 日。

硫酸黏菌素注射液 ①2mL：50mg（150 万单位）；②5mL：0.1g（300 万单位）；③10mL：0.2g（600 万单位）。猪 28 日。

黏菌素预混剂预混剂 参见抗菌药物预混剂章节。

十、截短侧耳素类

本类抗生素主要包括泰妙菌素和沃尼妙林，它们都是畜禽专用的抗生素。

延胡索酸泰妙菌素
Tiamulin Fumarate

泰妙菌素是由伞菌科北风菌（*Pleurotus mutilis*）的培养液中提取的截短侧耳素类（Pleuromulins）抗生素，常用其延胡索酸盐。按无水物计算，含泰妙菌素不得少于98％。

【性状】白色或淡黄色结晶粉末；具轻微的特征性臭味。可溶于水（6％），干燥品稳定，密封可保存5年。临床用溶液应当天配制。

【药理】本品为抑菌性抗生素，但高浓度对敏感菌也有杀菌作用。抗菌作用机制系与细菌核糖体50S亚基结合而抑制细菌蛋白质合成。本品对多种革兰氏阳性球菌包括大多数葡萄球菌和链球菌（D组链球菌除外）、猪胸膜肺炎放线菌及多种支原体和某些螺旋体有良好抗菌活性，但对革兰氏阴性菌尤其是肠杆菌科细菌的抗菌活性很弱。

猪内服本品易于吸收。投服单剂量约可吸收85％，2～4h出现血药峰浓度。体内分布广泛，肺中浓度最高。泰妙菌素在体内被代谢成20种代谢物，有的具抗菌活性。约有30％的代谢物在尿液中排出，其余随粪便排泄。

【用途】用于治疗胸膜肺炎放线菌引起的猪肺炎及猪痢疾密螺旋体引起的猪血痢。对鸡慢性呼吸道病、猪支原体肺炎、鸡葡萄球菌滑膜炎也有效。

【药物相互作用】

① 本品禁止与聚醚类抗生素配伍用，因能引起药物中毒，使鸡生长迟缓、运动失调、麻痹瘫痪，直至死亡。猪虽反应较轻，也不宜合用。

② 与能结合细菌核糖体50S亚基的抗生素（如林可霉素、红霉素、泰乐菌素等）同用，由于竞争作用部位而导致减效。

【注意】

① 本品给鸡、猪内服较安全，可耐受3～5倍的内服量。但常量偶可出现皮肤发红等反应。过量对猪能引起短暂流涎、呕吐和中枢神经系统抑制，应停药并对症治疗。

② 本品有刺激性，避免与皮肤或黏膜接触。

③ 环境温度高于40℃含药饲料贮存期不得超过7日。

【用法与用量】

延胡索酸泰妙菌素可溶性粉：混饮，以延胡索酸泰妙菌素计，每1L水，猪45～60mg，连用5日；鸡125～250mg，连用3日。

延胡索酸泰妙菌素预混剂：混饲，以延胡索酸泰妙菌素计，每1000kg饲料，猪40～100g，连用5～10日。

【最大残留限量】残留标志物：可被水解为8-α-羟基妙林的代谢物总和；鸡蛋为泰妙菌素。

猪、兔：肌肉100μg/kg，肝500μg/kg。鸡：肌肉100μg/kg，皮＋脂100μg/kg，肝1000μg/kg，蛋1000μg/kg。火鸡：肌肉100μg/kg，皮＋脂100μg/kg，肝300μg/kg。

【制剂与规格及休药期】

延胡索酸泰妙菌素可溶性粉 ①5％；②10％；③45％。猪7日，鸡5日。

延胡索酸泰妙菌素预混剂 ①10％；②80％。猪7日。

盐酸沃尼妙林

Valnemulin Hydrochloride

沃尼妙林是新一代截短侧耳素（pleuromutilin）类半合成抗生素，与泰妙菌素属同一类药物，常用其盐酸盐，是动物专用抗生素。

【性状】 白色结晶粉末；极微溶于水，溶于甲醇、乙醇、丙酮、氯仿，其盐酸盐溶于水。

【药理】 作用机制同泰妙菌素，在核糖体水平上抑制细菌蛋白质的合成，高浓度时也抑制 RNA 的合成。主要是抑菌，高浓度时也杀菌。抗菌谱广，对革兰氏阳性菌和革兰氏阴性菌均有效，对支原体和螺旋体有高效，对肠杆菌科细菌如大肠杆菌、沙门菌的效力较低。

猪口服本品吸收迅速，生物利用度大于 90%，给药后 1～4h 达到血浆最高浓度，血浆半衰期 1.3～2.7h。重复给药可发生轻微蓄积，但 5h 内平稳。本品有明显的首过效应，主要分布在肺和肝脏组织中；本品在猪体内进行广泛的代谢，代谢物主要经胆汁和粪便迅速排泄。

【用途】 主要用于治疗与预防猪痢疾、猪地方性肺炎、猪结肠螺旋体病（结肠炎）。

【药物相互作用】 参见延胡索酸泰妙菌素。

【注意】

① 在猪使用沃尼妙林期间或用药前后 5 天内，禁止与盐霉素、莫能菌素和甲基盐霉素等离子载体类药物合用。

② 在混合沃尼妙林预混剂和接触含沃尼妙林的饲料时，应该避免直接接触皮肤和黏膜。

③ 产品开封后请注意密封保存。

【用法与用量】 以盐酸沃尼妙林计，混饲：每 1000kg 饲料，预防和治疗猪支原体性肺炎 200g，连用 21 日。

【最大残留限量】 残留标志物：沃尼妙林。

猪：肌肉 50μg/kg，肝脏 500μg/kg，肾脏 100μg/kg。

【制剂与规格及休药期】 盐酸沃尼妙林预混剂 ①10%；②50%。猪 2 日。

第三节　磺胺药及抗菌增效剂

一、概述

磺胺药（sulfonamides）是一类以氨苯磺胺为母体化学合成的抗微生物药。其具有抗菌谱广、疗效确实、性质稳定、价格低廉、使用方便等优点，但同时也存在抗菌作用较弱、不良反应较多、细菌易产生耐药性、用量大、疗程偏长等缺陷。目前在兽医临床上仍广泛应用。

（一）理化性状

一般为白色或淡黄色结晶性粉末，难溶于水（磺胺醋酰除外），具有酸碱两性。在强酸或强碱溶液中易溶，均能形成相应的盐。其钠盐的水溶性较其母体化合物高，制剂多用。

（二）抗菌作用

1. 抗菌谱

磺胺药抗菌作用范围广，对大多数革兰氏阳性菌和革兰氏阴性菌都有抑制作用，为广谱抑菌剂。对磺胺药高度敏感的病原菌有：链球菌、沙门菌、化脓隐秘杆菌。次敏感菌有：葡萄球菌、变形杆菌、巴氏杆菌、大肠杆菌、产气荚膜梭菌、炭疽杆菌、李斯特菌、痢疾杆菌等。磺胺药对某些放线菌、衣原体和某些原虫（如球虫、阿米巴虫、弓形虫）也有较好的抑制作用，但对螺旋体、结核杆菌、立克次体、病毒等无抑制作用。

2. 抗菌机制

磺胺药通过干扰细菌的叶酸代谢而发挥抗菌作用。对磺胺药敏感的细菌不能直接利用外源性叶酸，必须摄入对氨基苯甲酸（PABA）在二氢蝶酸合成酶、二氢叶酸合成酶作用下合成二氢叶酸，再经二氢叶酸还原酶作用形成四氢叶酸，进一步与其他物质一起合成核酸。磺胺药是 PABA 的结构类似物，可作为竞争性抑制剂与二氢蝶酸合成酶结合，阻断叶酸的合成；另外，二氢蝶酸合成酶将磺胺作为底物形成一种稳定的磺胺-二氢蝶啶类似物，使得菌体内二氢蝶啶酰焦磷酸的含量减少，由此降低二氢叶酸合成酶的反应速率，导致菌体内四氢叶酸浓度降低，使得那些能利用二氢蝶啶和 PABA 的细菌无法合成足够的叶酸，于是生长受到抑制。高等动植物能直接利用外源性叶酸，故其代谢不受磺胺药干扰。

（三）耐药性

磺胺药在使用过程中，可因剂量和疗程不足，诱使敏感菌产生耐药性。易产生耐药性的细菌有大肠杆菌、金黄色葡萄球菌等，其耐药机制主要与细菌染色体编码的二氢蝶酸合成酶（DHPS）基因发生变异以及获得质粒编码的 DHPS 有关（染色体编码的 DHPS 发生变异以及质粒编码的 DHPS 与磺胺的亲和力均显著降低），也可能与细菌膜的通透性降低、代谢途径改变（如再需要二氢叶酸还原酶合成四氢叶酸）、能过量产生 PABA、存在药物主动外排系统有关。细菌对某种磺胺药产生耐药后，对其他一些磺胺药也无效，即存在交叉耐药性。由于磺胺药已有较长使用史，耐药菌株已很广泛，单独使用经常无效。

（四）体内过程

1. 吸收

临床常用磺胺药可分两类，一类是肠道易吸收的，如磺胺嘧啶（SD）、磺胺二甲嘧啶（SM_2）、磺胺异噁唑（SIZ）、磺胺甲噁唑（SMZ）、磺胺间甲氧嘧啶（SMM）、磺胺对甲氧嘧啶（SMD）、磺胺邻二甲氧嘧啶（SDM′）等，主要用于全身感染治疗；另一类是肠道难吸收的，如磺胺咪（SG）、磺胺噻唑（ST）、琥磺噻唑（SST）、酞磺胺噻唑（PST）、酞磺胺醋酰（PSA）、柳氮磺吡啶（SSZ）等，适用于治疗肠道感染。

肠道易吸收的磺胺药，主要经小肠上段吸收（胃也吸收少部分），吸收迅速而完全，吸收占内服量的 70%～100%。在各种动物中，肉食、杂食动物较草食动物吸收率高，单胃动物较复胃动物吸收率高，吸收率依次为家禽＞犬＞猪＞马＞羊＞牛。一般肉食动物内服后经 3～4h 吸收完毕，单胃动物则需 4～6h，牛、羊则需 12～24h。胃肠功能的强弱及内容物的充盈度都可影响磺胺药吸收。

磺胺药的可溶性制剂（如各种磺胺药的钠盐）肌内注射可被迅速吸收。子宫灌注或乳室注入磺胺药 90% 以上可被吸收。

2. 分布

磺胺药吸收入血后，一部分在血浆中保持游离状态（游离型），一部分与血浆蛋白结合（结合型），一部分在肝脏中被乙酰化成乙酰磺胺（乙酰型）。游离型磺胺具抗菌作用，且能透过毛细血管进入各种体液和组织。结合型磺胺无抗菌活性，也不能进入体液或组织中，但结合较疏松，能不断分解出游离型磺胺。乙酰型是磺胺的主要代谢产物，无抗菌活性。

磺胺药在体内分布相当广泛。各种组织和体液均能到达。以血液中含量最高，肝、肾次之，胸水、腹水、滑膜液、眼房水中浓度也较高，并能透过胎盘进入胎儿体内。磺胺药在神经、肌肉及脂肪组织中的含量则较低。

与血浆蛋白结合是影响磺胺药在体内分布的一个主要因素，不同磺胺药的血浆蛋白结合率不同，在体内的分布就不一样。磺胺嘧啶的血浆蛋白结合率低，脑脊液中的浓度比其他磺胺药高，因此是磺胺类药中治疗脑部细菌性感染的首选药。

3. 代谢

磺胺药主要在肝脏中代谢失活。代谢方式有乙酰化、结合、氧化等，其中以乙酰化为主。不同磺胺药、不同动物的乙酰化率不一。乙酰化磺胺无抗菌活性，但保留原来的毒性。有些磺胺药如 ST 乙酰化后溶解度比原药低，易在肾小管内析出结晶，而 SD、SM_2 的乙酰化产物虽水溶性较高，但在酸性尿液中也易结晶析出，进而损害肾脏。部分磺胺药及代谢产物在肝内成为水溶性的葡萄糖醛酸结合物而失去活性。

4. 排泄

内服难吸收的磺胺药，主要由粪便排出；内服易吸收的磺胺药主要通过肾脏排泄，通过肾小球滤过或肾小管分泌到达肾小管腔内的药物，有一部分被肾小管重吸收。重吸收少、排泄快的磺胺药如 SIZ 在尿中浓度较高，适用于治疗泌尿道感染。主要由肾小管分泌、重吸收多的药物在尿中浓度低，但在血中有效浓度维持时间较长，多属长效磺胺如 SMZ、SMM 等。磺胺药还可经肠液、胆汁分泌排出，也可由乳汁排泄，但量较少。

（五）不良反应

磺胺药的不良反应一般不太严重，主要表现为急性和慢性中毒两种。

1. 急性中毒

急性中毒多见于磺胺钠盐静脉注射时速度过快或剂量过大，内服剂量过大时也会发生。主要表现为兴奋、共济失调、肌无力、呕吐、昏迷、厌食和腹泻等症状。

2. 慢性中毒

慢性中毒多因剂量过大、用药时间过长引起。主要症状为：①泌尿系统损伤。结晶尿、血尿、蛋白尿、尿闭、肾水肿。②消化系统障碍。食欲不振、呕吐、腹泻、疝痛、肠炎。③造血功能破坏。粒细胞、血小板减少，溶血性贫血，凝血障碍。④幼畜或雏禽免疫系统抑制。免疫器官出血及萎缩。⑤影响产蛋。产蛋率下降，蛋破损率和软壳率升高。⑥过敏反应。药物热、皮疹等。

（六）应用原则

1. 选择合适品种

全身性感染宜选肠道易吸收、作用强而副作用较小的磺胺药如 SMM、SMZ、SD、SM_2 等；肠道感染可选内服不易吸收的磺胺药如 SST、PST、SG 等；防治创伤感染可选用磺胺嘧啶银（SSD）、磺胺米隆（SML）等；尿道感染可选用对泌尿道损伤小、尿中浓度高的磺胺药如 SIZ、SMZ 等。

2. 使用适宜剂量

首次使用大剂量（突击量，一般是维持量的 2 倍），以后每隔一定时间给予维持量，待症状消失后还应以维持量的 $1/3 \sim 1/2$ 连用 $2 \sim 3$ 天，以巩固疗效。

（七）药物相互作用

① 磺胺药与二氨基嘧啶类药物（如甲氧苄啶、二甲氧苄啶等）合用，可产生协同抗菌作用，提高疗效。

② 确胺药与碱化尿液的药物（如碳酸氢钠）配伍使用，可明显提高其在尿液中的溶解

度，避免确胺药对肾脏的损害。

③ 普鲁卡因、丁卡因等含对氨基苯甲酰基的药物在体内可生成 PABA，与磺胺药竞争二氢叶酸合成酶而影响抗菌效果，造成疗效降低。

④ 酵母片中含有细菌代谢所需的 PABA，与磺胺药合用可降低其抗菌作用。

⑤ 磺胺药在体内大部分与血浆蛋白结合而暂时失去药理作用。与水杨酸类等非甾体抗炎药（NSAID）合用后，可从血浆蛋白中置换出磺胺药，使血浆中游离的磺胺药浓度增加，疗效增强，毒性也增加。

⑥ 磺胺药可增强双香豆素的抗凝作用而引起出血。这是因为磺胺药可置换与血浆蛋白结合的双香豆素，使游离型双香豆素血浓度增加。

⑦ 磺胺药与呋塞米、噻嗪类等利尿药合用，可增加肾毒性。

（八）注意事项

① 严格掌握适应证，对病毒性疾病及原因不明的发热性疾病不宜使用磺胺药。

② 急性或严重感染时，为使血中迅速达到有效浓度，宜选用磺胺药钠盐注射。由于其碱性强，宜深层肌内注射或缓慢静脉注射，并忌与酸性药物如维生素 C、氯化钙、青霉素等配伍。

③ 使用时宜充分饮水增加尿量，以减少磺胺药在尿液中结晶而损害肾脏，并加速排出。

④ 杂食动物或肉食动物使用磺胺药时，应同时给予适量的碳酸氢钠使尿液保持碱性，以增加磺胺药及其代谢产物的溶解度，利于排出。

⑤ 肾功能受损时，磺胺药排泄延缓，用时慎重。

⑥ 磺胺药可引起肠道菌群失调，使维生素 B 族、维生素 K 的合成和吸收减少，此时宜补充相应的维生素。

⑦ 除专供外用的磺胺药品种外，尽量避免局部应用磺胺药，以免发生过敏反应和产生耐药菌株。

⑧ 治疗创伤时，须将创口中的坏死组织和脓汁清除干净，以免因其含有大量的 PABA 而影响磺胺药疗效。

二、磺胺药

（一）全身应用类

磺胺嘧啶
Sulfadiazine（SD）

【性状】磺胺嘧啶又名磺胺哒嗪。白色或类白色的结晶或粉末；无臭、无味；遇光色渐变暗。在水中几乎不溶，在乙醇或丙酮中微溶，在氢氧化钠溶液、氨溶液和稀盐酸中易溶。

【药理】磺胺嘧啶是磺胺药中抗菌作用较强的品种。对溶血性链球菌、肺炎球菌、沙门菌、大肠杆菌等的作用较强，对葡萄球菌的作用稍差。内服易吸收，排泄较缓慢，血药浓度易达到有效水平。与血浆蛋白结合率低（牛为 24%、犬为 17%、家禽为 16%）。易通过血脑屏障，故能进入脑脊液且达到较高的药物浓度。半衰期犬为 9.84h，马为 2.7h，牛为 2.5h。

【用途】用于敏感菌引起的全身感染，是治疗脑部细菌感染的首选药物；也用于弓形虫感染。

【不良反应】①原形或其代谢物可在尿液中产生沉淀，在高剂量给药或低剂量长期给药时更易产生结晶，引起结晶尿、血尿或肾小管堵塞。②马内服可能产生腹泻，静脉注射可引起暂时性麻痹。③急性中毒：多发生于静脉注射时，速度过快或剂量过大。主要表现为神经兴奋、共济失调、肌无力、呕吐、昏迷、厌食和腹泻等。牛、山羊还可见视觉障碍、散瞳。④长期用药可引起肠道菌群失调，并可引起维生素 B 族和维生素 K 的合成和吸收减少。

【注意事项】①注射剂为钠盐，遇酸可析出不溶性结晶，故不宜用 5％葡萄糖溶液稀释。②体内代谢生成的乙酰化磺胺溶解度低，易在泌尿道中析出结晶，患畜用药期间应大量饮水。③大剂量、长期应用宜同时给予适量的碳酸氢钠。④肾功能受损时，排泄缓慢，应慎用。⑤长期用药宜补充维生素 B 族、维生素 K 等。⑥家畜出现过敏反应时，立即停药并给予对症治疗。⑦产蛋期禁用。

【用法与用量】

磺胺嘧啶片：以磺胺嘧啶计，内服，一次量，每 1kg 体重，家畜，首次量 0.14～0.2g，维持量 0.07～0.1g。一日 2 次，连用 3～5 日。

磺胺嘧啶钠注射液：以磺胺嘧啶钠计，静脉注射，一次量，每 1kg 体重，家畜 50～100mg。一日 2～3 次，连用 2～3 日。

复方磺胺嘧啶钠注射液：以磺胺嘧啶钠计，肌内注射，一次量，每 1kg 体重，家畜 20～30mg。一日 1～2 次，连用 2～3 日。

【最大残留限量】残留标志物：磺胺嘧啶。

所有食品动物（产蛋期禁用）：肌肉、脂肪、肝、肾 100μg/kg。牛、羊：奶 100μg/kg。鱼：皮＋肉 100μg/kg。

【制剂与规格及休药期】

磺胺嘧啶片　0.5g。猪 5 日，牛、羊 28 日；弃奶期 7 日。

磺胺嘧啶钠注射液　①2mL：0.4g；②5mL：1g；③10mL：1g；④10mL：2g；⑤10mL：3g；⑥50mL：5g。牛 10 日，羊 18 日，猪 10 日；弃奶期 72h。

复方磺胺嘧啶钠注射液　①1mL；②5mL；③10mL。牛、羊 12 日，猪 20 日；弃奶期 48h。

磺胺二甲嘧啶
Sulfadimidine（SM₂）

【性状】白色或微黄色结晶或粉末；无臭，味微苦；遇光色渐变深。在水或乙醚中几乎不溶，在热乙醇中溶解；在稀酸或稀碱溶液中易溶。

【药理】抗菌作用较磺胺嘧啶稍弱，但对球虫有抑制作用。内服后吸收迅速且完全，维持有效血药浓度时间较长。水牛一次内服 0.2g/kg，平均血药浓度和脑脊液药物浓度，12h 后分别为 115.5μg/mL 和 54.1μg/mL；24h 后分别为 22.8μg/mL 和 42.4μg/mL。排泄较慢，乙酰化率牛较低（14.17％），猪次之（21％），羊较高（50％～70％），其乙酰化物溶解度高，在肾小管内沉淀的发生率较低，不易引起结晶尿或血尿。

【用途】用于敏感菌引起的呼吸道、消化道感染以及乳腺炎、子宫炎，亦用于防治兔、禽球虫病和猪弓形虫病。

【不良反应】注射液为强碱性溶液，对组织有强刺激性。其他参见磺胺嘧啶。

【注意事项】产蛋期禁用。其他参见磺胺嘧啶。

【用法与用量】

磺胺二甲嘧啶片：以磺胺二甲嘧啶计，内服，一次量，每 1kg 体重，家畜，首次量

0.14～0.2g，维持量 0.07～0.1g。一日 1～2 次，连用 3～5 日。

磺胺二甲嘧啶钠注射液：静脉注射，一次量，每 1kg 体重，家畜 50～100mg。一日 1～2 次，连用 2～3 日。

【最大残留限量】残留标志物：磺胺二甲嘧啶。

所有食品动物（产蛋期禁用）：肌肉、脂肪、肝、肾 100μg/kg。牛：奶 25μg/kg。

【制剂与规格及休药期】

磺胺二甲嘧啶片 0.5g。牛 10 日，猪 15 日，禽 10；弃奶期 7 日。

磺胺二甲嘧啶钠注射液 ①5mL∶0.5g；②10mL∶1g；③100mL∶10g。家畜 28 日；弃奶期 7 日。

磺胺噻唑
Sulfathiazole（ST）

【性状】白色或淡黄色的结晶或粉末；无臭或几乎无臭，几乎无味；遇光色渐变深。在水、乙醇中微溶；在稀盐酸中溶解，在氢氧化钠溶液中易溶。

【药理】抗菌作用比磺胺嘧啶强。内服吸收不完全，马、牛、猪、羊一次内服 0.1g/kg，血药峰浓度仅为 20μg/mL。其可溶性钠盐肌内注射后吸收迅速。吸收后排泄也迅速，单胃动物内服后，12h 内经肾排出约 50%，24h 约 90%。其半衰期短，不易维持有效血浓度。在体内的血浆蛋白结合率和乙酰化程度均较高，其乙酰化物溶解度比原药低，易产生结晶尿而损害肾脏。

【用途】用于敏感菌所致的出血性败血症、肺炎、肠炎、子宫内膜炎等。其软膏剂可用于感染创。

【不良反应】①损伤泌尿系统，出现结晶尿、血尿和蛋白尿等。②抑制胃肠道菌群，导致消化系统障碍和草食动物的多发性肠炎等。③破坏造血功能，出现溶血性贫血、凝血时间延长和毛细血管渗血。④造成幼畜或雏禽免疫系统抑制，引起免疫器官出血及萎缩。

【注意事项】①代谢产物乙酰磺胺噻唑的水溶性比磺胺噻唑低，排泄时易在肾小管析出结晶（尤其在酸性尿中），因此应与适量碳酸氢钠一起使用或用药期间给患畜大量饮水。②注射液遇酸类可析出结晶，故不宜用 5% 葡萄糖溶液稀释。③若出现过敏反应或其他严重不良反应时，立即停药并给予对症治疗。

【用法与用量】

磺胺噻唑片：以磺胺噻唑计，内服，一次量，每 1kg 体重，家畜，首次量 0.14～0.2g，维持量 0.07～0.1g。一日 2～3 次，连用 3～5 日。

磺胺噻唑钠注射液：以磺胺噻唑钠计，静脉注射，一次量，每 1kg 体重，家畜 50～100mg。一日 2 次，连用 2～3 日。

【最大残留限量】残留标志物：磺胺噻唑。

所有食品动物（产蛋期禁用）：肌肉、脂肪、肝、肾 100μg/kg。牛、羊：奶 100μg/kg。鱼：皮＋肉 100μg/kg。

【制剂与规格及休药期】

磺胺噻唑片 ①0.5g；②1g。家畜 28 日；弃奶期 7 日。

磺胺噻唑钠注射液 ①5mL∶0.5g；②10mL∶1g；③20mL∶2g。家畜 28 日；弃奶期 7 日。

磺胺甲噁唑
Sulfamethoxazole（SMZ）

【性状】 白色结晶性粉末；无臭，味微苦；在水中几乎不溶，在稀盐酸、氢氧化钠溶液或氨溶液中易溶。

【药理】 抗菌作用较强。与甲氧苄啶联合应用，可明显增强其抗菌作用。体内血浆蛋白结合率高，排泄较慢，乙酰化率高（山羊为 $50\%\sim70\%$）且溶解度较低，较易出现结晶尿和血尿。

【用途】 用于敏感菌引起的呼吸道和泌尿道感染。

【不良反应】 急性反应如过敏反应；慢性反应表现有粒细胞减少、血小板减少、肝脏损伤、肾脏损伤及中枢神经毒性反应等。

【注意事项】 对磺胺药有过敏史的病畜禁用；不能用于有肝脏实质损伤的病犬和马。其他参见磺胺嘧啶。

【用法与用量】

磺胺甲噁唑片：以磺胺甲噁唑计，内服，一次量，每 1kg 体重，家畜，首次量 $50\sim100$mg，维持量 $25\sim50$mg。一日 2 次，连用 $3\sim5$ 日。

复方磺胺甲噁唑片：以磺胺甲噁唑计，内服，一次量，每 1kg 体重，家畜 $20\sim25$mg。一日 2 次，连用 $3\sim5$ 日。

【最大残留限量】 残留标志物：磺胺甲噁唑。

所有食品动物（产蛋期禁用）：肌肉、脂肪、肝、肾 100μg/kg。牛、羊：奶 100μg/kg。鱼：皮＋肉 100μg/kg。

【制剂与规格及休药期】

磺胺甲噁唑片　0.5g。家畜 28 日；弃奶期 7 日。

复方磺胺甲噁唑片　0.5g。家畜 28 日；弃奶期 7 日。

磺胺对甲氧嘧啶
Sulfamethoxydiazine（SMD）

【性状】 白色或微黄色的结晶或粉末；无臭，味微苦；在水或乙醚中几乎不溶，在乙醇和稀盐酸中微溶，在氢氧化钠溶液中易溶。

【药理】 对革兰氏阳性菌和革兰氏阴性菌如化脓性链球菌、沙门菌和肺炎克雷伯菌等均有良好抗菌作用，但较磺胺间甲氧嘧啶弱。内服吸收迅速，血中维持有效浓度近 24h。乙酰化率较低，游离型及乙酰化型的溶解度均较高。主要从尿中排出，排泄缓慢，对尿路感染疗效显著。对呼吸系统、生殖系统及皮肤感染也有效。与甲氧苄啶合用可增强疗效。对球虫也有较好的抑制作用。

【用途】 主要用于敏感菌引起的泌尿道、呼吸道、消化道、生殖道、皮肤感染。亦用于球虫感染。

【不良反应】 参见磺胺甲噁唑。

【注意事项】 参见磺胺嘧啶。

【用法与用量】

磺胺对甲氧嘧啶片：以磺胺对甲氧嘧啶计，内服，一次量，每 1kg 体重，家畜，首次量 $50\sim100$mg，维持量 $25\sim50$mg。一日 $1\sim2$ 次，连用 $3\sim5$ 日。

复方磺胺对甲氧嘧啶片：以磺胺对甲氧嘧啶计，内服，一次量，每 1kg 体重，家畜 20～25mg。一日 1～2 次，连用 3～5 日。

复方磺胺对甲氧嘧啶钠注射液：以磺胺对甲氧嘧啶钠计，肌内注射，一次量，每 1kg 体重，家畜 15～20mg。一日 1～2 次，连用 2～3 日。

【最大残留限量】残留标志物：磺胺对甲氧嘧啶。

所有食品动物（产蛋期禁用）：肌肉、脂肪、肝、肾 100μg/kg。牛、羊：奶 100μg/kg。鱼：皮＋肉 100μg/kg。

【制剂与规格及休药期】

磺胺对甲氧嘧啶片　0.5g。家畜 28 日；弃奶期 7 日。

复方磺胺对甲氧嘧啶片　磺胺对甲氧嘧啶 0.4g＋甲氧苄啶 0.08g。家畜 28 日；弃奶期 7 日。

复方磺胺对甲氧嘧啶钠注射液　①10mL（磺胺对甲氧嘧啶钠 1g＋甲氧苄啶 0.2g）；②10mL（磺胺对甲氧嘧啶钠 1.5g＋甲氧苄啶 0.3g）；③10mL（磺胺对甲氧嘧啶钠 2g＋甲氧苄啶 0.4g）。家畜 28 日；弃奶期 7 日。

磺胺间甲氧嘧啶
Sulfamonomethoxine（SMM）

【性状】白色或类白色的结晶性粉末；无臭，几乎无味；遇光色渐变暗，在水中不溶，在乙醇中微溶，在丙酮中略溶，在稀盐酸或氢氧化钠溶液中易溶。

【药理】磺胺间甲氧嘧啶是体内外抗菌作用最强的磺胺药，对球虫、弓形虫、住白细胞虫等也有显著作用。内服吸收良好，血中浓度高，维持作用时间近 24h。乙酰化率低，乙酰化物溶解度大，不易引起结晶尿和血尿，与甲氧苄啶合用疗效增强。

【用途】用于各种敏感菌引起的呼吸道、消化道、泌尿道感染及球虫病、猪弓形虫病、鸡住白细胞虫病。其钠盐局部灌注可治疗乳腺炎和子宫内膜炎。

【不良反应】参见磺胺嘧啶。

【注意事项】参见磺胺嘧啶。

【用法与用量】

磺胺间甲氧嘧啶片：内服，一次量，每 1kg 体重，家畜，首次量 50～100mg，维持量 25～50mg。一日 2 次，连用 3～5 日。

磺胺间甲氧嘧啶钠注射液：静脉注射，一次量，每 1kg 体重，家畜 50mg。一日 1～2 次，连用 2～3 日。

【最大残留限量】残留标志物：磺胺间甲氧嘧啶。

所有食品动物（产蛋期禁用）：肌肉、脂肪、肝、肾 100μg/kg。牛、羊：奶 100μg/kg。鱼：皮＋肉 100μg/kg。

【制剂与规格】

磺胺间甲氧嘧啶片　①25mg；②0.5g。家畜 28 日；弃奶期 7 日。

磺胺间甲氧嘧啶钠注射液　①5mL：0.5g；②5mL：0.75g；③10mL：0.5g；④10mL：1g；⑤10mL：1.5g；⑥10mL：3g；⑦20mL：2g；⑧50mL：5g；⑨5mL：10g。家畜 28 日；弃奶期 7 日。

磺胺氯达嗪钠
Sulfachlorpyridazine Sodium

【性状】白色或淡黄色粉末；在水中易溶，在甲醇中溶解，在乙醇中略溶，在氯仿中微溶。

【药理】抗菌谱同磺胺间甲氧嘧啶（SMM），抗菌作用较强但弱于 SMM。其他作用与 SMM 相似。静脉注射后迅速自血浆消除。主要由肾排泄，肾小管分泌是其重要的排泄途径。猪肌内注射后 30min 达血药峰浓度，并能维持到注射后 3h。

【用途】用于畜禽大肠杆菌和巴氏杆菌感染。

【不良反应】急性反应如过敏反应；慢性反应表现有粒细胞减少、血小板减少、肝脏损伤、肾脏损伤及中枢神经毒性反应等。

【注意事项】蛋鸡产蛋期禁用。其他参见磺胺嘧啶。

【用法与用量】以磺胺氯达嗪钠计。内服：一日量，每 1kg 体重 20mg。猪连用 5～10 日；鸡连用 3～6 日。

【最大残留限量】残留标志物：磺胺氯达嗪。

所有食品动物（产蛋期禁用）：肌肉、脂肪、肝、肾 100μg/kg。牛、羊：奶 100μg/kg。鱼：皮＋肉 100μg/kg。

【制剂与规格及休药期】复方磺胺氯达嗪钠粉 1000g（磺胺氯达嗪钠 100g＋甲氧苄啶 20g）。猪 4 日，鸡 2 日。

磺胺氯吡嗪钠
Sulfachloropyrazine Sodium

【性状】白色或淡黄色粉末。在三氯甲烷中不溶，在乙醇或丙酮中微溶，在水或甲醇中溶解。

【药理】磺胺氯吡嗪钠是抗球虫专用磺胺药，最适合于球虫病暴发时应用。其抗球虫的活性峰期是球虫第二代裂殖体，对第一代裂殖体也有一定作用，对有性周期无效。对宿主的球虫免疫力不会造成影响，还具有较强的抗菌作用，与抗菌增效剂联用适合球虫病暴发时治疗球虫病以及继发的禽霍乱、禽伤寒等。

【用途】用于治疗鸡、羊、兔球虫病。

【不良反应】参见磺胺嘧啶。

【注意事项】产蛋期禁用；饮水给药连续使用不得超过 5 日。其他参见磺胺嘧啶。

【用法与用量】以磺胺氯吡嗪钠计。混饮：每 1L 水，肉鸡、火鸡 0.3g，连用 3 日。混饲：每 1000kg 饲料，肉鸡、火鸡 600g，连用 3 日；兔 600g，连用 5～10 日。内服：配成水溶液，一日量，每 1kg 体重，羊 120mg，连用 3～5 日。

【最大残留限量】残留标志物：磺胺氯吡嗪。

所有食品动物（产蛋期禁用）：肌肉、脂肪、肝、肾 100μg/kg。牛、羊：奶 100μg/kg。鱼：皮＋肉 100μg/kg。

【制剂与规格及休药期】磺胺氯吡嗪钠可溶性粉 ①10%；②20%；③30%。火鸡 4 日，肉鸡 1 日，羊、兔 28 日。

磺胺喹噁啉
Sulfaquinoxaline（SQ）

【性状】磺胺喹噁啉又名磺胺喹沙啉，淡黄色或黄色粉末；无臭。在水和乙醚中几乎不溶，在乙醇中极微溶解，在氢氧化钠溶液中易溶。

【药理】同磺胺氯吡嗪钠。

【用途】用于禽球虫病。

【不良反应】参见磺胺嘧啶。

【注意事项】产蛋期禁用；饮水给药连续使用不得超过 5 日，否则易出现中毒反应。

【用法与用量】

磺胺喹噁啉二甲氧苄啶预混剂：以本品计，混饲，每 1000kg 饲料，鸡 500g。

磺胺喹噁啉钠可溶性粉：以磺胺喹噁啉钠计，混饮，每 1L 水，鸡 0.3～0.5g。

【最大残留限量】残留标志物：磺胺喹噁啉。

所有食品动物（产蛋期禁用）：肌肉、脂肪、肝、肾 $100\mu g/kg$。牛、羊：奶 $100\mu g/kg$。鱼：皮＋肉 $100\mu g/kg$。

【制剂与规格及休药期】

磺胺喹噁啉二甲氧苄啶预混剂　1000g（磺胺喹噁啉 200g＋二甲氧苄啶 40g）。鸡 10 日。

磺胺喹噁啉钠可溶性粉　①5％；②10％；③30％。鸡 10 日。

磺胺多辛
Sulfadoxine（SDM）

【性状】磺胺多辛又名磺胺邻二甲氧嘧啶、磺胺-5,6-二甲氧嘧啶、周效磺胺。白色或类白色结晶性粉末；无臭或几乎无臭，味微苦；遇光渐变颜色。在水中几乎不溶，在丙酮中略溶，在稀盐酸或氢氧化钠溶液中易溶。

【药理】抗菌谱同磺胺嘧啶但抗菌作用稍弱。内服后吸收迅速，4h 内达血药浓度峰值。其静脉注射的血浆半衰期，猪为 15.51h，水牛、黄牛和马分别为 4.39h、5.65h 和 14.13h。其治疗量给马内服后维持有效血浓度 22h，加大剂量（0.2g/kg）可增至 35h；静脉注射维持时间更短（10～18h）。故本品用于上述家畜没有在人体内的周效特点。本品的血浆蛋白结合率及乙酰化率较高，但大部分乙酰化物与葡萄糖醛酸结合后易溶解，故不易引起结晶尿和血尿。

【用途】用于各种敏感菌引起的呼吸道、泌尿道感染。对鸡球虫病和猪弓形虫病也有疗效。

【用法与用量】内服，一次量，每 1kg 体重，家畜首次量 50～100mg，维持量 25～50mg，每日 1 次。

【制剂与规格】磺胺多辛片　0.5g。

磺胺二甲氧嘧啶
Sulfadimethoxine

【性状】磺胺二甲氧嘧啶又名磺胺间二甲氧嘧啶、磺胺二甲氧嗪、磺胺地索辛等。白色粉末；无味或几乎无味，极微溶于水，微溶于乙醇。

【药理】其属于长效磺胺类，有很强的抗细菌及原虫感染作用。在犬、猫、猪和羊，磺胺二甲氧嘧啶吸收良好，且分布广泛。表观分布容积为：0.17L/kg（绵羊）、0.35L/kg（牛、马）。血浆蛋白结合率高。在大多数动物，磺胺二甲氧嘧啶可乙酰化，并可以原形经肝脏排泄；在犬，只有少量药物经肝脏代谢，肾脏排泄是主要的消除途径。由于肾小管的重吸收作用，磺胺二甲氧嘧啶的消除半衰期较长，且不同动物的血浆半衰期不同，猪、绵羊、马分别为 14h、15h 和 11h。

【用途】用于治疗敏感菌引起的牛、马、犬、猫败血症，肠道、呼吸道、泌尿生殖道和软组织感染，也可用于治疗禽的球虫病。

【注意事项】①对磺胺类和磺酰脲类药物过敏以及有严重肝、肾损伤者禁用。②肝功能衰退或尿路阻塞慎用。③与抗酸药合用时，可降低其吸收率。④可通过胎盘，可分布于乳汁。⑤有潜在致畸作用。

【用法与用量】

口服、静脉注射或肌内注射，一次量，每 1kg 体重，犬、猫、牛、马 55mg，维持量 27.5mg，每日一次。

【最大残留限量】残留标志物：磺胺二甲氧嘧啶。

所有食品动物（产蛋期禁用）：肌肉、脂肪、肝、肾 100μg/kg。牛、羊：奶 100μg/kg。鱼：皮＋肉 100μg/kg。

【制剂与规格】

磺胺地索辛口服片剂　①0.125g；②0.25g；③0.5g。

磺胺地索辛口服混悬液　50mg/mL。

磺胺地索辛可溶性粉（混饮）　94.6g。

磺胺地索辛注射液　40％（100mL）。

（二）肠道应用类

磺胺脒

Sulfaguanidine（SG）

【性状】白色针状结晶性粉末；无臭或几乎无臭，无味，遇光渐变色；在氢氧化钠溶液中几乎不溶，在水、乙醇或丙酮中微溶，在沸水中溶解，在稀盐酸中易溶。

【药理】磺胺脒是最早用于肠道感染的磺胺药，内服后虽有一定量从肠道吸收，但不足以达到有效血药浓度，故不用于全身性感染。在肠道中浓度较高，多用于消化道细菌感染。

【用途】用于肠道细菌感染。

【不良反应】长期服用可能影响肠道菌群，造成消化功能紊乱。

【注意事项】①新生畜（1～2 日龄犊牛、仔猪等）的肠内吸收率高于幼畜。②不宜长期服用，注意观察胃肠道功能。

【用法与用量】以磺胺脒计。内服：一次量，每 1kg 体重，家畜 0.1～0.2g。一日 2 次，连用 3～5 日。

【最大残留限量】残留标志物：磺胺脒。

所有食品动物（产蛋期禁用）：肌肉、脂肪、肝、肾 100μg/kg。牛、羊：奶 100μg/kg。鱼：皮＋肉 100μg/kg。

【制剂与规格及休药期】磺胺脒片　①0.25g；②0.5g。家畜 28 日；弃奶期 7 日。

酞磺胺噻唑
Phthalylsulfathiazole（PST）

【药理】体外无抗菌作用。内服后肠道极少吸收，经肠道细菌作用，释出游离磺胺噻唑而产生抑菌作用。作用比磺胺脒强。

【用途】治疗肠道细菌感染，亦用于肠道手术前后感染预防。

【用法与用量】以酞磺胺噻唑计。内服：一次量，每 1kg 体重，犊、羔、猪、犬、猫 0.1～0.15g。一日 2 次，连用 3～5 日。

【最大残留限量】残留标志物：磺胺噻唑。

所有食品动物（产蛋期禁用）：肌肉、脂肪、肝、肾 100μg/kg。牛、羊：奶 100μg/kg。鱼：皮＋肉 100μg/kg。

【制剂与规格及休药期】酞磺胺噻唑片 ①0.5g；②1g。牛、羊、猪 28 日。

柳氮磺吡啶
Sulfasalazine

【性状】淡黄色至棕黄色；无味，遇光易变色；在沸水中溶解，在水、乙醇中微溶。

【药理】柳氮磺吡啶又名柳氮磺胺吡啶、柳磺胺、水杨酸偶氮磺胺吡啶等。口服不易吸收，吸收部分还可通过胆汁重新进入肠道；未吸收部分在肠道经细菌分解为 5-氨基水杨酸与磺胺吡啶。兼具抗菌和抗炎活性。经肠道经细菌分解后，磺胺吡啶发挥抗菌作用，5-氨基水杨酸停留在肠壁组织中起消炎和免疫抑制作用（抑制前列腺素的合成以及其他炎症介质白三烯的合成）。

【用途】主要用于治疗犬、猫肠炎。

【用法与用量】①犬肠炎 20～40mg/kg，每 8h 一次，连用 3 周。②猫 10～20mg/kg，每天一次，最多给药 10 天（猫对水杨酸敏感，应慎用）。

【制剂与规格】柳氮磺吡啶口服片 0.5g。

柳氮磺吡啶肠溶片 0.5g。

（三）局部应用类

磺胺醋酰钠
Sulfacetamide Sodium

【药理】磺胺醋酰钠又名乙酰磺胺、醋磺酰胺，常用其钠盐。易溶于水，水溶性比磺胺嘧啶高 90 倍。其 15%～30%水溶液的 pH 值为 4。抑菌作用较弱，有微弱的刺激性，穿透力强。

【用途】主要用于结膜炎、角膜炎及其他眼部感染。

磺胺嘧啶银
Silver Sulfadiazine（SSD）

【性状】白色或类白色的结晶性粉末；遇光或遇热易变质。在水、乙醇、三氯甲烷或乙醚中均不溶，在氨溶液中溶解。

【药理】对所有致病菌（包括铜绿假单胞菌、大肠杆菌等）和真菌都有抑菌效果。并有收敛作用，使创面干燥、结痂和早期愈合。用于预防烧伤后感染，对已发生的感染疗效较差。

【用途】局部用于烧伤创面。

【不良反应】局部应用仅有一过性疼痛。

【注意事项】局部应用本品前要清创排脓，因为脓液和坏死组织中含有大量的 PABA，可减弱磺胺药的抗菌作用。

【用法与用量】外用：撒布于创面或配成 2% 混悬液湿敷。

三、抗菌增效剂

二氨基嘧啶类（diaminopyrimidines）是人工合成的化合物，单独使用即有抗菌作用，其抗菌谱广但抗菌作用较弱，因能增强磺胺药和多种抗生素的疗效，故称为抗菌增效剂。国内常用甲氧苄啶（trimethoprim，TMP）、二甲氧苄啶（diaveridine，DVD）两种，后者为动物专用品种。近年来，国外已合成了多种新型增效剂，如奥美普林（ormetoprim，OMP）、巴喹普林（baquiloprim，BQP）、溴莫普林（brodimoprim，BDP）、阿地普林（aditoprim，ADP）等。

甲氧苄啶
Trimethoprim（TMP）

【性状】甲氧苄啶又名三甲氧苄氨嘧啶、甲氧苄氨嘧啶。白色或类白色结晶性粉末，无臭，味苦。在水中几乎不溶，在乙醇、丙酮中微溶，在氯仿中略溶，在冰醋酸中易溶。

【药理】抗菌谱与磺胺药基本类似，但抗菌作用较弱，对多种革兰氏阳性菌和革兰氏阴性菌有效，单用易引起细菌耐药性。TMP 的作用机制是抑制细菌的二氢叶酸还原酶，使二氢叶酸无法还原成四氢叶酸，因而阻碍了细菌的叶酸代谢和利用（合成核酸）。与磺胺药合用，对细菌的叶酸代谢产生双重阻断作用，可使抗菌作用增强数倍至数十倍，甚至出现杀菌作用，而且可减少耐药菌株的产生，对磺胺耐药的菌株也有可能被抑制。TMP 还能增强其他抗菌药物如青霉素、红霉素、庆大霉素、四环素、黏菌素等的抗菌作用。TMP 内服或注射后吸收迅速，用药后 2～3h 血中可达有效抑菌浓度，能与血浆蛋白结合，山羊的结合率达 30%～64%。TMP 脂溶性较高，广泛分布于各组织和体液中，在肾、肝、肺、皮肤中的浓度可超过血中浓度，在酸性介质组织中分布较多。TMP 以非离子形式从肾排出，内服后 24h 内排出 40%～60%，在酸性尿液中排出增多。少量从胆汁排泄，其浓度比血药浓度略高。亦可经乳汁排泄，其浓度为血药浓度 1.3～3.5 倍。TMP 给马、水牛、黄牛、奶山羊和猪静脉注射的消除半衰期分别为 4.2h、3.14h、1.37h、0.94h 和 1.43h，犬为 2.5h。鸡、鸭约 2h。

【用途】常与磺胺药按一定比例（1:4～1:5）配伍用于敏感菌引起的败血症，呼吸道、消化道、泌尿生殖道感染以及蜂窝织炎等。也可与其他抗菌药物配伍以实现增效作用。

【不良反应】①大剂量使用可引起骨髓造血功能抑制，出现血小板减少、白细胞减少、中性粒细胞减少、巨幼红细胞贫血。②可引起皮疹、光感性皮炎等。③在实验动物有引起畸胎情况。

【注意事项】①因抗菌作用弱且易产生耐药性，故不宜单独应用。②有致畸可能性，怀孕初期最好不用。③TMP 与磺胺钠盐用于肌内注射时，刺激性较强。宜进行深部肌内注射。

【用法与用量】参见 TMP 与相关磺胺药的复方制剂。

【最大残留限量】残留标志物：甲氧苄啶。

牛：肌肉、脂肪、肝、肾 50μg/kg，奶 50μg/kg。猪、禽（产蛋期禁用）：肌肉、皮＋脂、肝、肾 50μg/kg。马：肌肉、脂肪、肝、肾 100μg/kg。鱼：肉＋皮 50μg/kg。

【制剂与规格及休药期】参见 TMP 与相关磺胺药的复方制剂。

二甲氧苄啶
Diaveridine（DVD）

【性状】二甲氧苄啶又名二甲氧苄氨嘧啶。白色或类微黄色的结晶性粉末；几乎无臭。在水、乙醇或乙醚中不溶，在三氯甲烷中极微溶，在稀盐酸中微溶，在盐酸中溶解。

【药理】抗菌机制与抗菌谱同 TMP，但抗菌作用较弱，为畜禽专用药。对磺胺药和抗生素有明显增效作用。与磺胺药合用对球虫的抑制作用增效比 TMP 强。内服吸收较少，其最高血药浓度仅为 TMP 的 1/5，但在肠道内的浓度较高，故仅适用于肠道感染。主要随粪便排出，排泄较 TMP 慢。

【用途】与磺胺药按一定比例配伍用于肠道细菌感染和球虫病。

【用法与用量】参见 DVD 与相关磺胺药的复方制剂。

【最大残留限量】暂无。

【制剂与规格及休药期】参见 DVD 与相关磺胺药的复方制剂。

第四节　喹诺酮类

喹诺酮类药物（quinolones）是化学合成的具有 4-喹诺酮环基本结构的杀菌性抗菌药。自从 1962 年合成本类药物中第一个品种萘啶酸（nalidixic acid）后，陆续有超过 10000 个品种问世，但进入临床使用的仅有几十种。虽然喹诺酮类药物没有统一的划分标准，但一般把萘啶酸划分为第一代；第二代的代表药物是 1974 年合成的吡哌酸（pipemidic acid）和动物专用的氟甲喹（flumequine）；第三代由于结构上具有 6-氟-7-哌嗪-4 诺酮环，又名为氟喹诺酮类药物（fluoroquinolones）。1978 年合成了第三代的第一个药物诺氟沙星（norfloxacin）。近年来新开发的氟喹诺酮类药物都增强了对革兰氏阴性球菌和厌氧菌的抗菌活性，如左氧氟沙星（levofloxacin）和司帕沙星（sparfloxacin），增加了对链球菌的抗菌活性；还有些药物能同时作用于 DNA 旋转酶和拓扑异构酶Ⅳ，因此延缓了细菌耐药性的产生，如莫西沙星（moxifloxacin）、克林沙星（clinafloxacin）和吉米沙星（gemifloxacin）。

氟喹诺酮类药物对临床多种重要的病原菌具有快速杀灭作用，并且可以通过多种途径给药（内服、饮水、皮下注射、静脉注射、肌内注射和局部给药），因此在兽医临床应用十分广泛。为了减少因食品动物使用该类药物产生的耐药性对人类造成的潜在威胁，制药企业也竞相研制动物专用氟喹诺酮药物，已批准上市的包括恩诺沙星（enrofloxacin）、达氟沙星（danofloxacin）、二氟沙星（difloxacin）、沙拉沙星（sarafloxacin）、奥比沙星（orbifloxacin）、麻保沙星（marbofloxacin）。在美国，批准用于小动物临床的氟喹诺酮类药物有恩诺沙星（enrofloxacin）、二氟沙星（difloxacin）、奥比沙星（orbifloxacin）及麻保沙星（marbofloxacin）和依巴沙星（ibafloxacin）；批准用于牛的有达氟沙星（danofloxacin）和恩诺沙星，恩诺沙星还可用于猪。恩诺沙星和沙拉沙星（sarafloxacin）曾经批准用于家禽，但由于在家禽上使用这些抗生素导致弯曲杆菌产生耐药性，而耐药弯曲杆菌可传播给人类，对公共卫生造成影响，因此，美国 FDA 禁止在鸡和火鸡上使用氟喹诺酮类药物。在我国，为保障动物产品质量安全，维护公共卫生安全，农业农村部于 2015 年禁止洛美沙星、培氟沙星、氧氟沙星、诺氟沙星等 4 种人兽共用抗菌药物用于食品动物。

【抗菌作用】氟喹诺酮类属广谱杀菌性抗菌药，杀菌作用呈剂量依赖性。对革兰氏阳性菌和革兰氏阴性菌、支原体、厌氧菌均有活性。总的来说，氟喹诺酮类药物对大多数的革兰氏阴性菌都有较强的抗菌活性，尤其是肠杆菌科细菌，如大肠杆菌、克雷伯菌、变形杆菌、沙门菌。环丙沙星对铜绿假单胞菌的抗菌活性最强。本类药物对革兰氏阳性球菌，如常见的皮肤病原菌假中间型葡萄球菌、链球菌、肠球菌的抗菌活性较差。

喹诺酮类药物抑制细菌 DNA 的复制和转录而起到杀菌作用。DNA 双链在细胞内紧密缠绕，但在转录和翻译的时候双链必须解离。DNA 旋转酶可切开双链，并再连接，便于 DNA 双链的缠绕、盘旋和解旋。DNA 旋转酶是一种拓扑异构酶，由 A 亚基和 B 亚基组成。喹诺酮类药物最常见的作用靶位是由 gyrA 编码的 DNA 旋转酶的 A 亚基。因为在哺乳动物细胞内当药物浓度达到 $100 \sim 1000 \mu g/mL$ 时，拓扑异构酶 II 才能被抑制，因此哺乳动物对喹诺酮类药物有较好的耐受性。细菌在药物浓度为 $0.1 \sim 10 \mu g/mL$ 或更低时就能被抑制。喹诺酮类药物的另外一个靶位是拓扑异构酶 IV，由 ParC 和 ParE 亚基组成。这个靶位在革兰氏阴性菌并不重要，但在一些革兰氏阳性菌如链球菌和葡萄球菌，却是氟喹诺酮类药物作用的首要作用靶位。但对新一代的氟喹诺酮类药物（如莫西沙星），革兰氏阳性菌的首要靶位是 DNA 旋转酶，而不是拓扑异构酶 IV，或者对这两个靶位都有双重抑制作用。

随着氟喹诺酮类药物在兽医临床的广泛使用，金黄色葡萄球菌、链球菌、大肠杆菌、沙门菌等耐药性日趋严重，且本类药物之间存在交叉耐药性。细菌产生耐药性的机制有以下几个方面：①编码 DNA 旋转酶和/或拓扑异构酶 IV 的基因发生突变，阻止了药物与靶位点的结合。这种基因突变造成的氟喹诺酮类药物作用靶位的改变是最主要的耐药机制。②细菌细胞膜孔蛋白改变或缺失，使细胞膜对药物的通透性降低，阻碍药物进入细菌细胞内。③细菌胞浆膜存在一种主动转运泵（药物外排系统），能把细菌胞内的氟喹诺酮类药泵出胞外。④近几年来还发现了一些随质粒水平转移的基因可介导对氟喹诺酮类的耐药性，这些基因包括 qnr 基因家族（qnrA、qnrB、qnrC、qnrD、qnrS 和 qnrVC）、aac（6′）-1b-cr、qepA 和 oqxAB。研究表明这种质粒源耐药机制只介导细菌对氟喹诺酮类药物产生低水平耐药，但在氟喹诺酮类药物治疗水平下却容易使细菌产生高水平耐药性。

【药动学】多数动物内服或肌内注射给药后均能很好地吸收，不同的药物在不同动物体内的生物利用度有差异。内服生物利用度为：猪 $37\% \sim 80\%$，鸡 $64\% \sim 90\%$，兔 $61\% \sim 75.5\%$，牛 53%，马 $62\% \sim 78\%$，鱼 $42\% \sim 49\%$，犬 $43\% \sim 105\%$，猫 100%。肌内注射生物利用度为：猪 $76\% \sim 101\%$，鸡 70%，兔 92%，牛 $78\% \sim 91\%$，马 $88\% \sim 100\%$，鱼 $57\% \sim 66\%$。有些动物肌内或皮下注射后药物延迟吸收，半衰期比静脉注射给药长（即"跳转效应"吸收动力学）。

氟喹诺酮类药物在畜禽体内分布很广，除了中枢神经系统外，几乎所有组织药物浓度都高于血浆药物浓度。恩诺沙星在犬的骨皮质中的浓度大约相当于血浆浓度的 30%；在前列腺液和前列腺组织中的药物浓度始终高于血浆药物浓度；二氟沙星、麻保沙星和奥比沙星在前列腺组织中的浓度分别是 $3.36 \mu g/mL$、$5.6 \mu g/mL$ 和 $1.35 \mu g/mL$。这些药动学特征有利于全身感染和深部组织感染治疗。

氟喹诺酮类药物主要通过肾小球滤过和肾小管排泄的方式由肾脏排泄。经肾小管分泌时，丙磺舒能够竞争抑制一些氟喹诺酮类药物的排泄，使氟喹诺酮类药物的半衰期延长。二氟沙星例外，给药后约 80% 的二氟沙星可从粪便中回收，而肾脏的清除率不足总清除率的 5%。

氟喹诺酮类药物消除较慢，消除半衰期在不同种属动物有较大差异，恩诺沙星和环丙沙星的消除半衰期：犬 2~10h，猫 3~8h，鸡 5~14h，猪 8h，鱼 24~131h，马 4~12h，牛 2~7h，羊 4~8h。

【不良反应】 氟喹诺酮类药物在动物的不良反应较轻，一般均可耐受。

① 骨关节损害。对正在快速生长的幼龄动物可诱发关节炎，引起负重软骨病变，导致疼痛和跛行。

② 胃肠道反应。给予动物高剂量时，常常引起动物胃肠功能紊乱，恶心、呕吐和腹泻。

③ 中枢神经系统反应。动物快速静脉注射或者给予高剂量时，能够引起中枢神经系统兴奋，个别动物还可能会诱发痉挛。可能与抑制中枢神经的抑制性递质 γ-氨基丁酸（γ-GABA）有关。

④ 眼毒性。高剂量时能诱发猫的视网膜发生变性，导致猫失明。使用氟喹诺酮类药物后出现的最常见的眼部不良反应是散瞳症，缺乏对恫吓的反射，对乳头状光反射性差。急性毒性会导致失明和视网膜损害。

氟甲喹
Flumequine

【性状】 本品为白色或类白色粉末；无臭。在二氯甲烷中略溶，在甲醇中微溶，在水中不溶，在氢氧化钠试液中易溶。

【药理】 本品为第二代喹诺酮类药物。主要对革兰氏阴性菌有效，敏感菌包括大肠杆菌、沙门菌、巴氏杆菌、变形杆菌、克雷伯菌、假单胞菌、鲑单胞菌、鳗弧菌等。对支原体也有一定效果。

本品内服吸收好，体内分布广泛，仅 3%~6% 的药物以原形从尿中排出。犊牛的半衰期为 6~7h。

【用途】 用于畜禽革兰氏阴性菌引起的消化道、呼吸道感染。

【注意】 参见恩诺沙星。蛋鸡产蛋期禁用

【用法与用量】

氟甲喹可溶性粉：以氟甲喹计。混饮，每 1kg 体重，鸡 3~6mg，首次量加倍。一日 2 次（或每 1L 水，鸡 30~60mg，首次量加倍），连用 3~5 日。防治家蚕肠道感染，预防，桑叶添食，每 5kg 桑叶，氟甲喹 0.25g 加水 0.5kg 溶解后，喷洒叶面，一日 1 次，治疗，桑叶添食，每 5kg 桑叶，氟甲喹 0.5g 加水 0.5kg 溶解后，喷洒叶面，一日 1 次，或按照预防量一日 2 次。

氟甲喹粉：以氟甲喹计。拌饵投喂，每 1kg 体重，鱼 25~50mg。一日 1 次，连用 3~5 日。

【最大残留限量】 残留标志物：氟甲喹

牛、羊、猪：肌肉 500μg/kg，脂肪 1000μg/kg，肝 500μg/kg，肾 3000μg/kg。牛、羊：奶 50μg/kg。鱼：肉＋皮 500μg/kg。鸡（产蛋期禁用）：肌肉 500μg/kg，皮＋脂 1000μg/kg，肝 500μg/kg，肾 3000μg/kg。

【制剂与规格及休药期】

氟甲喹可溶性粉 10%。鸡 2 日。

氟甲喹粉 10%。鱼 175 度日。

恩诺沙星
Enrofloxacin

【性状】 本品为类白色结晶性粉末；无臭，味苦；遇光色渐变为橙红色。在三氯甲烷中易溶，在二甲基甲酰胺中略溶，在甲醇中微溶，在水中极微溶，在醋酸、盐酸或氢氧化钠溶液中易溶。其盐酸盐及乳酸盐均易溶于水。

【药理】

（1）药效学　本品为动物专用的广谱杀菌药。对大多数革兰氏阴性菌和球菌有很好的抗菌活性，包括铜绿假单胞菌、克雷伯菌、大肠杆菌、肠杆菌属、弯曲菌属、志贺菌、沙门菌、气单胞菌、变形杆菌、嗜血杆菌、耶尔森菌、沙雷菌属、弧菌属。而布鲁氏菌、沙眼衣原体、葡萄球菌（包括产青霉素酶和耐甲氧西林的菌株）、支原体、分枝杆菌属也对其敏感。对厌氧菌有微弱的抗菌活性，对厌氧菌感染无效。

本品抗菌作用强，对绝大多数敏感菌的 MIC 均低于 $1\mu g/mL$，而且有明显的抗菌后效应。其杀菌作用呈明显的浓度依赖性，血药浓度大于 8 倍 MIC 时可发挥最佳治疗效果。

（2）药动学　本品内服和肌注后吸收迅速完全，0.5～2h 达血药峰浓度。内服生物利用度：马 65.6%～78.3%，绵羊 60.6%～98%，羊驼 29%，猪 73%～80%，鸡 64%～89.2%，兔 61%，鱼 42%～49%，犬 63%～100%，猫 100%。肌内注射生物利用度：马>100%，牛 82%，绵羊 85%，猪 95%～101%，兔 92%，鱼 57%。在动物体内分布广泛，除了中枢神经系统外，几乎所有组织的药物浓度均高于血药浓度。主要通过肾脏排泄，15%～50% 的药物以原形通过尿排泄。半衰期在不同种属动物和不同给药途径有较大差异，静注半衰期：马 5.3～12.4h，牛 1.68h，鸡 5.6～10h，犬 2.7～4.4h。肌内注射半衰期：马 9.9h，牛 5.9h，鱼 29h。皮下注射半衰期：牛 2.2～5.5h，绵羊 3.8h。内服半衰期：犬 2.7～4h，鱼 131h。本品在动物体内脱乙基代谢为环丙沙星。

【用途】 用于畜禽细菌性疾病和支原体感染。

① 禽的大肠杆菌、沙门菌、巴氏杆菌、嗜血杆菌、葡萄球菌、链球菌及各种支原体所引起的感染。

② 猪的链球菌病、大肠杆菌性肠毒血症（水肿病）、沙门菌病、传染性胸膜肺炎、支原体肺炎、乳腺炎-子宫炎-无乳综合征及仔猪黄痢和白痢，犊牛的大肠杆菌、溶血性巴氏杆菌和沙门菌感染，犬、猫的细菌或支原体引起的呼吸系统、消化系统、泌尿生殖系统及皮肤的感染。

【药物相互作用】

① 本品与氨基糖苷类、第三代头孢菌素和超广谱青霉素合用有协同作用。

② Ca^{2+}、Mg^{2+}、Fe^{3+}、Al^{3+} 等金属离子与本品可发生螯合作用，影响其吸收。

③ 本品对肝药酶有抑制作用，使其他药物（如茶碱、咖啡因）的代谢下降，清除率降低，血药浓度升高，甚至出现中毒症状。

④ 本品与丙磺舒合用可因竞争同一转运载体而抑制了其在肾小管的排泄，半衰期延长。

⑤ 本品在犬可增加氟尼辛的药时曲线下面积和消除半衰期；氟尼辛也可增加恩诺沙星的药时曲线下面积和消除半衰期。

【注意】

① 禁用于 2～8 月龄的幼犬和哺乳期中型犬，也慎用于供繁殖用幼龄种畜及马驹。

② 对中枢系统有潜在兴奋作用，诱导癫痫发作，患癫痫的犬慎用。

③ 孕畜及授乳母畜禁用。

④ 肉食动物及肾功能不全动物慎用。对有严重肾病或肝病的动物需调节用量，以免体内药物蓄积。

⑤ 蛋鸡产蛋期禁用。乌骨鸡禁用。

⑥ 恩诺沙星注射液不适用于马，肌内注射有一过性严重刺激性。

【用法与用量】

恩诺沙星片：以恩诺沙星计。内服，一次量，每 1kg 体重，犬、猫 2.5～5mg；禽 5～7.5mg。一日 2 次，连用 3～5 日。

恩诺沙星可溶性粉：以恩诺沙星计。混饮，每 1L 水，鸡 25～75mg。一日 2 次，连用 3～5 日；赛鸽 250mg，连用 3～5 日。

恩诺沙星溶液：以恩诺沙星计。混饮，每 1L 水，鸡 50～75mg。

恩诺沙星注射液：以恩诺沙星计。肌内注射，一次量，每 1kg 体重，牛、羊、猪 2.5mg；犬、猫、兔 2.5～5mg。一日 1～2 次，连用 2～3 日。

恩诺沙星混悬液：以恩诺沙星计。混饮，每 1L 水，鸡 50～100mg，连用 5 日。

恩诺沙星注射液（20%）：以恩诺沙星计。肌内注射，一次量，每 1kg 体重，猪 2.5g。一日 1 次，连用 3 日。

恩诺沙星注射液（进口）：以恩诺沙星计。肌内注射，一次量，每 1kg 体重，猪 2.5mg，一日 1 次，连用 3～5 日。皮下、静脉注射，一次量，每 1kg 体重，牛 2.5～5mg，一日 1 次，连用 3～5 日。

恩诺沙星粉（水产用）：以恩诺沙星计。拌饵投喂，一次量，每 1kg 体重，10～20mg。连用 5～7 日。

恩诺沙星可溶性粉（赛鸽用）：以恩诺沙星计。混饮，每 1L 饮水，赛鸽 0.25g。连用 3～5 日。

恩诺沙星溶液（蚕用）：以恩诺沙星计。桑叶添食，一次量，取药物 50mg，加水 125mL 混匀，喷洒于 1.25kg 桑叶。喷洒时以桑叶正反两面湿润为度。发现病蚕后第 1 日，饲喂药叶 24h，第 2 和 3 日分别饲喂药叶 6h。

恩诺沙星子宫注入剂：以恩诺沙星计。子宫内灌注，一次量，母猪 1g，每日 1 次，连用 3 日。用前摇匀，使用一次性无菌输精管将药物注入子宫。

盐酸恩诺沙星可溶性粉：以盐酸恩诺沙星计。混饮，每 1L 水，鸡 0.11g。连用 5 日。

【最大残留限量】 残留标志物：恩诺沙星与环丙沙星之和。

牛、羊：肌肉、脂肪 100μg/kg，肝 300μg/kg，肾 200μg/kg，奶 100μg/kg。猪、兔：肌肉、脂肪 100μg/kg，肝 200μg/kg，肾 300μg/kg。家禽（产蛋期禁用）：肌肉、皮+脂 100μg/kg，肝 200μg/kg，肾 300μg/kg。其他动物：肌肉、脂肪 100μg/kg，肝、肾 200μg/kg。鱼：皮+肉 100μg/kg。

【制剂与规格及休药期】

恩诺沙星片 ①2.5mg；②5mg。鸡 8 日。

恩诺沙星可溶性粉 ①2.5%；②5%；③10%。鸡 8 日。

恩诺沙星溶液 ①2.5%；②5%；③10%。禽 8 日。

恩诺沙星注射液 ①2mL：50mg；②5mL：0.125g；③5mL：0.25g；④5mL：0.5g；⑤10mL：0.05g；⑥10mL：0.25g；⑦10mL：0.5g；⑧10mL：1g；⑨100mL：2.5g；⑩100mL：5g；⑪100mL：10g。牛、羊 14 日，猪 10 日，兔 14 日。

恩诺沙星混悬液 100mL：5g。鸡 8 日。

恩诺沙星注射液（20%）　①10mL：2g；②100mL：20g。猪 10 日。

恩诺沙星注射液（进口）　①10mL：5g；②100mL：10g。猪 10 日。牛：静脉注射 7 日，皮下注射 14 日；弃奶期，静脉注射 3 日，皮下注射 5 日。

恩诺沙星粉（水产用）　①5%；②10%。500 度日。

恩诺沙星可溶性粉（赛鸽用）　5g：0.25g。无需制定休药期。

恩诺沙星溶液（蚕用）　①2mL：50mg；②2mL：0.1g。无需制定休药期。

恩诺沙星子宫注入剂　①50mL：1g；②250mL：5g。

盐酸恩诺沙星可溶性粉　①100g：10g；②100g：30g。鸡 11 日。

盐酸环丙沙星
Ciprofloxacin Hydrochloride

【性状】本品为类白色或微黄色结晶性粉末；无臭，味苦；有引湿性。在水中易溶，在甲醇和乙醇中极微溶，在氢氧化钠试液中溶解。

【药理】

（1）药效学　本品抗菌谱、抗菌活性、抗菌机制和耐药性等与恩诺沙星基本相似，本品对革兰氏阴性菌的作用明显优于该类其他品种，尤其对铜绿假单胞菌的体外抗菌活性最强。

（2）药动学　本品内服吸收迅速但不完全，生物利用度低于恩诺沙星。恩诺沙星在犬的内服生物利用度是环丙沙星的 2 倍，马驹内服环丙沙星后生物利用度只有 2%～12%，而恩诺沙星却能很好吸收。成年马内服生物利用度为 10.5%，牛为 53%，猪为 40%，鸡为 70%，犬为 46%。猪肌内注射的生物利用度均明显高于内服给药。环丙沙星的血浆蛋白结合率在不同种属动物有显著差异，牛 70%，而猪只有 23%。主要以原形从尿液中排泄。静注半衰期，马 4.9h，犊牛 2.4h，绵羊 1.3h，山羊 1.5h，猪 3.1h，鸡 9.0h，犬 2.6h；内服半衰期，马 5.8h，牛 2.4h，猪 2.5h，鸡 9h，犬 2.5h。

【用途】本品适用于敏感菌及支原体所致的家畜、禽类及小动物的各种感染性疾病。主要用于鸡的慢性呼吸道病、大肠杆菌病、传染性鼻炎、禽巴氏杆菌病、禽伤寒、葡萄球菌病、仔猪的黄痢和白痢等。

【药物相互作用】【注意】参见恩诺沙星。

【用法与用量】

盐酸环丙沙星可溶性粉：以环丙沙星计混饮，每 1L 水，鸡 15～25mg，连用 3～5 日。

盐酸环丙沙星注射液：以环丙沙星计。静脉、肌内注射，一次量，每 1kg 体重，家畜 2.5～5mg，家禽 5～10mg。一日 2 次，连用 2～3 日。

盐酸环丙沙星溶液（蚕用）：以环丙沙星计。喷桑叶使用。预防，一次量，每 100mg 加冷开水 500mL，均匀喷洒于 5kg 桑叶叶面，以桑叶正反面湿润为度，待水分稍干喂蚕，各龄盛食期各添食一次；治疗，每 200mg 加冷开水 500mL，每日添食一次，至蚕病基本控制为止。

盐酸环丙沙星胶囊（蚕用）：以环丙沙星计。喷桑叶使用。预防，一次量，每 0.1g 加水 500mL 溶解，均匀喷洒于 5kg 桑叶叶面，以桑叶正反面湿润为度，待水分稍干喂蚕，各龄盛食期各添食一次；治疗，每 0.2g 加水 500mL，每日添食一次，至蚕病基本控制为止。

盐酸环丙沙星盐酸小檗碱预混剂：以本品计。混饲，每 1000kg 饲料，鳗鲡 15kg。连用 3～4 日。

维生素 C 磷酸酯镁盐酸环丙沙星预混剂：以本品计。混饲，每 1000kg 饲料，鳖 5kg。

连用 3～5 日。

【制剂与规格及休药期】

盐酸环丙沙星可溶性粉 以环丙沙星计，①2%；②5%；③10%。鸡 28 日。

盐酸环丙沙星注射液 ①10mL：环丙沙星 200mg 与葡萄糖 500mg；②10mL：环丙沙星 500mg 与葡萄糖 500mg。畜、禽 28 日。

盐酸环丙沙星溶液（蚕用） ①2mL：50mg；②2mL：0.1g。无需制定休药期。

盐酸环丙沙星胶囊（蚕用） 0.1g。无需制定休药期。

盐酸环丙沙星盐酸小檗碱预混剂 1000g：盐酸环丙沙星 100g＋盐酸小檗碱 40g。500 度日。

维生素 C 磷酸酯镁盐酸环丙沙星预混剂 1000g：维生素 C 磷酸酯镁 100g＋盐酸环丙沙星 10g。500 度日。

乳酸环丙沙星
Ciprofloxacin Lactate

【性状】 本品为类白色或微黄色结晶性粉末；无臭，味苦；有引湿性。在水中易溶，在冰醋酸中略溶，在三氯甲烷中几乎不溶。

【药理】【用途】【药物相互作用】【注意】 同盐酸环丙沙星。

【用法与用量】

乳酸环丙沙星可溶性粉：以环丙沙星计。混饮，每 1L 水，禽 40～80mg，一日 2 次，连用 3 日。

乳酸环丙沙星注射液：以环丙沙星计。肌内注射，一次量，每 1kg 体重，家畜 2.5mg，禽 5mg，一日 2 次。静脉注射，一次量，每 1kg 体重，家畜 2mg，一日 2 次（静脉时应将药液稀释至 0.1%～0.2%浓度）。

【制剂与规格及休药期】

乳酸环丙沙星可溶性粉 ①2%；②5%；③10%。禽 8 日。

乳酸环丙沙星注射液 按环丙沙星计，①5mL：0.25g；②5mL：0.5g；③10mL：0.05g；④10mL：0.5g；⑤10mL：1g。牛 14 日，猪 10 日，禽 28 日；弃奶期 84h。

盐酸沙拉沙星
Sarafloxacin Hydrochloride

【性状】 本品为类白色或微黄色结晶性粉末；无臭，味微苦；有引湿性。遇光、遇热色渐变深。在水中或乙醇中几乎不溶或不溶，在氢氧化钠试液中溶解。

【药理】

（1）药效学 本品为动物专用氟喹诺酮类药物。抗菌谱及作用机制与恩诺沙星基本相似。抗菌活性略低于恩诺沙星。本品对鱼的杀鲑气单胞菌、杀弧菌、鳗弧菌等也有效。对厌氧菌的作用强于环丙沙星。本品有较长的抗菌后效应（PAE），在猪体内对链球菌、大肠杆菌的 PAE 分别为 1.27～3.84h 和 1.45～2.87h。

（2）药动学 沙拉沙星内服和肌内注射后吸收较迅速，1～3h 达血药峰浓度。体内分布广泛，组织中药物浓度高于血浆药物浓度。经肾排泄，尿中浓度高。内服生物利用度：猪 52%，鸡 61%。肌注生物利用度：猪 87%，鸡 72%。大麻哈鱼内服后吸收缓慢，血药浓度达峰时间为 12～14h，生物利用度为 3%～7%。静注半衰期猪为 3.1h；肌注半衰期猪为 3.5h，鸡为 5.2h；内服半衰期猪为 6.7h，鸡为 3.3h。

【用途】 用于猪、鸡的敏感菌和支原体引起的感染性疾病的治疗。常用于猪、鸡的大肠杆菌病、沙门菌病、支原体病和葡萄球菌感染等。也用于鱼敏感菌感染性疾病。

【药物相互作用】【注意】 参见恩诺沙星。

① 产蛋鸡禁用。

② 注射液在高于常规剂量下与鸡马立克氏病疫苗混合，能降低疫苗的活力。

【用法与用量】

盐酸沙拉沙星片：以沙拉沙星计。内服，一次量，每 1kg 体重，鸡 5～10mg。一日 1～2 次，连用 3～5 日。

盐酸沙拉沙星注射液：以沙拉沙星计。肌内注射，一次量，每 1kg 体重，猪、鸡 2.5～5mg。一日 2 次，连用 3～5 日。

盐酸沙拉沙星可溶性粉：以沙拉沙星计。混饮，每 1L 水，鸡 25～50mg。连用 3～5 日。

盐酸沙拉沙星溶液：以沙拉沙星计。混饮，每 1L 水，鸡 20～50mg。连用 3～5 日。

盐酸沙拉沙星胶囊（蚕用）：以沙拉沙星计。桑叶添食，取一粒含药 0.1g，研细，用于防治由芽孢杆菌引起的家蚕细菌性败血病时，加水 1000mL，用于防治由灵菌所引起的家蚕细菌性败血病时，加水 250mL，搅拌溶解后喷于桑叶正反叶面，以湿润为度。发现病蚕后，第 1 日饲喂药叶 24h，第 2 和 3 日各饲喂药叶 6h。

【最大残留限量】 残留标志物：沙拉沙星。

鸡、火鸡：肌肉 $10\mu g/kg$，脂肪 $20\mu g/kg$，肝、肾 $80\mu g/kg$。鱼：肉＋皮 $30\mu g/kg$。

【制剂与规格】

盐酸沙拉沙星片　以沙拉沙星计，①5mg；②10mg。鸡 0 日。

盐酸沙拉沙星注射液　以沙拉沙星计，①10mL：0.1g；②100mL：1g；③100mL：2.5g。猪、鸡 0 日。

盐酸沙拉沙星可溶性粉　以沙拉沙星计，①50g：1.25g；②100g：2.5g；③50g：2.5g；④100g：5g。鸡 0 日。

盐酸沙拉沙星溶液　以沙拉沙星计，①1%；②2.5%；③5%。鸡 0 日。

盐酸沙拉沙星胶囊（蚕用）　以沙拉沙星计，0.1g。

盐酸二氟沙星

Difloxacin Hydrochloride

【性状】 本品为类白色或微黄色结晶性粉末；无臭，味微苦，遇光色渐变深。在水中微溶，在乙醇中极微溶，在冰醋酸中微溶。

【药理】

(1) 药效学　本品为动物专用氟喹诺酮类药物。抗菌谱与恩诺沙星相似，抗菌活性略低。对多种革兰氏阴性菌、革兰氏阳性菌和球菌以及支原体等均有良好抗菌活性，包括大多数克雷伯菌属、葡萄球菌属、肠杆菌属、弯曲杆菌属、志贺菌属、变形杆菌属和巴氏杆菌属。铜绿假单胞菌等假单胞菌属的一些菌株对本品耐药，大多数肠球菌也对本品耐药。与其他氟喹诺酮类药相似，本品对大多数厌氧菌作用微弱，不建议用于厌氧菌感染的治疗。

（2）药动学　犬内服后约经 3h 达血药峰浓度，吸收好，生物利用度大于 80%，体内分布广泛（表观分布容积为 2.8L/kg），与血浆蛋白的结合率为 16%～52%。经胆汁排泄，超过 80% 的药物随粪便排出。仅 5% 的给药剂量经肾排泄，用药后至少 24h 在尿中保持高于对敏感菌 MIC 的浓度。鸡、猪内服及肌注吸收均迅速，1～3h 达血药峰浓度，吸收良好。内服给药生物利用度：鸡 54.2%，猪 100%。肌注生物利用度：鸡 77%，猪 95.3%。体内分布广泛，猪、鸡的表观分布容积分别为 4.9L/kg 和 3.1L/kg。经肾排泄，尿中浓度高。猪静注、肌注、内服半衰期分别为 17.1h、25.8h、16.7h，鸡内服半衰期为 8.2h。马内服生物利用度为 70%，静注给药后表观分布容积约 1L/kg，静注、肌注和内服给药半衰期分别为 2.7h、5.7h、10.8h。

【用途】用于敏感菌引起的畜禽消化系统、呼吸系统、泌尿道感染和支原体病的治疗，包括猪传染性胸膜肺炎、猪巴氏杆菌病、猪气喘病、猪肺疫、鸡慢性呼吸道病、犬的脓皮病。

【药物相互作用】【注意】参见恩诺沙星。

① 犬、猫内服本品可出现消化道不良反应（厌食、呕吐、腹泻）。

② 犬不宜空腹给药。给药后由于大多数经肝胆管排泄，容易引起蓄积性毒性反应，导致中度甚至严重的肾衰竭。

③ 蛋鸡产蛋期禁用。

【用法与用量】

盐酸二氟沙星片、盐酸二氟沙星粉、盐酸二氟沙星溶液：以二氟沙星计。内服，一次量，每 1kg 体重，鸡 5～10mg。一日 2 次，连用 3～5 日。

盐酸二氟沙星注射液：以二氟沙星计。肌内注射，一次量，每 1kg 体重，猪 5mg。一日 1 次，连用 3 日。

【最大残留限量】残留标志物：二氟沙星。

牛、羊（泌乳期禁用）：肌肉 400μg/kg，脂肪 100μg/kg，肝 1400μg/kg，肾 800μg/kg。

猪：肌肉 400μg/kg，脂肪 100μg/kg，肝 800μg/kg，肾 800μg/kg。

家禽：肌肉 300μg/kg，皮+脂 400μg/kg，肝 1900μg/kg，肾 600μg/kg。

其他动物：肌肉 300μg/kg，脂肪 100μg/kg，肝 800μg/kg，肾 600μg/kg。

鱼：皮+肉 300μg/kg。

【制剂与规格及休药期】

盐酸二氟沙星片　以二氟沙星计，5mg。鸡 1 日。

盐酸二氟沙星粉　以二氟沙星计，①2.5%；②5%。鸡 1 日。

盐酸二氟沙星溶液　以二氟沙星计，①2.5%；②5%。鸡 1 日。

盐酸二氟沙星注射液　以二氟沙星计，①10mL：0.2g；②50mL：1g；③100mL：2.5g。猪 45 日。

诺氟沙星
Norfloxacin

【性状】本品为类白色或淡黄色的结晶性粉末；无臭，味微苦；遇光色渐变深。在水中溶解，在乙醇中微溶，在乙醚中不溶。

【药理】【药物相互作用】【不良反应】参见恩诺沙星。

【用途】用于敏感菌及支原体引起的犬的感染性疾病，防治家蚕黑胸败血病。

【注意】

① 肌内注射有一过性刺激性。

② 有癫痫病史的犬慎用。

③ 与甲砜霉素、氟苯尼考等有拮抗作用。

④ 幼龄犬慎用。

【用法与用量】

烟酸诺氟沙星注射液（犬用）：以诺氟沙星计。肌内注射，一次量，每 1kg 体重，犬 8mg。一日 2 次，连用 3 日。

烟酸诺氟沙星可溶性粉（蚕用）：以诺氟沙星计。舔食，每 1L 水加 0.5g 溶解，均匀喷洒在 10kg 桑叶上。添食，在四龄第 3 日、五龄第 1 日和第 3 日以及上蔟前 1 日，各用药 1 次；发现病蚕时，每隔 8h 1 次，连用 3 次，以后每日 1 次。

盐酸诺氟沙星溶液（蚕用）：以诺氟沙星计。喷桑叶使用，一次量，取 100mg 加 200mL 水稀释，均匀喷洒于 2kg 桑叶叶面，以桑叶正反面湿润为度。发现病蚕时，第 1 日连续饲喂药叶 24h，第 2 和第 3 日分别饲喂药叶 6h。

盐酸诺氟沙星胶囊（蚕用）：以诺氟沙星计。喷桑叶使用，一次量，取 0.25g 药物加冷开水 500mL 溶解，均匀喷洒于 2kg 桑叶叶面，以桑叶正反面湿润为度。发现病蚕后，第 1 日连续饲喂药叶 24h，第 2 和第 3 日分别饲喂药叶 6h。

【制剂与规格】

烟酸诺氟沙星注射液（犬用）　以诺氟沙星计，2mL：0.04g。

烟酸诺氟沙星可溶性粉（蚕用）　以诺氟沙星计，0.5g：0.25g。

盐酸诺氟沙星溶液（蚕用）　①2mL：50mg；②2mL：0.1g；③10mL：0.5g。

盐酸诺氟沙星胶囊（蚕用）　0.25g。

甲磺酸达氟沙星
Danofloxacin Mesylate

【性状】 本品为白色至淡黄色结晶性粉末；无臭，味苦。在水中易溶，甲醇中微溶，在三氯甲烷中几乎不溶。

【药理】

（1）药效学　本品为动物专用氟喹诺酮类药物。抗菌谱与恩诺沙星相似，尤其对畜禽呼吸道致病菌有良好的抗菌活性。敏感菌包括：牛，溶血性曼氏杆菌、多杀性巴氏杆菌、支原体；猪，胸膜肺炎放线菌、猪肺炎支原体；鸡，大肠杆菌、多杀性巴氏杆菌、鸡毒支原体等。

（2）药动学　本品内服、肌注和皮下注射吸收迅速而完全。内服生物利用度：猪 89%，马 22%，鸡 100%；肌注生物利用度：成年牛 78%，犊牛 76%，马 89%，山羊 100%，猪 78%～101%；皮下注射生物利用度：牛 90%，山羊 110%。本品主要通过肾排泄，牛皮下注射本品后主要以原形药物随尿排出，猪与犊牛肌内注射后尿中可分别排出 43%～51% 与 38%～43% 的原药。静注半衰期：牛 3～6h，犊牛 2.9h，猪 8h；肌注半衰期：犊牛 4.3h，骆驼 5.7h，猪 6.8h；皮下注射半衰期：牛 4.2h，山羊 4.7h；内服半衰期：猪 9.8h，鸡 6～7h。

【用途】 主要用于溶血性曼氏杆菌和多杀性巴氏杆菌引起的牛呼吸系统疾病，猪传染性胸膜肺炎、支原体肺炎，禽大肠杆菌病、禽巴氏杆菌病（禽霍乱）、鸡慢性呼吸道病。

【药物相互作用】【注意】参见恩诺沙星。

【用法与用量】

甲磺酸达氟沙星粉：以达氟沙星计。内服，每1kg体重，鸡2.5～5mg。一日1次，连用3日。

甲磺酸达氟沙星溶液：以达氟沙星计。混饮，每1L水，鸡25～50mg。一日1次，连用3日。

甲磺酸达氟沙星注射液：以达氟沙星计。肌内注射，一次量，每1kg体重，猪1.25～2.5mg。一日1次，连用3日。

【最大残留限量】残留标志物：达氟沙星。

牛、羊：肌肉200μg/kg，脂肪100μg/kg，肝400μg/kg，肾400μg/kg，奶30μg/kg。

家禽：肌肉200μg/kg，脂肪100μg/kg，肝400μg/kg，肾400μg/kg。

鱼：皮＋肉100μg/kg。

猪：肌肉、脂肪100μg/kg，肝50μg/kg，肾200μg/kg。

【制剂与规格及休药期】

甲磺酸达氟沙星粉　以达氟沙星计，①2％；②2.5％；③10％。鸡5日。

甲磺酸达氟沙星溶液　以达氟沙星计，2％。鸡5日。

甲磺酸达氟沙星注射液　以达氟沙星计，①5mL∶50mg；②5mL∶100mg；③5mL∶125mg；④10mL∶100mg；⑤10mL∶250mg。猪25日。

马波沙星
Marbofloxacin

【性状】淡黄色结晶性粉末，易溶于水、丙二醇、甘油等，难溶于醚、苯、氯仿，受强热可水解。

【药理】

（1）药效学　本品抗菌谱广（同恩诺沙星），抗菌活性高。与其他氟喹诺酮类药物一样，对大多数的革兰氏阴性杆菌和球菌都有较好的抗菌活性，包括铜绿假单胞菌、大肠杆菌、克雷伯菌、肠球菌、弯曲杆菌属、志贺菌、沙门菌、气单胞菌属、嗜血杆菌、变形杆菌、耶尔森菌、弧菌属等大部分种属和菌株。对该药敏感的菌还包括布鲁氏菌属、沙眼衣原体、葡萄球菌（包括产青霉素酶和耐甲氧西林菌）和分枝杆菌。本品对革兰氏阴性菌和革兰氏阳性菌都具有明显的抗菌后效应，对细菌复制的静止期和生长期均有活性。

（2）药动学　本品内服与注射后吸收迅速而完全，血浆蛋白结合率低，广泛分布于肾、肝、肺及皮肤等组织，在血浆中和组织中浓度高于对多数病原菌的MIC。犬内服生物利用度为94％，怀孕母猪和猫的口服生物利用度约为80％，犊牛则达100％以上。本品有较大的表观分布容积（1.3L/kg以上），除中枢神经外，所有被检测的组织浓度均高于血浆中药物浓度。犬内服给药1.5h后达到血药峰浓度，表观分布容积1.2～1.9L/kg。部分在肝中被代谢转化为无活性的代谢物。主要排泄途径为肾脏，犬在尿中排出占30％～45％的原形药，部分经胆汁随粪便排出。半衰期较长，犬内服和皮下注射可达14h和13h，而犊牛（肌内注射）、肉鸡（内服）、猫（内服）分别为4.33h、6.5h和10h，且有效血药浓度维持时间较长。

【用途】用于敏感菌所致的牛、猪、犬、猫的呼吸道、消化道、泌尿道及皮肤感染。对牛、羊乳腺炎及猪乳腺炎-子宫炎-无乳综合征亦有疗效。

【药物相互作用】【注意】参见本节前言及其他氟喹诺酮类药物。

【用法与用量】

马波沙星片：以马波沙星计。内服，每1kg体重，犬2mg，急性呼吸道感染连续用药7日，慢性呼吸道感染连续用药21日。

马波沙星片（进口）：以马波沙星计。内服，每1kg体重2mg，每日1次。小型犬，每2.5kg体重给予5mg规格一片；中型犬，每10kg体重给予20mg规格一片；大型犬，每40kg体重给予80mg规格一片。犬用于治疗皮肤和软组织感染，至少持续用药5日，根据病程，给药期最长可延至40日；犬用于治疗尿路感染，给药期至少为10日，根据病程，给药期最长可延至28日；猫，用于治疗皮肤和软组织感染，给药期为3~5日。

马波沙星注射液：以马波沙星计。肌内注射，一次量，每1kg体重，猪2mg。一日1次，连用3日。

马波沙星注射液（进口）：以马波沙星计。肌内注射，治疗母猪乳腺炎-子宫炎-无乳综合征，一次量，每1kg体重2mg，一日1次，连用3日；治疗牛呼吸道感染，一次量，每1kg体重8mg，单次注射，同一部位使用不得超过20mL。皮下注射，治疗牛泌乳期乳腺炎，一次量，每1kg体重2mg，一日1次，连用3日。

注射用马波沙星：以马波沙星计。皮下注射，每1kg体重，犬0.2mg，一日1次，连用3日。

【制剂与规格及休药期】

马波沙星片　①5mg；②20mg。

马波沙星片（进口）　①5mg；②20mg；③80mg。

马波沙星注射液　①50mL：5g；②100mL：10g；③10mL：1g。猪7日。

马波沙星注射液（进口）　按 $C_{17}H_{19}FN_4O_4$ 计，①50mL：5g；②100mL：10g；③250mL：25g。猪4日；牛，肌内注射3日，弃奶期72h；牛，皮下注射6日，弃奶期36h。

注射用马波沙星　按 $C_{17}H_{19}FN_4O_4$ 计，0.1g。

奥比沙星
Orbifloxacin

【性状】微溶于水（中性pH），在酸性或碱性介质中溶解度增大。市售片剂应防湿，于2~3℃中贮存。

【药理】

（1）药效学　本品对多种革兰氏阴性和阳性杆菌、球菌有良好的抗菌活性，包括克雷伯菌属、中间型葡萄球菌或金黄色葡萄球菌、大肠杆菌、肠杆菌属、弯曲杆菌属、志贺菌属、变形杆菌属和巴氏杆菌属。一些铜绿假单胞菌和假单胞菌属的其他菌株及大多数肠球菌属对本品耐受。本品对大多数厌氧菌作用微弱，不建议用于厌氧菌感染的治疗。

（2）药动学　犬、猫内服本品可完全吸收。体内分布良好（犬表观分布容积为1.5L/kg，猫为1.4L/kg），血浆蛋白结合率低（犬8%，猫5%）。主要经肾排泄，近50%以原形排出。在犬、猫的半衰期约6h，给药后尿中维持高于敏感菌MIC的药物浓度至少达24h。

【用途】用于治疗犬、猫的敏感菌感染。对马的敏感革兰氏阴性菌引起的感染也有效。

【药物相互作用】【注意】参见本节前言及其他氟喹诺酮类药物。

【不良反应】犬、猫按常量（7.5mg/kg）的5倍（37.5mg/kg）给药未见明显不良反应，猫内服较高剂量出现软粪及体重下降等现象。

【用法与用量】内服：犬和猫，一次量，每1kg体重，犬、猫2.5～7.5mg。一日1次。

【制剂与规格】奥比沙星片 ①5.7mg（黄色）；②22.7mg（绿色）；③68mg（蓝色）。

第五节 其他抗菌药

乙酰甲喹
Mequindox

乙酰甲喹又名痢菌净，为喹噁啉的1,4-二氧化物的衍生物。

【性状】本品为鲜黄色结晶或黄色粉末；无臭、味微苦。遇日光及高温色渐变深。微溶于水、甲醇、乙醚、石油醚，易溶于氯仿、苯、丙酮。

【药理】通过抑制菌体的脱氧核糖核酸（DNA）合成而达到抗菌作用。具有广谱抗菌作用，对多数细菌具有较强的抑制作用，对革兰氏阴性菌作用强于革兰氏阳性菌，对猪痢疾密螺旋体的作用尤其突出。

内服和肌注给药均易吸收，猪肌注后10min即可分布全身各组织，体内消除快，半衰期约2h。体内破坏少，猪内服给药后约75%以原形从尿排出，尿中浓度高。

【用途】本品为猪痢疾有独特疗效，且复发率低。此外对仔猪黄痢和白痢，犊牛腹泻、犊牛副伤寒，禽霍乱、雏鸡白痢等均有较好疗效。

【注意】本品安全性好，治疗量对鸡、猪无不良反应。但剂量高于临床治疗量3～5倍时，或长时间应用会引起毒性反应，甚至死亡。家禽较为敏感。

【用法与用量】

乙酰甲喹片：以乙酰甲喹计。内服，一次量，每1kg体重，牛、猪5～10mg。

乙酰甲喹注射液：以乙酰甲喹计。肌内注射，一次量，每1kg体重，猪2～5mg。

【制剂与规格及休药期】

乙酰甲喹片 ①0.1g；②0.5g。牛、猪35日。

乙酰甲喹注射液 ①2mL：0.1g；②5mL：0.1g；③5mL：0.25g；④10mL：0.2g；⑤10mL：0.5g；⑥10mL：50mg。猪35日。

博落回注射液
Macleaya Cordata Injection

【药理】本品含血根碱和白屈菜红碱，在体外能抑制革兰氏阳性菌生长，对肺炎球菌、金黄色葡萄球菌和枯草杆菌有较好的抑制作用，其抑菌作用强于黄连素。

【用途】主要用于大肠杆菌引起的仔猪白痢和黄痢。

【用法与用量】肌内注射：一次量，猪，体重10kg以下2～5mL；体重10～50kg，5～10mL。一日2～3次。

【注意】一次用量不得超过15mL。

【制剂与规格及休药期】博落回注射液 5mL：25mg。猪28日。

牛至油溶液
Oregano Oil Solution

牛至油是从天然植物牛至中提取的挥发油,现已可人工合成。

【性状】 本品为淡黄色的澄清油状液体。

【药理】 牛至油的主要成分为香荆芥酚和百里香酚。其抗菌活性取决于其化学结构的表面活性和脂溶性,极易穿过细菌细胞膜,降低胞浆内蛋白合成酶的稳定性,扰乱氧化过程,破坏细胞膜,从而抑制微生物生长。本品不易产生耐药性。

本品对大肠杆菌、鼠伤寒沙门菌、嗜水气单胞菌、李斯特菌和金黄色葡萄球菌有较高的抗菌活性。用于预防及治疗仔猪和鸡的大肠杆菌、沙门菌引起的下痢。也用于促进畜禽生长,提高饲料转化率。

【用法与用量】 内服:预防,仔猪 2～3 日龄,每头 2mL。8h 后重复给药一次。治疗,仔猪 10kg 以下,每头 2mL;10kg 以上,每头 4mL。用药后 7～8h 腹泻仍未停止时,重复给药一次。

【制剂与规格及休药期】 牛至油预混剂 500g:12.5g。猪 28 日。

盐酸小檗碱
Bernberine Hydrochloride

盐酸小檗碱又名盐酸黄连素。

【性状】 本品为黄色结晶性粉末;无臭,味极苦。在热水中溶解,在氯仿中极微溶解,在乙醚中不溶。

【药理】

(1) 药效学 小檗碱对多种微生物有不同程度的抑制作用,但作用较弱,最低抑菌浓度大多在 $64\mu g/mL$ 以上。对革兰氏阳性菌,如金黄色葡萄球菌、耐甲氧西林金黄色葡萄球菌、肺炎球菌、无乳链球菌等有明显抑菌作用。对革兰氏阴性菌,如大肠杆菌的抑菌作用远低于革兰氏阳性菌。但小檗碱对肠道痢疾杆菌的抑制作用非常显著,高于对革兰氏阳性菌的抑制作用。对幽门螺杆菌、结核分枝杆菌和霍乱弧菌也表现出不同程度的抑菌活性。与抗真菌药联合应用有良好的协同作用。

(2) 药动学 本品内服吸收差,注射后迅速吸收,广泛分布于各器官与组织,其中以心、骨、肺、肝中为多。在体内组织中滞留时间短暂。肌内注射后的血药浓度低于最低抑菌浓度。

【用途】 主要用于治疗胃肠炎、细菌性痢疾等肠道感染。

【注意】 内服不良反应较少,偶有恶心、呕吐,停药后即消失。

【用法与用量】 内服:一次量,马、牛 2～5g;驼 3～6g;猪、羊 0.5～1g。

【制剂与规格及休药期】 盐酸小檗碱片 ①0.1g;②0.5g。无需制定休药期。

硫酸小檗碱
Berberine Sulfate

硫酸小檗碱又名硫酸黄连素。

【性状】 本品为黄色结晶性粉末;无臭,味极苦。在水中溶解,在乙醇中微溶,在氯仿或乙醚中不溶。

【药理】参考盐酸小檗碱。本品肌注后吸收迅速，在体内可达到有效抑菌浓度，广泛分布于各器官与组织。

【用途】适用于肠道细菌性感染。

【注意】本品不能静脉注射。遇冷析出结晶，用前浸入热水中，用力振摇，溶解成澄明液体并凉至体温时使用。其它参考盐酸小檗碱。

【用法与用量】肌内注射：一次量，马、牛 0.15～0.4g；羊、猪 0.05～0.1g。

【制剂与规格及休药期】硫酸小檗碱注射液　①5mL：0.05g；②10mL：0.1g；③5mL：0.1g；④10mL：0.2g。猪 28 日。

乌洛托品
Methenamine

【性状】本品为无色、有光泽的结晶或白色结晶性粉末；几乎无臭，味初甜，后苦；遇火能燃烧，发生无烟的火焰；水溶液显碱性反应。本品在水中易溶，在乙醇或三氯甲烷中溶解，在乙醚中微溶。

【药理】本品内服易吸收，大部分以原形随尿排出。在酸性尿液中缓慢水解成氨和甲醛，甲醛能使蛋白质变性，因此在尿道中发挥非特异性抗菌作用。

【用途】用于尿路感染。

【注意】

① 应用碳酸氢钠、噻嗪类利尿药和含有钙、镁的抗酸药可碱化尿液，降低本品的作用。

② 本品应与氯化铵同时应用，酸化尿液。

【用法与用量】静脉注射：一次量，马、牛 15～30g；羊、猪 5～10g；犬 0.5～2g。

【制剂与规格】乌洛托品注射液　①5mL：2g；②10mL：4g；③20mL：8g；④50mL：20g。

利福昔明
Rifaximin

【性状】本品为橙红色至暗红色的结晶性粉末；无臭；在甲醇、乙腈中易溶，在乙醇中溶解，在 0.1mol/L 盐酸溶液或水中几乎不溶。

【药理】利福昔明是利福霉素 SV 的半合成衍生物，主要通过与细菌依赖 DNA 的 RNA 聚合酶中 β-亚单位不可逆地结合，来抑制细菌 RNA 的合成，从而达到杀菌的目的。对革兰氏阳性菌（如金黄色葡萄球菌、无乳链球菌、停乳链球菌、乳房链球菌、棒状杆菌等）和革兰氏阴性菌（如大肠埃希菌等）均有良好的抗菌活性。利福昔明子宫内给药几乎不吸收。

【用途】主要用于预防由利福昔明敏感菌（金黄色葡萄球菌、链球菌、大肠埃希菌等）引起的感染。

【注意】

① 皮肤接触可能引起过敏反应，使用后洗手。

② 使用前将药液摇匀。

③ 对利福昔明过敏的奶牛禁止使用本品。

④ 灌注前应通过直肠按摩清除恶露，阴道口及会阴部位进行清洗消毒。

⑤ 置于儿童无法触及处。

【用法与用量】

利福昔明乳房注入剂（干乳期）：乳管注入，干乳期奶牛，每乳室 1 支。

利福昔明子宫注入剂：子宫内注入，子宫内灌注 1 支，用药前应通过直肠推拿去除一部分恶露。

【制剂与规格及休药期】

利福昔明乳房注入剂（干乳期） 按 $C_{43}H_{51}N_3O_{11}$ 计，5g：0.1g。产犊前 60 日给药，弃奶期 0 日。

利福昔明子宫注入剂 以 $C_{43}H_{51}N_3O_{11}$ 计，25g：187.5mg。弃奶期 0 日。

第六节　抗真菌药

根据真菌感染部位不同，可分为浅部真菌感染和深部真菌感染二大类。浅部真菌感染的致病菌是各种癣菌，如毛癣菌、小孢子菌、表皮癣菌及念珠菌等，常侵犯皮肤、羽毛、趾甲（爪）、鸡冠、肉髯等部位，引起各种癣症和炎症。有的人畜之间可相互传染。深部真菌感染的病原主要有白色念珠菌、新型隐球菌、组织胞浆菌、曲霉菌等，常侵犯机体深部组织及内脏器官，导致犊牛真菌性胃肠炎、牛真菌性子宫炎和雏鸡曲霉菌性肺炎等。

兽医临床上用于治疗浅部真菌感染的药物有灰黄霉素、制霉菌素、水杨酸、十一烯酸、水杨酸苯胺或局部应用的咪康唑和克霉唑；治疗深部真菌感染的最有效药物是两性霉素 B，但其毒性大，限制了其在临床的应用。近年来研制的两性霉素脂质体既保留了高度抗菌活性，又降低了毒性，是一类有临床应用前景的抗真菌新药制剂。

两性霉素 B
Amphotericin B

【来源】 本品是从链霉菌（*Streptomyces nodosus*）的培养液中分离得到的一类多烯类抗真菌药物。

【性状】 本品为黄色或橙黄色粉末；无臭或几乎无臭，无味；有引湿性，在日光下易被破坏失效。在二甲亚砜中溶解，在二甲基甲酰胺中微溶，在甲醇中极微溶解，不溶于水、无水乙醇、氯仿或乙醚。

【药理】 本品为广谱抗真菌药物，能选择性地与真菌胞浆膜上的麦角固醇相结合，损害胞浆膜通透性，导致真菌死亡。本品对隐球菌、球孢子菌、白色念珠菌、芽生菌等都有抑制作用，是治疗深部真菌感染的首选药。由于细菌和立克次体细胞膜上不含固醇，故本品对这些病原体无效。而哺乳动物细胞膜也含固醇，因此对人和哺乳动物毒性较大。

本品内服及肌注均不易吸收，内服可有效治疗消化道系统真菌感染；肌注刺激性大，一般以缓慢静脉注射治疗全身性真菌感染，可维持较长的血中药物有效浓度。体内分布较广，但不易进入脑脊液。大部分经肾脏缓慢排出，胆汁排泄 20%～30%。

【用途】 用于敏感菌引起的深部真菌感染，如犬组织胞浆菌病、芽生菌病、球孢子菌病，亦可预防白色念珠菌感染及各种真菌的局部感染，如甲或爪的真菌感染、雏鸡嗉囊真菌感染等。

【注意】

① 静脉注射过程中可引起震颤、高热和呕吐等。

② 治疗过程中可引起肝、肾损害，贫血和白细胞减少等。

③ 猫连续 17 日每天每 1kg 体重静脉注射 1mg 可出现严重溶血性贫血。

④ 不可与氨基糖苷类、洋地黄类、箭毒、噻嗪类利尿药合用。

【用法与用量】 静脉注射：一次量，每 1kg 体重，犬、猫 0.15～0.5mg，隔日 1 次或每周 3 次，总剂量 4～11mg；马，每 1kg 体重，开始用 0.38mg，每日 1 次，连用 4～10 日，以后可增加到 1mg，再用 4～8 日。临用前，先用注射用水溶解，再用 5% 葡萄糖注射液（切勿用生理盐水）稀释成 0.1% 的注射液，缓慢静脉注射。

【制剂与规格】 注射用两性霉素 B ① 5mg（5000 单位）；② 25mg（2.5 万单位）；③ 50mg（5 万单位）。

酮康唑
Ketoconazole

【性状】 本品为类白色结晶粉末；无臭，无味。在水中几乎不溶，在乙醇中微溶，在甲醇中溶解，在氯仿中易溶。

【药理】 本品为人工合成的广谱抗真菌药，对全身及浅表真菌均有抗菌活性。常用剂量下对真菌有抑制作用，大剂量时对敏感真菌有杀灭作用。对球孢子菌、组织胞浆菌、隐球菌、芽生菌、小孢子菌和毛癣菌等真菌有抑制作用；对曲霉菌、孢子丝菌作用弱，白色念珠菌对本品耐药。

本品内服易吸收，但存在明显个体差异，犬内服生物利用度为 4%～89%，达峰时间 1～4h，峰浓度为 1.1～45.6μg/mL。吸收后分布于胆汁、唾液、尿、滑液囊和脑脊液，血浆蛋白结合率为 84%～99%。在肝中代谢为几种无活性的代谢物，主要经胆汁排泄，部分经肾随尿排出，少量以原形随尿排出。犬的半衰期为 1～6h。

【用途】 用于犬、猫等动物的球孢子菌、组织胞浆菌、隐球菌、芽生菌感染；亦可用于防治皮肤真菌病。

【注意】

① 本品有肝脏毒性，肝功能不良动物慎用。

② 本品有胚胎毒性，怀孕动物禁用。

③ 常伴有恶心、呕吐等消化道症状。

④ 避免与抗酸药及抑制胃酸分泌的药物（抗胆碱药和 H_2 受体阻断药）同服。

【用法与用量】

复方酮康唑软膏：外用，涂搽于患处，犬、猫，一日 3～5 次，连用 5～7 日。

【制剂与规格】 复方酮康唑软膏 15g：酮康唑 0.15g＋甲硝唑 0.3g＋薄荷脑 0.15g。

氟康唑
Fluconazole

【性状】 本品为白色或类白色结晶性粉末；无臭或略带特意臭味，味苦。易溶于甲醇，溶于乙醇，在二氯甲烷、水或乙酸中微溶，不溶于乙醚。

【药理】 本品为广谱抗真菌药物，对深部和浅表真菌都有较强的抗菌作用。抗菌活性比酮康唑强 10～20 倍，且毒性低。念珠菌和隐球菌对本品最敏感，对表皮癣菌、皮炎芽生菌和组织胞浆菌也有较强的作用，但对曲霉菌效果差。

单胃动物内服本品吸收好，生物利用度达 90%，1～4h 出现达峰浓度，分布广泛，进入各种体液中的药物浓度接近血药浓度，脑脊液中的浓度达到血药浓度的 $50\%\sim90\%$。血浆蛋白结合率为 63%。主要以原形随尿排出。

【用途】用于浅表、深部敏感菌引起的感染。主要用于治疗犬、猫的念珠菌病和隐球菌病。

【用法与用量】

复方氟康唑乳膏：耳道外用，直接滴入耳内，每日 2 次，每次 $4\sim6$ 滴，连用 7 日。

【制剂与规格】复方氟康唑乳膏 10g：氟康唑 0.16g＋硫酸新霉素 3.5 万单位＋曲安奈德 0.01g。

伊曲康唑内服溶液
Itraconazole Oral Solution

【性状】本品为浅棕色至棕色澄清溶液。

【药理】伊曲康唑是亲脂性三唑类抗真菌药，其主要代谢产物羟基伊曲康唑也有较高的抗真菌活性。本品主要通过抑制真菌细胞色素 P-450 的活性，干扰真菌细胞膜麦角固醇的生物合成，使真菌细胞膜缺损，膜通透性增加，导致真菌死亡。由于伊曲康唑对真菌细胞色素 P-450 亲和力高，对宿主细胞色素 P-450 亲和力较低，故毒性和不良反应较小。

本品对皮肤癣菌、念珠菌属和曲霉菌均具有广谱抗菌活性，能在角化组织，如毛发及指甲（趾甲）中蓄积，维持较长时间的有效药物浓度。

【用途】主要用于由犬小孢子菌等敏感真菌引起的猫皮肤癣菌病。

【注意】

① 勿超剂量服用，尤其幼猫。

② 猫免疫功能不全及或患有其它疾病时，治疗期间需密切观察。

③ 若出现肝功能损伤，应停药。

④ 肝、肾功能不全的猫禁用。

⑤ 怀孕及哺乳期猫禁用。

【用法与用量】以本品计。空腹内服：一次量，每 1kg 体重，猫 0.5mL，一日 1 次，连用 7 日，停药 7 日，为一个周期。一般使用 3 个周期。

【制剂与规格】伊曲康唑内服溶液 1%。

特比萘芬
Terbinafine

【性状】本品为白色至灰白色结晶粉末。

【药理】本品为烯丙胺类抗真菌药，能抑制真菌细胞膜上的角鲨烯环氧化酶，使角鲨烯在细胞膜蓄积，破坏细胞膜结构完整性，抑制真菌繁殖，起杀菌作用。本品有广谱抗真菌作用，对许多真菌以及部分酵母菌具有杀菌作用。

【用途】用于治疗猫和犬的皮肤真菌病、马拉色菌性皮炎、皮下和全身性真菌感染以及鸟类的曲霉病。

【注意】

① 肝、肾功能不全者慎用。

② 怀孕及哺乳期动物慎用。

③ 五个月以下的幼猫、幼犬慎用。

④ 治疗期间会出现呕吐、腹泻、瘙痒（猫）等不良反应。

【用法与用量】

盐酸特比萘芬喷雾剂：外用，犬，每 $5cm^2$ 患处皮肤 3 喷，均匀喷于患部。一日 2 次，连续给药 28 日，或遵医嘱。

盐酸特比萘芬搽剂：外用，将本品涂于犬皮肤患处及其周围，$0.5mg/cm^2$（约 1 滴/cm^2），一日两次，连用 14 日。用药前请清洁患处。

【制剂与规格】

盐酸特比萘芬喷雾剂 按 $C_{21}H_{25}N \cdot HCl$ 计，100mL：1g。

盐酸特比萘芬搽剂 1%。

灰黄霉素
Griseofulvin

本品由灰黄青霉菌（*Penicillinum griseoflvum*）培养液中提取获得。

【性状】 本品为白色或类白色的微细粉末；无臭，味微苦。极微溶于水，微溶于乙醇，易溶于二甲基甲酰胺。对热稳定。

【药理】 内服本品对各种皮肤真菌（小孢子菌、表皮癣菌和毛发癣菌）有强大的抑菌作用，对细菌和其他深部真菌无效。

本品内服易吸收，主要在小肠尤其是十二指肠吸收。生物利用度与颗粒大小有关，粒径为 $2.7\mu m$ 灰黄霉素颗粒的生物利用度是 $10\mu m$ 的两倍。吸收后广泛分布与全身各组织，其中以皮肤、毛发、趾（指）甲、脂肪、肝脏和肌肉中含量较高。大部分在肝内代谢，经肾脏排出。少量原形药物直接经尿和乳汁排出，未被吸收的药物随粪便排出。

【用途】 主要用于小孢子菌、毛癣菌和表皮癣菌引起的各种皮肤真菌病。本品不易透过表皮角质层，外用无效。

【注意】 有致癌、致畸作用，禁用于怀孕动物，尤其是母马和母猫。

【用法与用量】 内服：一次量，每 1kg 体重，马、牛 10mg；猪 20mg；犬、猫 40～50mg。一日 1 次，连用 4～8 周。

【制剂与规格】

灰黄霉素（微粉）片剂 ①250mg；②500mg，批准用于犬猫。

灰黄霉素（微粉）粉剂：在 15g 囊剂中含有 2.5g 灰黄霉素，批准用于马但不能用于食用马。

制霉菌素
Nystatin

本品由链霉菌（*Streptomyces nouseri*）的培养液中分离而得。

【性状】 本品为淡黄色或浅褐色粉末；有引湿性，性质不稳定。极微溶于水，略溶于乙醇、甲醇，在微碱性介质中稳定，pH 9～12 时不稳定。

【药理】 本品为广谱抗真菌的多烯类药物。作用与作用机制与两性霉素 B 相似，但其毒性更大，不宜用于全身感染。内服不易吸收，几乎全部随粪便排出，可用于治疗胃肠道真菌感染。

【用途】 内服治疗胃肠道真菌感染，如犊牛真菌性胃炎、禽曲霉菌病、禽念珠菌病；局部外用治疗皮肤、黏膜的真菌感染，如念珠菌和曲霉菌所致的乳腺炎、子宫炎。

【用法与用量】

复方制霉菌素软膏：按本品计。耳道外用，清洗外耳后，将本品 0.3g（约一粒豌豆大小）挤入外耳道，轻轻按摩耳底部，清洗耳廓黏附的软膏。每日 1 次，连续给药 21 日。

【制剂与规格】

复方制霉菌素软膏　①10g：制霉菌素 100 万单位＋硫酸新霉素 3.5 万单位＋氯菊酯 100mg＋曲安奈德 10mg；②30g：制霉菌素 300 万单位＋硫酸新霉素 10.5 万单位＋氯菊酯 300mg＋曲安奈德 30mg。

克霉唑
Clotrimazole

【性状】 本品为白色或微黄色的结晶性粉末；无臭、无味。易溶于甲醇或氯仿，溶于乙醇或丙酮，不溶于水。

【药理】 本品为咪唑类广谱抗真菌药，对表皮癣菌、毛癣菌、曲霉菌和念珠菌有较好的作用，对皮炎芽生菌、组织胞浆菌、球孢子菌也有一定的作用。对浅表真菌感染的作用与灰黄霉素相似，对深部真菌感染的作用较两性霉素 B 差。

本品内服可吸收，体内分布广，在肝、脂肪中浓度高，主要在肝内代谢，大部分经胆汁排出，少量经肾随尿排出。

【用途】 外用治疗体表真菌病，如耳真菌感染和毛癣，内服治疗各种深部真菌感染。

【用法与用量】

复方克霉唑软膏：以本品计。外用，体重小于 15kg，每次 4 滴，一日 2 次；体重大于或等于 15kg，每次 8 滴，一日 2 次。连续给药 7 日。

复方克霉唑滴耳液：按本品计。使用前摇匀，将犬外耳道清洗干净，待外耳道干燥后，将耳软管轻轻插入外耳道给药。给药后轻柔按摩耳根部片刻，以便让药物进入耳道深处。每只感染耳每次 0.3mL（约 10 滴），一日 1 次，连用 7～14 日。

【制剂与规格】

复方克霉唑软膏　7.5g：克霉唑 75mg＋庆大霉素 22.5mg＋倍他米松 7.5mg。

复方克霉唑滴耳液　10mL：马波沙星 30mg＋克霉唑 100mg＋醋酸地塞米松 10mg。

水杨酸
Salicylic Acid

【性状】 本品为白色细微的针状结晶或白色结晶性粉末；无臭或几乎无臭，味微甜，后转不适；水溶液显酸性反应。在乙醇或乙醚中易溶，在沸水中溶解，在三氯甲烷中略溶，在水中微溶。

【药理】 有中等程度的抗真菌作用。在低浓度（1%～2%）时有角质增生作用，能促进表皮的生长；高浓度（10%～20%）时可溶解角质，对局部有刺激性。在体表真菌感染时，可以软化皮肤角质层，角质层脱落的同时也将菌丝随之脱出，起到一定程度的治疗作用。

【用途】 治疗皮肤真菌感染。

【注意】

① 重复涂敷可引起刺激。

② 不可大面积涂敷，以免吸收中毒。

③ 皮肤破损处禁用。

【用法与用量】外用：配成 1% 的醇溶液或软膏。

第七节 抗病毒药

抗病毒药在兽医临床使用有限，不主张食品动物使用抗病毒药，主要原因是食品动物大量使用可导致病毒产生耐药性，直接威胁人类病毒病治疗的疗效。抗病毒药物在兽医临床上仅限于疱疹病毒感染的治疗或病毒性眼病的局部治疗。在宠物病毒感染中可试用的抗病毒药主要有金刚烷胺、利巴韦林和干扰素等，一些中草药也试用于某些病毒感染性疾病的防治，如黄芪、板蓝根、金银花、鱼腥草等。

盐酸金刚烷胺
Amantadine

【性状】本品为白色结晶或结晶性粉末。在水中或乙醇中易溶。

【药理】本品的抗病毒谱窄，对黏性病毒、副黏病毒、囊膜病毒等 RNA 病毒和大多数流感病毒有活性，能抑制病毒复制后期的装配。绝大多数动物内服本品吸收良好。

本品抗病毒活性主要局限于 A 型流感病毒。体外研究表明，本品对马流感病毒有抑制作用。马内服金刚烷胺吸收率不稳定，生物利用度范围为 40%～60%，消除半衰期约 3.5h，稳态表观分布容积为 5L/kg。体外试验表明，金刚烷胺对冠状病毒没有抑制作用。

研究报道通过饮水服用金刚烷胺可使人工感染鸡的死亡率下降 50%。然而在家禽中使用金刚烷胺，可能导致耐金刚烷胺流感病毒毒株的产生，威胁人类健康，因此建议禁止本品在家禽使用。

【适应证】可用于治疗马流感病毒感染，还用于小动物慢性疼痛的辅助治疗。

【注意】静脉注射金刚烷胺 10～15mg/kg，可使马产生致命性癫痫等一系列副作用。

阿昔洛韦
Acyclovir

【性状】本品是人工合成的嘌呤脱氧核苷类似物。

【药理】本品为病毒 DNA 多聚酶抑制剂，能渗入病毒正在延长的 DNA 中，阻断病毒 DNA 的合成。只对疱疹病毒有活性，尤其是对单纯疱疹病毒 I 型（FHV-1）和 II 型（FHV-2）作用最强，对水痘-带状疱疹病毒作用也显著。本品对猫疱疹病毒不如对单纯性疱疹病毒有效。马疱疹病毒 I 型对本品敏感。

本品内服生物利用度有种属差异，犬的生物利用度较高（>80%），马试验中口服后生物利用度低（<4%），且口服剂量上升至 20mg/kg 也不能产生足够浓度用于治疗马疱疹病毒。在犬、猫、马体内消除半衰期大约分别为 3h、2.6h 和 10h。

【适应证】可用于治疗多种马的疱疹病毒感染以及猫的角膜或/和结膜的疱疹感染。

【注意】本品全身性给药治疗猫持久性疱疹病毒性角膜炎，出现严重的骨髓抑制和中毒性肾损害。

干扰素
Interferon Alpha

【药理】本品可诱导宿主细胞抗病毒酶系的活性，抑制蛋白质合成，使病毒 RNA 降解。本品可刺激对病毒感染局部免疫，建议作为治疗猫疱疹病毒性角膜炎的辅助治疗。

本品可经内服、滴鼻或其他非肠道途径给药。

【适应证】用于犬、猫病毒病，也用于防治猪流行性腹泻病。

【注意】滴鼻与非肠道途径给药会增加药物的副作用，包括干扰素中和抗体的形成、高热、食欲减退等临床症状。在胃肠道很容易被消化酶灭活。

【用法与用量】猪白细胞干扰素：肌内注射。每头每日注射一次，乳猪 10000 单位、仔猪 20000 单位；病重者每天可注射 2 次，连续 3～5 日为一个疗程。

【制剂与规格】猪白细胞干扰素 2mL/瓶。

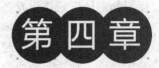

消毒防腐药

第一节　概述

消毒防腐药是指具有杀灭或抑制病原微生物生长繁殖的一类药物。

消毒药一般指能迅速杀灭病原微生物的药物。理想的消毒药应能杀灭所有的细菌、芽孢、病毒、霉菌、滴虫及其他感染的微生物而不伤害宿主动物的组织。但目前的消毒药，抗菌谱都有一定范围，且对宿主有较强的损害作用。

防腐药是指能抑制病原微生物生长繁殖的药物。它对细菌的作用较缓慢，但对动物组织细胞的伤害也较小，因此适用于生物体表如皮肤、黏膜及伤口的防腐，有些还可用于食品和药剂。

消毒药低浓度时抑菌，防腐药高浓度时也可杀菌，两者无严格界线，故统称为消毒防腐药。消毒防腐药对病原微生物和动物组织细胞无明显选择作用，在抗病原微生物浓度时对宿主也有一定程度的损害，切不可内服。只可将一些刺激性较弱的药外用，称为外用消毒防腐药。而作用强烈对组织有剧烈作用的消毒药，主要用于器械、用具、环境及排泄物的消毒，称为环境消毒药。

消毒防腐药中还有一部分称为杀虫药，主要作用于动物体外寄生虫和环境中的昆虫，如苍蝇、蚊子、蜱、螨、虱、蚤、虻等节肢动物，这些节肢类昆虫除了侵袭动物体表造成各种皮肤疾病外，还是许多疾病的传播媒介，因此，杀灭环境中昆虫也是疾病预防的重要环节。

消毒防腐药的种类很多，其作用机制各不相同，可主要归纳为以下三种。

① 使病原微生物的蛋白质变性、凝固。此作用无选择性，可损害一切生活物质，即具有原浆毒，不仅对病原体有作用也能破坏宿主组织。如酚类、醇类、醛类、酸类和重金属盐类等。

② 改变菌体胞浆膜的通透性。有些药物可降低病原微生物的表面张力，增加胞浆膜的通透性，导致细胞的内容物大量流失，水向内渗入使菌体破裂、溶解，如新洁尔灭等。

③ 干扰病原微生物重要的酶系统。通过氧化还原反应损害酶蛋白的活性基团，抑制酶的活性；或因化学结构与代谢物相似，竞争或非竞争性地与酶结合而抑制酶的活性，破坏细菌的正常代谢，如氧化剂、卤素类等。

理想的消毒防腐药应具有以下性质：抗微生物范围广、活性强；作用产生迅速、溶液有效时间长；有较高的脂溶性、分布均匀；对人和动物安全；无臭、无色、无着色性，性质稳定；无易燃、易爆性；对金属、塑料、衣物等无腐蚀作用；价廉易得。

影响消毒防腐药作用发挥的因素主要有如下几点。

1. 药物的浓度与作用时间

一般地说，药物的浓度越高，抗菌作用就越强，但治疗创伤时，还必须考虑对组织的刺激性和腐蚀性。药物与病原微生物的作用时间越长，抗菌作用越强，效果越好。

2. 药物的溶剂

同一药物可因溶剂不同而消毒效果不同。如碘酊的作用强于碘甘油。

3. 药物作用环境

（1）有机物的存在　多数消毒防腐药，都可因环境中存在粪便、尿液或创面上有脓、血、坏死组织及其它有机物存在而减弱抗菌能力。有机物越多对消毒防腐药效力的影响就越大。因此，在用药前必须充分清洁被消毒对象，才能更好地发挥药物的作用。

（2）温度　药物的抗菌效力随温度的增加而增加，温度每升高 10℃ 杀菌效力增强 1～1.5 倍。例如氢氧化钠溶液，在 15℃ 经 6h 可杀死炭疽杆菌芽孢，而在 55℃ 时只需 1h，75℃ 时仅需 6min 就可杀死炭疽杆菌芽孢。

（3）pH 值　表面活性剂在碱性环境中作用较强，酸类消毒药在酸性环境中作用增强。

（4）水的硬度　应注意配制药液用水的硬度。水的硬度指水中钙、镁等离子的总浓度。硬水中的矿物性离子浓度较高，能与某些消毒防腐药如季铵盐类、碘等结合形成难溶性盐类，影响这些消毒防腐药药效的发挥。

4. 病原体的状况

（1）对药物的敏感性　不同种类的微生物对药物的敏感性有很大的差别，如多数消毒防腐药对细菌的繁殖型有较好的抗菌作用，而对芽孢型的作用很小；病毒通常对碱类较敏感，对酚类常耐药。因此对不同的微生物应选用不同的敏感药物。

（2）污染量　一般污染量越大，所需消毒药量越大、消毒时间越长。

5. 配伍禁忌

在两种或两种以上消毒防腐药合用时，可能由于物理或化学性的配伍禁忌而使消毒效果下降。如新洁尔灭等季铵盐类阳离子表面活性剂若与阴离子表面活性剂如肥皂合用时，可发生置换反应而使消毒效果减弱。高锰酸钾等氧化剂若与碘等还原剂合用时，可发生氧化还原反应，不仅减弱消毒效力，还会加重对皮肤的刺激性。硬水可拮抗新洁尔灭、洗必泰的作用。

第二节　环境消毒药

环境消毒药种类较多，按化学结构或化学性质可分为：酚类、醛类、碱类、酸类、卤素类、过氧化物类等。

一、酚　类

该类药物包括纯酚及其含有卤素和烷基的替代物，是一种表面活性物质，作用特点主要损害菌体细胞膜，增加细胞膜通透性、使蛋白质变性、干扰电子传递系统、抑制细菌脱氢酶和氧化酶。对多数无芽孢的繁殖型细菌和真菌有杀灭作用，对芽孢、病毒作用不强。有轻度的局麻作用。

酚类的抗菌活性不易受环境中有机物和细菌数目的影响，故可用于排泄物消毒。酚类化学性质稳定，贮存条件基本不影响其药效。与乙醇、肥皂合用，杀菌力增强。一般不与卤素类、碱类、过氧化物合用。酚类化合物多用于环境及用具消毒，主要有苯酚、甲酚、间苯二酚（雷琐辛）、氯甲酚等。目前市售的酚类消毒药多是两种或两种以上有协同作用的复方制剂，以扩大其抗菌作用范围。

苯酚
Phenol

苯酚又名石炭酸（carbolic acid）。

【性状】白色或淡红色细长的针状结晶或结晶块，有特臭，溶于水（1∶15），易溶于乙醇、醚、甘油、脂肪油等有机溶媒中，露置日光下或空气中色渐变深，有潮解性，须遮光、密封保存。将九份苯酚和一份蒸馏水混合，可制成液化酚，为无色或淡红色的澄明液体。

【作用与用途】苯酚为原浆毒，能抑制和杀死多种细菌。苯酚的杀菌效果与温度呈正相关。0.1%～1%的溶液有抑菌作用；1%～2%溶液有杀细菌和杀真菌作用。因对蛋白质的穿透性很强，受环境中有机物的影响较小，因此适用于排泄物、分泌物的消毒。低浓度对组织有麻痹感觉神经末梢的作用，高浓度则呈腐蚀作用。

【不良反应】浓度高于0.5%时具有局部麻醉作用；5%溶液即对组织有强烈的刺激和腐蚀作用。因此，若意外吞服或皮肤、黏膜大面积接触苯酚会引起全身性中毒，表现为中枢神经先兴奋后抑制、心血管系统被抑制，严重时可因呼吸麻痹致死。

【用法与用量】2%～5%溶液用于用具、器械和环境等消毒。

【制剂】复合酚（compound phenol）主要成分为酚、醋酸、十二烷基苯磺酸等，为深红褐色黏稠液，有特臭。能有效杀灭口蹄疫病毒、猪水疱病毒及其他多种细菌、真菌、病毒、寄生虫卵等致病微生物。畜禽养殖专用，用于畜禽圈舍、器具、场地、排泄物等消毒。不可与碘制剂合用；碱性环境、脂类、皂类等能减弱其杀菌作用。喷洒：配成0.3%～1%的水溶液。浸涤：配成1.6%的水溶液。

甲酚
Cresol

甲酚又名煤酚、甲苯酚，是从煤焦油中得到的几种甲酚异构体的混合物。

【性状】几乎无色或淡棕黄色的澄明液体，有类似酚的臭气，并微带焦臭；久贮或与日光接触，则色渐变深。微溶于水而成混浊的溶液，可溶于乙醇、乙醚和氢氧化钠溶液。

【作用与用途】对繁殖期细菌抗菌作用强，但对芽孢无效，对病毒作用不确定。杀菌作用较苯酚强3～10倍，毒性较低。

由于水溶性低，常用肥皂乳化制成50%的甲酚皂溶液。甲酚皂溶液的杀菌性能与苯酚相似，其苯酚系数随成分与菌种不同介于1.6～5.0之间。常用浓度可破坏肉毒梭菌毒素，能杀灭细菌繁殖体，对结核杆菌和真菌有一定杀灭能力，能杀死亲脂性病毒，但对亲水性病毒无效。

【用法与用量】甲酚皂溶液喷洒或浸泡：配成5%～10%的水溶液。

【制剂】

甲酚皂溶液（saponated cresol solution），又称来苏儿（lysol）。煤酚与植物油、氢氧化钠、水混合制成的黄棕色至红棕色的黏稠液体。可与水任意混合，与乙醇混合成澄清液体，须遮光密封保存。规格以甲酚计为 50%。

甲酚磺酸（cresol sulfonic acid），甲酚经磺化后，降低了毒性，又提高了水溶性。是一种杀菌力强、溶解度高、毒性较小的杀菌消毒剂。甲酚磺酸的杀菌力较煤酚皂溶液强，据报道其 0.1% 溶液的消毒作用与 70% 乙醇、0.1% 过氧乙酸及 3% 煤酚皂溶液相当。因其水溶性良好，故能配成多种制剂供用。制剂有：①甲酚磺酸溶液，常用浓度为 0.1%，可代替过氧乙酸用于环境消毒；②甲酚磺酸钠溶液，可代替煤酚。

氯甲酚
Chlorcresol

【性状】本品为无色或微黄色结晶；有酚的特臭；遇光或在空气中色渐变深；水溶液显弱酸性反应。在乙醇中极易溶解，在乙醚、石油醚中溶解，在水中微溶，在碱性溶液中易溶。

【作用与用途】氯甲酚对细菌繁殖体、真菌和结核杆菌均有较强的杀灭作用，但不能有效杀灭细菌芽孢。有机物可减弱其杀菌效能。pH 值较低时，杀菌效果较好。主要用于畜、禽舍及环境消毒。

【用法与用量】以本品计。喷洒消毒：33~100 倍稀释。

【制剂】氯甲酚溶液。

【注意】

① 本品对皮肤及黏膜有腐蚀性。

② 现用现配，稀释后不宜久贮。

二、醛类

该类药物易挥发，又称挥发性烷化剂，可通过发生烷基化反应，使菌体蛋白变性，酶和核酸功能发生改变。对芽孢、真菌、结核杆菌、病毒均有杀灭作用。常用的药物有甲醛、聚甲醛和戊二醛等。

甲醛溶液
Formaldehyde Solution

甲醛又称蚁醛，为无色气体，一般用其水溶液。40% 甲醛溶液通常称为福尔马林（formalin），含甲醛不少于 36.0%（质量分数）。

【性状】无色的澄明液体；有刺激性臭。可与水或乙醇任意混合，久置因生成聚合甲醛而呈混浊。

【作用与用途】可与蛋白质中的氨基结合，使蛋白质凝固变性，其杀菌作用强，对细菌、芽孢、真菌、病毒都有效。主要用于厩舍、孵化室、器具物品等的熏蒸消毒；其 2%~4% 溶液用于手术器械消毒；5%~10% 溶液用作固定标本、保存尸体；也可用于胃肠道制酵药；还可配成干髓剂，牙科填入髓洞，使牙髓失活。

【用法与用量】

甲醛溶液：以本品计。熏蒸消毒，15mL/m³。内服，一次量，牛 8~25mL；羊 1~3mL。内服时用水稀释 20~30 倍。

甲醛溶液（蚕用）：以本品计。喷雾或浸渍消毒，蚕室蚕具消毒的使用浓度为 2％（也可混入 0.5％新鲜石灰浆），喷雾消毒的使用量为 180mL/m³，25℃以上密闭保湿 5h 以上。平框种卵面消毒的甲醛浓度为 2％～4％，液温 20℃，浸渍时间为 40min。

复方甲醛溶液：将所需消毒的物体表面彻底清洁，常规情况下，1：400～1：200 倍稀释作厩舍的地板、墙壁及物品、运输工具等的消毒，发生疫病时 1：200～1：100 倍稀释消毒。

【不良反应】甲醛被国际癌症研究机构（IARC）列为疑似人类致癌物质（2A）级别，应避免大量吸入和皮肤接触。本品对呼吸道有强烈刺激性，可引起鼻炎、咽喉炎、肺炎和肺水肿。眼直接接触可致灼伤。对皮肤有刺激性，可引起皮肤红肿，长期反复接触会引起干燥、皲裂、脱屑。

【制剂与规格】

复方甲醛溶液 本品为甲醛、乙二醛、戊二醛和苯扎氯铵与适宜辅料配制而成的水溶液。厩舍、物品、运输工具的消毒，200～400 倍稀释；发生疫病时，100～200 倍稀释。

甲醛溶液（蚕用） 无规定。

甲醛溶液 无规定。

【注意】

① 消毒后在物体表面形成一层具腐蚀作用的薄膜。

② 动物误服甲醛溶液，应迅速灌服稀氨水解毒。

③ 药液污染皮肤，应立即用肥皂和水清洗。

④ 放置过程中如有结晶析出，可温热溶解后使用。

聚甲醛
Polyformaldehyde

【性状】白色结晶粉末，具有甲醛味。不溶于乙醇，微溶于冷水，溶于稀酸、稀碱溶液。

【作用与用途】聚甲醛本身无消毒作用，常温下解聚很慢。加热熔融时（80～100℃）很快产生大量甲醛气体，呈现强大的杀菌作用。

【用法与用量】

环境熏蒸消毒：每立方米 3～5g，消毒时间不少于 10h。

聚甲醛烟熏剂（蚕用）：熏烟，密闭蚕室，每 1m³，A 袋 3.4g、B 袋 10.8g。将两者混匀后，在蚕室四角及中央各设一个发烟点，垫上砖块，平均放上药粉，点燃木屑发烟，关闭门窗 5h 以后开窗通气。

【注意事项】温度要在 18℃以上，湿度 80％～90％，最少不低于 70％。

【制剂与规格】聚甲醛烟熏剂（蚕用） A 袋：聚甲醛 125g；B 袋：木屑 375g。

多聚甲醛
Paraformaldehyde

【性状】土黄色粉末。

【药理作用】遇热蒸发产生甲醛气体，能使微生物蛋白质凝固变性，使病原微生物死亡。

【作用与用途】用于蚕体蚕座消毒。

【用法与用量】

多聚甲醛（蚕用）：以本品计。撒粉消毒，将本品均匀地撒于蚕体蚕座上，呈薄霜状即可。在收蚁蚕后第一次给蚕前及各龄期蚕各使用 1 次，多湿天气各龄期中增加 1 次，发现真菌病时每日使用 1 次。熟蚕上蔟前撒一次可防止僵蛹的发生。1～3 龄用 1.25%（小蚕用），4～5 龄用 2.5%（大蚕用）。

二氯异氰脲酸钠多聚甲醛粉（蚕用）：以本品计。烟熏消毒，取本品 A、B 包各一包混合均匀后，倒入易燃纸袋内，点燃纸袋使之发烟，密闭蚕室（以 25℃ 以上为佳）进行蚕室或蚕体熏烟消毒，用药量和密闭时间分别为蚕室蚕具消毒 5g/m³、12h，蚕体蚕座消毒 1.5g/m³、0.5h。

复方多聚甲醛粉（蚕用）以本品计。烟熏消毒：蚕室蚕具经充分补湿后，将药品（不超过 500g）平摊于烧红的铁锅上，使其发烟，保持室温 25℃ 或以上，关闭门窗 5h。使用量为 3.75g/m³。

【注意事项】

① 在使用过程产生强烈的刺激性气味，注意防护。

② 使用时不宜喂饲湿叶，撒粉后用塑料薄膜等覆盖蚕座防止有效成分的逸散，提高防病效果。

③ 不能与碱性消毒剂混合使用。

【制剂与规格】

多聚甲醛粉（蚕用）　①1.25%（小蚕用）；②2.5%（大蚕用）。

二氯异氰脲酸钠多聚甲醛粉（蚕用）　①50g：二氯异氰脲酸钠 38g＋多聚甲醛 12g；②100g：二氯异氰脲酸钠 76g＋多聚甲醛 24g；③250g：二氯异氰脲酸钠 190g＋多聚甲醛 60g。

复方多聚甲醛粉（蚕用）　250g。

戊二醛
Glutaraldehyde

【性状】 无色透明油状液体；带有甲醛的刺激性气味，溶于热水、乙醇、氯仿、冰醋酸、乙醚。

【作用与用途】 本品为灭菌剂，能杀灭耐酸菌、芽孢、真菌和病毒等，具有广谱、强效、速效、低毒等特点。以 pH 7.5～8.5 的水溶液效力最强，是甲醛的 2～10 倍。消毒效果受有机物影响小，对金属基本无腐蚀性。细菌繁殖体对戊二醛高度敏感，一般只需 1～2min 即可杀灭，在酸性条件下戊二醛无杀灭芽孢作用，当 pH 增至 7.5～8.5 时杀芽孢作用明显。强化酸性戊二醛提高了戊二醛的稳定性，加强了药物表面活性作用，其杀菌作用同碱性戊二醛。对皮肤和黏膜刺激性较甲醛小。

由于价格较贵，主要用于不耐热医疗器械、塑料及橡胶制品的消毒与灭菌。在常温下将清洁干燥的器械完全浸入 2% 戊二醛水溶液中，30min 可达到消毒效果。戊二醛是内窥镜消毒的首选药品。

无论哪种制剂，浸泡消毒时均需先加入 0.5% 亚硝酸钠作为防锈剂，但一经加入防腐蚀剂只可保存 1 个月，碱性戊二醛只可连续使用 1～2 周。

【用法与用量】

浓戊二醛溶液：以戊二醛计。橡胶、塑料制品及手术器械消毒，配成 2% 溶液。

戊二醛溶液：喷洒使浸透，配成 0.78% 溶液，保持 5min 或放置至干。

稀戊二醛溶液：喷洒使浸透，配成 0.78％溶液，保持 5min 或放置至干。

稳定化浓戊二醛溶液：喷洒、擦洗或浸泡用于环境或器具（械）消毒，口蹄疫 1∶200 稀释，猪水疱病 1∶100 稀释，猪瘟 1∶10 稀释，鸡新城疫或传染性法氏囊病 1∶40 稀释，细菌性疾病 1∶500～1∶1000 稀释。

【注意事项】用戊二醛消毒或灭菌后的器械一定要用灭菌蒸馏水充分冲洗后再使用。戊二醛对皮肤黏膜有刺激性，接触溶液时应戴手套，防止溅入眼内或吸入体内。

【制剂与规格】

浓戊二醛溶液　①20％；②25％。

戊二醛溶液　12.8％。

稀戊二醛溶液　①2％；②5％。

稳定化浓戊二醛溶液　20％。

复方戊二醛溶液　100mL：戊二醛 15g 与苯扎氯铵 10g。

2％碱性戊二醛　由 2％戊二醛加 0.3％碳酸氢钠调 pH 至 7.7～8.3 制成。

2％强化酸性戊二醛　由 2％戊二醛加 0.25％聚氧乙烯脂肪醇醚制成，以保持其稳定性并提高杀菌作用。

戊二醛癸甲溴铵溶液
Glutaral and Deciquam Solution

【性状】本品为戊二醛与癸甲溴铵的复方制剂。无色至淡黄色澄清液体，有刺激性特臭。

【药理作用】戊二醛为醛类消毒药，可杀灭细菌的繁殖体和芽孢、真菌、病毒。癸甲溴铵为双长链阳离子表面活性剂，其季铵阳离子能主动吸引带负电荷的细菌和病毒并覆盖其表面，阻碍细菌代谢，导致膜的通透性改变，协同戊二醛更易进入细菌、病毒内部，破坏蛋白质和酶活性，达到快速高效的消毒作用。

【用途】用于养殖场、公共场所、设备器械及种蛋等的消毒。

【用法用量】以本品计。临用前用水按一定比例稀释。喷洒：常规环境消毒，1∶（2000～4000）稀释；疫病发生时环境消毒，1∶（500～1000）。浸泡：器械、设备等消毒，1∶（1500～3000）稀释。

【不良反应】本品按推荐的用法和用量使用，未见不良反应。

【注意事项】禁与阴离子表面活性剂混合使用。

【规格】100mL：戊二醛 5g＋癸甲溴铵 5g。

戊二醛苯扎溴铵溶液
Glutaral and Benzalkonium Bromide Solution

【性状】本品为戊二醛与苯扎溴铵的复方制剂。无色至淡黄色澄清液体、有特臭。

【药理作用】戊二醛具有广谱、高效和速效的消毒作用。对细菌繁殖体、芽孢、病毒、结核杆菌和真菌等均具有很好的杀灭作用。苯扎溴铵为阳离子表面活性剂，对细菌有较好的杀灭作用，对革兰氏阳性菌的杀灭作用比革兰氏阴性菌强，对病毒的作用较弱。

【用途】主要用于动物厩舍及器具消毒。

【用法用量】喷洒：每平方米 9mL。用于动物厩舍、器具的消毒，1∶100 稀释。

【不良反应】本品按推荐的用法和用量使用，未见不良反应。

【注意事项】

① 易燃。使用时须谨慎。以免被灼烧，避免接触皮肤和黏膜，避免吸入其挥发气体，在通风良好的场所稀释。

② 使用时要配备防护设备如防护衣、手套、护面和护眼用具等。

③ 禁与阴离子类活性剂及盐类消毒药合用。

④ 不宜用于膀胱镜、眼科器械合成橡胶制品的消毒。

⑤ 请勿吞食，勿与食物或饲料混合。一旦误服立即饮用大量清水或牛奶（至少两大杯），并尽快就医。

⑥ 若不慎触及眼睛，请用大量清水冲洗并迅速就医。

【规格】 500mL：戊二醛 50g＋苯扎溴铵 50g。

复方季铵盐戊二醛溶液
Compound Quaternary Ammonium Salts and Glutaral Solution

【主要成分】 本品含二癸基二甲基氯化铵、烷基二甲基苄基氯化铵和戊二醛。

【性状】 本品为棕色澄清液体。

【药理作用】 消毒剂。双链季铵盐类阳离子表面活性剂，具有亲脂性，可溶解细菌细胞壁、细胞膜及病毒的囊膜，导致生物膜的渗透性改变及组分外流。戊二醛具有亲水性，可与病毒的衣壳蛋白及微生物的酶结合，使蛋白凝固；戊二醛还可以与微生物的核酸结合，使核酸变性而杀灭微生物。在亲脂消毒剂季铵盐的协助下，戊二醛能进入微生物细胞内快速发挥效力。

【用途】 用于牧场及畜禽栏舍的日常环境消毒。

【用法与用量】 以本品计。浸泡或喷雾：用于病毒消毒时，以 1∶200 稀释；用于细菌、真菌、霉菌和酵母菌消毒时，以 1∶400 稀释；用于农场入口消毒池消毒时，以 1∶200 稀释，应参考农场的日常消毒程序，并根据消毒池人员及车辆等进出的频率和清洁程度，建议每 2～3 日更换一次消毒液。

【不良反应】 按推荐剂量使用，未见不良反应。

【注意事项】

① 避免意外吞食。

② 避免眼睛或皮肤接触消毒液，当使用消毒液时要穿戴防护服，如手套、面具和护目镜等。皮肤或眼睛不慎接触到消毒液，要立刻用清水冲洗。

③ 本品为环境消毒剂，勿用于食品动物体表或带畜消毒。

④ 本品对水生环境有毒，禁止向下水道排放或者向环境直接排放。

【休药期】 无需制定。

【规格】 1000mL：烷基二甲基苄基氯化铵 170.6g＋二癸基二甲基氯化铵 78.0g＋戊二醛 107.25g。

三、碱类

碱类消毒药的效力取决于解离的 OH^- 浓度，解离度越大杀菌作用越强。对细菌、病毒的杀灭作用均较强，高浓度时杀死芽孢。在 pH＞9 时可杀灭病毒、细菌和芽孢。有机物可使碱类消毒药的杀菌效力有所降低。对铝制品、纤维织物有损坏作用。用于厩舍的地面、饲槽、车船等消毒，也可以用于肉联厂、食品厂、牛奶场等环境消毒。

氢氧化钠
Sodium Hydroxide

氢氧化钠又称为苛性钠，其粗制品称为火碱。消毒用一般都是采用含氢氧化钠约94％的工业用液碱或固体碱。

【性状】 纯品为无色透明的晶体，吸湿性强。置于空气中会逐渐溶解而成溶液状态（液碱）。易吸收空气中CO_2渐变为碳酸钠，故必须密闭保存。易溶于水，溶解时会强烈放热。

【作用与用途】 本品是一种高效消毒药，属原浆毒，能杀死细菌、芽孢和病毒。2％～4％的溶液可杀死病毒和细菌；高浓度溶液亦可杀死芽孢，如30％溶液10min可杀死芽孢，4％溶液45min杀死芽孢，加入10％食盐可增强杀灭芽孢能力。

常用2％～4％氢氧化钠溶液用于口蹄疫、猪瘟、猪流感、猪水疱病和传染性胃肠炎等病毒性感染的消毒；也常用于猪丹毒、布鲁氏菌病、仔猪副伤寒、禽出败、鸡白痢等细菌性感染的消毒；5％溶液用于炭疽和畜禽养殖场门口消毒池对进出车辆的消毒。主要适合于消毒畜舍、肉联厂、食品厂车间的地面、台板、饲槽等。消毒时习惯应用加热的溶液，加热虽然不增强氢氧化钠的消毒力，但可溶解油脂，加强去污能力，而且热本身就是消毒因素，不仅能杀菌，也能杀死寄生虫虫卵。

【用法与用量】 消毒：配成1％～2％热溶液；腐蚀动物新生角：配成50％溶液。

【注意事项】 消毒人员应注意防护，配制和使用时应戴橡胶手套、戴防护眼镜，避免被灼伤。消毒畜舍地面后6～12h，应注意再用清水冲洗干净，以免家畜蹄部和皮肤受伤害。

氧化钙
Calcium Oxide

消毒用石灰（生石灰）的主要成分是氧化钙（CaO）。

【性状】 白色的块或粉。加水生成氢氧化钙$Ca(OH)_2$后俗称熟石灰或消石灰，具强碱性，几乎不溶于水，吸湿性很强。石灰易从空气中吸收二氧化碳形成碳酸钙而失效。

【作用与用途】 消毒药。石灰的水溶性小，解离出来的OH^-不多，对繁殖型细菌有良好的消毒作用，而对芽孢和结核杆菌无效。石灰乳涂刷厩舍墙壁、畜栏、地面等，也可直接将石灰撒于阴湿地面、粪池周围和污水沟等处。为了防疫，畜牧场门口常放置浸透20％石灰乳的湿草垫进行鞋底消毒。

【用法与用量】 厩舍墙壁、畜栏、地面等消毒：配成10％～20％石灰乳；粪池周围和阴湿地面等消毒：每1kg生石灰加水350mL调和后撒布。

【注意事项】 宜现配现用；若是水泥地面，不宜直接撒布。

四、酸类

酸类包括有机酸、无机酸。无机酸为原浆毒，具有强烈的刺激和腐蚀作用。无机酸有硫酸、盐酸、硼酸等，有强大的杀菌和杀芽孢作用。2mol/L硫酸用于消毒排泄物；2％盐酸添加15％食盐，并加温至30℃，用于炭疽芽孢杆菌污染的皮张的浸泡消毒。

有机酸类有乳酸、醋酸、苯甲酸、水杨酸等，可作为饲料、药品、粮食等的防腐剂；内服可用于消化不良和瘤胃臌胀；2％～3％溶液可冲洗口腔，0.5％～2％溶液可冲洗感染创面，5％溶液具有抗菌作用。有机酸类将在皮肤黏膜消毒防腐药中叙述。

五、卤素类

卤素和易释放出卤素的化合物具有强大的杀菌力，其中氯的杀菌力最强，碘较弱。碘及其制剂主要用于皮肤消毒。卤素类化合物对菌体原浆蛋白具有高度亲和力，使原浆蛋白的氨基或其他基团卤化，或氧化活性基团而呈现杀菌作用。含氯化合物可使菌体蛋白氯化，而破坏或改变菌体细胞膜的通透性，或对其敏感的酶的活性有抑制作用。

含氯石灰
Chlorinated Lime

含氯石灰又称漂白粉（bleaching powder）。主要成分为次氯酸钙、氧化钙和氢氧化钙。一般含有效氯 35%，不得低于 25%。

【性状】灰白色或淡黄色粉末；有氯臭。较难溶于水，水溶液浑浊并有沉淀。其稳定性差，遇日光、热、湿即可吸收空气中的水分与二氧化碳而缓慢分解，丧失有效氯，故应保存在密封、干燥的容器内，置通风、干燥、阴凉处。即使在妥善保存的情况下，有效氯每月散失 1%~3%。由于杀菌作用与有效氯的含量有关，当有效氯含量低于 16% 时即不宜用于消毒，因此在使用储存的漂白粉前，应测定其有效氯含量。本品是目前应用最广泛的含氯消毒剂。

【作用与用途】本品的杀菌作用快而强。其有效成分是次氯酸钙，加入水中可生成次氯酸，次氯酸可放出活性氯和新生态氧，对蛋白质产生氯化和氧化反应，对细菌繁殖体、病毒、真菌孢子及芽孢都有一定的杀灭作用。

1% 溶液作用 1min 可抑制炭疽杆菌芽孢、沙门菌、巴氏杆菌、猪丹毒杆菌等繁殖型微生物的生长。对葡萄球菌和链球菌的作用也只需 1~5min；但对结核杆菌、鼻疽杆菌效果较差，消毒不可靠。在实际消毒时，漂白粉与被消毒物的接触至少要 15~20min，对高度污染的物体则需要 1h 之久。漂白粉中的氯可与氨及硫化氢发生反应，故有除臭作用。

【用法与用量】

含氯石灰：饮水消毒，每 50L 水加本品 1g；厩舍等消毒：配成 5%~20% 混悬液。水产：每 1m³ 水体，1.0~1.5g，1 日 1 次，连用 2 日。使用时用水稀释 1000~3000 倍后，全池均匀泼洒。

含氯石灰（蚕用）：以本品计。配制时先将粉状物加少量水捣成糊状后，再加入目标水量。蚕室、蚕具消毒，取本品 1：25 稀释，进行喷雾消毒或浸渍消毒，喷雾消毒的用量为 225mL/m²，并保持湿润 30min。

含氯石灰（水产用）：以本品计。用水稀释 1000~3000 倍后泼洒，一次量，每 1m³ 水体，1.0~1.5g。一日 1 次，连用 1~2 次。

【注意事项】因其有漂白颜色作用，不能消毒有色衣物。漂白粉对皮肤有刺激性，消毒人员应用时应注意防护。漂白粉对金属有腐蚀作用，不宜用作金属物品的消毒。鱼缺氧时严禁使用。鱼苗、鱼种慎用。

【制剂与规格】

含氯石灰　含有效氯不少于 25.0%。

含氯石灰（蚕用）　无规定。

含氯石灰（水产用）　无规定。

次氯酸钠溶液
Sodium Hypochlorite Solution

本品为次氯酸钠溶液与表面活性剂等配制而成。含有效氯应不少于 5.0%。

【性状】 本品为淡黄色澄清液体。

【作用与用途】 次氯酸可放出活性氯和新生态氧，对蛋白质产生氯化和氧化反应，对细菌繁殖体、病毒、真菌孢子及芽孢都有一定的杀灭作用。用于厩舍、器具及环境的消毒。

【用法与用量】

次氯酸钠溶液：以本品计。畜禽舍、器具消毒，1∶50～1∶100 稀释；禽流感病毒疫源地消毒，1∶10 稀释，常规消毒，1∶1000 稀释；口蹄疫病毒疫源地消毒，1∶50 稀释。

次氯酸钠溶液（水产用）：以本品计。用水稀释 300～500 倍后，全池遍洒。治疗，一次量，每 $1m^3$ 水体，1～1.5mL，每 2～3 日 1 次，连用 2～3 天；预防，每 $1m^3$ 水体，1～1.5mL，每隔 15 日 1 次。

【注意】

① 置于儿童不能触及处。

② 对金属有腐蚀作用，对织物有漂白作用。

③ 本品有腐蚀性，会伤害皮肤。

④ 养殖水体，水深超过 2m 时，按 2m 水深计算用药。受环境因素影响较大，使用时应注意环境条件。在水温偏高、pH 值较低、施肥前使用效果较好。

【制剂与规格】

次氯酸钠溶液　含有效氯不少于 5.0%。

次氯酸钠溶液（水产用）　无规定。

二氯异氰脲酸钠
Sodium Dichloroisocyanurate

二氯异氰脲酸钠又称优氯净，含有效氯 60%～65%。

【性状】 白色结晶性粉末；有氯臭。性质稳定，高热、潮湿条件下有效氯下降很慢。易溶于水，水溶液呈酸性，水溶液稳定性差，有效氯损失很快。

【作用与用途】 本品杀菌谱广，可杀灭细菌繁殖体、芽孢、病毒、真菌孢子。杀菌作用较大多数氯胺类强，作用受有机物影响小。主要用于厩舍、鱼塘、排泄物和水的消毒。有腐蚀和漂白作用。

【用法与用量】

二氯异氰脲酸钠粉：以有效氯计。畜禽饲养场所、器具消毒，每 1L 水，0.1～1g；种蛋消毒，浸泡，每 1L 水，0.1～0.4g；疫源地消毒，每 1L 水 0.2g。

二氯异氰脲酸钠烟熏剂：烟熏，将 A 包（二氯异氰脲酸钠）与 B 包（助燃剂）按 2∶1 质量比混匀，每 $1m^3$ 使用混合物 5g，点燃，密闭 12h，通风 1h。

二氯异氰脲酸钠粉（蚕用）：以本品计。撒粉消毒。预防，各龄期蚕，使用一次。治疗，发现病蚕时每日使用一次，喂桑前均匀撒在蚕体上，呈薄霜状为度。

二氯异氰脲酸钠多聚甲醛粉（蚕用）：以本品计。烟熏消毒，取本品两包混合均匀后，倒入易燃纸袋内，点燃纸袋使之发烟，密闭蚕室（以 25℃ 以上为佳）进行蚕室蚕具或蚕体蚕座烟熏消毒，用药量和密闭时间分别为蚕室蚕具消毒 $5g/m^3$、12h，蚕体蚕座消毒 $1.5g/m^3$、0.5h。

二氯异氰脲酸钠百菌清粉（蚕用）：撒粉消毒，本品与新鲜石灰粉以 1∶26 拌匀后均匀地撒在蚕体蚕座上。蚁蚕、每龄起蚕及上蔟当日各给药 1 次，阴雨多湿天气各龄中增加 1 次；发现病蚕每日 1 次。以薄霜状为度。

【制剂与规格】

二氯异氰脲酸钠粉　以有效氯计，①10%；②20%；③30%；④40%；⑤45%。

二氯异氰脲酸钠粉（蚕用）　以有效氯计 2.5%。

二氯异氰脲酸钠烟熏剂　无规定。

二氯异氰脲酸钠多聚甲醛粉（蚕用）　①50g：二氯异氰脲酸钠 38g＋多聚甲醛 12g；②100g：二氯异氰脲酸钠 76g＋多聚甲醛 24g；③250g：二氯异氰脲酸钠 190g＋多聚甲醛 60g。

二氯异氰脲酸钠百菌清粉（蚕用）　38g（二氯异氰脲酸钠 32g＋百菌清 6g）。

二氧化氯
Chlorine Dioxide

【性状】常温下为黄至红黄色气体；具氯臭。固态二氧化氯为黄红色晶体，液态二氧化氯为红棕色。二氧化氯较易溶于水，但不产生次氯酸，溶于碱和硫酸溶液。遇有机物强烈反应。

【作用与用途】本品为新一代高效、广谱、安全的消毒杀菌剂，是氯制剂最理想的替代品。二氧化氯杀菌作用依赖其氧化作用，其氧化能力较氯强 2.5 倍，可杀灭细菌的繁殖体及芽孢、病毒、真菌及其孢子。一般多用于饮水消毒。

二氧化氯消毒具有如下优点：①用量小，pH 值愈高杀菌效果愈好。②易从水中驱除，不具残留毒性。③兼有除臭、去味作用。

由于二氧化氯沸点低（11℃），高于 10% 的浓度极易爆炸，因而贮存、运输不便，其使用受到限制。一般采用二元复配型，临用时进行混合制得二氧化氯。

【用法与用量】二氧化氯溶液：以本品计。畜禽舍、器具消毒 1∶5～1∶10 稀释；非洲猪瘟病毒等疫源地消毒 1∶5 稀释；常规消毒 1∶10～1∶20 稀释；饮水消毒 1∶500 稀释。

【制剂与规格】

二氧化氯溶液　按 ClO_2 计不得少于 500mg/L。

复合亚氯酸钠
Composite Chlorite Sodium

【性状】本品为白色粉末或颗粒；有弱漂白粉气味。

【作用与用途】本品溶于水后可形成次氯酸，从而起到杀菌作用。对细菌繁殖体、细菌芽孢、病毒及真菌都有杀灭作用，并可破坏肉毒梭菌毒素。次氯酸形成的多少与溶液的 pH 值有关，pH 值越低，次氯酸形成越多，杀菌作用越强。

用于厩舍、饲喂器具及饮水等消毒，并有除臭作用。

【用法与用量】本品 1g 加水 10mL 溶解，加活化剂 1.5mL 活化后，加水至 150mL 备用。厩舍、饲喂器具消毒：15～20 倍稀释；饮水消毒：200～1700 倍稀释。

【注意】

① 避免与强还原剂及酸性物质接触。

② 现配现用。

③ 本品浓度为 0.01％时，对铜、铝有轻度腐蚀性，对碳钢有中度腐蚀性。

复合亚氯酸钠粉
Composite Chlorite Sodium Powder

【主要成分】亚氯酸钠、硫酸氢钠

【性状】本品为白色至微黄色粉末。

【药理作用】本品溶于水后可生成二氧化氯而发挥杀菌作用。对细菌、真菌和病毒均有杀灭作用。

【用途】用于厩舍、器具等消毒，防治鱼虾常见的细菌性疾病。

【用法与用量】取本品 1 包（100g），加水 10L 使溶解，静置 3～5min，即得到含二氧化氯 500mg/L 的溶液，加水稀释至使用浓度。以二氧化氯计，禽流感病毒：喷洒，每 1L 水 80mg，一日 1 次，连用 3 日；口蹄疫病毒：喷洒，每 1L 水 120mg，一日 1 次，连用 3 日；厩舍及器具消毒：喷洒、冲洗、浸泡，每 1L 水 50～200mg。水产养殖水体消毒见表 4-1。

表 4-1 水产养殖水体消毒

用途		用量	用法
各种鱼类	浸泡	鱼苗:1.8g/m³ 鱼种:2.8g/m³	浸泡 5～10min
	预防	80～100g/(亩·水深 1m)	15 日全池均匀泼洒一次
	治疗	300～450g/(亩·水深 1m)	每日泼洒一次,连续两日,病情严重酌情加量
虾类	预防	60～80g/(亩·水深 1m)	15 日全池均匀泼洒一次
	治疗	300～450g/(亩·水深 1m)	每日泼洒一次,连续两日,病情严重酌情加量
糠虾幼体、仔虾	预防	60～80g/(亩·水深 1m)	间隔 6～7 日全池均匀泼洒一次
	治疗	300～450g/(亩·水深 1m)	每日泼洒一次,连续两日,病情严重酌情加量
清塘消毒		200～300g/(亩·水深 0.1～0.5m)	全池均匀泼洒,第二日放鱼

注：1 亩＝667m²。

【注意事项】

① 避免与强还原剂和酸接触。不能在金属容器中配制、存放。

② 本品易吸潮，用时方可打开包装，现用现配。

③ 包装破损严禁贮运，勿与易燃物共贮、混运，勿受潮；包装用后集中销毁。

④ 体外消毒剂，严禁内服。

⑤ 不可与其他消毒剂混合使用。

⑥ 置于儿童不易触及处。

【规格】含二氧化氯（ClO_2）不少于 5.0％。

复合亚氯酸钠溶液
Compound Sodium Chlorite Solution

【主要成分】亚氯酸钠、硫酸氢钠

【性状】本品 A 剂为无色至淡黄色澄清液体；B 剂为白色颗粒或粉末。

【药理作用】消毒防腐药。本品 A 剂与 B 剂互相混合后，释放出二氧化氯而发挥杀菌作用。对细菌繁殖体、细菌芽孢、病毒及真菌都有杀灭作用。

【用途】用于畜禽养殖场所空栏消毒。

【用法与用量】本品按 A 剂与 B 剂 7:3 比例使用，使用时将 B 剂固体平铺于敞口塑料容器中，直接倒入 A 剂即可反应。熏蒸 60 分钟以上。每 1 立方米畜禽舍等养殖场所使用本品 10g（以总质量计）。

【注意事项】

① 现配现用，避免用金属容器具配液。

② 避免与强还原剂及酸性物质接触；注意防爆。

③ 使用者应注意自身防护，禁用于带动物的畜禽舍消毒。

④ 消毒场所因空间较大使用量超过 5kg（以总质量计）时，应分散布点。

⑤ 使用环境空气湿度应不低于 75%。

【规格】A 剂：含亚氯酸钠以二氧化氯计应为 7.2%～8.8%（g/g）B 剂：含活化剂以盐酸（HCl）计不得少于 25.0%（g/g）。

枸橼酸碘溶液
Citric acid Iodine Solution

本品含枸橼酸、碘。

【性状】本品为红棕色液体。

【作用与用途】碘具有强大的杀菌作用，可杀灭细菌芽孢、真菌、病毒及部分原虫。碘主要以分子（I_2）形式发挥杀菌作用，其原理可能是碘化和氧化病原微生物蛋白活性基因，并与蛋白质的氨基结合而导致蛋白质变性和抑制病原微生物的代谢酶系统。碘难溶于水，在水中不易水解形成次碘酸。在碘水溶液中具有杀菌作用的成分为碘分子（I_2）、三碘化物的离子（I_3^-）和次碘酸（HIO），其中 HIO 的量较少，但作用最强，I_2 次之，解离的 I_3^- 的杀菌作用极微弱。在酸性条件下，游离碘增多，杀菌作用较强，在碱性条件下则相反。

用于厩舍、空气的消毒。

【用法与用量】喷雾消毒：厩舍地面、墙面、圈槽、空气的消毒，本品 1:300 稀释，消毒时间为 10min。口蹄疫病毒及 H5N1 亚型禽流感病毒，1:400 稀释；鸡新城疫病毒，1:900 稀释。稀释时应将本品倒入水（水温不宜高于 43℃）中混合均匀，并在 1h 内用完。

【注意事项】

① 避免直接接触眼睛和皮肤，如果溅入眼内，立即用水冲洗；避免吸入和食入；避免儿童和动物接触；操作人员应戴上口罩和手套。

② 不应与含汞药物配伍。

【休药期】无。

【规格】1000mL：碘 20g＋枸橼酸 100g＋碘化钾 15g。

溴氯海因
Bromochlorodimethylhydantoin

【性状】本品为类白色或淡黄色结晶性粉末；有次氯酸的刺激性气味；有引湿性。在水中微溶，在二氯甲烷或三氯甲烷中溶解。

【作用与用途】本品为有机溴氯复合型消毒剂。有广谱杀菌作用，药效持久。其杀菌消毒机制为次氯酸的氧化作用、新生氧作用和卤化作用。由于本品中的溴氯海因能同时解离出溴和氯分别形成次氯酸和次溴酸，二者对杀灭细菌起到了协同增效作用。

主要用于动物厩舍、运输工具等消毒。

【用法与用量】

溴氯海因粉：以溴氯海因计。喷洒、擦洗或浸泡。环境或运载工具消毒，口蹄疫按 1∶1330 稀释，猪水疱病按 1∶667 稀释，猪瘟按 1∶2000 稀释，猪细小病毒病按 1∶200 稀释，鸡新城疫、传染性法氏囊病按 1∶3330 稀释，细菌繁殖体按 1∶13330 稀释。

溴氯海因粉（水产用）：用 1000 倍以上水稀释后泼洒。治疗，一次量，每 $1m^3$ 水体，0.03～0.04g（按溴氯海因计），每日 1 次，连用 2 次；预防，一次量，每 $1m^3$ 水体，0.03～0.04g，每 15 日 1 次。

【注意】

① 本品对炭疽芽孢无效。

② 禁用金属容器盛放。

③ 缺氧水体禁用。

④ 水质较清，透明度高于 30cm 时，剂量酌减。

⑤ 苗种剂量减半。

【制剂与规格】

溴氯海因粉　按溴氯海因计算。①10%；②20%；③30%；④40%。

溴氯海因粉（水产用）　①8%；②24%；③30%；④40%；⑤50%。

六、过氧化物类

过氧化物类与有机物相遇时释放出新生态氧，使菌体内活性基团氧化而杀菌。主要药物有过氧化氢、过氧乙酸等。过氧化氢主要用于皮肤黏膜的消毒防腐。

过氧乙酸
Peracetic Acid

过氧乙酸又称过醋酸，由过氧化氢与乙酸酐作用制得。市售品为 20% 过氧乙酸溶液。

【性状】无色透明液体，有很强的醋酸味，易挥发，易溶于水、酒精和乙酸。性质不稳定，45% 以上浓度时剧烈碰撞或加热可引起爆炸（强烈分解），在低温下分解缓慢。故常采用密闭、避光、低温保存。

【作用与用途】本品兼具酸和氧化剂的特性，是一种高效消毒剂，其气体和溶液均具有强灭菌作用，并强于一般的酸或氧化剂。作用产生快，能杀死细菌、芽孢、真菌和病毒。

过氧乙酸能分解为乙酸、水和氧，这些产物对动物无害，在消毒后不留气味和痕迹，故可用于畜舍、食品加工厂和食品（鸡蛋、肉、水果等）的消毒；也可用于外科手术器械和废水等的消毒；还可用于治疗家畜真菌病。0.1% 过氧乙酸，经 1min 能杀死大肠杆菌和皮肤癣菌；0.5% 过氧乙酸，10min 能杀死所有芽孢菌；0.04% 溶液，可杀死脊髓灰质炎病毒、腺病毒、疱疹病毒；0.1%～0.2% 浓度溶液，20min 可杀死口蹄疫病毒。

【用法与用量】

过氧乙酸溶液：以本品计。喷雾消毒，畜禽厩舍 1∶200～1∶400 稀释。浸泡消毒，器具 1∶500 稀释。

过氧乙酸溶液（Ⅰ）：以本品计。喷雾消毒，畜禽厩舍按 200～400 倍稀释；熏蒸消毒，畜禽厩舍每立方米使用 5～15mL；浸泡消毒，畜禽食具、工作人员衣物、手臂等按 500 倍稀释；饮水消毒，每 10L 水加本品 1mL。

过氧乙酸：临用前配制成 0.5% 溶液喷雾消毒厩舍、食品加工厂的地面和墙面、用具、饲槽和车船等，喷雾后密闭 1～2h。2% 溶液喷雾被芽孢污染的表面。可用 3%～5% 溶液加热熏蒸，对厩舍、实验室、仓库等进行空间消毒。0.04%～0.2% 溶液可用于玻璃、搪瓷制品、白色织物、蛋品等的浸泡消毒。0.02% 可用于黏膜消毒；0.2% 溶液可用于皮肤消毒。

【规格】

过氧乙酸溶液　16.0%～23.0%。

过氧乙酸溶液（Ⅰ）　16.0%～23.0%。

过硫酸氢钾复合盐泡腾片
Potassium Peroxymonosulfate Effervescent Tablets

本品为过硫酸氢钾复合盐。

【性状】本品为浅红色片，有柠檬气味。

【作用与用途】本品在水中经过链式反应连续产生次氯酸、新生态氧，氧化和氯化病原体，干扰病原体的 DNA 和 RNA 合成，使病原体的蛋白质凝固变性，进而干扰病原体酶系统的活性，影响其代谢，增加细胞膜的通透性，造成酶和营养物质流失，病原体溶解破裂，进而杀灭病原体。

用于畜禽舍、空气等的消毒。

【用法与用量】喷雾、喷洒或浸泡：畜禽环境消毒、饮水设备消毒、空气消毒、终末消毒、设备消毒、孵化场消毒、脚踏盆消毒时，以 1∶400（即每 10 片兑水 4kg）稀释。

【注意事项】

① 现用现配。

② 不与碱类物质混存或合并使用。

③ 产品用尽后，包装不得乱丢弃。

【规格】以有效氯计 0.1g。

过氧化钙粉
Calcium Peroxide Power

【性状】本品为白色粉末。

【作用与用途】用于鱼池增氧，防治鱼类缺氧浮头。

【用法与用量】以过氧化钙计。施撒：每 $1m^3$ 水体，一次量，预防，0.2～0.4g；鱼浮头急救，0.4～0.8g（先在鱼、虾集中处施撒，剩余部分全池施撒）。

直接投放（不搅拌）：长途运输预防浮头，每 $1m^3$ 水体，4～7.5g；每 5～6h（或酌情缩短间隔时间）1 次。

【注意】

① 对于一些无更换水源的养殖水体，应定期使用本品，一般 5～10 日左右泼撒一次。

② 严禁与含氯制剂、消毒剂、还原剂等混防。

③ 严禁与其他化学试剂混防。

④ 观赏鱼长途运输禁用。

【规格】过氧化钙粉（水产用） 50%。

第三节 皮肤、黏膜消毒防腐药

皮肤黏膜消毒防腐药主要用于局部皮肤、黏膜及创面感染的预防或治疗。

皮肤黏膜表面常有较多的微生物，一类是长期寄生的，多为非致病性微生物，是外科消毒的主要对象；另一类是由外界临时污染的，有的是致病微生物，也是防疫消毒的主要对象。对已污染的创面不能单独使用消毒防腐药，还应结合全身化学治疗药物应用。

皮肤黏膜消毒防腐药的种类较多，应用时应注意药物的刺激性和有效浓度。在不影响其抗菌作用的前提下，应尽量使用稀溶液降低刺激性，从而不损伤组织，不妨碍肉芽生长。对吸收较快、毒性较大的药物，不宜大量和大面积使用，以免吸收中毒。

一、醇类

各种脂肪族醇类均有不同程度的抗菌作用。在饱和一元醇中，伯醇的作用大于仲醇和叔醇。伯醇的抗菌作用随分子量的增加而增加，但同时其水溶解性也随之降低，难以制成适当的溶液。醇类消毒防腐药有乙醇、异丙醇、苯甲醇、三氯叔丁醇等，常用的是乙醇。异丙醇杀菌作用较乙醇强，对细菌芽孢无效，不宜用于器械消毒，对皮肤有溶解分泌物、清洁和润滑作用，可用来擦拭皮肤或防止褥疮。苯甲醇可杀灭铜绿假单胞菌、变形杆菌和金黄色葡萄球菌，并有局麻作用。0.5%～2%用于药剂防腐；1%～4%溶液用于局部止痛；10%软膏或洗剂用于局部止痒。三氯叔丁醇可杀灭细菌和真菌，常用 0.5%溶液在注射剂、滴眼剂及化妆品中作防腐剂。用 5%～10%的软膏或 1%～2%撒粉治疗皮肤瘙痒及其他皮肤刺激性疾患。

乙醇
Alcohol（Ethanol）

乙醇又称为酒精。无水乙醇含量为 99%以上；医用乙醇含量应不低于 95%（体积分数）。处方中凡未说明浓度的乙醇，均指 95%的乙醇。

【性状】无色澄明液体；易挥发、燃烧，沸点为 78℃。与水、甘油、乙醚或氯仿能任意混合。

【作用与用途】能使蛋白质变性而发挥杀菌作用，是目前临床上使用最广泛的一种皮肤消毒药。以体积分数 75%作用最强。浓度过高，可使蛋白质很快沉淀形成一层保护膜，阻碍乙醇向深层渗透，杀菌作用降低。能杀灭繁殖期细菌，对结核杆菌、有囊膜病毒也有杀灭作用，但对芽孢无效。常用于皮肤及器械消毒。对组织有刺激性，不能用于黏膜和创面消毒。

【用法与用量】75%的溶液用于手、皮肤、温度计、注射针头和小件医疗器械等消毒；也可作为溶剂。

二、表面活性剂

表面活性剂又称人工合成洗涤剂，是一类带有亲水基团与疏水基团的化合物，可降低水的表面张力，促进液体的渗透、增溶，使物体表面的油脂乳化，乳化后的油垢易除去，故也具有清洁去垢作用。这类药物能吸附于细菌细胞的表面，引起细胞壁损伤，灭活细胞内氧化酶等酶活性，发挥杀菌消毒作用。

表面活性剂可分为三类。第一类是阳离子表面活性剂（如苯扎溴铵、醋酸氯己定、度米芬等），又称作季铵盐类化合物，是最常用的消毒药。第二类为阴离子表面活性剂（如肥皂、十二烷基苯磺酸钠等）和非离子表面活性剂（如吐温等），具有良好的洗净作用，但杀菌作用较差。第三类为两性离子表面活性剂如辛氨乙甘酸溶液，溶于水后，因其具备疏水基和亲水基，使其同时具有阴、阳两类离子性质，因此既具有阴离子化合物的洗净性能，又具有阳离子化合物的良好杀菌作用。

表面活性剂兼有抗菌作用和去污作用，但其抗菌作用与去污作用是不平行的。阳离子表面活性剂的抗菌作用强，去污力较差；而阴离子、非离子表面活性剂抗菌作用很弱，去污力强。

季铵盐类是最常用的阳离子表面活性剂，可杀灭大多数繁殖期细菌和真菌，以及部分病毒，但不能杀灭芽孢、结核杆菌和铜绿假单胞菌。季铵盐类溶于水时，解离出亲水的阳离子，可与带负电荷的细菌、病毒膜磷脂上的磷酸基结合，低浓度时可使膜通透性增加，呈抑菌作用；高浓度时可使膜和胞浆内蛋白质的荷电性改变而呈杀菌作用。其对革兰氏阳性菌的作用比对革兰氏阴性菌好，对革兰氏阳性菌作用强，杀菌迅速、刺激性小、毒性低、不腐蚀金属和橡胶，杀菌效果受有机物影响大，故不适用于厩舍和环境消毒，不能与阴离子活性剂混合使用。

苯扎溴铵
Benzalkonium Bromide

苯扎溴铵又称新洁尔灭、溴苄烷胺，为溴化二甲基苄基烃铵的混合物。同类药物苯扎氯铵（benzalkonium chloride），又名洁尔灭、氯苄烷胺，为氯化二甲基苄基烃铵的混合物。

【性状】 常温下为白色或淡黄色胶状体或粉末；低温时可能逐渐形成蜡状固体。带有芳香气味，但味极苦。易溶于水、乙醇，微溶于丙酮，不溶于乙醚、苯。水溶液呈碱性反应，水溶液振摇时产生多量泡沫。具有耐热性，可贮存较长时间而效果不减。

【作用与用途】 本品为常用的一种阳离子表面活性剂。具有广谱杀菌作用和去垢效力。其作用部位在细胞膜，可改变细菌细胞膜的通透性，使菌体胞浆物质外渗，阻碍其代谢而起杀菌作用。可杀灭细菌繁殖体，不能杀灭细菌芽孢。对革兰氏阳性菌的杀灭能力比革兰氏阴性菌强。对病毒的作用较弱，对亲脂性病毒如流感、牛痘、疱疹等病毒有一定的杀灭作用，对亲水性病毒无效。对真菌和结核杆菌效果甚微。对人体组织刺激性小，作用发挥迅速，能湿润和穿透组织表面，并具有除垢、溶解角质及乳化作用。用于皮肤、黏膜和伤口消毒。

【注意事项】
① 禁与肥皂及其他阴离子表面活性剂、碘化物和过氧化物等配合使用。
② 器械消毒时应加 0.5% 亚硝酸钠防锈。
③ 不宜用于眼科器械、合成橡胶制品和铝制品的消毒。
④ 可引起人体过敏。

【用法与用量】
苯扎溴铵溶液：以苯扎溴铵计。创面消毒，配成 0.01% 溶液；皮肤、手术器械消毒，配成 0.1% 溶液。

苯扎溴铵溶液（水产用）：用水稀释 300～500 倍后，全池遍洒。治疗，一次量，每 1m³ 水体，0.1～0.15g；每隔 2～3 日 1 次，连用 2～3 次。预防，一次量，每 1m³ 水体，0.1～0.15g；每隔 15 日 1 次。

【制剂与规格】

苯扎溴铵溶液 ①5%；②20%。

苯扎溴铵溶液（水产用）①5%；②10%；③20%；④45%。

醋酸氯己定
Chlorhexidine Acetate

醋酸氯己定又称醋酸洗必泰（hibitane），为双氯苯双胍己烷的二醋酸盐，具有阳离子型的双胍结构。

【性状】白色或几乎白色的结晶性粉末；无臭、味苦。在乙醇中溶解，在水中微溶，在酸性溶液中解离。

【作用与用途】阳离子表面活性剂，抗菌谱广，对多数革兰氏阳性菌及革兰氏阴性菌都有杀灭作用，对铜绿假单胞菌也有效。抗菌作用强于苯扎溴铵，作用迅速且持久，毒性低，无刺激性。本品不易被有机物灭活，但易被硬水中的阴离子沉淀而失去活性。常用于术前手、皮肤、创面及器械等的消毒。

【注意事项】

① 禁与肥皂、碱性物质和其它阴离子表面活性剂配伍。

② 忌与碘酊、高锰酸钾、升汞、硫酸锌、甲醛合用。

③ 浓溶液可刺激黏膜等，偶见皮肤过敏。

④ 与铁、铝等金属物质可发生反应，配制时禁忌用金属制品，水溶液贮存于中性玻璃瓶中，每隔两周换 1 次。

⑤ 器械消毒时需加 0.5% 亚硝酸钠防锈。

【用量与用法】

手术前洗手：以 0.02% 水溶液（1∶5000）浸泡 3min。术野消毒：0.5% 水溶液或醇溶液（以 70% 乙醇配制），其效力与碘酊相似。皮肤或创面消毒：以 1% 喷雾剂喷雾或 0.05% 水溶液冲洗伤口。手术器械消毒：0.1% 水溶液（内加 0.5% 亚硝酸钠）浸泡。含漱消炎：以 0.02% 水溶液（1∶5000）漱口，对咽峡炎及口腔溃疡等有效。烧伤、烫伤：用 0.5% 霜剂或气雾剂。

葡萄糖酸氯己定碘溶液
Chlorhexidine Gluconate and Iodine Solution

本品含碘和葡萄糖酸氯己定。

【性状】本品为红棕色液体。

【作用与用途】消毒防腐药。对大肠杆菌、金黄色葡萄球菌、链球菌等病原微生物具有良好的杀灭和抑制作用，在奶牛乳头药浴区域形成水溶性保护膜，防止病原菌侵染，有效预防和控制乳腺炎的发生。

用于泌乳期奶牛的乳头消毒，预防泌乳期奶牛的乳腺炎。

【用法和用量】外用。按 1∶3 的比例用水稀释本品。挤奶前和挤奶后用稀释药液药浴每个乳头 30s，确保稀释液覆盖 3/4 的乳头。挤奶前药浴后用一次性纸巾（或消毒小毛巾）擦干乳头和基部即可挤奶，挤奶后完成乳头药浴的奶牛无需擦拭。

【注意事项】

① 仅供外用。

② 避免与含汞药物配伍，忌与洗衣粉等阴离子化合物、季铵盐等阳离子化合物合用。

③ 禁用于对本品过敏的动物。

④ 对碘过敏的人操作时戴口罩或防护面具。

⑤ 如果不慎吞食本品，应立即饮用大量清水，并尽快寻求医疗帮助。

⑥ 置于儿童触及不到的地方。

【规格】 100g：碘 0.24g＋葡萄糖酸氯己定 0.12g。

度米芬
Domiphen Bromide

度米芬又称杜灭芬。

【性状】 白色或微黄色片状结晶；无臭或微带特臭，味苦；水溶液振摇则发生泡沫。在乙醇或氯仿中极易溶解，在水中易溶，在丙酮中略溶，在乙醚中几乎不溶。

【作用与用途】 本品为阳离子表面活性剂，可用作消毒剂、除臭剂和杀菌防霉剂。具有广谱杀菌作用，对革兰氏阳性菌和革兰氏阴性菌均有杀灭作用，作用比新洁尔灭稍强。对芽孢、病毒和抗酸杆菌效果不显著。在中性或弱碱性溶液中作用效果更好，在酸性溶液中效果下降。用于黏膜、皮肤、创面和器械的消毒。度米芬含片可预防和治疗口腔、咽喉感染如咽喉炎、扁桃体炎等。

【用法与用量】 创面、黏膜消毒：配成 0.02％～0.05％溶液；皮肤、器械消毒：配成 0.05％～0.1％溶液。

【注意事项】

① 禁与肥皂、盐类和其他合成洗涤剂配伍使用。

② 金属器械消毒时加 0.5％亚硝酸钠防锈。

③ 可引起人接触性皮炎。

癸甲溴铵溶液
Deciquan Solution

癸甲溴铵，化学名为二癸烷基二甲基氯化铵，纯品为白色或浅黄色膏状物。癸甲溴铵溶液又称百毒杀，为癸甲溴铵的丙二醇溶液。

【性状】 无色至淡黄色澄清液体。振摇时产生泡沫。

【作用与用途】 阳离子表面活性剂。本品能吸附于细菌表面，改变菌体细胞膜的通透性，使菌体内的酶、辅酶和中间代谢物逸出，使细菌的呼吸及糖酵解过程受阻，菌体蛋白变性，因而呈现杀菌作用。具有广谱、高效、无毒、抗硬水、抗有机物等特点，适用于环境、水体、餐具、器械等的消毒，以及水体的净化、灭藻。对治疗弧菌、嗜水气单胞菌及温和气单胞菌等病原菌有较好的疗效，可用于治疗水产动物出血病、细菌性败血病等细菌性疾病。主要用于畜禽养殖场、水产养殖场等的厩舍、器具消毒（喷雾消毒）；也用于预防水产养殖动物细菌性和病毒性疾病。

【用法与用量】

癸甲溴铵溶液：以癸甲溴铵计。厩舍、器具消毒，配成 0.015％～0.05％溶液；饮水消毒，配成 0.0025％～0.005％溶液。

癸甲溴铵碘复合溶液：浸泡、喷洒、喷雾。厩舍、器具、种蛋消毒，用水稀释 1000 倍后使用。水产养殖动物，用水稀释 3000～5000 倍后，全池均匀泼洒，每 $1m^3$ 水体用 0.08～0.1g（以癸甲溴铵计）。隔日 1 次，连用 2～3 次。预防，每 15 日 1 次。

【注意事项】

① 原液对皮肤和眼睛有轻微刺激，使用时小心操作，避免与眼睛、皮肤和衣服直接接触，如溅及眼部和皮肤立即以大量清水冲洗至少 15min。

② 内服有毒性，如误服应立即用大量清水或牛奶洗胃。

③ 禁与肥皂合成洗涤剂混合使用。

【制剂与规格】

癸甲溴铵溶液 ①10％；②50％。

癸甲溴铵碘复合溶液 ①100mL：癸甲溴铵 5.0g＋碘 0.25g；②100mL：癸甲溴铵 10.0g＋碘 0.5g。

辛氨乙甘酸溶液
Octicine Solution

辛氨乙甘酸溶液又称菌毒清。本品为二正辛基二乙烯三胺、单正辛基二乙烯三胺与氯乙酸反应生成的甘氨酸盐酸盐溶液，加适量的助剂配制而成。本品含辛基二乙烯三胺甘氨酸盐酸盐为 4.5％～5.5％，属汰垢类消毒药。

【性状】 黄色澄明液体；有微腥臭，味微苦；强力振摇则发生多量泡沫。

【作用与用途】 两性离子表面活性剂。对化脓球菌、肠道杆菌等及真菌有良好的杀灭作用，对细菌芽孢无杀灭作用。对结核杆菌 1％溶液需作用 12h。具有高效、低毒、无残留等特点，并有较好的渗透性。用于畜舍、环境、器械、种蛋和手的消毒。

【注意】

① 忌与其他消毒药合用。

② 不宜用于粪便、污秽物及污水的消毒。

【用法与用量】 以本品计。喷洒或浸洗：畜舍、场地、器械消毒，1：（100～200）稀释；种蛋消毒，1：500 稀释；手消毒，1：1000 稀释。

【规格】 按辛基二乙烯甘氨酸盐酸盐计算，5％。

月苄三甲氯铵
Halimide

【性状】 本品在常温下为黄色胶状体；几乎无臭，味苦；水溶液振摇时产生多量泡沫。在水或乙醇中易溶，在非极性有机溶剂中不溶。

【作用与用途】 本品属阳离子型表面活性剂，具有较强的杀菌作用，金黄色葡萄球菌、猪丹毒杆菌、卡他球菌、鸡白痢沙门菌、炭疽芽孢杆菌、化脓性链球菌、鸡新城疫病毒、口蹄疫病毒以及细小病毒等对其较敏感。

用于畜禽舍及器具消毒。

【用法与用量】喷洒：畜禽舍消毒，1∶300稀释；浸洗：器具，1∶1000～1∶1500稀释。

【注意】禁与肥皂、酚类、原酸盐类、酸类、碘化物等混用。

【制剂与规格】月苄三甲氯铵溶液 10%。

三、碘与碘化物

碘与碘化物有强大的杀菌作用，能杀死细菌、芽孢、霉菌、病毒、原虫。碘与碘化物的水溶液或醇溶液用于皮肤消毒或创面消毒。忌与重金属配伍。主要药物有碘、聚维酮碘、碘仿等。

碘
Iodine

【性状】灰黑色有金属光泽的片状结晶或颗粒，质重、脆，有特臭，难溶于水（1∶2950），能溶于乙醇（1∶13）和甘油（1∶80），在碘化物的水溶液中易溶解，在常温中能挥发，应置玻璃瓶中密封，于阴暗处保存。

【作用与用途】碘能引起蛋白质变性（形成碘化蛋白质）而具有极强的杀菌力，能杀死细菌、霉菌、芽孢和病毒。其稀溶液对组织的毒性小，浓溶液有刺激性和腐蚀性。

碘酊是常用的有效的皮肤消毒药。一般使用2%碘酊，大家畜皮肤和术野消毒用5%碘酊。碘甘油刺激性较小，用于黏膜表面消毒。2%碘溶液不含酒精，适用于皮肤浅表破损和创面防腐。

【注意事项】

① 本品与含汞药物有配伍禁忌，两者相遇会产生有毒性作用的碘化汞。忌与氨溶液、碱性物质、重金属盐类、生物碱、挥发油、龙胆紫等混合应用。

② 对碘过敏者禁用。

③ 碘酊须涂于干燥的皮肤上，如涂于湿皮肤上不仅杀菌效力降低，还可能引起水疱和皮炎。

④ 配制的碘液应存放于密闭的容器内。若存放时间过久，碘升华挥发颜色会变淡，应补足碘浓度后再使用。

【用法与用量】本品通常配成制剂应用。2%～5%碘溶液可作注射部及术部皮肤、手指、器械的消毒以及创伤的防腐等。高浓度的碘溶液（10%～20%）可作皮肤刺激药，对慢性腱鞘炎、关节炎、骨膜炎等有消炎作用，也可用作化脓创的消毒。

【制剂与规格】

碘酊（碘酒） 含碘2%、碘化钾1.5%，加水适量，以50%乙醇配制。红棕色澄清液体，用于手术前和注射前皮肤消毒。兽医上常用5%的碘酊。

浓碘酊 含碘10%、碘化钾7.5%，以95%乙醇配成。深褐色澄清液体。具有强大的刺激性，用作刺激药，外用涂于患部皮肤，治疗腱鞘炎、滑膜炎等慢性炎症。将浓碘酊与等量50%乙醇混合即得5%碘酊。

碘附 3%。配成0.5%～1%溶液。

碘甘油 1000mL：碘10g与碘化钾10g。收敛性消毒药，刺激性较小，作用时间长，多用于口腔、舌、牙龈、阴道等黏膜炎症与溃疡。

碘酸混合溶液
Iodine and Acid Mixed Solution

本品为碘、硫酸、磷酸制成的水溶液。含碘应为 1.35%～1.50%，含酸量（以磷酸计）应为 13.60%～15.00%。

【性状】 本品为深棕色液体；有酸臭，易挥发。

【用途】 用于外科手术部位、畜禽房舍、畜产品加工场所及用具的消毒。

【注意】

① 勿用温度超过 43℃ 的热水稀释。

② 如果发现有皮肤过敏现象，应停止使用。

③ 禁止与其它化学药品混合使用。

④ 防止皮肤和眼睛接触到产品原液，如果溅入眼睛，立即用大量的水冲洗。

⑤ 使用过的溶液禁止直接排入池塘。

【用法与用量】 以本品计。

规格①：病毒类消毒，配成 0.66%～2% 溶液；手术室及伤口消毒，配成 0.66% 溶液；畜禽房舍及用具消毒，配成 0.33%～0.50% 溶液；牧草消毒，配成 0.13% 溶液；畜禽饮水消毒，配成 0.08% 溶液。

规格②：病毒类消毒，配成 0.33%～1% 溶液；手术室及伤口消毒，配成 0.33% 溶液；畜禽房舍及用具消毒，配成 0.17%～0.25% 溶液；牧草消毒，配成 0.067% 溶液；畜禽饮水消毒，配成 0.04% 溶液。

【规格】

① 含碘 1.5%、酸量（以磷酸计） 15.0%：500mL、1L、5L、25L、200L。

② 含碘 3.0%、酸量（以磷酸计） 30.0%：1L、5L。

高碘酸钠溶液
Sodium Periodate Solution

【性状】 无色至淡黄色澄清液体。

【用途】 用于养殖水体的消毒；防治水产养殖动物一些细菌性疾病。

【用法与用量】 以本品计。用 300～500 倍水稀释后全池泼洒：每 $1m^3$ 水体，一次量，1.5～2g。治疗，每 2～3 日 1 次，连用 2～3 次；预防，每 15 日 1 次。

【注意】

① 勿用金属容器盛装。

② 勿与强碱类物质及含汞类药物混用。

③ 软体动物、鲑等冷水性鱼类慎用。

④ 对皮肤有刺激性。

【规格】 高碘酸钠溶液（水产用） 1%。无需制定休药期。

激活碘粉
Active Iodine Powder

本品由 A 组分和 B 组分组成。A 组分中含碘化钠（NaI）、碘酸钾（KIO_3）均应为标示量的 90.0%~110.0%。本品的活性成分为游离碘（I_2），在使用溶液中的浓度应为 0.04%~0.08%。

【性状】A 组分为类白色粉末；B 组分为粉红色粉末。A、B 组分均无臭、无味；易吸潮；在水中易溶。

【用途】用于奶牛乳头皮肤消毒。对金黄色葡萄球菌、大肠杆菌、链球菌等病原微生物具有杀灭和抑制作用，能够有效预防和控制细菌性乳腺炎的发生。

【用法与用量】外用，奶牛乳头药浴。将本品一次性全部加入规定体积（每 600g 加水 20kg）的水中，充分搅拌使溶解，静置 40min 后使用。

【注意】

① 溶液有效期为 20 日。

② 避免与含汞药物配伍。

③ 对碘过敏的奶牛禁用。

【规格】①10g；②60g；③300g；④600g；⑤1500g。

复合碘溶液
Complex Iodine Solution

本品为碘与磷酸等配制而成的水溶液。含活性碘 1.8%~2.0%、磷酸 16.0%~18.0%。

【性状】本品为红棕色黏稠液体。

【用途】用于防治水产养殖动物细菌性疾病和病毒性疾病。

【用法与用量】以本品计。用水稀释后全池遍洒：一次量，每 $1m^3$ 水体，0.1mL。治疗：隔日 1 次，连用 2~3 次。预防：疾病高发季节，每隔 7 日 1 次。

【注意】

① 不得与强碱或还原剂混合使用。

② 淡水鱼慎用。

【规格】

复合碘溶液（水产用） 无规定。

聚维酮碘
Povidone Iodine

【性状】黄棕色至红棕色无定形粉末；易溶于水或醇，不溶于乙醚和氯仿。系由聚乙烯吡咯烷酮（PVP）为载体与碘络合而成的水溶性和稳定性都很好的不定形络合碘。80%~90% 以结合碘形式存在，只有少部分为游离碘，结合碘在溶剂中逐渐释放出碘，起到一种缓释作用，以保持较长时间的杀菌力。

【作用与用途】本品为消毒防腐剂，其作用机制是接触创面或患处后，能解聚释放出所含碘而发挥杀菌作用。对多种细菌、芽孢、病毒、真菌等有杀灭作用。杀死细菌繁殖体速度很快，但杀芽孢需要较高浓度和较长时间。0.2% 浓度 10min 就能杀灭金黄色葡萄球菌、大肠杆菌和铜绿假单胞菌，3% 浓度 2h 能杀灭枯草杆菌、黑色变种芽孢和蜡样杆菌芽孢。3% 浓度 30min 能完全破坏乙型肝炎表面抗原（HBsAg）。0.1% 浓度 2min 能杀灭结核杆菌。还能杀灭畜禽寄生虫虫卵，并能抑制蚊蝇等昆虫的滋生。本品在消毒的同时，还有洗涤清洁去污作用。对皮肤黏膜无刺激，可用于体腔、黏膜及溃疡面的消毒与治疗。不易使微生物产生耐药性，不易发生过敏反应。使用持久，稳定性好，贮存有效期长。易清洗，不污染或损坏织物及其它物品。用于手术部位、皮肤黏膜消毒；也可用于养殖水体的消毒，防治水产养殖动物一些细菌性疾病。

【用法用量】

聚维酮碘溶液：以聚维酮碘计。皮肤消毒及治疗皮肤病，5%溶液；奶牛乳头浸泡，0.5%~1%溶液；黏膜及创面冲洗，0.1%溶液。

聚维酮碘溶液（水产用）：水体消毒，用水稀释300~500倍后，全池遍洒。治疗，一次量，每 $1m^3$ 水体，45~75mg（以聚维酮碘计），隔日一次，连用2~3次；预防，每 $1m^3$ 水体，45~75mg，每隔7日一次。

聚维酮碘溶液（Ⅱ）：皮肤消毒及治疗皮肤病，5%溶液；奶牛乳头浸泡，0.5%~1%溶液；黏膜及创面冲洗，0.1%溶液；水体消毒，用水稀释300~500倍后，全池遍洒。治疗，一次量，每 $1m^3$ 水体，45~75mg，隔日1次，连用2~3日；预防，每 $1m^3$ 水体，45~75mg，每隔7日1次。

聚维酮碘口服液：仔猪，1:20饮用水稀释后（250mg/L），每只仔猪灌服10mL，每天2次，连用3天。鸡，1:250饮用水稀释后（25mg/L）饮水，连用3天。

【注意事项】

① 对碘过敏者慎用。

② 烧伤面积大于20%者不宜用。

③ 应于避光、密闭、阴暗处保存。

④ 不应与含汞药物配伍。

⑤ 勿用金属容器盛装，勿与强碱类物质及重金属物质混用。

【制剂与规格】 聚维酮碘溶液 ①1%；②5%；③7.5%；④10%。

聚维酮碘溶液（水产用） ①1%；②5%；③7.5%；④10%。休药期，500度日。

聚维酮碘溶液（Ⅱ） ①100mL：聚维酮碘5g；②100mL：聚维酮碘10g。

聚维酮碘口服液 0.5%（按有效碘计），休药期0日。

碘甘油乳头浸剂

Iodine Glycerol Teat Dips

本品为碘、碘化钾和甘油等制成的溶液，含碘（Ⅰ）应为1.80%~2.20%。

【性状】 本品为红棕色的澄清液体；有碘和乙醇的特臭。

【作用与用途】 消毒防腐药。主要用于奶牛乳房皮肤消毒与乳头药浴。

【用法与用量】 将本品按4倍稀释（即1份药液加3份水），涂擦乳房皮肤及药浴乳头。挤奶前，用稀释药涂擦乳房和挤奶者的手进行消毒；挤奶后将乳头浸入稀释液15~20s。

【不良反应】 偶尔引起过敏反应。

【注意事项】

① 对碘过敏动物禁用。

② 小动物用碘涂擦皮肤消毒后，宜用70%酒精脱碘，避免引起发疱或发炎。

③ 不应与含汞药物配伍。

④ 现用现配。配置的碘液应存放在密闭容器内。

⑤ 长时间浸泡金属器械，会产生腐蚀性。

⑥ 妥善保存，避免儿童接触。

【规格】 以碘（Ⅰ）计，2%。

蛋氨酸碘
Methionine Iodine

【性状】本品为黄棕色至红棕色液体，略黏稠。

【作用与用途】用于畜禽厩舍消毒，水体、对虾和鱼类体表消毒以及对虾白斑综合征。

【用法与用量】

蛋氨酸碘溶液：以本品计。①水体消毒。每 $1m^3$ 水体，60~100mg，稀释 1000 倍后全池泼洒。②体表消毒。每 1L 水，虾 6mg，鱼 1mg，作用 20min。③畜禽厩舍消毒。稀释 500 倍后喷洒。

蛋氨酸碘粉：以本品计。混饲，每 1000kg 饲料，对虾 100~200g。一日 1~2 次，连用 2~3 日。

【注意事项】勿与维生素 C 类等强还原剂同时使用。

【制剂与规格及休药期】

蛋氨酸碘溶液　无规定。鱼、虾 0 日。

蛋氨酸碘粉　无规定。虾 0 日。

四、有机酸类

有机酸类主要有醋酸、乳酸、苯甲酸、山梨酸、甲酸、丙酸、丁酸等，广泛用作药品、食品和饲料的防腐。

醋酸
Acetic Acid

醋酸又名乙酸，含 CH_3COOH（纯醋酸）36%~37%。

【性状】无色透明的液体；有强烈的特臭，味极酸，能与水、醇或甘油任意混合。

【作用与用途】防腐药。醋酸溶液对细菌、真菌、芽孢和病毒均有较强的杀灭作用，但作用的强弱不尽相同。一般来说，以对细菌繁殖体最强，依次为真菌、病毒、结核杆菌及细菌芽孢。1%醋酸杀灭最强的病原体如真菌、肠病毒及芽孢等，需要 10min，但芽孢被有机物保护时，作用时间则延长至 30min。5%醋酸溶液有抗嗜酸杆菌、铜绿假单胞菌等假单胞菌属的作用。

醋酸可将反刍动物瘤胃内的氨转化为铵离子，从而降低瘤胃内的 pH 值，可用于治疗瘤胃内非蛋白氮产生的氨引起的毒性。醋酸稀释液也可用于瘤胃臌胀、消化不良等症状治疗。

本品用于空气消毒，可预防动物呼吸道感染。

【注意】

① 避免与眼睛接触，若与高浓度醋酸接触，立即用清水冲洗。

② 应避免接触金属器械，以免产生腐蚀作用。

③ 禁与碱性药物配伍。

【用法与用量】外用：口腔冲洗，配成 2%~3%溶液。

硼酸
Boric Acid

【性状】白色粉末状结晶或三斜轴面鳞片状光泽结晶，有滑腻手感，无臭味。溶于水、酒精、甘油、醚类及香精油中，水溶液呈弱酸性。

【作用与用途】本品为弱防腐剂，与细菌蛋白质中的氨基结合，对细菌及真菌抑制作用较弱，但无刺激性。可用于皮肤、黏膜的防腐，及急性皮炎、湿疹渗出的湿敷液；也可用于口腔、咽喉漱液，外耳道、慢性溃疡面、褥疮洗液，及真菌、脓疱疮感染的杀菌液。

【用法和用量】外用：洗眼或冲洗黏膜，配成 2%～4%。

【注意事项】大面积外用吸收过量可发生急性中毒，可有呕吐、腹泻、皮疹、中枢神经系统先兴奋后抑制，可发生脑膜刺激症状和肾损伤。严重者可发生循环障碍和（或）休克。

【制剂与规格】硼酸：无规定。

枸橼酸苹果酸粉
Critic Acid and Malic Acid Powder

本品为枸橼酸、DL-苹果酸与适量六偏磷酸钠等配制而成。含枸橼酸（$C_6H_8O_7$）、DL-苹果酸（$C_4H_6O_5$）均应为标示量的 90.0%～110.0%。

【性状】本品为浅蓝色结晶性粉末。

【作用与用途】枸橼酸、苹果酸能降低病原微生物的 pH 值、酸化细胞，微生物需要消耗能量来维持 pH 值，从而抑制微生物生长。另外，有机酸还能影响病原微生物的酶反应和物质传输过程，使病原微生物能量耗尽而死亡。

用于畜禽舍、空气和饮用水等的消毒。

【用法与用量】普通设备的清洁或消毒：足够的喷雾，使设备完全湿润即可。水管和输水管的消毒：投入稀释的本品放置至少 30min，然后清洗。动物围栏表面喷雾消毒：按 $10mL/m^2$ 的剂量，用喷雾装置喷于围栏表面。病毒消毒：按 1∶1000～1∶3000 稀释（相当于本品 1g 加水 1～3L）；细菌消毒：按 1∶1000～1∶2000 稀释（相当于本品 1g 加水 1～2L）。饮水消毒：按 1∶5000～1∶10000 稀释（相当于本品 1g 加水 5～10L）。

【注意】

① 严格遵循推荐的稀释比例使用。

② 避免直接接触眼睛和皮肤；避免吸入和摄入。

③ 操作人员应戴上口罩和手套。

【规格】1000g：枸橼酸 400g＋DL-苹果酸 100g。

五、氧化物类

本类药物遇有机物时，可释放出新生态氧，主要通过氧化作用而起杀菌作用。

过氧化氢溶液
Hydrogen Peroxide Solution

过氧化氢溶液又称双氧水，含过氧化氢（H_2O_2）2.5%～3.5%。浓过氧化氢溶液含 H_2O_2 26.0%～28.0%。

【性状】无色澄清液体，有类似臭氧的气味。遇氧化物或还原物迅速分解产生泡沫，遇光、热易分解。应置棕色瓶、避光、阴凉处保存。

【作用与用途】较强的氧化物，与组织或机体中过氧化氢酶相遇时，立即释放出新生态氧，产生杀菌、除臭及清洁作用。杀菌作用弱、快而短、穿透力很弱，对组织无刺激性。在接触创面时，由于迅速分解产生大量气泡，机械地松动血块、坏死组织及与组织粘连的敷料，有利于清洁创面。3%的过氧化氢溶液，常用于清洗化脓性创面、去除痂皮，对厌氧菌感染尤为适用。稀释至1%浓度，可用于口腔炎、扁桃体炎等的口腔含漱。用于增加水体溶解氧。

【注意事项】

① 高浓度对皮肤和黏膜产生刺激性灼伤。

② 不可与还原剂、强氧化剂、碱、碘化物混合使用。

③ 当含过氧化氢（H_2O_2）浓度≥0.75%注入密闭体腔或腔道或气体不易逸散的深部脓疡时，由于产气过速，可发生气栓或（和）肠坏疽。

【用法与用量】

3%过氧化氢溶液：清洗创口，适量。

过氧化氢溶液（水产用）：以本品计。用水稀释至少100倍后泼洒，每$1m^3$水体，一次量，0.3～0.4mL。

过硫酸氢钾复合物粉
Compound Peroxymonosulphate Powder

本品由过硫酸氢钾复合物（$2KHSO_5 \cdot KHSO_4 \cdot K_2SO_4$）、十二烷基苯磺酸钠、氯化钠与有机酸等配制而成。

【性状】 本品为浅红色颗粒状粉末；有柠檬气味。

【作用与用途】 本品在水中经过链式反应连续产生次氯酸、新生态氧，氧化和氯化病原体，干扰病原体的DNA和RNA合成，使病原体的蛋白质凝固变性，进而干扰病原体酶系统的活性、影响其代谢，增加细胞膜的通透性，造成酶和营养物质丢失、病原体溶解破裂，进而杀灭病原体。

用于畜禽舍、空气和饮用水等的消毒。防治鱼、虾、蟹等水产养殖动物的出血、烂鳃、腹水、肠炎等细菌性疾病。

【用法与用量】

过硫酸氢钾复合物粉：浸泡、喷雾。①畜舍环境、饮水设备及空气消毒，1∶200稀释；终末消毒、设备消毒、孵化场消毒、脚踏盆消毒，1∶200稀释；饮用水消毒，1∶1000稀释。②对于特定病原体，大肠杆菌按1∶400稀释；金黄色葡萄球菌按1∶400稀释；链球菌按1∶800稀释；禽流感病毒按1∶1600稀释；口蹄疫病毒按1∶1000稀释；猪水疱病毒按1∶400稀释；传染性法氏囊病病毒按1∶400稀释。③水产养殖动物，用水稀释300～500倍，全池均匀喷洒。治疗，每$1m^3$水体本品0.10～0.18g，每3天1次，连用2次。预防，15天1次。

过硫酸氢钾复合盐泡腾片：喷雾、喷洒或浸泡。畜禽环境、饮水设备、空气消毒、终末消毒、设备消毒、孵化场消毒、脚踏盆消毒时，以1∶400（即每10片兑水4kg）稀释。

【注意】

① 现配现用。

② 不与碱类物质混存或合并使用。

③ 产品用尽后，包装不得乱丢弃。

【制剂规格】

过硫酸氢钾复合盐泡腾片 以有效氯计0.1g。

过硫酸氢钾复合物粉　有效氯不得少于 10%。

高锰酸钾
Potassium Permanganate

高锰酸钾亦称灰锰氧。

【性状】深紫色细长斜方柱状结晶；带蓝色的金属光泽，味甜而涩。高于 240℃ 分解，易溶于水、甲醇、丙酮，水溶液不稳定。但与甘油、蔗糖、樟脑、松节油、乙二醇、乙醚、羟胺等有机物或易燃物混合可发生强烈的燃烧或爆炸。遇光发生分解，生成灰黑色二氧化锰沉淀并附着于器皿上。故需避光存放于阴凉处，严禁与易燃物及金属粉末同放。

$$KMnO_4 \xrightarrow{h\nu} K_2MnO_4 + MnO_2 + O_2 (\uparrow)$$

属强氧化剂，在酸性条件下氧化性更强，可以用作消毒剂和漂白剂，和强还原性物质反应会褪色，如二氧化硫或不饱和烃等。

【作用与用途】本品可用作消毒剂、除臭剂、水质净化剂。高锰酸钾为强氧化剂，遇有机物即放出新生态氧而具杀灭细菌作用。

$$2KMnO_4 + H_2O \longrightarrow 2KOH + 2MnO_2 + 3[O]$$

高锰酸钾杀菌力极强，但极易为有机物所减弱，故作用表浅而不持久。可除臭消毒，用于杀菌、消毒，且有收敛作用。高锰酸钾在发生氧化作用的同时，还原生成二氧化锰，后者与蛋白质结合而形成蛋白盐类复合物，此复合物和高锰酸根离子都具有收敛作用。在酸性环境中杀菌作用增强，2%～5% 溶液能在 24h 内杀死芽孢；在 1% 溶液中加 1% 盐酸则在 30s 内可杀死芽孢。0.1%～0.2% 溶液能杀死多数繁殖型细菌，常用于创面冲洗。0.05%～0.1% 溶液可用于洗胃解毒，冲洗阴道、子宫和膀胱等腔道黏膜。

【注意事项】

① 根据适应证严格掌握溶液的浓度，过高的浓度会造成局部腐蚀溃烂。

② 水溶液易失效，需新鲜配制并避光保存。

【用法与用量】腔道冲洗及洗胃：配成 0.05%～0.1% 溶液。创面冲洗：配成 0.1%～0.2% 溶液。

六、染料类

染料类消毒防腐剂仅能抑制细菌繁殖，且抗菌谱不广。染料可分为碱性（阳离子）和酸性（阴离子）染料两类。染料中的阳离子或阴离子能与细菌蛋白质的羧基或氨基相结合，影响细胞膜的通透性、离子交换功能或通过抑制巯基酶反应，产生杀菌作用。兽医临床常用的乳酸依沙吖啶、甲紫属碱性染料，它们在解离时带正电荷，对革兰氏阳性菌有选择性作用，在碱性环境中有杀菌力，pH 值越高杀菌力越强。

乳酸依沙吖啶
Ethacridine Lactate

乳酸依沙吖啶又称为利凡诺、雷佛奴尔（rivanol），为 α-乙氧基-6,9-二氨基吖啶的乳酸盐。

【性状】黄色结晶性粉末；无臭，味苦。本品在热水中易溶，在沸无水乙醇中溶解，在水中略溶，在乙醇中微溶，在乙醚中不溶。置棕色瓶中密闭暗处保存。

【作用与用途】 其是染料中最有效的皮肤、黏膜消毒防腐药。当解离为阳离子后，对革兰氏阳性菌呈现最大的作用，对各种化脓菌均有较强的作用。抗菌活性与其在不同 pH 值溶液中的解离常数有关。常以 $0.1\% \sim 0.3\%$ 的水溶液，用于外科创伤、皮肤黏膜的洗涤和湿敷。

此外，经过提纯及消毒后本品能刺激子宫肌肉收缩，使子宫肌紧张度增加，可应用于中期妊娠引产，用药后除阵缩疼痛外无其它不适症状，胎儿排出快，效果尚可。

【注意事项】 不能与含氯化物的溶液或碱性溶液配伍，以免析出沉淀。要避光贮藏。

【用法与用量】 外用：适量，涂于患处。

【制剂与规格】 乳酸依沙吖啶溶液　按 $C_{15}H_{15}N_3O \cdot C_3H_6O_3$ 计，0.1%。

甲紫
Methylrosanilinium Chloride

甲紫又称碱性紫，为氯化四甲基副玫瑰苯胺、氯化五甲基副玫瑰苯胺与氯化六甲基副玫瑰苯胺的混合物。

【性状】 深绿紫色的颗粒性粉末或绿紫色有金属光泽的碎片，有臭味。在乙醇、氯仿中溶解，水中微溶。其 1% 溶液通常称紫药水。

【作用与用途】 其为皮肤、黏膜消毒防腐药。因其阳离子能与细菌蛋白质的羟基结合，影响细菌的代谢，而具有较好的杀菌作用。甲紫对革兰氏阳性菌，特别是葡萄球菌、白喉杆菌作用较强，对白念珠菌等真菌及铜绿假单胞菌也有较好的抗菌作用。对组织无刺激性，且能于黏膜、皮肤表面凝结成保护膜而起收敛作用。$1\% \sim 2\%$ 溶液可用于浅表创面、溃疡及皮肤感染；$0.1\% \sim 1\%$ 水溶液用于烧伤，因有收敛作用，能使创面干燥，也可防止真菌感染。

【注意】

① 本品有致癌性，食品动物禁用。

② 本品对皮肤、黏膜有着色作用，宠物面部创伤慎用。

【用法与用量】 外用：涂于患处。

【制剂与规格】 甲紫溶液　1%。

第五章

抗寄生虫药

　　抗寄生虫药是指能杀灭或驱除动物体内外寄生虫的药物。根据药物作用的特点，又可分为抗蠕虫药、抗原虫药和杀虫药三大类。

　　畜禽寄生虫病的危害性极大，给社会经济造成无法估量的巨大经济损失。寄生虫病不仅引起大批畜禽死亡，而且严重影响动物生长率，使乳、肉、蛋、毛、革等畜产品质量下降，数量减少。某些人畜共患寄生虫病，还能直接威胁人类的健康和生命安全。

　　古老的抗寄生虫药多来源于天然植物和矿物，其抗寄生虫的作用有限，且对宿主的毒性反应很大，已被逐渐淘汰。近年来随着科学技术迅速发展，抗寄生虫新药不断涌现，为控制消灭寄生虫病提供了有力武器。在选用抗寄生虫药时，不仅要了解药物对虫体的作用，对宿主的毒性以及在宿主体内药代动力学过程，而且还要掌握寄生虫的流行病学资料，以便选用最佳的药物，最适合的剂型和剂量，最佳的给药时间，以期达到发挥药物最佳的抗寄生虫效果和避免或减轻不良反应的发生。

　　应用抗寄生虫药时，必须注意以下事项：

　　1. 因地制宜，合理选用抗寄生虫药

　　理想的抗寄生虫药，通常应具备：①安全。即治疗指数要宽，至少要＞3，最好要＞5，或者安全范围要广，因而对动物很少产生不良反应。目前上市的多数新型抗寄生虫药，通常均符合上述最低要求。②高效。即对虫体的杀虫率或驱净率高，通常其有效率应超过95％才能达到高效驱虫药的要求，最理想的高效驱虫药应对成虫、幼虫甚至虫卵都有抑杀作用。但迄今为止还无完全符合上述要求的药物上市。但已有如三氯苯达唑对片形吸虫成虫及幼虫均有高效的药物供用。③广谱。由于禽畜的寄生虫病多数属混合感染，有些甚至是不同种属的寄生虫（如吸虫、绦虫、线虫、节肢动物外寄生虫等）混合感染，因而对单一虫种具有高效的抗寄生虫药已不能满足生产实践需要。当然目前虽无对所有寄生虫均有杀灭作用的广谱抗寄生虫药，但已有一大批对多种虫种均有高效的药物，如吡喹酮（吸虫、血吸虫、多种绦虫）、伊维菌素（线虫、节肢动物）、阿苯达唑（线虫、吸虫、多种绦虫）、左旋咪唑（几乎对所有线虫）等。当然，理想的抗寄生虫药还应具有价廉、给药方便以及适口性良好等优点。

　　选用药物仅是综合防治寄生虫病的重要措施之一。在选择药物时不仅要了解寄生虫种类、寄生部位、严重程度、流行病学资料，更应了解畜种、性别、年龄、体质、病理过程、饲养管理条件对药物作用反应的差异，从而才有可能结合本地区、本牧场的具体情况，选用最理想的抗寄生虫药，以期获得最佳防治效果。

2. 结合实际，选择适用剂型和投药途径

为提高抗虫效果、减轻毒性和投药方便，使用抗寄生虫药时应根据不同动物和寄生虫种类选择适合的剂型和投药途径。

兽医抗寄生虫药通常有内服、注射及外用各种剂型可供选用。通常驱除消化道寄生虫宜选用内服剂型，消化道以外的寄生虫可选择注射剂，而体外寄生虫以外用剂型为妥。为投药方便，大群畜群可选择预混剂混饲或饮水投药法，杀灭体外寄生虫目前多选药浴、浇淋和喷雾给药法。

我国兽药在制剂方面的水平较低，目前国外商品制剂，即使是同一种制剂，亦都根据不同畜种的生理特性分别制成马、牛、羊、猪、犬、猫等不同的专用剂型，以期在最大程度上发挥有效的抗虫作用和降低毒性反应。我国应加强制剂方面的研究工作。

牛、羊等反刍动物，由于庞大的瘤胃内容物能影响药物的吸收，因此能使多数药物（特别是一次投药）减效或失效。若必须灌服药液，用前应先灌服 10% 碳酸氢钠溶液 60mL（牛）或 10% 硫酸铜溶液 10mL（羊）以刺激关闭食管沟，使药物直接进入皱胃而发挥药效。

还需强调的是，同一药物，相同的给药途径，甚至还因溶剂的差异而发生意外，如硫氯酚，灌服水性混悬液，对羊安全有效，改用酒精溶解后灌服，则可引起 25% 左右羊死亡。

3. 防患于未然，避免药物中毒事故

一般说来，目前除聚醚类抗生素驱虫药对动物安全范围较窄外，大多数抗寄生虫药，在规定剂量范围内，对动物都较安全，即使出现一些不良反应亦都能耐过，但用药不当，如剂量过大，疗程太长，用法不妥时亦会引起严重的不良反应，甚至中毒死亡。

多种因素，如动物年龄、性别、体质、病理过程、饲养管理条件等均影响抗寄生虫药的耐受性。有时，在其它现场使用安全的药物，用于另一场地则引起动物严重反应，甚至大批死亡。因此，在使用本地区（本牧场）还未使用过的较新型的抗寄生虫药时要尤为慎重。为防意外，在大规模防治前，应先把畜群中少数具有代表性动物（即不同年龄、性别、体况）进行预试，取得经验后，才能进行全群驱虫，以防不测。

4. 轮换使用，防止产生耐药虫株

随着抗寄生虫药的广泛应用，世界各地均已发现耐药虫株，这是使用抗寄生虫药值得注意的重大战略问题。一旦出现耐药虫株，不仅对某种药物具耐受性，使驱虫效果降低或丧失，甚至还出现交叉耐药现象（通常发生在化学结构类似或作用机制相同的药物间），给寄生虫防治带来极大困难。现已证实，产生耐药虫株多与小剂量（低浓度）长期和反复使用有关。如 20 世纪 80 年代初期广泛使用的氯苯胍和氢溴酸常山酮，当时抗球虫效果极佳，但由于不间断地在养禽场连续应用，2～3 年后，这类药物已基本丧失抗球虫效应。目前广泛应用的聚醚类抗生素和地克珠利等高效抗球虫药，已有耐药虫株出现的迹象，因此，在制订驱虫计划时，应定期更换或交替使用不同类型的抗寄生虫药，以减少耐药虫株的出现。

5. 注重环境保护，保证人体健康

通常抗寄生虫药对人体都存在一定的危害性。因此，在使用药物时，应尽力避免药物与人体直接接触，采取必要防护措施，避免因使用药物而引起人体的刺激、过敏，甚至中毒死亡等事故发生。

某些药物还会污染环境，因此，接触这些药物的容器、用具必须妥善处理，以免造成环境污染，后患无穷。

为保证人体健康，世界各国均对抗寄生虫药在畜产品（如肉、蛋、乳等）中的残留量进行了大量研究，并制定了最大残留限量和休药期规定。我国对此亦有若干具体规定，应按章执行。

防治畜禽寄生虫病必须制订切实可行的综合性防治措施，使用抗寄生虫药仅是综合防治措施中一个重要环节而已。因此，对寄生虫病应贯彻预防为主方针，如加强饲养管理，消除各种致病因素，搞好畜舍卫生和环境卫生，加强厩粪管理，消灭寄生虫的传播媒介和中间宿主，在有条件的牧区，还应实行合理轮牧制度，积极开展生物防治和免疫预防工作等。

综合措施的执行，除依靠科普宣传工作，提高群众自觉性外，还应争取各级行政部门大力支持，在处理危害性严重的寄生虫病时，应遵依法令，强制执行。

第一节　抗蠕虫药

抗蠕药虫，亦称驱虫药。根据临床应用可分为驱线虫药、驱绦虫药、抗吸虫药及抗血吸虫药。

一、驱线虫药

根据主要作用对象线虫种类不同，分为驱胃肠道线虫药、驱肺线虫药及抗丝虫药。

由于化学制药工业的飞速发展，已有一大批广谱抗蠕虫药上市。因此，目前多以化学结构分类。我国已批准上市的驱虫药主要有以下几大类：苯并咪唑类、咪唑并噻唑类、四氢嘧啶类、有机磷类以及抗生素类等。

（一）苯并咪唑类

自 20 世纪 60 年代早期美国合成噻苯达唑以来，已合成数百种苯并咪唑类驱虫药。噻苯达唑曾广泛用于世界各地，用以驱除各种动物（如牛、绵羊、山羊、猪、马、禽等）胃肠道寄生虫。用于治疗时，可一次内服给药，也可以低浓度置于饲料中长期使用作预防用。由于噻苯达唑驱虫作用不强，用药剂量较大，且驱虫谱不广，目前已逐渐被其它苯并咪唑类驱虫药，如阿苯达唑、奥芬达唑、芬苯达唑、甲苯达唑、氟苯达唑等所取代。本类药物的特点是驱虫谱广，驱虫效果好，毒性低，甚至还有一定的杀灭幼虫和虫卵作用。

苯并咪唑类中的丁苯达唑（parbendazole）、康苯达唑（cambendazole）、阿苯达唑和奥芬达唑对妊娠早期（约妊娠 3 周）绵羊的胎儿有致畸作用，因此用于孕畜时应特别慎重。

噻苯达唑
Thiabendazole

【性状】本品为白色或类白色粉末；味微苦，无臭。在水中微溶，在氯仿或苯中几乎不溶，在稀盐酸中溶解。

【药理】

（1）药效学　噻苯达唑对动物多种胃肠道线虫均有驱除效果，对成虫效果好，对未成熟虫体也有一定作用。

噻苯达唑是虫体延胡索酸还原酶的一种抑制剂。延胡索酸还原酶的催化反应是糖酵解过程中必不可少的一部分，很多寄生性蠕虫都是通过这一过程获得能量来源，如果这一过程受阻，则虫体代谢发生障碍。由于寄生虫糖酵解过程和无氧代谢与其需氧的宿主基本代谢途径不同，因此噻苯达唑对宿主无害。另据体外试验证实，噻苯达唑是通过寄生虫角质层的类脂质屏障而被吸收。

目前普遍认为，苯并咪唑类驱虫药都是细胞微管蛋白抑制剂，同时也是能量代谢抑制剂，即药物能与寄生虫细胞一种摄取营养所必需的结构蛋白质——微管蛋白结合，特别是与二聚体微管蛋白结合，从而妨碍了在微管装配过程中微管蛋白的聚合。加之，对虫体的高度选择性作用，而发挥高效、低毒的抗寄生虫效应。

噻苯达唑对皮炎芽生菌、白念珠菌、青霉菌和发癣菌等均有抑制作用，亦可减少饲料中黄曲霉毒素的形成。

（2）药动学　噻苯达唑能由动物消化道迅速吸收，而广泛分布于机体大部分组织，因而对组织中移行期幼虫和寄生于肠腔和肠壁内的成虫都有驱杀作用。猪、羊、牛给药后 2～7h 血药浓度达峰值。

噻苯达唑迅速代谢成 5-羟基噻苯达唑再与硫酸或糖苷酸结合。在 48h 内，代谢物经尿排泄约占 90%，粪便为 5%，以原形排泄的不足 1%。一次给药，5 天内几乎可排净。

【用途】

（1）羊、牛　对牛、绵羊和山羊的大多数胃肠线虫成虫和幼虫都有良好驱除效果，如对血矛线虫、毛圆线虫、仰口线虫、夏伯特线虫、食道口线虫、类圆线虫成虫，应用低限剂量即有良好效果，而古柏线虫、细颈线虫可能还有奥斯特线虫成虫及敏感虫种的幼虫必须用高限剂量（100mg/kg）才能获得满意效果。噻苯达唑对丝状网尾线虫、胎生网尾线虫作用不稳定，对毛首鞭形线虫无效。

（2）马　低剂量（50mg/kg）对马圆形线虫、小型圆形线虫、艾氏毛圆线虫、韦氏类圆线虫以及马尖尾线虫成虫即有良好驱除效果。对马蛔虫需用高剂量。对幼虫效果极差。

（3）猪　猪的红色猪圆线虫、兰氏类圆线虫、有齿食道口线虫对噻苯达唑最敏感。常用的治疗量对猪蛔虫、毛首鞭形线虫无效。

（4）犬　由于一次投药效果不佳，目前多采用在日粮中添加 0.025% 噻苯达唑，连用 16 周，几乎能将蛔虫、钩虫和毛首鞭形线虫驱净。

噻苯达唑对犬钱癣和皮肤霉菌感染疗效明显，按每日每千克体重 100mg 量混饲，连用 8 天，钱癣痊愈，连用 3 周后霉菌症状全部消失。

（5）禽　在饲料中添加 0.1% 噻苯达唑，连喂 2～3 周，能有效地控制气管比翼线虫，但对鸡蛔虫和鸡异刺线虫无效。

（6）骆驼　高限剂量对乳突类圆线虫、玻状毛圆线虫、突尾毛圆线虫、细颈线虫有良好驱除效果。

（7）杀灭幼虫、虫卵　噻苯达唑对胃肠道内未成熟虫体有杀灭作用，但对趋组织期幼虫无效；由于噻苯达唑在用药 1h 后即可抑制虫体产卵，还能杀灭动物排泄物中虫卵或抑制虫卵发育，加之能驱除寄生幼虫，故在动物转场前给药，能明显减轻对新牧场污染。

【药物相互作用】 由于并用免疫抑制剂，有时能诱发内源性感染，因此，在用噻苯达唑驱虫时，禁用免疫抑制剂。

【注意】

① 连续长期应用，能使寄生蠕虫产生耐药性，而且有可能对其它苯并咪唑类驱虫药也产生交叉耐药现象。

② 由于本品用量较大，对动物的不良反应亦较其它苯并咪唑类驱虫药严重，因此，过度衰弱、贫血及妊娠动物以不用为宜。

【最大残留限量】 残留标志物：噻苯达唑和 5-羟基噻苯达唑之和。

牛、猪、羊：肌肉、脂肪、肝、肾 $100\mu g/kg$。牛、羊：奶 $100\mu g/kg$。

阿苯达唑
Albendazole

【性状】 本品为白色或类白色粉末；无臭，无味。本品在丙酮或氯仿中微溶；在乙醇中几乎不溶，在水中不溶，在冰醋酸中溶解。

【药理】

(1) 药效学 阿苯达唑是我国兽医临床使用最广泛的苯并咪唑类驱虫药，它不仅对多种线虫有高效，而且对某些吸虫及绦虫也有较强驱除效应。阿苯达唑驱虫机制可参考噻苯达唑和甲苯达唑。

(2) 药动学 多数苯并咪唑类驱虫药由于溶解度很低，因而由胃肠道吸收的药物量很有限。但阿苯达唑属吸收最佳的苯并咪唑类驱虫药，吸收后药物在 2～4h 内可达血药峰值，并且持续 15～24h。阿苯达唑以片剂单次给药后，在血液中可检测到的浓度维持至给药后 16h。如将药物直接输入成年反刍动物皱胃，除能提高血药浓度外，亦增强驱虫活性。阿苯达唑主要经尿排泄，在 24h 内排泄占给药量的 28%，在 9 天内排泄量占 47%。阿苯达唑在动物体内的主要代谢产物为阿苯达唑亚砜和阿苯达唑砜，几乎全部经尿排泄。

【用途】

(1) 牛 阿苯达唑对牛大多数胃肠道寄生虫成虫及幼虫均有良好驱除效果，通常低剂量对艾氏毛圆线虫、蛇形毛圆线虫、肿孔古柏线虫、牛仰口线虫、奥氏奥斯特线虫、乳突类圆线虫、捻转血矛线虫成虫即有极佳驱除效果。高限剂量不仅几乎能驱净上述多数虫种幼虫，而且对辐射食道口线虫、细颈线虫、网尾线虫、莫尼茨绦虫、肝片吸虫、巨片吸虫成虫也有极好效果。本品通常对皱胃、小肠内未成熟虫体有良效，但对盲肠和大肠内未成熟虫体，以及肝片吸虫童虫效果极差。阿苯达唑对牛毛首鞭形线虫、指状腹腔丝虫、前后盘吸虫、胰阔盘吸虫和野牛平腹吸虫效果极差或基本无效。

(2) 羊 低剂量对血矛线虫、奥斯特线虫、毛圆线虫、细颈线虫、盖吉尔线虫、食道口线虫、夏伯特线虫、马歇尔线虫、古柏线虫成虫以及大多数虫种幼虫（马歇尔线虫、古柏线虫幼虫除外）均有良好驱除效果。低剂量还对网尾线虫成虫及未成熟虫体、莫尼茨绦虫有效。高剂量对放射状缰体绦虫、肝片吸虫、大片形吸虫、矛形双腔吸虫成虫有明显驱除效果。阿苯达唑对羊肝片吸虫未成熟虫体效果极差。

(3) 猪 低剂量对猪蛔虫、有齿食道口线虫、六翼泡首线虫具极佳驱除效果，应用高剂量虽对猪毛首鞭形线虫、刚棘颚口线虫有效，但对猪后圆线虫效果仍不理想。有试验证明，30～40mg/kg 混饲，连用 5 天，亦能彻底治愈猪后圆线虫病和猪毛首鞭形线虫病。阿苯达唑对蛭状巨吻棘头虫效果不稳定；对布氏姜片吸虫、克氏伪裸头绦虫、细颈囊尾蚴无效。

(4) 禽 应用推荐剂量，仅能对鸡四角赖利绦虫和棘盘赖利绦虫成虫有高效。对鸡蛔虫成虫驱虫率在 90% 左右。对鸡异刺线虫、毛细线虫、钩状唇旋线虫驱虫效果极差。阿苯达唑应用 25mg/kg 剂量对鹅剑带绦虫、棘口吸虫疗效 100%，高至 50mg/kg 量时对鹅裂口线虫、棘口吸虫有高效。

(5) 犬 患犬蛔虫或犬钩虫病犬，必需每天按 50mg/kg 剂量连服 3 天，才能有效。上述剂量连用 5 天，对犬恶丝虫亦有效。阿苯达唑对犬贾第鞭毛虫的抗虫活性甚至比甲硝唑强 30～50 倍。有人证实按 25mg/kg 剂量每 12h 内服一次，连用 2 天能清除患犬粪便中贾第鞭毛虫包囊，而且对用药犬无不良反应。

（6）猫、兔　感染克氏肺吸虫猫，按 100mg/kg 日量（分二次），连用 14 天能杀灭所有虫体。人工感染豆状囊尾蚴家兔，按 15mg/kg 量，连用 5 天，能治愈疾病。

（7）马　对马的大型圆线虫，如普通圆形线虫、无齿圆形线虫、马圆形线虫以及马大多数小型圆形线虫成虫及幼虫均有高效。但阿苯达唑对马裸头属绦虫无效。

（8）水产动物　对海水养殖鱼类的双鳞盘吸虫、贝尼登虫，以及淡水养殖鱼类的指环虫、三代虫等有很好的驱虫效果。

【注意】

① 阿苯达唑是苯并咪唑类驱虫药中毒性较大的一种，应用治疗量虽不会引起中毒反应，但连续超剂量给药，有时会引起严重反应。加之，我国应用的剂量比欧美推荐量（5～7.5mg/kg）高，选用时更应慎重。此外，某些畜种，如马、兔、猫等对该药又较敏感，应选用其它驱虫药为宜。

② 连续长期使用，能使蠕虫产生耐药性，并且有可能产生交叉耐药性。

③ 由于动物试验证明阿苯达唑具胚胎毒及致畸作用，因此，牛、羊在妊娠 45 天内，猪在妊娠 30 天内均禁用本品。其它动物在妊娠期内，亦不宜应用本品。

【用法与用量】

阿苯达唑片、阿苯达唑粉、阿苯达唑混悬液、阿苯达唑颗粒：以阿苯达唑计。内服，一次量，每 1kg 体重，马 5～10mg；牛、羊 10～15mg；猪 5～10mg；禽 10～20mg；犬 25～50mg。

阿苯达唑粉（水产用）：以阿苯达唑计。拌饵投喂，一次量，每 1kg 体重，鱼 12mg。一日 1 次，连用 5～7 次。

阿苯达唑伊维菌素粉：以本品计。内服，一次量，每 1kg 体重，猪 0.7～1g。

阿苯达唑伊维菌素片：以本品计。内服，一次量，每 1kg 体重，牛、羊 0.03 片。

阿苯达唑伊维菌素预混剂：以本品计。混饲，每 1000kg 饲料，猪 1000g。

阿苯达唑硝氯酚片：以本品计。内服，一次量，每 1kg 体重，牛、羊 0.1～0.15 片。

阿苯达唑阿维菌素片：以阿苯达唑计。内服，每 1kg 体重，牛、羊 15mg。

【最大残留限量】残留标志物：奶中为阿苯达唑亚砜、阿苯达唑砜、阿苯达唑 2-氨基砜和阿苯达唑之和；除奶外其他靶组织为阿苯达唑 2-氨基砜。

所有食品动物：肌肉、脂肪 $100\mu g/kg$。肝、肾 $5000\mu g/kg$。奶 $100\mu g/kg$。

【制剂与规格及休药期】

阿苯达唑片　①25mg；②50mg；③0.1g；④0.2g；⑤0.3g；⑥0.5g。牛 14 日，羊 4 日，猪 7 日，禽 4 日；弃奶期 60h。

阿苯达唑粉　①2.5%；②10%。牛 14 日，羊 4 日，猪 7 日，禽 4 日；弃奶期 2.5 日。

阿苯达唑粉（水产用）　6%。500 度日。

阿苯达唑混悬液　100mL：10g。牛 14 日，羊 4 日，猪 7 日，禽 4 日。

阿苯达唑颗粒　10%。牛 14 日，羊 4 日，猪 7 日，禽 4 日；弃奶期 60h。

阿苯达唑伊维菌素粉　100g：阿苯达唑 10g＋伊维菌素 0.2g。猪 28 日。

阿苯达唑伊维菌素片　0.36g：阿苯达唑 350mg＋伊维菌素 10mg。牛、羊 35 日。

阿苯达唑伊维菌素预混剂　100g：阿苯达唑 6g＋伊维菌素 0.25g。猪 28 日。

阿苯达唑硝氯酚片　0.14g：阿苯达唑 0.1g＋硝氯酚 40mg。28 日。

阿苯达唑阿维菌素片　①0.153g：阿维菌素 3mg＋阿苯达唑 0.15g；②0.255g：阿维菌素 5mg＋阿苯达唑 0.25g。牛、羊 35 日。

美国批准有供羊用的 2.5% 阿苯达唑口服混悬液，供牛羊用的 10% 阿苯达唑口服混悬液。

氧阿苯达唑
Albendazole Oxide（Ricobendazole）

氧阿苯达唑又称阿苯达唑亚砜（Albendazole sulphoxide，ABZSO）。

【性状】 本品为白色或类白色粉末；无臭，无味。在乙醇中极微溶解，在丙酮中几乎不溶，在水中不溶，在冰醋酸或氢氧化钠液中易溶。

【药理】

（1）药效学 氧阿苯达唑为阿苯达唑在动物体内的一级氧化代谢产物，是主要起抗线虫作用的活性物质，药效作用同阿苯达唑。

（2）药动学 氧阿苯达唑在牛、绵羊、鸡等体内缓慢代谢成阿苯达唑砜，随即代谢为阿苯达唑-2-氨基砜，代谢物可与蛋白结合。氧阿苯达唑和阿苯达唑砜在牛、绵羊的血浆浓度与阿苯达唑相似。绵羊内服氧阿苯达唑达峰时间为 8.5h。

【用途】

氧阿苯达唑的抗虫谱同阿苯达唑，对牛（10mg/kg）、羊（7.5mg/kg）皱胃和肠道线虫和肺线虫及虫卵均有效。5mg/kg 即对奥氏奥斯特线虫第四期幼虫有效。欧洲还将氧阿苯达唑通过饲料（17mg/kg，3 天内总量）用于控制山鸡蛔虫和毛细线虫。

【注意】 本品是潜在的皮肤致敏剂，使用时应注意不要接触皮肤。

【用法与用量】 以氧阿苯达唑计。内服：一次量，每 1kg 体重，羊 5～10mg。

【最大残留限量】 残留标志物：奶中为阿苯达唑亚砜、阿苯达唑砜、阿苯达唑 2-氨基砜和阿苯达唑之和；除奶外其他靶组织为阿苯达唑 2-氨基砜。

所有食品动物：肌肉、脂肪 100μg/kg。肝、肾 5000μg/kg。奶 100μg/kg。

【制剂与规格及休药期】 氧阿苯达唑片 ①50mg；②100mg。羊 4 日。

国外还有供牛、羊用的 2.5％口服混悬溶液，以及供牛用的 15％注射液。

芬苯达唑
Fenbendazole

【性状】 本品为白色或类白色粉末；无臭，无味。本品在二甲基亚砜中溶解，在甲醇中微溶，在水中不溶，在冰醋酸中溶解。

【药理】

（1）药效学 芬苯达唑为广谱、高效、低毒的新型苯并咪唑类驱虫药。它不仅对动物胃肠道线虫成虫、幼虫有高度驱虫活性，而且对网尾线虫、矛形双腔吸虫、片形吸虫和绦虫亦有较佳效果。芬苯达唑在国外，不仅用于各种动物，甚至还有野生动物的专用制剂。

（2）药动学 由于芬苯达唑溶解度较低，因而给动物内服时吸收极少，如给绵羊、牛、猪内服因吸收少，经粪便排泄的原形药占 44％～50％，而经尿排泄的不足 1％。仔猪内服后，8～12h 血药达峰值，半衰期为 10h，而牛、羊则需 24～80h 始达峰值，半衰期为 25～30h，家兔的半衰期为 15h；而鼠、兔、犬用药后 3～7 天可从体内排净。

吸收后芬苯达唑在动物体内多数形成代谢产物，如在反刍动物体内，主要在苯环上发生羟基化。有些还发生脱乙氧羰基化作用。甚至有些研究还证实，这些在绵羊体内的代谢产物，由胆汁分泌后并且可再行肝、肠循环。大量的代谢产物亦在猪体内形成。

【用途】

(1) 羊　对羊血矛线虫、奥斯特线虫、毛圆线虫、古柏线虫、细颈线虫、仰口线虫、夏伯特线虫、食道口线虫、毛首鞭形线虫及网尾线虫成虫及幼虫均有极佳驱虫效果。此外还能抑制多数胃肠线虫产卵。应用高限剂量，对羊扩展莫尼茨绦虫、贝氏莫尼茨绦虫亦有良效。但对吸虫必须连续应用大剂量才能有效，如 20mg/kg 量连用 5 天，15mg/kg 量连用 6 天，才能将矛形双腔吸虫和肝片吸虫驱净。

(2) 牛　对牛的驱虫谱大致与绵羊相似。如对血矛线虫、奥斯特线虫，毛圆线虫、仰口线虫、细颈线虫、古柏线虫、食道口线虫、胎生网尾线虫成虫及幼虫均有高效。但对肝片吸虫和前后盘吸虫童虫，则需应用 7.5~10mg/kg 剂量，连用 6 天，才能有效。芬苯达唑对线虫还有抑制产卵作用。一次用药，22~36h 后粪便中即无虫卵排出。

(3) 马　对马副蛔虫、马尖尾线虫成虫及幼虫、胎生普氏线虫、普通圆形线虫、无齿圆形线虫、马圆形线虫、小型圆形线虫均有高效。但对柔线虫属、裸头属绦虫、韦氏类圆线虫以及转移于肠系膜中普通圆形线虫幼虫无效。

(4) 猪　虽然有人认为芬苯达唑一次给药对红色猪圆线虫、蛔虫、食道口线虫成虫及幼虫有效，但目前美国推荐用连续给药法，以增强驱虫效果。如猪毛首鞭形线虫，一次应用 15mg/kg，疗效仅为 65%，而 3mg/kg 量连用 6 天，驱虫效果超过 99%。由于 3mg/kg 剂量混饲，连用 3 天，对猪蛔虫、食道口线虫、红色猪圆线虫、后圆线虫（一次用药有效剂量为 25mg/kg），甚至对有齿冠尾线虫（猪肾虫）驱除率几乎达 100%，加之对某些虫种幼虫也颇有良效，因而目前在国外得到广泛应用。

(5) 犬、猫　50mg/kg 日量连用 3 天，对犬、猫的钩虫、蛔虫、毛首鞭形线虫有高效。按 50mg/kg 日量连用 5 天对猫肺线虫（奥妙猫圆线虫；*Aelurostrongylus abstrusus*）；连用 3 天对猫胃虫（盘头线虫；*Ollulanus*）均属最佳驱虫方案。

(6) 禽　对家禽胃肠道和呼吸道线虫有良效。按 8mg/kg 日量连用 6 天，对鸡蛔虫、毛细线虫和绦虫有高效。对火鸡蛔虫一次有效剂量为 350mg/kg，但若以 45mg/kg 饲料浓度连喂 6 天，则全部驱净火鸡蛔虫、异刺线虫和封闭毛细线虫。对雉、鹧鸪、松鸡、鹅、鸭的最佳驱虫方案是 60mg/kg 饲料浓度连用 6 天。自然感染封闭毛细线虫和鸽蛔虫的家鸽，以 100mg/kg 混饲，连用 3~4 天，有效率近 100%。

(7) 野生动物　由于芬苯达唑对动物园的各种野生动物的驱虫作用安全可靠，美国 FDA 已批准了专用制剂。现简要介绍如下，对狮、虎、豹的猫弓蛔虫、狮弓蛔虫、钩口线虫、带状绦虫，熊的狮弓蛔虫、带状绦虫、贝蛔虫（*Baylisascaris transtuga*），落基山大角羊的原四线虫，可按每千克体重 10mg 剂量内服，连用 3 天。对野生反刍动物、河马的血矛线虫、细颈线虫、毛圆线虫、毛首鞭形线虫，野猪的猪蛔虫、有齿食道口线虫、有齿冠尾线虫，分别按 2.5mg/kg、3mg/kg 日量，连用 3 天。

另有资料证实，对严重感染禽蛔虫、锯刺线虫、毛细线虫及吸虫的各种猛禽，以 25mg/kg 量，连喂 3 天，几乎能驱净上述虫体。

(8) 杀灭虫卵　芬苯达唑对反刍动物毛圆科线虫、猪圆线虫、鸡蛔虫，以及人和犬的钩虫、鞭虫的虫卵均有杀灭作用。

【药物相互作用】

① 苯并咪唑类虽然毒性较低，且能与其它驱虫药并用，但芬苯达唑（还有奥芬达唑）属例外，与杀片形吸虫药溴胺杀并用时可引起绵羊死亡，牛流产。

② 马属动物应用芬苯达唑时不能并用敌百虫，否则毒性大为增强。

【注意】

① 长期应用，可引起耐药虫株。

② 本品瘤胃内给药时（包括内服法）比皱胃给药法驱虫效果好，甚至还能增强对耐药虫种的驱除效果，可能与前者的吸收率低，延长药物在宿主体内的有效驱虫浓度有关。

③ 虽然英国和美国批准通过饲料将一次剂量分开连续对牛给药，其驱虫效果优于一次给药，但是分剂量对牛的毛首鞭形线虫和类圆线虫无效。（来自英国批准资料）

【用法与用量】

芬苯达唑片：以芬苯达唑计。内服，一次量，每 1kg 体重，马、牛、羊、猪 5～7.5mg；禽 10～50mg；犬、猫 25～50mg。连用 3 日。

芬苯达唑粉（国内）：以芬苯达唑计。内服，一次量，每 1kg 体重，马、牛、羊、猪 5～7.5mg；禽 10～50mg；犬、猫 25～50mg。连用 3 日。

芬苯达唑粉（进口）：以芬苯达唑计。内服，一次量，每 1kg 体重，猪 5mg；禽 15～30mg。

芬苯达唑颗粒：以芬苯达唑计。内服，一次量，每 1kg 体重，马、牛、羊、猪 5～7.5mg；犬、猫 5～50mg；禽 10～50mg。

芬苯达唑伊维菌素片：以本品计。内服，一次量，每 1kg 体重，牛、羊、猪 5.25～7.875mg。

【最大残留限量】 残留标志物：芬苯达唑、奥芬达唑和奥芬达唑砜的总和，以奥芬达唑砜等效物表示。

牛、羊、猪、马：肌肉、脂肪、肾 $100\mu g/kg$，肝 $500\mu g/kg$。牛、羊：奶 $100\mu g/kg$。家禽：肌肉 $50\mu g/kg$，皮＋脂 $50\mu g/kg$，肝 $500\mu g/kg$，肾 $50\mu g/kg$，蛋 $1300\mu g/kg$（仅芬苯达唑）。

【制剂与规格及休药期】

芬苯达唑片 ①25mg；②50mg；③0.1g。牛、羊 21 日，猪 3 日，禽 28 日；弃奶期 7日，弃蛋期 7 日。

芬苯达唑粉（国内） 5%。牛、羊 14 日，猪 3 日；禽 28 日；弃奶期 120h，弃蛋期 7 日。

芬苯达唑粉（进口） 4%。猪 14 日，禽 7 日；弃蛋期 7 日。

芬苯达唑颗粒 ①3%；②10%。牛、羊 14 日，猪 3 日，禽 28 日；弃奶期 7 日。

芬苯达唑伊维菌素片 0.21g（芬苯达唑 0.2g＋伊维菌素 10mg）。牛、羊 35 日，猪 28 日。

国外还有供马属动物、犬猫用的 22.2% 颗粒剂，供牛、猪用的 1.5% 小丸剂（pellet），供牛羊、马属动物用的 2.5% 和 10% 混悬剂，供马属动物专用和犬、猫用的 18.75% 口服糊剂，以及供牛专用的 12g/丸瘤胃缓释大丸剂。

奥芬达唑
Oxfendazole

【性状】 本品为白色或类白色粉末；有轻微的特殊气味。本品在甲醇、丙酮、氯仿、乙醚中微溶，在水中不溶。

【药理】

（1）药效学 奥芬达唑为芬苯达唑的衍生物（亚砜），属广谱、高效、低毒的新型抗蠕虫药，其驱虫谱大致与芬苯达唑相同，但驱虫活性更强。

（2）药动学 奥芬达唑与阿苯达唑同为苯并咪唑类中内服吸收量较多的驱虫药。但反刍动物吸收明显低于单胃动物，而且舍饲反刍动物比放牧时吸收量多。绵羊内服治疗量，

20h后皱胃液中，30h后血液中药物浓度达峰值，7天后血样中仍含微迹。奥芬达唑对单胃动物主要经尿排泄，而反刍动物有65％给药量经粪便排泄。经乳汁排泄的虽仅占给药量的0.6％，但用药后1～2周仍呈微迹。吸收后奥芬达唑在体内主要的代谢产物是在苯硫基4′-碳处发生羟基化以及氨基甲酸酯的水解与亚砜的氧化和还原。4′-羟基代谢物与糖苷酸和硫酸结合而经尿排泄。

【用途】

(1) 牛　奥芬达唑对牛奥斯特线虫、血矛线虫、毛圆线虫、古柏线虫、仰口线虫、食道口线虫和网尾线虫成虫及幼虫、贝氏莫尼茨绦虫均有高效。

(2) 羊　治疗量对羊奥斯特线虫、毛圆线虫、细颈线虫成虫以及细颈线虫、奥斯特线虫、血矛线虫、夏伯特线虫、网尾线虫幼虫能全部驱净；对古柏线虫、食道口线虫、血矛线虫、夏伯特线虫、毛首鞭形线虫成虫以及莫尼茨绦虫也有良好驱除效果。奥芬达唑对乳突类圆线虫效果较差。

(3) 猪　奥芬达唑对猪蛔虫、有齿食道口线虫、红色猪圆线虫成虫及幼虫均有极佳驱除效果。但对毛首鞭形线虫作用有限。

(4) 马　奥芬达唑对马亦属广谱驱虫药，几乎对胃肠道所有线虫都有效。如对马蛔虫、马副蛔虫、马圆形线虫、三齿属线虫、艾氏毛圆线虫、尖尾线虫、小型圆形线虫成虫有高效，对马尖尾线虫、小型圆形线虫、马普通圆形线虫未成熟体也有良好效果。但对柔线属线虫和大口德拉希线虫（*Draschia megastoma*）无效。

(5) 骆驼　奥芬达唑对自然感染血矛线虫、奥斯特线虫、毛圆线虫、细颈线虫、古柏线虫、仰口线虫、夏伯特线虫、食道口线虫和莫尼茨绦虫的骆驼，按4.5mg/kg内服量连用3天，粪便中虫卵数减少82％～99％。

(6) 犬　奥芬达唑对犬蛔虫、钩虫成虫及幼虫也有较好效果。对犬欧氏类丝虫（*Filaroides osleri*）应按10mg/kg日量，连用28天，才能有效。

(7) 杀灭虫卵　本品的杀灭虫卵作用与芬苯达唑相同。

【药物相互作用】本品与芬苯达唑相同，不能与杀片形吸虫药溴胺杀并用，否则会引起绵羊死亡和母牛流产。

【注意】

① 本品能产生耐药虫株，甚至产生交叉耐药现象。

② 本品原料药的适口性较差，若以原料药混饲，应注意防止因摄食量减少、药量不足而影响驱虫效果。

③ 奥芬达唑治疗量（甚至2倍量）虽对妊娠母羊无胎毒作用，但在妊娠17天时，用22.5mg/kg量对胚胎有毒而有致畸影响，因此妊娠早期动物以不用本品为宜。

【用法与用量】

奥芬达唑片：以奥芬达唑计。内服，一次量，每1kg体重，马10mg；牛5mg；羊5～7.5mg；猪4mg；犬10mg。

奥芬达唑颗粒：以奥芬达唑计。内服，一次量，每1kg体重，马10mg；牛5mg；羊5～7.5mg；猪4mg；犬10mg。

【最大残留限量】残留标志物：芬苯达唑、奥芬达唑和奥芬达唑砜的总和，以奥芬达唑砜等效物表示。

牛、羊、猪、马：肌肉、脂肪、肾100μg/kg，肝500μg/kg。牛、羊：奶100μg/kg。家禽：肌肉50μg/kg，皮＋脂50μg/kg，肝500μg/kg，肾50μg/kg，蛋1300μg/kg（仅芬苯达唑）。

【制剂与规格及休药期】

奥芬达唑片　①0.1g；②50mg。牛、羊、猪7日。

奥芬达唑颗粒　10％。马、牛、羊、猪7日。

国外还有供牛、羊用的9.06％口服混悬溶液。

奥苯达唑
Oxibendzole

【性状】 本品为白色或类白色结晶性粉末；无臭，无味。本品在甲醇、乙醇、1,4-二氧杂环己烷、氯仿中极微溶解，在水中不溶，在冰醋酸中溶解。

【药理】

（1）药效学　奥苯达唑为高效低毒苯并咪唑类驱虫药，虽然毒性极低，但因驱虫谱较窄，仅对胃肠道线虫有高效，因而应用不广。

（2）药动学　奥苯达唑不易吸收。一次给绵羊内服，6h血药浓度达峰值，24h内经尿排泄占34％，216h经尿排泄的占给药量40％。一次给牛内服，12h血药浓度呈峰值，144h后，经尿排泄占32％。在猪体内的主要代谢产物为5-羟丙基咪唑，主要经肾排泄。

【用途】

（1）马　奥苯达唑对马大多数胃肠线虫及幼虫均有高效，如对大型圆形线虫（无齿圆形线虫、马圆形线虫、普通圆形线虫）、小型圆形线虫（杯冠线虫、杯环线虫、双冠线虫、三齿线虫、盅口线虫、辐首线虫）、马副蛔虫、韦氏类圆线虫成虫（用高限剂量）具极佳驱虫效果。此外对胎生普氏线虫、马尖尾线虫成虫及幼虫也有良效。

奥苯达唑对艾氏毛圆线虫作用不稳定，对肺线虫、柔线虫、马丝状线虫无效。

（2）牛　奥苯达唑对牛血矛线虫、奥斯特线虫、毛圆线虫、类圆线虫、细颈线虫、古柏线虫、仰口线虫、毛细线虫、毛首鞭形线虫成虫和幼虫以及食道口线虫成虫均有高效。本品对莫尼茨绦虫作用不强。

（3）羊　奥苯达唑对羊血矛线虫、奥斯特线虫、毛圆线虫、细颈线虫、古柏线虫、食道口线虫、夏伯特线虫、毛首鞭形线虫成虫及幼虫均有优良效果。但对马歇尔线虫、网尾线虫、肝片吸虫无效。

（4）猪　一次用药对猪蛔虫有极佳驱除效果，并能使食道口线虫患猪粪便中虫卵全部转阴。若以0.05％～0.1％药料喂猪14天，不仅可防止蛔虫感染所引起的致死作用，而且可阻止幼虫移行所致的肺炎症状。

奥苯达唑对毛首鞭形线虫作用不稳定，对姜片吸虫无效。

（5）犬　患犬钩虫、管形钩虫的犬，按10mg/kg量，连用5天，粪便虫卵几乎全部转阴。但据国内报道，一次内服10mg/kg，对犬蛔虫、犬钩虫粪便虫卵转阴率均超过90％。

（6）禽　一次内服40mg/kg，对鸡蛔虫成虫、幼虫以及鸡异刺线虫有效率接近100％，对卷棘口吸虫也有良效。本品对钩状唇旋线虫、毛细线虫无效。

（7）野生动物　国内有资料证实，以10mg/kg日量，连服2天，对动物园喂养的狮、虎、熊、豹、猞猁等的狮弓蛔虫、多乳突弓蛔虫和猫弓首蛔虫虫卵转阴率接近100％。象用2.5mg/kg量，对胃肠道多种线虫也颇有效。

【注意】 对噻苯达唑耐药的蠕虫，也可能对本品存在交叉耐药性。

【用法与用量】 以奥苯达唑计。内服：一次量，每1kg体重，马、牛10～15mg；羊、猪10mg；禽35～40mg。

【最大残留限量】残留标志物：奥苯达唑。

猪：肌肉、肾 $100\mu g/kg$，皮＋脂 $500\mu g/kg$，肝 $200\mu g/kg$。

【制剂与规格及休药期】奥苯达唑片 ①25mg；②50mg；③100mg。28 日。

甲苯达唑
Mebendazole

【性状】本品为白色、类白色或微黄色结晶性粉末，无臭。本品在甲酸中易溶，在冰醋酸中略溶，在丙酮或氯仿中极微溶解，在水中不溶。

【药理】

(1) 药效学　甲苯达唑不仅对动物多种胃肠线虫有高效，而且对某些绦虫亦有良效，并且是为数不多治疗旋毛虫的良药之一。甲苯达唑早在 20 世纪 80 年代已广泛用于世界各国的医学和兽医临床。

甲苯达唑对虫体的作用，通常认为能抑制虫体对葡萄糖的摄取。虫体内葡萄糖一般通过被动运转和主动扩散由虫体肠腔液经单细胞层肠壁而至假体腔液，而甲苯达唑能干扰葡萄糖的转运，从而导致虫体糖原耗尽，ATP 减少，虫体受抑制死亡。

(2) 药动学　甲苯达唑因溶解度小而吸收极少，而且很少代谢，给动物内服后，在 24～48h 内经粪便排泄的原形药物占 80％左右，经尿排泄的为 5％～10％。吸收后药物，仅有极少量以脱羧基团衍生物形式排泄。

【用途】

(1) 马　甲苯达唑对马大多数线虫有高效，如对马尖尾线虫、马副蛔虫、马圆形线虫、无齿圆形线虫、普通圆形线虫、多种小型圆形线虫、胎生普氏线虫有良好驱除效果。按 15～20mg/kg 剂量，给驴连用 5 天，对安氏网尾线虫疗效极佳，按上述剂量一次应用，对马叶氏裸头绦虫有效率达 96％～99％。甲苯达唑治疗量对马大裸头绦虫、大口德拉希线虫、艾氏毛圆线虫、类圆线虫、网尾线虫、蝇柔线虫无效。

(2) 羊　治疗量对普通奥斯特线虫、蛇形毛圆线虫、微管食道口线虫、乳突类圆线虫即有极强驱除效果。对其它线虫（如血矛属、古柏属、毛圆属、细颈属、仰口属、夏伯特属、毛首属）除非增大剂量（35mg/kg），否则作用有限。对羊肺线虫作用很弱。

(3) 犬、猫　甲苯达唑对犬、猫驱虫谱较广，对犬弓首蛔虫、猫弓首蛔虫。野猫弓首蛔虫、犬毛首鞭形线虫（鞭虫）、犬钩口线虫，欧洲犬钩口线虫、豆状带绦虫、泡状带绦虫、细粒棘球绦虫均有良效。以治疗量连用 5 天，对上述虫体均有极佳驱除效果。

(4) 禽　以 60mg/kg 药料连用 7 天，对气管比翼线虫、鸡蛔虫、异刺线虫、毛细线虫成虫及幼虫均有高效。较大剂量（25～50mg/kg）对棘盘赖利绦虫、有轮赖利绦虫驱除率100％。本品对长鼻分咽线虫效果不佳。感染气管比翼线虫的火鸡，患裂口线虫或混合感染鹅裂口线虫和细颈棘头虫的鸭、鹅，以 125mg/kg 的药料，连喂 14 天，症状可全部消失。

(5) 野生动物　据国内动物园经验，野生反刍动物，每天按 5mg/kg 量，连喂 14 天；野生马属动物，按 1mg/kg 量连用 14 天，几乎能使粪便中毛首鞭形线虫、毛细线虫、原圆线虫、圆形线虫、马副蛔虫虫卵全部转阴。国外推荐甲苯达唑治疗野生动物绦虫病方法：灵长类，5～10mg/kg，连用 5 天（置水果内）；食肉动物，15mg/kg，连用 2 天；鳍脚类动物，10mg/kg，连用 2 天（置鲜鱼中）；偶蹄类动物，10mg/kg，连用 3 天；偶蹄类及有袋类动物，一次应用 15mg/kg。国外特别强调，甲苯达唑是治疗灵长类动物福氏类圆线虫、粪类圆线虫病的有效药物，控制这些致死性寄生虫病的治疗方案为：先按 25mg/kg 内服量，一天 2 次，连用 7 天，停药 7 天后，再按 50mg/kg 量，一天 2 次，连用 7 天，再停药 7 天，最后按 25mg/kg 量，一天 2 次，连用 7 天而结束疗程。

（6）水产动物 以每 1m³ 水体 1～1.5g 甲苯达唑，对淡水养殖的青鱼、草鱼、鲢、鳙、鳜的指环虫、伪指环虫、三代虫等单殖吸虫有效，对欧洲鳗、美洲鳗的单殖吸虫则需用 2.5～5.0g/m³ 水体。国内用于水产的通常为复方甲苯达唑粉，含甲苯达唑 40%、盐酸左旋咪唑 10%。

（7）杀灭虫卵 甲苯达唑可抑制粪便中十二指肠钩口线虫、美洲板口线虫和犬钩口线虫虫卵发育，动物按 140mg/kg 药量，连喂 14 天，能 100% 杀灭在黏膜组织中包囊期旋毛虫幼虫。

【药物相互作用】脂肪或油性物质，能增加甲苯达唑胃肠道吸收率而使毒性大为增强。

【注意】

① 长期应用本品能引起蠕虫产生耐药性，而且存在交叉耐药现象。

② 本品毒性虽然很小，但治疗量即引起个别犬厌食、呕吐、精神委顿以及出血性下痢等现象。

③ 甲苯达唑对实验动物具致畸作用，应禁用于妊娠母畜。

④ 甲苯达唑药物颗粒的大小，能明显影响驱虫强度和毒性反应，如微细颗粒（<10.62μm）虽然比粗颗粒（<21.27μm）驱虫作用更强，但毒性亦增加 5 倍。权衡利弊，厂方仍愿将晶粉再球磨成极细粉以增强驱虫效果（甚至能阻止圆线虫幼虫在体内移行）。

⑤ 本品能影响产蛋率和受精率，蛋鸡以不用为宜，此外鸽子、鹦鹉因对本品敏感而应禁用。

【用法与用量】

复方甲苯达唑粉：以本品计。浸浴，每 1m³ 水体，鳗鳜 2～5g（使用前经过甲酸预溶），浸浴 20～30min。

甲苯达唑溶液（水产用）：以本品计，加 2000 倍水稀释均匀后泼洒，治疗青鱼、草鱼、鲢、鳙、鳜的单殖吸虫病，每 1m³ 水体，0.1～0.15g；治疗欧洲鳗、美洲鳗的单殖吸虫病，每 1m³ 水体，0.25～0.5g。

【最大残留限量】残留标志物：甲苯达唑等效物总和。

羊、马（泌乳期禁用）：肌肉、脂肪、肾 60μg/kg，肝 400μg/kg。

【制剂与规格及休药期】

复方甲苯达唑粉 1000g：甲苯达唑 400g 与盐酸左旋达唑 100g。150 度日。

甲苯达唑溶液（水产用） 10%。500 度日。

国外还有供马、驴使用的 20% 口服糊剂和颗粒剂。

氟苯达唑
Flubendazole

【性状】本品为白色或类白色粉末；无臭。本品在甲醇或氯仿中不溶，在稀盐酸中略溶。

【药理】氟苯达唑为甲苯达唑的对位氟同系物。它不仅对胃肠道线虫有效，而且对某些绦虫亦有一定效果。国外主要用于猪、禽的胃肠道蠕虫病。

【作用】

（1）猪 以治疗量（5mg/kg），连用 5 天，对猪蛔虫、红色猪圆线虫、有齿食道口线虫、野猪后圆线虫、猪毛首鞭形线虫几乎能全部驱净，但对细粒棘球绦虫，必须连用 10 天，才能控制仔猪病情。

（2）羊　氟苯达唑对羊大多胃肠道线虫有良效，特别对毛首鞭形线虫，甚至优于奥苯达唑和奥芬达唑，通常用药一次，即有良好效果。

（3）禽　氟苯达唑对鸡蛔虫、鸡毛细线虫、鹅裂口线虫、鹅毛细线虫、微细毛圆线虫和气管比翼线虫也具极佳驱除效果。

【注意】

① 对苯并咪唑驱虫药产生耐药性虫株，对本品也可能存在耐药性。

② 连续混饲给药，驱虫效果优于一次投药。

【最大残留限量】残留标志物：氟苯达唑。

猪：肌肉、肝 $10\mu g/kg$。家禽：肌肉 $200\mu g/kg$，肝 $500\mu g/kg$，蛋 $400\mu g/kg$。

非班太尔
Febantel

【性状】本品为白色或类白色结晶性粉末。本品在氯仿中易溶，在丙酮中溶解，在甲醇中极微溶解，在水中不溶。

【药理】

（1）药效学　非班太尔属苯并咪唑类前体驱虫剂，在美国已批准用作各种动物的驱线虫药。非班太尔在体内转变成芬苯达唑及其亚砜（奥芬达唑）而发挥有效的驱虫效应。

非班太尔在美国多以复方制剂上市，如用于犬、猫的产品多与吡喹酮、噻嘧啶配合，以扩大驱虫范围。

（2）药动学　据牛和绵羊的代谢研究表明，内服治疗量（7.5mg/kg）多数药物迅速代谢，在血浆仅出现低浓度原形药物。非班太尔在肝脏代谢成包括芬苯达唑和奥芬达唑在内大概有10种产物，这些物质的血药峰值时间，羊于内服后 6～18h，牛为 12～24h。两种主要代谢物——芬苯达唑和奥芬达唑的驱虫活性比前体药物——非班太尔要强得多。

【用途】

（1）马　非班太尔对马圆形线虫、无齿圆形线虫、普通圆形线虫和小型圆形线虫成虫、马副蛔虫、马尖尾线虫成虫及幼虫均有良好驱除效果。治疗剂量（6mg/kg）对胃内艾氏毛圆线虫、马胃蝇蛆和肠系膜动脉内普通圆形线虫幼虫均属无效。驱马胃蝇蛆时多与敌百虫并用。增大剂量（10mg/kg）能杀死马眼虫（泪吸吮线虫）。

（2）犬、猫　国外对犬、猫多并用对绦虫有特效的复方制剂。对 6 月龄以上犬、猫，每天按非班太尔 10mg/kg（吡喹酮 1mg/kg）量内服，连用 3 天，不足 6 月龄幼犬、幼猫应增量至 15mg/kg（吡喹酮 1.5mg/kg），连用 3 天。上述用量对下列虫体成虫或潜伏期虫体均有极好驱虫效果，如犬钩口线虫、管形钩口线虫、欧洲犬钩虫（＞91％）；犬弓首蛔虫、猫弓首蛔虫、狮弓蛔虫（98％）；犬鞭虫（100％）；以及带绦虫、猫绦虫、犬复孔绦虫（100％）。

（3）其它　非班太尔对牛、羊（10mg/kg）、猪（20mg/kg）常见的胃肠道寄生虫如扩展莫尼茨绦虫、肺线虫均有良效，但对鞭虫无效。野生动物（熊、黑猩猩、豪猪、犰狳、袋鼠）应用本品亦安全有效。

【药物相互作用】本品与吡喹酮并用时，在增效的同时，能使妊娠犬、猫早产，因此妊娠动物应禁用。

【注意】

① 对苯并咪唑类驱虫药耐药的蠕虫，对本品也可能存在交叉耐药性。

② 高剂量对妊娠早期母羊胎儿有致畸作用，因此妊娠动物以不用本品为宜。

【用法与用量】 复方非班太尔片：以本品计。内服，一次量，每 10kg 体重，犬 1 片。

【最大残留限量】 残留标志物：芬苯达唑、奥芬达唑和奥芬达唑砜的总和，以奥芬达唑砜等效物表示。

牛、羊、猪、马：肌肉、脂肪、肾 100μg/kg，肝 500μg/kg。牛、羊：奶 100μg/kg。家禽：肌肉 50μg/kg，皮＋脂 50μg/kg，肝 500μg/kg，肾 50μg/kg，蛋 1300μg/kg（仅芬苯达唑）。

【制剂与规格及休药期】 复方非班太尔片 0.7765g（非班太尔 0.15g、双羟萘酸噻嘧啶 0.144g、吡喹酮 0.05g）。

国外还有口服糊剂、混悬液。

莫奈太尔
Monepantel

【药理】

（1）药效学 莫奈太尔属于氨基乙腈衍生物（AAD）类抗蠕虫药。本品作用于线虫特异性烟碱乙酰胆碱受体亚基 Hco-MPTL-1，具有快速、高效和渗透性的神经肌肉效应，通过引起体壁肌肉过度收缩导致咽前部麻痹、痉挛性收缩并最终死亡。本品对耐受其他类别药物的线虫有效。

（2）药动学 本品经口服给药后，易于吸收，并氧化成砜代谢产物。在 1 天内达到血药峰浓度。之后血药浓度降低，半衰期为 5 天。主要通过粪便排泄，少量通过尿液排泄。给药前或给药后不久进食或者禁食均不影响疗效。

【用途】 用于治疗和控制绵羊胃肠线虫感染。

【注意】 为避免因产生耐药性影响疗效，应避免以下操作：在持续一段时间内，过度频繁和重复使用同类抗蠕虫药；因体重估计不准确或未校准剂量给药器具导致给药不足。建议一年内使用本品不超过两次。

【用法与用量】 以莫奈太尔计。内服：一次量，每 1kg 体重，绵羊 2.5mg。

【最大残留限量】 残留标志物：莫奈太尔砜。

绵羊：肌肉 500μg/kg，肝 7000μg/kg，肾 1700μg/kg，脂肪 13000μg/kg。禁用于供人类食用乳品的动物。

【制剂与规格及休药期】 莫奈太尔内服溶液 2.5%。绵羊 9 日。

多菌灵
Carbendazim

【性状】 本品为白色至浅褐色粉末；在碱性溶液中缓慢分解。在丙酮、三氯甲烷或乙酸乙酯中微溶，在冰醋酸中溶解。

【药理】 本品又称 N-(2-苯并咪唑基）氨基甲酸甲酯，属苯并咪唑类药物，具有广谱驱线虫作用，作用机制同其它苯并咪唑类抗虫药。本品还具有良好的杀真菌作用。我国仅批准用于驱杀柞蚕体内寄生线虫。由于本品仅批准用于柞蚕，未见用于哺乳动物，因此尚未见药动学数据报道。

【用途】 对柞蚕体内各种寄生线虫有良好的驱杀作用，专用于驱杀柞蚕体内寄生线虫。

【注意】

① 施药时要注意防护，防止污染手、脸和皮肤，如有污染应及时清洗。

② 准确配药，现配现用，充分摇匀后使用。

③ 本品对人、畜安全，一旦中毒，可用阿托品解毒，或遵医嘱。

【用法与用量】

多菌灵片：喷雾，按 10L 冷开水加入多菌灵 2.1g 混匀，即将每 14 片加少量水，充分研碎后加水 15kg，柞蚕上山（树）后遇雨 7 日内喷药 1 次，喷药量以叶面布满雾滴、叶尖和叶缘有少量药液滴下为止。

多菌灵粉（蚕用）：以多菌灵计。临用前，取多菌灵 30g，加水 15L 溶解。喷洒，每亩（1 亩＝666.7m²）桑园用本品 300g。配制成溶液均匀喷施于桑叶，喷药后次日至 5 日内采桑叶用。

【制剂与规格】

多菌灵片　0.225g。

多菌灵粉（蚕用）　①1g：0.5g；②60g：30g。

（二）咪唑并噻唑类

咪唑并噻唑类是较新的一类驱线虫药，原先以噻咪唑（tetramisole）为代表，对大多数动物具有广泛的驱虫活性，即对胃肠线虫及肺线虫均有高效，并可通过多种给药途径给药。但后来发现噻咪唑的驱虫活性仅限于左旋体。因此作为消旋体的噻咪唑其驱虫活性仅为左旋咪唑的一半，而毒性要大好几倍。鉴于上述原因，包括我国在内的世界多数国家均已停止噻咪唑的应用。

左旋咪唑
Levamisole

【性状】 左旋咪唑为噻咪唑的左旋异构体。常用其盐酸盐或磷酸盐。盐酸左旋咪唑为白色或类白色针状结晶或结晶性粉末；无臭，味苦。本品在水中极易溶解，在乙醇中易溶，在氯仿中微溶，在丙酮中极微溶解。

磷酸左旋咪唑为白色或类白色针状结晶或结晶性粉末；无臭，味苦。本品在水中极易溶解，在乙醇中微溶。

【药理】

（1）药效学　左旋咪唑为广谱、高效、低毒的驱线虫药，对多种动物的胃肠道线虫和肺线虫成虫及幼虫均有高效。虽然左旋咪唑的驱虫活性比噻咪唑更强、毒性更低，但由于注射给药（盐酸盐）出现的毒性反应较多，美国最近批准上市的均更改为 13.65％磷酸左旋咪唑注射液（局部刺激性较弱）。而盐酸左旋咪唑多制成内服剂型，如大丸剂、饮水剂和糊剂。

左旋咪唑的驱虫机制，传统的看法认为，本品对多种虫体（猪蛔虫、鸡蛔虫、猫弓首蛔虫、胎生网尾线虫、捻转血矛线虫等）的延胡索酸还原酶有抑制作用。即药物通过虫体表皮吸收，迅速到达相应酶的作用部位，药物分子发生水解形成不溶于水的化合物与酶活性中的一个或数个—SH 相互作用，使延胡索酸还原酶失去活性，形成稳定的 S—S 链，从而影响能量产生。此外，左旋咪唑对线虫酶的作用是在无氧条件下进行的，而哺乳动物的代谢与虫体不同。因此，药物对动物的酶系不起作用。

近年来多数试验还证实，左旋咪唑是一种神经节兴奋剂，即药物能使虫体处于静息状态的神经肌肉去极化，引起肌肉持续收缩而导致麻痹；此外，药物的拟胆碱作用亦有利于麻痹的虫体迅速排出。

左旋咪唑对动物还有免疫增强作用。即能使免疫缺陷或免疫抑制的动物恢复其免疫功能，但对正常机体的免疫功能作用并不显著。如它能使老龄动物、慢性病患畜的免疫功能低下状态恢复到正常，并能使巨噬细胞数增加，吞噬功能增强，虽无抗微生物作用，但可提高患畜对细菌及病毒感染的抵抗力。一般应使用低剂量（1/4～1/3 驱虫量），因剂量过大，反而能引起免疫抑制效应。

左旋咪唑对动物体的药效学还表明，它存在毒蕈碱样和烟碱样双重作用。因此引发的中毒症状（如流涎、排便以及由于平滑肌收缩而引起的呼吸困难等），与有机磷中毒相似。事实上，本品的毒性与抑制胆碱酯酶有关，从而引发乙酰胆碱的毒蕈碱样作用，如瞳孔缩小、支气管收缩、消化道蠕动增强、心率减慢以及其它拟胆碱神经系统兴奋等现象。值得强调的是，左旋咪唑中毒所引起的烟碱样症状，一般多被作用更明显的毒蕈碱样作用所掩盖。

（2）药动学 以放射性标记的左旋咪唑按 15mg/kg 剂量给大鼠内服后，其吸收及排泄均很迅速，12h 内经尿排泄约 40%。在此后 8 天内，排泄量仅为 8%。在为期 8 天时间内由粪便排泄的占给药量 41%，其中大部分在 12～24h 内排出；极少量由呼出气体排出，如在48h 内排出量仅占给药量 0.2%。动物肌内注射后，半小时血药达峰值（10μg/mL），比内服峰值高 2 倍。

动物试验表明，左旋咪唑静脉注射的表观分布容积，猪为 2.5L/kg，山羊为 3.1L/kg。消除半衰期，猪 5～6h，山羊 3～4h，牛 4～6h，犬 3～4h。

本品的组织残留不多，用药后 12～24h，组织中残留仅占给药量的 0.9%，而且主要存在于如肝、肾这些排泄和降解器官内。据大鼠及其它动物试验证实，给药 7 天后，肌肉、肝、肾、脂肪、血液及尿液中已无药物残留。而且，目前已确证左旋咪唑代谢产物的毒性远低于母体药物。因此组织残留只要分析左旋咪唑这种母体药物即可。

【用途】

（1）牛、羊 左旋咪唑对反刍动物寄生线虫成虫高效的虫体有：皱胃寄生虫（血矛线虫、奥斯特线虫）、小肠寄生虫（古柏线虫、毛圆线虫、仰口线虫）、大肠寄生虫（食道口线虫）和肺寄生虫（网尾线虫）。一次内服或注射，对上述虫体成虫驱除率均超过 96%。除艾氏毛圆线虫外，其疗效均超过噻苯达唑。对毛首鞭形线虫作用不稳定，但对古柏线虫以及肺线虫未成熟虫体几乎能全部驱净。对奥斯特线虫、血矛线虫未成熟虫体亦有 87% 以上驱除效果。

对牛眼虫除内服或皮下注射外，还可以 1% 溶液 2mL 直接注射于结膜内而治愈。有资料证实对苯并咪唑耐药的捻转血矛线虫和蛇形毛圆线虫，应用左旋咪唑仍有高效。

美国对牛、羊除有供内服（大丸剂、溶液剂、丸剂）和注射的特定剂型外，还有一种供浇淋（pour-on）用的专用剂型，后者作用较弱（必须增量至 10mg/kg），在严寒季节作用更差。

（2）猪 不同的给药方法（饮水、混饲、灌服或皮下注射），其驱虫效果大致相同。治疗量（8mg/kg）对猪蛔虫、兰氏类圆线虫、后圆线虫驱除率接近 99%。对食道口线虫（72%～99%）、猪肾虫（有齿冠尾线虫）颇为有效。此外，有些资料还证实，左旋咪唑对红色猪圆线虫也有高效。对猪鞭虫病，注射（95%）比混饲（40%）给药效果好。

某些猪线虫幼虫也能被左旋咪唑驱除，如后圆线虫第 2 期、第 4 期未成熟虫体，以及对奥斯特线虫、猪蛔虫未成熟虫体也有 90% 以上驱除效果，但对后两种虫体的第 3 期未成熟虫体，疗效低于 65%。

（3）禽　按36mg/kg或48mg/kg日量，给雏鸡饮水给药，对鸡蛔虫、鸡异刺线虫、封闭毛细线虫成虫驱除率在95％以上。对未成熟虫体及幼虫的驱除率亦佳。上述用法，适口性好，亦未发生中毒症状。饮水给药对鸡眼虫（孟氏尖旋尾线虫）也很有效。如果用10％左旋咪唑溶液直接滴入鸡眼内无刺激性，且在1h内能杀灭所有虫体。

对火鸡气管比翼线虫颇为有效，饮用药液后，约16h即排出火鸡口腔内所有虫体，但必须按3.6mg/kg日量，连续饮用3天。鹅裂口线虫病，应用（70mg/kg）左旋咪唑内服，也有良效。患鸽蛔虫的肉鸽，按40mg/kg量，内服2次（间隔24h），虫卵转阴率92％左右。

（4）犬、猫　左旋咪唑按10mg/kg日量连服2天，或一次皮下注射10mg/kg，对犬蛔虫（弓首蛔虫、狮弓蛔虫）、钩虫（钩口属、板口属）驱除率超过95％。但对鞭虫（犬鞭虫）无效。对严重感染蛔虫和钩虫的犬，通常需重复用药。感染欧氏丝虫病犬，需按7.5mg/kg日量，皮下注射，连用30天，才能消除症状。

左旋咪唑亦可作杀犬恶丝虫微丝蚴药，需按5.5mg/kg量，一日2次（间隔12h），连用6天（如果犬恶丝虫微丝蚴仍为阳性时应连用15天），由于在用药过程中，犬屡发呕吐，因而限制了左旋咪唑在犬的广泛使用。

美国有许多猫的肺线虫（奥妙毛圆线虫）已对多种药物产生耐药性，但试验证明，间隔两天，以不同剂量6次内服，即第1天、3天、5天用7.5mg/kg，第7天、9天用15mg/kg，第11天用30mg/kg，可使症状消失，粪便中幼虫转阴。

（5）马　左旋咪唑对马寄生虫的驱除效果和其它动物一样，对马副蛔虫和蛲虫成虫特别有效。如按7.5～15mg/kg量灌服或混饲，或皮下注射5～10mg/kg能驱净马副蛔虫。对马肺丝虫（网尾线虫），需按5mg/kg量，间隔3～4周，两次肌内注射，驱除率达94％。

左旋咪唑即使剂量提高到40mg/kg以上，对多种大型或小型圆形线虫的效果仍然很差（17％～85％）。由于20mg/kg以上剂量，已能引起马匹不良反应和死亡，加之对大型圆形线虫作用有限，从而限制了左旋咪唑在马的广泛应用。

（6）野生动物　由于野生动物不可能用剖检法进行鉴定试验，通常只能根据粪便中虫卵数来决定有效率。因此不能反映宿主的真正荷虫量变化。

对瘤牛的主要寄生虫（血矛线虫、仰口线虫、古柏线虫等）内服或皮下注射2.5mg/kg，驱虫率为90％～100％。患胃肠寄生虫病的象，按2.5mg/kg量用药，亦明显改善临床症状。

严重感染盘尾丝虫的黑猩猩，每天用10mg/kg，连续注射15天，可明显改善临床症状。

肺部患棒线虫病的水蛇和青草蛇，一次腹腔注射5mg/kg，除改善临床症状外，并使粪便中寄生幼虫消失。

（7）水产动物　左旋咪唑对某些养殖鱼类的肠道孢子虫、饼形碘孢虫、单极虫等孢子虫有很好的预防和治疗效果。

（8）调节宿主免疫功能　左旋咪唑还能提高机体免疫功能，特别是对老龄或慢性病患畜。它通过提高T-淋巴细胞和吞噬细胞的活性而调节免疫功能，因而对免疫功能抑制动物特别有效。对人工接种副流感病毒3型以及患传染性牛鼻气管炎、牛病毒性下痢的犊牛，并用左旋咪唑比单用对症药物治疗康复要快得多。目前对牛、犬、猫推荐的用药方案是，连用3天，停药3天，再用3天为一周期，对慢性疾病可按上述疗程，连续使用，每天用药量为驱虫量的1/4～1/3。

【药物相互作用】

① 由于左旋咪唑对动物机体有拟胆碱样作用，因此在应用有机磷化合物或乙胺嗪14天

内，禁用本品。

② 本品不宜与四氯乙烯合用，以免增加毒性。

【注意】

① 左旋咪唑对动物的安全范围不广，特别是注射给药，时有发生中毒甚至死亡事故。因此单胃动物除肺线虫宜选用注射法外，通常宜内服给药。

② 马对左旋咪唑较敏感，骆驼更敏感，用时务必精确计算，以防不测。犬、猫亦敏感，内服常引起呕吐，而影响药效，注射法（特别是大剂量）多出现严重反应（流涎、肌肉震颤），甚至死亡。国外有些宠物医院甚至认为，为防中毒死亡，用大剂量前务必使动物阿托品化。

③ 应用左旋咪唑引起的中毒症状（如流涎、排便、呼吸困难、心率变慢）与有机磷中毒相似，此时可用阿托品解毒，若发生严重呼吸抑制，可试用加氧的人工呼吸法解救。

④ 盐酸左旋咪唑注射时，对局部组织刺激性较强，反应严重，而磷酸左旋咪唑刺激性稍弱，故国外多用磷酸盐专用制剂，供皮下、肌内注射。但仍出现短暂的轻微局部反应。

⑤ 为安全计，妊娠后期动物，去势、去角、接种疫苗等应激状态下，不宜采用注射给药法。

【用法与用量】

盐酸左旋咪唑片：以左旋咪唑计。内服，一次量，每 1kg 体重，牛、羊、猪 7.5mg；禽 25mg；犬、猫 10mg。

盐酸左旋咪唑注射液：以左旋咪唑计。皮下、肌内注射，一次量，每 1kg 体重，牛、羊、猪 7.5mg；禽 25mg；犬、猫 10mg。

盐酸左旋咪唑粉：以左旋咪唑计。内服，一次量，每 1kg 体重，牛、羊、猪 7.5mg；犬、猫 10mg；禽 25mg。

磷酸左旋咪唑注射液：注射剂量同盐酸左旋咪唑注射液。

【最大残留限量】 残留标志物：左旋咪唑。

牛、羊、猪、家禽（泌乳期禁用、产蛋期禁用）：肌肉、脂肪、肾 10μg/kg，肝 100μg/kg。

【制剂与规格及休药期】

盐酸左旋咪唑片 ①25mg；②50mg。牛 2 日，羊 3 日，猪 3 日，禽 28 日。

盐酸左旋咪唑注射液 ①2mL：0.1g；②5mL：0.25g；③10mL：0.5g。牛 14 日，羊、猪、禽 28 日。

盐酸左旋咪唑粉 ①5%；②10%。牛 2 日，羊 3 日，猪 3 日，禽 28 日。

国外还有盐酸左旋咪唑 3%、7.5%口服溶液，20%浇泼剂。供牛、羊用的盐酸左旋咪唑与羟氯扎胺（1:2）的口服混悬液，供羊用的盐酸左旋咪唑与吡喹酮（1:2）口服混悬液。

（三）四氢嘧啶类

噻嘧啶和甲噻嘧啶，均属广谱驱虫药。国外已广泛用于马、猪、羊、牛、犬等动物胃肠线虫驱除。本类药物均内服给药，亦很安全。噻嘧啶可制成盐酸盐、酒石酸盐和双羟萘酸盐。双羟萘酸噻嘧啶，美国 FDA 已批准有用于马、犬的专用剂型。其余动物可试用酒石酸噻嘧啶。我国批准的兽用产品仅为双羟萘酸噻嘧啶。甲噻嘧啶亦制成酒石酸盐和双羟萘酸盐供用。

噻嘧啶
Pyrantel

【性状】 噻嘧啶多制成双羟萘酸盐和酒石酸盐。双羟萘酸噻嘧啶为淡黄色粉末；无臭，无味。在二甲基甲酰胺中略溶，在乙醇中极微溶解，在水中几乎不溶。而酒石酸噻嘧啶则易溶于水。

【药理】

（1）药效学　噻嘧啶为广谱、高效、低毒的胃肠线虫驱除药。噻嘧啶对寄生线虫和脊椎动物宿主都是一种去极化神经肌肉阻断剂。药物所引起的虫体麻痹是由于虫体肌肉收缩所致，它与乙酰胆碱促使肌肉收缩的作用相似。噻嘧啶、甲噻嘧啶所引起的肌肉收缩作用虽比乙酰胆碱慢，但作用要比乙酰胆碱强 100 倍。值得注意的是乙酰胆碱的上述作用是可逆的，而噻嘧啶和甲噻嘧啶是不可逆的。

噻嘧啶对宿主的药理作用与甲噻嘧啶、左旋咪唑和枸橼酸乙胺嗪相似，都具有乙酰胆碱的生物学特性。这些药物的主要作用与机体内神经递质——乙酰胆碱过量时所产生的作用相同，就是使植物神经节、肾上腺髓质、颈动脉体和主动脉体的化学感受器和神经肌肉接点，先兴奋后麻痹，与烟碱样作用类似。

（2）药动学　猪、犬、大鼠内服酒石酸噻嘧啶吸收良好，但反刍动物吸收较少。放射性标记的药物给犬、猪内服 2～3h 血浆达峰值，而反刍动物差异较大。犬的最高血浆浓度可达 $4.3\mu g/mL$。药物在体内迅速代谢，排出时几乎已无原形药物。其主要代谢产物为含四氢嘧啶环的 N-甲基-1,3-丙烷二胺。犬、猪经尿排泄的药物最多，犬为 40%，猪为 34%，而且几乎全为代谢物。犬是药物及其代谢物经尿排泄超过粪便排泄的唯一畜种。反刍动物经尿排泄占 25%，其余以原形由粪便排出。大鼠吸收后药物主要经胆汁排泄，而尿排泄属次要途径。

由于双羟萘酸噻嘧啶难溶于水，因而在肠道极少吸收，从而能到达大肠末端发挥良好的驱蛲虫作用。

【用途】

（1）马　马用噻嘧啶双羟萘酸盐或酒石酸盐的各种专用剂型均对下列虫体有高效：马副蛔虫（成虫 88%～100%，未成熟虫体 100%）、普通圆形线虫（92%～100%）、马圆形线虫（100%）、胎生普氏线虫（93%～100%）。但对无齿圆形线虫（42%～100%）、小型圆形线虫（69%～99%）、马尖尾线虫（成虫 7%～100%，未成熟虫体 33%～100%）效果较差或作用不稳定。

双羟萘酸噻嘧啶对回盲肠绦虫（叶状裸头绦虫）必须用双倍治疗量（13.2mg/kg）才能有效。按 2.64mg/kg 日量，连续饲喂酒石酸噻嘧啶，对马大型圆形线虫、小型圆形线虫、蛔虫、蛲虫成虫和幼虫均有良好效果，除明显减轻牧场的污染，还减弱移行期幼虫对动物肺、肝的损害。

噻嘧啶对马胃虫（蝇柔线虫、大口德拉西线虫）、韦氏类圆线虫、艾氏毛圆线虫作用有限或无效。对马胃蝇蛆如果不并用其它药物也属无效。

（2）猪　酒石酸噻嘧啶对猪蛔虫和食道口线虫很有效。按 22mg/kg 剂量喂服不仅对猪蛔虫成虫有效，而且对消化道内由虫卵孵化出的幼虫和穿透肠壁前的幼虫（均属感染性蛔虫幼虫）亦均有效。一次给予治疗量，对管腔居留期的食道口线虫，有效率为 99%。有些试验还证明猪内服酒石酸噻嘧啶 25mg/kg，对猪胃虫（红色猪圆线虫）成虫有效率

96％，对 12 日龄（73％）、5 日龄（60％）未成熟幼虫效果较差。噻嘧啶对猪鞭虫、肺线虫无效。

（3）羊 酒石酸噻嘧啶 25mg/kg 量对捻转血矛线虫（包括对噻苯达唑耐药虫株）、奥氏奥斯特线虫、普通奥斯特线虫、艾氏毛圆线虫、蛇形毛圆线虫、细颈线虫、古柏线虫、仰口线虫驱虫率均超过 96％。对食道口线虫、夏伯特线虫作用稍差。对类圆线虫无效。

酒石酸噻嘧啶对蛇形毛圆线虫 7 日龄、14 日龄、21 日龄虫体驱除率分别为 99％、81％和 94％，对上述三种相同日龄的细颈线虫驱除率均为 100％。对奥斯特线虫居留管腔未成熟虫体亦有高效，但对 7 日龄趋组织期虫体疗效仅为 42％。连续按 3mg/kg 日量饲喂噻嘧啶，用药后 50 天，绵羊胃肠寄生虫比对照组少 97％。

（4）牛 对牛的驱虫谱大致与羊相似，即治疗量（25mg/kg）酒石酸噻嘧啶对奥斯特线虫、捻转血矛线虫、毛圆线虫、细颈线虫、古柏线虫均有高效。对未成熟虫体驱除效果较羊稍差。

（5）犬、猫 双羟萘酸噻嘧啶一次用 5mg/kg 剂量，对犬普通钩虫（犬钩口线虫、欧洲犬钩虫）、蛔虫（犬弓首蛔虫、狮弓蛔虫）有 95％疗效。双羟萘酸噻嘧啶对犬鞭虫、绦虫、恶丝虫无效。

双羟萘酸噻嘧啶，按 20mg/kg 剂量用于猫时，对普通钩虫（管状钩虫）、蛔虫（猫弓首蛔虫）都极有效。本品对猫比犬安全，4～6 周龄幼猫连续用大剂量（100mg/kg）3 天，均安全无恙。

【药物相互作用】

① 由于噻嘧啶对宿主具有较强的烟碱样作用。因此忌与安定药、肌松药以及其它拟胆碱药、抗胆碱酯酶药（如有机磷驱虫剂）并用。与左旋咪唑、乙胺嗪并用时亦能使毒性增强，用时慎重。

② 噻嘧啶的驱虫作用能与哌嗪相互拮抗，故不能配伍用。

【注意】

① 由于噻嘧啶具有拟胆碱样作用，妊娠及虚弱动物禁用本品（特别是酒石酸噻嘧啶）。

② 由于国外有各种动物的专用制剂已经解决酒石酸噻嘧啶的适口性较差问题。因此，用国内产品饲喂时必须注意动物摄食量，以免因减少摄入量而影响药效。

③ 由于酒石酸噻嘧啶易吸收而安全范围较窄，用于大动物（特别是马）时，必须精确计量。

④ 由于噻嘧啶（包括各种盐）遇光易变质失效。双羟萘酸盐配制混悬药液后应及时用完；而酒石酸盐国外不容许配制药液，多作预混剂，混于饲料中给药。

⑤ 因为双羟萘酸噻嘧啶对马未进行过残留量研究，故禁用于食用马。美国 FDA 规定的休药期：猪为 1 天，肉牛为 14 天。

【用法与用量】

双羟萘酸噻嘧啶片：以双羟萘酸噻嘧啶计。内服，一次量，每 1kg 体重，马 7.5～15mg；犬、猫 5～10mg。

双羟萘酸噻嘧啶吡喹酮片：以本品计。内服，一次量，每 4kg 体重，猫 1 片（相当于每 1kg 体重，双羟萘酸噻嘧啶 57.5mg、吡喹酮 5mg）。

伊维菌素双羟萘酸噻嘧啶咀嚼片：以本品计。口服，体重在 11kg 以下的犬，S 片一片；体重在 12～22kg 的犬，M 片一片；体重在 23～45kg 的犬，L 片一片；体重在 45kg 以上的犬可用不同规格片配合使用。每月一次。

【制剂与规格】

双羟萘酸噻嘧啶片 0.3g。

双羟萘酸噻嘧啶吡喹酮片 0.339g：双羟萘酸噻嘧啶 0.23g＋吡喹酮 0.02g。

伊维菌素双羟萘酸噻嘧啶咀嚼片 ①S片：伊维菌素 $68\mu g$＋双羟萘酸噻嘧啶 163mg；②M片：伊维菌素 $136\mu g$＋双羟萘酸噻嘧啶 326mg；③L片：伊维菌素 $272\mu g$＋双羟萘酸噻嘧啶 652mg。

FDA还批准有供幼犬使用的双羟萘酸噻嘧啶 4.54mg 和 2.27mg 的口服混悬液和马用的 40％双羟萘酸噻嘧啶口服糊剂。

（四）有机磷类

有机磷化合物原为农业杀虫剂，后来发现可作为动物驱虫药，这类药物在世界各国广泛用于兽医临床已近 40 年，至今广为应用有 5 种药物：敌百虫、敌敌畏、哈乐松、蝇毒磷和萘肽磷。前两种用于马、犬和猪。后三种可驱除反刍动物寄生虫。

有机磷的驱虫范围，通常对马、猪和犬的主要线虫有效，而对反刍动物寄生虫作用有限，只对皱胃线虫（特别是血矛线虫）、小肠线虫有效，而对食道口线虫、夏伯特线虫等肠道寄生虫效果不佳。因此，对后两种虫体在用哈乐松、萘肽磷等有机磷驱虫药无效时，应改用其它广谱抗线虫药。

有机磷的驱虫作用机制，是抑制线虫的胆碱酯酶，使乙酰胆碱大量蓄积，干扰神经肌肉的正常传导过程，最终使虫体中毒死亡。当然宿主与不同寄生虫的胆碱酯酶对有机磷药物敏感性并不相同。例如捻转血矛线虫的胆碱酯酶，能与哈乐松形成不可逆的络合物，而对蛔虫胆碱酯酶只能进行可逆性的疏松结合，因此，如果用量不足，蛔虫甚至能"复苏"。

有机磷化合物高剂量对宿主胆碱酯酶也有一定抑制作用，因此治疗安全范围较窄，在用药过程中常发生毒性反应。此外，凡具有胆碱酯酶抑制效应的药物，如毒扁豆碱、新斯的明、肌松剂、有机磷农药等，均不宜在两周内共用，以防增强毒性反应。

美国及欧盟广为应用的敌敌畏，系将药物置入可塑性赋形剂（聚氯乙烯）中供兽医专用的缓释剂型，其缓慢的释放速率，不仅保证对不同动物的驱虫药效，而且大大降低毒性反应（安全范围增大 15～30 倍）。由于我国无此类商品上市，故本节仅对敌百虫、哈乐松、蝇毒磷、萘肽磷进行介绍。

精制敌百虫
Purified Metrifonate（Purified Trichlorfon）

【性状】白色结晶或结晶性粉末；在空气中易吸湿、结块或潮解；稀水溶液易水解，遇碱迅速变质。本品在水、乙醇、醚、酮及苯中溶解，在煤油、汽油中微溶。

【药理】

（1）药效学　敌百虫曾广泛用于国内临床，它不仅对消化道线虫有效，而且对姜片吸虫、血吸虫也有一定效果，此外，还用于防治外寄生虫病。

敌百虫的抗虫机制，是能与虫体的胆碱酯酶相结合，使乙酰胆碱大量蓄积，从而使虫体神经肌肉功能失常，先兴奋，后麻痹，直至死亡。此外，本品对宿主胆碱酯酶活性也有抑制效应，使胃肠蠕动增强，加速虫体排出体外。

（2）药动学　敌百虫内服或注射均能迅速吸收。吸收后药物主要分布于肝、肾、脑和脾脏，肺、肌肉及脂肪含量较少。在猪体内半衰期约 2h。在动物体内迅速破坏，并经肾排泄。羊一次内服推荐剂量，残留药物消失时间 6～8 天。乳牛内服本品 2h 后，血药达峰值，但乳汁含量极低，6～8h 后，乳汁仅含微迹。家禽应用后，蛋品中含药量甚低。

【用途】

（1）马　敌百虫对马副蛔虫成虫及未成熟虫体、马尖尾线虫成虫和马胃蝇蛆（包括在胃内以及移行期虫体）均有高效，治疗量均能获得100％灭虫效果。

有人按25mg/kg剂量（混于1000mL糖盐水或生理盐水中），给皮肤型柔线虫蚴病患马静脉注射，30天左右"夏疮"治愈。如果用药前20min皮下注射30mg阿托品，则不会出现毒副反应。

（2）猪　猪内服50～80mg/kg量敌百虫，对猪蛔虫成虫和未成熟虫体、食道口线虫成虫的灭虫率均接近100％。但对毛首鞭形线虫作用不稳定。敌百虫对猪后圆线虫、猪巨吻棘头虫和猪冠尾线虫（肾虫）作用极弱。极大剂量（150mg/kg）对猪姜片吸虫减虫率为85.2％。

（3）牛、羊　治疗量对牛、羊血矛线虫、辐射食道口线虫、奥氏奥斯特线虫、艾氏毛圆线虫、牛弓首蛔虫。牛皮蝇蛆和羊鼻蝇蛆有高效，但牛必须在灌药前先灌服10％碳酸氢钠或硫酸钠溶液60mL，关闭食管沟，否则效果较差。据国内经验，对水牛血吸虫病，按15mg/kg日量内服（极量4.5g），连用5天，效果良好，但对黄牛效果不佳。

由于牛、羊对敌百虫反应严重，且投药方法烦琐，除特殊情况通常以不用为宜。

（4）犬、猫　对犬弓首蛔虫、犬钩口线虫和狐狸毛首鞭形线虫以75mg/kg量，连用3次（间隔3～5天）有良好驱虫效果，此外对蠕形螨、蜱、虱、蚤也有杀灭作用。

【药物相互作用】

① 由于敌百虫对宿主胆碱酯酶亦存在抑制效应，因此，在用药前后2周内，动物不宜接触其它有机磷杀虫剂、胆碱酯酶抑制剂（毒扁豆碱、新斯的明）和肌松药，否则毒性大为增强。

② 由于碱性物质能使敌百虫迅速分解成毒性更大的敌敌畏，因此忌用碱性水质配制药液，并禁与碱性药物配伍用。

【注意】

① 敌百虫安全范围较窄，治疗量即使动物出现不良反应，且有明显种属差异。如对马、猪、犬较安全；反刍动物较敏感，常出现明显中毒反应，应慎用。家禽，特别是鸡、鹅、鸭最敏感，以不用为宜。

② 敌百虫肌内注射时，中毒反应更为严重，加之我国无正式批准的注射剂上市，应废止此种用药方法。

③ 敌百虫对畜禽中毒症状，主要为腹痛、流涎、缩瞳、呼吸困难、大小便失禁、肌痉挛、昏迷直至死亡；轻度中毒，通常动物能在数小时内自行耐过；中度中毒应用大剂量阿托品解毒；严重中毒病例，应反复应用阿托品（0.5～1mg/kg）和解磷定（15mg/kg）解救。

④ 极度衰弱以及妊娠动物应禁用敌百虫，用药期间应加强动物护理。

【用法与用量】

精制敌百虫片：以敌百虫计。常用量，内服，一次量，每1kg体重，马30～50mg；牛20～40mg；绵羊80～100mg；山羊50～70mg；猪80～100mg。极量，内服，一次量，马20g；牛15g。外用，配成1％溶液（以敌百虫计）。

精制敌百虫粉：以敌百虫计。常用量，内服，一次量，每1kg体重，马30～50mg；牛20～40mg；绵羊80～100mg；山羊50～70mg；猪80～100mg。极量，内服，一次量，马20g；牛15g。

精制敌百虫粉（水产用）：以敌百虫计。用于杀灭或驱虫主要淡水养殖鱼类中华鳋、锚头鳋、鱼鲺、三代虫、指环虫、线虫、吸虫等寄生虫。

【最大残留限量】残留标志物：敌百虫。

牛：肌肉、脂肪、肝、肾、奶50μg/kg。

【制剂与规格及休药期】

精制敌百虫片 ①0.3g；②0.5g。28 日。

精制敌百虫粉 33.2%。28 日。

精制敌百虫粉（水产用） ①20%；②30%；③80%。500 度日。

哈乐松
Haloxon

【性状】 本品为白色结晶粉末；无臭。本品在水中不溶，在石油醚和植物油中微溶，在丙酮和氯仿中易溶。

【药理】

(1) 药效学 由于哈乐松对反刍动物毒性较小，是牛、羊专用的有机磷驱虫药。主要驱除皱胃、小肠寄生线虫，对大肠寄生虫作用弱。

哈乐松的驱虫机制与其它有机磷驱虫药相似，即抑制虫体胆碱酯酶，破坏虫体正常神经传递，使虫体从消化道壁上脱落，并随宿主肠蠕动而排出体外。但线虫胆碱酯酶与哈乐松结合物的稳定性，是影响驱虫效果的关键，如对血矛线虫，其结合物相当稳定，因而驱虫效果极佳。但与仰口线虫胆碱酯酶结合不稳定（30min 即全部复活），因此效果极差。

哈乐松与虫体接触时间的长短，也是影响驱虫效果的重要因素之一。通常，接触时间愈长，驱虫效果愈佳，反之则差，如寄生于消化道后端的绵羊夏伯特线虫、毛首鞭形线虫和哥伦比亚食道口线虫，由于接触药物时间太短，效果很差。但哈乐松对寄生于大肠的微管食道口线虫效果较好，这是因为该虫体胆碱酯酶对药物特别敏感而属例外。

(2) 药动学 哈乐松给羊内服后，迅速由消化道吸收，并在肝脏中解毒。在血浆内亦被迅速水解成无毒代谢产物，主要由肾排泄。

哈乐松在绵羊体内水解速率的差异很大，并与血浆中是否存在 A-酯酶有关（由遗传因素决定）。具有 A-酯酶的绵羊，由于能迅速水解哈乐松，从而可耐受 3000mg/kg 大剂量的哈乐松，而缺乏 A-酯酶的绵羊，300mg/kg（1/10 量）即可中毒。

【用途】

(1) 羊 哈乐松对羊真胃和小肠内多种线虫均有高效，但对大肠内虫体效果较差。治疗量对血矛线虫、古柏线虫、毛圆线虫成虫及幼虫几乎能全部驱尽，但对奥斯特线虫、仰口线虫和微管食道口线虫（寄生于大肠）仅有 90% 左右驱除效果。哈乐松对细颈线虫作用不稳定，对夏伯特线虫、绵羊毛首鞭形线虫和哥伦比亚食道口线虫作用极弱或基本无效。

(2) 牛 哈乐松对牛的驱虫作用与羊相似，但效果稍差。治疗量对血矛线虫成虫、古柏线虫成虫及幼虫、牛弓首蛔虫成虫的减虫率接近 100%，对毛圆线虫、奥氏奥斯特线虫、辐射食道口线虫成虫有 90% 驱虫效果；对细颈线虫作用不稳定，对仰口线虫无效。

(3) 家禽 50～100mg/kg 量对鸡毛细线虫成虫，火鸡、鹌鹑、鸽子封闭毛细线虫有效率达 95% 以上。

(4) 马 60～75mg/kg 量内服，对马副蛔虫、马尖尾线虫、胎生普氏线虫、三齿线虫、盅口线虫和普通圆形线虫成虫驱虫率均达 100%；对小型圆形线虫效果稍差；对马圆形线虫、无齿圆形线虫效果极差，对蝇柔线虫、艾氏毛圆线虫无效。

(5) 猪 35mg/kg 量，对猪蛔虫、食道口线虫成虫及第 4 期、第 5 期幼虫具 95% 以上驱除率。但对红色猪圆线虫无效。

【药物相互作用】 哈乐松虽与哺乳动物胆碱酯酶结合物不太稳定而毒性较低，但在用药期间仍应避免与胆碱酯酶抑制剂（如有机磷杀虫药、肌松药以及新斯的明等）并用。

【注意】

① 由于哈乐松与鹅神经系统胆碱酯酶能结合成高度稳定的化合物，因此，治疗量（50mg/kg）即能使鹅中毒致死，而应禁用。其它家禽亦不宜应用大剂量。

② 由于乳汁中残留药物，产奶动物禁用。

③ 妊娠后期（产前4周）动物，禁用本品。

蝇毒磷
Coumaphos

【性状】本品为微棕色粉末。本品在水中不溶，在乙醇、玉米油中略溶，在丙酮、氯仿、二甲苯中易溶。

【药理】

（1）药效学　蝇毒磷是常用的杀虫药和驱虫药，是为数不多能用于泌乳动物的驱虫药。蝇毒磷的驱虫机制同敌百虫。

（2）药动学　蝇毒磷内服易从肠道吸收，外用也可通过皮肤吸收。牛吸收后，较多分布于脂肪中，其它组织及体液（包括乳汁）一般均不超过 0.1mg/kg 或 0.1mg/L，主要经尿、粪便排泄。

【用途】

（1）牛　25mg/kg 高剂量混饲或者内服，对牛血矛线虫、毛圆线虫、古柏线虫、毛首鞭形线虫、毛细线虫、乳突类圆线虫有高效，但上述剂量（特别是灌服）对牛已出现明显中毒反应而很少应用。通常推荐 2mg/kg 日量，连喂 6 天，即对血矛线虫（99%）、古柏线虫（99%）、毛圆线虫（96%）、毛首鞭形线虫（91%）、食道口线虫（86%）、细颈线虫（72%）产生良好驱虫效果。但对仰口线虫以及多数虫种幼虫效果极差或无效。

（2）羊　蝇毒磷对羊的驱虫效果与牛相似。25mg/kg 高剂量对捻转血矛线虫、环纹奥斯特线虫，艾氏毛圆线虫、蛇形毛圆线虫、古柏线虫和乳突类圆线虫有良好驱除效果；甚至用 12.5mg/kg 量，即对捻转血矛线虫、环纹奥斯特线虫、蛇形毛圆线虫有明显疗效。由于 25mg/kg 剂量，已使部分羊中毒而少用。实践证明，若先灌服硫酸铜溶液关闭食管沟，再灌蝇毒磷水溶液，8mg/kg 剂量即可保证药效。

（3）野生反刍动物　据动物园临床治疗试验，包括白尾鹿、站鹿、黑尾鹿、野牛、美洲驼饲料中，每天按每 1kg 体重添加 2mg 蝇毒磷，连喂 6 天，能明显降低粪便中虫卵数。

（4）禽　连续喂药对鸡毛细线虫驱除效果最佳，对鸡蛔虫和盲肠虫（异刺线虫）疗效稍差。通常推荐对后备鸡群喂 40mg/kg 蝇毒磷 10～14 天，产蛋鸡则喂 30mg/kg 14 天。

（5）外用　0.05% 蝇毒磷药浴或喷淋，可杀灭畜禽体表的蜱、螨、虱、蝇、牛皮蝇蛆和创口蛆等。详细情况，可参考杀虫药节内。

【药物相互作用】禁止与有机磷化合物，以及其它胆碱酯酶抑制剂并用。

【注意】

① 蝇毒磷安全范围较窄，特别是水剂灌服时毒性更大。通常二倍治疗量即引起牛、羊中毒，甚至死亡，因此，反刍动物多推荐低剂量连续喂饲法。

② 灌服蝇毒磷溶液时，牛必须先灌服 10% 碳酸氢钠 60mL；羊用 10% 硫酸铜 10mL，使食管沟关闭，药液直接进入皱胃，否则影响药效。

③ 有色品种产蛋鸡群，对蝇毒磷的毒性反应较白色品种鸡更为严重，以不用为宜。

④ 畜禽发生严重蝇毒磷中毒症状时，必须联合和反复使用解磷定和阿托品，因为单用一种药物，解毒效果不佳。

【用法与用量】

蝇毒磷溶液：以蝇毒磷计。外用，牛、羊，配成 0.02%～0.05% 的乳剂。

蝇毒磷溶液（蚕用）：以蝇毒磷计。临用前，配成 0.02%～0.05% 的药液。

【制剂与规格】

蝇毒磷溶液 ①0.1%；②16%。

蝇毒磷溶液（蚕用） 500g：80g。

（五）抗生素类

抗生素类驱虫药主要有两类，第一类是属于氨基糖苷类抗生素的越霉素 A 和潮霉素 B。由于这两个药物驱虫谱较窄，而且要连续长期应用，因而使用不广。第二类是属于大环内酯类抗生素的新型抗寄生虫药，目前已得到广阔的应用。大环内酯类寄生虫药有两类药物为代表，一是以阿维菌素（avermectin）为代表的药物，包括阿维菌素（avermectin）、伊维菌素（ivermectin）、多拉菌素（doramectin）、乙酰氨基阿维菌素（eprinomectin）和赛拉菌素（selamectin），特别是伊维菌素，自 20 世纪 80 年代上市后，广为农牧业应用。二是以美贝霉素（milbemycin）为代表的药物，包括米尔贝肟（milbemycin oxime）和莫昔克丁（moxidectin）。

伊维菌素
Ivermectin

伊维菌素是由阿维链霉菌（*Streptomyces avermitilis*）发酵产生的半合成大环内酯类多组分抗生素。主要含伊维菌素 B_1（$B_{1a}+B_{1b}$）不低于 93%，其中 B_{1a} 不得少于 85%。伊维菌素 B_1 即 22,23-双氢阿维菌素 B_1。

【性状】 本品为白色结晶性粉末；无味。本品在甲醇、乙醇、丙酮、乙酸乙酯中易溶，水中几乎不溶。

【药理】

（1）药效学 伊维菌素是新型的广谱、高效、低毒抗生素类抗寄生虫药，对体内外寄生虫特别是线虫和节肢动物均有良好驱杀作用。但对绦虫、吸虫及原生动物无效。

大环内酯类抗寄生虫药对线虫及节肢动物的驱杀作用，在于增加虫体的抑制性递质 γ-氨基丁酸（GABA）的释放，以及打开谷氨酸控制的 Cl^- 通道。增强神经膜对 Cl^- 的通透性，从而阻断神经信号的传递，最终神经麻痹，使肌肉细胞失去收缩能力，而导致虫体死亡。

由于吸虫和绦虫不以 GABA 为传递递质，并且缺少受谷氨酸控制的 Cl^- 通道。故本类药物对其无效。哺乳动物的外周神经递质为乙酰胆碱，GABA 虽分布于中枢神经系统，但由于本类药物不易透过血脑屏障，而对其影响极小，因此使用时就比较安全。

本类药物影响寄生虫生殖的机制还不太清楚，但能使蜱减少产卵，使反刍动物线虫虫卵形态异常和使丝状线虫（雄性、雌性）不育。

（2）药动学 伊维菌素的药代动力学因畜种、剂型和给药途径不同而有明显差异。以血浆半衰期为例，给牛、绵羊静脉注射 $300\mu g/kg$ 量，消除半衰期虽然差别不大（分别为 2.8 天和 2.7 天），但羊的血浆浓度较低是由于表观分布容积大于牛所致。伊维菌素在犬体内排泄较快（消除半衰期为 1.6～1.8 天）。猪的消除半衰期长达 4 天。

用美国专用的商品制剂给牛皮下注射（200μg/kg），由于从注射局部缓慢吸收，而半衰期延长（$t_{1/2}=8$ 天），48h 血药达峰值。据临床驱虫效果观察，药效能维持 2 周。绵羊内服后的半衰期为 3~5 天，24h 后达血药峰值。犬内服（100μg/kg）片剂，2~4h 内血药达峰值（40ng/mL）。猪血药峰值到达时间，内服（0.5 天）比皮下注射（2 天）快，但皮下注射的生物利用度比内服要高得多，通常内服时的生物利用度仅为注射法的 41%。两种不同剂型（糊剂和水性微胞专用剂型）的伊维菌素给马内服，血药峰值出现时间，不仅水性微胞制剂（4~5h）比糊剂（15h）快得多，而且生物利用度亦高（糊剂仅为水性微胞制剂的 20%）。吸收后伊维菌素广泛分布于全身组织，并以肝脏和脂肪组织中浓度最高。伊维菌素通常在肝脏中氧化成代谢产物。伊维菌素在 5~6 天内经粪便排泄的占 90% 以上，经尿排泄仅占 0.5%~2%。

【用途】 伊维菌素广泛用于牛、羊、马、猪的胃肠道线虫、肺线虫和寄生节肢动物，犬的肠道线虫、耳螨、疥螨、恶丝虫和微丝蚴，以及家禽胃肠线虫和体外寄生虫。

（1）牛、羊　伊维菌素按 0.2mg/kg 量给牛、羊内服或皮下注射，对血矛线虫、奥斯特线虫、古柏线虫、毛圆线虫（包括艾氏毛圆线虫）、圆形线虫、仰口线虫、细颈线虫、毛首鞭形线虫、食道口线虫、网尾线虫以及绵羊夏伯特线虫成虫及第 4 期幼虫驱虫率达 97%~100%。上述剂量对节肢动物亦很有效，如蝇蛆（牛皮蝇、纹皮蝇、羊狂蝇）、螨（牛疥螨、羊痒螨）和虱（牛颚虱、牛血虱和绵羊颚虱）等。伊维菌素对嚼虱（毛虱属）和绵羊羊蜱蝇疗效稍差。

伊维菌素对蜱以及粪便中繁殖的蝇也极有效，药物虽不能立即使蜱死亡或肢解，但能影响摄食、蜕皮和产卵，从而降低生殖能力。一次给动物皮下注射 0.2mg/kg 或每天喂低浓度（0.01mg/kg）药物后 5 天时，蜱出现上述现象最为明显。按 0.2mg/kg 剂量一次皮下注射对在粪便中繁殖的蝇也有一定的控制作用，牛用药 9 天后其粪便中面蝇、秋家蝇幼虫不能发育成虫，再过 5 天，由于蛹的畸形和成虫成熟过程受阻而使蝇的繁殖大为减少，对血蝇（扰血蝇）用上述剂量，4 周后情况相似。

（2）马　马内服 0.2mg/kg 伊维菌素对下列属大型和小型圆形线虫的成虫及第 4 期幼虫均有高效（95%~100%），如大型圆形线虫（普通圆形线虫、马圆形线虫、无齿圆形线虫）、蛔虫（马副蛔虫）、蛲虫（马尖尾线虫）、胃虫（大口德拉西线虫、柔线属线虫）、小肠线虫（艾氏毛圆线虫、韦氏类圆线虫）、肺线虫（安氏网尾线虫）等。对移行或胃居留期的三种马胃蝇蛆，引起皮肤损伤的盘尾丝虫微丝蚴以及胃线虫第 3 期幼虫，虽然一次应用 0.2mg/kg 量也很有效，但最佳方案是在一个月后按上述量再用药一次。

特别有重要意义的是，伊维菌素推荐剂量（0.2mg/kg）对普通圆形线虫早期和第 4 期幼虫，移行期造成的肠系膜动脉损害治疗的有效率约为 99%，通常用药 2 天后，症状明显减轻，约 28 天损害症状全部消失。

（3）猪　肌内注射 0.3mg/kg 伊维菌素对猪具广谱驱虫活性，如猪蛔虫、红色猪圆线虫、兰氏类圆线虫、猪毛首鞭形线虫、食道口线虫、后圆线虫、有齿冠尾线虫成虫及未成熟虫体驱除率达 94%~100%，对肠道内旋毛虫（肌肉内无效）也极有效。上述用药法对猪血虱和猪疥螨也有良好控制作用。

（4）犬、猫　国外有专用剂型（按 6~120μg/kg 量）用于防治犬恶丝虫微丝蚴感染，我国可试用 50μg/kg 内服法治疗恶丝虫微丝蚴感染（成虫无效）。临床试验证实，高剂量伊维菌素对犬多种寄生虫有高效，如一次皮下注射 50μg/kg 对犬钩口线虫、巴西钩口线虫、欧洲犬钩口线虫，100μg/kg 对犬鞭虫，200μg/kg 对犬弓首蛔虫成虫及第 4 期幼虫均有极佳驱虫效果。对狮弓蛔虫，按 200μg/kg 量，皮下注射疗效仅 69%，而内服则达 95%。本品一次皮下注射，对犬寄生于肺部的嗜气毛细线虫（200μg/kg）、奥氏奥斯特线虫（400μg/kg）也有极佳驱除效果。内服或皮下注射200μg/kg，两周后再用一次，对肠道粪类圆线虫（第3期幼虫除外）有效率95%～100%。

伊维菌素对犬、猫的某些节肢动物感染也有效，皮下注射200μg/kg剂量，两周后再用一次能排除耳螨、疥螨、犬肺刺螨的感染。按200μg/kg量，连用两次（间隔2周）对姬螯螨感染也很有效。治疗犬蠕形螨病最好按600μg/kg皮下注射量，间隔7天，连用5次。

（5）禽 对家禽线虫如鸡蛔虫和封闭毛细线虫以及家禽寄生的节肢动物，如膝螨（突变膝螨）等，按200～300μg/kg量内服或皮下注射均有高效。但本品对鸡异刺线虫无效。

（6）驯鹿 对驯鹿的牛皮蝇蛆感染，按牛用量（200μg/kg）皮下注射即可。

【药物相互作用】伊维菌素商品制剂中含有的不同佐剂能影响药物的作用，如绵羊内服含吐温-80为佐剂的制剂，伊维菌素用量达4000μg/kg时，仍很安全，但若以丙二醇为佐剂时则使绵羊持续3天出现共济失调和血红蛋白尿症状。美国含吐温-80作佐剂的伊维菌素注射剂是马属动物专用商品制剂，不能用于犬，否则亦极不安全。

【注意】

① 伊维菌素虽较安全，除内服外，仅限于皮下注射，因肌内、静脉注射易引起中毒反应。每个皮下注射点，亦不宜超过10mL。

② 含甘油缩甲醛和丙二醇的国产伊维菌素注射剂，仅适用于牛、羊、猪和驯鹿，用于其它动物，特别是犬和马时易引起严重局部反应。

③ 多数品种犬应用伊维菌素均较安全，但有一种长毛牧羊犬（Collies）对本品敏感，100μg/kg以上剂量即出现严重不良反应，但60μg/kg量，一月一次，连用一年，对预防恶丝虫病仍安全有效。

④ 伊维菌素对线虫，尤其是节肢动物产生的驱除作用缓慢，有些虫种，要数天甚至数周才能出现明显药效。

⑤ 伊维菌素对虾、鱼及水生生物有剧毒，残存药物的包装品切勿污染水源。

⑥ 阴雨、潮湿及严寒天气均影响0.5%伊维菌素浇泼剂的药效；牛皮肤损害时（蜂、疥螨）能使毒性增强。

【用法与用量】

伊维菌素片：以伊维菌素计。内服，一次量，每1kg体重，羊0.2mg，猪0.3mg。

伊维菌素溶液：以伊维菌素计。内服，一次量，每1kg体重，羊0.2mg，猪0.3mg。

伊维菌素预混剂：混饲，每1000kg饲料，猪2g。连用7日。

伊维菌素注射液：以伊维菌素计。皮下注射，一次量，每1kg体重，牛、羊0.2mg，猪0.3mg。

伊维菌素氧阿苯达唑粉：以伊维菌素计。内服，一次量，每1kg体重，羊0.2mg。

伊维菌素浇泼剂：背部浇泼，每1kg体重，牛0.5mg。

伊维菌素口服糊剂：200μg/kg。

【最大残留限量】残留标志物：22,23-二氢阿维菌素 B_{1a}。

牛：肌肉、肾30μg/kg，脂肪、肝100μg/kg，奶10μg/kg。猪、羊：肌肉、肾30μg/kg，脂肪、肝100μg/kg。

【制剂与规格及休药期】

伊维菌素片 ①2mg；②5mg；③7.5mg。羊35日，猪28日。

伊维菌素溶液 ①0.1%；②0.2%；③0.3%。羊35日，猪28日。

伊维菌素预混剂 100g：0.6g。100kg以下的育肥猪7日，100kg以上的育肥猪27日。

伊维菌素注射液 ①1mL：10mg；②2mL：4mg；③2mL：10mg；④2mL：20mg；⑤5mL：10mg；⑥5mL：50mg；⑦10mL：20mg；⑧10mL：100mg；⑨20mL：40mg；⑩50mL：500mg（50万单位）；⑪100mL：1000mg。牛、羊35日，猪28日。

伊维菌素氧阿苯达唑粉 100g：伊维菌素0.2g＋氧阿苯达唑5g。羊35日。

伊维菌素浇泼剂 5mg/mL，250mL、500mL、1L和1gal瓶装。FDA批准用于牛（禁用于哺乳期奶牛）。休药期为48天。奶牛的休药期尚未制定。

伊维菌素口服糊剂 1.87%（18.7mg/g）。FDA批准用于马（非食用马）。

阿维菌素
Avermectin

阿维菌素是阿维链霉菌（*Streptomyces avermitilis*）的天然发酵产物。而伊维菌素则为经结构改造的半合成大环内酯类，二者主要成分区别在于C_{22}和C_{23}处，阿维菌素为双键，伊维菌素为双氢单键。本品主含阿维菌素B_1（$B_{1a}＋B_{1b}$）不得低于92%，其中阿维菌素B_{1a}不得少于80%。国外的同类产品称阿泊菌素（abamectin）。

【性状】本品为白色或淡黄色粉末；无味。本品在乙酸乙酯、丙酮、氯仿中易溶，在甲醇、乙醇中略溶，在正己烷、石油醚中微溶，在水中几乎不溶。

【药理】阿维菌素的驱虫机制、驱虫谱以及药动学情况与伊维菌素相同，其驱虫活性与伊维菌素大致相似。但本品性质较不稳定，特别对光线敏感，贮存不当时易灭活减效。

【用途】阿维菌素对动物的驱虫谱与伊维菌素相似，以牛为例，以推荐剂量（$200\mu g/kg$）给牛皮下注射，几乎能驱净的虫体有：奥氏奥斯特线虫（成虫、第4期幼虫、蛰伏期幼虫）、柏氏血矛线虫（成虫、第4期幼虫）、艾氏毛圆线虫（成虫）、古柏线虫（成虫、第4期幼虫）、绵羊夏伯特线虫（成虫）、辐射食道口线虫（成虫、第4期幼虫）、胎生网尾线虫（成虫、第4期幼虫）。

阿维菌素至少在用药7天内能预防奥斯特线虫、柏氏血矛线虫、古柏线虫、辐射食道口线虫的重复感染，对胎生网尾线虫甚至能保持药效14天。对牛颚虱的驱除至少能保持药效56天以上。阿维菌素对微小牛蜱吸血雌蜱的驱除效应至少维持21天，而且能使残存雌蜱产卵减少。

阿维菌素对某些在厩粪中繁殖的双翅类幼虫也极有效，如给牛一次皮下注射$200\mu g/kg$，据粪便检查，至少在21天内能阻止水牛蝇（东方血蝇）的发育。

阿维菌素大部分由粪便排泄，因此使某些在厩粪中繁殖的双翅类昆虫幼虫发育受阻，所以，本类药物将是牧场中最有效的厩粪灭蝇剂。一次皮下注射$200\mu g/kg$，粪便中残留阿维菌素对牛粪便中金龟子成虫虽很少影响，但直至用药后21天（有些虫体为28天）粪便中幼虫仍不能正常发育。

【注意】阿维菌素的毒性较伊维菌素强。其性质不太稳定，特别对光线敏感，迅速氧化灭活，因此，阿维菌素的各种剂型，更应注意贮存使用条件。阿维菌素的其它注意事项可适当参考伊维菌素内容。

【用法与用量】

阿维菌素片：以阿维菌素B_1计。内服，一次量，每1kg体重，羊、猪0.3mg。

阿维菌素注射液：以阿维菌素B_1计。皮下注射，一次量，每1kg体重，羊0.2mg，猪0.3mg。

阿维菌素粉：以阿维菌素B_1计。内服，一次量，每1kg体重，羊、猪0.3mg。

阿维菌素胶囊：以阿维菌素 B_1 计。内服，一次量，每 1kg 体重，羊、猪 0.3mg。

阿维菌素透皮溶液：浇注或涂擦，一次量，牛、猪每 1kg 体重 0.1mL，由肩部向后沿背中线浇注。犬、兔两耳耳背部内侧涂擦。

【最大残留限量】 残留标志物：阿维菌素 B_{1a}。

牛（泌乳期禁用）：脂肪、肝 100μg/kg，肾 50μg/kg。羊（泌乳期禁用）：肌肉、肾 20μg/kg，脂肪 50μg/kg，肝 25μg/kg。

【制剂与规格】

阿维菌素片 ①2mg；②5mg。羊 35 日，猪 28 日。

阿维菌素素注射液 ①5mL：50mg；②25mL：0.25g；③50mL：0.5g；④1000mL：1g。羊 35 日，猪 28 日。

阿维菌素粉 ①0.2%；②1%；③2%。羊 35 日，猪 28 日。

阿维菌素胶囊 2.5mg。羊 35 日，猪 28 日。

阿维菌素透皮溶液 0.5%。牛、猪 42 日。

多拉菌素
Doramectin

多拉菌素是由基因重组的阿维链霉菌（*Streptomyces avermitilis*）新菌株发酵而得，它与伊维菌素主要差别为 C_{25} 位为环己基取代。

【性状】 本品为白色至淡褐色粉末，在二氯甲烷和甲醇中易溶，在异丙醇中溶解，在水中几乎不溶。

【药理】

（1）药效学 多拉菌素为新型、广谱抗寄生虫药，对胃肠道线虫、肺线虫、眼虫、虱、蚴蟧、蜱、螨和伤口蛆均有高效。本品的主要特点是血药浓度及半衰期均比伊维菌素高或延长两倍。

美国已批准牛、猪专用的注射液和牛专用的浇泼剂。多拉菌素的作用机制可参考伊维菌素。

（2）药动学 给牛静脉注射多拉菌素水性微胞专用剂型，其血浆浓度比伊维菌素高两倍，血浆消除半期亦较伊维菌素延长两倍。特定剂型的多拉菌素皮下注射可使血浆浓度延长，在 12 天时，仍保持较高的药时曲线下面积。

【用途】

（1）牛 在美洲和欧洲的对照试验表明，对下列虫种驱除率超过 99%，如奥氏奥斯特线虫、琴形奥斯特线虫、柏氏血矛线虫、捻转血矛线虫、似血矛线虫、艾氏毛圆线虫、蛇形毛圆线虫、肿孔古柏线虫、点状古柏线虫、栉状古柏线虫、匙形古柏线虫、菇拉巴德古柏线虫、牛仰口线虫、乳突类圆线虫和辐射食道口线虫等的成虫及第 4 期幼虫以及胎生网尾线虫和牛眼虫（吸吮线虫）成虫。对长刺毛圆线虫效果不定（93%～99%）。对毛首鞭形线虫（92.3～94.6%）和钝刺细颈线虫（96.5%）效果不太理想。对牛眼虫（斯氏吸吮线虫、大口吸吮吸虫）疗效 100%。值得强调的是多拉菌素与伊维菌素和莫昔克丁同样是一次皮下注射能维持药效数周的药物，例如人工感染肿孔古柏线虫幼虫的牛，用多拉菌素后 14 天和 21 天时减虫率分别为 99.2% 和 90.7%。同样，对攻虫 21 天和 28 天的奥氏奥斯特线虫的减虫率分别为 99.9% 和 93.7%，对胎生网尾线虫分别为 100% 和 99.9%。自然放牧试验，根据粪便虫卵计数证实，应用多拉菌素对奥氏奥斯特线虫和肿孔古柏线虫的有效作用可达 19～

22 天。

多拉菌素对各种节肢类动物寄生虫也很有效。100％有效的自然感染虫体有痒螨、疥螨、血虱、牛皮蝇（1、2、3 蜕皮期）。多拉菌素对牛虱有效率与其它阿维菌素一样为 82％，但对锥蝇更为有效，能在用药后 14 天内 100％防止犊牛感染。

（2）猪　多拉菌素对猪蛔虫、兰氏类圆线虫、红色猪圆线虫成虫及第 4 期幼虫，以及猪肺线虫（后圆线虫）、猪肾虫、有齿冠尾线虫成虫均有极佳驱除效果。多拉菌素对猪疥螨、猪血虱成虫及未成熟虫体也有良好驱杀效果。

【注意】多拉菌素性质不太稳定，在阳光照射下迅速分解灭活，应避光保存。其残存药物对鱼类及水生生物有毒，因此应注意水源保护。

【用法与用量】多拉菌素注射液：以多拉菌素计。肌内注射，一次量，每 1kg 体重，猪 0.3mg。

【最大残留限量】残留标志物：多拉菌素。

牛：肌肉 10μg/kg，脂肪 150μg/kg，肝 100μg/kg，肾 30μg/kg，奶 15μg/kg。

羊：肌肉 40μg/kg，脂肪 150μg/kg，肝 100μg/kg，肾 60μg/kg。

猪：肌肉 5μg/kg，脂肪 150μg/kg，肝 100μg/kg，肾 30μg/kg。

【制剂与规格及休药期】

多拉菌素注射液（国内）　①50mL：0.5g；②100mL：1g。猪 28 日。

多拉菌素注射液（进口）　①50mL：0.5g（50 万单位）；②200mL：2.0g（200 万单位）；③500mL：5.0g（500 万单位）。猪 56 日。

备注：FDA 还批准了多拉菌素浇泼剂，规格为：①250mL：125mg；②1.0L：0.5g；③2.5L：1.25g。背部浇泼：每 1kg 体重，牛 0.5mg。牛应用后，6h 内不能雨淋。休药期为牛 45 日。

多杀霉素
Spinosad

【性状】本品为略带有深色斑点的棕褐色片。

【药理】

（1）药效学　大环内酯类抗寄生虫药，具有杀灭跳蚤的作用，给药 30min 后起效，4h 可杀灭 98％的产卵前跳蚤，1 天后效应达 100％，第 30 天效应仍大于 90％。多杀霉素通过激活烟碱型乙酰胆碱受体，兴奋运动神经元，导致肌肉不自主收缩和震颤，诱导昆虫持续过度兴奋而使虫体麻痹、死亡。多杀霉素与其它已知的烟碱型或 γ-氨基丁酸受体（GABA）型杀虫药（如新烟碱类、芬普尼类、米尔贝霉素类、阿维菌素类和环戊二烯类）的杀虫结合位点不同。多杀霉素对昆虫和哺乳动物乙酰胆碱受体选择性存在差异，因此，按量给药，多杀霉素对哺乳动物相对安全。

（2）药动学　多杀霉素具有药理活性的成分为多杀霉素 A 和多杀霉素 D，二者在犬和猫体内具有相似的吸收、分布、代谢和排泄速率。犬内服给药后，吸收迅速，绝对口服生物利用度约为 70％，给药后 2～4h 血药浓度达峰值，多杀霉素 A 和多杀霉素 D 的血浆半衰期分别为 5.3～6.8 天和 4.2～5.5 天。吸收后分布广泛，表观分布容积大于 35L/kg，主要分布于肝脏、肾脏、肾周脂肪和皮下脂肪组织，其中药物原形主要分布于肾周脂肪和皮下脂肪。多杀霉素 A 和多杀霉素 D 主要以去甲基化物、谷胱甘肽结合物的形式经胆汁和粪便排泄，少量经尿排泄。给药 21 日后，有 50％～55％的药物随粪便排出，另有 16％～19％的药物从尿排出。猫内服给药后，吸收迅速，分布广泛，生物利用度约为 100%，表观分布容积达 82L/kg。给药后 4～12h 血药浓度达峰值。当以 50～100mg/kg 量给药时，多杀霉素 A 和多杀霉素 D 的半衰期为 5～20 天。多杀霉素在猫体内代谢与小鼠类似，主要以去甲基化物、谷胱甘肽结合物的形式经粪便排泄，少量经尿排泄。

【用途】用于预防和治疗犬和猫的跳蚤（猫栉首蚤）感染；预防犬恶丝虫病；治疗和控制犬钩虫（犬钩口线虫）成虫、犬蛔虫（犬弓蛔虫和狮弓蛔虫）成虫、犬鞭虫（狐毛尾线虫）成虫感染。

【药物相互作用】联合使用伊维菌素时，伊维菌素与多杀霉素会产生相互作用，会引起严重不良反应，临床症状可能有震颤、流涎、癫痫、共济失调、瞳孔散大、失明和定向障碍。

【注意事项】

① 建议用于 14 周龄以上或体重超过 2.3kg 的犬。

② 14 周龄以下猫的用药安全尚未评估，建议用于 14 周龄以上或体重超过 1.9kg 的猫。

③ 妊娠和泌乳犬以及有癫痫史的犬慎用。

④ 种公猫、妊娠和泌乳猫及种公犬的用药安全尚未评估。

⑤ 如果两次给药间隔超过一个月，需按最近一次给药时间重新计算周期。

⑥ 给药时同时喂食不影响疗效。犬/猫可自行咀嚼或整片吞服后喂食，或将药物拌入食物中诱犬/猫食入均可。如果给药后 1h 内发生呕吐，确认药物吐出，建议按照推荐剂量再次给药，建议与食物同食。

【用法与用量】

多杀霉素咀嚼片：以多杀霉素计。犬，内服，一次量，每 1kg 体重 30mg。猫，内服，一次量，每 1kg 体重 50mg。

多杀霉素米尔贝肟咀嚼片：以有效成分计。内服，一次量，犬每 1kg 体重，多杀霉素 30mg 和米尔贝肟 0.5mg。

【制剂与规格】

多杀霉素咀嚼片 犬：①140mg；②270mg；③560mg；④810mg；⑤1620mg。猫：①140mg；②270mg；③560mg。

多杀霉素米尔贝肟咀嚼片 ①多杀霉素 140mg＋米尔贝肟 2.3mg；②多杀霉素 270mg＋米尔贝肟 4.5mg；③多杀霉素 560mg＋米尔贝肟 9.3mg；④多杀霉素 810mg＋米尔贝肟 13.5mg；⑤多杀霉素 1620mg＋米尔贝肟 27mg。

赛拉菌素
Selamectin

本品由多拉菌素在 13 位脱去一个末端齐墩果糖，在 5 位形成肟而成的衍生物。该药目前在我国、美国和欧盟只批准用于宠物，商品名为大宠爱。

【性状】本品为白色至灰白色粉末；溶于丙酮、二氯甲烷，难溶于甲醇、乙腈，微溶于甲苯，不溶于水。

【药理】

（1）药效学 赛拉菌素对犬、猫体内（线虫）和体外（节肢昆虫）寄生虫均有杀灭活性。作用机制与其它阿维菌素类药物作用相同。

（2）药动学 在犬猫皮肤上使用本品后，药物经皮肤吸收进入血液，一部分药物在动物梳理被毛时经口进入消化道和血液。研究表明，局部外用后血浆中的赛拉菌素表现出持久的吸收。试验数据表明皮肤（特别是皮脂腺）是赛拉菌素蓄积处，这保证在较长的时间内皮毛上有可杀灭寄生虫的药物浓度，自用药后 30 天收集的动物皮肤碎屑仍可杀灭蚤卵和其幼虫。

【用途】

（1）犬 赛拉菌素对犬的蛔虫、钩虫、疥螨、跳蚤和虱均有很好的效果。无论对动物体表或者是动物垫料中的跳蚤成虫、幼虫甚至卵均有很好的杀灭作用，主要通过阻断跳蚤生活史而发挥作用。田间试验表明，皮肤外用一次给药量每 1kg 体重 6mg，给药后 90 天，犬的跳蚤减少率可达 99%。

本品对恶丝虫的预防和治疗作用，一般应在动物被蚊子叮咬后 1 个月内用药，每月用药 1 次，直至蚊虫生活季节结束。本品对恶丝虫的成虫无效，但可减少微丝蚴数量。对已经感染恶丝虫成虫的动物，使用本品可防止感染的进一步发展。本品对犬耳螨、疥螨的效果甚佳，一般使用一次即可，连续使用 2 次可达到彻底清除的效果。

（2）猫 赛拉菌素对猫的肠道钩虫（管形线虫）、蛔虫（猫弓首蛔虫）、耳螨有较好的效果，使用一次即可。一次用药可杀灭动物体表的跳蚤成虫，不排卵，从而阻断跳蚤的繁殖。对恶丝虫的作用与犬类似。

【注意】

① 本品仅限用于宠物，适用于 6 周龄和 6 周龄以上的犬、猫。

② 勿在宠物毛发尚湿的时候使用本品，但在用药 2h 后给宠物洗澡不会降低本品的药效。

③ 禁止用于人，勿让儿童触及。如不慎食入，应立即求助医生。

④ 可能对皮肤和眼睛有刺激性，皮肤接触到药物后应立即用肥皂和清水冲洗；如溅入眼内，用大量水冲洗。

⑤ 本品易燃，要远离热源、火花、明火或其它火源。

【用法与用量】

赛拉菌素滴剂：以赛拉菌素计。外用，一次量，每 1kg 体重，犬、猫 6mg，每月一次。

赛拉菌素沙罗拉纳滴剂（猫用）：以本品计。外用，一次量，每 1kg 体重，猫，赛拉菌素 6mg 和沙罗拉纳 1mg，每月给药 1 次。

【制剂与规格】

赛拉菌素滴剂 ①0.25mL：15mg；②0.75mL：45mg；③0.25mL：30mg；④0.5mL：60mg；⑤1.0mL：120mg；⑥2.0mL：240mg；⑦3.0mL：360mg。

赛拉菌素沙罗拉纳滴剂（猫用） ①0.25mL：15mg（以 $C_{43}H_{63}NO_{11}$ 计）+2.5mg（以 $C_{23}H_{18}C_{12}F_4N_2O_5S$ 计）；②0.5mL：30mg（以 $C_{43}H_{63}NO_{11}$ 计）+5mg（以 $C_{23}H_{18}C_{12}F_4N_2O_5S$ 计）；③1.0mL：60mg（以 $C_{43}H_{63}NO_{11}$ 计）+10mg（以 $C_{23}H_{18}C_{12}F_4N_2O_5S$ 计）。

乙酰氨基阿维菌素
Eprinomectin

本品由发酵而得的阿维菌素 B_1 半合成而得到的，化学名称为 4'-表-乙酰氨基-4'-脱氧阿维菌素。

【性状】 本品为白色或类白色结晶性粉末；无味，有引湿性。在甲醇或乙醇中极易溶解，在二氯甲烷、丙酮中易溶，在水中几乎不溶。

【药理】

（1）药效学 本品属大环内酯类体内外杀虫剂，其作用机制与伊维菌素相同。抗虫谱与伊维菌素相似，对绝大多数线虫和节肢昆虫的幼虫和成虫都有效，但对虫卵及吸虫、绦虫无效。杀虫活力高，皮下注射本品对大多数常见线虫的成虫和幼虫驱杀率为95％。本品对古柏线虫、辐射食道口线虫和蛇形毛圆线虫的杀灭作用强于伊维菌素。对牛皮蝇的幼虫有100％杀灭作用，对牛蜱有较强的杀灭作用。本品的透皮剂对牛多种线虫的成虫和幼虫的驱杀率都超过99％。

(2) 药动学　以 0.5mg/kg 外用给药，在奶牛，给药后血药浓度达峰时间为 2.02d，峰浓度为 43.76ng/mL，平均滞留时间为 4.16d。在水牛，给药后血药浓度达峰时间为 1.44d，峰浓度为 2.74ng/mL，平均滞留时间为 3.17d，AUC 为 11.43（ng·d)/mL（比奶牛低 20倍）。给奶牛颈部皮下注射（0.2mg/kg）后，达峰时间为 39h，吸收半衰期为 11.9h，药时曲线下面积 AUC 为 7354（ng·h)/mL，消除半衰期为 164h，清除率 0.026L/(kg·h)。

乙酰氨基阿维菌素经乳排泄少，在乳中分泌量低，奶中的药物浓度远低于血浆中药物浓度和最高残留限量（20ng/mL），这是其可用于泌乳牛驱虫的主要依据。

【用途】　牛　以 0.5mg/kg 剂量背部外用给药，对牛胃肠道线虫如柏氏血矛线虫、奥氏奥斯特线虫（包括第 4 期幼虫）、艾氏毛圆线虫、蛇形毛圆线虫、具钩古柏线虫、点状古柏线虫、细颈线虫、牛仰口线虫、辐射结节线虫、鞭虫（成虫），肺线虫如胎生网尾线虫成虫和第 4 期幼虫，牛蛆如纹皮下蝇和牛皮蝇，虱如牛毛虱、牛长颚虱、牛血虱、水牛盲虱，疥螨如牛疥癣和人疥癣，以及蝇类如角蝇等成虫和幼虫 100％有效。皮肤外用给药（浇泼剂）21 天后对牛胎生网尾线虫、7 天后对角蝇仍然有控制效果。

【注意】

① 注射液只能皮下注射，不得用于肌内或静脉注射。

② 乙酰氨基阿维菌素对虾、鱼及水生生物有剧毒，残存药物的包装品切勿污染水源。

【用法与用量】

乙酰氨基阿维菌素注射液：以乙酰氨基阿维菌素计。皮下注射，一次量，每 1kg 体重，牛 0.2mg。

乙酰氨基阿维菌素浇泼剂：以乙酰氨基阿维菌素计。外用，沿着奶牛的背脊从鬐甲到尾根渐渐地倾注，每 1kg 体重，牛 0.5mg。

【最大残留限量】残留标志物：乙酰氨基阿维菌素 B_{1a}。

牛：肌肉 100μg/kg，脂肪 250μg/kg，肝 2000μg/kg，肾 300μg/kg，奶 20μg/kg。

【制剂与规格及休药期】

乙酰氨基阿维菌素注射液　①5mL：50mg；②10mL：0.1g；③30mL：0.3g；④50mL：0.5g。牛 1 日，弃奶期 24h。

乙酰氨基阿维菌素浇泼剂　0.5％。弃奶期 0 日。

米尔贝肟

Milbemycin Oxime

米尔贝肟是由一种吸湿链霉菌（*Streptomyces hygroscopicus subsp aureolacrimosus*）发酵产生的大环内酯类抗寄生虫药。主要含米尔贝肟 A_4 不得低于 80％，米尔贝肟 A_3 不得超过 20％。本品在有机溶剂中易溶，在水中不溶。

【药理】

(1) 药效学　米尔贝肟对某些节肢动物和线虫具有高度活性，是专用于犬的抗寄生虫药。米尔贝肟的抗虫机制可参考伊维菌素。

（2）**药动学** 内服给药后有 90%～95%原形药物通过胃肠道，其余 5%～10%药物吸收后经胆汁排泄。因此，几乎有接近全量的药物经粪便排出。

【**用途**】 米尔贝肟对内寄生虫（线虫）和外寄生虫（犬蠕形螨）均有高效。以较低剂量（0.5mg/kg 或更低）对线虫即有驱除效应。对犬恶丝虫发育中幼虫均极敏感，目前本品已在澳大利亚、加拿大、意大利、日本、新西兰和美国上市，主要用于预防微丝蚴和肠道寄生虫（如犬弓首蛔虫、犬鞭虫和钩口线虫等），本品虽对钩口线虫属钩虫有效，但对弯口属钩虫不理想。在犬恶丝虫第 3 期幼虫感染后 30 天或 45 天时，一次内服 0.5mg/kg 米尔贝肟均可完全防止感染的发展，但在感染后 60 天或 90 天时用药无效。如果在感染后 60 天用药，再按月用药一次（或数次）则完全可排除犬恶丝虫感染。对实验感染犬恶丝虫的猫，按月内服 0.5～0.9mg/kg 量亦能完全排除感染。

米尔贝肟是强有效的杀犬微丝蚴药物。一次内服 0.25mg/kg，几天内即使微丝蚴数减少 98%以上。由于米尔贝肟有很强的杀微丝蚴和阻止虫胚的发育作用，对感染犬恶丝虫的犬，每月一次应用预防剂量（0.5～1mg/kg），在 6～9 个月内使微丝蚴转变阴性，再用 4～6 个月，可使绝大多数动物继续保持无微丝蚴状态。米尔贝肟对犬蠕形螨也极有效。患蠕形螨（包括对双甲脒耐药）犬每天按 1～4.6mg/kg 量内服，在 60～90 天内，患犬症状迅速改善而且大部分犬彻底治愈。

【**药物相互作用**】 本品不能与乙胺嗪并用，必要时至少应间隔 30 天。

【**注意**】

① 米尔贝肟虽对犬毒性不大，安全范围较广，但长毛牧羊犬对本品仍与伊维菌素一样敏感。本品治疗微丝蚴时，患犬亦常出现中枢神经抑制、流涎、咳嗽、呼吸急促和呕吐。必要时可以 1mg/kg 量的氢化泼尼松以预防之。

② 不足 4 周龄以及体重低于 0.91kg 的幼犬，禁用本品。

【**用法与用量**】

米尔贝肟片：仅适用于 5～10kg 犬内服。预防恶丝虫，每月 1 次，一次 1 片。驱除蛔虫和钩虫，每月 1 次，一次 1 片，至少连用 2 次。驱除鞭虫，每 1kg 体重服用 0.5～1mg，每月 1 次，至少连用 2 次。

米尔贝肟吡喹酮片（猫用）：以米尔贝肟计。内服，每 1kg 体重，猫 2mg。每 3 个月 1 次。

米尔贝肟吡喹酮片（犬用）：以米尔贝肟计。内服，每 1kg 体重，犬 0.5mg。每 3 个月 1 次。

【**制剂与规格**】

米尔贝肟片 ①2.5mg；②5mg；③20mg。

米尔贝肟吡喹酮片（猫用） ①14mg（米尔贝肟 4mg＋吡喹酮 10mg）；②56mg（米尔贝肟 16mg＋吡喹酮 40mg）。

米尔贝肟吡喹酮片（犬用） ①27.5mg（米尔贝肟 2.5mg＋吡喹酮 25mg）；②137.5mg（米尔贝肟 12.5mg＋吡喹酮 125mg）。

阿福拉纳米尔贝肟咀嚼片：见杀虫药部分阿福拉纳。

莫昔克丁
Moxidectin

莫昔克丁是由一种链霉菌（*S.cyaneogriseus noncyanogenus*）发酵产生的奈马克丁

（nemadectin），经半合成后形成的单一成分大环内酯类抗生素，属美贝霉素类结构化合物。

【药理】

（1）药效学　莫昔克丁与其它多组分大环内酯类抗寄生虫药（如伊维菌素、阿维菌素、美贝霉素）的不同之处，在于它是单一成分，以及维持更长时间的抗虫活性。莫昔克丁具有广谱驱虫活性，对犬、牛、绵羊、马的线虫和节肢动物寄生虫有高度驱除活性。莫昔克丁驱虫机制可参考伊维菌素。

（2）药动学　由于莫昔克丁较伊维菌素更具脂溶性和疏水性，因此，维持组织的治疗有效药物浓度更持久。在牛体内的代谢产物为 $C_{29/30}$ 及 C-14 位的羟甲基化产物，其次还有极少量羟基化和 O-脱甲基化产物。本品与伊维菌素一样，主要经粪便排泄，经尿排泄的为 3％。

莫昔克丁微球制剂一次皮下注射给药后，7～14 天可维持血药峰浓度 4.52～5.12ng/mL，直至给药后 28 天仍然维持血药浓度 3.11ng/mL。

【用途】

本品主要用于反刍动物和马的大多数胃肠线虫和肺线虫，反刍动物的某些节肢动物寄生虫，以及犬恶丝虫发育中的幼虫。

（1）牛　牛主要用莫昔克丁注射剂和浇泼剂，超过 99％高效的虫体有：奥氏奥斯特线虫成虫和幼虫、牛仰口线虫成虫及第 4 期幼虫、琴形奥斯特线虫、柏氏血矛线虫、艾氏毛圆线虫、蛇形毛圆线虫、无色毛首鞭形线虫、辐射食道口线虫和胎生网尾线虫。

莫昔克丁对鞍肛细颈线虫（＞95％）效果亦可，对肿孔古柏线虫成虫及幼虫、栉状古柏线虫成虫及幼虫、麦克马斯特古柏线虫成虫及幼虫、匙形古柏线虫有效率为 92％～100％。一次应用后预防重复感染达 28 天的虫体有：奥斯特线虫、血矛线虫和食道口线虫。对肺线虫甚至超过 28 天；但对细颈线虫和古柏线虫上述作用不超过 7 天。一次皮下注射莫昔克丁能完全排除疥螨和痒螨，但并不能治愈足螨。一次局部应用虽对痒螨有效，但对其它虫种无应用价值。一次皮下注射使微小牛蜱减少 95％。甚至在用药 32 天内一直保持对虫体的抑制效应。还有些资料证实，注射剂和浇泼剂对吸吮性外寄生虫，如牛血虱、牛颚虱、牛管虱和牛纹皮蝇蛆有效率达 99％～100％。浇泼剂对牛毛虱的效果更优于注射剂。

（2）羊　莫昔克丁给羊内服对血矛线虫、奥斯特线虫、毛圆线虫、古柏线虫、食道口线虫、夏伯特线虫和网尾线虫成虫和幼虫以及细颈线虫有效率超过 99％。此外，对绵羊痒螨也有极好疗效。

在新西兰，还准许浇泼剂用于喂养鹿群，证明对血矛线虫、奥斯特线虫、毛圆线虫、食道口线虫、网尾线虫驱除率超过 99％。

（3）马　按 400μg/kg 莫昔克丁剂量给马应用，对常见的内寄生虫很有效，但对马胃蝇蛆效果不定。有人用一种莫昔克丁明胶制剂，按 300μg/kg 量用于马，对蝇柔线虫、马副蛔虫、马尖尾线虫成虫和幼虫以及普通圆形线虫、无齿圆形线虫和三齿属线虫成虫有效率超过 99％。对盅口线虫成虫和第 1 期幼虫驱除率超过 97％，但对第 3 期幼虫效果极差。莫昔克丁对各种胃蝇的幼虫效果不定（57％～100％），疗效比伊维菌素差得多。

（4）犬　莫昔克丁对犬的驱虫作用和美贝霉素相似，即对犬钩口线虫有高效，但对弯口属钩虫如欧洲犬钩口线虫效果不佳。因为前者一次内服 25μg/kg 量即对犬钩口线虫有良效，而对后一虫种需用 150μg/kg 量始达相等效应，300μg/kg 量对犬鞭虫亦无效。低剂量莫昔克丁对犬恶丝虫的预防作用与伊维菌素相似，如按 3μg/kg 剂量对犬恶丝虫一月龄及二月龄幼虫的驱除率达 100％。美国批准一种莫昔克丁微球制剂，微球含药量 10％，单独包装，溶媒用另一瓶包装。用前混合成混悬液，皮下注射，具有缓释作用。给药剂量为 0.05mL

(0.17mg)/kg，用于6月龄以上的犬，预防犬恶丝虫病。

【注意】

① 莫昔克丁对动物较安全，而且对伊维菌素敏感的长毛牧羊犬（Collies）用之亦安全，但高剂量，个别犬可能会出现嗜眠、呕吐、共济失调、厌食、下痢等症状。

② 牛应用浇泼剂后，6h内不能雨淋。

③ 注射液只适用于肉牛和非泌乳牛。

【用法与用量】

莫昔克丁浇泼溶液：以莫昔克丁计。外用，沿着奶牛背脊从鬐甲到尾根倾注，每千克体重0.5mg。

吡虫啉莫昔克丁滴剂（犬用）：以本品计。外用，一次量，每1kg体重，犬0.1mL。预防或治疗期间，每月给药一次。为防止犬舔舐，可将本品滴于犬背两肩胛骨之间到臀部的皮肤上，分3～4处滴加。

吡虫啉莫昔克丁滴剂（猫用）：以本品计。外用，一次量，每1kg体重，猫0.1mL。预防或治疗期间，每月给药一次。为防止舔舐，仅限于猫头后颈部皮肤给药。

【最大残留限量】残留标志物：莫昔克丁。

牛、鹿：肌肉20μg/kg，脂肪500μg/kg，肝100μg/kg，肾50μg/kg。

绵羊：肌肉50μg/kg，脂肪500μg/kg，肝100μg/kg，肾50μg/kg。

牛、绵羊：奶40μg/kg。

【制剂与规格及休药期】

莫昔克丁浇泼溶液 0.5%。弃奶期0日。

吡虫啉莫昔克丁滴剂（犬用） ①0.4mL：吡虫啉40mg＋莫昔克丁10mg；②1.0mL：吡虫啉100mg＋莫昔克丁25mg；③2.5mL：吡虫啉250mg＋莫昔克丁62.5mg；④4.0mL：吡虫啉400mg＋莫昔克丁100mg。

吡虫啉莫昔克丁滴剂（猫用） ①0.4mL：吡虫啉40mg＋莫昔克丁4mg；②0.8mL：吡虫啉80mg＋莫昔克丁8mg。

（六）其它

哌嗪

Piperazine

我国兽药典收载的为枸橼酸哌嗪和磷酸哌嗪。

【性状】枸橼酸哌嗪为白色结晶性粉末或半透明结晶性颗粒；无臭，味酸，微有引湿性。在水中易溶，在甲醇中极微溶解，在乙醇、氯仿、乙醚或石油醚中不溶。磷酸哌嗪为白色鳞片状结晶或结晶性粉末；无臭，味微酸带涩。在沸水中溶解，在水中略溶，在乙醇、氯仿或乙醚中不溶。

【药理】

（1）药效学 哌嗪的各种盐类（性质比哌嗪更稳定）均属低毒、有效驱蛔虫药，此外，对食道口线虫、尖尾线虫也有一定效果，曾广泛用于兽医临床。哌嗪各种盐类的驱虫作用，取决于制剂中哌嗪基质，国际上通常均以哌嗪水合物相等值表示，即100mg哌嗪水合物相当于125mg枸橼酸哌嗪或104mg磷酸哌嗪。哌嗪的驱虫活性，取决于对蛔虫的神经肌肉接头处发生抗胆碱样作用，从而阻断神经冲动的传递，同时对虫体产生琥珀酸的功能亦被阻断。药物是通过虫体抑制性递质 γ-氨基丁酸（GABA）而起作用。哌嗪的抗胆碱活性是由于兴奋GABA受体和阻断非特异性胆碱能受体的双重作用，结果导致虫体麻痹，失去附着宿主肠壁的能力，并借肠蠕动而随粪便排出体外。

（2）药动学　哌嗪及其盐类能迅速由胃肠道吸收，部分在组织中代谢，其余部分（30％～40％）经尿排泄，通常在用药后30min即可在尿中出现，1～8h为排泄高峰期，24h内几近排净。

【用途】

（1）马　哌嗪对马副蛔虫具有极佳驱除效果，此外对马尖尾线虫（马蛲虫）也有一定效果。一次内服治疗量，驱马副蛔虫有效率接近100％，对马尖尾线虫有效率约为80％。哌嗪对马普通圆形线虫和三齿线虫效果较差（60％），对胃虫（柔线虫）、绦虫无效。由于哌嗪对未成熟虫体效果较差，马副蛔虫及蛲虫患马分别应在10周或3～4周后再用药一次。

（2）猪　哌嗪对猪蛔虫和食道口线虫驱虫效果极佳，是传统使用的药物之一，一次用药，即有100％驱除效果。但由于哌嗪对趋组织期幼虫作用有限，通常应于2个月后再用药一次。哌嗪的各种盐类，通常均以混饲或饮水给药法投药。

（3）家禽　磷酸哌嗪和枸橼酸哌嗪按每只成年鸡0.3g剂量，混于饲料中连用3天，对鸡蛔虫驱除率极佳。但对鸡盲肠虫（鸡异刺线虫）效果较差。哌嗪对鹅裂口线虫成虫有效率达100％；对6日龄和12日龄虫体驱除率分别为92.9％和66.5％。

（4）犬、猫　哌嗪对弓首蛔虫、狮弓蛔虫的驱除率约为100％，对北方钩虫（狐狸板口线虫）驱除率亦在90％以上。对犬钩口线虫效果差（低于75％），对鞭虫、绦虫无效。哌嗪对犬科、猫科野生动物的驱虫谱和驱虫效果大致与家养动物相似。

（5）牛、羊　由于哌嗪对反刍动物食道口线虫、牛弓首蛔虫作用有限，加之对皱胃、小肠内寄生线虫基本无效，而无临床应用意义。

【药物相互作用】

① 应用哌嗪时不能并用泻剂，因为迅速地排出药物，遭致驱虫失败。

② 与吩噻嗪类药物并用时，能使药物毒性增强。

③ 与噻嘧啶、甲噻嘧啶合用时，有拮抗作用。

④ 与氯丙嗪合用可诱发癫痫。

⑤ 动物在内服哌嗪和亚硝酸盐后，在胃中哌嗪可转变成亚硝基化合物，形成N,N-硝基哌嗪或N-单硝基哌嗪，二者均为动物致癌物质。

【注意】

① 由于未成熟虫体对哌嗪没有成虫那样敏感，通常应重复用药，间隔用药时间，犬、猫为2～3周，马为3～4周，猪为2个月，禽为10～14日。

② 哌嗪的各种盐对马的适口性较差，混于饲料中给药时，常因拒食而影响药效，此时以溶液剂灌服为宜。

③ 哌嗪的各种盐给动物（特别是猪、禽）饮水或混饲给药时，必须在8～12h内用完，而且应该禁食（饮）一宵。

【用法与用量】

枸橼酸哌嗪片：以枸橼酸哌嗪计。内服，一次量，每1kg体重，马、牛0.25g；羊、猪0.25～0.3g；禽0.25g；犬0.1g。

磷酸哌嗪片：以磷酸哌嗪计。内服，一次量，每1kg体重，马、猪0.2～0.25g；犬、猫0.07～0.1g；禽0.2～0.5g。

【最大残留限量】残留标志物：哌嗪。

猪：肌肉400μg/kg，皮＋脂800μg/kg，肝2000μg/kg，肾1000μg/kg。鸡：蛋2000μg/kg。

【制剂与规格及休药期】

枸橼酸哌嗪片 ①0.25g；②0.5g。牛、羊28日，猪21日，禽14日；弃蛋期7日。

磷酸哌嗪片 ①0.2g；②0.5g。猪21日，禽14日；弃蛋期7日。

枸橼酸乙胺嗪
Diethylcarbamazine Citrate

【性状】 本品为白色结晶性粉末；无臭，味酸苦，微有引湿性。本品在水中易溶，在乙醇中略溶，在丙酮、氯仿或乙醚中不溶。

【药理】

(1) 药效学 乙胺嗪为哌嗪的衍生物，对网尾线虫、原圆线虫、后圆线虫、犬恶丝虫以及马、羊脑脊髓丝状虫均有防治作用。

乙胺嗪对易感微丝蚴有两种作用，一是抑制肌肉活动，使虫体固定，这可能是由于药物的过度极化作用，促使虫体脱离原寄居部位。二是改变微丝蚴体表膜，使之更易遭受宿主防御功能的攻击破坏。乙胺嗪对成虫的杀灭机制还不太清楚。

(2) 药动学 乙胺嗪内服后迅速由胃肠道吸收，3h后血药达峰值，48h后血药降至零，药物吸收后广泛分布于所有组织器官（脂肪例外），乙胺嗪主经肾脏排泄，内服后24h内约有70%经尿排泄，其中以原形排泄的占10%～25%，其余均以含哌嗪环的代谢物形式排出。

【用途】

(1) 肺线虫 乙胺嗪对牛、羊网尾线虫，特别是成虫驱除效果极佳，因此适用于早期感染，但通常必需每天一次，连用3天。对羊原圆线虫和猪后圆线虫也有一定效果。

(2) 脑脊髓丝状虫 乙胺嗪对马、羊脑脊髓丝状虫有良好效果，但必须连用5天。

(3) 犬恶丝虫 犬恶丝虫成虫主要寄生于犬右心室和肺动脉的圆锥内，受精的雌虫向血液排出的微丝蚴，被蚊虫叮吮后，在蚊虫马氏管内约经两周发育成第3期感染性幼虫，当蚊子再次吮血时，感染性幼虫即传给终末宿主，经两周发育由第3期蜕皮成第4期感染性幼虫，再经数月发育成第5期童虫。由感染性幼虫发育成成虫，需6～9个月时间。乙胺嗪是传统的犬恶丝虫预防药，虽不能杀死成虫，但对感染性第3期、第4期幼虫有特效，因此，国外有专用制剂，每日以低剂量（6.6mg/kg）长期连续内服具有明显预防效果。在犬恶丝虫病流行地区，在用乙胺嗪前，必须先用杀成虫药和杀微丝蚴药。

(4) 蛔虫 犬猫一次内服大剂量（50～100mg/kg）才能驱除蛔虫，但此时已出现不良反应，因此临床实用意义不大。

【注意】

① 由于个别微丝蚴阳性犬，应用乙胺嗪后会引起过敏反应，甚至致死，因此微丝蚴阳性犬，严禁使用乙胺嗪。

② 为保证药效，在犬恶丝虫病流行地区，在整个有蚊虫季节以及此后两个月内，实行每天连续不断喂药措施（6.6mg/kg），每隔6个月检查一次微丝蚴，若为阳性，则停止预防，重新采取杀成虫、杀微丝蚴措施。

③ 驱蛔虫，大剂量喂服时，常使空腹的犬、猫呕吐，因此，宜喂食后服用。因药物对蛔虫未成熟虫体无效，10～20天后再用药一次。

【用法与用量】 以枸橼酸乙胺嗪计。内服：一次量，每1kg体重，马、牛、羊、猪20mg；犬、猫50mg。

【制剂与规格及休药期】枸橼酸乙胺嗪片 ①50mg；②100mg。牛、羊、猪28日；弃奶期7日。

二、抗绦虫药

绦虫通常依靠头节攀附于动物消化道黏膜上，以及依靠虫体的波动作用保持在消化道寄生部位。目前所指的抗绦虫药系指在原寄生部位能杀灭绦虫的药物（即杀绦虫药），而古老的抗绦虫药（即驱绦虫药），通常仅能使虫体暂时性麻痹再借泻药作用将其排出。若在排出前，虫体复苏，重新攀附而多使治疗失败。目前在临床上广为使用的多为人工合成杀绦虫药。理想的抗绦虫药应是完全驱除虫体，如果抗绦虫药仅使虫体节片脱落，则完整的头节不到3周又能生长另外体节，因此，在首次用药3～4周后，应再次检查粪便绦虫节片。

为防止成虫驱除后宿主再次感染绦虫病，还必须控制虫体的中间宿主。如控制犬、猫复孔绦虫的媒介昆虫——蚤和虱。为控制带绦虫感染，应禁止犬、猫捕食兔及啮齿动物等。对畜禽危害性较大的绦虫主要有马裸头绦虫，牛、羊莫尼茨绦虫，曲子宫绦虫，无卵黄腺绦虫；犬、猫复孔绦虫，棘球绦虫，带绦虫；鸡赖利绦虫，戴文绦虫和水禽的剑带绦虫和膜壳绦虫等。

古老的抗绦虫药有两大类：一为天然植物类，如南瓜子、绵马、仙鹤草芽、槟榔等，因为作用有限，临床已极少应用，故不再介绍。二为无机化合物，如胂酸化合物（锡、铅、钙）、硫酸铜等，均因毒性极大，效果有限，已废止不用。

本节重点介绍的除槟榔碱外均为人工合成的有机化合物，如丁萘脒、氯硝柳胺、硫双二氯酚、吡喹酮以及国外上市的伊喹酮（Epsiprantel）等。

至于苯并咪唑类药物，如甲苯达唑、芬苯达唑和阿苯达唑的抗绦虫作用，可参考有关章节，不再赘述。

丁萘脒
Bunamidine

丁萘脒常制成盐酸盐和羟萘酸盐。

【性状】盐酸丁萘脒为白色结晶性粉末；无臭，在乙醇、氯仿中易溶，可溶于热水中。羟萘酸丁萘脒为淡黄色结晶性粉末；在乙醇中能溶解，不溶于水。

【药理】

（1）药效学 盐酸丁萘脒对犬、猫绦虫具有杀灭作用。而羟萘酸丁萘脒主要用于羊的莫尼茨绦虫病。丁萘脒的杀绦虫作用可能与抑制虫体对葡萄糖摄取及使绦虫外皮破裂有关。由于丁萘脒具有杀绦虫作用，死亡的虫体通常在宿主肠道内已被消化，因而粪便中不再出现虫体。但当绦虫头节在寄生部位为黏液覆盖（患肠道疾病时）而受保护时，则影响药效而不能驱除头节，使疗效降低。此外，本品对动物无致泻作用。

（2）药动学 盐酸丁萘脒片剂给犬内服后，在胃内迅速崩解，药物立即对寄生于十二指肠处的绦虫产生作用。若将片剂捣碎或溶于液体中灌服，则迅速由口腔黏膜吸收，血液中的药物浓度高，甚至引起中毒反应。通常由肠道吸收的少量药物进入肝脏后，极少进入全身循环。

【用途】

（1）犬、猫 盐酸丁萘脒专用于杀犬的绦虫，治疗量对犬、猫大多数绦虫均有高效，如对细粒棘球绦虫、犬带绦虫成虫杀虫率几乎达100%，对未成熟细粒棘球绦虫亦有良效

（86％～99％），但对犬复孔绦虫变化不定（56％～90％）。有试验证实，猫、犬饱食后用药，能降低丁萘脒驱虫效果。羟萘酸丁萘脒一次给药，对犬、猫绦虫基本无效，连用4天，虽对棘球绦虫、带绦虫有效。但因适口性差以及动物剧烈呕吐而无实用意义。

（2）羊 英国早已批准羟萘酸丁萘脒用作羊灭绦药，一次应用治疗量，对扩展莫尼茨绦虫和贝氏莫尼茨绦虫的驱除率为83％～100％。而且还证实，羊群饱食并不影响羟萘酸丁萘脒的驱虫活性，如果春、夏季驱虫后又重复感染，秋季仍可进行第二次驱虫。

（3）禽 有人给鸡内服400mg/kg量羟萘酸丁萘脒，对鸡赖利绦虫灭活率达94％，且无毒性反应。

【注意】

① 盐酸丁萘脒适口性差，加之犬饱食后影响驱虫效果，因此，用药前应禁食3～4h，用药3h后进食。

② 盐酸丁萘脒片剂，不可捣碎或溶于液体中，因为药物除对口腔有刺激性外，并因广泛接触口腔黏膜使其吸收加速，甚至中毒。

③ 盐酸丁萘脒对犬毒性较大，肝病患犬禁用。用药后，部分犬出现肝损害以及胃肠道反应，但多能耐受。

④ 心室纤维性颤动，往往是应用丁萘脒致死的主要原因，因此，用药后的军犬和牧羊犬应避免剧烈运动。

【用法与用量】

盐酸丁萘脒：内服，一次量，每1kg体重，犬、猫25～50mg。

【制剂与规格】 盐酸丁萘脒片 ①100mg；②200mg。

氯硝柳胺
Niclosamide

【性状】 本品为浅黄色结晶性粉末；无臭，无味。本品在水中不溶，在乙醇、氯仿、乙醚中微溶。

【药理】

（1）药效学 氯硝柳胺是世界各国广为应用的传统抗绦虫药，对多种绦虫均有杀灭效果。氯硝柳胺的抗绦虫作用机制，是抑制绦虫对葡萄糖的摄取，同时对绦虫线粒体的氧化磷酸化过程发生解偶联作用，从而阻断三羧酸循环，导致乳酸蓄积而杀灭绦虫。另有试验证实，氯硝柳胺能使小鼠膜壳绦虫组织内糖原含量减少。还有人认为，氯硝柳胺的抗绦虫作用，可能与其过度刺激线粒体内ATP酶的活性有关。氯硝柳胺属杀绦虫药，通常虫体在通过宿主消化道内已被消化，因此，粪便中不可能发现绦虫的头节和节片。

（2）药动学 氯硝柳胺极少由消化道吸收，这可能是毒性低的主要原因。吸收后的少量药物，代谢成无效的氨基氯硝柳胺代谢物。

【用途】

（1）牛、羊 氯硝柳胺主要用于牛、羊的莫尼茨绦虫和无卵黄腺绦虫感染。较大剂量对牛、羊、鹿的縫体绦虫也极有效。氯硝柳胺对绦虫头节和体节具有同样的驱除效果。有资料证实，氯硝柳胺对羊小肠和皱胃内前后盘吸虫童虫有效率为94％。

（2）马 氯硝柳胺对马大裸头绦虫、叶状裸头绦虫和侏儒副裸头绦虫有良好驱除效果。不足一岁幼驹用200mg/kg，1～2岁驹用250mg/kg，成年驹按300mg/kg用量给药，驱杀率可达98.9％～100％。

（3）犬、猫　美国FDA过去的资料曾认为，由于其对犬复孔绦虫、豆状带绦虫、泡状带绦虫和猫绦虫效果最佳，推荐用氯硝柳胺。但最近不少研究资料证实，氯硝柳胺对犬复孔绦虫的作用和对犬带绦虫、线形中裂孔绦虫一样，驱虫效果变化不定。一次用药，对犬细粒棘球绦虫作用极差，但当应用50mg/kg量，连用两天时，对其未成熟虫体有效率为100％。

（4）禽　20mg/kg剂量，一次内服对鸡的各种赖利绦虫驱除率超过90％，50mg/kg量疗效达100％，并且可将漏斗带绦虫全部驱净。对火鸡赖利绦虫需内服200mg/kg量才具良好驱杀效果。对鸽赖利绦虫，应用160～250mg/kg始达100％疗效。

（5）杀灭钉螺　氯硝柳胺还具有杀灭钉螺及血吸虫尾蚴、毛蚴作用，对小河塘、沟渠、稻田及浅水草滩，可按2g/m³药量，浸杀钉螺。陆地灭螺，按2g/m²（加水25L），进行喷洒。

【注意】

① 本品安全范围较广，多数动物使用安全，但犬、猫较敏感，两倍治疗量，则出现暂时性下痢，但能耐过；对鱼类毒性较强。

② 动物在给药前，应隔夜禁食。

【用法与用甬量】

氯硝柳胺片：以氯硝柳胺计。内服，一次量，每1kg体重，牛40～60mg；羊60～70mg；禽50～60mg；犬、猫80～100mg。

复方氯硝柳胺片：以氯硝柳胺计。内服，一次量，每1kg体重，犬100mg。空腹或与少许食物同服。

氯硝柳胺粉（水产用）：以本品计。使用前用适量水溶解并充分稀释后，全池泼洒，每1m³水体1.25g。

【制剂与规格及休药期】

氯硝柳胺片　0.5g。牛、羊28日，禽28日。

复方氯硝柳胺片　①210mg（氯硝柳胺200mg＋盐酸左旋咪唑10mg）；②525mg（氯硝柳胺500mg＋盐酸左旋咪唑25mg）。

氯硝柳胺粉（水产用）25％。500度日。

吡喹酮
Praziquantel

【性状】本品为白色或类白色结晶性粉末；味苦。本品在氯仿中易溶，在乙醇中溶解，在水或乙醚中不溶。

【药理】

（1）药效学　吡喹酮是较理想的新型广谱抗绦虫和抗血吸虫药，目前广泛用于世界各国。

吡喹酮能使宿主体内血吸虫（包括日本血吸虫、曼氏血吸虫、埃及血吸虫）向肝脏移动，并在肝组织中死亡。此外，对大多数绦虫成虫及未成熟虫体均有良效。加之，其对动物毒性极小，是较理想的抗寄生虫药物。有试验证实，吡喹酮能被绦虫和吸虫迅速吸收，首先使寄生虫发生瞬间的强直性收缩，然后使合胞体外皮迅速形成空泡，并逐渐扩大，最终表皮糜烂，终至溶解。当试管内药物浓度达到治疗血清浓度（约0.3μg/mL）后30s即发生上述现象，但在体内则需15min。皮层的空泡形成，绦虫仅发生于虫体前端部位，而吸虫则发生于全部体表外皮，空泡形成只发生于合胞体层，随时间延长而扩大病变范围。皮层破坏后，影响虫体吸收与排泄功能，更重要的是其体表抗原暴露，从而易遭受宿主免疫攻击，促使虫体死亡。除上述原发性变化外，吡喹酮还能引起继发性作用，使虫体表膜去极化，皮层碱性磷酸酶活性明显降低，以致葡萄糖的摄取受阻，内源性糖原耗竭。此外，吡喹酮尚可抑制虫体的核酸与蛋白质合成。

（2）药动学 多种动物应用吡喹酮的研究表明内服后几乎全部迅速由消化道吸收。血药峰值时间犬为 0.5～2h，绵羊约 2h。吸收后药物广泛分布于所有组织器官，其中以肝、肾最高，甚至能透过血脑屏障，且能进入犬的胆汁。吡喹酮在动物组织器官内的广泛分布，奠定了对寄生于宿主各器官内（肌肉、脑、腹膜腔、胆管和小肠）的绦虫幼虫和成虫的有效杀灭作用的基础。

吡喹酮主要在肝脏中迅速代谢为无活性的单羟化或多羟化代谢物，主要经尿排泄。极少量（犬为 0.3%，绵羊为 0.1%）以原形药物从尿和粪便排泄。以同样剂量肌内或皮下注射，血浆中药物浓度维持时间更长。内服给药的消除半衰期分别为：黄牛 7.7h，羊 2.5h，猪 1.1h，犬约 3h，兔 3.5h。

【用途】

（1）羊 吡喹酮对绵羊、山羊大多数绦虫均有高效，10～15mg/kg 剂量对扩展莫尼茨绦虫、贝氏莫尼茨绦虫、球点斯泰绦虫和无卵黄腺绦虫均有 100% 驱杀效果。对矛形双腔吸虫、胰阔盘吸虫、绵羊绦虫需用 50mg/kg 量才能有效。对细颈囊尾蚴应以 75mg/kg，连服 3 天，杀灭效果 100%。吡喹酮对绵羊、山羊日本分体吸虫有高效，20mg/kg 量灭虫率接近 100%。

（2）牛 10～25mg/kg 日量，连用 4 天，或一次内服 50mg/kg，对牛细颈囊尾蚴有高效。据国内实践经验证明，吡喹酮对耕牛血吸虫病有高效，如人工感染尾蚴的水牛、黄牛内服吡喹酮后（水牛 25mg/kg，黄牛 30mg/kg），灭虫率分别为 99% 和 95%～99%。有人试用第三胃注入 15mg/kg 量，直至用药后 30 天，粪便转阴率均为 100%。

（3）犬、猫 2.5～5mg/kg 量内服或皮下注射，对犬豆状带绦虫、犬复孔绦虫、猫肥颈带绦虫、乔伊绦虫（Joyeuxiella pasqualei）几乎 100% 有效；对细粒棘球绦虫、多房棘球绦虫需用 5～10mg/kg 剂量，始能驱净虫体。对 1～14 日龄幼虫应用更高剂量，对曼氏迭宫绦虫、宽节裂头绦虫必须按 25mg/kg 日量，连用 2 天。吡喹酮对犬卫氏肺吸虫亦有良效，一次应用 50mg/kg 或 100mg/kg，有效率分别为 67%～100% 和 99%～100%，但如按 25mg/kg 连用 3 天，有效率几乎近 100%。

（4）猪 吡喹酮对猪细颈囊尾蚴有较好效果，如以 10mg/kg 量，连用 14 天，可杀灭大多数虫体，若以 50mg/kg 量，应用 5 天，则灭虫率达 100%。有人以人工感染血吸虫尾蚴的猪进行治疗试验，按 30mg/kg 量内服吡喹酮，其灭虫率接近 90%。

（5）禽 以 10～20mg/kg 量一次内服，对鸡有轮赖利绦虫、漏斗带绦虫和节片戴文绦虫驱虫率接近 100%。对鹅、鸭矛形剑带绦虫、斯氏双睾绦虫、片形皱缘绦虫、细小匙沟绦虫、微细小体钩绦虫和冠状双盔绦虫亦有高效，10～20mg/kg 量，药效接近 100%。

（6）水产动物 以 50～100mg/kg 量，拌于饵料中投喂，可有效驱杀鱼体内棘头虫、绦虫等。

【注意】

① 本品毒性虽极低，但高剂量偶可使动物血清谷丙转氨酶轻度升高。治疗血吸虫病时，个别牛会出现体温升高、肌肉震颤和瘤胃膨胀等现象。

② 大剂量皮下注射时，有时会出现局部刺激反应。犬、猫出现的全身反应（发生率为 10%）为疼痛、呕吐、下痢、流涎、无力、昏睡等现象，但多能耐过。

③ 用于鱼时宜用药前停食 1 日，团头鲂应慎用。

【用法与用量】

吡喹酮片：以吡喹酮计。内服，一次量，每 1kg 体重，牛、羊、猪 10～35mg；犬、猫 2.5～5mg；禽 10～20mg。

吡喹酮粉：以吡喹酮计。内服，一次量，每 1kg 体重，牛、羊、猪 10～35mg；犬、猫 2.5～5mg。

吡喹酮预混剂（水产用）：以吡喹酮计。拌饵投喂，一次量，每 1kg 体重，鱼 1～2mg，每 3～4 日 1 次，连用 3 次。

吡喹酮咀嚼片：以吡喹酮计。内服，一次量每 1kg 体重，犬 5mg。

吡喹酮硅胶棒：在犬上腹部体侧选择 $4cm^2$ 左右皮肤，剪毛，消毒，局部麻醉下切 1cm 左右切口，在专用植入器紧贴皮下进入后，将药棒呈扇形植入犬皮下，创口缝合即可。使用剂量每 1kg 体重 100～200mg。一般使用可按犬体重在 10 千克以下者，埋 2 支，10 千克以上者埋 4 支，20 千克以上者埋 5 支。不推荐用于 4 周龄以内的幼犬。埋植 1 次后驱虫作用可维持 2 年。或遵医嘱。

【制剂与规格及休药期】

吡喹酮片 ①0.1g；②0.2g；③0.5g。牛、禽 28 日，羊 4 日，猪 5 日；弃奶期 7 日。

吡喹酮粉 50％。28 日；弃奶期 7 日。

吡喹酮预混剂（水产用） 2％。500 度日。

吡喹酮咀嚼片 0.1g。

吡喹酮胶棒 0.5g。

硝唑沙奈
Nitazoxanide

【性状】 本品为淡黄色结晶性粉末，无臭，味苦。

【药理】

（1）药效学 硝唑沙奈对绦虫、线虫和鞭虫等胃肠道寄生虫感染有效，同时也是一种抑制真菌药物和灭螺剂。大量临床试验研究表明，硝唑沙奈还可用于治疗多种寄生虫感染，如阴道毛滴虫（*Trichomonas vaginalis*）、溶组织内阿米巴、犬复孔绦虫（*Dipylidium caninum*）等。

（2）药动学 口服给药后，硝唑沙奈在体内迅速水解为活性代谢产物替唑尼特，而替唑尼特通过各种途径转化为其他代谢产物。

【用途】 用于豆状绦虫、犬复孔绦虫等绦虫引起的犬绦虫病。

【用法与用量】 内服：取本品 1 袋加水 50mL，搅拌均匀，制成混悬液，每 1kg 体重，成年犬 2mL（相当于 100mg/kg）。

【制剂与规格】 硝唑沙奈干混悬剂 2.5g。

伊喹酮
Epsiprantel

【性状】 本品为白色结晶性粉末，难溶于水。

【药理】

（1）药效学 伊喹酮为吡喹酮同系物，是美国20世纪90年代批准上市的犬、猫专用抗绦虫药。伊喹酮在分子水平上的作用机制虽不太了解，但已知其作用机制与吡喹酮类似，即影响绦虫正常的钙离子和其它离子导致强直性收缩，当然也能损害绦虫外皮，使损伤后溶解，最后为宿主所消化。

（2）药动学 伊喹酮内服后，极少被消化道吸收，因此，大部分由粪便排泄，犬内服治疗量（5.5mg/kg），1h血药达峰值$0.13\mu g/mL$。同样剂量喂猫，有83%动物血浆中测不到药物，30min后，能测出动物的血药平均浓度为$0.21\mu g/mL$。犬尿中排泄的药物不足给药量的0.1%，而且没有代谢产物。上述特点，与吡喹酮迅速吸收达血药峰值，并在肝脏灭活后，胆汁分泌形成强烈对比，即为伊喹酮在用药部位（消化道）发挥抗绦虫作用奠定基础。

【用途】应用推荐剂量伊喹酮，对犬、猫常见的绦虫——犬、猫复孔绦虫，犬豆状带绦虫，猫绦虫均有接近100%疗效，有人按5mg/kg剂量用于感染细粒棘球绦虫犬，对7日龄未成熟虫体有效率94%，对28日龄和41日龄成虫灭虫率超过99%，因而建议，对细粒棘球绦虫用7.5mg/kg量为佳。

由于伊喹酮在胃肠道极少吸收，因此其对肠道外寄生虫如肺吸虫恐难有效。

【注意】本品毒性虽较吡喹酮更低，但美国规定，不足7周龄犬、猫以不用为宜。

【用法与用量】内服：一次量，每1kg体重，犬2.5mg，猫1.25mg。

【制剂与规格】伊喹酮片 ①12.5mg；②25mg；③50mg；④100mg。

三、抗吸虫药

我国畜禽的主要吸虫病，有羊肝片吸虫、矛形双腔吸虫、前后盘吸虫病，猪姜片吸虫病，犬、猫肺吸虫病和鸡前殖吸虫病。在世界各国危害性最严重的当推肝片吸虫病。

肝片吸虫在潮湿地区流行，主要感染反刍动物，其成虫和未成熟虫体，均危害宿主肝脏，牛、羊食入囊蚴后，幼虫穿透小肠壁，进入腹腔，在感染第4天透过肝包膜进入肝实质。在此后数周内，未成熟虫体在肝组织内发育成长，引起肝损害。因此，感染6~8周的肝片吸虫病，多具肝损害和出血症状，严重者致死。在感染第8周后，虫体进入动物肝胆管，并在此后2~4周内达性成熟，此期肝片吸虫通常对抗吸虫药最敏感。

损害肝实质的急性肝片吸虫病和寄生于胆管内的慢性肝片吸虫病，均可应用药物治疗和预防，对急性肝片吸虫病，通常在治疗5~6周后，再用药一次。预防性给药，应根据具体情况按规律间隙给药。

肝片吸虫成虫通常是成对地寄生在胆管内，它能引起组织增生和胆管阻塞，严重感染部位，逐渐有结缔组织增生，形成与正常组织明显隔离的"壁"，从而使药物不能透入而导致治疗失败，此外，由于移行期幼虫能明显损害肝脏，有可能传播肠道细菌，而加重肝片吸虫感染的严重性。

本小节主要介绍我国常用的抗片形吸虫药如硝氯酚、碘醚柳胺、氯氰碘柳胺钠、硝碘酚腈、溴酚磷、三氯苯达唑以及抗童虫有效药物地芬尼泰等。至于其它苯并咪唑类驱虫药，如阿苯达唑、芬苯达唑的抗吸虫作用，可参考有关章节。

硝氯酚
Niclofolan

【性状】本品为黄色结晶性粉末；无臭。本品在丙酮、氯仿、二甲基甲酰胺中溶解，在乙醚中略溶，在乙醇中微溶，在水中不溶，在氢氧化钠溶液中溶解，在冰醋酸中略溶。

【药理】

(1) 药效学　硝氯酚是我国传统而广泛使用的牛、羊抗肝片吸虫药。本品能抑制虫体琥珀酸脱氢酶，从而影响片形吸虫的能量代谢而发挥抗吸虫作用。

(2) 药动学　硝氯酚内服后，由肠道吸收，但在瘤胃内能逐渐降解失效。牛内服后，通常 24～48h 血药达峰值，但迅即下降，在用药后 5～8 天，经乳汁排泄药物，仍达 0.1mg/kg（容许残留量为 0.01mg/kg）。因此，这些乳汁不能供人食用。硝氯酚从动物体内排泄缓慢，用药 9 天后，尿中始无残留药物。

【用途】

(1) 羊　硝氯酚是比较理想的驱肝片吸虫药，3mg/kg 量内服对肝片吸虫成虫有效率为 93%～100%。对未成熟虫体，则周龄愈小用量愈大，如 4mg/kg 量，对 8 周龄虫体有效率 58.4%，12 周龄虫体为 100%；8mg/kg 量，对 4 周龄虫体有效率 92.5%，6 周龄虫体为 99.7%，8 周龄虫体为 99.7%；16mg/kg 则对 4 周龄虫体 100% 有效。

有人对硝氯酚进行广泛的临床试验，12 周龄虫体有效量为 2.7mg/kg（治疗安全指数 4.4）；6 周龄虫体为 6mg/kg（治疗安全指数 2.0）；4 周龄虫体为 8mg/kg（治疗安全指数 1.5）。根据上述试验，证明氯硝酚对未成熟虫体的有效剂量，其安全范围很低，实际上，6mg/kg 量已能使羊产生不良反应，故对未成熟虫体无临床实用意义。

(2) 牛　硝氯酚对牛肝片吸虫的驱除作用与羊肝片吸虫相似。3mg/kg 量对成年黄牛肝片吸虫成虫灭虫率为 98.74%，对犊牛成虫灭虫率仅为 76%～80%。水牛内服 1～3mg/kg 也有极佳疗效，但 3mg/kg 量对牦牛无效，10～12mg/kg 量驱虫率达 100%。驱除肝片吸虫童虫需用 16～20mg/kg 剂量，但此时牛已出现中毒而无实际意义。

某些临床试验认为，硝氯酚对前后盘吸虫移行期幼虫可能有些作用，因为患畜用药后体况明显改善。

(3) 猪　3～6mg/kg 量内服，对肝片吸虫成虫驱除率接近 100%，而且动物耐受良好。

【药物相互作用】

① 硝氯酚配成溶液给牛灌服前，若先灌服浓氯化钠溶液，能反射性使食管沟关闭，使药物直接进入皱胃，虽增强驱虫效果，但同时亦因增加了毒副作用的发生率，而不宜采用。

② 硝氯酚中毒时，禁用钙剂静注。

【注意】

① 治疗量对动物比较安全，过量引起的中毒症状（如发热、呼吸困难、窒息），可根据症状，选用安钠咖、毒毛旋花子苷、维生素 C 等治疗。

② 硝氯酚注射液给牛、羊注射时，虽然用药更方便，用量更少，但由于治疗安全指数仅为 2.5～3，用时必须根据体重精确计量，以防中毒。

【用法与用量】

硝氯酚片：以硝氯酚计。内服，一次量，每 1kg 体重，黄牛 3～7mg；水牛 1～3mg；羊 3～4mg。

硝氯酚伊维菌素片：以硝氯酚计。内服，一次量，每 1kg 体重，牛、羊 3mg。

阿苯达唑硝氯酚片：以硝氯酚计。内服，一次量，每 1kg 体重，牛、羊 4～6mg。

【制剂与规格及休药期】

硝氯酚片　0.1g。牛、羊 28 日。

硝氯酚伊维菌素片　0.11g（硝氯酚 0.1g＋伊维菌素 10mg）。35 日。

阿苯达唑硝氯酚片　0.14g（阿苯达唑 0.1g＋硝氯酚 40mg）。28 日。

碘醚柳胺
Rafoxanide

【性状】本品为灰白色至淡棕色粉末。本品在丙酮中溶解，在醋酸、乙醇或氯仿中略溶，在甲醇中微溶，在水中不溶。

【药理】

（1）药效学 碘醚柳胺是世界各国广泛应用的抗牛羊片形吸虫药。碘醚柳胺的抗吸虫机制是其作为一种质子离子载体，跨细胞膜转运阳离子，最终对虫体线粒体氧化磷酸化过程进行解偶联，而减少虫体 ATP 的产生，降低糖原含量，使琥珀酸累积，从而影响虫体的能量代谢过程，使虫体死亡。

（2）药动学 碘醚柳胺内服后迅速由小肠吸收而进入血流，24～48h 达血药峰值。在牛、羊体内不被代谢，而广泛地（＞99％）与血浆蛋白结合，具有很长的半衰期（16.6天），从而奠定了对未成熟虫体和胆管内成虫的有效驱杀作用。牛一次内服 15mg/kg，用药28 天后可食用组织测不到残留药物。

【用途】给羊一次内服 7.5mg/kg 量，对不同周龄肝片吸虫效果如下：12 周龄成虫驱除率几乎达 100％；6 周龄未成熟虫体 86％～99％；4 周龄虫体 50％～98％。上述剂量对牛肝片吸虫亦有同样效果。由于本品对 4～6 周龄片形吸虫有一定的疗效，因此优于其它单纯的杀成虫药。

碘醚柳胺对羊大片形吸虫成虫和 8 周龄、10 周龄未成熟虫体均有 99％以上疗效，但对6 周龄虫体有效率仅为 50％左右。此外，本品还适用于治疗血矛线虫病和羊鼻蝇蛆。对牛、羊血矛线虫及仰口线虫成虫和未成熟虫体有效率超过 96％；对羊鼻蝇蛆的各期寄生幼虫有效率高达 98％。

【药物相互作用】与噻苯达唑合用，治疗牛羊的肝片吸虫病和胃肠道线虫病，不改变两者的安全系数。

【注意】为彻底消除未成熟虫体，用药 3 周后，最好再重复用药一次。

【用法与用量】碘醚柳胺混悬液、碘醚柳胺片、碘醚柳胺粉：以碘醚柳胺计。内服，一次量，每 1kg 体重，牛、羊 7～12mg。

【最大残留限量】残留标志物：碘醚柳胺。

牛：肌肉、脂肪 $30\mu g/kg$，肝 $10\mu g/kg$，肾 $40\mu g/kg$。羊：肌肉 $100\mu g/kg$，脂肪 $250\mu g/kg$，肝、肾 $150\mu g/kg$。牛、羊：奶 $10\mu g/kg$。

【制剂与规格及休药期】

碘醚柳胺混悬液 2％。牛、羊 60 日。

碘醚柳胺片 50mg。牛、羊 60 日。

碘醚柳胺粉 2.5％。牛、羊 60 日。

氯氰碘柳胺钠
Closantel Sodium

【性状】本品为浅黄色粉末；无臭，无异味。本品在乙醇、丙酮中易溶，在甲醇中溶解，在水或氯仿中不溶。

【药理】

（1）药效学 氯氰碘柳胺钠与碘醚柳胺同属水杨酰苯胺类化合物，是较新型广谱抗寄生虫药，对牛、羊片形吸虫，胃肠道线虫以及节肢类动物的幼虫均有驱杀活性。代谢研究证实，本品也是由于增加寄生虫线粒体渗透性，通过对氧化磷酸化的解偶联作用而发挥驱杀作用。

(2) 药动学　牛、羊内服 10mg/kg 量，8～24h 血药峰值为 45～55μg/mL，与注射 5mg/kg 剂量的浓度近似。内服吸收较少，吸收后氯氰碘柳胺与血浆蛋白（主要是白蛋白）广泛结合（＞99%），因而半衰期长达 14.5 天，由于药物长期滞留，有助于预防绵羊血矛线虫感染的作用长达 60 天，同时亦增强对进入胆管刚成熟肝片吸虫的杀虫效果。药物主要经粪便排泄（80%），不足 0.5% 的药物经尿液排出体外。

【用途】　氯氰碘柳胺钠主要用于牛、羊杀肝片吸虫药。内服 10mg/kg 对肝片吸虫成虫和 8 周龄虫体驱除率超过 92.8%，对 6 周龄肝脏移行期未成熟虫体效果差（70%～77%）。绵羊一次内服 15mg/kg 或肌内注射 7.5mg/kg 对大片形吸虫 8 周龄未成熟虫体亦有良效（94.6%～97.7%）。本品对前后盘吸虫无效。

对多效胃肠道线虫，如血矛线虫、仰口线虫、食道口线虫，5～7.5mg/kg 剂量，驱除率均超过 90%。羊捻转血矛线虫虽然也能对本品产生耐药性，但应用本品对各种耐药虫株（如耐伊维菌素、耐左旋咪唑、耐苯并咪唑类等）亦有良效。2.5～5mg/kg 量，对 1、2、3 期羊鼻蝇蛆均有 100% 杀灭效果；对牛皮蝇 3 期幼虫亦有较好驱杀效果。

【注意】　注射剂对局部组织有一定的刺激性。

【用法与用量】

氯氰碘柳胺钠注射液：以氯氰碘柳胺计。皮下或肌内注射，一次量，每 1kg 体重，牛 2.5～5mg；羊 5～10mg。

阿维菌素氯氰碘柳胺钠片：以本品计。内服，一次量，每 1kg 体重，牛、羊 0.1 片。

【最大残留限量】　残留标志物：氯氰碘柳胺。

牛：肌肉、肝 1000μg/kg，脂肪、肾 3000μg/kg。羊：肌肉、肝 1500μg/kg，脂肪 2000μg/kg，肾 5000μg/kg。牛、羊：奶 45μg/kg。

【制剂与规格及休药期】

氯氰碘柳胺钠注射液　①10mL：0.5g；②100mL：5g。牛、羊 28 日；弃奶期 28 日。

阿维菌素氯氰碘柳胺钠片　53mg（氯氰碘柳胺钠 50mg＋阿维菌素 3mg）。牛、羊 35 日。

复方氯氰碘柳胺钠、甲苯达唑口服混悬液，供绵羊专用。

硝碘酚腈
Nitroxinil

【性状】　本品为淡黄色粉末；无臭或几乎无臭。本品在乙醚中略溶，在乙醇中微溶，在水中不溶，在氢氧化钠溶液中易溶。

【药理】

(1) 药效学　硝碘酚腈是国外传统使用的杀片形吸虫药。其抗吸虫作用机制是阻断虫体的氧化磷酸化作用，降低 ATP 浓度，减少细胞分裂所需能量而导致虫体死亡。

(2) 药动学　硝碘酚腈给牛、羊内服后，在瘤胃内降解而失去部分活性，由于注射给药吸收良好，杀虫效果更佳，而目前多采用注射法给药。吸收后药物排泄缓慢，经尿液、粪便排泄长达 31 天。

【用途】

(1) 牛　硝碘酚腈对牛肝片吸虫有良好效果，10mg/kg 量皮下注射，可使粪便虫卵转阴，并显著改善临床症状。对大片形吸虫亦有 100% 疗效。对肝片吸虫未成熟虫体效果较差，必须加大剂量，20mg/kg 量，对 4 周龄、5 周龄、6 周龄、7 周龄和 8 周龄虫体灭虫率分别为 78%、78%、89%、73% 和 95%。但此剂量已能使部分动物出现不良反应，而不宜推广应用。有报道，间隔一个月，二次用药，对牛胰阔盘吸虫病亦有良好效果。用以治疗牛副丝虫病，亦获较好效果。

(2) 羊 硝碘酚腈对羊肝片吸虫作用与牛相似。10mg/kg 皮下注射对肝片吸虫成虫有效率 93.15%；20mg/kg 量对 4～7 周龄虫体灭虫率均在 80% 左右，对 8 周龄虫体有效率 95%。上述用量对大片形吸虫成虫驱虫率达 100%。

据人工感染肝片形吸虫绵羊的安全对照试验表明：驱除 12 周龄虫体有效量为 6.7mg/kg（治疗安全指数为 6.0），6 周龄虫体为 13.5mg/kg（治疗安全指数为 3.0），4 同龄虫体为 30mg/kg（治疗安全指数为 1.3）。10mg/kg 量皮下或皱胃内注射，不仅对捻转血矛线虫有 98% 灭虫率，而且对伊维菌素、苯并咪唑类有耐药性的捻转血矛线虫也有 99% 以上驱杀率。

(3) 猪 肝片吸虫病患猪，皮下注射 10mg/kg，用药后粪便虫卵检出率全部转阴。

【药物相互作用】 注射液不能与其它药物混合，以免产生配伍禁忌。

【注意】

① 本品安全范围较窄，过量常引起呼吸增快、体温升高，此时应保持动物安静，并静脉注射葡萄糖生理盐水。

② 注射液对局部组织有刺激性，犬的反应最为严重，除半数以上出现严重局部反应外，甚至引起肿胀。

③ 本品排泄时，能使乳汁及尿液染黄，应注意垫料的及时更换。此外，药液亦能使羊毛、毛发染黄，故注射时应防止药液泄漏。

【用法与用量】 以硝碘酚腈计。皮下注射：一次量，每 1kg 体重，羊 10mg。

【最大残留限量】 残留标志物：硝碘酚腈。

牛、羊：肌肉、肾 400μg/kg，脂肪 200μg/kg，肝 20μg/kg。奶 20μg/kg。

【制剂与规格及休药期】 硝碘酚腈注射液 100mL：25g。羊 30 日，弃奶期 5 日。

三氯苯达唑

Triclabendazole

【性状】 本品为白色或类白色粉末，微有臭味。本品在丙酮中易溶，在甲醇中溶解，在二氯甲烷中略溶，在三氯甲烷或乙酸乙酯中微溶，在水中不溶。

【药理】

(1) 药效学 三氯苯哒唑是苯并咪唑类中专用于抗片形吸虫的药物，对各种日龄的肝片吸虫均有明显驱杀效果，是较理想的杀肝片吸虫药。其驱虫机制可参阅其它苯并咪唑类药物。药物主要经表皮吸收，干扰虫体的微管结构和功能，以及抑制虫体水解蛋白酶的释放，但不影响寄生虫表膜有关的 ATP 酶。

有研究证实，三氯苯达唑不同浓度对虫体的作用不同，如成虫在低浓度（1～3μg/mL）药物中 24h 仍存活；较高浓度（10～25μg/mL）中 24h 则活动明显减弱；25～50μg/mL 高浓度 24h 全部抑制。但对童虫更敏感，在 10μg/mL 浓度下，24h 活动全都抑制。

(2) 药动学 三氯苯达唑的生物利用度较高，山羊和绵羊内服 10mg/kg[14]C 标记的三氯苯达唑，用药后 24～36h 血药峰值达 15mg/kg，三氯苯达唑及其代谢物的血药峰值为其它苯并咪唑类驱虫药的 5～20 倍，半衰期约 22h。三氯苯达唑在羊和大鼠体内大部分氧化成砜和亚砜衍生物，这些衍生物与白蛋白结合，并且在血浆中持续 7 天以上。高血浆浓度以及与血浆白蛋白结合似乎与延长抗片形吸虫药的作用时间有关。羊用药 10 天后，约有 95％药物由粪便排泄，2％经尿液排泄，经乳汁排出的不足 1％。

【用途】 三氯苯达唑已广泛用于世界各国，对牛、绵羊、山羊等反刍动物肝片吸虫具有极佳效果。

（1）羊　三氯苯达唑低剂量（甚至低至 2.5mg/kg）即对羊 12 周龄成虫有效率达 98％～100％，5mg/kg 量对 10 周龄成虫，10mg/kg 量对 6～8 周龄虫体，12.5mg/kg 对 1～4 周龄未成熟虫体，15mg/kg 对 1 日龄虫体有效率接近 100％。

（2）牛　三氯苯达唑对牛的肝片吸虫驱杀效果与羊相似。6mg/kg 量对 8～14 周龄成虫有效率 95％～99.5％；12mg/kg 量，对 2 周龄、4 周龄、8 周龄虫体驱杀率分别为 79％、87％、99.4％。12mg/kg 量对牛大片形吸虫成虫效果与肝片吸虫相似。

（3）其它　10mg/kg 对鹿肝片吸虫、大片形吸虫，12mg/kg 量对马肝片吸虫也具良效。

【注意】

① 本品对鱼类毒性较大，残留药物容器切勿污染水源。

② 治疗急性肝片吸虫病，5 周后应重复用药一次。

【用法与用量】 三氯苯达唑片和三氯苯达唑颗粒：以三氯苯达唑计。内服，一次量，每 1kg 体重，牛 12mg；羊 10mg。

【最大残留限量】 残留标志物：三氯苯达唑酮。

牛：肌肉 250μg/kg，脂肪 100μg/kg，肝 850μg/kg，肾 400μg/kg。羊：肌肉、肾 200μg/kg，脂肪 100μg/kg，肝 300μg/kg。牛、羊：奶 10μg/kg。

【制剂与规格及休药期】

三氯苯达唑片　0.1g。牛、羊 56 日。

三氯苯达唑颗粒　10g：1.0g。牛、羊 56 日。

地芬尼泰

Diamphenethide

【性状】 本品为白色或浅黄色粉末。本品在甲醇、乙醇、三氯甲烷中微溶，在水和乙醚中不溶。

【药理】

（1）药效学　地芬尼泰是传统应用的杀肝片吸虫童虫药。对最幼龄童虫作用最强，并随肝片吸虫日龄的增长而作用下降，是急性肝片吸虫病有效的治疗药物。地芬尼泰的驱虫效果显然与药物被各种肝酶（脱酰基酶）的脱酰基作用而形成一种胺代谢物有关，因为此代谢物是驱虫的有效物质。体外试验表明，除非与有酶促功能的肝细胞一起培养，否则药物对肝片吸虫无效。由于 7 周龄前未成熟虫体还寄生在肝实质内，而药物此时又在肝实质中形成高浓度胺代谢产物，自然就奠定了迅速杀灭这些未成熟虫体的物质基础。通常，这些代谢产物也在肝内迅速破坏。进入胆管的代谢物浓度很低，因此，对寄生于胆管内的成虫效果就很差。最近还有资料证实，地芬尼泰还能引起吸虫外皮变化，进一步促进药物的杀虫效应。

（2）药动学　地芬尼泰内服后吸收入血液，再行分布于全身组织，用药 3 天后，肝脏特别是胆囊中浓度最高。7 天后，胆囊和肝脏中药物浓度为第 3 天的 1/10（0.1～0.5mg/kg），此时，肌肉中药物浓度更低（0.02mg/kg）。

【用途】

(1) 羊 地芬尼泰最适用于绵羊由于童虫寄生在肝实质中引起的急性肝片吸虫病。大量实践资料证实，100mg/kg 量一次内服，对 1 日龄到 9 周龄的肝片吸虫几乎有 100% 疗效。

地芬尼泰对 10 周龄新成熟的肝片吸虫有效率为 78%，对 12 周龄以上成虫效果差（低于 70%）。因此，一次用药，虽能驱净全部幼虫，但至少还有 30% 左右成虫在继续排卵，污染牧草地。

地芬尼泰对绵羊大片形吸虫童虫亦有良效，80mg/kg 量对 3 日龄、10 日龄、20 日龄、30 日龄、40 日龄、50 日龄虫体灭虫率均达 100%，但对 70 日龄成虫有效率仅为 4%，对 120 日龄虫体无效。但剂量增至 120mg/kg，对 70 日龄、90 日龄和 120 日龄虫体疗效几乎达100%。

(2) 牛 75～100mg/kg 量内服，对黄牛、水牛的大片形吸虫成虫亦有一定效果。

【注意】

① 本品用于急性肝片吸虫病时，最好与其它杀片形吸虫成虫药并用。做预防药应用时，最好间隔 8 周，再重复应用一次。

② 本品安全范围较广，但过量可引起动物视觉障碍和羊毛脱落现象。

【用法与用量】 以地芬尼泰计。内服：一次量，每 1kg 体重，羊 100mg。

【制剂与规格及休药期】 地芬尼泰混悬液 10%。羊 7 日。

羟氯扎胺
Oxyclozanide

【性状】 本品为类白色或浅黄色粉末。本品在丙酮中溶解，在乙醇中略溶，在三氯甲烷中极微溶解，在水中不溶。

【药理】

(1) 药效学 羟氯扎胺为水杨酰苯胺类抗寄生虫药。主要通过抑制寄生虫体内的氧化磷酸化过程，减少 ATP 的产生，并降低糖原产量，使琥珀酸蓄积，从而影响虫体的能量代谢过程使虫体死亡。

(2) 药动学 羟氯扎胺混悬液对牛以 10mg/kg 体重口服给药，达峰时间约为 22h，平均最大血药浓度约为 $15.870\mu g/mL$，平均药时曲线下面积约为 965.608 $(\mu g \cdot h)/mL$。主要以羟氯扎胺原形通过胆汁分泌并经粪便排泄。

【用途】 用于治疗牛肝片吸虫病。

【注意】

① 给药后动物可能会出现轻微的粪便软化、排便次数增多、短暂的食欲不振或腹泻等症状，停药后恢复正常。

② 过量使用本品可能引起动物相对增重率下降。

③ 在正常剂量下，本品对存在于肝组织中的未成熟吸虫没有活性。

【用法与用量】 以羟氯扎胺计。内服：一次量，每 1kg 体重，牛 100mg。

【最大残留限量】 残留标志物：羟氯扎胺。

牛：肌肉、脂肪 $20\mu g/kg$，肾脏 $100\mu g/kg$，肝脏 $500\mu g/kg$，奶 $10\mu g/kg$。

【制剂与规格及休药期】 羟氯扎胺混悬液 ① 100mL：3.4g；② 250mL：8.5g；③ 500mL：17.0g。牛 28 日；弃奶期 72h。

四、抗血吸虫药

对人和动物危害严重的血吸虫有日本分体吸虫、曼氏分体吸虫和埃及分体吸虫。我国曾广泛流行的为日本分体吸虫。血吸虫病是人畜共患病，由于疫区内水源污染，故耕牛患病率也颇高，病牛虽无严重临床症状，但血吸虫能在牛体内发育产卵，随粪便排出而污染环境，对人体形成很大威胁，故防治耕牛血吸虫病是彻底消灭人血吸虫病的重要组成部分，当然还必须采取综合防治措施，如加强粪便管理、灭螺、安全放牧以及药物治疗等才能获得满意的效果。

医学临床上传统使用的抗血吸虫药——酒石酸锑钾，20世纪70年代曾试用于耕牛，由于静脉注射毒性太大，而无推广意义。硝硫氰酯、六氯对二甲苯以及次没食子酸锑钠等药物也具有抗血吸虫作用，我国兽医临床批准的主要是吡喹酮，可参考抗绦虫有关章节。

第二节　抗原虫药

畜禽原虫病是由单细胞原生动物引起的一类寄生虫病。目前已被发现的原生动物约有65000种，但其中仅极少数能引起人类、畜禽以及犬猫等的原虫病。临床上能引起畜禽、犬猫等发病的原虫主要有球虫、蓝氏贾第鞭毛虫、隐孢子虫、滴虫、梨形虫、弓形虫、锥虫、利什曼虫和阿米巴原虫等，此外还有少数原虫包括刚地弓形虫、小隐孢子虫、利什曼原虫和克氏锥虫等能引起人畜共患原虫病。原虫病多呈季节性和地区性流行，亦能散在性发生。原虫病中尤其以鸡、兔、牛和羊的球虫病最为普遍，且危害最大、流行最广，可造成大批畜禽死亡。抗原虫药主要分为抗球虫药、抗锥虫药、抗梨形虫药和抗滴虫药。

一、抗球虫药

球虫是一种广泛分布的寄生在胆管和肠道上皮细胞内的原虫。大多数动物都可能发生球虫的寄生。在兽医学上具有重要临床意义的球虫有艾美耳属（Eimeria）球虫和等孢属（Isospora）球虫两大类。前者广泛寄生于家畜、家禽，后者主要寄生于人、犬、猫及肉食动物。危害性最大是雏鸡和幼兔的球虫病，以消瘦、贫血、下痢、便血为主要临床特征，严重危害雏鸡、幼兔等的生长发育（影响生产性能，如降低增重率、饲料报酬等），并可引起动物大量死亡（死亡率甚至可超过80%），给生产造成重大经济损失。对于以上球虫病的危害，使用抗球虫药是综合防治措施的重要手段之一。为了合理使用抗球虫药，应了解球虫的生殖周期、球虫病的发病规律以及抗球虫药的特点。

1. 球虫的种类及其生殖周期

球虫的种类繁多，现已明确的有9种鸡球虫和14种兔球虫，它们的致病力和致病部位各有差异。例如，最常见的艾美耳属球虫，包括柔嫩艾美耳球虫、毒害艾美耳球虫、堆型艾美耳球虫、巨型艾美耳球虫和布氏艾美耳球虫等。所有的球虫在宿主体内外均有一定的生活周期，以鸡柔嫩艾美耳球虫为例，它包括两个无性周期（共约4.5日）和一个有性周期（2日），孢子生殖在宿主体外形成孢子化卵囊需1日以上，其总的生活周期至少为7日。临床上通常在发病第5日时出现下痢、便血等临床症状。

2. 抗球虫药的种类及其作用峰期

抗球虫药有多种，可分为抑球虫药和杀球虫药两大类。前者仅能抑制球虫的发育，后者对球虫生活周期的很多阶段都有杀灭作用，但二者之间很难区分，随用药时间、剂量与球虫的种类不同，同一药物有时呈杀虫效果，有时仅呈现抑虫效应。抗球虫药不仅能作用于球虫生活周期中的裂殖生殖阶段（子孢子、裂殖子），也能作用于配子生殖阶段（配子、合子）以抑制或停止其发育，少数抗球虫药物还能作用于排出的卵囊孢子形成期，但仅有极少数药物能在实验条件下影响球虫的脱囊期。

抗球虫药的杀虫效力与其作用峰期相关。抗球虫药的作用峰期是指药物对球虫发育起作用的主要阶段，其对临床选择抗球虫药具有重要指导意义。一般作用峰期在感染后第 1～2日的药物，其抗球虫作用较弱，多用作预防和早期治疗；而作用峰期在感染后第 3～4 日的药物，其抗球虫作用较强，多作为治疗用药，例如常用作治疗性的药物有尼卡巴嗪、托曲珠利、地克珠利、磺胺氯吡嗪、磺胺喹噁啉、磺胺二甲嘧啶、二硝托胺等。但在临床实际用药过程中，应该重视预防用药而非过分依赖于急性治疗作用。目前常使用的抗球虫药物多数是在早期阶段（即无性生殖阶段）抑杀球虫发育，一般雏鸡感染球虫开始大约先进行 4 日的无性生殖，待出现血便时，球虫的发育已基本完成无性生殖而开始进入有性生殖阶段，此时用药为时已晚，因此必须在感染后前 4 日使用合适的抗球虫药方能奏效。在鸡感染球虫 5 日后已出现血便的情况下用药，很难取得好的治疗效果。

除了以上需注意抗球虫药的作用峰期外，由于临床出现的球虫病多为混合感染，即在不同鸡场的主要致病虫种并不相同，这也是抗球虫药防治效果有时较差的主要原因之一。例如，氨丙啉对鸡柔嫩艾美耳球虫和毒害艾美耳球虫均有高效，但对堆型艾美耳球虫、巨型艾美耳球虫、布氏艾美耳球虫和兔（斯氏）艾美耳球虫无效；离子载体类抗生素（如莫能菌素、马度米星、盐霉素、拉沙洛西等）对毒害艾美耳球虫、布氏艾美耳球虫作用最强，但对柔嫩艾美耳球虫、堆型艾美耳球虫、巨型艾美耳球虫作用有限；氯苯胍对兔的大多数球虫高效，但对兔肠艾美耳球虫和黄色艾美耳球虫的效果极差。

3. 球虫的耐药性问题

目前在世界各地，几乎所有的抗球虫药都出现了耐药虫株，而且日趋严重，这已成为制约家禽养殖业发展的主要障碍之一。球虫的耐药性产生主要由于长期反复使用单一的抗球虫药物，也取决于药物作用的类型，球虫的交叉耐药性主要发生于作用机制相同的同类药物。耐药性产生最快的药物是喹啉类和氟嘌呤，其次为氯羟吡啶、磺胺药、氯苯胍、氨丙啉、球痢灵和尼卡巴嗪等，均只需数周到数月，而耐药性发生最慢的为聚醚类离子载体抗生素，甚至连续使用数年后才产生耐药性。

4. 抗球虫药对球虫免疫力的影响

一般成年家禽很少表现有球虫病症状，这是由于带虫免疫和年龄免疫所致。从我国生产实际现状来看，建立无球虫畜禽群很不现实，而依靠抗球虫药来进行彻底的防治，又将增加养殖成本并导致一系列不良后果，如耐药性和兽药残留等问题。因此，有专家建议借助免疫学手段来进行球虫病的控制具有现实意义。已证实，少量卵囊感染对机体可产生一定的抗球虫免疫力。在选择抗球虫药时，除需要具有高效、低毒等优点外，应重视与注意不能影响机体对球虫免疫力的产生，否则即使防治球虫病暂时获得了成功，很可能因为宿主免疫力的破坏或丧失而招致下一轮更严重的球虫病暴发。在目前常用的抗球虫药中，对球虫生殖周期发育第 1～2 日（子孢子～第 1 代裂殖体）产生作用高峰期的氯羟吡啶、喹诺啉类和聚醚类离子载体抗生素等能明显影响球虫免疫力的产生，而作用峰期在第 4 日（第 3 代裂殖体）的磺胺类药及其增效剂，则不影响机体免疫力。

抗球虫药对鸡柔嫩艾美耳球虫免疫力影响的相关研究结果显示：莫能菌素（120mg/kg，以饲料浓度计，下同）、盐霉素（80mg/kg）和拉沙洛西钠（75mg/kg）能严重抑制免疫力的产生；莫能菌素（100mg/kg）、癸氧喹酯（30mg/kg）、氯羟吡啶（125mg/kg）能明显抑制免疫力的产生；氟嘌呤（70mg/kg）、尼卡巴嗪（125mg/kg）、氨丙啉（125mg/kg）能轻度抑制免疫力的产生；而氯苯胍（33mg/kg）、球痢灵（125mg/kg）、硝氯苯酰胺（250mg/kg）和磺胺类药物等对免疫力的产生无影响。一般认为，对于短期上市的肉用仔鸡，使用对免疫力有影响的抗球虫药时，均应连续用药而不可贸然停药。

5. 抗球虫药的预防和治疗用药方法

抗球虫药的预防和治疗用药，重点在于尽量避免耐药性的产生，以期获得高效的抗球虫活性。为了避免球虫产生耐药性，在实际生产中可采用以下三种用药方法，即轮换用药、穿梭用药或联合用药。轮换用药是季节性地或不同饲养期地合理变换用药，如每隔3个月、半年或一个肉鸡饲养期结束后，或每一批肉鸡全期用某一种抗球虫药，再在饲养第二批肉鸡时更换另一类抗球虫药。穿梭用药指在同一个肉鸡饲养周期内的不同时间阶段，换用两种或三种不同性质的抗球虫药，例如开始雏鸡阶段使用聚醚类离子载体抗生素，生长期时使用地克珠利等化学合成类抗球虫药。一般来说，养鸡场至少每隔6个月需要更换抗球虫药一次。穿梭用药与轮换用药应注意前后更换的抗球虫药不能属于同一类药物，且其活性作用峰期应不同。联合用药是指同一饲养周期内合用两种或两种以上的抗球虫药，通过药物的协同作用扩大杀虫谱、增强药效和减少药量，以延缓耐药虫株的产生。

对于繁殖用鸡群或产蛋鸡群，在育雏期间不适合应用传统的抗球虫药，对于这些生活周期长的鸡群，增强免疫力更为重要。一个值得推广的用药方案是用一种抗球虫药，以低浓度连续饲喂6～22周后停药。目的是容许雏鸡轻度感染球虫，以提高自身免疫力。

本节重点介绍的常见抗球虫药物包括以下几类：

（1）聚醚类离子载体抗生素　莫能菌素、盐霉素、甲基盐霉素、拉沙洛西、马度米星铵、赛杜霉素、海南霉素。

（2）三嗪类　地克珠利、托曲珠利。

（3）二硝基类　尼卡巴嗪、二硝托胺。

（4）磺胺类药物　磺胺喹噁啉、磺胺二甲嘧啶、磺胺氯吡嗪。

（5）喹啉类　癸氧喹酯。

（6）其它类　氨丙啉、乙氧酰胺苯甲酯、氯羟吡啶、盐酸氯苯胍、氢溴酸常山酮。

（一）聚醚类离子载体抗生素

莫能菌素
Monensin

莫能菌素是由肉桂地链霉菌（*Streptomyces cinnamonensis*）培养液中提取的聚醚类离子载体抗生素。

【性状】常用莫能菌素钠盐，微白色至微黄橙色粉末。本品在甲醇、乙醇、氯仿中易溶，在苯、丙酮、四氯化碳中可溶，在水中不溶。

【药理】

（1）药效学　莫能菌素为聚醚类离子载体抗生素的代表性药物，其抗球虫作用机制是通过兴奋球虫子孢子的 Na^+-K^+-ATP 酶，使子孢子 Na^+ 浓度增加，Na^+ 增加势必导致 Cl^- 增加，从而使子孢子吸水肿胀和空泡化。由于球虫无渗透调节细胞器，其内部渗透压的改变会对球虫产生不良影响。此外，由于 Na^+-K^+ 泵的兴奋，导致 ATP 消耗增加。莫能菌素不仅对球虫的细胞外子孢子、裂殖子以及细胞内的子孢子均有抑杀作用，甚至对球虫的配子生殖期也有影响。莫能菌素对产气荚膜芽孢梭菌亦有一定的抑杀作用，可防止球虫病引起坏死性肠炎的继发感染。

（2）药动学 莫能菌素在正常家禽和牛的肠道内吸收极少，其经粪便排泄的原形药物及代谢产物约占给药量的99%。应用^{14}C标记的莫能菌素在牛和大鼠体内的代谢试验结果表明，极少被吸收的莫能菌素大多数是在组织中被代谢成多种代谢物，其经粪便排泄的6种代谢物与肝脏代谢物相同。

【用途】用于防治鸡球虫病；辅助缓解奶牛酮病症状，提高产奶量。莫能菌素抗球虫谱较广，对鸡的柔嫩、堆型、布氏、毒害和巨型等艾美耳球虫均有高效。此外，对火鸡腺艾美耳球虫感染，鹌鹑的分散艾美耳球虫感染亦有高效。

【药物相互作用】

① 莫能菌素不宜与其它抗球虫药并用，否则易使毒性增强。

② 由于泰妙菌素能明显影响莫能菌素的代谢，可导致雏鸡体重减轻，甚至中毒死亡，因此，在应用泰妙菌素的前后7日内，禁止使用莫能菌素。

【注意事项】

① 本品毒性较大，存在明显的种属差异，尤其对马属动物的毒性最大，应禁用。10周以上火鸡、珍珠鸡及鸟类亦因较敏感而不宜应用。

② 高剂量（120mg/kg饲料浓度）莫能菌素对鸡球虫的免疫力具有明显的抑制效应，但停药后即可恢复。因此，对肉鸡应连续使用而不能间断，而对蛋雏鸡建议以较低浓度（90～100mg/kg饲料浓度）或短期轮换给药为好。

③ 本品常采用预混剂形式添加，用药时应仔细按莫能菌素含量进行精确计算。

④ 蛋鸡产蛋期与超过16周龄的肉鸡禁用。

⑤ 搅拌配料时，避免与皮肤、眼睛接触。

【用法与用量】莫能菌素预混剂：以莫能菌素计，混饲，每1000kg饲料，鸡90～110g；奶牛（泌乳期添加），一日量，每头0.15～0.45g。

【最大残留限量】残留标志物：莫能菌素。

牛、羊：肌肉10μg/kg，脂肪100μg/kg，肾10μg/kg。牛：肝100μg/kg，奶2μg/kg。羊：肝20μg/kg。鸡、火鸡、鹌鹑：肌肉10μg/kg，脂肪100μg/kg，肝、肾10μg/kg。

【制剂与规格及休药期】

莫能菌素预混剂（国内）①100g：10g（1000万单位）；②100g：20g（2000万单位）；③100g：40g（4000万单位）。鸡5日。

莫能菌素预混剂（进口）100g：20g（2000万单位）。鸡5日。

盐霉素
Salinomycin

盐霉素是由白色链霉菌（*Streptomyces albus*）的培养液中提取的聚醚类离子载体抗生素。

【性状】常用其钠盐，为白色或淡黄色结晶性粉末，微有特异臭味。本品在甲醇、乙醇、丙酮、乙醚、氯仿中易溶，在正己烷中微溶，在水中不溶。

【药理】

（1）药效学 盐霉素的抗球虫作用机制同莫能菌素，抗球虫效力与莫能菌素相似。其抗虫谱较广，对鸡柔嫩、毒害、堆型、巨型、布氏及和缓艾美耳球虫均有较好效果。盐霉素对鸡球虫的子孢子以及第 1 代、第 2 代无性周期子孢子、裂殖子均有明显作用。亦可用作猪促生长剂，但安全范围较窄，在临床上使用受到一定限制。

（2）药动学　鸡经内服[14]C 标记的盐霉素，在消化道内吸收极少。在肝、肾、小肠中含量较高，在其它组织中含量极微。盐霉素在肝脏中代谢迅速，并由小肠分泌经粪便排出体外，一般在给药 48h 后的排泄率为 94.6%，72h 超过 97%。

【用途】

（1）家禽　兽医临床上盐霉素主用于预防鸡球虫病。以病变、死亡率、增重率及饲料报酬率作为判断标准时，其防治效果大致与莫能菌素、常山酮等相同。盐霉素对鹌鹑的分散、莱泰（E. lettyae）艾美耳球虫效果良好。

（2）猪　由于盐霉素对革兰氏阳性厌氧菌有明显的抑制作用，因而对家畜有一定的促生长效果。对猪的应用试验表明，4 月龄以内仔猪按 30～60mg/kg 饲料浓度，4～6 月龄仔猪按 15～30mg/kg 饲料浓度，经连续饲喂可明显改善饲料报酬率和促进生长。

【药物相互作用】

① 盐霉素禁与其它类抗球虫药合并使用，否则增加毒性甚至出现死亡。

② 禁与泰妙菌素并用，因为泰妙菌素能阻止盐霉素的代谢而导致体重出现减轻，甚至死亡。必须应用时，至少应间隔 7 日。

【注意事项】

① 本品的毒性比莫能菌素强，按 80mg/kg 饲料浓度饲喂雏鸡即可出现采食减少，影响增重。在使用预混剂时须精确计量有效成分。

② 马及马属动物对盐霉素极敏感，应避免摄入；成年火鸡及鸭亦较敏感而不宜应用。

③ 高剂量（80mg/kg）盐霉素，可抑制宿主对球虫免疫力的产生。

④ 蛋鸡产蛋期禁用。

【用法与用量】盐霉素预混剂、盐霉素钠预混剂：以盐霉素计，混饲，每 1000kg 饲料，鸡 60g。

【最大残留限量】残留标志物：盐霉素。

鸡：肌肉 600μg/kg，皮＋脂 1200μg/kg，肝 1800μg/kg。

【制剂与规格及休药期】

盐霉素预混剂　①100g：10g（1000 万单位）；②100g：12g（1200 万单位）；③100g：24g（2400 万单位）。鸡 5 日。

盐霉素钠预混剂　①100g：10g（1000 万单位）；②500g：50g（5000 万单位）。鸡 5 日。

甲基盐霉素
Narasin

甲基盐霉素是从生金色链霉菌（Streptomyces aureo faciens）培养液中提取的聚醚类离子载体抗生素。

【性状】本品为白色或浅黄色结晶性粉末；在乙醇、丙酮、二甲基亚砜、苯、氯仿、乙酸乙酯中易溶，在水中不溶。

【药理】甲基盐霉素是在盐霉素的化学结构上增加一个甲基基团，故称为甲基盐霉素。其抗球虫机制和效应与盐霉素大致相同。

【用途】甲基盐霉素对肉鸡的堆型、布氏、巨型、毒害艾美耳球虫的预防效果有明显差异，甲基盐霉素在 40mg/kg 剂量时对堆型、巨型艾美耳球虫能产生良好的抗球虫效果；在 60mg/kg 剂量时才能对毒害艾美耳球虫有效；在 80mg/kg 剂量时对布氏艾美耳球虫才能发挥药效。

【药物相互作用】

① 国外有甲基盐霉素（8%）与尼卡巴嗪（8%）组成的复方预混剂，该复方制剂能降低两者的用药量和维持有效的抗球虫效应，但在热应激时可能会提高肉鸡的死亡率。

② 本品禁与泰妙菌素并用，否则会使毒性增强。

【注意事项】

① 本品毒性比盐霉素更强，对鸡的安全范围较窄，用药时必须精确计量，并应根据用药效果调整用药浓度。

② 马及马属动物对甲基盐霉素极为敏感；火鸡及其它鸟类亦不宜应用。

③ 本品仅限用于肉鸡，蛋鸡产蛋期禁用。

④ 本品对鱼类的毒性较大，喂药鸡粪便及残留药物的用具，不可污染养鱼水源。

【用法与用量】

甲基盐霉素预混剂：以甲基盐霉素计，混饲，每 1000kg 饲料，鸡 60～80g。

甲基盐霉素尼卡巴嗪复方预混剂：以本品计，混饲，每 1000kg 饲料，鸡 375～625g。

【最大残留限量】残留标志物：甲基盐霉素 A。

牛、猪：肌肉 $15\mu g/kg$，脂肪 $50\mu g/kg$，肝 $50\mu g/kg$，肾 $15\mu g/kg$。鸡：肌肉 $15\mu g/kg$，皮＋脂 $50\mu g/kg$，肝 $50\mu g/kg$，肾 $15\mu g/kg$。

【制剂与规格及休药期】

甲基盐霉素预混剂　10%。鸡 5 日。

甲基盐霉素尼卡巴嗪预混剂　100g：甲基盐霉素 8g＋尼卡巴嗪 8g。鸡 5 日，猪 3 日。

拉沙洛西
Lasalocid

拉沙洛西又称拉沙洛菌素，是从拉沙链霉菌（*Streptomyces lasaliensis*）的发酵产物中分离而得。一般用其钠盐。

【性状】本品为白色或类白色粉末。在甲醇、乙醚中易溶，在水中不溶。

【药理】拉沙洛西属双价聚醚类离子载体抗生素，除用于鸡球虫病外，还可用于火鸡、羔羊和犊牛球虫病的防治。拉沙洛西的抗球虫机制与莫能菌素相似，但具有不同的离子亲和力，可捕获或释放双价阳离子（莫能菌素为单价阳离子）。本品对球虫子孢子以及第 1 代、第 2 代无性周期的子孢子、裂殖子均有明显抑杀作用。

【用途】本品为广谱高效抗球虫药，除对堆型艾美耳球虫作用稍差外，对鸡柔嫩、毒害、巨型、和缓等艾美耳球虫的抗球虫效应，甚至超过同类的莫能菌素和盐霉素。拉沙洛西在 75～110mg/kg 饲料浓度下能获得良好的增重率与饲料报酬率。

拉沙洛西是美国 FDA 批准用于绵羊球虫病的两种药物之一（另一种为磺胺喹噁啉）。绵羊按每天每头 15～70mg 剂量给药，能有效地预防绵羊艾美耳球虫病、槌形艾美耳球虫病、类绵羊艾美耳球虫病、小艾美耳球虫病和错乱艾美耳球虫病。此外，拉沙洛西对水禽、火鸡、犊牛球虫病也有明显效果。拉沙洛西的另一优点是，它可与包括泰妙菌素在内的其它促生长剂并用，且其增重效果优于单独用药。

【注意事项】

① 本品在应用上比莫能菌素、盐霉素安全，但马属动物仍极敏感，应避免接触。

② 在实际应用时为获得最佳疗效，应根据球虫的感染严重程度及时调整用药浓度。

③ 在 75mg/kg 饲料浓度时，能严重抑制宿主对球虫的免疫力产生，在应用过程中停药易暴发更严重的球虫病。

④ 高剂量下能增加潮湿鸡舍中雏鸡的热应激反应，死亡率增高。有时能使鸡体内水分排泄明显增加，从而导致垫料潮湿。

⑤ 严格按规定剂量用药。当饲料中药物浓度超过 150mg/kg 时，会导致生长抑制和动物中毒。蛋鸡产蛋期禁用。

【用法与用量】 拉沙洛西钠预混剂：以拉沙洛西钠计，混饲，每 1000kg 饲料，鸡 75~125g。

【最大残留限量】 残留标志物：拉沙洛西。

牛、兔：肝 700μg/kg。鸡：皮＋脂 1200μg/kg，肝 400μg/kg。火鸡：皮＋脂、肝 400μg/kg。羊：肝 1000μg/kg。

【制剂与规格及休药期】 拉沙洛西钠预混剂　①100g：15g；②100g：20g。鸡 3 日。

马度米星铵
Maduramicin Ammonium

马度米星又叫马杜霉素，系由马杜拉放线菌（*Actinomadura yumaense*）培养液中提取的聚醚类离子载体抗生素。

【性状】 本品为白色或类白色结晶性粉末，有微臭。在甲醇、乙醇或氯仿中易溶，在丙酮中略溶，在水中不溶。

【药理】

（1）药效学　其属单价糖苷聚醚类离子载体抗生素，是目前抗球虫作用最强、用药浓度最低的聚醚类抗球虫药，广泛用于肉鸡的球虫病。抗球虫机制与莫能菌素相同。马度米星对球虫早期子孢子、滋养体以及第 1 代裂殖体均有抑杀作用。

（2）药动学　马度米星铵在肉鸡按 5mg/kg 饲料浓度，停喂后在体内消除快，在肝、肾、肌肉、皮肤、脂肪等组织中的消除半衰期为 24h 左右。

【用途】 主要用于肉鸡球虫病，对鸡巨型、毒害、柔嫩、堆型和布氏艾美耳球虫均有良好的抑杀效果，其抗球虫效果优于莫能菌素、盐霉素、甲基盐霉素等。

【注意事项】

① 本品毒性较大，除肉鸡外禁用于其它动物。但对肉鸡的安全范围很窄，超过 6mg/kg 饲料浓度能明显抑制肉鸡生长，8mg/kg 饲料浓度即能使部分鸡发生脱羽现象。按 2 倍治疗浓度（10mg/kg）即可引起雏鸡中毒死亡。用药时必须精确计算用药量并充分搅拌均匀。

② 饲喂马度米星铵的鸡的粪便，不可再加工作为动物饲料，否则会引动物中毒死亡。

③ 产蛋鸡禁用，种鸡禁用。

【用法与用量】

马度米星铵预混剂：以马度米星铵计，混饲，每 1000kg 饲料，肉鸡 5g。

复方马度米星铵预混剂：以本品计，混饲，每 1000kg 饲料，肉鸡 500g，连用 5~7 日。

马度米星铵尼卡巴嗪预混剂：以本品计，混饲，每 1000kg 饲料，肉鸡 500g，连用 5~7 日。

【最大残留限量】 残留标志物：马度米星铵。

鸡：肌肉 240μg/kg，脂肪、皮 480μg/kg，肝 720μg/kg。

【制剂与规格及休药期】

马度米星铵预混剂　①1％；②10％。鸡 7 日。

复方马度米星铵预混剂　100g：马度米星 0.75g＋尼卡巴嗪 8g。鸡 7 日。

马度米星铵尼卡巴嗪预混剂　500g：马度米星 2.5g＋尼卡巴嗪 62.5g。鸡 7 日。

赛杜霉素
Semduramicin

赛杜霉素是由变种的玫瑰红马杜拉放线菌（*Actinomadura rosaorufa*）培养液中提取后，再经过结构改造而获得的半合成类抗生素。

【药理】其属单价糖苷聚醚类离子载体半合成抗生素，为最新型的聚醚类抗生素。其抗球虫机制同莫能菌素。本品对球虫子孢子以及第 1 代、第 2 代无性周期的子孢子，裂殖子均有抑杀作用。

【用途】本品主要用于预防肉鸡球虫病，对鸡堆型、巨型、布氏、柔嫩、和缓艾美耳球虫均有良好抑杀效果，对其它非离子载体类抗球虫药产生耐药的球虫株对本品亦敏感。赛杜霉素还具有提高增重与饲料转化率的作用。

【注意事项】主要用于肉鸡，禁用于蛋鸡产蛋期及其它动物。

【用法与用量】赛杜霉素钠预混剂：以赛杜霉素钠计，混饲，每 1000kg 饲料，肉鸡 25g。

【最大残留限量】残留标志物：赛杜霉素

鸡：肌肉 130μg/kg，肝 400μg/kg。

【制剂与规格及休药期】赛杜霉素钠预混剂　100g：5g（500 万单位）。鸡 5 日。

海南霉素
Hainanmycin

海南霉素是由我国海南岛土壤中分离的一种稠李链霉菌东方变种（*Streptomyces padanus Var, dangfangeusls*）培养液中提取的聚醚类离子载体抗生素。

【性状】本品为白色或类白色粉末，无臭。在甲醇、乙醇或氯仿中极易溶解，在丙酮、乙酸乙酯或苯中易溶，在石油醚中极微溶解，在水中不溶。

【药理】其属单价糖苷离子载体抗生素，为我国独创的一种聚醚类抗球虫药。海南霉素为弱酸性离子载体药物，对 K^+ 有高度选择性，诱导虫体被动失 K^+，引起 ATP 大量水解，离子输送系统破坏，导致虫体细胞内蛋白质合成停止，从而杀灭虫体。

【用途】本品对鸡柔嫩、毒害、巨型、堆型、和缓艾美耳球虫等均有一定的抗球虫效果，其卵囊值、血便及病变值均优于盐霉素，但增重率低于盐霉素。

【注意事项】

① 本品是聚醚类抗生素中毒性最大的一种抗球虫药，治疗浓度即能明显影响增重。估计对人及其它动物的毒性更大（小鼠经口 LD_{50} 仅为 1.8mg/kg），应用时需加强防护措施，喂药后鸡粪便不能加工成饲料，更不能污染水源。

② 本品仅用于肉鸡，禁用于蛋鸡产蛋期及其它动物。

③ 禁与其它类抗球虫药物合用。

【用法与用量】 海南霉素钠预混剂：以海南霉素计，混饲，每 1000kg 饲料，肉鸡 5～7.5g。

【制剂与规格及休药期】 海南霉素钠预混剂　①100g：海南霉素 1g（100 万单位）；②100g：海南霉素 2g（200 万单位）。鸡 7 日。

（二）三嗪类

地克珠利
Diclazuril

本品化学名为氯嗪苯乙氰，属均三嗪类新型广谱抗球虫药。

【性状】 本品为类白色或淡黄色粉末，几乎无臭。在二甲基甲酰胺中略溶，在四氢呋喃中微溶，在水、乙醇中几乎不溶。

【药理】 其属三嗪苯乙腈化合物，为新型、高效、低毒抗球虫药，广泛用于鸡球虫病的治疗。地克珠利对球虫的主要作用峰期随球虫的种属不同而不同，例如对柔嫩艾美耳球虫主要作用在第 2 代裂殖体球虫的有性周期，但对巨型、布氏艾美耳球虫的裂殖体则无效；对巨型艾美耳球虫作用峰期在球虫的合子阶段，对布氏艾美耳球虫小配子体阶段则有高效。地克珠利对形成孢子化的卵囊亦有抑制作用。

【用途】

（1）家禽　地克珠利对鸡的柔嫩、堆型、毒害、布氏、巨型艾美耳球虫的抗球虫作用极好，除能有效地控制盲肠球虫的发生和鸡的死亡外，也能使病鸡的球虫卵囊全部消失。地克珠利对和缓艾美耳球虫亦有高效。一般来说，地克珠利对球虫的防治效果要大大优于其它常用的非载体类抗球虫药和莫能菌素等离子载体抗球虫药。已有试验证明，对氟嘌呤、氯羟吡啶、常山酮、氯苯胍、莫能菌素等药物耐药的柔嫩艾美耳球虫，对地克珠利仍敏感。在实际应用过程中，地克珠利按 1mg/kg 饲料浓度能有效控制鸭球虫病，其效果甚至超过聚醚类离子载体抗生素。该剂量亦可有效地防治火鸡的腺艾美耳球虫、火鸡艾美耳球虫、孔雀艾美耳球虫和分散艾美耳球虫的感染。

（2）家兔　地克珠利按 1mg/kg 饲料浓度对家兔的肝脏球虫和肠球虫具有高效抵抗作用。

【注意事项】

① 本品很易引起球虫耐药性的产生，可与同类的托曲珠利出现交叉耐药性，因此连续应用地克珠利不得超过 6 个月。在采取轮换用药时，不可应用同类药物如托曲珠利。

② 抗球虫作用时间短暂，停药 1 天后作用基本消失。肉鸡必须连续用药以防止球虫病再度暴发。地克珠利的用药浓度极低，饲料药物浓度的容许变动值在 0.8～1.2mg/kg 之间，在混饲给药时必须充分拌匀，否则影响疗效。

③ 地克珠利饮水剂型在经混饮给药时，其水溶液的稳定期仅约 4h，宜现用现配。

④ 产蛋供人食用的家禽，在产蛋期不得使用。

【用法与用量】

地克珠利预混剂：以地克珠利计，混饲，每 1000kg 饲料，禽、兔 1g。

地克珠利颗粒：以地克珠利计，混饮，每 1L 水，鸡 1.7～3.4mg。

地克珠利溶液：以本品计，混饮，每 1L 饮水，鸡 0.1～0.2mL。

地克珠利预混剂（水产用）：以地克珠利计，拌饵投喂，一日量，每 1kg 体重，鱼 2～2.5mg，连用 5～7 天。

【最大残留限量】 残留标志物：地克珠利。

绵羊、兔：肌肉 $500\mu g/kg$，脂肪 $1000\mu g/kg$，肝 $3000\mu g/kg$，肾 $2000\mu g/kg$。家禽（产蛋期禁用）：肌肉 $500\mu g/kg$，皮＋脂 $1000\mu g/kg$，肝 $3000\mu g/kg$，肾 $2000\mu g/kg$。

【制剂与规格及休药期】

地克珠利预混剂 ①0.2%；②0.5%；③5%。鸡 5 日。

地克珠利颗粒 100g：1g。肉鸡 5 日。

地克珠利溶液 0.5%。鸡 5 日。

地克珠利预混剂（水产用） ①100g：0.2g；②100g：0.5g。鱼 500 度日。

托曲珠利
Toltrazuril

本品又名甲苯三嗪酮，属均三嗪类新型广谱抗球虫药。

【性状】 本品为白色或类白色结晶性粉末，无臭。在乙酸乙酯或二氯甲烷中溶解，在甲醇中略溶，在水中不溶。

【药理】 本品主要作用于球虫的裂殖生殖和配子生殖的各个阶段。对鸡的堆型、毒害、布氏、巨型、和缓、柔嫩艾美耳球虫和火鸡腺艾美耳球虫、大艾美耳球虫、小艾美耳球虫等以及鹅的鹅艾美耳球虫、截形艾美耳球虫均有良好的抑杀效应。

(1) 药效学 具有广谱抗球虫活性，广泛用于鸡球虫病。对球虫的作用部位十分广泛，对球虫两个无性周期均有作用，如抑制裂殖体、小配子体的核分裂和小配子体的壁形成。其抗球虫机制是干扰球虫细胞核分裂和线粒体工作，影响虫体的呼吸和代谢功能，能使球虫细胞内质网膨大而发生严重的空泡化致球虫死亡。

(2) 药动学 家禽内服托曲珠利后，约 50% 的药物被吸收，药物主要分布于肝脏、肾脏，但迅速被代谢成砜类化合物。药物在鸡体内的半衰期约为 2 日。有研究证实，托曲珠利在鸡可食用组织中的残留时间很长，停药 24 日后在胸肌中仍能测出残留药物。犊牛口服用药后 120h，血浆中药物浓度达到最大血药浓度，消除半衰期为 154h。仔猪口服用药后 48h 血药浓度达最高值，消除半衰期为 148.2h。

【用途】 用于防治鸡、仔猪和犊牛的球虫病。

(1) 家禽 用于鸡、火鸡、鹅、鸽等球虫病的治疗，而且对其它抗球虫药耐药的虫株对本品也很敏感。试验证实，一次内服 7mg/kg 或以 25mg/kg 混饮浓度连续饮用 48h，可有效地防治鸡球虫病，使球虫卵囊全部消失且不影响雏鸡的生长发育以及对球虫免疫力的产生。

(2) 哺乳动物 对哺乳动物的球虫、住肉孢子虫和弓形虫感染等有效。羔羊一次内服 20mg/kg，或按托曲珠利 10～15mg/kg 混饲给药，能有效地防治羔羊的球虫病。兔按 10～15mg/kg 混饲给药对兔肝球虫和肠球虫效果佳。亦用于预防仔猪和犊牛的球虫病。

【注意事项】

① 连续使用易使球虫产生耐药性，与地克珠利存在交叉耐药性现象。建议连续应用不得超过 6 个月。

② 托曲珠利在水溶液中不稳定，宜现配现用，并在短时间内饮服完毕。

③ 托曲珠利的主要代谢产物为托曲珠利砜，该成分稳定（半衰期＞1 年）而且能溶于土壤中，该成分对植物有毒性。对用药后牛的粪便，应用至少 3 倍重量的未用药牛粪便进行稀释后才能排放到土壤中。

④ 蛋鸡产蛋期禁用，动物泌乳期禁用。

【用法与用量】

托曲珠利溶液：以托曲珠利计。混饮，鸡每1L饮水，25mg，一日1次，连用2日。

托曲珠利混悬液：以托曲珠利计。内服，一次量，犊牛，每1kg体重15mg；3～5日龄的仔猪，每1kg体重20mg。

托曲珠利内服混悬液：以托曲珠利计。内服，一次量，每1kg体重，3～5日龄仔猪20mg。

【最大残留限量】 残留标志物：托曲珠利砜。

家禽（产蛋期禁用）：肌肉100μg/kg，皮＋脂200μg/kg，肝600μg/kg，肾400μg/kg。所有哺乳类食品动物（泌乳期禁用）：肌肉100μg/kg，脂肪150μg/kg，肝500μg/kg，肾250μg/kg。

【制剂与规格及休药期】

托曲珠利溶液　①100mL：2.5g；②1000mL：25g。鸡16日。

托曲珠利混悬液　按$C_{18}H_{14}F_3N_3O_4S$计，5%。犊牛63日，仔猪77日。

托曲珠利内服混悬液　按$C_{18}H_{14}F_3N_3O_4S$计，①250mL：12.5g；②1000mL：50.0g。猪77日。

（三）二硝基类

尼卡巴嗪
Nicarbazin

【性状】 本品为黄色或黄绿色粉末，无臭，稍具异味。在二甲基甲酰胺中微溶，在水、乙醇、乙酸乙酯、氯仿、乙醚中不溶。

【药理】 本品为二硝基均二苯脲和羟基二甲基嘧啶复合物。广泛用于肉鸡、火鸡球虫病的预防。主要抑制第二个无性增殖期裂殖体的生长繁殖，其作用峰期在感染后第4日。尼卡巴嗪的上述两种复合物成分均能分别由家禽消化道吸收，并广泛分布于组织及体液中。

【用途】 主要用于预防鸡柔嫩艾美耳球虫（盲肠球虫），堆型、巨型、毒害、布氏艾美耳球虫（小肠球虫）等。据试验，鸡在感染球虫后48h内及时应用尼卡巴嗪，能有效地抑制球虫发育。若感染超过72h再用药，则效果明显降低。应用尼卡巴嗪的推荐剂量对机体产生球虫免疫力的影响很少或没有影响。对氨丙啉产生耐药性的球虫，使用尼卡巴嗪仍然有效。

【注意事项】

① 主要用作预防用药，但鸡群大量接触感染性卵囊而暴发球虫病时，应迅速改为其它治疗性用药，即疗效更强的其它药物（如托曲珠利、磺胺类药等）。

② 禁用于产蛋鸡与种鸡，能使蛋鸡的产蛋率、受精率及蛋的品质下降和棕色蛋壳色泽变浅。

③ 本品对雏鸡有潜在的生长抑制效应，不宜用于5周龄以下幼鸡。

④ 本品具有热应激效应，在天气炎热期间，当鸡舍的通风不良或降温设备不全致使室内温度超过40℃时，能增加雏鸡的死亡率。

【用法与用量】

尼卡巴嗪预混剂：以尼卡巴嗪计，混饲，每1000kg饲料，鸡100～125g。

甲基盐霉素尼卡巴嗪预混剂：以本品计，混饲，每1000kg饲料，鸡375～625g。

马度米星铵尼卡巴嗪预混剂：以本品计，混饲，每1000kg饲料，鸡500g，连用5～

7 日。

【最大残留限量】残留标志物：4,4-二硝基均二苯脲。

鸡：肌肉、皮＋脂、肝、肾 200μg/kg。

【制剂与规格及休药期】

尼卡巴嗪预混剂　25%。鸡 4 日。

甲基盐霉素尼卡巴嗪预混剂　100g：甲基盐霉素 8g 与尼卡巴嗪 8g。鸡 5 日。

马度米星铵尼卡巴嗪预混剂　500g：马度米星铵 2.5g 与尼卡巴嗪 62.5g。鸡 7 日。

二硝托胺
Dinitolmide

【性状】本品为淡黄色或淡黄褐色粉末，无臭，味苦。在丙酮中溶解，在乙醇中微溶，在氯仿或乙醚中极微溶解，在水中不溶。

【药理】本品为硝基苯酰胺化合物，广泛用于鸡球虫病的预防与治疗。主要作用于球虫第 1 代裂殖体，同时对卵囊的子孢子形成有抑杀作用。一般认为二硝托胺连续使用 6 天仅对球虫表现出抑制作用，长期应用时才呈现杀球虫效应。二硝托胺不影响机体产生对球虫的免疫力。经内服吸收后在机体内代谢迅速，停药 24h 后鸡肉残留量即低于 0.1mg/kg。

【用途】本品对鸡毒害、柔嫩、布氏、巨型艾美耳球虫等均有良好的防治效果，特别是对小肠致病性最强的毒害艾美耳球虫作用最佳，但对堆型艾美耳球虫作用稍差。对火鸡的小肠球虫病具有良好的防治效果，可长期连续用药（至 16 周龄）。二硝托胺可有效地预防家兔球虫病的暴发（按每千克体重 50mg 剂量，每天 2 次，连用 5 天）。

【注意事项】

① 本品制剂颗粒的大小是影响其抗球虫作用的主要因素，使用时应制成极微细粉末。

② 预防肉鸡球虫病时，须连续应用。停药过早、中断使用常致球虫病的复发。

③ 产蛋供人食用的鸡，在产蛋期不得使用。

④ 饲料中添加量超过 250mg/kg（以二硝托胺计）时，若连续饲喂 15 日以上可抑制雏鸡增重。

【用法与用量】二硝托胺预混剂：以本品计，混饲，每 1000kg 饲料，鸡 500g。

【最大残留限量】残留标志物：二硝托胺及其代谢物。

鸡：肌肉 3000μg/kg，脂肪 2000μg/kg，肝、肾 6000μg/kg。火鸡：肌肉、肝 3000μg/kg。

【制剂与规格及休药期】二硝托胺预混剂　25%。鸡 3 日。

（四）磺胺类

磺胺药是一类化学合成抗菌药。除抗菌作用外，部分磺胺药还具有一定的抗球虫活性。我国批准专用于抗球虫的磺胺类药物仅 2 种，即磺胺喹噁啉和磺胺氯吡嗪，此外兼用于抗球虫的还有磺胺二甲嘧啶和磺胺间甲氧嘧啶等。磺胺类药物均具有对氨基苯磺酰胺的基本结构，其抗菌与抗球虫作用机制是：由于它们与对氨基苯甲酸（PABA）相似，可互相争夺二氢叶酸合成酶，从而妨碍二氢叶酸的形成，对细菌和原虫的生长繁殖起抑制作用。在临床上为增强磺胺药的抗菌与抗球虫效应，常与抗菌增效剂联合应用。我国经批准上市的抗菌增效剂主要为甲氧苄啶（TMP）和二甲氧苄啶（DVD），两者与磺胺药多以 1∶5 比例联用，可使其抗菌与抗球虫效应得到明显增强。

磺胺喹噁啉
Sulfaquinoxaline（SQ）

【性状】本品为淡黄色或黄色粉末，无臭。在乙醇中极微溶解，在水或乙醚中几乎不溶，在氢氧化钠溶液中易溶。常用其钠盐，在水中易溶。

【药理】本品为磺胺类中专用于治疗球虫病的药物，至今仍广泛使用，对鸡巨型、布氏、堆型艾美耳球虫等作用最强，但对毒害、柔嫩艾美耳球虫的作用较弱，需要较大剂量才有效果。本品抗球虫活性作用峰期是第二代裂殖体（一般为球虫感染第4日），对第一代裂殖体也有一定作用。应用本品不影响禽类对球虫免疫力的产生，由于同时具有较强的抗菌作用，从而加强了对球虫病的治疗效果。

【用途】

（1）家禽　临床上主要用于治疗鸡巨型、布氏和堆型艾美耳球虫感染，较高使用剂量对柔嫩、毒害艾美耳球虫感染亦可取得较好效果。本品常与另一种抗球虫药氨丙啉或抗菌增效剂联合应用，可扩大抗虫谱和增强抗球虫效应。对火鸡球虫病也具良好的防治效果（150～175mg/kg拌料浓度）。

（2）家兔和反刍幼畜　治疗家兔球虫病可按250mg/kg饲料浓度连用30日；或按1000mg/kg饲料浓度连喂2周或按200mg/L饮水浓度连用3～4周，均能有效地控制兔的艾美耳球虫病。治疗水貂等孢球虫病，可按240mg/L饮水浓度连续饮用，能有效地抑制卵囊的排出。治疗羔羊球虫病，使用钠盐配成250mg/L饮水浓度，连用2～5日。治疗犊牛的球虫病，按0.1%饲料浓度，连用7～9日。

【注意事项】

① 本品对雏鸡有一定的毒性，较高剂量（如拌料浓度在0.1%以上）连用5日以上时，可引起与维生素K缺乏有关的出血与组织坏死现象。即使按推荐拌料浓度125mg/kg，连续使用8～10日，亦可导致鸡红细胞和淋巴细胞减少。因此，治疗鸡球虫病时，连续喂饲不得超过5日。

② 磺胺药已引起细菌和球虫产生较严重的耐药性，本品与其它类磺胺药之间存在交叉耐药性。本品宜与非同类的其它抗球虫药联合应用（如与氨丙啉或抗菌增效剂等）。

③ 产蛋鸡禁用，否则导致产蛋率下降、蛋壳变薄等。

【用法与用量】

磺胺喹噁啉钠可溶性粉：以磺胺喹噁啉钠计。混饮，每1L饮水，鸡0.3～0.5g。

磺胺喹噁啉钠溶液：以磺胺喹噁啉钠计。混饮，每1L饮水，鸡0.25～0.5g。连用3～5日。

磺胺喹噁啉二甲氧苄啶预混剂：以本品计。混饲，每1000kg饲料，鸡500g。

复方磺胺喹噁啉钠可溶性粉：以本品计。混饮，每1L水，鸡1g，连用3～5日。

复方磺胺喹噁啉溶液：以本品计。混饮，每1L水，鸡1～2mL，连用3～5日。

盐酸氨丙啉磺胺喹噁啉钠可溶性粉：以本品计。混饮，每1L水，鸡0.5g，连用3～5日。

盐酸氨丙啉乙氧酰胺苯甲酯磺胺喹噁啉可溶性粉：以本品计。混饮，每1L水，鸡0.25g，连用5日。

盐酸氨丙啉乙氧酰胺苯甲酯磺胺喹噁啉预混剂：以本品计。混饲，每1000kg饲料，鸡500g。

【最大残留限量】残留标志物：磺胺喹噁啉与其他磺胺类药物原形之和。

所有食品动物（产蛋期禁用）：肌肉、脂肪、肝和肾 100μg/kg。牛、羊：奶 100μg/kg（除磺胺二甲嘧啶）。鱼：皮＋肉 100μg/kg。

【制剂与规格及休药期】

磺胺喹噁啉钠可溶性粉 ①5％；②10％；③30％。鸡 10 日。

磺胺喹噁啉钠溶液 100mL：5g。鸡 10 日。

磺胺喹噁啉二甲氧苄啶预混剂 100g：含磺胺喹噁啉 20g、二甲氧苄氨嘧啶 4g。鸡 10 日。

复方磺胺喹噁啉钠可溶性粉 100g：磺胺喹噁啉钠 15g、甲氧苄啶 5g。鸡 10 日。

复方磺胺喹噁啉溶液 100mL：磺胺喹噁啉 20g、甲氧苄啶 4g。鸡 10 日。

盐酸氨丙啉磺胺喹噁啉钠可溶性粉 100g：盐酸氨丙啉 7.5g、磺胺喹噁啉钠 4.5g。鸡 7 日。

盐酸氨丙啉乙氧酰胺苯甲酯磺胺喹噁啉可溶性粉 100g：盐酸氨丙啉 20g、磺胺喹噁啉 12g、乙氧酰胺苯甲酯 1g。鸡 13 日。

盐酸氨丙啉乙氧酰胺苯甲酯磺胺喹噁啉预混剂 1000g：盐酸氨丙啉 200g、乙氧酰胺苯甲酯 10g、磺胺喹噁啉 120g。鸡 7 日。

磺胺二甲嘧啶
Sulfadimidine（SM₂）

【性状】本品为白色或微黄色的结晶或粉末，无臭，味微苦，遇光色渐变深。在热乙醇中溶解，在水或乙醚中几乎不溶，在稀酸或稀碱溶液中易溶。其钠盐易溶于水。

【药理】磺胺二甲嘧啶是磺胺类中被广泛用作抗菌药和抗球虫药的一种药物。其抗球虫机制及作用峰期同磺胺喹噁啉。

【用途】

（1）家禽 与磺胺喹噁啉相同，对鸡小肠球虫比盲肠球虫更为有效，当控制盲肠球虫时，必须应用较高药物浓度。磺胺二甲嘧啶不影响宿主对球虫的免疫力，由于有一定的抗菌活性，更适用于球虫病的并发感染症。治疗火鸡的球虫病时可用其钠盐经饮水给药。

（2）其它动物 对家兔球虫病，治疗时可用 0.5％拌料浓度，连用 1 周，停药 1 周后再应用 1 周，或按 100mg/kg 体重的日使用量，连喂 3 日，均能获得良好效果。预防家兔球虫病时，可按 0.1％拌料浓度，连续应用 2～4 周。治疗水貂等孢球虫病时，可用 0.5％拌料浓度进行内服。对于犊牛的牛艾美耳球虫和邱氏艾美耳球虫感染，可按每 1kg 体重 100mg 剂量连用 5 日。对羔羊球虫病可以 0.4％拌料浓度或 0.1％钠盐饮水浓度，连用 7～9 日，均能取得良好治疗效果。

【注意事项】

① 本品经长期连续饲喂时，能引起严重的毒性反应，例如当以 0.5％拌料浓度连喂 8 日，则可引起雏鸡的脾脏出血性梗死和肿胀；按 1％拌料浓度连喂 3 日，除明显影响增重外，可阻碍肠道对维生素 K 的合成，而使血凝时间延长甚至出现出血性病变。因此，本品宜采用间歇式投药法。

② 产蛋鸡禁用。

【用法与用量】

磺胺二甲嘧啶片：以本品计，内服，一次量，每 1kg 体重，家畜，首次量 0.14～0.2g，维持量 0.07～0.1g。一日 1～2 次，连用 3～5 日。

磺胺二甲嘧啶钠注射液：以本品计，静脉注射，一次量，每 1kg 体重，家畜 0.5～1mL。一日 1～2 次，连用 2～3 日。

复方磺胺二甲嘧啶片：以本品计，内服，每 1kg 体重，仔猪 0.5～1 片。一日 2 次，连用 3 日。

复方磺胺二甲嘧啶钠注射液：以本品计，肌内注射，每 1kg 体重，猪 0.15mL。两日 1 次。

复方磺胺二甲嘧啶钠可溶性粉：以本品计，混饮，每 1mL 水，鸡 5g，连用 3～5 日。

酒石酸泰乐菌素磺胺二甲嘧啶钠可溶性粉：以本品计，混饮，每 1mL 水，鸡 2～4g，连用 3～5 日。

【最大残留限量】 残留标志物：磺胺二甲嘧啶与其他磺胺类药物原形之和。

所有食品动物（产蛋期禁用）：肌肉、脂肪、肝和肾 100μg/kg。牛：奶 25μg/kg。鱼：皮＋肉 100μg/kg。

【制剂与规格及休药期】

磺胺二甲嘧啶片　0.5g。牛 10 日，猪 15 日，禽 10 日；弃奶期 7 日。

磺胺二甲嘧啶注射液　①5mL：0.5g；②10mL：1g；③100mL：10g。牛、羊、猪 28 日，暂定。

复方磺胺二甲嘧啶片　60mg：磺胺二甲嘧啶 50mg、甲氧苄啶 10mg。鸡 15 日。

复方磺胺二甲嘧啶钠注射液　10mL：磺胺二甲嘧啶 2g、甲氧苄啶 0.4g。猪 28 日。

复方磺胺二甲嘧啶钠可溶性粉　100g：磺胺二甲嘧啶 10g、甲氧苄啶 2g。鸡 10 日。

酒石酸泰乐菌素磺胺二甲嘧啶钠可溶性粉　100g：酒石酸泰乐菌素 10g（1000 万单位）、甲氧苄啶 10g。鸡 28 日。

磺胺氯吡嗪
Sulfachloropyrazine

【性状】 本品为白色或淡黄色粉末，无味。其钠盐在水或甲醇中易溶，在乙醇或丙酮中微溶，在三氯甲烷中不溶。

【药理】 本品为磺胺类专用抗球虫药，多在球虫暴发时作短期应用。其抗球虫的活性峰期是球虫第二代裂殖体，对第一代裂殖体亦有一定作用。其作用机制同磺胺喹噁啉。本品内服后在消化道迅速吸收，3～4h 达到血药浓度峰值，并迅速经尿排泄。

【用途】

（1）家禽　对家禽球虫病的作用特点与磺胺喹噁啉相似，但本品具有更强的抗菌作用，可治疗禽霍乱及禽伤寒等，因此，本品国外多在球虫病暴发时用于治疗。应用本品不影响宿主产生对球虫的免疫力。

（2）其它动物　本品对兔球虫病有效，本品钠盐按每 1000kg 饲料中添加 600g，连用 5～10 日。对羔羊球虫病，可用 3％磺胺氯吡嗪钠溶液按每 1kg 体重内服 1.2mL，连用 3～5 日。

【注意事项】

① 本品毒性较磺胺喹噁啉低，但长期应用仍可出现磺胺药中毒症状。肉鸡应用时，按推荐剂量一般只连用 3 日，最多不得超过 5 日。

② 与其它磺胺类药物一样，球虫易产生较严重耐药性与交叉耐药性。在临床上一旦出

现疗效不佳时，应及时更换其它类药物。

③ 禁用于产蛋鸡以及 16 周龄以上鸡群。

【用法与用量】

磺胺氯吡嗪钠可溶性粉：以磺胺氯吡嗪钠计。混饮，每 1L 水，肉鸡、火鸡 0.3g，连用 3 日。混饲，每 1000kg 饲料，肉鸡、火鸡 600g，连用 3 日；兔 600g，连用 5～10 日。内服，配成 10% 水溶液，每 1kg 体重，羊 1.2mL，连用 3～5 日。

磺胺氯吡嗪钠二甲氧苄啶溶液：以本品计。混饮，每 1L 水，鸡 1.0～2.0mL，连用 3～5 日。

复方磺胺氯吡嗪钠预混剂：以本品计。混饲，每 1000kg 饲料，鸡 2000g，连用 3 日。

磺胺氯吡嗪钠胶囊（赛鸽用）：内服，以胶囊蘸水塞入，赛鸽，每次 1～2 粒，每日 2 次，连用 3～5 日。

磺胺氯吡嗪钠可溶性粉（赛鸽用）：以本品计。混饮，每 1mL 水，赛鸽 2.5g，连用 5 日。

【最大残留限量】 残留标志物：磺胺氯吡嗪与其他磺胺类药物原形之和。

所有食品动物（产蛋期禁用）：肌肉、脂肪、肝和肾 100μg/kg。牛、羊：奶 100μg/kg（除磺胺二甲嘧啶）。鱼：皮＋肉 100μg/kg。

【制剂与规格及休药期】

磺胺氯吡嗪钠可溶性粉　①10%；②20%；③30%。肉鸡 1 日，火鸡 4 日，羊 28 日（暂定）。

磺胺氯吡嗪钠二甲氧苄啶溶液　100mL：磺胺氯吡嗪钠 15g、二甲氧苄啶 3g。鸡 10 日。

复方磺胺氯吡嗪钠预混剂　100g：磺胺氯吡嗪钠 20g、二甲氧苄啶 4g。肉鸡 1 日，火鸡 4 日。

磺胺氯吡嗪钠胶囊（赛鸽用）　20mg。无需制定休药期，产蛋鸽慎用。

磺胺氯吡嗪钠可溶性粉（赛鸽用）　5g：1.5g。无需制定休药期。

（五）喹啉类

癸氧喹酯
Decoquinate

本品又名地考喹酯、癸喹酯、敌可昆。

【性状】 类白色或浅黄色结晶粉末，无臭。几乎不溶于水、乙醇，微溶于氯仿、乙醚。

【药理】 本品属喹啉类抗球虫药，主要作用是阻碍球虫子孢子的发育，作用峰期为球虫感染后的第 1 日。由于能明显抑制宿主机体对球虫产生免疫力，因此在肉鸡整个生长周期应连续使用。球虫对癸氧喹酯易产生耐药性，应定期轮换用药。

【用途】 用于预防鸡变位、柔嫩、巨型、堆型、毒害和布氏艾美耳球虫等引起的球虫病。

【用法与用量】

癸氧喹酯预混剂：以癸氧喹酯计，混饲，每 1000kg 饲料，鸡 27.18g，连用 7～14 日。

癸氧喹酯干混悬剂：以癸氧喹酯计，混饮，每 1L 水，鸡 15～30mg，连用 7 日。

癸氧喹酯溶液：以本品计，混饮，每 1L 水，肉鸡 0.5～1.0mL，连用 7 日。

【注意事项】

① 产蛋期禁用。

② 不能用于含皂土的饲料中。

③ 本品抗球虫作用与药物制剂颗粒大小有关，颗粒越细，抗球虫作用愈强，宜制成直径为 $1.8\mu m$ 左右的微粒使用。

【最大残留限量】残留标志物：癸氧喹酯。

鸡：肌肉 $1000\mu g/kg$，可食组织 $2000\mu g/kg$。

【制剂与规格及休药期】

癸氧喹酯预混剂　6%。鸡 5 日。

癸氧喹酯干混悬剂　①3%；②6%。鸡 5 日。

癸氧喹酯溶液　100mL：3g。鸡 5 日。

（六）其它类抗球虫药物

氨丙啉
Amprolium

【性状】本品为白色或类白色粉末，无臭或几乎无臭。在水中易溶，在乙醇中微溶，在乙醚中极微溶解，在氯仿中不溶。

【药理】本品化学结构与硫胺类似，具有较好的抗球虫作用，目前在世界各国仍被广泛使用。其抗球虫作用机制为：氨丙啉可竞争性抑制球虫对硫胺的摄取，在细胞内硫胺被合成为硫胺焦磷酸盐，参加糖代谢过程中 α-酮酸的氧化脱羧反应，是 α-酮酸脱氢酶系中的辅酶。由于氨丙啉缺乏硫胺的羟乙基团，而不能被焦磷酸化，从而使许多反应不能进行，妨碍虫体细胞内的糖代谢过程而抑制了球虫的发育。本品对鸡球虫的作用峰期是第一代裂殖体，对球虫有性周期和孢子形成的卵囊也有抑杀作用。氨丙啉对机体产生球虫免疫力的抑制作用不明显。

【用途】

（1）家禽　本品对鸡柔嫩、堆型艾美耳球虫作用最强，对毒害、布氏、巨型、和缓艾美耳球虫的作用较差。临床上多与乙氧酰胺苯甲酯、磺胺喹噁啉等抗球虫药联合应用，以增强疗效。按 120mg/L 饮水浓度能有效地预防和治疗火鸡的球虫病。

（2）牛、羊等动物　本品对犊牛和羔羊的艾美耳球虫具有良好的预防效果。临床建议用量如下：对犊牛球虫病，预防时按 5mg/kg 的日用量，连用 21 日，治疗量为 10mg/kg，连用 5 日；对羔羊球虫病，可按 55mg/kg 的日用量，连用 14～19 日。对于水貂等孢球虫病，按 120mg/L 饮水浓度，连用 30 日，能有效防止卵囊排出。

【注意事项】

① 本品性质稳定，可与多种维生素、矿物质、抗菌药等混合，但在仔鸡饲料中仍发生缓慢分解。在室温下贮藏 60 日的平均失效率为 8%，现配现用为宜。

② 本品与硫胺素（维生素 B_1）能产生竞争性拮抗作用，当用药浓度过高，能引起雏鸡的硫胺素缺乏而表现多发性神经炎，补充硫胺素虽可使鸡群恢复，但可明显影响氨丙啉的抗球虫活性。

③ 犊牛、羔羊在高剂量连喂 20 日以上时，能引起硫胺素的缺乏而导致脑皮质坏死，从而出现神经症状。

④ 产蛋鸡禁用。

【用法与用量】

盐酸氨丙啉磺胺喹噁啉钠可溶性粉：以本品计，混饮，每 1L 饮水，鸡 0.5g，连用 3～5 日。

盐酸氨丙啉乙氧酰胺苯甲酯预混剂：以本品计，混饲，每 1000kg 饲料，鸡 500g。

盐酸氯丙啉乙氧酰胺苯甲酯磺胺喹噁啉可溶性粉：以本品计，混饮，每 1L 水，鸡 0.25g，连用 5 日。

盐酸氯丙啉乙氧酰胺苯甲酯磺胺喹噁啉预混剂：以本品计，混饲，每 1000kg 饲料，鸡 500g。

【最大残留限量】 残留标志物：氨丙啉。

鸡、火鸡：肌肉 500μg/kg，肝、肾 1000μg/kg，蛋 40000μg/kg。牛：肌肉、肝、肾 500μg/kg，脂肪 2000μg/kg。

【制剂与规格及休药期】

盐酸氨丙啉磺胺喹噁啉钠可溶性粉 100g：盐酸氨丙啉 7.5g、磺胺喹噁啉钠 4.5g。鸡 7 日。

盐酸氨丙啉乙氧酰胺苯甲酯预混剂 100g：盐酸氨丙啉 25g、乙氧酰胺苯甲酯 1.6g。鸡 3 日。

盐酸氯丙啉乙氧酰胺苯甲酯磺胺喹噁啉预混剂 100g：盐酸氨丙啉 20g、磺胺喹噁啉 12g、乙氧酰胺苯甲酯 1g。鸡 7 日。

盐酸氯丙啉乙氧酰胺苯甲酯磺胺喹噁啉可溶性粉 100g：盐酸氨丙啉 20g、磺胺喹噁啉 12g、乙氧酰胺苯甲酯 1g。鸡 13 日。

FDA 有氨丙啉 20％可溶性粉、氨丙啉 9.6％口服溶液、饲料添加剂等。

乙氧酰胺苯甲酯
Ethopabate

【性状】 本品为白色或类白色粉末，无味或几乎无味。在甲醇、乙醇、氯仿中溶解，在乙醚中微溶，在水中极微溶解。

【药理】 本品又称乙帕巴酸酯，为氨丙啉等抗球虫药的增效剂，一般不单独使用，多配成复方制剂。其抗球虫作用及机制与磺胺药、抗菌增效剂等相似，对球虫的作用峰期是生活史周期的第 4 天。

【用途】 本品对鸡巨型、布氏艾美耳球虫及其它小肠球虫具有较强的抑制作用，可弥补氨丙啉对这些球虫作用的不足，而乙氧酰胺苯甲酯又对柔嫩艾美耳球虫等缺乏活性，反之又可为氨丙啉的有效活性进行补偿，从而决定了本品不宜单用而多与氨丙啉并用。

【注意事项】 不单独应用，多与氨丙啉、磺胺喹噁啉等配成预混剂。

【用法与用量】 参考其它预混剂项。

【最大残留限量】 残留标志物：Metaphenetidine。

鸡：肌肉 500μg/kg，肝、肾 1500μg/kg。

【制剂与规格及休药期】 本品与其它抗球虫药组成的预混剂规格可参考其它预混剂项。

氯羟吡啶
Clopidol

【性状】 本品为白色或类白色粉末，无臭。在甲醇或乙醇中极微溶解，在水、丙酮、乙醚中不溶，在氢氧化钠溶液中微溶。

【药理】 本品属吡啶类化合物，具有广泛的抗球虫活性。本品对球虫的作用峰期主要在子孢子发育阶段，能使子孢子在上皮细胞内停止发育长达 60 天。另外对第 2 代裂殖生殖、配子生殖和孢子形成均具有抑制作用。氯羟吡啶对球虫仅起抑制作用，在停药后，子孢子又能重新成长发育。氯羟吡啶能导致宿主对球虫的免疫力出现明显降低。

【用途】

（1）家禽　氯羟吡啶在我国是使用最广泛的抗球虫药之一，它的抗虫谱较广，对鸡的柔嫩、毒害、布氏、巨型、堆型、和缓和早熟艾美耳球虫均有良好的效果。本品对火鸡的球虫病亦有很好的预防效果。在临床上对聚醚类离子载体抗生素产生耐药性的球虫，换用氯羟吡啶后效果仍佳。

（2）家兔　氯羟吡啶按 0.02% 混饲浓度能有效地控制家兔球虫病的暴发。

【注意事项】

① 本品对球虫仅有抑制其发育作用，并对球虫免疫力产生有明显抑制效应，因此肉鸡必须连续应用而不能间断停用。

② 本品化学结构与喹啉类抗球虫药如丁氧喹酯、癸氧喹酯和苄氧喹甲酯类似，有可能存在交叉耐药性。因此鸡场一旦发现球虫对氯羟吡啶耐药，除立即停止应用外，亦不能换用喹啉类抗球虫药。

③ 产蛋供人食用的鸡，在产蛋期不得使用。

④ 后备鸡群可以连续喂至 16 周龄。

【用法与用量】 氯羟吡啶预混剂：以本品计，混饲，每 1000kg 饲料，鸡 500g；兔 800g。

【最大残留限量】 残留标志物：氯羟吡啶。

牛、羊：肌肉 200μg/kg，肝 1500μg/kg，肾 3000μg/kg，奶 20μg/kg。猪：可食性组织 200μg/kg。鸡、火鸡：肌肉 5000μg/kg，肝、肾 15000μg/kg。

【制剂与规格及休药期】 氯羟吡啶预混剂　25%。鸡 5 日，兔 5 日。

盐酸氯苯胍

Robenidine Hydrochoride

【性状】 本品为白色或淡黄色结晶性粉末；无臭，味苦；遇光色渐变深。在乙醇中略溶，在氯仿中极微溶解，在水和乙醚中几乎不溶，在冰醋酸中略溶。

【药理】 本品属胍基衍生物，广泛用于禽、兔球虫病的防治。抗球虫作用机制是通过影响 ATP 酶的活性，从而干扰球虫蛋白质代谢。氯苯胍对球虫的作用峰期主要在第 1 代裂殖体阶段，能阻止裂殖体形成裂殖子，还有人证实其对第 2 代裂殖体也有抑制作用，甚至还可抑制卵囊的发育。本品对机体产生球虫免疫力无明显抑制作用。

【用途】

（1）家禽　氯苯胍对柔嫩、毒害、布氏、巨型、堆型、和缓和早熟艾美耳球的单独或混合感染均有良好的防治效果，其中对柔嫩、堆型、巨型、布氏艾美耳球虫预防效果优于氯羟吡啶。已有试验证实，本品按 60mg/kg 拌料浓度对毒害、和缓艾美耳球虫的抗球虫效果与氯羟吡啶（125mg/kg）相似。建议对急性球虫病的暴发仍应以 60mg/kg 拌料浓度为宜。

（2）家兔　氯苯胍除对兔肠艾美耳球虫作用稍差外，对大多数兔艾美耳球虫（如中型艾美耳球虫、无残艾美耳球虫等）均有良好的防治效果。

【注意事项】

① 由于氯苯胍长期广泛应用，临床上已引起严重的耐药性，对于是否继续使用应进行

合理的评估。

② 本品使用较大的剂量如 60mg/kg 拌料浓度，能使鸡肉、鸡肝甚至鸡蛋出现令人厌恶的不良气味，在较低的拌料浓度（30mg/kg）时则不会发生上述现象。因此，对急性暴发性球虫病，宜先用高剂量拌料浓度，1～3 周后再转用较低浓度维持为宜。

③ 本品在应用时不宜停药过早，否则常导致球虫病的复发。

④ 产蛋供人食用的鸡，在产蛋期不得使用。

【用法与用量】

盐酸氯苯胍片：以盐酸氯苯胍计，内服，一次量，每 1kg 体重，鸡、兔 10～15mg。

盐酸氯苯胍预混剂：以盐酸氯苯胍计，混饲，每 1000kg 饲料，鸡 30～60g，兔 100～150g。

盐酸氯苯胍粉（水产用）：以盐酸氯苯胍计，拌饵投喂，一次量，每 1kg 体重，鱼 20mg，苗种减半，连用 3～5 日。

【最大残留限量】 残留标志物：氯苯胍。

鸡：皮＋脂 200μg/kg，其他可食组织 100μg/kg。

【制剂与规格及休药期】

盐酸氯苯胍片　10mg。鸡 5 日，兔 7 日。

盐酸氯苯胍预混剂　10%。鸡 5 日，兔 7 日。

盐酸氯苯胍粉（水产用）　50%。鱼 500 度日。

氢溴酸常山酮

Halofuginone Hydrobromide

氢溴酸常山酮是由植物常山中获得的喹唑酮类物质。

【性状】 本品为白色或淡灰色结晶性粉末。

【药理】 常山酮为较新型的广谱抗球虫药，具有用量小、无交叉耐药性等优点。本品对球虫子孢子、第 1 代裂殖体和第 2 代裂殖体均有明显的抑杀作用，使肠道早期病变不继续发展并保持正常吸收功能，从而对动物增重起到良好的保证作用。以 ^{14}C 标记的常山酮经动物内服吸收后，能迅速代谢并经由粪便排出体外。

【用途】 常山酮对多种球虫均有良好的抑杀作用，尤其对鸡柔嫩、毒害、巨型艾美耳球虫特别敏感（甚至在 1～2mg/kg 拌料浓度即可产生良好效果），但对堆型、布氏艾美耳球虫及火鸡的小艾美耳球虫、腺艾美耳球虫、孔雀艾美耳球虫等效果稍差，须用到 3mg/kg 以上拌料浓度才能阻止其卵囊的排泄。本品还用于牛泰勒虫以及绵羊、山羊的山羊泰勒虫感染。

【注意事项】

① 本品的安全范围较窄，治疗浓度（3mg/kg）对鸡、火鸡、兔等较安全，但能抑制水禽生长（鹅、鸭）。其中珍珠鸡最为敏感，易出现中毒死亡。此外，由于鱼及其他水生生物对本品极为敏感，故喂药鸡粪便及装盛药容器切勿污染水源。

② 本品在 6mg/kg 拌料浓度时可影响适口性，鸡采食减小；在 9mg/kg 时则多数鸡出现拒食现象。因此，药料必须充分拌匀，否则影响药效。

③ 常山酮在国内已出现严重的球虫耐药现象。

④ 禁与其它抗球虫药并用；禁用于 12 周龄以上火鸡、8 周龄以上雏鸡、产蛋鸡及水禽等。

【用法与用量】 氢溴酸常山酮预混剂：以氢溴酸常山酮计。混饲，每 1000kg 饲料，鸡 3g。

【最大残留限量】残留标志物：常山酮。

牛（泌乳期禁用）：肌肉 $10\mu g/kg$，肝、肾 $30\mu g/kg$，脂肪 $25\mu g/kg$。鸡、火鸡：肌肉 $100\mu g/kg$，皮＋脂 $200\mu g/kg$，肝 $130\mu g/kg$。

【制剂与规格及休药期】氢溴酸常山酮预混剂　0.6%。鸡 5 日，牛泌乳期禁用。

二、抗锥虫药

家畜锥虫病主要有危害马、牛、骆驼和猪等的伊氏锥虫病和仅危害马的马媾疫。主要抗锥虫药有喹嘧胺、萘磺苯酰脲、锥灭定、三氮脒和双脒苯脲等。

喹嘧胺
Quinapyramine

本品主要为注射用剂。注射用喹嘧胺为 4 份喹嘧氯胺与 3 份甲硫喹嘧胺经混合而成的灭菌粉末。

【性状】注射用喹嘧胺为白色或微黄色结晶性粉末。其中的喹嘧氯胺为白色或微黄色结晶性粉末，无臭，味苦，在热水中略溶，在水中微溶，在有机溶剂中几乎不溶。甲硫喹嘧胺为白色或微黄色结晶性粉末，无臭，味苦，有引湿性，在水中易溶，在有机溶剂中几乎不溶。

【药理】喹嘧胺是常用的抗锥虫药。喹嘧胺对锥虫无直接溶解作用，而是影响虫体的代谢过程，使生长繁殖抑制。体外试验证明，本品仅能阻碍锥虫的细胞分裂，当剂量不足时虫体易产生耐药性。甲硫喹嘧胺易溶于水，经注射后吸收迅速，而喹嘧氯胺难溶于水，注射后吸收缓慢。因此，喹嘧氯胺一般用于预防性给药，甲硫喹嘧胺用作锥虫病的治疗用药。

【用途】喹嘧胺的抗锥虫作用谱较广，对伊氏锥虫、马媾疫锥虫、刚果锥虫、活跃锥虫作用明显，但对布氏锥虫作用较差。临床主用于防治马、牛、骆驼的伊氏锥虫病和马媾疫。

注射用喹嘧胺多在流行地区作预防性给药，通常用药一次的有效预防期，马为 3 个月，骆驼为 3～5 个月。

【注意事项】

① 本品具有一定的毒性作用，尤以马属动物最为敏感。通常在注射后 15min 到 2h 之间动物出现兴奋不安、呼吸急促、肌肉震颤、心率增快、频排粪尿、腹痛、全身出汗等症状，一般可自行耐过，但严重者可致死。因此，在用药后必须注意观察，必要时可注射阿托品及采用其它支持与对症疗法。

② 严禁采用静脉注射。在皮下或肌内注射时，常见注射部位出现肿胀，甚至引起硬结，经 3～7 日可消退。当用量过大时，宜分点多次注射。

③ 宜现用现配。

【用法与用量】注射用喹嘧胺：以有效成分计，肌内、皮下注射，一次量，每 1kg 体重，马、牛、骆驼 4～5mg。临用前用灭菌注射用水配成 10％混悬液，现配现用。

【制剂与规格及休药期】注射用喹嘧胺　500mg：喹嘧氯胺 286mg、甲硫喹嘧胺 214mg。牛 28 日（暂定）；弃奶期 7 日（暂定）。

三、抗梨形虫药

家畜的梨形虫病，主要包括巴贝斯虫病和泰勒虫病，是由蜱通过吸血而传播的一种寄生虫病。巴贝斯虫主要寄生在脊椎动物的红细胞内，而泰勒虫则在淋巴细胞和红细胞中进行无性生殖。因此，在治疗家畜的梨形虫病时，必须进行综合性灭蜱（中间宿主）措施。

家畜梨形虫病的临床症状特征表现为发热、贫血、黄疸、神经症状与血尿，严重者可致死。该病的流行可造成极大的经济损失，在我国尤其以牛的梨形虫病最为严重。梨形虫病广泛发生于世界各地。牛、羊的梨形虫主要有双芽巴贝斯虫、牛巴贝斯虫、分歧巴贝斯虫、牛泰勒虫、羊泰勒虫和牛无形体；马的梨形虫主要有驽巴贝斯虫、马巴贝斯虫；犬的梨形虫主要有犬巴贝斯虫、吉氏巴贝斯虫；猫的梨形虫主要有猫巴贝斯虫和獭猫巴贝斯虫。

早期的抗梨形虫药主要有台盼蓝、喹啉脲以及吖啶黄等，由于它们的毒性太大，除吖啶黄外，其它的已基本弃用。目前，国内外较常用的抗梨形虫药主要为双脒类和均二苯脲类化合物，还有我国独创的青蒿琥酯等。有些抗生素类药物也是较理想的抗梨形虫药，如四环素类药，尤其是土霉素和金霉素，不仅对牛、马的巴贝斯虫和牛泰勒虫有效，而且对牛无形体也能彻底消除带虫状态。

三氮脒
Diminazene Aceturate

三氮脒又名贝尼尔（berenil）。

【性状】 本品为黄色或橙色结晶性粉末，无臭，遇光、遇热变为橙红色。在水中溶解，在乙醇中几乎不溶，在氯仿及乙醚中不溶。

【药理】 三氮脒属于芳香双脒类，为广谱抗血液原虫药，对家畜梨形虫、锥虫和无形体均具有较好的治疗作用，但其预防效果较差。三氮脒的抗虫作用，与干扰虫体的需氧糖酵解和 DNA 合成有关。该类药物的杀锥虫作用，取决于它对锥虫需氧糖酵解的抑制作用和核蛋白变性作用。例如，三氮脒还能选择性阻断锥虫动基体 DNA 的合成或复制，即三氮脒能迅速不可逆地与锥虫含 DNA 的细胞器结合，通常一个分子的三氮脒能与 4~5 个 DNA 核苷酸结合。三氮脒与 DNA 形成的络合物能抑制动基体 DNA 的合成，使锥虫不能繁殖而发挥抗虫效应。此外，芳香双脒类药物均会引起宿主的低血糖，而梨形虫和锥虫所进行的需氧糖酵解需要依靠宿主的葡萄糖。

【用途】

（1）牛 对不同种属梨形虫的效果不一。如对于牛的双芽巴贝斯虫，低至 0.5mg/kg 剂量即有效，按 3.5mg/kg 的治疗量，给药 24h 后虫体即消失，体温恢复正常，疗效达到 100%。对多数梨形虫的预防效果不佳，例如对分歧巴贝斯虫、牛巴贝斯虫的抗虫作用较差，在用药 4 天后，虽然临床症状得到明显改善，使体温下降，死亡率减少等，但血液中仍存在未能完全清除的虫体。据报道，三氮胺对非洲的某些锥虫病具有较好的预防效果。

（2）马 对马驽巴贝斯虫有良效，能完全清除虫体，但对马巴贝斯虫疗效较差，需用 6~12mg/kg 大剂量才能见效，但易出现毒性反应。对于马巴贝斯虫，需要用到 5mg/kg 剂量，间隔 24h 连用二次，才能治愈。三氮脒对马媾疫也有良好的治疗效果，通常对轻度感染马按 3.5mg/kg 的日用量，连用 3 日后 24h 时体内的虫体消失，食饮逐渐恢复正常，水肿消失；但对严重感染的马匹需按 5~7mg/kg 的日用量，并需根据具体病情而延长疗程。

（3）犬、猫 有报道，犬按三氮脒 3.5mg/kg 的推荐剂量对犬巴贝斯虫引起的临床症状具有明显的消除作用，但对犬吉氏巴贝斯虫，则需用到 7mg/kg 的两倍剂量才能彻底清除虫体，但该大剂量可引起犬明显的中枢神经系统症状。三氮脒对猫巴贝斯虫无效，但对猫的獭猫巴贝虫有效。

【注意事项】

① 本品的毒性较大，安全范围窄，在治疗量时亦会出现不良反应，但通常能自行耐过。马的不良反应比牛更为严重。三氮脒注射液对局部肌肉组织的刺激性较强，大剂量应分点深部肌注。

② 骆驼对三氮脒敏感，不宜使用。水牛较黄牛敏感，在连续应用时极易出现毒性反应。

③ 大剂量三氮脒能引起乳牛的产奶量减少。

【用法与用量】 注射用三氮脒：以三氮脒计，肌内注射，一次量，每 1kg 体重，马 3～4mg；牛、羊 3～5mg。临用前配成 5%～7% 溶液。

【最大残留限量】 残留标志物：三氮脒。

牛：肌肉 500μg/kg，肝 12000μg/kg，肾 6000μg/kg，奶 150μg/kg。

【制剂与规格及休药期】 注射用三氮脒 ①0.25g；②1g。牛、羊 28 日；弃奶期 7 日。

双脒苯脲
Imidocarb

双脒苯脲又名咪多卡。

【性状】 本品为无色粉末，易溶于水。常用双脒苯脲二丙酸盐。

【药理】 双脒苯脲属疗效良好的均二苯脲类抗梨形虫药，兼有预防及治疗作用。本品能直接作用于巴贝斯虫虫体，改变细胞核的数量和大小，并使细胞质发生空泡现象。双脒苯脲经注射后吸收并分布于全身组织，由于在肾脏中易被浓缩，并以原形再吸收，故残留期极长，用药 4 周后体内仍残存药物。本品主要经尿排泄，以原形由粪便排出量不足 10%。

【用途】

(1) 预防 双脒苯脲对小鼠、大鼠和牛的多种巴贝斯虫均有良好的预防效果，例如给牛一次注射 2mg/kg，可保护牛群不受牛双芽巴贝斯虫、牛分歧巴贝斯虫、阿根廷巴贝斯虫侵害，而不影响牛群对虫体的免疫力。

(2) 治疗 双脒苯脲对巴贝斯虫的疗效优于其它药物。临床试验证实，按 1mg/kg 剂量对牛的多种巴贝斯虫均有疗效；按 2mg/kg 剂量可完全消灭巴贝斯虫感染。本品对马驽巴贝斯虫的治疗，必须连续进行两次给药，间隔 24h，应用 2mg/kg 剂量才能起效。对于马巴贝斯虫，按 3mg/kg 剂量，连用 2 日，临床效果良好。对于牛无形体，应按 5mg/kg 剂量，14 日后再用一次，否则效果不佳。双脒苯脲一次应用 6.6mg/kg 高剂量对犬巴贝斯虫有效，但临床上建议于 14 日后再用药一次。本品对猫巴贝斯虫的治疗效果不理想。

【注意事项】

① 本品的毒性虽比其它抗梨形虫药低，但 2mg/kg 剂量能使半数牛出现胆碱酯酶抑制症状（如咳嗽、肌肉震颤、流涎、疝痛），不过通常在 1h 内恢复；若反应严重，可用小剂量阿托品解除。由于本品对宿主具抗胆碱酯酶作用，因此，禁与胆碱酯酶抑制剂（如有机磷杀虫药等）联合应用。

② 本品禁止经静脉注射，否则会引起强烈反应，甚至致死。

③ 较高剂量注射时，对局部肌肉组织有较大刺激性。

④ 马较敏感，驴、骡更敏感，应用高剂量时应慎重。

⑤ 为彻底清除机体的带虫状态，本品宜在用药 14 日后，再重复用药一次。

【用法与用量】二丙酸咪多卡注射液：以咪多卡计，皮下注射，治疗用量为每 1kg 体重，肉牛 0.85mg（相当于每 100kg 体重，肉牛 1mL）；预防用量为每 1kg 体重，肉牛 2.125mg（相当于每 100kg 体重，肉牛 2.5mL）。

【最大残留限量】残留标志物：双脒苯脲。

牛：肌肉 $300\mu g/kg$，脂肪 $50\mu g/kg$，肝 $1500\mu g/kg$，肾 $2000\mu g/kg$，奶 $50\mu g/kg$。

【制剂与规格及休药期】二丙酸咪多卡注射液 按 $C_{19}H_{20}N_6O$ 计，100mL：8.5g，牛 224 日。

盐酸吖啶黄

Acriflavin Hydroch10ride

本品曾用名黄色素、锥黄素。

【性状】本品为红棕色或橙红色结晶性粉末，无臭，味酸。在水中易溶解，在乙醇中溶解，在氯仿、乙醚、液状石蜡或油类中几乎不溶。

【药理】本品属吖啶染料衍生物，为早期应用的抗梨形虫药物。目前已较少使用。

【用途】吖啶黄对马巴贝斯虫、驽巴贝斯虫、牛双芽巴贝斯虫、牛巴贝斯虫，羊巴贝斯虫均有作用，但对泰勒虫和无浆体无效。经静注用药后 12~24h 后，病畜体温下降，外周循环中虫体消失。必要时，在间隔 1~2 日时重复静脉注射给药一次。在梨形虫发病季节，吖啶黄可每月注射一次，有良好预防效果。由于吖啶黄对革兰氏阳性菌有较强抑菌效应，至今仍广泛用于外伤、子宫及阴道内冲洗（0.1%溶液制剂）。

【注意事项】

① 本品须经静脉注射给药，为防止出现全身反应（如速脉-指脉搏跳动加快、不安、呼吸迫促、肠蠕动增强等），静脉注射速率宜缓慢；对于体质虚弱病畜，可将一次用量分两次应用，间隔 12h。

② 盐酸吖啶黄注射液对局部肌肉组织具有强烈的刺激性，静脉注射时切勿漏出血管。

【用法与用量】盐酸吖啶黄注射液：以盐酸吖啶黄计，静脉注射，一次量，每 1kg 体重，马、牛 3~4mg（极量：2g）；羊、猪 3mg（极量：0.5g）。

【最大残留限量】暂无资料。

【制剂及规格及休药期】盐酸吖啶黄注射液 ①10mL：50mg；②50mL：0.25g；③100mL：0.5g。休药期无需制定。

青蒿琥酯

Artesunate

青蒿琥酯是由菊科黄花蒿（*Artemisia annua* L）的提取物，为还原青蒿素琥珀酸单酯，系具有半萜内酯结构的青蒿素衍生物，对疟原虫的作用比青蒿素强。

【性状】本品为白色结晶性粉末，无臭，几乎无味。在乙醇、丙酮或氯仿中易溶，在水中略溶。

【药理】青蒿琥酯对红细胞内疟原虫裂殖体有强大杀灭作用，但通常认为是作用于虫体的生物膜结构，干扰细胞表膜与线粒体功能，从而阻断虫体对血红蛋白的摄取，最后膜破裂死亡。本品在人医临床上用作抗疟药。在兽医临床上作为牛、羊泰勒虫和双芽巴贝斯虫用药。青蒿琥酯在牛体内的药动学研究证实，消除半衰期为 0.5h，表观分布容积为 0.9～1.1L/kg，部分青蒿琥酯代谢为活性代谢物——双氢青蒿素。但内服给药时，血药浓度极低。青蒿琥酯在单胃动物经内服后，吸收迅速，0.5～1h 即达血药峰值，广泛分布于各组织，并以胆汁浓度最高，肝、肾、肠次之，可通过血脑屏障及胎盘屏障。

【用途】 本品可用于防治牛、羊泰勒虫和双芽巴贝斯虫感染。此外，还能杀灭红细胞内的配子体，减少细胞分裂及虫体代谢产物的致热原作用。

【注意事项】 本品对实验动物具有明显的胚胎毒作用，妊娠畜慎用。

【用法与用量】 青蒿琥酯片：以青蒿琥酯计，内服，一次量，每 1kg 体重，牛 5mg。一日 2 次，首次量加倍。连用 2～4 日。

【制剂与规格及休药期】 青蒿琥酯片 50mg。休药期无需制定。

四、抗滴虫药

动物滴虫病主要有毛滴虫病和组织滴虫病。毛滴虫多寄生于牛的生殖器官，致使牛流产、不孕和生殖力下降。组织滴虫多寄生于禽类盲肠和肝脏，引起盲肠肝炎（黑头病）。

临床上抗滴虫药主要有硝基咪唑类、硝基呋喃类和四环素类药物等。硝基咪唑类主要有甲硝唑和地美硝唑两种，该类药物由于具有潜在的致突变和致癌作用，直至 20 世纪末美国 FDA 仍未批准用于动物，在我国允许作治疗用，但不得在动物性食品中检出。硝基呋喃类药物包括呋喃唑酮（痢特灵）、呋喃西林、呋喃妥因等，亦由于具有较强的致癌作用，在我国已列为禁用药物。作为抗滴虫药的四环素类药物可参阅抗微生物药有关章节。以下仅介绍硝基咪唑类的甲硝唑、地美硝唑两种药物。

甲硝唑
Metronidazole

【性状】 本品为白色或微黄色结晶或结晶性粉末，有微臭，味苦，略咸。在乙醇中略溶，在水或氯仿中微溶，在乙醚中极微溶解。

【药理】 甲硝唑是曾经在我国医学和兽医临床广泛应用的一种抗毛滴虫药。甲硝唑能经胃肠道迅速吸收，并在组织中很快达到高浓度，因而保证了对腔内外原虫的有效抗虫活性。半衰期约 8h，在肝脏以氧化和葡糖醛酸结合的形式代谢，主要经肾排泄，少量出现在唾液和乳汁中。由于甲硝唑对厌氧菌的抑菌作用极强，早期广泛用于各种厌氧菌所致感染症。

【用途】 甲硝唑在国内外广泛用于犬、猫以及马的贾第鞭毛虫病，牛、犬的生殖道毛滴虫病以及家禽的组织滴虫病。本品已禁用于食品性动物，以下与畜禽相关内容仅供参考。

（1）毛滴虫 甲硝唑在医学上有很强的杀滴虫作用，临床上广泛用于阴道滴虫、口腔滴虫、肝脏和肠道阿米巴原虫。对牛的毛滴虫病，内服、静脉注射 75mg/kg（每日一次，连用 3 日）或局部应用（5% 软膏剂加 1% 溶液冲洗）均有良效。

（2）贾第鞭毛虫 犬的贾第鞭毛虫感染，可按 15～30mg/kg 剂量内服甲硝唑，一日 2 次，连用 5～7 日；猫贾第鞭毛虫病可以 10～25mg/kg 剂量，一日 2 次，连用 5～7 日；马的贾第鞭毛虫病，5mg/kg 量，一日 3 次，连用 10 日，均获良好治疗效果。

（3）阿米巴原虫 犬患痢疾变形虫（溶组织阿米巴原虫）可按 15～30mg/kg 剂量，一日 2 次，连服 5～7 日，能获得与治疗犬贾第鞭毛虫病同样的疗效。

（4）组织滴虫 火鸡的组织滴虫病，连续饲喂 250mg/kg 有明显疗效。

（5）其它 对兔球虫病暴发，可按 40mg/kg 的日用量内服，连用 3 日，能有效控制症状。对密螺旋体所致仔猪血痢，可按 10mg/kg 日用量，内服 3 日。

【注意事项】

① 本品毒性较小，其代谢物常使尿液呈红棕色。当剂量过大，易出现舌炎、胃炎、恶心、呕吐、白细胞减少甚至神经症状，但均能耐过。

② 由于本品能透过胎盘屏障及乳腺屏障，哺乳及妊娠早期动物以不用为宜。

③ 本品静脉注射时应缓慢，对某些实验动物有致癌作用。

④ 本品禁用于所有食品动物的促生长用途；允许作治疗用，但不得在食品动物的任何可食性组织中检出。

【用法与用量】

甲硝唑片：以甲硝唑计，内服，每 1kg 体重，牛 60mg，犬 25mg。

氟苯尼考甲硝唑滴耳液（宠物用）：以本品计，滴耳，一次 3～4 滴，一日 2 次，连用 5～7 日。

【制剂与规格及休药期】 甲硝唑片 0.2g。牛 28 日。

氟苯尼考甲硝唑滴耳液（宠物用） 20mL：氟苯尼考 500mg、甲硝唑 60mg。

地美硝唑
Dimetridazole

【性状】 本品为类白色或微黄色粉末，无臭。遇光色渐变深，遇热升华。在氯仿中易溶，在乙醇中溶解，在水与乙醚中微溶。

【药理】 地美硝唑是有效的抗组织滴虫药和抗猪密螺旋体药物。不仅能抗厌氧菌、大肠弧菌、链球菌、葡萄球菌和密螺旋体，且能抗组织滴虫、纤毛虫、阿米巴原虫等。猪皮下注射地美硝唑在肠壁和肠系膜淋巴结迅速达到高浓度，在血液和组织中维持有效治疗浓度达 6～12h。

【用途】 用于猪密螺旋体性痢疾和禽组织滴虫病。

（1）雏火鸡毛滴虫 预防用 100～200mg/kg 饲料浓度，治疗用 500mg/kg 饲料浓度，连用 7～10 天。

（2）鸽毛滴虫病 饮用 500mg/L 药液，效果良好。

（3）牛生殖道毛滴虫病 按 60～100mg/kg 剂量，内服或肌内注射，一天一次，连用 5 天。

【注意事项】

① 本品有一定的毒性反应，不能与其他抗组织滴虫药物联合使用。

② 家禽连续使用，以不超过 10 天为宜。

③ 本品禁用于所有食品动物的促生长用途，允许作治疗用，但不得在食品动物的任何可食性组织中检出。

【用法与用量】 地美硝唑预混剂：以地美硝唑计，混饲，每 1000kg 饲料，猪 200～500g，鸡 80～500g。

【制剂与规格及休药期】 地美硝唑预混剂 20%。猪、禽 28 天。

第三节 杀虫药

具有杀灭外寄生虫作用的药物称为杀虫药。畜禽遭蜱、螨、蚊、蝇、虻、虱、蚤等节肢动物侵袭，不仅造成寄生虫病感染，传播疾病，危害动物机体，影响增重损伤皮毛，给畜牧业造成极大损失，而且传播许多人畜共患病，严重地影响人体健康。因此，选用高效、安全、方便、经济和对环境污染小的杀虫药对畜禽生产和公共环境卫生具有重要的意义。

畜禽生产中常用的杀虫药主要有以下几类：有机磷类、有机氯类、拟除虫菊酯类及其它杀虫药。

一、有机磷化合物

有机磷杀虫药均为有机磷酸酯类或硫代磷酸酯类化学结构。主要是通过对乙酰胆碱酯酶的抑制，引起虫体内乙酰胆碱蓄积，使胆碱能神经过度兴奋，导致先兴奋后衰竭的一系列毒蕈碱样、烟碱样和中枢神经系统症状，引起虫体肢体震颤、痉挛、麻痹而致死。对人和牲畜的毒性也是如此。

有机磷类化合物在农业生产和畜禽养殖中已广泛使用。它们具有广谱杀虫作用，可防治多种农业害虫、畜禽及卫生害虫。杀虫效力强，在较低浓度时即呈现强大的杀虫作用，具有快速触杀和胃毒作用，也有内吸作用。在自然界中较易消解或生物降解，对环境影响小，在动物体内无蓄积性，畜禽产品中残留少。

有机磷杀虫药大都呈油状或结晶状，色泽由淡黄至棕色，稍有挥发性，且有蒜味。除敌百虫外，一般难溶于水，不易溶于多种有机溶剂，在碱性条件下易分解失效。

由于取代基不同，各种有机磷杀虫药毒性相差很大。根据有机磷杀虫药对大鼠经口 LD_{50} 急性毒性可分以下四类：

① 剧毒类 $LD_{50} < 10\text{mg/kg}$，如甲拌磷（3911）、内吸磷（1059）、对硫磷（1605）。

② 高毒类 LD_{50} 10～100mg/kg，如甲基对硫磷、甲胺磷、氧乐果、敌敌畏。

③ 中度毒类 LD_{50} 100～1000mg/kg，如乐果、乙硫磷、敌百虫等。

④ 低毒类 LD_{50} 1000～5000mg/kg，如马拉硫磷、辛硫磷等。

畜禽使用的有机磷类杀虫剂多使用毒性相对小的中度或低毒类有机磷化合物。

敌敌畏
Dichlorvos (DDVP)

【性状】 无色透明油状液体，带有芳香气味，挥发性大。微溶于水（室温下在水中溶解度1％），易溶于多种有机溶剂，在苯、甲苯中溶解度很大，但在煤油、汽油中溶解度较小。在强碱和热水中易水解，在酸性溶液中较稳定。

【药理】 广谱杀虫、杀螨剂。具有触杀、胃毒和熏蒸毒性。触杀作用比敌百虫效果好，对害虫击倒力强而快。其是一种高效、速效和广谱杀虫剂。对畜禽的多种外寄生虫和马胃蝇、牛皮蝇、羊鼻蝇具有熏蒸、触杀和胃毒三种作用，其杀虫力比敌百虫强8～10倍，毒性亦高于敌百虫。

【用途】

① 环境杀虫，杀虫效力强，杀虫速度快。

② 杀灭厩舍、家畜体表的寄生虫，如蜱、螨、蚤、虱、蚊、蝇等。

③ 驱杀马胃蝇蛆（对鼻胃蝇、肠胃蝇第一期蛆有100％杀灭作用，对东方胃蝇、鼻胃蝇、黑角胃蝇和肠胃蝇第二、三期蛆及羊鼻蝇蛆亦有良好作用）。

【注意】

① 原液及乳油应避光密闭保存。稀水溶液易分解，宜现配现用，30℃时18天敌敌畏可

水解 50%。

② 喷洒药液时应避免污染饮水、饲料、饲槽、用具及动物体表。

③ 敌敌畏对人畜毒性较大，易从消化道、呼吸道及皮肤等途径吸收而中毒。其毒性较敌百虫大 6～10 倍。家畜出现中毒的主要表现及解救方法同敌百虫。

④ 禽对本品敏感，应慎用。

【用法与用量】

敌敌畏项圈：将项圈系在猫、犬颈部。每只犬、猫 1 条，使用期 2 个月。

【最大残留限量】 残留标志物：敌敌畏。

猪：肌肉、脂肪、副产品 100μg/kg。

【制剂与规格及休药期】

敌敌畏项圈　①13g：0.6g（猫用）；②25g：2.25g（犬用）。

辛硫磷
Phoxim

辛硫磷又称肟硫磷、倍腈松、腈肟磷。

【性状】 纯品为浅黄色油状液体。微溶于水，易溶于丙酮、芳烃等有机物。碱性溶液中分解快，光稳定性差。

【药理】 辛硫磷具有高效、低毒、杀虫谱广、击倒力强特点，以触杀和胃毒作用为主，无内吸作用。对蚊、蝇、螨、虱的速杀作用仅次于敌敌畏、胺菊酯、马拉硫磷和倍硫磷等。对人、畜毒性较低，对蜜蜂有触杀和熏蒸毒性。水生生物最大耐受浓度鲤鱼和鳟鱼为 0.1～1.0mg/L；金鱼为 1～10mg/L。室内喷洒残效期长，可达 3 个月左右，但在室外因对光不稳定，很快分解，所以环境残留期短，残留危险小。

【用途】 主要用于驱除家畜体表寄生虫，如羊螨、猪疥螨等，也可用于杀灭环境中的蚊、蝇、蟑螂等节肢动物。

【注意】 本品对光敏感，应避光保存。室外应用残效期短。

【用法与用量】

辛硫磷浇泼溶液：外用，每 1kg 体重，猪 30mg。沿猪脊背从两耳浇淋到尾根（耳部感染严重者，可在每侧耳内另浇淋 75mg）。

辛硫磷溶液（水产用）：用水充分稀释后，全池均匀泼洒，每 1m³ 水体 10～12mg。

【最大残留限量】 残留标志物：辛硫磷。

猪、羊：肌肉、肝、肾 50μg/kg，脂肪 400μg/kg。

【制剂与规格及休药期】

辛硫磷浇泼溶液　500mL：200g。猪 14 日。

辛硫磷溶液（水产用）　①100mL：10g；②100mL：20g；③100mL：40g。500 度日。

巴胺磷
Propetamphos

巴胺磷又称胺丙畏、烯虫磷。

【性状】 棕黄色液体，在丙酮等有机溶剂中易溶。24℃水中的溶解度 110mg/L。稳定性好，在 24℃，在 pH 5 水溶液中，可稳定 44 天。

【药理】本品为广谱有机磷杀虫剂，主要通过触杀、胃毒起作用，不仅能杀灭家畜体表寄生虫，如螨、蜱，还能杀灭卫生害虫蚊蝇等。还可使雌蜱不育。主要用于防治蟑螂、苍蝇和蚊子等卫生害虫，也能防治家畜体外寄生螨类。20mg/L 巴胺磷 30min 内可使螨虫麻痹，3.5 h 内全部死亡。羊痒螨在药浴（20mg/L 巴胺磷）后，一般于 2 天内全部死亡。

【用途】 主要驱杀牛、羊、猪等家畜体表螨、蚊、蝇、虱等害虫。

【注意】

① 对严重感染的羊只，药浴时最好人工辅助擦洗，数日后再药浴一次，效果更好。

② 对家禽、鱼类具明显毒性。

③ 禁止与其他有机磷化合物和胆碱酯酶抑制剂合用。

【用法与用量】巴胺磷溶液：以本品计，药浴或喷淋，每 1000L 水，羊 500mL。

【最大残留限量】残留标志物：巴胺磷与脱异丙基巴胺磷之和。

羊（泌乳期禁用）：脂肪、肾 90μg/kg。

【制剂与规格及休药期】巴胺磷溶液 40％。羊 14 日。

马拉硫磷
Malathion

【性状】本品为淡黄色油状液体，有蒜臭味，微溶于水，室温下溶解度为 145mg/L，易溶解于多种有机溶剂。不稳定，在 pH 5.0 以下或 pH 7.0 以上都容易水解失效，在 pH 12 以上迅速分解，遇铁、铝等金属时也能促其分解。对光和热不稳定。

【药理】其属低毒杀虫剂，主要以触杀、胃毒和熏蒸毒杀灭害虫，具有广谱、低毒、使用安全等特点。其对蚊、蝇、虱、蜱、螨、臭虫等刺吸式口器和咀嚼式口器的害虫均有杀灭作用。大鼠经口 LD_{50} 为 1635～1752mg/kg，大鼠经皮 LD_{50} 为 4000～6150mg/kg，对蜜蜂高毒，对眼睛、皮肤有刺激性。

马拉硫磷进入虫体后氧化为马拉氧磷，其抗胆碱酯酶活力比马拉硫磷强 1000 倍，从而对害虫的毒性增强；而进入温血动物时，被磷酸酯酶（昆虫体内缺乏此酶）水解，毒性减弱，故对人和牲畜毒性较小。稳定性差，残效期较短。

【用途】

① 治疗畜禽体表寄生虫病，如猪疥螨、羊痒螨、牛体虱、牛皮蝇等。

② 杀灭蚊、蝇、虱、臭虫、蟑螂等卫生害虫。

【药物相互作用】与西维因、敌敌畏、杀螟松等杀虫药混合使用，能显著提高药效。

【注意】

① 本品对蜜蜂有剧毒，鱼类也较敏感。一月龄以内动物禁用。

② 为了增加水溶液的稳定性和除去药物的臭味，可在 50％马拉硫磷乳油 100mL 中添加过氧化苯甲酰 1g，振荡使之完全溶解，可获满意效果。

③ 家畜体表用马拉硫磷后应避免日光照射和风吹数小时；必要时隔 2～3 周可再处理一次。

④ 不可与碱性物质或氧化物质接触。

【用法与用量】以马拉硫磷计。药浴或喷雾：配成 0.2％～0.3％水溶液。

【最大残留限量】残留标志物：马拉硫磷。

马、牛、羊、猪、家禽：肌肉、脂肪和副产品 4000μg/kg。

【制剂与规格及休药期】精制马拉硫磷溶液 ①20％；②40％；③45％；④70％。28 日。

蝇毒磷溶液
Coumafos

【性状】本品为黄褐色澄清液体。

【药理】对各种螨类、蝇、虱、蜱均有良好的杀灭作用，其杀虫机制是抑制虫体胆碱酯酶的活性。

【用途】用于防治牛皮蝇蛆、蜱、螨、虱和蝇等外寄生虫病。用于杀灭柞蚕体内寄生的蝇蛆。

【注意】禁止与其他有机磷化合物以及胆碱酯酶抑制剂合用。

【用法与用量】

蝇毒磷溶液：以蝇毒磷计。外用，牛、羊，按 1∶（2～5）稀释，配成 0.02%～0.05% 的乳剂。

蝇毒磷溶液（蚕用）：临用前，按 1∶（320～800）稀释，配成 0.02%～0.05% 的药液。药浴，老眠起 5～8 日内，将蚕连同剪下的少量枝叶，在配好的药液中浸 10s。

【制剂与规格及休药期】

蝇毒磷溶液　0.1%。28 日。

蝇毒磷溶液（蚕用）　500g：80g。无需制定休药期。

倍硫磷
Fenthion

【性状】无色或淡黄色油状液体，无臭。微溶于水（55mg/L），能溶于二氯甲烷、甲苯、异丙醇等大多数有机溶剂。对光、热和碱稳定性强。

【药理】其为广谱低毒有机磷杀虫药，是防治畜禽外寄生虫病的主要药物。通过触杀和胃毒作用杀灭宿主体内外寄生虫，兼有内吸杀虫作用，杀灭作用比敌百虫强 5 倍。除了对马胃蝇蚴、家畜胃肠道线虫以及对虱、蜱、蚤、蚊、蝇等有杀灭作用外，用于防治臭虫、蟑螂也有良好效果。对牛皮蝇有特效（无论是第三期蚴，还是第二期蚴），在牛皮蝇产卵期应用，可取得良好的效果。对螨类效果不如甲基对硫磷。

由于性质稳定，一次用药可维持药效 2 个月左右。倍硫磷外用可经皮肤吸收，脂肪组织中分布较多，主要经肝脏代谢，大部分由尿液排泄，少部分随粪便排出。

倍硫磷对人、畜毒性较低。动物使用后体内无蓄积性，乳牛使用后奶中残留量极低，可用于奶牛。但应在用药后 6h 后再挤奶。

【用途】

① 杀灭牛皮蝇蚴，除对第三期蝇蚴有效外，对移行期蝇蚴也有效。

② 杀灭猪体表虱、蜱、蚤、蚊、蝇等。

【注意】

① 外用喷洒或浇淋，重复应用应间隔 14 天以上。

② 蜜蜂对倍硫磷敏感。

③ 皮肤接触中毒可用清水或碱性溶液冲洗，忌用高锰酸钾液洗。

【用法与用量】肌内注射：一次量，每 100kg 体重，牛 0.4～0.6mL（相当于每 1kg 体重 4～6mg）；外用：配成 2% 液状石蜡溶液。

【最大残留限量】残留标志物：倍硫磷及其代谢物总量。

牛、猪、家禽：肌肉、脂肪和副产品 $100\mu g/kg$。

【制剂与规格及休药期】倍硫磷乳油　$500mL：250g$。牛 35 日。

皮蝇磷
Fenchlorphos

【性状】白色结晶性粉末或颗粒，微溶于水，室温下溶解度为 $44mg/L$，易溶于丙酮、甲苯、乙醚、四氯化碳等有机溶剂。在中性或酸性介质中稳定，在碱性中迅速分解失效。

【药理】本品系一种选择性杀虫剂，对双翅目害虫有特效。经内服或喷洒于皮肤上通过内吸传导作用，进入机体而杀灭牛皮蝇蚴。对牛皮蝇、牛瘤蝇、纹皮蝇，并对各期牛皮蝇蚴均有杀灭作用。外用亦可杀灭虱、蜱、螨、臭虫、蟑螂等。

皮蝇磷可采用吞服、喷涂体表、药浴等给药方式，防治牛体内牛皮蝇移行期幼虫，以及牛瘤蝇、纹皮蝇。体表用药可防治牛、羊、猪的蝇、虱、蜱、螨等体外寄生虫。厩舍用药液喷雾，可防治蝇类等家畜体外寄生虫。

【用途】

① 驱杀牛皮蝇蚴、牛瘤蝇蚴、纹皮蝇蚴等。

② 杀灭牛羊锥蝇蛆、蝇、虱、螨等。

【注意事项】

① 本品对人畜毒性较低，大鼠经口 LD_{50} 为 $1740mg/kg$，但对植物具有严重药害，故不能用来杀灭农作物害虫。

② 在宿主体内残留期长，在蛋或乳中残留期可达 10 天以上，故泌乳牛禁用。欧盟及日本规定其在蔬菜和水果中的最大残留限量为 $10\mu g/kg$，尚未规定其在动物性食品中的残留限量。

【用法与用量】喷淋：加水稀释成 $0.25\%\sim0.5\%$ 溶液。

【制剂与规格】皮蝇磷乳油 $500mL：120g$。

二嗪农
Diazinon

【性状】纯品为无色油状液体，商品化原料多是灰色或暗棕色液体，纯度约 95%。有淡酯香味。微溶于水，与乙醇、丙酮、二甲苯可混溶，并溶于石油醚。性质不很稳定，在 $120℃$ 以上分解，易氧化；在碱性介质中稳定，在水和酸性溶液中迅速水解。贮存中，微量水能促进二嗪农水解，变成高毒的四乙基硫代焦磷酸酯。

【药理】为新型的有机磷杀虫、杀螨剂。本品具有触杀、胃毒、熏蒸和较弱的内吸作用。二嗪农主要作用在于抑制虫体的胆碱酯酶活性，致使敏感虫体内乙酰胆碱蓄积，干扰虫体神经肌肉的兴奋传导，导致敏感寄生虫麻痹而死亡。对各种螨类、蝇、虱、蜱均有良好杀灭效果，喷洒后在皮肤、被毛上的附着力很强，能维持长期的杀虫作用，一次用药的有效期可达 $6\sim8$ 周。被吸收的药物在 3 日内从尿和奶中排出体外。与其他有机磷化合物及胆碱酯酶抑制剂有协同作用，同时应用时毒性增强。二嗪农在大白鼠体内易降解和排泄。对蜜蜂有高毒。对鲤鱼的半数耐受量 TLm（48h）为 $3.2mg/L$。ADI 为 $0.002mg/kg$。

【用途】主要用于驱杀家畜体表寄生的疥螨、痒螨、蜱及虱等。

【注意事项】

① 二嗪农虽属中等毒性，但禽、猫、蜜蜂较敏感，毒性较大。

② 药浴时必须精确计量药液浓度，动物全身浸泡以 1min 为宜。为提高对猪疥癣病的治疗效果，可用软刷助洗。

③ 禁止与其他有机磷化合物及胆碱酯酶抑制剂合用。

【用法与用量】

二嗪农溶液：以二嗪农计。药浴，每 1L 水，牛初液 0.6～0.625g，补充液 1.5g；绵羊初液 0.25g，补充液 0.75g。

二嗪农项圈：犬、猫，每只一次 1 条二嗪农项圈，使用期 4 个月。

【最大残留限量】残留标志物：二嗪农。

牛、羊、猪：肌肉、肝、肾 20μg/kg，脂肪 700μg/kg。牛、羊：奶 20μg/kg。

【制剂与规格及休药期】

二嗪农溶液 ①25%；②60%。牛、羊 14 日；弃奶期 72h。

二嗪农项圈 15%。

甲基吡啶磷
Azamethiphos

【性状】白色或类白色结晶性粉末，有异臭，在水中微溶，易溶于甲醇、二氯甲烷等有机溶剂。

【药理】本品是高效低毒的新型有机磷杀虫剂。主要以胃毒为主，兼有触杀作用，杀灭苍蝇、蟑螂、蚂蚁及部分昆虫的成虫。持效期长达 10 周以上。因为这类昆虫成虫具有不停地舔食的生活习性，因此，通过胃毒起作用的药物效果更好。如与诱食剂配合，能增加苍蝇的诱食能力 2～3 倍。杀虫广谱，适用于公共卫生杀虫及控制草地、牧场、养殖场等地的蚊蝇，尤其对苍蝇和蟑螂有特效。

动物食入甲基吡啶磷后几乎全部吸收，但绝大多数从粪尿中排泄。其对哺乳动物安全，属高效、低毒、低残留、抗耐药性的安全药剂，在肉品、脂肪、鸡蛋中残留极少，无需规定休药期。其是世界卫生组织（WHO）推荐使用的有机磷杀虫剂，可制成乳剂、喷雾剂、可湿性粉剂和颗粒剂等。目前普遍使用的可湿性粉剂和颗粒剂特别适用于防治苍蝇和蟑螂等卫生害虫。

【用途】主要用于杀灭厩舍、鸡舍等处的成蝇，也用于居室、餐厅、食品厂等环境中灭蝇、灭蟑螂。

【注意事项】

① 本品属低毒类，但对眼有轻微刺激性，喷雾时动物虽可留于厩舍，但不能向动物直接喷射，饲料亦应转移它处。

② 本品对鲑鱼有高毒，对其它鱼类也有轻微毒性，使用过程中不要污染河流、池塘及下水道。蜜蜂对其敏感，禁用于蜂群密集处。

③ 药物加水稀释后应当天用完。混悬液停放 30min 后，宜重新搅拌均匀再用。

【用法与用量】

甲基吡啶磷可湿性粉-10：涂布，取本品 250g 充分混合于 200mL 温水中调成糊状，每 200m² 涂 30 点。

甲基吡啶磷可湿性粉-50：涂布，取本品 50g 与糖 200g 加温水适量调成糊状，每 200m^2 涂 30 点。

【制剂】

甲基吡啶磷可湿性粉剂-10 10%。

甲基吡啶磷可湿性粉剂-50 50%。

二、有机氯化合物

有机氯化合物是一类高效、广谱、价廉、应用最早的人工合成杀虫剂，广泛用于杀灭农业害虫和卫生害虫，曾成为世界各国杀虫剂使用量最大、使用历史最长的一类杀虫剂。主要分为以苯为原料和以环戊二烯为原料的两大类。前者如使用最早、应用最广的杀虫剂滴滴涕（DDT）和六六六，以及杀螨剂三氯杀螨砜、三氯杀螨醇等，杀菌剂五氯硝基苯、百菌清等；后者如作为杀虫剂的氯丹、七氯、艾氏剂等。

由于有机氯化合物理化性质稳定，在自然界中残效期很长。有机氯杀虫剂通过食物链进入人体和动物体后，能在肝、肾、心脏等组织中积蓄。这类杀虫剂脂溶性大，在脂肪中积蓄最多。在体内积蓄的杀虫剂也能通过母乳排出，或转入卵黄等组织，影响子代。因此，对使用有机氯农药以后，残留的农药及其代谢产物所造成的环境污染和对人畜健康的潜在危害，已引起了人们的高度重视。六六六、艾氏剂、狄氏剂等主要有机氯杀虫剂在世界范围内相继被禁用。2001 年，《斯德哥尔摩公约》禁用的 12 种持久性有机污染物中 8 种为有机氯化合物，分别为滴滴涕、艾氏剂、氯丹、狄氏剂、七氯、异狄氏剂、毒杀芬和灭蚁灵。

用于畜禽及卫生害虫防护的有机氯品种不多，主要有林丹、三氯杀虫酯、氯苯甲脒等。

三氯杀虫酯
Acetofenate

三氯杀虫酯又名蚊蝇净。

【性状】 纯品为白色结晶。有少许的刺激性气味，溶于苯、丙酮等有机溶剂。20℃时溶解度：甲苯＞60%，二氯甲烷＞60%，环己酮＞60%，异丙醇＜1%。水中溶解度 0.005%。在中性和弱酸性介质中较稳定，遇碱分解。

【药理】 本品兼有触杀和熏蒸作用，具有高效、低毒、易降解的特点。对双翅目蝇类、蚊、虱子和家畜体表寄生虫均有良好的杀灭作用，其速杀效力类似于拟除虫菊酯，优于滴滴涕，对有机氯或有机磷产生抗性的蚊蝇也有杀灭作用。如室内灭蚊蝇，以 1mg/L 喷雾，24 h 后蚊幼虫全部死亡。以 2g/m^2 室内墙壁滞留喷洒，对成蚊持效达 25 天以上。对哺乳动物毒性较低，容易降解、无蓄积作用。

【用途】 主要用于驱杀厩舍、环境中的蚊蝇，及家畜体表的虱、蚤、蜱等。

【用法与用量】 喷雾：用水稀释成 1% 浓度，按 0.4mL/m^3。喷洒：稀释成 1% 浓度喷洒于家畜体表。

【制剂与规格】 三氯杀虫酯乳油 100mL：100g。

三、拟除虫菊酯类化合物

拟除虫菊酯是一类模拟天然除虫菊酯化学结构合成的一类杀虫剂，在农业生产、畜禽养殖及环境卫生中广泛应用，具有杀虫高效、速效、广谱等特点。

（1）广谱、高效 拟除虫菊酯杀虫剂对昆虫的毒力比其它常用杀虫剂高 1～2 个数量级，且速效性好，具有驱避、击倒力快的特点。对农林、园艺、仓库、畜牧、卫生等多种害虫，包括刺吸式口器和咀嚼式口器的害虫均有良好的防制效果。但多数品种对螨类作用较差。

（2）对人、畜毒性低 此类杀虫剂对人、畜毒性比一般有机磷和氨基甲酸酯类杀虫剂低，使用比较安全，且对鸟类也较安全。

（3）残留量少 拟除虫菊酯在动物体内代谢和排泄均较快，无明显蓄积，在动物性食品中残留少。在自然界易分解，不会通过生物浓缩富集，对生态系统影响较小。故对食品及环境污染较轻。

（4）易产生耐药性 拟除虫菊酯杀虫剂是一类比较容易产生耐药性的杀虫剂。国内外的应用实践表明，拟除虫菊酯是最容易引起害虫产生耐药性的一类杀虫剂，当连年或一年连续多次施药，害虫会很快产生耐药性，特别是过去对滴滴涕曾产生过耐药性的一些害虫，更易对拟除虫菊酯类农药产生耐药性。拟除虫菊酯对天敌没有选择作用，即在防制害虫的同时也杀伤了大量的天敌。

目前常用的拟除虫菊酯杀虫剂均无内吸作用，对害虫具有触杀和胃毒作用，而且触杀作用强于胃毒作用。因此，施药时只有把药液直接喷到虫体上；或是均匀地喷到物体表面，使物体表面均匀地覆盖一层药剂，害虫在物体表面上爬行沾着药剂，才会中毒死亡，如果喷雾不均匀就会降低杀虫效果。

拟除虫菊酯杀虫剂具有高效、广谱、低毒、低残留等优点，但也存在着大部分品种对水生生物有毒、对天敌选择性差、无内吸作用、对螨类药效不高等不足。含氰基的拟除虫菊酯杀虫剂（如溴氰菊酯、戊氰菊酯、氯氰菊酯等）毒性较大，且毒性作用机制相似，可致神经系统兴奋性增高，最终由兴奋转为麻痹致死。溴氰菊酯、氯氰菊酯和氰戊菊酯对皮肤和黏膜尚有轻度刺激作用。

溴氰菊酯
Deltamethrin

溴氰菊酯又名敌杀死。

【性状】白色斜方晶针状结晶，几乎不溶于水，但可溶于丙酮、苯等多种有机溶剂，在酸性、中性介质中稳定，遇碱迅速分解；对光、空气较稳定。

【药理】其是目前拟除虫菊酯类杀虫剂中毒力最高的一种杀虫剂。杀虫谱广，对鳞翅目、直翅目、缨翅目、半翅目、双翅目、鞘翅目等多种害虫有效，杀虫效力强。对害虫的毒效可达滴滴涕的 100 倍，西维因的 80 倍，马拉硫磷的 550 倍，对硫磷的 40 倍。具有触杀和胃毒作用，触杀作用迅速，击倒力强，没有熏蒸和内吸作用，在高浓度下对一些害虫有驱避作用。持效期长（7～12 天）。但对鞘翅目昆虫因种类不同药效差别很大，对螨类防治效果差。在虫螨并发时，要与专用杀螨剂混用。

【用途】用于防治家畜体外寄生虫病及杀灭环境卫生昆虫。

【注意事项】

① 溴氰菊酯属于中等毒类。皮肤接触可引起刺激症状，出现红色丘疹。急性中毒时，轻者有头痛、头晕、恶心、呕吐、食欲不振、乏力症状，重者还可出现肌束颤抖和抽搐。急性中毒无特效解毒药，主要以对症治疗为主，阿托品可对抗流涎症状，镇静剂巴比妥能拮抗中枢兴奋症状。误服中毒时可用 4% 碳酸氢钠溶液洗胃。用时应注意防护。

② 对鱼、虾、蜜蜂、家蚕毒性大，用该药时应远离其饲养场所，以免造成损失。

③ 不可与碱性物质混用，以免降低药效。

④ 该药对螨类的防治效果甚低，不可专门用作杀螨剂。

⑤ 缺氧水体禁用。

⑥ 虾、蟹和鱼苗禁用。

⑦ 使用前 24h 和用药后 72h 内不得使用消毒剂，严禁同其他药物合用。

【用法与用量】

溴氰菊酯溶液：以溴氰菊酯计。药浴，每 1L 水，牛、羊 5～15mg（预防），30～50mg（治疗）。

溴氰菊酯溶液（水产用）：以溴氰菊酯计。全池均匀泼洒，使用时用水充分稀释后，一次量，每 1m³ 水体，0.15～0.22mg。

【最大残留限量】 残留标志物：溴氰菊酯。

牛、羊：肌肉 30μg/kg，脂肪 500μg/kg，肝、肾 50μg/kg。牛：奶 30μg/kg。鸡：肌肉、蛋 30μg/kg，皮＋脂 500μg/kg，肝、肾 50μg/kg，蛋 30μg/kg。鱼：皮＋肉 30μg/kg。

【制剂与规格及休药期】

溴氰菊酯溶液　100mL：5g。28 日。

溴氰菊酯溶液（水产用）　①100g：1g；②100g：2.5g；③100g：3.8g。500 度日。

氰戊菊酯
Fenvalerate

【性状】 纯品为微黄色油状液体，原料药为黄色或棕色黏稠液体。几乎不溶于水，易溶于甲醇、乙醇、二甲苯、丙酮、氯仿等有机溶剂。稳定性好，常温贮存稳定性两年以上。在碱性中会逐步分解。

【药理】 其对畜禽的多种外寄生虫及吸血昆虫如虱、蚤、蜱、螨、蚊蝇等有良好的杀灭作用，杀虫效力强，效果确切。以触杀为主，兼有胃毒和驱避作用，无内吸和熏蒸作用。有害昆虫接触后，药物迅速进入虫体的神经系统，其表现出强烈兴奋、抖动，很快进入全身麻痹、瘫痪，最后将昆虫击倒而杀灭。氰戊菊酯喷洒畜禽体表，螨、蜱、虱等在用药后 10min 即出现中毒，4～12h 后出现死亡，加之有一定的残效作用，可使虫卵孵化后再次被杀死。所以，一般用药一次即可，无需重复用药。

氰戊菊酯属中等毒性杀虫剂，原药大鼠急性经口 LD_{50} 为 451mg/kg，大鼠急性经皮 $LD_{50} > 5000mg/kg$，对兔皮肤有轻度刺激，对眼睛有中度刺激。没有致突变、致畸和致癌作用。

【用途】

① 驱杀畜禽体表寄生虫如各类螨、蜱、虱、虻等。尤其对有机氯、有机磷化合物敏感的禽，使用较安全。

② 杀灭环境、禽棚舍卫生昆虫，如蚊、蝇等。

【注意事项】

① 不要与碱性物质混用。配制溶液时，水温以 12℃ 为宜，水温不宜超过 25℃，否则会降低药效或失效。

② 对蜜蜂、鱼虾、家蚕等毒性高，使用时注意不要污染河流、池塘、桑园、养蜂场所。

③ 缺氧水体禁用。

④ 虾、蟹和鱼苗禁用。

⑤ 使用前 24h 和用药后 72h 内不得使用消毒剂。

【用法与用量】

氰戊菊酯溶液：喷雾。加水以 1：（1000～2000）稀释。

氰戊菊酯溶液（水产用）：以氰戊菊酯计。使用时用水充分稀释。全池均匀泼洒，一次量，在水温 15～25℃时，每 1m³ 水体 1.5mg；在水温 25℃以上时，每 1m³ 水体 3mg。病情严重可隔日重复使用一次。

【最大残留限量】残留标志物：氰戊菊酯异构体之和。

牛：肌肉、肝、肾 25μg/kg，脂肪 250μg/kg，奶 40μg/kg。

【制剂与规格及休药期】

氰戊菊酯溶液 ①5%；②20%。28 日。

氰戊菊酯溶液（水产用） ①100mL：2g；②100mL：8g；③100mL：14g。500 度日。

二氯苯醚菊酯吡虫啉滴剂
Permethrim and Imidacloprid Spot-on Solutions

【性状】淡黄色至淡棕色液体。

【药理】抗体外寄生虫药。二氯苯菊酯属 I 型菊酯类杀虫剂、杀螨剂和驱虫剂，主要影响脊椎动物和无脊椎动物的电压依赖性钠通道，延迟和延长该通道激活与失活，导致寄生虫高度兴奋，直至死亡。吡虫啉为新一代氯代烟碱杀虫剂，对昆虫的中枢神经系统突触后烟碱型乙酰胆碱受体具较高亲和性，可抑制乙酰胆碱活性，导致寄生虫麻痹和死亡。对成年蚤和各个阶段幼蚤有效，对环境中幼蚤也有杀灭作用。二者联合使用，具有协同作用。犬局部使用后，能迅速扩散到体表，治疗后 4 周内动物体表和毛发均能监测到活性药物。

【用途】用于预防和治疗犬体表蚤、蜱、虱的寄生，抑制白蛉、厩蝇和蚊子的叮咬，并可用作辅助治疗因蚤引起的过敏性皮炎。

【注意事项】

① 怀孕及哺乳期的母犬亦可使用。

② 使用药品的犬在洗浴、游泳和淋雨后仍能保持药效。

③ 仅用于宠物犬，七周龄以下的幼犬请勿使用。

④ 避免犬只因舔身体而误食。

⑤ 勿用于猫。

⑥ 人如果误食，请勿立即诱吐，应立即就医。皮肤或头发不慎接触，应立即脱掉被污染的衣物，并用流水冲洗皮肤和头发。若不慎溅入眼睛，应立即用大量流水冲洗。吸入有害，勿吸入蒸气。

⑦ 对水生动物有长期持续性的毒性，勿将本品投入水中，对土壤形态有影响，未用完的药品或用完的包材应用纸包好后放入垃圾桶内，勿随便丢弃。

【用法与用量】仅供皮肤外用。用药时应保持容易使用本品的姿势。分开犬毛至看到皮肤，将滴管前段抵住皮肤，适当挤出药液到皮肤上，最后用毛覆盖用药部位。

犬体重≤4kg，规格 0.4mL 一支，滴于犬背部肩胛骨之间；体重 4～10kg 的犬，规格 1.0mL 一支，滴于犬背部肩胛骨之间；体重 10～25kg 的犬，规格 2.5mL 一支，滴于犬背部肩胛骨之间、后背臀部中间和前两点连线中间分两点，分四点给药；体重 25～50kg 的犬，规格 4.0mL 一支，滴于犬背部肩胛骨之间、后背臀部中间和前两点连线中间分两点，分四点给药；体重≥50kg 的犬，规格 4.0mL 两支，滴于犬背部肩胛骨之间、后背臀部中间和前两点连线中间分两点，分四点给药。

预防或治疗期间，每月使用 1 次，可维持至少 1 个月有效。

【制剂】二氯苯醚菊酯吡虫啉滴剂 ①0.4mL：二氯苯醚菊酯 0.2g＋吡虫啉 0.04g；②1.0mL：二氯苯醚菊酯 0.5g＋吡虫啉 0.1g；③2.5mL：二氯苯醚菊酯 1.25g＋吡虫啉 0.25g；④4.0mL：二氯苯醚菊酯 2g＋吡虫啉 0.4g。

氟胺氰菊酯
Fluvalinate

氟胺氰菊酯又称马扑立克。

【性状】其为黏稠的黄色油状液体。溶解度（25℃）：水 0.002mg/kg、丙酮＞1000g/kg、甲醇 760g/kg、氯仿 1000g/kg，任意溶于芳烃、二氯甲烷、乙醚中。对光、热及在酸性介质中稳定，碱性介质中易分解。易被土壤有机质吸附固定。

【药理】本品为专用于防治蜂螨的杀螨剂。通过触杀和胃毒作用杀灭蜂螨，无论是大蜂螨还是小蜂螨杀灭率接近 100%。用药后数小时蜂螨即从蜂体脱落，24h 内全部死亡。氟胺氰菊酯对蜜蜂比较安全，对蜜蜂的行为、寿命、死亡率以及雄蜂、蜂王的生殖、产卵均无不良影响。

氟胺氰菊酯大鼠经口 LD_{50} 为 286mg/kg；兔经皮 LD_{50}＞2000mg/kg。大鼠饲喂试验的无作用剂量为 1mg/(kg·d)。对鱼类较敏感，LC_{50}（96h）：蓝鳃为 0.0027mg/L，鲤鱼为 0.0048mg/L，虹鳟为 0.0027mg/L。对兔皮肤有轻微刺激作用，对兔眼睛有中度刺激作用。ADI 为 0.01mg/kg，日本肯定列表中规定蜂蜜的 MRL 为 50μg/kg。

【用途】杀灭蜂螨。

【注意事项】

① 因对皮肤、眼睛具有一定的刺激性，使用时应注意防护。

② 本品不可与碱性物质混用，以免分解失效。

③ 本品的树脂带制剂，应在临用前打开包装。乳油剂应在临用前稀释。

④ 因鱼虾、蚕对其较敏感，使用时避免污染养殖区域造成中毒。

【用法与用量】氟胺氰菊酯条 以对角线悬挂于巢框间，每巢框 2 条，悬挂 3 周。

【最大残留限量】残留标志物：氟胺氰菊酯。

所有食品动物：肌肉、脂肪、副产品 10μg/kg。蜜蜂：蜂蜜 50μg/kg。

【制剂与规格及休药期】氟胺氰菊酯条 40mg。流蜜期禁用。

高效氯氰菊酯溶液（水产用）
Beta-Cypermethrin Solution

【性状】黄色至浅褐色澄清液体；有刺激性气味。

【药理】氯氰菊酯对寄生虫以触杀为主，兼有胃毒作用。药物接触寄生虫后选择性地作用于虫体神经细胞膜上的 Na^+ 通道，造成 Na^+ 持续内流，引起虫体过度兴奋、痉挛，最后麻痹而死亡。

【用途】用于杀灭寄生于青鱼、草鱼、鲢、鳙、鲤、鲫、鳊等鱼体上的中华鳋、锚头鳋、鱼鲺、三代虫、指环虫等寄生虫。

【注意事项】

① 当水温较低时，按低剂量使用。

② 水体溶氧低时不得用药。

③ 虾、蟹及鱼苗禁用。

④ 严禁与碱性或强氧化性药物混合使用。

【用法与用量】 以本品计。使用前用 2000 倍水稀释后，全池均匀泼洒：每 $1m^3$ 水体，0.02～0.03mL。

【制剂与规格及休药期】 高效氯氰菊酯溶液（水产用）4.5%。500 度日。

四、昆虫生长调节剂

昆虫生长调节剂（IGR）分为保幼激素类似物（juvenile hormone analoga，JHAs）和昆虫发育抑制剂（insect development inhibitors，IDIs）两大类。这类药物于 20 世纪 80～90 年代上市，由于这类化学物不仅被推荐为杀虫剂，而且对人、宠物和家畜无害，因此被广泛使用。大鼠内服昆虫生长调节剂的 LD_{50} 在 2～10g/kg 之间，表明这些 IGRs 极安全。保幼激素类似物通过给蜱、蚤和苍蝇发出假的信号，使其停留在未成熟的卵或幼虫阶段，不发育成成虫。药物有甲氧普烯（烯虫酯/methoprene）、吡丙醚（pyriproxifen）、苯氧威（fenoxycarb）和环丙氨嗪（cyromazine）。昆虫发育抑制剂通过抑制几丁质合成或几丁质沉积途径干扰昆虫躯体骨骼的发育，因为几丁质是蚤的卵壳和未成熟蚤躯体骨骼的必需成分。药物有除虫脲（diflubenzuron）、氯芬奴隆（lufenuron）。

由于昆虫生长调节剂影响昆虫和节肢动物的发育阶段（卵、蛹和幼虫），对成虫没有影响。这类药物也不能有效控制外寄生虫，因此临床上除环丙氨嗪可单用外，这类药物一般多与其他杀成虫药配成复方制剂用。

环丙氨嗪
Cyromazine

环丙氨嗪又名灭蝇胺。

【性状】 纯品为无色晶体或结晶性粉末，无臭。微溶于水及乙醇。

【药理】 环丙氨嗪属 1,3,5-三嗪类昆虫生长调节剂，主要是抑制甲壳素的合成和二氢叶酸还原酶，对双翅目幼虫有特殊活性，有内吸传导作用，诱使双翅目幼虫和蛹在形态上发生畸变，成虫羽化不全或受抑制。试验证明，它可以延迟幼虫体的生长期，影响蜕皮过程和阻止正常的化蛹，从而导致幼虫体的死亡。当饲料中浓度达 1mg/kg 时即能控制粪便中多数蝇蛆的发育。5mg/kg 时可控制各种蝇蛆。一般用药后 6～12h 发挥药效，可持续 1～3 周。可用于控制集约化养殖场几乎所有的蝇类，包括家蝇、黄腹厕蝇、光亮扁角水虻和厩螫蝇，并可控制跳蚤及防止羊身上的绿蝇属幼虫等。对耐药性蝇株，无交叉耐药性。还可明显降低鸡舍内氨气含量，大大改善了畜禽饲养环境。可使用于肉鸡、种鸡、蛋鸡、猪、牛、羊等动物。

通过拌饲及饲喂方式进入动物体内后，绝大部分（约 99%）以原形及其代谢产物的形式随粪便排出外，动物组织中药物残留很少。环丙氨嗪的活性成分在土壤中易分解，对环境无污染。但以饲喂本品的鸡粪施肥时，若每公顷超过 9t 可能对植物生长不利。

环丙氨嗪大鼠内服 LD_{50} 为 3387mg/kg，对人畜毒性很低，也不伤害蝇蛆的天敌。经动物试验，无致突变、致畸作用，对动物的生长、繁殖、产蛋无影响。

【用途】用于控制动物厩舍内蝇蛆的生长繁殖，杀灭粪池内蝇蛆。

【注意事项】

① 饲料中添加浓度达 25mg/kg 时，可使饲料消耗量增加，达 500mg/kg 以上可使饲料消耗量减少，1000mg/kg 以上长期喂养可能因摄食过少而死亡。

② 以饲喂本品的鸡粪便施肥时，以每公顷 1～2t 为宜，若超过 9t 可能对植物生长不利。

【用法与用量】

环丙氨嗪预混剂：以环丙氨嗪计。混饲，每 1000kg 饲料，鸡 5g。连用 4～6 周。

【最大残留限量】残留标志物：环丙氨嗪。

羊（泌乳期禁用）：肌肉、脂肪、肝、肾 300μg/kg。家禽：肌肉、脂肪、副产品 50μg/kg。

【制剂与规格及休药期】环丙氨嗪预混剂　①1%；②10%（用于配制 1% 的环丙氨嗪预混剂）。

五、新烟碱类杀虫剂

烟碱作为杀虫剂的使用历史可追溯至 17 世纪，1993 年为将吡虫啉等源自对天然生物碱优化得到的杀虫剂区别于以前的烟碱类杀虫剂，提出了"新烟碱类"概念。与烟碱类不同，新烟碱类在生理 pH 下不解离。由于新烟碱类具有较高的疏水性，因而比烟碱类更易透入昆虫的中枢神经系统。新烟碱类杀虫剂不仅杀虫活性高，而且对哺乳动物低毒。新烟碱类对光稳定，可确保较长的残留药效。

烯啶虫胺
Nitenpyram

【性状】纯品为浅黄色结晶，熔点：83～84℃；相对密度：1.40（26℃）；气压：1.1×10^{-9}Pa（25℃）；0℃ 时的溶解度：二甲苯 4.5g/L，丙酮 290g/L，氯仿 700g/L，水 840g/L。

【药理】烯啶虫胺是一种新烟碱类药，可结合并抑制昆虫的特异性烟碱型乙酰胆碱受体，干扰神经递质传递而导致成年跳蚤死亡，但不抑制乙酰胆碱酯酶。给犬、猫用药 15～30min 后，即可对跳蚤产生驱杀作用，6h 内可达到 95%～100% 的杀灭效果。

烯啶虫胺经犬、猫胃肠道迅速吸收且吸收率达 90% 以上。喂食不影响吸收，喂食可稍微推迟药物到达血药浓度峰值的时间，但不影响其药理作用和药效。药物在靶动物体内 0.5～2h 内血药浓度达到峰值，作用后很快排出体外。消除半衰期，犬为 4h，猫为 8h。犬在 1 日内（猫在 2 日内）90% 以上药物主要以原形经尿液排泄。

【用途】用于杀灭寄生于犬、猫体表的跳蚤。

【用法与用量】内服给药，可同食物一起喂食，也可单独喂服。当有跳蚤寄生时，猫和体重 1～11kg 的小型犬，规格 11.4mg 用药 1 片；体重在 11.1～57kg 的犬，规格 57mg 用药 1 片；体重超过 57kg 的犬，规格 57mg 用药 2 片。若跳蚤寄生严重，则每日用药或每隔 1 日重复用药 1 次，直到跳蚤得到控制。如果跳蚤重新出现，应再次用药。

【不良反应】喂药后 1h 内，宠物会出现比平时较频繁的抓挠动作，这是由于跳蚤对药品产生反应而导致的。宠物会非常罕见地出现短暂性多动、喘气、发声和过度梳理/舔舐等症状；非常罕见地出现一过性肌肉震颤、共济失调和抽搐等神经系统症状。

【注意事项】

① 烯啶虫胺可用于动物的怀孕期和哺乳期。不要用于小于 4 周龄或体重低于 1kg 的犬猫。

② 置于儿童不可触及处。

③ 废弃物处理措施：药品不应通过污水或家庭垃圾处理。咨询兽医如何处理不再使用的药品。这些措施应有利于环境保护。

④ 正确用药的建议：通过检查被毛下面的皮肤或是用细的金属梳子梳理被毛，就可以发现跳蚤。宠物频繁抓挠或过分地梳理被毛也是跳蚤寄生的征兆。

【制剂与规格】 烯啶虫胺片 ①11.4mg；②57mg。

吡虫啉
Imidacloprid

【性状】 无色结晶，熔点：144℃；相对密度：1.54；水溶解性：0.061g/100mL；20℃时溶解度：己烷 0.1g/L，异丙醇 1～2g/L，水 0.5g/L。土壤中稳定性较高，消除半衰期 150 天。

【药理】 吡虫啉为新一代氯代烟碱杀虫剂，对昆虫的中枢神经系统突触后烟碱型乙酰胆碱受体具较高亲和性，可抑制乙酰胆碱活性，导致寄生虫麻痹和死亡。与用乙酰胆碱常见到的神经元突触后膜去极化和神经冲动的传递不同，吡虫啉引起双相反应。首先通过阻断神经冲动沿神经干的传递增加自发放电的频率，继而昆虫死亡。

吡虫啉对成年蚤和各个阶段幼蚤有效，对环境中幼蚤也有杀灭作用。哺乳动物的毒蕈碱受体和其他类型烟碱受体不能与吡虫啉有效地结合，可解释其对昆虫所具有的选择性作用。

【用途】 用于预防和治疗犬、猫的跳蚤感染，治疗犬的咬虱（犬啮毛虱）感染。

【注意事项】

① 禁用于对产品过敏的宠物。

② 一些产品未对怀孕及哺乳期内的犬、猫进行安全性评价，使用前需遵从兽医建议。

③ 幼龄、生病及体质虚弱的犬、猫使用时需遵从兽医建议。

④ 使用本品过程中，勿让药管内的药物接触被给药动物或其它动物的眼睛和口腔。防止用完药的动物互相舔毛。药物未干之前，勿触摸或修剪毛发。

⑤ 在给药期间，偶尔 1 次或 2 次接触水不会明显影响药物的疗效。但犬、猫频繁使用香波洗澡或浸泡在水中可能会影响药物的疗效。

⑥ 生活在或去过恶丝虫流行区域的犬、猫，在使用本品前，建议进行恶丝虫感染检查。如果确定感染，则应按照目前科学的方法予以治疗。因为有恶丝虫成虫感染的犬、猫在使用后可能会引发严重不良事件。

⑦ 给药时，使用人员应避免本品接触皮肤、眼睛和口腔，勿进食、喝水或抽烟；给药后，应洗净双手。如不慎溅到皮肤，立即用肥皂和水清洗；如不慎溅入眼睛，立即用清水冲洗。如症状无好转，请持说明书就医。

【用法与用量】

吡虫啉滴剂：外用，手持滴管，保持管口向上，取下盖子，将盖子倒转，插入管口，旋转盖子，将封口打开后取下盖子。分开被毛，将滴管前端抵住皮肤，适当挤出药液到皮肤上。使用剂量见表 5-1。使用一次，对跳蚤的有效作用，犬可维持 4 周，猫可维持 3～4 周。

表 5-1　吡虫啉滴剂使用剂量

动物	体重/kg	适用产品规格	使用方法
犬	<4	0.4mL	取本品 1 支,滴于犬背部肩胛骨之间
	≥4 且<10	1.0mL	取本品 1 支,滴于犬背部肩胛骨之间
	≥10 且<25	2.5mL	取本品 1 支,滴于犬背部肩胛骨之间
	≥25 且<40	4.0mL	取本品 1 支,滴于犬背部,从肩胛至尾基部,平分 3~4 个点给药
	≥40	4.0mL	取本品 2 支,滴于犬背部,从肩胛至尾基部,平分 3~4 个点给药
猫	<4	0.4mL	取本品 1 支,滴于头后颈部
	≥4	0.8mL	取本品 1 支,滴于头后颈部

吡虫啉莫昔克丁滴剂（犬用）：外用，将本品滴于犬背两肩胛骨之间到臀部的皮肤上，可分 3~~4 处。一次量，犬，每 1kg 体重，10mg 吡虫啉、2.5mg 莫昔克丁。治疗或预防期间，建议每月给药一次。防止舔舐。

吡虫啉莫昔克丁滴剂（猫用）：外用，一次量，猫，每 1kg 体重，10mg 吡虫啉、1mg 莫昔克丁。治疗或预防期间，建议每月给药一次。为防止舔舐，仅限于猫头后颈部皮肤给药。

吡虫啉氟氯苯氰菊酯项圈：外用，将项圈系于猫、犬颈部。使用前，从密封袋中直接取出项圈，展开，确保连接处无残留塑料。将项圈系在动物颈部，调节项圈长度，项圈和颈部之间可插入两指为宜，穿过扣环后保留 2cm，其余部分剪掉。每只动物 1 条，持续佩戴 8 个月。猫和≤8kg 犬，适用小型项圈 12.5g（长 38cm）；>8kg 犬，适用大型项圈 45g（长 70cm）。

【制剂与规格】

吡虫啉滴剂（犬用）　①0.4mL∶40mg；②1.0mL∶100mg；③2.5mL∶250mg；④4.0mL∶400mg。

吡虫啉滴剂（猫用）　①0.4mL∶40mg；②0.8mL∶80mg。

吡虫啉莫昔克丁滴剂（犬用）　①0.4mL∶吡虫啉 40mg＋莫昔克丁 10mg；②1.0mL∶吡虫啉 100mg＋莫昔克丁 25mg；③2.5mL∶吡虫啉 250mg＋莫昔克丁 62.5mg；④4.0mL∶吡虫啉 400mg＋莫昔克丁 100mg。

吡虫啉莫昔克丁滴剂（猫用）　①0.4mL∶吡虫啉 40mg＋莫昔克丁 4mg；②0.8mL∶吡虫啉 80mg＋莫昔克丁 8mg。

吡虫啉氟氯苯氰菊酯项圈　①12.5g（38cm）∶吡虫啉 1.25g＋氟氯苯氰菊酯 0.56g；②45g（70cm）∶吡虫啉 4.5g＋氟氯苯氰菊酯 2.03g。

六、其它杀虫药

双甲脒
Amitraz

双甲脒又称螨克。

【性状】 白色或浅黄色结晶性粉末。无臭，在丙酮中易溶，在水中不溶，在乙醇中缓慢分解。

【药理】 双甲脒是一种广谱杀虫剂，主要为接触毒，兼有胃毒和内吸毒作用，也有一定的驱避作用、熏蒸作用，对各种螨、蜱、蝇、虱等均有效。其杀虫作用可能是抑制虫体单胺氧化酶的活性，干扰其神经系统功能，使虫体兴奋性增高，口器部分失调导致不能吸附于动物体表，或口器不能完全由动物皮肤拔出或者拔出而掉落，同时还能影响昆虫产卵及虫卵的发育。经试验 $250\sim500\text{mg/L}$ 即有明显驱杀效果。双甲脒产生杀虫作用较慢，一般在用药后 24h 才能使虱、蜱等从动物体表掉落，48h 可使螨从患部皮肤自行松动脱落，不像拟除虫菊酯那样迅速使虫体击倒（有可能复苏），而是彻底给予杀灭。本品残效期长，一次用药可维持药效 $6\sim8$ 周，可保护畜体不再受外寄生虫的侵袭。此外，双甲脒对大蜂螨和小蜂螨也有良好的杀灭作用。

双甲脒对人、畜安全，对蜜蜂、鸟类和天敌低毒。大鼠经口 LD_{50} 为 650mg/kg，小鼠经口 $LD_{50}>1.6\text{g/kg}$，大鼠经口无作用剂量为 $50\sim200\text{mg/(kg·d)}$。对人的 ADI 为 0.003mg/kg。对鱼类有毒，原药 LC_{50}（48h）鲤鱼为 1.17mg/L，虹鳟鱼为 $2.7\sim4.0\text{mg/L}$。

【用途】 主要用于防治牛、羊、猪、兔的体外寄生虫，如疥螨、痒螨、蜂螨、蜱、虱等。

【注意事项】

① 马属动物对双甲脒较敏感；对鱼有剧毒，用时慎重勿污染鱼塘、河流。禁用于水生动物。

② 双甲脒对皮肤有刺激作用，防止药液沾污皮肤和眼睛。

③ 对严重病畜用药 7 天后可再用一次，以彻底治愈。

④ 产乳供人食用的家畜，在泌乳期不得使用；产蜜供人食用的蜜蜂，在流蜜期不得使用。

【用法与用量】

双甲脒溶液：药浴、喷洒或涂擦，配成 $0.025\%\sim0.05\%$ 溶液；喷雾，蜜蜂，配成 0.1% 溶液，1000mL 用于 200 框蜂。

双甲脒项圈：每只犬 1 条。驱蜱，使用 4 个月；驱毛囊虫，使用 1 个月。

双甲脒乳油：喷雾，本品 0.5mL 加水 500mL 稀释可用于 100 框蜂。

双甲脒烟剂：烟熏，平箱群一次 1 片，继箱群一次 2 片，点燃发烟 15min 后打开巢门。

【最大残留限量】 残留标志物：双甲脒与 2,4-二甲基苯胺的总量。

牛：脂肪、肝、肾 $200\mu\text{g/kg}$，奶 $10\mu\text{g/kg}$。绵羊：脂肪 $400\mu\text{g/kg}$，肝 $100\mu\text{g/kg}$，肾 $200\mu\text{g/kg}$，奶 $10\mu\text{g/kg}$。山羊：脂肪 $200\mu\text{g/kg}$，肝 $100\mu\text{g/kg}$，肾 $200\mu\text{g/kg}$，奶 $10\mu\text{g/kg}$。猪：脂肪 $400\mu\text{g/kg}$，肝、肾 $200\mu\text{g/kg}$。蜜蜂：蜂蜜 $200\mu\text{g/kg}$。

【制剂与规格及休药期】

双甲脒溶液 12.5%。牛、羊 21 日，猪 8 日；弃奶期 48h。

双甲脒项圈 9%。

双甲脒乳油 ①0.5mL：62.5mg；②0.25mL：31.25mg。

双甲脒烟剂 每片 15mg。流蜜前 5 日。

升华硫

Sublimed Sulfur

升华硫又称硫黄。

【性状】 黄色结晶性粉末，含硫（S）不得少于 98.0%。具砂质感，有微臭。溶于二硫化碳、四氯化碳和苯，微溶于乙醇、乙醚，不溶于水。本品不能与铜铁等金属器皿接触以防变色。

【药理】 本品与皮肤及组织分泌物接触后，生成硫化氢、五硫黄酸等多硫化合物，具有杀灭细菌、真菌和疥虫的作用，并能去除油脂、软化表皮及溶解皮肤角质。

【用途】用于杀灭大、小蜂螨。

【注意事项】

① 避免接触眼睛和其它黏膜（如口、鼻等）。

② 本品应密闭在阴凉处保存。硫制剂配制及贮存过程中勿与铜、铁器皿接触以防变色。

③ 与汞制剂共用可引起化学反应，释放有臭味的硫化氢，有较强的皮肤刺激性。

④ 长期大量局部用药，具有刺激性，可引起接触性皮炎，合用时注意防护。

⑤ 喷洒时要使巢脾保持适当的倾斜度，防止药粉掉进未封盖的幼虫房中造成幼虫中毒。在气温至少 18℃左右的晚上 6～7 点用药，效果更好。

【用法与用量】

复方升华硫粉喷撒，每脾每次用 2g，四日 1 次，3 次为一疗程。使用时拧下喷瓶外盖，挤压喷瓶，使药粉呈细雾状斜喷于蜂脾，也可以从蜂路喷治。

【制剂与规格及休药期】

复方升华硫粉 规格无规定。流蜜前 20 日。

非泼罗尼
Fipronil

非泼罗尼又称氟虫腈。

【性状】本品属于苯吡唑类，纯品为白色结晶性粉末。难溶于水，水中溶解度为 2mg/L；易溶于玉米油，玉米油中溶解度大于 1000mg/L，油-水分配系数 $\log P$（正辛醇/水）为 4.0。性质稳定。

【药理】其是一种对多种害虫有较好防治效果的广谱杀虫剂。非泼罗尼为 γ-氨基丁酸（GABA）-氯通道抑制剂，作用于 GABA 受体后，阻断由 GABA 控制的神经膜上氯离子的通过，从而影响昆虫的中枢神经系统。与现有杀虫剂无交互抗性，对有机磷、有机氯、氨基甲酸酯、拟除虫菊酯等有抗性的或敏感的害虫均有效。非泼罗尼对昆虫的毒性作用通过胃毒和触杀作用，也有一定的内吸传导作用。

非泼罗尼对多种农业、畜牧、卫生害虫均有杀灭作用，杀虫活性是有机磷酸酯、氨基甲酸酯的 10 倍以上，例如本品对家蝇的 LC_{50} 为 0.39mg/L，而氯氰菊酯的 LC_{50} 达 5mg/L。对拟除虫菊酯类、氨基甲酸酯类杀虫剂产生耐药性的害虫对本品也具有极高的敏感性。残效期一般为 2～4 周，甚至可长达 6 周。

非泼罗尼毒性中等，大鼠经口和经皮的 LD_{50} 分别为 100mg/kg 和＞2000mg/kg。在狗和猫 5 倍于最大推荐剂量使用时未发现不良反应。对甲壳类水生生物和蜜蜂具有高风险，而且在水和土壤中降解慢，现已在水稻等水田作物中被禁止使用。鲤鱼 LC_{50} 为 0.43mg/L，大型蚤 LC_{50} 为 0.0156mg/L。非泼罗尼在兔体内消除较快，但其砜代谢物的半衰期明显长于非泼罗尼，在动物组织中残留期较长。

【用途】主要用于犬、猫体表蚤类，犬蜱及其它体表害虫的防治。

【注意】非泼罗尼对鱼和蜜蜂毒性较大，使用时避免污染鱼塘、河流湖泊和蜂群所在地。

【用法与用量】

非泼罗尼喷雾剂：喷雾，每 1kg 体重，犬、猫 3～6mL。

非泼罗尼滴剂：以非泼罗尼计。外用，滴于皮肤，每只动物，猫 50mg；犬体重 10kg 以下用 67mg，体重 10～20kg 用 134mg，体重 20～40kg 用 268mg，体重 40kg 以上用 402mg。

复方非泼罗尼滴剂（猫用）：以本品计。外用，滴于皮肤，每只猫 0.5mL。

复方非泼罗尼滴剂（犬用）：以本品计。外用，滴于皮肤，每只动物，犬体重 10kg 以下用 0.67mL；体重 10～20kg 用 1.34mL；体重 20～40kg 用 2.68mL；体重 40～60kg 用 4.02mL；体重 60kg 以上用 4.02mL 加另一相应小管。

【制剂与规格】

非泼罗尼喷雾剂 ①100mL：0.25g；②250mL：0.625g。

非泼罗尼滴剂 ①0.5mL：50mg；②0.67mL：67mg；③1.34mL：134mg；④2.68mL：268mg；⑤4.02mL：402mg。

复方非泼罗尼滴剂（猫用） 0.5mL：非泼罗尼 50mg 与甲氧普烯 60mg。

复方非泼罗尼滴剂（犬用） ①0.67mL；②1.34mL；③2.68mL；④4.02mL。

氟雷拉纳
Fluralaner

【药理】

(1) 药效学 氟雷拉纳是一种异噁唑啉类的杀虫剂和杀螨剂，通过拮抗 γ-氨基丁酸受体和谷氨酸受体门控氯离子通道，使氯离子无法渗透进入突触后膜，干扰神经系统的跨膜信号传递，导致昆虫神经系统紊乱，进而死亡。氟雷拉纳与狄氏剂不具有交叉耐药性。

氟雷拉纳为全身性抗寄生虫药，驱杀犬体表的跳蚤和蜱的作用可持续 12 周。氟雷拉纳对猫栉首蚤和犬栉首蚤有驱杀作用，对成年跳蚤起效快，持续时间长，还可阻止跳蚤产卵，因此破坏了跳蚤的生命周期。氟雷拉纳对篦子硬蜱（幼蜱、若蜱和成蜱）、六角硬蜱、肩突硬蜱、全环硬蜱、网纹革蜱、变异革蜱及血红扇头蜱也有杀灭作用。

(2) 药动学 氟雷拉纳内服容易吸收，1 日内可达最大血药浓度，食物可促进其吸收。氟雷拉纳呈全身性分布，脂肪中浓度最高，其次为肝脏、肾脏和肌肉。氟雷拉纳在犬体内几乎不被代谢，血浆消除半衰期约为 12 日，使氟雷拉纳在给药期间可维持有效血药浓度，最大血药浓度和血浆消除半衰期存在个体差异。氟雷拉纳约 90% 以原形经粪便排泄，少量经肾排泄。

【用途】用于治疗犬体表的跳蚤和蜱感染，还可辅助治疗因跳蚤引起的过敏性皮炎。

【用法与用量】以本品计。内服：犬按下表中的体重范围给药（表 5-2），每 12 周给药 1 次。

表 5-2 氟雷拉纳犬给药方法与剂量

体重/kg	规格/mg	数量/片
≥2～≤4.5	112.5	1
>4.5～≤10	250	1
>10～≤20	500	1
>20～≤40	1000	1
>40～≤56	1400	1
>56	选择合适的规格组合使用	

【不良反应】

① 极个别犬（1.6%）会出现轻微短暂的胃肠道反应，如腹泻、呕吐、食欲不振、流涎。

② 8～9 周龄体重为 2.0～3.6kg 的幼犬，内服 5 倍最大推荐剂量的氟雷拉纳，每 8 周给药 1 次，共给药 3 次，未观察到不良反应。

③ 比格犬内服 3 倍最大推荐剂量的氟雷拉纳，未发现对繁殖能力有影响，也未发现对后代生存能力有影响。

④ 柯利牧羊犬的多药耐药基因缺失，内服 3 倍最大推荐剂量的氟雷拉纳，具有良好耐受性，未观察到治疗相关的临床症状。

【注意事项】

① 本品不得用于 8 周以下的幼犬和/或体重低于 2kg 的犬。

② 对本品过敏的犬勿用。

③ 本品的给药间隔不得低于 8 周。

④ 可用于种犬、妊娠期和泌乳期的母犬。

⑤ 氟雷拉纳与血浆蛋白结合率高，可能与其他高蛋白结合率的药物竞争血浆蛋白结合，如非甾体抗炎药、香豆素衍生物华法林等。体外血浆孵育试验，未发现氟雷拉纳与卡洛芬和华法林竞争血浆蛋白结合。临床试验未发现氟雷拉纳与犬的日常用药存在相互作用。

⑥ 若出现任何严重反应或说明书未提及的其他不良反应，请及时就医。

⑦ 本品起效快，可降低虫媒病的传播风险，但跳蚤和蜱必须接触宿主并且开始进食才能接触活性药物成分，跳蚤（猫栉首蚤）在接触后 8h 内起作用，蜱（篦子硬蜱）接触后 12h 内起作用，因此，在极其恶劣条件下，不能完全排除通过寄生虫为媒介进行疾病传播的风险。

⑧ 除直接饲喂以外，可将本品混入犬粮中饲喂，给药时观察犬只，确认犬只吞下药物。

⑨ 给药时，给药人员不得进食、喝酒或吸烟；接触本品后，应立即用肥皂和水彻底清洗双手。

⑩ 避免儿童接触。

⑪ 使用前请检查包装是否完好，如有破损请勿使用。

⑫ 未使用完的兽药及包材，应按照当地法规要求进行处理。

【制剂与规格】 氟雷拉纳咀嚼片　① 112.5mg；② 250mg；③ 500mg；④ 1000mg；⑤1400mg。

阿福拉纳
Afoxolaner

【性状】 淡红色至红褐色圆形或方形片。

【药理】 阿福拉纳是一种异噁唑啉类的杀虫剂，通过作用于配体门控氯离子通道，尤其是抑制神经递质 γ-氨基丁酸（GABA）门控性通道，从而阻断氯离子从突触前膜到突触后膜的传递，导致神经元活性增加，昆虫兴奋过度死亡。可在 8h 内杀死跳蚤，48h 内杀死蜱虫。

犬以 2.5mg/kg 剂量内服阿福拉纳后，吸收几近完全，绝对生物利用度为 74%，达峰时间（T_{max}）为 2～4h，峰浓度（C_{max}）为（1655±332）ng/mL，组织表观分布容积为（2.6±0.6）L/kg，血浆清除率为（5.0±1.2）mL/(h·kg)，血浆半衰期为 2 周左右，在不同品种犬中存在差异，如柯利牧羊犬按 25mg/kg 剂量内服阿福拉纳半衰期可达 47.7 日。阿福拉纳在犬体内代谢为亲水性更强的化合物，代谢物与原形主要通过胆汁排泄，但无肝肠循环，部分通过尿液排泄。

【用途】用于治疗犬跳蚤（猫栉首蚤和犬栉首蚤）感染，治疗犬蜱虫（网纹革蜱、篦子硬蜱、六角硬蜱、血红扇头蜱）感染。

【用法与用量】按阿福拉纳计。内服：犬按照下表根据体重给药（表 5-3），应确保给药剂量范围为 2.7～7.0mg/kg。根据当地的流行病学情况，在跳蚤和/或蜱虫流行季节，每月给药一次。

表 5-3　阿福拉纳犬给药方法剂量

犬体重/kg	规格/mg	数量/片
≥2～≤4	11.3	1
>4～≤10	28.3	1
>10～≤25	68	1
>25～≤50	136	1
>50	选择合适的规格组合使用	

【注意事项】

① 对阿福拉纳过敏的犬不得使用。

② 8 周龄以下和/或体重小于 2kg 犬、孕犬、哺乳期或繁殖期的犬，应根据兽医风险评估使用。

③ 跳蚤和蜱虫必须叮咬犬时才能接触到药物的有效成分，因此本品发挥作用前，不能排除通过寄生虫为媒介进行疾病传播的风险。

④ 如果犬不肯直接食用本品，可将其混在犬粮中给药。

【制剂与规格】阿福拉纳咀嚼片　①11.3mg；②28.3mg；③68mg；④136mg。

阿福拉纳米尔贝肟咀嚼片
Afoxolaner and Milbemycin Oxime Chewable Tablets

【性状】本品为淡红色至红褐色圆形片（规格 1）或方形片（规格 2～规格 5）。

【药理】阿福拉纳为异噁唑啉类杀虫剂与杀螨剂，通过作用于配体门控氯离子通道，尤其是抑制由神经递质 γ-氨基丁酸（GABA）门控的通道，阻断氯离子从突触前膜到突触后膜的传递，导致昆虫神经元活性增加兴奋过度死亡。米尔贝肟为大环内酯类抗体内寄生虫的驱虫药。其主要包含米尔贝肟 A_3 和 A_4（20：80）两种成分。米尔贝肟与无脊椎动物神经和肌肉细胞氯离子通道结合，使谷氨酸控制的氯离子通道开放，增强细胞膜对氯离子的通透性，从而引起神经肌肉细胞膜超极化作用，导致寄生虫麻痹、死亡。

犬以 2.5mg/kg 的剂量内服阿福拉纳后，吸收良好，绝对生物利用度为 88%。达峰时间（T_{max}）为 2～4h，峰浓度（C_{max}）为（1822±165）ng/mL。组织表观分布容积为（2.6±0.6）L/kg；血浆清除率为（5.0±1.2）mL/(h·kg)；血浆半衰期约为 2 周。同时以 0.5mg/kg 的剂量内服米尔贝肟后，吸收迅速，米尔贝肟 A_3 和 A_4 的绝对生物利用度分别为 81% 和 65%。达峰时间（T_{max}）为 1～2h，米尔贝肟 A_3 和 A_4 的峰浓度（C_{max}）分别为（42±11）ng/mL 和（246±7）ng/mL；米尔贝肟 A_3 和 A_4 的组织表观分布容积分别为（2.7±0.4）L/kg 和（2.6±0.6）L/kg；米尔贝肟 A_3 和 A_4 的血浆清除率较低，分别为（75±22）mL/(h·kg)和（41±12）mL/(h·kg)；米尔贝肟 A_3 和 A_4 的血浆半衰期分别为（1.6±0.4）日和（3.3±1.4）日。

【用途】用于治疗犬跳蚤、蜱感染，同时预防犬恶丝虫感染和/或治疗胃肠道线虫感染。

【用法与用量】内服：犬按照以下体重范围给药，每月给药一次（表 5-4）。

表 5-4　阿福拉纳米尔贝肟咀嚼片犬给药方法剂量

犬体重/kg	规格	数量/片
2～3.5	1	1
>3.5～7.5	2	1
>7.5～15	3	1
>15～30	4	1
>30～60	5	1

注：体重在60kg以上的犬，可以组合使用不同规格的咀嚼片。

【注意事项】

① 体重 2kg 以下和/或 8 周龄以下、妊娠、哺乳期犬需根据兽医意见谨慎使用。

② 在犬恶丝虫病流行地区，给药前应检测犬是否已感染恶丝虫。感染恶丝虫的犬，服用本品前应先驱除恶丝虫及幼虫。

③ 柯利牧羊犬及其杂交品系应根据兽医意见严密控制本品剂量。

④ 人误食本品可能导致胃肠功能紊乱。若意外误食应立即求医，并向医生出示说明书或标签。

【制剂与规格】 阿福拉纳米尔贝肟咀嚼片　①阿福拉纳 9.375mg＋米尔贝肟 1.875mg；②阿福拉纳 18.75mg＋米尔贝肟 3.75mg；③阿福拉纳 37.50mg＋米尔贝肟 7.50mg；④阿福拉纳 75.00mg＋米尔贝肟 15.00mg；⑤阿福拉纳 150.00mg＋米尔贝肟 30.00mg。

沙罗拉纳
Sarolaner

【性状】 带斑点的棕色方形片。

【药理】 沙罗拉纳是异噁唑啉类抗寄生虫药，作用于神经肌肉接头，通过抑制神经递质 γ-氨基丁酸和谷氨酸受体功能，导致螨或昆虫神经肌肉活动失控，进而死亡。

内服吸收迅速。禁食犬按 2mg/kg 剂量一次口服沙罗拉纳咀嚼片后，血浆峰浓度（C_{max}）为 1100ng/mL，达峰时间（T_{max}）为 3h。在禁食犬和进食犬中的口服生物利用度分别为 86% 和 107%，消除半衰期（$t_{1/2}$）分别为 10 日和 12 日。沙罗拉纳呈全身性分布，血浆蛋白结合率高（不低于 99.9%），在犬体内代谢极低，主要以原形经胆汁和粪便排泄。

【用途】 用于预防和治疗犬跳蚤感染，治疗和控制犬蜱感染。

【用法与用量】 以沙罗拉纳计。口服：每 1kg 体重，犬 2mg，每月 1 次。根据当地情况，在跳蚤、蜱虫流行季持续给药。

【不良反应】 可能会引起异常的神经症状，如颤抖、本体感受意识减弱、共济失调、威胁反射减弱或消失和/或癫痫。

【注意事项】

① 仅在兽医指导下用药。

② 仅用于 6 月龄及以上且体重不低于 1.3kg 的犬。

③ 尚未对种犬、妊娠和哺乳期犬进行安全性研究，应慎用。

④ 给药后观察几分钟以确保动物服下全部剂量。如有漏服，重新给药。

【制剂与规格】 沙罗拉纳咀嚼片　①5mg；②10mg；③20mg；④40mg；⑤80mg；⑥120mg。

赛拉菌素沙罗拉纳滴剂（猫用）
Selamectin and Sarolaner Spot-on Solutions（for Cats）

【性状】无色至黄色的澄明液体。

【药理】赛拉菌素为阿维菌素类半合成化合物，通过激活和/或增强无脊椎动物的谷氨酸介导的氯离子通道，使寄生虫神经元长效超极化，破坏其正常神经传递，从而导致虫体麻痹、死亡或被驱除。沙罗拉纳是异噁唑啉类化合物，主要通过阻断昆虫和蜱螨中枢神经系统中 γ-氨基丁酸介导的氯离子通道，以阻止氯离子内流，神经刺激引发神经兴奋增加，从而导致寄生虫的死亡。虽然沙罗拉纳在一定程度上阻断谷氨酸介导的氯离子通道，但对于无脊椎动物 γ-氨基丁酸介导的氯离子通道具有强效阻断作用，因此 γ-氨基丁酸介导的氯离子通道阻断作用是沙罗拉纳的主要作用机制。

使用后，赛拉菌素和沙罗拉纳的生物利用度平均值分别为 40.5% 和 57.9%，且可全身分布。二者在猫体中的半衰期长，分别为 12.5 日和 41.5 日。在猫体内，赛拉菌素主要以原形经粪便消除，沙罗拉纳主要以原形经胆汁和粪便消除。

【用途】用于治疗和预防猫跳蚤感染，辅助治疗由跳蚤引起的过敏性皮炎；治疗猫的蜱虫、耳螨和虱感染；治疗猫蛔虫和钩虫感染；预防猫恶丝虫病。

【用法与用量】以赛拉菌素和沙罗拉纳计。外用：一次量，每 1kg 体重，猫，赛拉菌素 6mg 和沙罗拉纳 1mg，每月给药 1 次。以本品计，按表 5-5 推荐剂量给药。

给药方法：将药液直接滴于肩胛前缘与颈基交界部位的皮肤上。用力挤压滴管 3～4 次，直至完全挤出液体，避免手指接触本品。

表 5-5　赛拉菌素沙罗拉纳滴剂推荐给药剂量

猫体重/kg	规格/mL	数量/管
≥1.25～≤2.5	0.25	1
>2.5～≤5	0.5	1
>5～≤10	1	1
>10	选择合适的规格组合给药	

治疗和预防跳蚤感染、治疗蜱感染：应根据当地的流行病学情况，在跳蚤和/或蜱的整个流行季节，每月给药 1 次。

治疗虱感染：仅用 1 次。

治疗耳螨感染：给药 1 次。给药后 30 日经兽医评估是否需要第二次给药。

预防恶丝虫病：可在全年使用，或至少在首次暴露于蚊虫后 1 个月内开始使用，直至蚊虫流行季结束，每月给药 1 次。治疗蛔虫和钩虫感染：给药 1 次。根据兽医评估以确定是否需要重复给药及给药频率。

【不良反应】

① 可能导致用药部位出现轻度、暂时性瘙痒。

② 少数情况下可能导致用药部位出现轻度至中度脱毛、红斑及动物流涎。

【注意事项】

① 推荐用于 8 周龄以上，体重为 1.25kg 及以上的猫。

② 仅外用于皮肤表面，不得内服或注射给药；治疗耳螨时，切勿直接用于耳道；动物被毛湿润时，切勿使用。

③ 使用本品后，跳蚤成虫可在 24h 内被杀死，不会产生活卵，同时本品可杀死环境中

的幼虫，阻止跳蚤繁殖，破坏跳蚤生命周期，有助于减少环境中的跳蚤对动物的侵扰。

④ 蜱叮咬后才能接触本品，因此使用本品并不能消除蜱媒病的传播风险。

⑤ 对犬恶丝虫成虫无效，故感染犬恶丝虫成虫的猫使用本品无安全隐患。用于预防恶丝虫病时，最后一次给药时间应在最后一次暴露于蚊虫的 1 个月内。如错过给药时间或两次给药间隔时间超过 1 个月，应立即使用本品并恢复每月给药 1 次，从而最大限度地减少犬恶丝虫发育为成虫的机会。如需替换正在使用中的其他产品，应在其他产品最后一次给药的 1 个月内进行本品的第一次给药。建议对猫定期进行恶丝虫病检查。

⑥ 用药部位可能出现短暂的被毛聚集、竖直、油腻或出现干燥白色沉淀物，通常在使用本品 24h 内缓解，不影响本品的安全性和疗效。

⑦ 猫误食后可能出现短暂的胃肠道反应，如多涎、呕吐、软便或进食减少，通常无需处理可自行缓解。

⑧ 不得用于患有其他严重疾病、过度虚弱或瘦弱的猫；不得用于对本品过敏的猫。

⑨ 对妊娠、哺乳或繁殖期猫的安全性尚未研究，经兽医风险评估后使用。

⑩ 与其他常用兽药之间未发现已知的相互作用。

⑪ 建议在夜间给药，给药当天，给药动物不应与主人共眠；给药后至少 30min 内动物应远离明火或其他火源，直至毛发干透；给药后 4h 内，切勿让儿童接触动物，如不慎误食，应立即就医，并向医生出示本品说明书或标签。

【制剂与规格】 赛拉菌素沙罗拉纳滴剂（猫用）　①0.25mL：15mg（以 $C_{43}H_{63}NO_{11}$ 计）＋2.5mg（以 $C_{23}H_{18}C_{12}F_4N_2O_5S$ 计）；②0.5mL：30mg（以 $C_{43}H_{63}NO_{11}$ 计）＋5mg（以 $C_{23}H_{18}C_{12}F_4N_2O_5S$ 计）；③1.0mL：60mg（以 $C_{43}H_{63}NO_{11}$ 计）＋10mg（以 $C_{23}H_{18}C_{12}F_4N_2O_5S$ 计）。

第六章

作用于神经系统药物

第一节 中枢兴奋药

中枢兴奋药指能选择性地兴奋中枢神经系统，提高其功能活动的药物。按其主要作用部位可分为：①大脑兴奋药。主要兴奋大脑皮层的药物，可引起动物觉醒、精神兴奋与运动亢进。代表药物如咖啡因。②延脑兴奋药。又称呼吸兴奋药，主要兴奋延脑呼吸中枢的药物。如尼可刹米、多沙普仑、贝美格等。③脊髓兴奋药。小剂量提高脊髓反射兴奋性，大剂量导致强直性惊厥。士的宁为典型代表药。

这类药物的作用强弱与给药剂量和动物中枢神经功能状态有关，通常中枢神经系统处于抑制状态时，药物的作用较明显。另外，随着剂量增大，中枢兴奋药的作用部位也随之扩大，过量都可引起中枢神经系统各个部位广泛兴奋，导致惊厥。严重的惊厥可因能量耗竭而转入抑制，此时，不能再用中枢兴奋药来对抗，否则由于中枢过度抑制而致死。对因呼吸麻痹引起的外周性呼吸抑制，中枢兴奋药无效。对循环衰竭导致的呼吸功能减弱，中枢兴奋药能加重脑细胞缺氧，应慎用。

咖啡因
Caffeine

咖啡因为咖啡豆和茶叶中提取的生物碱，现已人工合成。

【性状】白色或带极微黄绿色，有丝光的针状结晶或结晶性粉末；无臭，味苦；有风化性。本品在热水或氯仿中易溶，在水、乙醇或丙酮中略溶，在乙醚中极微溶解。常与苯甲酸钠制成可溶性苯甲酸钠咖啡因（安钠咖）注射液供临床使用。

【药理】本品是甲基黄嘌呤类的代表药，主要作用机制是抑制细胞内磷酸二酯酶，该酶负责分解环磷腺苷。抑制该酶后，细胞内环磷腺苷浓度升高。环磷腺苷是细胞的第二信使，可激活蛋白激酶，进而激活磷酸化酶，促进蛋白质磷酸化，由此介导一系列生理生化反应。

本品对大脑皮层特别敏感，小剂量即能提高对外界的感应与反应能力，使动物精神活泼，活动能力增强。加大剂量则能兴奋呼吸中枢、血管运动中枢和迷走神经中枢，使呼吸加深、加快，内脏血管收缩，血压升高，心率减慢。大剂量可兴奋脊髓。中毒量可引起强直性或阵挛性惊厥，甚至死亡。对脑小动脉血管有收缩作用，减少血管搏动，减轻颅内压的变化。此外，本品还能直接作用于心脏和血管，使心肌兴奋，心率加快，心缩力增强，心输出量增加，并使冠状血管、肾脏和皮肤血管扩张。当延髓生命中枢受药物或毒物的作用处于抑制状态时，本品的兴奋效应更加明显。咖啡因还有轻度利尿作用。

本品内服、注射均易吸收，组织中分布均匀。脂溶性高，易透过血脑屏障，可通过胎盘进入胎儿血液循环。主要经肝脏发生氧化、脱甲基化及乙酰化代谢，大部分以甲基尿酸和甲基黄嘌呤形式由尿排出，约 10% 以原形排出。

【用途】 本品主要对抗中枢抑制药过量所致的抑制；严重传染病、过度劳役引起的呼吸衰竭；也可用于日射病、热射病和中毒引起的急性心力衰竭。与溴化物合用，还可调节大脑皮质的兴奋与抑制的平衡。与高渗葡萄糖、氯化钙配合静脉注射有缓解水肿的作用。

【注意】

① 大家畜心动过速（100 次/min 以上）或心律不齐时，慎用或禁用。

② 忌与鞣酸、碘化物及盐酸四环素、盐酸土霉素等酸性药物配伍，以免发生沉淀。

③ 因用量过大或给药过频而发生中毒（惊厥）时，可用溴化物、水合氯醛或巴比妥类药物解救。但不能使用麻黄碱或肾上腺素等强心药物，以防毒性增强。

④ 与阿司匹林配伍可增强胃酸分泌，加剧消化道刺激反应。

⑤ 与氟喹诺酮类药物合用时，可使咖啡因代谢减少，从而使其血药浓度提高。

【用法与用量】 安钠咖注射液：静脉、皮下或肌内注射，一次量，马、牛 2～5g；羊、猪 0.5～2g；犬 0.1～0.3g。

【制剂与规格】 安钠咖注射液 ①5mL：含无水咖啡因 0.24g 与苯甲酸钠 0.26g；②5mL：含无水咖啡因 0.48g 与苯甲酸钠 0.52g；③10mL：含无水咖啡因 0.48g 与苯甲酸钠 0.52g；④10mL：含无水咖啡因 0.96g 与苯甲酸钠 1.04g。

多沙普仑
Doxapram

【性状】 本品的盐酸盐为白色或无色结晶粉末；在水、氯仿或乙醇中略溶，在乙醚中不溶。

【药理】 本品为呼吸兴奋剂。主要通过作用于呼吸中枢以及颈静脉窦和主动脉弓的化学感受器，而使呼吸的频率增加和深度加强，从而使潮气量增加。能增加实验动物心肌对氧的需要和减少大脑的血流量。也能诱导心率过速、高血压、心律失常。用途及不良反应均与尼可刹米相似，而作用比尼可刹米强。静注后 2min 内起效，作用时间持续 10～20min，组织分布广泛。在犬体内，多沙普仑代谢迅速，给药 24～48h 大部分代谢产物分泌到尿中，给药 120h 后仍有小部分代谢物。

【用途】 主要用于马、犬、猫麻醉中或麻醉后的呼吸兴奋及加快苏醒，恢复反射；难产或剖腹产后新生犬、猫的呼吸兴奋；最有益于增加患低频率、喘气、接受氧疗后呼吸不稳定小动物幼崽的呼吸频率和深度；也可作为巴比妥类和吸入麻醉药引起呼吸中枢抑制的专用兴奋药。

【注意】

① 早产的犊牛及肺发育未成熟的患畜，使用会增加肺血压，并伴随由右向左分流造成的持续性胎儿循环症，禁用。

② 剂量过大可引起反射亢进、心动过速或惊厥。

③ 忌与碱性溶液如硫喷妥钠等合用。

④ 不能替代严重呼吸抑制时的人工（机械）呼吸。

⑤ 血管内给药时避免对一个部位长时间注射或外渗。对新生猫和犬推荐使用皮下注射。

【用法与用量】 静脉滴注：一次量，每 1kg 体重，马 0.5～1mg，5min 内注完；驹 0.02～0.05mg，1min 内注完。每 1～2h 一次，直至动物苏醒。

【药物相互作用】 ①麻醉药：多沙普仑增加肾上腺素的释放，因此在使用麻醉药后约 10min 再使用本药。②肌肉松弛剂：多沙普仑会掩盖肌肉松弛剂的作用。③拟交感神经药：合用有累加的增高血压作用。

【制剂与规格】 盐酸多沙普仑注射液　20mg/mL，20mL 多剂量瓶装。

尼可刹米
Nikethamide

【性状】 本品又名可拉明（Coramine），为无色或淡黄色的澄明油状液体，放置冷处即成结晶；有轻微的特臭，味苦；有引湿性。本品能与水、乙醇、氯仿或乙醚任意混合。

【药理】 尼可刹米对延髓呼吸中枢具有选择性直接兴奋作用，也可作用于颈动脉窦和主动脉体化学感受器，反射性兴奋呼吸中枢，提高呼吸中枢对缺氧的敏感性，使呼吸加深加快。对大脑皮层、血管运动中枢和脊髓有较弱的兴奋作用。对其他器官无直接兴奋作用。

本品内服、注射均易吸收，作用维持时间短暂，一次静脉注射仅维持药效 5～30min。在体内代谢为烟酰胺，再被甲基化为 N-甲基烟酰胺经尿液排出。

【用途】 常用于各种原因引起的呼吸抑制，如中枢抑制药中毒、疾病引起的中枢性呼吸抑制、一氧化碳中毒、溺水、新生仔畜窒息等。在解救中枢抑制药中毒方面，本品对吗啡中毒的解救效果好于对巴比妥类中毒的效果。本品安全范围较宽，但剂量过大时，也可引起阵发性惊厥。

【注意】

① 剂量过大已接近惊厥剂量时可致血压升高、出汗、心律失常、肌肉震颤及肌肉强直。

② 本品静脉注射速度不宜过快。

③ 如出现惊厥，应及时静脉注射地西泮或小剂量硫喷妥钠。

④ 兴奋作用之后，常出现中枢抑制现象。

【用法与用量】 皮下、肌内或静脉注射：一次量，马、牛 2.5～5g；羊、猪 0.25～1g；犬 0.125～0.5g。

【制剂与规格】 尼可刹米注射液　①1.5mL∶0.375g；②2mL∶0.5g。

士的宁
Strychnine

本品系由马钱科植物番木鳖或马钱的种子中提取的一种生物碱。

【性状】 本品硝酸盐为无色针状结晶或白色结晶性粉末。无臭，味极苦。本品在沸水中易溶，在水中略溶，在乙醇或氯仿中微溶，在乙醚中几乎不溶。

【药理】 本品可选择性兴奋脊髓，增强脊髓反射的敏感性，提高骨骼肌的紧张度。对大脑皮层亦有一定的兴奋作用。中毒剂量对中枢神经系统的所有部位都有兴奋作用，使全身骨骼肌同时挛缩，出现典型的强直性惊厥。

本品注射吸收迅速，体内分布均匀。在肝脏经氧化代谢破坏，约20％以原形从尿液及唾液排泄，排泄缓慢，易产生蓄积作用。

【用途】 主要用于治疗神经麻痹性疾患，特别是脊髓性不全麻痹，如后躯委顿、括约肌不全松弛、阴茎脱垂和四肢无力等。

【中毒与解救】 本品毒性很强，投药过量时，约10min便出现反射增强，肌震颤，颈部僵硬，口吐白沫，继而发生脊髓惊厥，角弓反张等。此时应保持动物安静，避免外界刺激，并迅速用药物如苯巴比妥钠（马、牛2～3g，羊0.3～0.5g）等解救，解救若不及时，易窒息而死。

【注意】
① 怀孕及有中枢神经系统兴奋症状的动物禁用。
② 肝肾功能不全、癫痫及破伤风患畜禁用。
③ 吗啡中毒时禁用。
④ 本品排泄缓慢，长期应用易引起蓄积中毒，故使用时间不宜过长，反复给药时应酌情减量。如出现惊厥，应立即静脉注射戊巴比妥加以对抗，或用较大量的水合氯醛灌肠。

【用法与用量】 皮下注射：一次量，马、牛15～30mg；羊、猪2～4mg；犬0.5～0.8mg。

【制剂与规格】 硝酸士的宁注射液　①1mL：2mg；②10mL：20mg。

丙咪嗪
Imipramine

【药理】 本品为二苯氮䓬类化合物。人医列为精神兴奋药。本品可增强生物胺类的作用，因其阻断神经元对胺类的摄取，多巴胺的转运被阻断，出现兴奋而非抗抑郁反应。5-羟色胺的摄取被抑制则产生镇静和抗抑郁作用。去甲肾上腺素的摄取被抑制出现抗抑郁活性。

【用途】 主要用于犬、猫尿失禁和猝倒（异相睡眠障碍），马的嗜眠症和射精管功能障碍。

【用法与用量】 内服：一次量，犬5～15mg；猫2.5～5mg。静脉注射：马，一次量，每1kg体重，0.55mg。

樟脑磺酸
Camphor Sulfonate

【性状】 本品钠盐为白色结晶性粉末；无臭或几乎无臭，味初微苦，后甜。在水及热乙醇中易溶解。

【药理】 本品的局部刺激作用可反射性地兴奋呼吸中枢和血管运动中枢，吸收后能直接兴奋延髓呼吸中枢，大剂量也可兴奋大脑皮层。有一定的强心作用。

【用途】 中枢兴奋药。用于心脏衰弱、呼吸抑制等辅助治疗以及中枢抑制药中毒。

【注意事项】
① 家畜屠宰前禁用。
② 如出现结晶，可加温溶解后使用。
③ 过量中毒时可静脉注射水合氯醛、硫酸镁和10％葡萄糖注射液解救。

【用法与用量】静脉、肌内或皮下注射：一次量，马、牛 1～2g；羊、猪 0.2～1g；犬 0.05～0.1g。

【制剂与规格】樟脑磺酸钠注射液 ①1mL：0.1g；②5mL：0.5g；③10mL：1g。

第二节 镇静药和抗惊厥药

镇静药是能轻度抑制中枢神经系统而使动物安静的一类药物。主要用于消除动物的狂躁、不安和攻击行为等过度兴奋症状，便于诊疗和生产。大剂量还具抗惊厥作用。催眠药是能诱导睡眠或近似自然睡眠，维持正常睡眠并易于唤醒的药物。能诱导深度睡眠但仍能唤醒的药物称为安眠药。常用的镇静药和催眠药有水合氯醛类、巴比妥类、苯二氮䓬类、α_2 受体激动剂和甲苯咪酯。

抗惊厥药是缓解和消除惊厥症状的药物。惊厥是在病理状态下中枢神经系统过度兴奋引起的全身骨骼肌突发性痉挛收缩或强直收缩。强烈而持久的惊厥可致窒息和循环衰竭，甚至危及生命，必须及早救治。

一、镇静药

氯丙嗪
Chlorpromazine

【性状】本品的盐酸盐为白色或乳白色结晶性粉末；有微臭，味极苦；有引湿性；遇光渐变色，水溶液显酸性反应。本品在水、乙醇或氯仿中易溶，在乙醚或苯中不溶。

【药理】

（1）药效学 本品为阻断中枢神经的 D 受体和 α 受体，产生镇静、安定、止吐作用。主要抑制大脑边缘系统和脑干网状结构上行激活系统，使上行性冲动传导受阻，使动物对外界刺激的反应性降低，转为安静、嗜睡。本品抑制下丘脑体温调节中枢，使体温显著下降，代谢降低，故曾称氯丙嗪为"冬眠灵"；也抑制延脑的催吐化学感受器乃至呕吐中枢，表现止吐作用。本品与麻醉药、镇痛药联用，可增强其药效。此外，还有松弛骨骼肌，对抗植物神经递质的作用，其对抗肾上腺素能神经递质的作用可致血管平滑肌舒张、血压下降，较大剂量可表现出便秘、扩瞳及心动过速等胆碱能递质（乙酰胆碱）的阻断效应。对丘脑下部多巴胺受体的抑制可间接影响多种释放因子和抑制因子的分泌，进而改变动物的其他内分泌腺功能。

（2）药动学 内服、肌内注射均易吸收，但吸收不规则。胃内容物及抗胆碱药的存在可影响其吸收，并有种属和个体差异。单胃动物内服、肌注的达峰时间分别为 3h、1.5h。体内分布广泛，脑中浓度高于血浆浓度，血浆蛋白结合率约 95%。主要在肝内经羟基化、硫氧化等反应被代谢，有的代谢产物仍有药理活性。大部分代谢物由尿排出，其余从粪便排出，有些进入肝肠循环。犬消除半衰期约 6h，人消除半衰期达 10～30h。动物体内组织残留可达数月之久。

【用途】

（1）镇静 用作大家畜破伤风的辅助治疗，或消除脑炎的狂暴症状及降低动物的攻击性（犬、猫等）。

（2）麻醉前给药 用于强化麻醉，使水合氯醛的用量减少 1/3～1/2，并能减少支气管腺或唾液腺的分泌，增加骨骼肌松弛度。

（3）解除平滑肌痉挛　用作大家畜食管梗塞及痉挛性腹痛的辅助治疗药。

（4）镇痛、降温、抗休克　用于严重外伤、骨折、烧伤和中暑等；在高温季节长途运输畜禽，使用本品可减少死亡。

（5）用于母猪分娩后无乳症的辅助治疗。

【注意】

① 因可能引起兴奋，故马禁用。

② 有黄疸、肝炎和肾炎的患病动物及年老体弱动物慎用。

③ 遇光颜色变红后，不可再用。

④ 用药后，能改变动物的大多数生理常数（呼吸数、心率数、体温等），临床检查时需注意。

⑤ 急性过量，会引起共济失调、昏迷、行为改变、体温变化不规则、性激素和丘脑下部促激素释放紊乱、食欲增强、低血压、心动过速。

⑥ 本品用量过大引起血压降低时，禁用肾上腺素解救，以防血压进一步降低，但可用去甲肾上腺素等兴奋 α 受体的拟肾上腺素药解救。

⑦ 静脉注射时应进行稀释，速度宜慢。

⑧ 不可与 pH5.8 以上的药液配伍，如青霉素钠（钾）、戊巴比妥钠、苯巴比妥钠、氨茶碱和碳酸氢钠等。

【用法与用量】

盐酸氯丙嗪片：内服，一次量，每 1kg 体重，家畜 3mg，犬猫 2～3mg。

盐酸氯丙嗪注射液：肌内注射，一次量，每 1kg 体重，马、牛 0.5～1mg；羊、猪 1～2mg；犬、猫 1～3mg；虎 4mg；熊 2.5mg；单峰骆驼 1.5～2.5mg；野牛 2.5mg；恒河猴、豺 2mg。

【制剂与规格及休药期】

盐酸氯丙嗪片　①12.5mg；②25mg；③50mg。

盐酸氯丙嗪注射液　①2mL：0.05g；②10mL：0.25g。牛、羊、猪 28 日；弃奶期 7 日。

乙酰丙嗪
Acepromazine

【性状】 本品的马来酸盐为黄色粉末；无臭，味苦。易溶于水、醇及氯仿，微溶于乙醚。

【药理】 本品为丙咪嗪的 2-乙酰衍生物，产生镇静和运动抑制作用，作用很强。用药后，动物对外界刺激的反应冷淡，攻击性行为丧失，癫痫的阈值降低并恢复到正常行为。本品还具有轻度中枢性肌肉松弛作用。作用的强度取决于剂量，超过镇静的阈值，协调和运动受到影响。

本品对脑干的功能影响较轻，能轻度抑制呼吸频率，减少每分通气量。能抑制化学感受器，产生明显的止吐作用，但对胃肠道源性的呕吐无影响。α 受体阻断后，血管扩张、血压下降和心动过速。若同时给予肾上腺素，β 作用占优势（血管扩张、血压下降），情况会恶化。本品还具有抗心律失常和较弱的抗组胺作用。

本品可做静注、肌注和内服给药。马静注后 15min 生效，30～60min 达峰浓度，血浆蛋白结合率 99%，表观分布容积 6.6L/kg，消除半衰期约 3h。在肝内代谢，大部分由尿排出。

代谢物于 96h 后仍可由尿中检出。

【用途】其为兽医临床最常用的安定药，常用作犬、猫和马的麻醉前给药或与麻醉药合用。本品与哌替啶配合治疗痉挛疝，呈良好的安定镇痛效果，此时用药量仅为原药的 1/3 量即可。

【用法与用量】内服：一次量，每 lkg 体重，犬、猫 0.55～2.2mg。

肌内或皮下注射：一次量，每 lkg 体重，马 0.004～0.11mg；犬、猫 0.025～0.5mg。

静脉注射：一次量，每 lkg 体重，马 0.01～0.08mg；犬、猫 0.025～0.2mg。

【制剂与规格】

马来酸乙酰丙嗪注射液　10mg/mL，50mL/瓶。

马来酸乙酰丙嗪片剂　①5mg；②10mg；③25mg。

地西泮
Diazepam

【性状】本品又名安定，为白色或类白色的结晶性粉末；无臭，味微苦。本品在丙酮或氯仿中易溶，在乙醇中溶解，在水中几乎不溶。宜遮光密闭保存。

【药理】

(1) 药效学　本品为长效的苯二氮䓬类药。主要作用于大脑的边缘系统和脑干网状结构，加强抑制性神经递质 γ-氨基丁酸的作用，阻滞神经冲动的传导，阻抑觉醒反应，产生镇静、催眠、抗焦虑、抗惊厥、抗癫痫和中枢性肌松作用。肌肉松弛是因为本品在脊髓水平能对单突触反射产生突触前抑制。地西泮镇静作用较强，小剂量即可缓解狂躁不安，较大剂量则产生镇静和中枢性肌松作用，使兴奋不安的动物安静，使有攻击性的狂躁动物变得驯服，易于接近和管理。本品对电惊厥、戊四氮和士的宁等中毒所致的惊厥有强效；对癫痫持续状态的疗效显著，但对小发作的效果差。常与用氯胺酮合用，以避免癫痫发作和肌肉僵直。

本品的镇静和抗焦虑作用有明显的种属差异，马属动物对本品最敏感，犬最不敏感。在镇静剂量下，马出现肌肉震颤和共济失调，猫的行为改变，犬可出现兴奋反应或食欲增加。

(2) 药动学　内服吸收迅速，30min 到 2h 达到峰浓度。猪、牛肌内注射 1h 或静脉注射 5min 后，即出现镇静、催眠与肌松现象。肌内和皮下注射吸收慢而且不完全，并引起疼痛。脂溶性高、体内分布广泛，可通过血脑屏障，血浆蛋白结合率高，马可达到 87%。在肝脏代谢为几种活性代谢物，包括去甲西泮、去甲羟基西泮。代谢产物与葡萄糖醛酸结合后，经尿液排出。地西泮在犬、猫及马的消除半衰期分别为 2.5～3.2h、5.5h 及 7～22h，去甲地西泮则在犬、猫的消除半衰期则分别为 3h、21.3h。

【用途】主要用于肌肉痉挛、癫痫、惊厥、焦虑的治疗，作为肌松药配合全身麻醉。如治疗犬癫痫、破伤风及士的宁中毒、防止水貂等野生动物攻击、牛和猪麻醉前给药等。还可用作猫的短效健胃药。

【注意】

① 妊娠动物禁用，肝、肾功能障碍的动物慎用。

② 静脉注射宜缓慢，以防造成心血管和呼吸抑制。

③ 本品有便秘等副作用，大剂量可致共济失调。

④ 很少单独使用，因能引起兴奋反应。

⑤ 除氯胺酮外，不能与其他药物混合使用。

【药物相互作用】①能增强吩噻嗪类药物的作用，但易发生呼吸循环意外，故不宜合用。②与巴比妥类或其他中枢抑制药合用，有增加中枢抑制的危险。③本品能增强其他中枢抑制药的作用，若同时应用应注意调整剂量。④可减弱琥珀胆碱的肌肉松弛作用。

【用法与用量】

地西泮片：内服，一次量，犬 5～10mg；猫 2～5mg；水貂 0.5～1mg。

地西泮注射液：肌内、静脉注射，一次量，每 1kg 体重，马 0.1～0.15mg；牛、羊、猪 0.5～1mg；犬、猫 0.6～1.2mg；水貂 0.5～1mg。

【制剂与规格及休药期】

地西泮片　①2.5mg；②5mg。

地西泮注射液　2mL：10mg。牛、羊、猪 28 日。

咪达唑仑
Midazolam

【药理】本品属于苯二氮䓬类药物，在偏酸性条件下溶于水，在生理 pH 下转化为脂溶性而能通过血脑屏障。内服吸收好，但首过效应强，生物利用度为 31%～72%，肌内注射吸收快而完全（91%）。血浆蛋白结合率为 94%～97%。犬的消除半衰期平均 77min。药效比地西泮强四倍，但半衰期比地西泮短，因此用药后的完全恢复时间与地西泮相同。可通过肌内注射，并能与其他药物混合使用。

【用途】主要用于全身麻醉前给药。老龄动物对本品较敏感。

【用法与用量】静脉注射：一次量，每 1kg 体重，马 0.011～0.044mg；静脉或肌内注射：一次量，每 1kg 体重，犬、猪 0.2～0.4mg。

赛拉嗪
Xylazine

【性状】本品为白色结晶或类白色结晶性粉末；味微苦。本品在丙酮或苯中易溶，在乙醚或氯仿中溶解，在石油醚中微溶，在水中不溶。

【药理】

（1）药效学　本品为 α_2 肾上腺能受体激动剂，噻嗪类衍生物，能与中枢神经系统突触前膜的 α_2 受体结合，并激动 α_2 受体，从而抑制突触前膜去甲肾上腺素的释放。因此赛拉嗪具有镇静、镇痛及中枢性肌松作用。静脉注射 3～5min 或肌内注射 10～15min 后，通常可见动物表现安静和嗜眠状态，头低沉，眼睑下垂，耳活动减少，流涎，舌脱出，呆板，运步困难，肌肉张力减弱。有些动物还见嗜睡和卧地不起。镇痛作用较短暂，为 15～30min。对头、颈、躯干和前肢的镇痛作用明显，对皮肤和后肢的镇痛较弱。肌松作用持续 20～60min。反刍动物对本品非常敏感，剂量通常为马和小动物的 1/10。猪对本品非常耐受，剂量是反刍动物的 20～30 倍。

给药之初，因外周阻力增加（中枢介导），血压暂时升高，一般牛不出现。随后低血压，持续时间与镇静、镇痛作用相同。本品能干扰心脏的传导性，如阻滞窦-房和房-室传导，引起心动徐缓、心输出量减少、血压下降。本品能提高心脏对儿茶酚胺类的敏感性，诱发心律失常。在牛能降低红细胞压积，使淋巴细胞与中性粒细胞的比例逆转。

用药后，牛的呼吸受到抑制（下降 25%～50%），马则轻度增加，但血气值几乎无变化，牛偶见氧分压降低。

本品能抑制呕吐和胃的分泌，但猫、犬会发生呕吐，特别是在肌内注射给药之后。抑制马的唾液分泌而增加反刍动物的唾液分泌，降低胃肠蠕动，轻度减缓大肠蠕动节律，使胃内容物转运时间延长。瘤胃的运动减少或停止，停药后 1h 或 2h 后恢复正常。常规剂量下，嗳气不受影响，但高剂量引起胃臌胀。牛在 12～36h 内常出现暂时的腹泻。育亨宾能逆转本品的这些作用。

本品对子宫平滑肌也有一定程度的兴奋作用，能增加牛子宫平滑肌的张力和子宫内压，因此妊娠动物慎用。

本品能使体温升高，可引起出汗，公牛和公猪会出现阴茎不全麻痹，牛和马会出现短暂（1～3h）的高血糖和糖尿，使排尿次数增加，特别是牛。本品还具有一定程度的局部麻醉作用。

（2）药动学　本品内服吸收不良。肌内注射吸收迅速，但生物利用度有明显种属差异，马 40%～48%，绵羊 17%～73%，犬 52%～90%。犬、猫肌内或皮下注射 10～15min 起效，马静脉注射 1～2min 起效。作用持续时间，牛 1～5h，马 1.5h，犬 1～2h，猪不足 30min。本品在大多数动物代谢迅速、广泛，形成多种代谢产物（约 20 种），其中一种是 1-氨基 2,6-二甲基苯。约 70% 以游离和结合形式从尿液中排出，原形仅占不到 10%。原形的半衰期，绵羊 23min，马 50min，牛 36min，犬 30min。代谢物在大多数动物体内的消除持续 10～15h。

【用途】本品的镇静和轻度肌松作用，可用于放射性诊断；催眠、轻度肌松和镇痛作用，可用于外科小手术；深度安眠（麻醉）、广泛而且持久的肌松和镇痛作用，可用于马的疝痛治疗。本品麻醉前给药，能加强其他中枢抑制药的作用，减少用药剂量，并有利于麻醉和术后恢复。常与其他药物合用于大、小动物的胃肠道手术。也常用于野生动物的化学制动。有时用于猫的催吐。

【注意】

① 心脏病特别是心脏传导功能紊乱的动物禁用，有呼吸抑制、心脏病、肾功能不全等症状的患畜慎用。

② 本品与氯胺酮合用于犬，可能会引起"麻醉性死亡"。

③ 马对本品反应较弱，使用剂量较牛大。静脉注射剂量过大时可兴奋中枢 α_1 受体，引起强烈的惊厥直至突发死亡。

④ 静脉注射速度宜慢，正常剂量的赛拉嗪，可发生心脏传导阻滞，心输出量减少，可在用药前先注射阿托品.。

⑤ 犬、猫可能会引起呕吐，肌肉震颤，心搏徐缓，呼吸频率下降等，另外在猫出现排尿增加。

⑥ 牛用药前应停食数小时，手术时应将头放低，以防发生异物性肺炎。为减轻瘤胃胀气时压迫肺脏，宜采用伏卧姿势或服制酵药。

【药物相互作用】①乙酰丙嗪与赛拉嗪联合应用具有潜在降低血压的作用。②中枢神经系统抑制剂与赛拉嗪联合应用，可引起额外的中枢神经系统抑制。③肾上腺素与赛拉嗪联合应用，可引起室性心律失常。④与水合氯醛、硫喷妥钠或戊巴比妥钠等中枢神经抑制药合用，可增强抑制效果。

【用法与用量】肌内注射：一次量，每 1kg 体重，马 1～2mg；牛 0.1～0.3mg；羊 0.1～0.2mg；犬、猫 1～2mg；鹿 0.1～0.3mg。静脉注射：一次量，每 1kg 体重，马 1mg，反刍动物 0.1mg，猪 2～4mg。

【最大残留限量】 残留标志物：赛拉嗪。

泌乳动物：奶不得检出。

【制剂与规格及休药期】 盐酸赛拉嗪注射液　①2mL：0.2g；②5mL：0.1g；③10mL：0.2g。牛、羊14日，鹿15日。

赛拉唑
Xylazole

【性状】 本品为白色结晶；味微苦。本品在丙酮、氯仿或乙醚中易溶，在石油醚中极微溶解，在水中不溶。

【药理】 本品为一种强效 α_2 肾上腺素受体激动剂，具有明显的镇静、镇痛和肌肉松弛作用。对骨骼肌松弛作用与其在中枢水平抑制神经冲动传导有关。但不同种属动物的敏感性有所差异。动物用药后，出现镇静和嗜睡状态，表现头低垂，上眼睑和唇下垂，流涎和舌松弛，四肢抖动，站立不稳，针刺反应迟钝。用药30min后作用逐渐消失，1h后完全恢复。据报道，本品与等量乙二胺四乙酸（EDTA）合用能增强镇痛作用，更适用于马属动物。反刍动物对本品较敏感，猪、犬、猫、兔敏感性较差。

本品肌内注射后10～15min，即呈现良好的镇静和镇痛作用。马肌内注射1.5h达血药峰浓度，绵羊肌内注射0.22h达血药峰浓度，消除半衰期为4.1h。

【用途】 主要用于化学制动和基础麻醉。

【注意】

① 产前三个月内的马、牛禁用，否则有导致流产的可能。

② 有呼吸抑制、心脏病、肾功能不全等症状的患畜慎用。

③ 马属动物用量过大（静脉注射超过1.5mg/kg或肌内注射超过3mg/kg）可能会抑制心肌传导和呼吸，致使心搏徐缓，甚至呼吸暂停。除在用药前注射阿托品预防外，中毒时可注射肾上腺素或尼可刹米抢救。

④ 中毒时，可用 α_2 受体阻断药及阿托品等解救。

⑤ 牛用本品前应禁食一定时间，并注射阿托品；手术时应采用伏卧姿势，并将头放低，以防异物性肺炎及减轻瘤胃胀气时压迫心肺。

【药物相互作用】 ①本品与水合氯醛、硫喷妥钠或戊巴比妥钠等中枢神经抑制药合用，可增强抑制效果。②可增强氯胺酮的镇痛作用，使肌肉松弛，并可拮抗其中枢兴奋反应。③与肾上腺素合用可诱发心律失常。

【用法与用量】 肌内注射：一次量，每1kg体重，马、骡0.5～1.2mg；驴1～3mg；黄牛、牦牛0.2～0.6mg；水牛0.4～1mg；羊1～3mg；鹿2～5mg。

【制剂与规格及休药期】 盐酸赛拉唑注射液　①5mL：0.1g；②10mL：0.2g。牛、羊28日；弃奶期7日。

地托咪定
Detomidine

【性状】 一种由咪唑啉派生的白色晶体；盐酸盐可溶于水。

【药理】 本品是一种 α_2 肾上腺素激动剂，与赛拉嗪类似，有剂量依赖性的镇静和止痛效果，作用比赛拉嗪强50～100倍，作用持续时间也长，如镇痛可持续3h。但同样也对心脏和呼吸系统有影响。增加剂量可延长镇静作用时间，而不是增强镇静作用强度。地托咪定经非肠道给药后，药物迅速进入各种组织，包括大脑组织。主要经尿液排泄。在马注射后 5～20min 其镇静作用达到高峰。

【用途】 地托咪定只被批准用于马作为镇静剂使用。

【注意】

① 已经患有房室或窦性心脏传导阻滞、严重冠状动脉功能不全、脑血管病、呼吸系统疾病或慢性肾衰竭的马禁用。

② 因高温、疲劳或高海拔引起应激的马慎用。

③ 地托咪定可能造成先血压升高，后现心动过缓和心脏阻塞等副作用。另外在注射后也能看到立毛、出汗、共济失调、流涎、轻度肌肉震颤和阴茎下垂等现象。

【药物相互作用】 静脉内注射该药和磺胺增效剂时会发生致死性心脏节律障碍。同其他镇静剂或止痛药共同使用时要谨慎。

【用法与用量】 静脉或肌内注射：每 1kg 体重，马 0.02～0.04mg。

舌下凝胶：每 1kg 体重，马 0.04mg。

【制剂与规格】 盐酸地托咪定注射液　10mg/mL，每瓶 5mL 或 20mL。

盐酸地托咪定口腔黏膜凝胶　舌下给药，3.8mg/mL，置 3mL 注射器中。

水合氯醛
Chloral Hydrate

【性状】 无色或白色透明的结晶；有刺激性特臭，味微苦。在空气中渐渐挥发。在水中极易溶解，在乙醇、氯仿或乙醚中易溶。

【药理】 水合氯醛是兽医外科应用最早的中枢神经系统抑制药。本药及其代谢物三氯乙醇均能对大脑产生抑制作用，作用与巴比妥类相似，主要抑制网状上行激活系统。随着剂量的增加可产生镇静、催眠、抗惊厥和麻醉作用。麻醉剂量下，抑制体温中枢，体温可下降1～5℃，麻醉愈深，体温下降愈快。尤其与氯丙嗪并用，降温更显著。

本品内服与直肠给药均易吸收。犬内服后 15～30min 血药浓度达峰值，可广泛分布于全身组织，易通过血脑屏障进入中枢，也可通过胎盘屏障进入胎儿循环，在体内迅速还原成仍具有中枢抑制作用的三氯乙醇，后者与葡萄糖醛酸结合成无活性的氯醛尿酸，随尿排出。少量原形药物从尿或胆汁中排出。

【用途】 常作镇静催眠药，用于麻醉前动物保定、高热引起的兴奋不安。对马、猪的效果优于反刍动物。破伤风、脑炎、士的宁及其他中枢兴奋药中毒所致惊厥可用本品对抗。用于抗惊厥时，剂量应酌情增加。也可用作马、骡、骆驼、猪、犬、禽类的麻醉或基础麻醉药。牛、羊敏感，一般不用。

【注意】

① 大剂量水合氯醛对心肌与呼吸中枢有抑制作用。

② 中毒时，可用安钠咖、尼可刹米进行抢救，但一般预后不良。急救时不能用肾上腺素，因肾上腺素可导致心脏纤维颤动而致死。

③ 牛、羊可引起唾液分泌大量增加，易引起异物性肺炎，用水合氯醛前应注射阿托品。

④ 内服或灌肠，应加黏浆剂。

【药物相互作用】 ①本品可诱导肝微粒体酶活性，促进双香豆素等药的代谢，使其作用降低或抗凝血时间缩短。②乙醇及其他中枢神经抑制药、硫酸镁、单胺氧化酶抑制剂可增强本品的中枢抑制作用。③与氯丙嗪合用可使体温明显下降。

【用法与用量】内服、灌肠：一次量，马、牛 10～25g，羊、猪 2～4g，犬 0.3～1g。

溴化钠
Sodium Bromide

【性状】本品为无色或白色细小的立方形结晶，或白色颗粒状粉末；无臭，味咸、微苦；有引湿性。本品在水中易溶，在乙醇中溶解。

【药理】本品可在体内解离出溴离子，后者能增强大脑皮层的抑制过程，产生镇静作用并使兴奋与抑制过程的平衡失调恢复正常。溴离子对大脑皮层的感觉区和运动区均有抑制作用。因此，在产生镇静作用的同时，又有一定的抗惊厥作用。本品与咖啡因合用能恢复兴奋和抑制之间的平衡，协调内脏功能，在一定程度上可缓解胃肠痉挛，减轻腹痛症状。

【用途】镇静药。用以缓解中枢神经兴奋性症状。解救猪、禽食盐中毒（宜用溴化钙）。在马属动物腹痛时，可用安溴合剂进行辅助治疗。长途运输马匹时，可用本品作镇静药。目前已较少应用。

【注意】
① 水肿病动物禁用。
② 本品在体内分布广泛，排泄缓慢，长期用药能发生蓄积中毒。
③ 高浓度对胃有一定刺激性，内服时宜加水稀释至 3% 左右。
④ 中毒时可静脉注射灭菌生理盐水，以促进溴离子排泄。

【用法与用量】内服：一次量，马 10～50g，牛 15～60g，羊 5～15g，猪 5～10g，犬 0.5～2g，家禽 0.1～0.5g。

阿扎哌隆
Azaperone

【性状】白色至黄白色粗粒结晶性粉末；熔点 90～95℃，几乎不溶于水，1g 可溶于 29mL 乙醇。

【药理】阿扎哌隆是苯丙甲酮类神经安定药，对呼吸有轻微兴奋作用，可能抑制全麻药对呼吸的抑制作用。本品在肝脏代谢，约 13% 经粪便排出。给药后 16h，几乎所有药物从机体内清除。

【用途】用于控制混群或断奶仔猪并窝或育成猪的攻击行为。在临床上也用作猪的全身性镇静剂，让攻击型母猪接受仔猪，或作为全身麻醉或剖腹产局部麻醉的手术前药物。也用作马的安定药。

【注意】
① 可引起猪暂时性的流涎、呆立和战栗等不良反应。
② 止痛作用较弱，不能代替麻醉药或止痛药。

【药物相互作用】尚未有关于阿扎哌隆与其他药物相互作用的报道。

【用法与用量】育成猪或断奶猪的混群镇静：深部肌内注射，每 1kg 体重 2.2mg。麻醉前给药：肌内注射，每 1kg 体重 2～8mg。镇静：肌内注射，每 1kg 体重 1～10mg。

【制剂与规格】阿扎哌隆注射液 ①40mg/mL；②20mL/瓶。

二、抗惊厥药

苯巴比妥
Phenobarbital

【性状】白色有光泽的结晶性粉末；无臭，味微苦；饱和水溶液显酸性反应。本品在乙醇或乙醚中溶解，在氯仿中略溶，在水中极微溶解，在氢氧化钠或碳酸钠溶液中溶解。

【药理】本品为长效巴比妥类药物，具有抑制中枢神经系统作用，尤其是大脑皮层运动区。本品在低于催眠剂量时即可发挥抗惊厥作用。本品抑制脑干网状结构上行激活系统，减少传入冲动对大脑皮层的影响，同时促进大脑皮层抑制过程的扩散，减弱大脑皮层的兴奋性，产生镇静、催眠作用。加大剂量，能使大脑、脑干与脊髓的抑制作用更深，骨骼肌松弛，意识及反射消失，直至抑制延髓生命中枢，引起中毒死亡。本品对丘脑新皮层通路无抑制作用，不具镇痛效果。当高于一般治疗量时苯巴比妥可抑制神经元持续性放电，被认为是抗癫痫作用的药理基础。苯巴比妥对各种癫痫发作都有效。苯巴比妥能提高癫痫发作的阈值，减少病灶部位异常兴奋向周围神经元的扩散。对癫痫大发作及癫痫持续状态有良效，但对癫痫小发作疗效差，且单用苯巴比妥治疗时还能使癫痫发作加重。苯巴比妥对丘脑新皮层通路无抑制作用，故镇痛作用弱，但能增强解热镇痛抗炎药的镇痛效果。

本品内服易吸收，钠盐肌注易吸收。广泛分布于组织及体液中，其中以肝、脑最多。脂溶性低，脂水分配系数为3，进入中枢神经系统较慢，药效维持时间长。犬内服苯巴比妥，生物利用度可达90%，4~8h达到峰浓度。血浆蛋白结合率为40%~50%，在犬体内半衰期为37~75h。本品虽广泛分布于全身，但溶解度低，不能快速分布于中枢神经系统。40%~60%的苯巴比妥可与血浆蛋白结合。马的表观分布容积约0.8L/kg，驴约0.86L/kg，犬约为0.75L/kg。本品为肝微粒体酶诱导剂，可促进本身及其他药物在肝脏中的转化。部分犬的半衰期可能短于24h，且需要每天给药3次才能保持药效；猫消除半衰期为34~43h；马属动物比较短，驹大约是13h，成年马大概是18h。

【用途】临床上多用于缓解脑炎、破伤风、高热等疾病引起的中枢兴奋症状及惊厥，解救中枢兴奋药中毒，或与解热镇痛药配伍应用等。还可用作犬、猫的镇静药与抗癫痫药使用。

【注意】
① 肝、肾功能障碍，支气管哮喘或呼吸抑制的动物禁用，严重贫血、心脏疾病的患畜和妊娠动物慎用。
② 剂量过大引起呼吸中枢抑制时可用安钠咖、尼可刹米等中枢兴奋药解救。
③ 内服中毒的初期，可用1:2000高锰酸钾溶液洗胃，并碱化尿液以加速本品的排泄。
④ 犬可能表现躁动不安综合征，有时出现运动失调；猫对本品敏感，易出现呼吸抑制。
⑤ 静注应缓慢给药，给药量不能大于60mg/min。
⑥ 本品水溶液不可与酸性药物配伍。

【药物相互作用】①对乙酰氨基酚：增加肝中毒风险。②卡洛芬：可能会增加继发于卡洛芬代谢物的肝中毒的风险。③单胺氧化酶抑制剂：例如双甲脒或司来吉兰，可延长苯巴比妥的作用。④苯妥英：巴比妥类药物可能影响苯妥英的代谢，同时苯妥英会改变巴比妥类药物的水平。⑤利福平：可诱导产生提高巴比妥类药物代谢的酶。⑥抗组胺药、氯霉素、丙戊酸等可加强苯巴比妥的作用。

【用法与用量】 苯巴比妥片：内服，一次量，每 1kg 体重，犬、猫 6～12mg。

注射用苯巴比妥钠：肌内注射，一次量，羊、猪 0.25～1g；每 1kg 体重，犬、猫 6～12mg。

【制剂与规格及休药期】

苯巴比妥片　①15mg；②30mg；③100mg。

注射用苯巴比妥钠　①0.1g；②0.5g。羊、猪 28 日；弃奶期 7 日。

苯妥英
Plaenytoin

【性状】 本品的钠盐为白色粉末；无臭，味苦；微有引湿性；在空气中渐渐吸收二氧化碳，分解成苯妥英；水溶液呈碱性反应，常因部分水解而发生混浊。

【药理】 本品能促进钠离子从神经元细胞流出而抑制大脑皮层运动区，对癫痫的大发作有良效，对小发作效果不好。对心脏的电生理作用与利多卡因类似（但不完全等同），它可轻微抑制 O 期，减小动作电位。对洋地黄诱发的心律失常有治疗作用。

本品作用缓慢，连服数天才能出现疗效。对肝微粒体酶有较强的诱导作用，使本身及其他药物的代谢加速，药效降低。犬吸收后，其生物利用度大约只有 40%。苯妥英可广泛分布于机体各组织，犬的血浆蛋白结合率约为 78%（人为 95%）。尿毒症患者血浆蛋白结合率有所下降。小部分苯妥英会分泌到乳汁中，也可穿过胎盘。

苯妥英在肝肠代谢，大多数的药物结合成葡萄糖苷酸的形式由肾脏排泄。苯妥英可诱导肝微粒体酶，从而可以提高自身和其他药物的代谢率。血清半衰期（消除）在不同的种类动物中差异非常明显。犬为 2～8h，马为 8h，猫为 42～108h。因为在犬体内苯妥英可诱导肝微粒体酶，在开始治疗后 7～9 天内，代谢加快，半衰期缩短。幼犬中的表观分布容积和消除半衰期（1.6h）都比成年犬小。

【用途】 临床治疗癫痫大发作时，应首先应用苯巴比妥钠控制症状，然后用本品进行预防和维持治疗。治疗生效后用量即可减少，若仍不产生疗效应迅速增加剂量。此外，苯妥英钠还有抗心律失常及降压作用，可用于纠正或预防动物心律失常，尤其用于强心苷中毒时心动过速的治疗。

近年来仍用于巴比妥类不能控制或有严重不良反应的癫痫发作动物。

【注意】

① 有致畸作用，孕畜禁用。

② 本品副作用较小，但长期服用可因蓄积中毒导致厌食、共济失调、眼球震颤、白细胞减少及视力障碍等。

③ 停药前应逐渐减量，不能突然停药，以免使癫痫发作加剧或诱发持续癫痫状态。

④ 长期服用，可引起佝偻病、低血钙，应注意补给适量维生素 D。

【用法与用量】 内服：每 1kg 体重，马 2～22mg，犬 2～50mg。

硫酸镁
Magnesium Sulfate

【性状】 本品的注射液为无色的澄明液体，系硫酸镁的灭菌水溶液。

【药理】硫酸镁注射给药主要发挥镁离子作用。镁离子对神经冲动传导及神经肌肉兴奋性的维持均起重要作用，镁亦是机体多种酶的辅助因子，参与蛋白质、脂肪和糖等许多物质的生化代谢过程。当血浆中镁离子浓度过低时，神经及肌肉组织的兴奋性升高。注射硫酸镁可使血中镁离子浓度升高，出现中枢神经抑制作用；并可减少运动神经末梢乙酰胆碱的释放，在神经肌肉接头阻断神经冲动的传导而使骨骼肌松弛。此外，过量的镁离子还直接松弛内脏平滑肌和扩张外周血管。

【用途】用于缓解破伤风、癫痫及中枢兴奋药中毒引起的惊厥，还可用于治疗膈肌、胆管痉挛。

【注意】

① 患有肾功能不全、严重心血管疾病、呼吸系统疾病的患病动物慎用或不用。

② 静脉注射量过大或给药过速时，可致呼吸中枢麻痹，血压剧降而立即死亡。一旦发现中毒迹象，除应立即停药外，并静脉注射5％氯化钙注射液（马、牛150mL）解救。

③ 与硫酸黏菌素、硫酸链霉素、葡萄糖酸钙、盐酸普鲁卡因、四环素、青霉素等药物存在配伍禁忌。

【用法与用量】静脉、肌内注射：一次量，马、牛10～25g；羊、猪2.5～7.5g；犬、猫1～2g。

【制剂与规格】硫酸镁注射液　①10mL：1g；②10mL：2.5g。

氯氮卓
Clorazepate

【性状】本品的二钾盐为淡黄色细粉；易溶于水，微溶于酒精。胶囊和片剂应密封、避光、室温贮藏。本品在有水分存在时不稳定，建议将其贮藏在胶囊和片剂的原包装中（含有干燥剂）。

【药理】氯氮卓和其他苯二氮䓬类药物一样，通过抑制中枢神经系统的皮质下中枢（主要是边缘、丘脑和下丘脑）而产生抗焦虑、镇静、骨骼肌松弛和抗惊厥作用。目前仍未阐明其确切的作用机制，可能与拮抗5-羟色胺、增加γ-氨基丁酸的释放并促进其活性、减少中枢神经系统中乙酰胆碱的释放或翻转其作用等有关。苯二氮䓬类药物的特异性受体位于哺乳动物的脑、肾、肝、肺和心脏，研究发现各种动物的白质缺乏该受体。

氯氮卓是苯二氮䓬类药物中内服吸收最快的一种，因此其起效快。氯氮卓用于犬，一般1～2h内达到血浆峰浓度。尚未阐明其分布特征。多次给药后，表观分布容积约为1.8L/kg。氯氮卓代谢成去甲西泮和其他代谢物，去甲西泮在体内存有活性并具有很长的半衰期（人体可达100h）。缓释制剂在犬体内并未表现出比非缓释制剂更好的药动学特征。

【用途】用于犬和猫的辅助性抗惊厥药（常与苯巴比妥合用）、抗焦虑药、镇静催眠药，还用于治疗行为异常，主要包括焦虑症或恐惧症。有报道氯硝西泮对犬的抗惊厥作用比氯氮卓更易产生耐受性。

【注意】

① 对氯氮卓或其他苯二氮䓬类药物过敏的动物禁用。

② 具有明显肝功能障碍或急性狭角青光眼的动物慎用。

③ 氯氮卓用于解除动物的焦虑症，阻止其攻击行为要极其谨慎。

④ 有报道苯二氮䓬类可加剧重症肌无力症状。

【药物相互作用】①氯氮卓与其他中枢神经系统镇静剂（如巴比妥类等）合用可能出现累积效应。②氯氮卓和苯巴比妥合用治疗犬癫痫发作时可增加苯巴比妥的血清浓度，尤其是给予长期接受苯巴比妥治疗的动物。③氯氮卓与苯妥因合用，可引起苯妥因血清浓度的升高、氯氮卓浓度的降低。④利福平可通过肝微粒体酶诱导而降低苯二氮䓬类的药理作用。⑤抗真菌药物，唑类（伊曲康唑、酮康唑等）可增强药物作用。⑥红霉素、西咪替丁可能会降低或者减弱该药物的代谢。

【用法与用量】犬，用于辅助治疗癫痫发作，与苯巴比妥合用。内服，每1kg体重1～2mg，每隔12h一次。将每12h的计量分成每8h给药，以减少不良反应并维持治疗浓度。用于辅助治疗恐惧症和恐怖症，内服，每1kg体重0.2～1mg，每隔12～24h一次。

猫，抗焦虑药或治疗强迫性行为，内服，每1kg体重0.2～0.5mg，每隔12～24h一次。

扑米酮
Primidone

【性状】白色、无味、微苦；熔点为279～284℃。1g本品要在2000mL水中或是200mL乙醇中才能溶解。本品片剂应密封室温保存。本品内服悬液应密闭避光保存，避免冷冻。

【药理】扑米酮是苯巴比妥的同系物。本品与其有活性的代谢产物苯乙基丙二酰胺（PEMA）和苯巴比妥都具有相似的抗惊厥作用。其药理机制尚不清楚，但是这些化合物均可以提高癫痫的阈值或改变癫痫状态。

扑米酮给犬内服后吸收缓慢，给药后2～4h才能达到血药峰浓度。其在犬体内可迅速转化为PEMA和苯巴比妥。扑米酮、PEMA和苯巴比妥的血浆半衰期分别是1.85h、7.1h和41h。扑米酮转化为苯巴比妥的转化率约为4：1。扑米酮可诱导肝脏微粒体酶，此酶可加速药物本身和其他药物的代谢。

【用途】可应用于犬的抗惊厥作用（原发性癫痫、神经性抽搐）。因为它在犬体内可快速转化为苯巴比妥，并出现肝细胞毒性和行为变化的发生率很高，因此大多数神经病学家不建议使用此药，然而有些临床医生认为苯巴比妥对有些动物无效但扑米酮有效，这可能是PEMA在有些动物体内显示出潜在的苯巴比妥的抗惊厥作用。与苯巴比妥相比，扑米酮有较高的肝细胞毒性，故不宜作为长期治疗药物。扑米酮对兔和猫的毒性大于对人和犬的毒性。

【注意】

① 禁用于猫。

② 有严重肝病或对此类药物高度敏感的动物禁用。

③ 禁止大剂量用于患有肾炎和严重呼吸功能紊乱的动物。

④ 患有低血容量性休克、贫血、临界性肾上腺功能降低、心脏或呼吸疾病的动物慎用。

⑤ 对人及动物的影响尚不明确。

⑥ 本品可以大量分泌到母乳中，使处于哺乳期的新生幼畜发生嗜睡的情况，要及时停止哺乳。

【药物相互作用】①内服醋唑磺胺可以减少扑米酮在消化道的吸收。②因为扑米酮的主要代谢产物是苯巴比妥，因此与苯巴比妥有相互作用的药物对扑米酮也有影响。③与乙酰氨基酚相互作用可增加肝脏毒性，尤其是长期或者大剂量应用巴比妥类药物时。④碳酸酐酶抑制剂，如乙酰唑胺，内服给药可加强扑米酮的胃肠道吸收。⑤巴比妥类药物可能会影响苯妥英钠的代谢，苯妥英钠可能改变巴比妥类的水平。⑥单胺氧化酶抑制剂，如双甲脒可加强苯巴比妥的作用。

【用法与用量】 犬：①初始剂量每日，每1kg体重10～30mg，分2～3次给药；②内服，每1kg体重10mg，每8h一次，但非首选方案。

猫：①每1kg体重11～22mg，每日3次；②每1kg体重20mg，内服，每12h一次。

【制剂与规格】 扑米酮片剂　50mg和250mg，已批准用于犬。

第三节　解热镇痛抗炎药

解热、镇痛及抗炎药又称非甾体抗炎药（nonsteroids anti-inflammatory drug，NSAID），是一类具有退热和减轻局部慢性钝痛的药物，其中大多数兼有抗炎和抗风湿作用。NSAID通过抑制环氧合酶（COX），从而抑制花生四烯酸合成前列腺素。环氧合酶有两型同工酶：COX-1是正常生理酶，发现于血管、胃及肾；而COX-2由细胞活性素和炎症介质引发炎症时诱导产生。多数NSAID对COX-1和COX-2没有选择性，只是对COX-1有较强抑制作用。

动物的下丘脑后部存在体温调节中枢，对内外环境温度变化起调节作用，能使机体的产热和散热过程保持平衡，维持正常体温。本类药物通过中枢的调节，主要增加散热过程，产生解热效果。

体温调节中枢亦可受细菌毒素即外源性致热原或白细胞释放的内源性致热原影响。这些致热原作用于下丘脑前部，促使前列腺素E（PGE）大量合成和释放。PGE有升高体温作用，而本类药物则可抑制下丘脑前部神经元中PGE的合成和释放，从而恢复机体的产热和散热正常反应，恢复正常体温。

发热是机体的一种防御反应，亦可作为诊断疾病的指征。对感染性病必须对因治疗，除去导致发热的病原。但发热消耗能量，高热可加重病情，亦应作对症治疗，此时适合使用本类药物。

解热镇痛药对神经痛、关节痛、肌肉痛等慢性钝痛有良好效果。但对内脏平滑肌绞痛、创伤性剧痛无效，后者可应用吗啡、哌啶类镇痛药。

组织损伤或发炎时的疼痛是由于该组织促使致痛物质如组胺、5-羟色胺、血管缓激肽等的释放以及前列腺素合成，它们作用于神经末梢而发生致痛效应。解热镇痛药因能抑制局部炎症组织中前列腺素的合成和释放，而具有缓解炎症和疼痛作用。

按照化学结构，解热镇痛抗炎药可分为有机酸类、苯胺类和吡唑酮类。有机酸类又分为甲酸类（水杨酸类、芬那酸类）、乙酸类（吲哚类）、丙酸类（含有苯丙酸类和萘酸类）。其中吲哚类和芬那酸类对炎性疼痛的效果好，其次为吡唑酮类和水杨酸类。苯胺类、吡唑酮类和水杨酸类解热作用较好。阿司匹林、吡唑酮类和吲哚类的抗炎、抗风湿作用较强。苯胺类无抗风湿作用。

一、水杨酸类

水杨酸类（salicylates）是苯甲酸类衍生物，生物活性部分是水杨酸阴离子。药物主要有阿司匹林、替泊沙林等。

水杨酸钠
Sodium Salicylate

【性状】本品为无色粉末。

【药理】

（1）药效学　镇痛作用较阿司匹林、非那西汀、氨基比林弱。临床上主要用作抗风湿药。对于风湿性关节炎，用药数小时后关节疼痛显著减轻、肿胀消退、风湿热消退。另外，本品还有促进尿酸排泄的作用，可用于痛风。

（2）药动学　本品生物利用度种属间差异较大，猪和犬吸收最好，马较差，山羊极少吸收。血浆半衰期：马 1h，猪 5.9h，犬 8.6h，山羊 0.78h。血浆蛋白结合率，马 52%～57%，猪 64%～72%，山羊 58%～63%，犬 53%～70%，猫 54%～64%。水杨酸钠能分布到各组织中，并透入关节腔、脑脊液及乳汁中，也易通过胎盘屏障。主要在肝中代谢，代谢物为水杨尿酸等，与部分原药一起由尿排出。排泄速度受尿液酸碱度影响，碱性尿液排泄加快，酸性尿液则相反。

【用途】用于风湿症等。

【注意】

① 仅供静脉注射，不能漏出血管外。

② 猪中毒时出现呕吐、腹痛等症状，可用碳酸氢钠解救。

③ 有出血倾向，肾炎及酸中毒的患畜禁用。

【药物相互作用】

① 水杨酸钠可使血液中凝血酶原的活性降低，故不可与抗凝血药合用。

② 与碳酸氢钠同时内服可减少本品吸收，加速本品排泄。

【用法与用量】

水杨酸钠注射液：以水杨酸钠计。静脉注射，一次量，马、牛 10～30g；羊、猪 2～5g；犬 0.1～0.5g。

复方水杨酸钠注射液：静脉注射，一次量，马、牛 100～200mL；羊、猪 20～50mL。

【制剂与规格】

水杨酸钠注射液　①10mL：1g；②20mL：2g；③50mL：5g。

复方水杨酸钠注射液　由水杨酸钠、氨基比林、巴比妥制得的无色至淡黄色澄明液体，①20mL；②50mL；③100mL。

阿司匹林
Aspirin

阿司匹林又称乙酰水杨酸（acetylsalicylic acid）。

【性状】本品为白色结晶或结晶性粉末；无臭，或微带醋酸臭，味微酸；遇湿气即缓慢水解。本品在乙醇中易溶，在氯仿或乙醚中溶解，在水或无水乙醚中微溶，在氢氧化钠溶液或碳酸钠溶液中溶解，但同时分解。

【药理】

（1）药效学　本品不仅抑制环氧合酶，还可抑制血栓烷合成酶以及肾素的生成。解热、镇痛作用较好，消炎、抗风湿作用强。可抑制抗体产生及抗原抗体结合反应，抑制炎性渗出，对急性风湿症有特效，抗风湿疗效确实。较大剂量可抑制肾小管对尿酸的重吸收而增加其排泄。

（2）药动学　内服后主要在胃肠道前部吸收，犬、猫、马吸收快，牛、羊较慢。反刍动物内服，在牛生物利用度约为70%，血药峰时为2~4h，半衰期3.7h。本品呈全身性分布，能透入关节腔，也可进入脑脊液及乳汁，可通过胎盘屏障。主要在肝脏代谢，生成甘氨酸和葡萄糖醛酸结合物。可在血浆、红细胞及组织中被水解为水杨酸和醋酸。经肾排泄，碱化尿液可加快其排泄。本品的半衰期有明显种属差异，如马不足1h，犬7.5h，猫因缺乏葡萄糖醛酸转移酶，半衰期较长，为37.6h。

【用途】用于发热、风湿症和神经、肌肉、关节疼痛及痛风症的治疗。

【注意】

① 能抑制凝血酶原的合成，连续长期使用时若发生出血倾向，可用维生素K防治。

② 对消化道有刺激作用，剂量较大时，易致食欲不振、恶心、呕吐乃至消化道出血，故不宜空腹投药。胃炎、胃溃疡动物慎用。与碳酸钙同服可减少对胃的刺激性。

③ 治疗痛风时，可同服等量的碳酸氢钠，以防尿酸在肾小管内沉积。

④ 猫因缺乏葡萄糖苷酸转移酶，对本品代谢很慢，容易造成药物蓄积，故对猫的毒性较大，忌用。

⑤ 解热时，动物应多饮水，以利于排汗和降温，否则会因出汗过多而造成水和电解质平衡失调或昏迷。

⑥ 老龄动物、体弱或体温过高患畜，解热时宜用小剂量，以免大量出汗。

⑦ 动物发生中毒时，可采取洗胃、导泻、内服碳酸氢钠及静脉注射5%葡萄糖和0.9%氯化钠等解救。

【药物相互作用】①碱化尿液的药物（如乙酰唑胺、碳酸氢钠）可显著促进水杨酸盐在肾脏的排泄。②呋塞米可与阿司匹林竞争性从肾脏排泄，从而延缓本品的排泄。③苯巴比妥通过诱导肝药酶可以提高本品的代谢速度。④其他水杨酸类解热镇痛药、双香豆素类抗凝血药、巴比妥类等与阿司匹林合用时，作用增强，甚至毒性增加。⑤糖皮质激素能刺激胃酸分泌、降低胃及十二指肠黏膜对胃酸的抵抗力，与阿司匹林合用可使胃肠出血加剧。

【用法与用量】阿司匹林片：内服，一次量，马、牛15~30g；羊、猪1~3g；犬0.2~1g。

【制剂与规格】阿司匹林片　①0.3g；②0.5g。

替泊沙林
Tepoxalin

【性状】本品呈白色，无味晶体；不溶于水，溶于乙醇和多种有机溶剂。商品化替泊沙林为多孔微粉化片剂，在口腔中迅速分解，药物微粒释放到唾液中，吞咽后在小肠吸收。药物应贮藏于铝箔包装，于2~30℃保存。

【药理】

（1）药效学　本品是环氧合酶和脂氧加酶的抑制剂，双重阻断花生四烯酸代谢，阻止前列腺素和白三烯的生成。

（2）药动学　犬内服给药吸收迅速，2~3h内达到血药峰浓度，并在体内很快代谢为活性代谢产物——替泊沙林吡唑酸及其他代谢物。替泊沙林和替泊沙林吡唑酸与血浆蛋白结合率高（>98%），消除半衰期分别为2h和13h。代谢物经主要粪便排出，经尿液排泄的仅占1%。猫，替泊沙林消除半衰期约为5h，活性代谢产物半衰期接近4h。

【用途】用于治疗肌肉骨骼的疼痛和炎症。由于对白三烯的抑制作用，替泊沙林也可用于过敏的辅助治疗。

【注意】

① 对本品过敏者禁用。

② 肝脏、心脏和肾脏功能不良的犬，妊娠期、哺乳期和泌乳期的犬慎用。

③ 肠道溃疡严重的动物最好不要使用本药。

④ 连续使用不得超过 4 周。

⑤ 对于不到 6 月龄、体重 3kg 以下幼犬或老龄犬，应密切监视胃肠血液损失。如果发生不良反应，应立即停止治疗，并听从兽医建议。

⑥ 与糖皮质激素类药物合用可增加肠道溃疡的发生率。

【用法与用量】内服，每 1kg 体重，犬，首次量 20mg，维持量 10mg。

【制剂与规格】替泊沙林冻干片　①50mg；②200mg。

二、苯胺类

苯胺类（aniline derivatives）的有效母核为苯胺，常用药物有对乙酰氨基酚等。

对乙酰氨基酚
Paracetamol

【性状】本品为白色结晶或结晶性粉末；无臭，味微苦。本品在热水或乙醇中易溶，在丙酮中溶解，在水中微溶。

【药理】

(1) 药效学　本品对下丘脑前列腺素的抑制作用较强，而对外周前列腺素抑制作用极弱。解热效果好，与阿司匹林相似。镇痛、抗炎作用不如阿司匹林。

(2) 药动学　内服吸收快，30min 后达到峰浓度。在肝脏代谢，代谢物大部分与葡萄糖醛酸结合后经肾排出，少部分在肝内去乙酰基成对氨基酚，进一步氧化为亚氨基醌，后者能氧化血红蛋白成高铁血红蛋白而失去带氧能力，造成组织缺氧、发绀、红细胞溶解、溶血、黄疸；损害肝脏。

【用途】解热镇痛药。用于治疗发热、肌肉痛、关节痛和风湿症。

【注意】

① 猫禁用本品，因给药后易引起严重的毒性反应。

② 大剂量会引起肝、肾损害，可在给药后 12h 内应用乙酰半胱氨酸或甲硫氨酸以预防。肝、肾功能不全动物或幼畜慎用。

③ 治疗量的不良反应较少，偶见发绀、厌食、恶心、呕吐等副作用。

【用法与用量】

对乙酰氨基酚片：内服，一次量，马、牛 10～20g；羊 1～4g；猪 1～2g；犬 0.1～1g。

对乙酰氨基酚注射液：肌内注射，一次量，马、牛 5～10g；羊 0.5～2g；猪 0.5～1g；犬 0.1～0.5g。

对乙酰氨基酚栓：以本品计。便后将栓置于直肠，犬，体重 10kg 以内，一次 1 粒；体重大于 10kg，一次 2 粒。一日 2 次。

【制剂与规格】

对乙酰氨基酚片　①0.3g；②0.5g。

对乙酰氨基酚注射液 ①1mL：75mg；②2mL：250mg；③5mL：0.5g；④10mL：1g；⑤20mL：2g。

对乙酰氨基酚栓 0.3g。

三、吡唑酮类

吡唑酮类（pyrazolones）的常用药物有安乃近、保泰松、氨基比林等，都是安替比林的衍生物，基本结构是苯胺侧链延长的环状化合物（即吡唑酮）。氨基比林和安乃近解热作用强，保泰松消炎作用强。

安乃近
Analgin

【性状】本品系氨基比林与亚硫酸钠的复合物，为白色（供注射用）或略带微黄色（供内服用）的结晶或结晶性粉末；无臭，味微苦。在水中易溶，水溶液放置后渐变黄色。在乙醇中略溶，在乙醚中几乎不溶。

【药理】本品内服吸收迅速，作用较快，药效可持续3～4h。解热作用较显著，镇痛作用亦较强，并有一定的消炎、抗风湿作用。在解热镇痛同时，对胃肠运动无明显影响。

【用途】用于肌肉痛、风湿症、发热性疾患和疝痛等，也常用于肠痉挛及肠臌气等。

【注意】

① 长期应用，可引起粒细胞减少，应经常检查白细胞数。

② 不宜用于穴位注射，尤不适用于关节部位，以防引起肌肉萎缩及关节功能障碍。

③ 不能与氯丙嗪合用，以防引起体温剧降。

④ 不能与巴比妥类及保泰松合用，因其相互作用影响微粒体酶。

⑤ 可抑制凝血酶原的形成，加重出血倾向。

⑥ 有局部刺激作用，可使肌内注射部位出现红肿。

⑦ 曾发现其注射剂（含苯甲醇）可在个别病人中引起严重不良反应，如虚脱、过敏性休克乃至死亡。家畜中尚未见。人医中已淘汰此药。

【用法与用量】安乃近片：内服，一次量，马、牛4～12g；羊、猪2～5g；犬0.5～1g。

安乃近注射液：肌内注射，一次量，马、牛3～10g；羊1～2g；猪1～3g；犬0.3～0.6g。

【最大残留限量】残留标志物：4-氨甲基-安替比林。

马、牛、羊、猪：肌肉、脂肪、肝、肾100μg/kg。牛、羊：奶50μg/kg。

【制剂与规格及休药期】

安乃近片 ①0.25g；②0.5g。牛、羊、猪28日；弃奶期7日。

安乃近注射液 ①2mL：0.5g；②5mL：1.5g；③5mL：2g；④10mL：3g；⑤20mL：6g。牛、羊、猪28日；弃奶期7日。

氨基比林
Aminophenazone

【性状】本品为白色或几乎白色的结晶性粉末；无臭。味微苦，遇光渐变质，水溶液呈碱性反应。本品在乙醇、氯仿中易溶，在水、乙醚中溶解。

【药理】

(1) 药效学 本品解热作用强而持久,为安替比林的 $3\sim4$ 倍,亦强于对乙酰氨基酚。与巴比妥类合用能增强其镇痛作用。本品还有抗风湿和消炎作用,对急性风湿性关节炎的疗效与水杨酸类相仿。

(2) 药动学 本品内服迅速吸收,猫、犬和马的生物利用度接近 100%。主要分布于机体组织的细胞外液,可透过胎盘,乳中药物浓度达血清浓度的 70%。犬和马的表观分布容积为 $0.82\sim1.02$L/kg。在肝内代谢,经脱甲基形成 4-氨基安替比林,进而乙酰化为无活性的 N-乙酰-4-氨基安替比林。代谢物以原形,或与葡糖糖醛酸、硫酸形成结合物,由尿排出。消除半衰期为:犬 5.7h,猫 7.8h,猪 11h,马 $11.9\sim17$h。

【用途】 主要用于动物的解热和抗风湿,亦可用于治疗肌肉痛、关节痛和神经痛,也用于马、骡疝痛,但镇痛效果欠佳。

【注意】 长期连续用药,可能引起颗粒白细胞减少症。

【用法与用量】 复方氨基比林注射液:皮下、肌内注射,一次量,马、牛 $20\sim50$mL;羊、猪 $5\sim10$mL。

【制剂与规格及休药期】 复方氨基比林注射液 ①5mL;②10mL;③20mL;④50mL。牛、羊、猪 28 日;弃奶期 7 日。

保泰松
Phenybutazone

【性状】 白色无臭晶状粉末;初尝无味,后微苦;极微溶于水。

【药理】

(1) 药效学 本品具有镇痛、抗炎和退热以及轻微的促尿酸排出的功能。还有一些其他药理作用,如减少肾脏血流、降低肾小球滤过、削弱血小板凝聚和损伤胃黏膜。

(2) 药动学 本品内服可从胃与小肠吸收,犬、猫吸收完全,血药峰时为 2h。肌内注射后因与肌蛋白结合,吸收缓慢,血药峰时变为 $6\sim10$h。药物全身分布,最高浓度组织为肝、心、肺、肾和血液。可穿过胎盘并进入乳中。治疗量的血浆蛋白结合率为 99%,并能将其他药物从血浆蛋白上置换下来。血清半衰期,马(剂量不同)$3.5\sim6$h,牛 $40\sim55$h,犬 $2.5\sim6$h,猪 $2\sim6$h,山羊 14.5h,兔 3h。主要在肝代谢为氧保泰松和 γ-羟基保泰松,前者活性比保泰松小,后者无活性。代谢物经肾排泄,碱化尿液能加速其排泄。少于 2% 的原形药从尿排出。

【用途】 主要用于治疗犬和马肌肉与骨骼系统的炎症,如关节炎、风湿症、腱鞘炎、黏液囊炎,也可用于治疗痛风和睾丸炎等。

【注意】

① 患有骨髓或血液疾病、胃肠道溃疡、对本品过敏动物,及食品动物、哺乳期奶牛禁用。

② 驹和小型马慎用。

③ 患有肾疾病或心力衰竭的动物慎用。

④ 各个国家对保泰松在比赛动物中的使用有不同的标准。

【用法与用量】

牛:每 1kg 体重 4mg,静注或内服,每 24h 一次。

马:每 1kg 体重 $4.4\sim8.8$mg,内服,每 24h 一次,或每 1kg 体重 3mg,静注,每 12h 一次。

猪:每 1kg 体重 4mg,静注或内服,每 12h 一次。

【制剂与规格】 保泰松片剂 ①100mg;②200mg。已批准用于犬。1g 片剂、内服注射糊精（含 6g 或 12g 保泰松）已批准用于马。

保泰松注射剂　200mg/mL 在 100mL 瓶中，批准用于犬和马。

四、吲哚类

吲哚类（idoles）的属芳基乙酸类抗炎药，抗炎作用强，对炎性疼痛镇痛效果较好。本类药物主要有吲哚美辛等。

吲哚美辛
Indometacin

吲哚美辛又称消炎痛。

【性状】类白色或微黄色结晶性粉末；几乎无臭，无味。不溶于水，易溶于丙酮，略溶于甲醇、乙醇、氯仿或乙醚中。

【药理】抗炎作用比保泰松、氢化可的松强，合并应用可减少这些药物的用量及副作用。解热、镇痛作用较弱，只对炎性疼痛有明显的镇痛作用。

单胃动物内服后胃肠吸收迅速而完全。血药峰时 1.5~2h，血浆蛋白结合率达 90%。在肝脏与葡萄糖醛酸结合，由肾脏排出，亦有部分随胆汁进入肠道重吸收，其余由粪便排出。

【用途】主要用于治疗慢性风湿性关节炎、神经痛、腱炎、腱鞘炎及肌肉损伤等。

【注意】犬猫可见恶心、呕吐、腹泻、腹痛等消化道不良反应，有时引起消化道溃疡，可致肝和造血功能损害。肾病及胃溃疡动物慎用。

【药物相互作用】①阿司匹林、吲哚美辛合用时血药浓度有下降现象，疗效并不增强而且胃肠道反应的发生率增加。②并用氢氯噻嗪或呋塞米时，能使后者排钠利尿作用减弱。

【用法与用量】内服：一次量，每 1kg 体重，马、牛 1mg；羊、猪 2mg。

【制剂与规格】吲哚美辛片　25mg。

依托度酸
Etodolac

【性状】白色晶状粉末；不溶于水，溶于乙醇或二甲亚砜。

【药理】

（1）药效学　依托度酸为一种吲哚乙酸衍生物，具有明显的镇痛、抗炎和退热功能。依托度酸对 COX-2 的抑制作用比 COX-1 强，对引起疼痛和炎症的前列腺素比对胃肠道和肾脏组织起细胞保护作用的前列腺素有更强的抑制作用。还可抑制巨噬细胞的趋化性。

（2）药动学　健康犬内服吸收迅速而完全，食物可改变吸收速率，但不会改变吸收程度，给药后 2h 血药浓度达峰值。与血浆蛋白结合率高。主要通过胆汁排入粪便。食物会影响药物的肝肠循环，如犬禁食消除半衰期 8h，未禁食 12h。

【用途】用于犬骨关节炎引起的疼痛和炎症，也可用于各种情况导致的疼痛和炎症。

【注意】

① 对本药过敏的犬禁用。

② 对先前或隐性存在胃肠道、肾脏、心血管或血液异常的犬慎用。

③ 12 月龄以下犬慎用。

④ 繁殖期、妊娠期和哺乳期犬慎用，仅治疗作用明显大于潜在危险时才使用。

⑤ 如出现食欲不振、呕吐、排便异常或贫血症状时，应终止治疗。

【药物相互作用】①避免与其他易引起溃疡的药物同用，如皮质激素、其他非甾体抗炎药等。②与阿司匹林合用时依托度酸的血浆浓度会下降，并增加出现胃肠道不良反应（失血）的可能性。③丙磺舒可引起依托度酸的血清浓度和半衰期显著增加。④依托度酸可降低呋塞米的排盐和利尿效应，并且增加地高辛的血清浓度，慎用于患有严重心力衰竭的动物。

【用法与用量】

依托度酸刻痕片：治疗骨关节炎疼痛和炎症，每 1kg 体重 10～15mg，内服，每日一次，长期治疗时剂量减少到最小有效剂量。

依托度酸无菌注射液：每 1kg 体重 10～15mg，肩胛前皮下注射，如有需要可在最后一次注射治疗 24h 后，给予依托度酸刻痕片。

【制剂与规格】

依托度酸刻痕片　①150mg；②300mg。30 片/瓶、90 片/瓶。用于犬，不用于猫。

依托度酸注射液　10%，批准用于犬。

五、丙酸类

丙酸类（propionicacids）是一类比较新型的非甾体抗炎药，为阿司匹林类似物，包括丙酸衍生物（布洛芬、酮洛芬、卡洛芬等）和萘丙酸衍生物（萘普生）。本类药物对消化道的刺激比阿司匹林轻，不良反应比保泰松少。

萘普生
Naproxen

【性状】白色或类白色结晶性粉末；无臭或几乎无臭。在甲醇、乙醇或氯仿中溶解，在乙醚中略溶，在水中几乎不溶。

【药理】

（1）药效学　本品对前列腺素合成酶的抑制作用为阿司匹林的 20 倍。抗炎作用明显，亦有镇痛、解热作用。对类风湿性关节炎、骨关节炎、蹄叶炎、痛风、运动系统（如关节、肌肉及腱）的慢性疾病以及轻中度疼痛，均有肯定疗效，药效比保泰松强。

（2）药动学　马内服的生物利用度为 50%，食物不影响药物吸收。10mg/kg 给药，血药达峰浓度时间为 2～3h，半衰期为 46h，药效可能持续用药后 5～7 天，在肝中代谢，用药 6h 后可在尿中检出。马可耐受 3 倍的治疗量。犬内服吸收迅速，血药浓度在 0.3～3h 达峰值，生物利用度为 68%～100%，在血中 99% 与血浆蛋白结合，半衰期长达 74h。

【用途】用于解除肌炎及软组织炎症的疼痛及跛行、关节炎。

【注意】

① 副作用较阿司匹林、吲哚美辛、保泰松轻，但仍有胃肠反应，如溃疡甚至出血，消化道溃疡动物禁用。

② 犬对本品敏感，可见溃疡出血或肾损伤，慎用。

③ 能明显抑制白细胞的游走，对血小板黏着和聚集亦有抑制作用，可延长凝血时间。

④ 偶可致黄疸和血管神经性水肿，长期使用应注意肾功能损害。

【药物相互作用】

① 与内服抗血凝药并用时，由于萘普生能优先与蛋白结合，使抗凝血药在血中的游离型增多，易出现中毒和出血反应。

② 与呋塞米或氢氯噻嗪利尿药并用时，可使利尿药排钠利尿效果下降。这是因为萘普生除能抑制肾脏前列腺素合成，还能抑制利尿药从肾小管排出。

③ 丙磺舒可增加本品的血药浓度，明显延长本品的血浆半衰期。阿司匹林可加速本品的排出。

【用法与用量】

萘普生片：内服，一次量，每 1kg 体重，马 5～10mg；犬 2～5mg。

萘普生注射液：静脉注射，一次量，每 1kg 体重，马 5mg。

【制剂与规格】

萘普生片　①0.1g；②0.125g；③0.25g。

萘普生注射液　①2mL：0.1g；②2mL：0.2g；③5mL：0.125g；④10mL：0.5g；⑤10mL：1g。

酮洛芬
Ketoprofen

【性状】 白色结晶性粉末；无臭或几乎无臭。极易溶于甲醇，易溶于乙醇、丙酮或乙醚，几乎不溶于水。

【药理】

(1) 药效学　本品对环氧合酶具有强效抑制作用，同时也能有效抑制白三烯、缓激肽和某些脂氧酶的作用，具有较强的镇痛、消炎及解热作用，对风湿性关节炎，本品的效果强于阿司匹林、萘普生、吲哚美辛等。对术后疼痛，比乳酸喷他佐辛和哌替啶有效。与保泰松相比，本品的毒副作用较低。

(2) 药动学　内服易吸收，但食物和乳汁可影响吸收。在马约 93% 同血浆蛋白结合。马用药 2h 内显效，最佳效果在 12h 以后。在肝内代谢成无治疗活性产物后与葡萄糖醛酸结合，一般较快地从尿排出。马的消除半衰期约为 1.5h。奶牛单次颈部肌内注射给药（3mg/kg），达峰时间为 1h，生物利用度为 92.48%，血浆消除半衰期为 5.5h。本品在动物体内分布广泛，易于在炎症部位聚积。

【用途】 静脉注射剂专用于马。也可与适宜的抗菌药合用，治疗奶牛临床型乳腺炎引起的炎症、发热与肌肉疼痛等。

【注意】

① 副作用较阿司匹林、吲哚美辛、保泰松轻，但仍有胃肠反应。

② 用于奶牛临床型乳腺炎辅助治疗时，需与适宜的抗菌药配伍使用。

【药物相互作用】 同萘普生。

【用法与用量】 静脉注射：一次量，每 1kg 体重，马 2.2mg。皮下注射：一次量，每 1kg 体重，奶牛 3mg。肌内注射：一次量，每 1kg 体重，牛 3mg，一日 1 次，连用 3 日。

【制剂与规格及休药期】 酮洛芬注射液　①50mL：5g；②50mL：7.5g；③100mL：10g；④100mL：15g。牛 7 日；弃奶期 0 日。

卡洛芬
Carprofen

【性状】 白色晶状化合物；室温时不溶于水，易溶于酒精。卡洛芬有 R 和 S 两种异构体。商用产品是这两种外消旋化合物的混合剂。S（＋）异构体的抗炎作用比 R（－）强。

【药理】 和其他非甾体抗炎药一样，卡洛芬通过抑制环氧合酶、磷脂酶 A_2 和抑制前列腺素的合成，表现出止痛、消炎和退热活性。内服吸收迅速且完全，内服生物利用度＞90％。犬以 1mg/kg、5mg/kg 和 25mg/kg 内服后，在 1～3h 内达到血药峰浓度。血浆蛋白结合率＞99％，体内分布有限。单次内服剂量在 1～35mg/kg 时，消除半衰期约为 8h（范围为 4.5～9.8h）。单次静脉推注 100mg 后，犬体内的消除半衰期约为 11.7h。大多数卡洛芬主要通过葡萄糖苷酸化和氧化在肝脏中代谢，70％～80％的量从粪便中排出，10％～20％从尿液中排出。存在肠肝循环。

【用途】 用于缓解犬与骨关节炎有关的疼痛和炎症，也可用于犬的软组织和与外科手术有关的术后疼痛。对其他种类动物同样有效，但缺乏安全性资料。在欧洲单次剂量的卡洛芬已经注册可用于猫，但有报道多于单次剂量给药会引起一些副作用（如呕吐等）。

【注意】

① 有出血障碍或对其他丙酸类 NSAID 药有严重反应史的犬禁用。

② 老年或有慢性疾病（如肠炎、肾或肝功能衰退）动物慎用。

③ 不满 6 周龄犬、妊娠犬、种犬或泌乳犬慎用。

【药物相互作用】 同萘普生。

【用法与用量】

卡洛芬咀嚼片（犬用）：以卡洛芬计。内服，每 1kg 体重，犬 4.4mg，一日 1 次；或每 1kg 体重，犬 2.2mg，一日 2 次。

卡洛芬注射液（犬用）：以卡洛芬计。皮下注射，每 1kg 体重，犬 4.4mg，一日 1 次；或每 1kg 体重，犬 2.2mg，一日 2 次。

【制剂与规格】

卡洛芬咀嚼片（犬用） 以 $C_{15}H_{12}ClNO_2$ 计。①25mg；②75mg；③100mg。

卡洛芬注射液（犬用） 以 $C_{15}H_{12}ClNO_2$ 计。20mL：1.0g。

六、芬那酸类

芬那酸类（fenamtes）也称灭酸类，为邻氨苯甲酸衍生物。本类药物有甲氯芬酸、双氯芬酸等。本类药物对消化道的刺激比阿司匹林轻，不良反应比保泰松少。

托芬那酸
Tolfennamic Acid

【药理】

（1）药效学 本品药理学活性和阿司匹林相似，是环氧合酶有效的抑制剂，可抑制前列腺素的释放，也可直接抑制前列腺受体。可通过抑制血小板功能起抗凝血作用，手术前不宜使用。

（2）药动学 本品内服可吸收。犬达峰时间为 2～4h。给药的同时进食可增加肝肠循环，并可提高生物利用度，犬禁食后内服生物利用度变异性大。犬按 4mg/kg 肌内和皮下注射给药，吸收无差异，2h 后血浆中的峰浓度为 4μg/mL（皮下注射）和 3μg/mL（肌内注射）。猫按 4mg/kg 皮下注射给药，吸收迅速，1h 内血浆中的峰浓度为 3.9μg/mL。血浆蛋白结合率超过 99％，在体内分布广泛，在大多数组织中（消化道、肝脏、肺、肾脏）血浆浓度高，但在脑中浓度较低。托芬那酸及其代谢物难以穿过胎盘屏障。在犬和猫体内的消除半衰期分别为 4.4～6.6h 和 8.3h。主要以托芬那酸原形及非活性代谢产物（葡萄糖醛酸）通过胆汁排泄。

【用途】 用于治疗犬急性、慢性疼痛和/或炎症反应，以及猫的发热综合征。在欧洲已批准用于牛。

【注意】

① 对本类药过敏动物、全麻动物，禁用。

② 有胃肠道溃疡和出血的动物禁用。

③ 肾功能或肝功能下降的动物慎用。

④ 妊娠动物慎用。

⑤ 请勿超剂量使用或延长使用时间。给药后的止痛效果可能会因疼痛严重的程度和给药持续时间的不同而受到影响。

⑥ 请勿在 24h 内与非甾体抗炎药同时使用，一些非甾体抗炎药可能与血浆蛋白高度结合并与其它高结合药物共同作用，导致毒性作用，非甾体抗炎药可引起吞噬抑制作用，因此在治疗细菌感染的并发炎症时，与适当的抗生素类药物联合用药可增强疗效。不可与糖皮质激素联合用药。

⑦ 用于 6 周龄以下或年老的动物，可能会有风险，如果这种情况不可避免，可能需要降低使用剂量并加以临床观察。

⑧ 用于猫时不可使用肌内注射。

⑨ 对患有脱水、低血容或低血压的动物避免使用该药物，因为该药物会增加潜在的肾脏毒性风险。

【用法与用量】

托芬那酸片（进口）：内服，每 1kg 体重，犬、猫 4mg，一日 1 次，连用 3 日；犬可以长期给药（连续 3 日给药，停药 4 日，持续 13 周）。

托芬那酸注射液（进口）：每 1kg 体重 4mg，必要时可在 48h 后重复给药。犬可皮下或肌内注射，猫仅皮下注射。

【制剂与规格】 托芬那酸片（进口）　①6mg；②60mg。

托芬那酸注射液（进口）　①10mL：0.4g；②30mL：1.2g。

双氯芬酸
Diclofenac

【性状】 本品的钠盐为白色、有吸湿性的晶体粉末；难溶于水，易溶于乙醇，几乎不溶于氯仿和醚。双氯芬酸钠的产品应保存在避光的密闭容器中。商用 1% 霜剂应该保存在 25℃以下的环境中，避免结冰。

【药理】

（1）药效学　双氯芬酸是一种非特异性的环氧合酶（包括 COX-2 和 COX-1）抑制剂。也可能对脂加氧酶有抑制作用。通过抑制环氧合酶，抑制与疼痛、高热和炎症相关的前列腺素的生成。

（2）药动学　本品以 1% 脂质体霜剂局部给药，吸收后，关节腔中渗出液的药物峰浓度约为 80ng/mL，从给药后 6h 到至少 18h，药物浓度稳定增长。大部分药物蓄积在给药部位，全身循环系统中也可检测到一定的药物。猪肌内注射对乙酰氨基酚双氯芬酸钠注射液后，双氯芬酸吸收迅速且完全，达峰时间为 0.5h，平均消除半衰期约为 1.5h。药物在肝脏代谢，代谢产物主要经尿排出。

【用途】 马局部用霜剂用于控制跗、腕、掌指骨、趾间关节和近指骨相关的疼痛和炎症，持续用药 10 天。奶牛肌内注射用于辅助治疗奶牛临床型乳腺炎引起的发热。猪肌内注射对乙酰氨基酚双氯芬酸钠注射液，用于进行各种发热、关节炎、疼痛等的对症治疗。

【注意】

① 对本品或辅料敏感的马禁用，小于 1 岁的马慎用。

② 超过推荐剂量或治疗多处关节可能产生不良反应。

③ 未评估本品局部用药在繁殖、妊娠或泌乳马的安全性。

【用法与用量】

双氯芬酸钠注射液：以 $C_{14}H_{10}Cl_2NO_2$ 计。肌内注射，一次量，每 1kg 体重，猪 2.5mg；或奶牛 2.2mg，每日 1 次，连用 3 日。

对乙酰氨基酚双氯芬酸钠注射液：以本品计。肌内注射，一次量，每 1kg 体重，猪 0.04mL。

马局部用霜剂：用 12.7cm 的带子，每日 2 次覆盖在感染关节上，使用 10 天。戴上橡胶手套，将药霜完全涂抹进感染关节表面的毛发中，直到药霜消失。

【制剂与规格】

双氯芬酸钠注射液　按 $C_{14}H_{10}Cl_2NO_2$ 计算。① 5mL：0.25g；② 10mL：0.5g；③100mL：5g。猪 15 日，牛 19 日；弃奶期 144h。

对乙酰氨基酚双氯芬酸钠注射液　①5mL：对乙酰氨基酚 0.75g 与双氯芬酸钠 0.125g；②100mL：对乙酰氨基酚 15g 与双氯芬酸钠 2.5g。猪 9 日。

双氯芬酸钠（脂质体）局部用膏　1%，124g/管。

七、昔布类

维他昔布
Vitacoxib

【性状】 维他昔布的化学名称为 2-（4-氯-5-对甲苯基-1H-咪唑-1-基）-5-甲磺酰基吡啶，分子式为 $C_{16}H_{14}ClN_3O_2S$，分子量为 347.82。维他昔布咀嚼片为白色椭圆形片，片面中部有刻痕。维他昔布注射液为无色至微黄色的澄明液体。

【药理】

（1）药效学　维他昔布是非甾体类抗炎药（NSAID）中的选择性 COX-2 抑制剂，通过选择性抑制 COX-2 来阻断花生四烯酸合成前列腺素而发挥作用。犬体外全血试验结果表明，维他昔布对 COX-2 的抑制活性 IC_{50} 为 0.34μg/mL，对 COX-1 的抑制活性 IC_{50} 为 19.40μg/mL，对 COX-2 的选择性（IC_{50}COX-1/IC_{50}COX-2）为 56.96。在治疗浓度下对 COX-1 没有抑制作用，可明显降低胃肠道副作用。

（2）药动学　比格犬单次餐前口服维他昔布咀嚼片 30mg（相当于 2.5mg/kg），消除半衰期为（5.87±3.37）h；血浆清除率为（5.12±2.83）L/（kg·h）；表观分布容积为（53.89±54.29）L/kg；血药浓度时间曲线下面积为（625.88±375.70）(ng·h)/mL。比格犬单次餐后口服维他昔布咀嚼片 30mg，消除半衰期为（3.32±1.00）h；血浆清除率为（1.20±0.68）L/（kg·h）；表观分布容积为（5.49±2.95）L/kg；血药浓度时间曲线面积为（2639.66±1268.67）(ng·h)/L。维他昔布餐后给药的 AUC 是禁食给药状态下的 4.2 倍，因此建议餐后给药。比格犬连续 7 天给药在体内药物量无明显增加和减少，无药物蓄积和诱导代谢加快。比格犬口服该药后 2～3h 达最高血药浓度，绝对生物利用度为 59.11%。

比格犬按 2mg/kg 剂量皮下注射给药后，分布半衰期（$t_{1/2\alpha}$）为 1.32h，终末半衰期（$t_{1/2\beta}$）为 68.3h；峰浓度（C_{max}）为 186ng/mL；达峰时间（t_{max}）为 1.18h；血药浓度时间曲线下面积为 3107(ng·h)/mL 和生物利用度（F）为 70.2%，在雌雄犬体内药代动力学无性别差异。

猫单次饲喂食物前内服 8mg 规格的维他昔布咀嚼片（相当于 1mg/kg），血浆消除半衰期（$t_{1/2}$）为 6.03h；血药浓度时间曲线下面积（AUC_{last}）为 4521.67(ng·h)/mL；峰浓度（C_{max}）为 340.64ng/mL。猫内服本品后 4～5h 达最高血药浓度，绝对生物利用度为 51%。猫连续 7 日给药在体内药物量无明显增加和减少，无药物蓄积和肝药酶诱导作用。

本品主要经肝脏代谢，主要代谢产物为羧基代谢物。主要通过粪便和尿液排泄。

【用途】用于治疗犬、猫围手术期及临床手术等引起的急性、慢性疼痛和炎症。

【注意】

① 对本品活性成分维他昔布或赋形剂中任何成分有过敏史的动物禁用。

② 由于非甾体抗炎药（NSAID）具有潜在的产生胃溃疡和/或穿孔的风险，因此在使用本品的同时应当避免使用其它抗炎类药物，如皮质类固醇类药。

③ 本品对患有胃肠道出血、血液病或其它出血性疾病的犬、猫禁用。

④ 如果患病犬之前对非甾体抗炎药（NSAID）不耐受，应在兽医的严格监测下使用本品。如果观察到下列症状应停止用药：反复腹泻、呕吐、粪便隐血、体重突然下降、厌食、嗜睡、肾或肝功能退化。

⑤ 繁殖、妊娠或泌乳雌犬、猫，非常幼小的犬（例如 10 周龄以下或体重小于 4kg 的犬）、幼猫（例如 6 周龄以下或体重小于 2kg 的猫）或疑似和确诊有肾、心脏或肝功能损害的犬、猫，应在兽医的指导下使用。

⑥ 宠物主人应该警惕诸如厌食、精神萎靡、无力等症状和体征，而且当有上述任何症状或体征发生后应该马上寻求兽医帮助。

【用法与用量】

维他昔布咀嚼片：以维他昔布计。内服，犬，每 1kg 体重 2mg，一日 1 次，建议餐后给药，术前及术后可连续给药 7 天。猫，每 1kg 体重 1mg，一日 1 次，术前及术后可连续给药 3 天。

维他昔布注射液：皮下注射，犬，每 1kg 体重 2mg，一日 1 次，术前及术后可连续给药 3 日。或遵医嘱。

【制剂与规格】

维他昔布咀嚼片（有刻痕）　①8mg；②20mg；③30mg；④80mg。

维他昔布注射液　10mL：200mg。

吗伐考昔
Mavacoxib

【性状】吗伐考昔咀嚼片为斑驳褐色的三角形片剂，一面压印有片剂强度，反面为空白。

【药理】

(1) 药效学　吗伐考昔通过优先抑制 COX-2 介导的前列腺素合成发挥作用，具有镇痛和抗炎特性。犬全血试验研究表明，吗伐考昔对 COX-1 的抑制活性 IC_{20} 为 2.46μg/mL，对

COX-2 的抑制活性 IC_{80} 为 $1.28\mu g/mL$，$IC_{20}COX-1 ：IC_{80}COX-2$ 的效力比约为 $2：1$，而 $IC_{80}COX-1 ：IC_{80}COX-2$ 的效力比约为 $40：1$。

（2）药动学　吗伐考昔口服吸收良好，犬餐后口服的生物利用度为 87%，禁食后口服的生物利用度为 46%。犬餐后口服本品能迅速达到治疗浓度，给药后 24h 内可达到峰值浓度，血浆蛋白结合率约 98%，广泛分布于全身。体内清除较慢，年轻成年犬的平均消除半衰期为 $13.8\sim19.3$ 天，主要以原形药物通过胆汁排泄。

多剂量药动学研究中，口服剂量范围为 $2\sim50mg/kg$ 时，吗伐考昔表现出线性药代动力学，多数动物在第四次给药时达到稳态。

【用途】用于治疗犬的退行性关节疾病相关的疼痛和炎症。

【注意】

① 禁止用于小于 12 月龄和/或小于 5kg 体重犬。

② 禁止用于患有胃肠道疾病（包括溃疡和出血）犬。

③ 禁止在有出血性疾病犬上使用。

④ 禁止在犬肾或肝功能受损的情况下使用。

⑤ 在犬心功能不全的情况下，请勿使用。

⑥ 请勿用于怀孕、繁殖或哺乳期犬。

⑦ 在犬对活性物质或任何赋形剂过敏的情况下，请勿使用。

⑧ 在已知对磺胺类药物过敏的情况下，请勿使用。

⑨ 禁止与糖皮质激素或其他非甾体抗炎药同时使用。

⑩ 避免在任何脱水、血容量不足或血压过低的动物中使用，因为存在增加肾毒性的潜在风险。

【药物相互作用】不能与有潜在肾毒性的兽药产品同时给药。

【用法与用量】犬口服给药（非每日给药）：每 1kg 体重 2mg，在犬主餐前或随餐服用。14 天后再次给药，以后给药间隔为 1 个月。一个治疗周期不应超过 7 个连续剂量（6.5 个月）。

【制剂与规格】吗伐考昔咀嚼片　①6mg；②20mg；③30mg；④75mg；⑤95mg。

西米昔布
Cimicoxib

【性状】西米昔布咀嚼片为白色至浅棕色的长方形片剂。

【药理】

（1）药效学　西米昔布属于昔布类非甾体抗炎药，通过选择性抑制 COX-2 发挥作用。研究发现，在体内炎症性急性疼痛模型中，西米考昔持效 $10\sim14h$。

（2）药动学　犬禁食后，以 $2mg/kg$ 的剂量口服本品，吸收迅速，T_{max} 为 $(2.25\pm1.24)h$，C_{max} 为 $(0.3918\pm0.09021)\mu g/mL$，AUC 为 $(1.676\pm0.4735)(\mu g \cdot h)/mL$，口服生物利用度为 $44.53\%\pm10.26\%$。与食物同服，对生物利用度没有显著影响，但可观察到 T_{max} 显著降低。

西米考昔的主要代谢物为去甲基化的西米考昔，该代谢物主要通过胆汁途径在粪便中排泄，较少部分通过尿液排泄；另一种代谢物为去甲基化西米考昔的葡萄糖醛酸结合物，该代谢物主要在尿液中排泄，其消除半衰期（$t_{1/2}$）为 $(1.38\pm0.24)h$。

【用途】用于治疗犬骨关节炎相关的疼痛和炎症，以及治疗犬的骨科或软组织手术的围手术期疼痛。

【注意】

① 禁止用于 10 周龄以下犬。

② 禁止用于患有肠胃疾病或出血性疾病犬。

③ 禁止与皮质类固醇或其他非甾体抗炎药同时使用。

④ 在对西米考昔或任何赋形剂过敏的情况下不要使用。

⑤ 请勿用于繁殖、怀孕和哺乳动物。

【药物相互作用】西米考昔不应与皮质类固醇或其他非甾体抗炎药联合使用。使用其他抗炎物质进行预处理可能会导致额外或加重的不良反应，因此在开始使用治疗之前，应注意此类药物的治疗窗口期。

【用法与用量】犬口服给药，每 1kg 体重 2mg，每日一次。

【制剂与规格】西米考昔咀嚼片　①8mg；②30mg；③80mg。

恩利昔布
Enflicoxib

【药理】

(1) 药效学　恩利昔布属于昔布类非甾体抗炎药，通过选择性抑制 COX-2 起作用。

(2) 药动学　恩利昔布口服后吸收良好，生物利用度高，随食物服用生物利用度可增加 40%～50%。犬以 8mg/kg 剂量口服给药后，约 2h 达到最大血药浓度，$C_{\max}$ 为（1.8±0.4）$\mu g/mL$，消除半衰期 $t_{1/2}$ 约为 20h。恩利昔布被肝微粒体系统广泛转化为活性吡唑代谢物，恩利昔布及其活性代谢物与血浆蛋白广泛结合（98%～99%），主要通过胆汁途径经粪便排泄，少量经尿液排泄。

【用途】用于治疗犬骨关节炎（或退行性关节病）相关的疼痛和炎症。

【注意】

① 禁止用于患有胃肠道疾病、蛋白质或失血性疾病或出血性疾病的动物。

② 在肾或肝功能受损的情况下，请勿使用。

③ 在犬心功能不全的情况下，请勿使用。

④ 禁止用于怀孕或哺乳期犬。

⑤ 禁止在用于繁殖目的的动物中使用。

⑥ 禁止在对活性物质或任何赋形剂过敏的情况下使用。

⑦ 禁止在已知对磺胺类药物过敏的情况下使用。

⑧ 禁止在任何脱水、低血容量或低血压的动物中使用，因为有增加肾脏毒性的潜在风险。

【药物相互作用】①应避免与其他非甾体抗炎药或糖皮质激素同时使用。②应避免同时给药有潜在肾毒性的兽药产品。

【用法与用量】犬口服给药，餐前或随餐服用，每周一次。首次剂量，每 1kg 体重 8mg；维持剂量，每 7 天重复治疗一次，每 1kg 体重 4mg。

【制剂与规格】恩利昔布片　①15mg；②30mg；③45mg；④70mg；⑤100mg。

非罗昔布
Firocoxib

【性状】一种白色晶体化合物。

【药理】本品是一种环氧合酶抑制性 NSAIDs，具有镇痛、抗炎和退热功能。体外研究发现，其可通过抑制诱导型环氧合酶-2(COX-2)，选择性抑制前列腺素生物合成。对环氧合酶-1(COX-1) 的选择性相对较低。

非罗昔布口服吸收过程差异很大，食物可延迟药物吸收（血药浓度达峰时间从 1h 至 5h），并降低血药峰浓度（血药峰浓度从 $1.3\mu g/mL$ 降至 $0.9\mu g/mL$），但食物不会影响整体的口服生物利用度。成年犬禁食后，口服非罗昔布（5mg/kg）的绝对生物利用度约为 38%，正常饮食状态的马口服非罗昔布膏剂（0.1mg/kg）的绝对生物利用度为 79%。尽管血浆蛋白结合程度很高（＞96%），但体内分布量较大，在马体内平均分布容积约为 1652mL/kg，在犬体内的分布容积约为 4.6L/kg。马静脉注射、口服给药后，血浆中的消除半衰期为 30～40h。犬口服后消除半衰期约为 7.8h。非罗昔布在马体内的主要代谢机制是去环丙基甲基化，再葡萄糖醛酸化，大部分去环丙基甲基化的代谢产物随尿液排泄。在犬体内可通过肝脏代谢和粪便排泄迅速从血液中清除［清除率约为 $0.4L/(h\cdot kg)$］。

【用途】非甾体抗炎药。

马：缓解骨关节炎相关的疼痛和炎症。

犬：缓解与骨关节炎相关的疼痛和炎症及与软组织和外科手术相关的术后疼痛和炎症。

【注意】

① 对本品过敏，以及患有胃肠道溃疡或出血，肝脏、心脏或肾脏功能受损和出血紊乱的动物禁用。

② 只用于马、犬，犬仅能口服应用，供人食用的马禁用。

③ 不足七个月大的犬超出推荐剂量（5mg/kg）应用，会引起严重不良反应，甚至死亡。

④ 脱水、血容量减少或低血压的动物慎用。

⑤ 尚未评估本品在幼龄（不到一岁）、用于繁殖的马、怀孕或哺乳期的母马中的安全使用情况，慎用。

⑥ 如果出现食欲不振、绞痛、大便异常或嗜睡等症状，应终止使用。

⑦ 非罗昔布注射液是一种非水溶液，不应与水溶液混合，请勿使用水冲洗液冲洗静脉管路。

【药物相互作用】

① 避免与具有肾毒性的药物同时服用。

② 避免与引起胃肠溃疡的药物（如其他 NSAIDs、皮质醇类等）一起使用，可增加胃肠道溃疡、穿孔的可能性。

③ 尚未研究蛋白结合药物与本品同时应用的相互影响，应慎用。

【用法与用量】体重 362.87～589.67kg 的马，口服片剂：一天 1 次，1 次 57mg，给药不得超过 14 天；为方便给药，可与食物一起服用。马口服膏剂，每 1kg 体重 0.1mg，每天 1 次，连续给药不超过 14 天。

马静脉注射：每 1kg 体重 0.09mg，一天 1 次，连用不得超过 5 天；如需要可继续以每 1kg 体重 0.1mg/天的剂量口服给药，但不能超过 9 天；静脉注射和口服的用药时间取决于临床反应。

犬，口服：每 1kg 体重 5mg，一天 1 次，可与食物一起服用，也可禁食服用；缓解手术疼痛建议可在术前 2h 应用。

【制剂与规格】非罗昔布注射液　20mg/mL，20mL 玻璃瓶装。

非罗昔布片（有刻痕）①57mg；②227mg。3 片、10 片和 30 片的罩泡包装；60 片/瓶、

180 片/瓶的瓶装。

非罗昔布口服膏剂 注射器包装，每个注射器中含有 6.93g 非罗考昔膏剂，足以治疗一匹 566.99kg 的马，20 支注射器/盒，72 支注射器/盒。

德拉昔布
Deracoxib

【性状】德拉昔布是一种二芳基取代吡唑，化学性质和其他昔布类非类固醇类抗炎药如塞来昔布相似，分子量为 397.38。犬用嚼片应贮藏在室温 15～30℃。

【药理】

（1）药效学 本品在治疗剂量下主要抑制 COX-2 和少量 COX-1。理论上，德拉昔布主要抑制带来疼痛和炎症的前列腺素的产生（COX-2），少量抑制那些维持正常的胃肠道和肾功能的物质形成（COX-1）。但 COX-2 和 COX-1 抑制研究是在体外进行的，与实际动物所产生的临床作用并不完全吻合。

（2）药动学 犬内服德拉昔布后，血药达峰时间约为 2h，生物利用度＞90%（给药剂量 2mg/kg），血浆蛋白结合率＞90%，表观分布容积约为 1.5L/kg。消除半衰期随给药剂量而变化。剂量在 2～3mg/kg 时，消除半衰期约为 3h，但能观察到更长的临床有效期。剂量在 20mg/kg 左右时半衰期约为 19h，高剂量可发生药物蓄积，导致毒性作用增强。在肝脏代谢为四种代谢产物。这些代谢产物和原形药物主要随粪便排出，也有一些代谢产物经肾脏排出。当剂量超过 8mg/(kg·d) 时，出现非线性消除动力学，在该浓度下，COX-1 可能发生竞争性抑制。

【用途】本品用于治疗犬的术后疼痛和炎症［较高剂量，3～4mg/(kg·d)，最长 7 天］以及治疗骨关节炎引起的疼痛和炎症［较低剂量，1～2mg/(kg·d)，定量给药］。同吡罗昔康一样，本品可能有益于过渡期膀胱癌的辅助治疗。

【注意】

① 对本品过敏的动物禁用。

② 并发溃疡性肠炎，心血管、肝、肾功能障碍和血液蛋白缺乏的动物慎用。

③ 未评估本品对孕畜和哺乳幼畜的安全性。

④ 仅用于犬，不能用于猫。

【药物相互作用】①应避免与其他非甾体抗炎药或皮质激素合用。②德拉昔布和其他易导致肾脏功能障碍的药物（如利尿剂、氨基糖苷类）合用可能会加剧肾功能障碍，但关于这种相互作用的临床意义不明。

【用法与用量】犬内服：用于控制骨关节炎引起的疼痛和炎症，每 1kg 体重 1～2mg，一日 1 次；用于治疗术后疼痛，每 1kg 体重 3～4mg，一日 1 次，连续使用不得超过 7 日。

【制剂与规格】德拉昔布咀嚼片（有刻痕） ①12mg；②25mg；③75mg；④100mg。7 片/瓶，30 片/瓶，90 片/瓶。

罗贝昔布
Robenacoxib

【药理】本品是一种环氧合酶（COX）抑制类非甾体抗炎药（NSAID），可选择性的抑制 COX-2，具有解热镇痛抗炎作用，且作用迅速（0.5h）。

雌雄动物之间的药代动力学没有差异。随着剂量的增加，在猫体内可观察到的药物量增加比例小于剂量（2倍剂量导致体内药物量增加1.4倍；剂量增加3倍导致体内药物量增加2.3倍）。内服和注射给药均可迅速达到血药浓度峰值，达峰时间在0.5～2h内。犬皮下注射的生物利用度为67%～100%（平均值为89%，剂量1mg/kg），猫皮下注射的生物利用度为69%（给药剂量为2mg/kg）。猫禁食后内服生物利用度为49%（剂量1mg/kg），食物不影响达峰时间，但会使达峰浓度和药时曲线下面积降低。犬禁食后内服生物利用度约为84%，与食物同服生物利用度为62%。

体内表观分布容积相对较小（犬约为240mL/kg；猫约为190mL/kg），与广泛结合血浆蛋白的药物一致，血浆蛋白结合率>98%。本品在肝脏中广泛代谢，除了一种内酰胺代谢物外，其他代谢物的特性尚不清楚。主要通过胆管途径排出，经粪便排泄，其余经肾脏随尿液排出。可迅速从血液中清除。犬的消除半衰期在0.41～4h。猫的消除半衰期约为1.1h。本品在组织笼模型炎性渗出液中的持续时间比在血液中长。渗出液中消除半衰期的中位数约为27h，而血液中约为2.5h。

【用途】 非甾体抗炎药。犬：用于缓解4月龄以上犬软组织手术后的疼痛和炎症。猫：用于缓解大于4月龄猫骨科手术、卵巢子宫切除术和去势相关的术后疼痛和炎症。

【注意】

① 对本品过敏，以及患有胃肠道溃疡或出血，肝脏、心脏或肾脏功能受损以及出血紊乱的动物禁用。

② 仅用于犬、猫。注射液仅用于皮下注射。

③ 未评估4月龄以下、繁殖动物、怀孕及哺乳期动物应用本品的安全性；未评估静脉注射和肌内注射给药的安全性。

④ 用药时长不得超过3天。

⑤ 应监测注射本品后的动物反应，可能会出现注射部位反应和过敏反应。如果动物出现食欲不振、呕吐或嗜睡，应停止使用。

⑥ 罗贝昔布容易降解形成 γ-内酰胺。在犬、猫体内，内酰胺是罗贝昔布的一种次要代谢物，也是一种降解产物，神经系统症状与使用 β 内酰胺类药物有关。目前尚不清楚罗贝昔布产生的内酰胺是否会引起类似的神经症状。

⑦ 本品的注射液中含有焦亚硫酸氢钠，对亚硫酸盐过敏患者不宜注射。

【用法与用量】

罗贝昔布注射液：犬、猫皮下注射，每1kg体重2mg，一天1次，连用不得超过3天。首次注射应在手术前（犬45min内、猫30min内），并同时给予麻醉药；后续给药可皮下注射，或内服罗贝昔布片（体重应大于2.5kg，或大于4月龄）；总给药量不得超过3天剂量，且每天剂量不得超过每1kg体重2mg。如果后续给药选择皮下注射，每次应注射于不同位点。注意猫皮下注射和内服给药剂量不同。

罗贝昔布风味片（犬用）：犬（体重应大于2.5kg，或大于4月龄）内服，每1kg体重2mg，一天1次，不得超过3天。

罗贝昔布风味片（猫用）：猫（体重应大于2.5kg，或大于4月龄）内服，每1kg体重1mg，一天1次，不得超过3天。

【制剂与规格】

罗贝昔布风味片（猫用） 6mg。

罗贝昔布风味片（犬用） ①10mg；②20mg；③40mg。

罗贝昔布注射液 20mg/mL，20mL瓶装。

八、昔康类

美洛昔康
Meloxicam

【性状】 本品为淡黄色粉末。

【药理】

（1）药效学 本品是 COX-2 受体选择性的 NSAID，属于苯并噻嗪类化合物。和其他非甾体抗炎药一样，通过抑制环氧合酶、磷脂酶 A_2 以及抑制前列腺素的合成来发挥镇痛、抗炎和退热功能。因较高剂量下对 COX-2 的特异性降低，认为美洛昔康选择性地作用于 COX-2。犬的急性剂量研究还未显示有任何不良的肾脏或肝脏毒性。

（2）药动学 美洛昔康内服后吸收良好，食物不改变其吸收。血药峰浓度出现在给药后 $7\sim8h$，表观分布容积为 0.3L/kg，约 97％ 与血浆蛋白结合。犬、猫内服生物利用度高，吸收后能分布到所有组织中，包括中枢静脉系统、肌肉层和发生炎症的关节，单剂量内服消除半衰期约为 24h。

犬、猫皮下注射：犬约 2.5h 达最大血药浓度，最大血药浓度为 $0.73\mu g/mL$；猫约 1.5h 达最大血药浓度，最大血药浓度为 $1.1\mu g/mL$。在治疗剂量范围内，给药剂量和血药浓度存在线性关系。血浆蛋白结合率大于 97％。在肝脏内被代谢为几种不同的代谢物，这些代谢物均无药理学活性。大部分代谢产物（和原药）通过粪便排出。可发生显著的肝肠循环，消除半衰期具有动物种属特异性。

【用途】 非甾体抗炎药。

牛：与适宜的抗菌药物合用，辅助治疗急性呼吸道感染以缓解牛的临床症状；与内服补液合用，辅助治疗腹泻以缓解超过一周龄的小牛与青年非泌乳牛的临床症状；与抗菌药物合用，辅助治疗急性乳腺炎。缓解犊牛去角操作后的疼痛。

猪：用于非感染性运动异常以减轻跛行与炎症；与适宜的抗菌药物合用，辅助治疗产后败血症与毒血症（乳腺炎-子宫炎-少乳综合征）。

犬：用于治疗软组织及骨、关节损伤引起的疼痛，如股骨头切除术引发的骨及软组织损伤引起的疼痛、髋关节发育不良等引发的疼痛。

猫：用于治疗与骨科手术、卵巢子宫切除术和去势术相关的术后疼痛和炎症。

【注意】

① 对其高度过敏以及患有胃肠道溃疡或出血，肝脏、心脏或肾脏功能受损以及出血紊乱的动物禁用。

② 一周龄颌以内的犊牛腹泻、体重小于 2kg 的猫禁用。

③ 脱水、血容量减少或低血压的动物慎用。

④ 妊娠、泌乳或不足 6 周龄的动物不推荐使用该药。

⑤ 在犊牛去角操作前 20min 使用本品，可减轻去角操作后疼痛。单独使用本品不能提供足够的疼痛缓解效果。在去角操作中，可配合适宜的麻醉剂或镇静剂使用，以减轻疼痛。

【用法与用量】

美洛昔康注射液：以美洛昔康计。犬，静脉或者皮下注射，一次量，每 1kg 体重 0.2mg（即 0.4mL/10kg）；猫，皮下注射，一次量，每 1kg 体重 0.3mg（即 0.06mL/kg）；牛，皮下或静脉注射，与适宜的抗生素或口服补液合用，一次量，每 1kg 体重，0.5mg；

猪，肌内注射，与适宜的抗生素合用，一次量，每 1kg 体重，0.4mg，若需要，24h 之后，再注射一次。

美洛昔康内服混悬液：按美洛昔康计。内服，初始剂量每 1kg 体重 0.2mg，维持剂量每 1kg 体重 0.1mg，每日一次（间隔 24h）。初始剂量也可选用美洛昔康注射液，静脉或皮下注射，每 1kg 体重 0.2g。

美洛昔康内服混悬液（犬用）：按美洛昔康计。内服，用前充分摇匀，每 1kg 体重，犬首次剂量 0.2mg，维持剂量 0.1mg，一日 1 次，连用 7 日。因存在个体差异，应遵医嘱使用。

美洛昔康内服混悬液（猫用）：按美洛昔康计。内服给药，每 1 滴相当于美洛昔康 0.017mg。根据不同的症状，首次剂量每 1kg 体重 0.1～0.3mg 后，使用维持剂量每 1kg 体重 0.05mg，每日一次（间隔 24 小时），并在 7 日内观察临床反应。

美洛昔康内服混悬液（犬猫用）：按美洛昔康计。犬猫均内服给药。

犬，首次剂量每 1kg 体重 0.2mg，维持剂量每 1kg 体重 0.1mg，每日一次（间隔 24h）。首次给药也可选用美洛昔康注射液（静脉或皮下注射：每 1kg 体重 0.2mg）。通常 3～4 日内可观察到临床反应，如果 10 日后仍无明显临床改善，应停止治疗。

猫，外科手术后的术后疼痛和炎症，首次给药用美洛昔康注射液（皮下注射：每 1kg 体重 0.3mg），24h 后使用本品治疗，维持剂量每 1kg 体重 0.05mg，每日一次（间隔 24h），可长达 4 日。急性肌肉骨骼疾病，首次剂量每 1kg 体重 0.2mg，维持剂量每 1kg 体重 0.1mg，每日一次（间隔 24h），可长达 4 日。慢性肌肉骨骼疾病，首次剂量每 1kg 体重 0.1mg，维持剂量每 1kg 体重 0.05mg，每日一次（间隔 24h）。通常 7 日内可观察到临床反应，如果 14 日后仍无明显临床改善，应停止治疗。

美洛昔康片：以美洛昔康计。内服：每 1kg 体重，犬 0.1mg，一日 1 次，首次加倍，连用 3～4 日。

美洛昔康咀嚼片：以美洛昔康计。内服：每 1kg 体重，犬 0.1mg，一日 1 次，首次加倍。症状消失，立即停药。临床反应常见于给药后 3～4 天。

【制剂与规格及休药期】

美洛昔康注射液　①1mL：5mg；②2mL：4mg；③5mL：25mg；④10mL：50mg；⑤20mL：0.1mg；⑥20mL：40mg；⑦20mL：400mg；⑧50mL：250mg；⑨50mL：1g；⑩100mL：2g；⑪250mL：5g。牛 15 日，弃奶期 5 日；猪 5 日。

美洛昔康内服混悬液　①10mL：15mg；②32mL：48mg；③100mL：150mg；④180mL：270mg。

美洛昔康内服混悬液（犬用）　①10mL：15mg；②32mL：48mg；③100mL：150mg。

美洛昔康内服混悬液（猫用）　①3mL：1.5mg；②15mL：7.5mg；③30mL：15mg。

美洛昔康内服混悬液（犬猫用）　①3mL：1.5mg；②15mL：7.5mg；③30mL：15mg。

美洛昔康片　①0.3mg；②1mg；③2mg；④2.5mg。

美洛昔康咀嚼片　①1mg；②2.5mg。

九、其他

氟尼辛
Flunixin

【性状】 本品的葡甲胺盐即氟尼辛葡甲胺，为白色或类白色结晶性粉末；无臭，有引湿性。在水、甲醇、乙醇中溶解，在乙酸乙酯中几乎不溶，在氯仿中不溶。

【药理】本品是一种强效环氧合酶抑制剂，与其他非甾体抗炎药一样，具有镇痛、抗炎、解热活性。马内服吸收迅速，30min 达到血药峰浓度，平均生物利用度为 80%。给药后通常 2h 内见效，12～16h 出现峰反应，药效可持续 30h。牛、猪、犬等动物血管外给药也能迅速吸收。氟尼辛与血浆蛋白结合率高（牛高于 99%，犬 92%，马 87%）。表观分布容积约为马 0.65L/kg，牛 0.78L/kg。主要经肝随胆汁排泄，血中半衰期马为 3.4～4.2h，犬约为 3.7h，牛为 3.1～8.1h，猪长达约 8h。

【用途】

马：缓解肌肉骨骼系统功能紊乱导致的炎症和疼痛，减轻由急腹症引起的内脏疼痛。

牛：控制因呼吸系统疾病和内毒素血症引起的发热及控制内毒素血症引起的炎症，以及牛急性乳腺炎的辅助治疗。

猪：辅助治疗呼吸道疾病和乳腺炎-子宫炎-无乳综合征（MMA）。

宠物：发热性、炎症性疾患，肌肉痛和软组织痛等。

【注意】

① 有胃肠道溃疡、肾病、肝病或血液病史的动物慎用。

② 用于治疗急腹症时，可掩盖内毒素血症和肠道失去活力所引起的行为和心肺体征，慎用。

③ 妊娠动物慎用。

④ 不可动脉内注射，否则会引起中枢神经刺激（癫病）、共济失调、换气过度和肌无力。

⑤ 马会出现潜在的胃肠道不耐受、低蛋白血症、先天性疾病；犬可出现胃肠道功能降低。

⑥ 肌内注射对局部有刺激作用。

⑦ 对氟尼辛过敏的动物禁用；配种母猪和种公猪禁用；失血性休克（内毒素血症或脓毒性休克除外）、患心脏病或肝病或肾病的动物禁用；奶牛预产前 48h 内禁用。

⑧ 在兽医指导下，可用于孕期/哺乳期母牛，因 NSAID 抑制前列腺素的合成，可能导致推迟分娩。

⑨ 兽医评估后可在产后 36h 内使用本品，并持续监测其胎盘排出情况，因产后立即使用本品可能会干扰子宫复旧及胎膜排出，从而导致胎盘滞留。

⑩ 本品快速注射可能引起动物休克，故应缓慢注射。

【用法与用量】

氟尼辛葡甲胺颗粒：以氟尼辛计，内服，一次量，每 1kg 体重，犬、猫 2mg。一日 1～2 次，连用不超过 5 日。

氟尼辛葡胺注射液：以氟尼辛计，肌内、静脉注射，一次量，每 1kg 体重，肉牛、猪 2mg；犬、猫 1～2mg。一日 1～2 次，连用不超过 5 日。静脉注射，一次量，每 1kg 体重，奶牛 2.2mg，连用不超过 5 日。

【最大残留限量】残留标志物：5-羟基氟尼辛。

牛：奶 40μg/kg。

【制剂与规格及休药期】

氟尼辛葡甲胺颗粒　以氟尼辛计，5%。

氟尼辛葡甲胺注射液　以氟尼辛计，①2mL：10mg；②2mL：100mg；③5mL：250mg；④10mL：0.5g；⑤50mL：0.25g；⑥50mL：2.5g；⑦100mL：0.5g；⑧100mL：5g；

⑨250mL：12.5g。牛、猪 28 日（国产）；牛弃奶期 24h。猪 20 日，牛 10 日；弃奶期 1 日（进口）。

格拉匹仑
Grapiprant

【药理】 本品是一种前列腺素 E2（PGE2）EP4 受体拮抗剂，非环氧合酶（COX）抑制类非甾体抗炎药（NSAID）。

犬内服本品吸收迅速，给药后约 2h 达到血药峰浓度。与食物同服能显著降低内服生物利用度，平均血药峰浓度和平均药时曲线下面积分别下降 3/4 和 1/2。平均消除半衰期在 4.60～5.67h 之间。每天给药一次，药物在血液中的累积可以忽略不计。犬内服放射性标记的本品后，约 84% 的药物在 72h 内排出，约 88.7% 的药物在 192h 内排出。一项胆管插管犬的研究显示，大约 55.6%、15.1% 和 19.1% 的剂量分别随胆汁、尿液和粪便排泄，犬内服本品的生物利用度较高（＞70%）。共鉴定出 4 种代谢产物：2 种羟基化代谢产物、1 种 N-脱氨基代谢产物和 1 种 N-氧化代谢产物。代谢物活性未知。血浆蛋白结合率约为 95%。

【用途】 非甾体抗炎药。用于犬缓解与骨关节炎相关的疼痛和炎症。

【注意】

① 对本品过敏，以及患有胃肠道溃疡或出血，肝脏、心脏或肾脏功能受损以及出血紊乱的动物禁用。

② 只用于犬，不用于其他宠物。

③ 未评估 9 月龄以下的犬、不足 3.6kg 的犬、繁殖犬、怀孕及哺乳期犬应用本品的安全性。

④ 不良反应可能包括呕吐，腹泻，食欲下降，黏液状、水样或血便，以及血清白蛋白和总蛋白的降低。

【用法与用量】 犬，内服给药，剂量为 2mg/kg，一天一次。

【制剂与规格】 格拉匹仑风味片 ①20mg；②60mg；③100mg。7 片/瓶、30 片/瓶、90 片/瓶。

第四节　镇痛药

镇痛药（analgesic）是能使感觉特别是痛觉消失的药物。具有镇痛作用的药物包括全身麻醉药、局麻药和解热镇痛抗炎药。本节单指具有吗啡样强力镇痛作用的药物，包括所有天然的和人工合成的作用于阿片受体的激动剂或拮抗剂，称为阿片样镇痛药（opioid analgesic）或麻醉性镇痛药（narcotic analgesic）。阿片样镇痛药的特点是在大多数动物产生镇静、强大镇痛与欣快的作用，具有成瘾性和依赖性（特别是与中枢相关）。正常剂量不使意识消失，阿片样受体拮抗剂能阻断其作用。阿片样镇痛药的主要药理作用如下：

1. 中枢神经系统

① 镇痛。能改变对疼痛的感觉与反应，缓解剧烈特别是钝性和持久的疼痛。②欣快。使动物从焦虑和痛苦中解救出来，但某些动物会出现烦躁不安。③镇静。昏睡和意识模糊，但能唤醒。猫、马、牛和猪常表现为兴奋。④呼吸中枢抑制。见于所有阿片样镇痛药，具有重要临床意义。常很快发生，犬初期可见喘气。⑤咳嗽中枢抑制。许多阿片样镇痛药可见中枢性止咳作用，可待因及其衍生物常用于止咳。⑥瞳孔变化。犬、大鼠和兔的瞳孔缩小，尤

其是犬出现"针尖瞳孔"。猫、绵羊、马和猴可见瞳孔放大，特别是猫。⑦恶心、呕吐。本类中多数药物具有这种反应，呕吐有明显种属差异，犬猫明显，猪、鸡、马和反刍动物不出现。⑧神经内分泌作用，刺激抗利尿激素、催乳素和生长激素释放，抑制黄体生成素释放。

2. 心血管系统

心率初期增加，随后心动迟缓。因外周阻力减少，可见低血压。静脉的弹性下降，导致心脏受血量不足。呼吸抑制使脑血管扩张，颅内压增加。常规剂量下，这些反应不是本类药物的直接作用。

3. 消化道

初期可见唾液分泌增加、呕吐和排便。受胃肠道痉缩作用，特别是多次给药后，常见便秘。胃运动力降低，但节律增加，盐酸分泌下降。小肠和大肠的节律和分节收缩增加，但推进型收缩减少。小肠胆汁、胰液和肠液分泌减少。

4. 泌尿生殖道

尿量减少。尿道平滑肌痉挛，膀胱活动节律增加。子宫运动节律下降。

阿片样镇痛药选择性地与分布在大脑、脊髓和其他组织的阿片受体结合而发挥药理作用。阿片受体是通过抑制性 G 蛋白与效应系统（包括腺苷酸环化酶、钾离子通道和钙离子通道）相偶联的。药物与受体结合后，使突触后神经元去极化并抑制其活动，减少钙离子流入突触前的神经末梢（通过 G_K 蛋白调节），从而抑制神经递质的释放，如乙酰胆碱、谷氨酸、去甲肾上腺素、多巴胺、5-羟色胺和 P 物质。此外，还发现有抑制腺苷酸的环化作用，cAMP 浓度下降，而 cGMP 浓度升高。

本类药物分为激动剂、激动-拮抗剂、部分激动剂和拮抗剂。激动剂产生完全镇痛作用，分为强效激动剂（如吗啡、哌替啶、芬太尼、美沙酮等）和中效激动剂（如可待因）。激动-拮抗剂在某些受体产生激动作用，而另一些受体产生拮抗作用，如乳酸喷他佐辛等。部分激动剂在某些受体产生小于激动剂的作用，但在另一些受体产生拮抗剂作用，如丁丙诺啡等。拮抗剂本身没有作用，只能逆转激动剂的作用。

疼痛是多种疾病的症状，同时伴有恐惧、紧张、不安等反应。剧痛不仅使动物痛苦，还常引起生理功能紊乱，甚至休克。因此适当应用镇痛药以缓解剧痛并防止休克是完全必要的。但疼痛的性质与部位往往是诊断疾病的重要依据，因此诊断未明的动物不宜贸然使用镇痛药，以免掩盖病情，延误诊断。

此外，还应依照国家有关条例与法规，对麻醉性镇痛药严加保管、控制使用。

吗啡
Morphine

【性状】本品的盐酸盐为白色、有丝光的针状结晶或结晶性粉末；无臭，遇光易变质。本品在水中溶解，在乙醇中略溶，在氯仿或乙醚中几乎不溶。

【药理】

（1）药效学　吗啡是镇痛药的代表，主要作用于中枢神经系统及胃肠平滑肌。吗啡可以与不同脑区的阿片受体结合，使传递痛觉的 P 物质减少，产生中枢性镇痛作用。其镇痛作用强、镇痛范围广，对各种疼痛都有效，对持续性慢性钝痛的效力大于间断性锐痛。吗啡的中枢抑制作用有明显的种属差异，人、犬等表现为镇静，猫、马等表现为兴奋。小剂量有抑制作用，大剂量则表现为兴奋作用。治疗量吗啡可抑制呼吸，使呼吸频率减慢，潮气量降低；剂量增大，则抑制增强。还可抑制咳嗽中枢，产生镇咳作用。小剂量吗啡有止泻及致便秘作用；大剂量时，兴奋胃肠平滑肌，提高其张力，甚至达到痉挛的程度。

（2）药动学　注射易吸收，内服给药有很强的首过效应，生物利用度降低。主要分布于肾、肝、肺，脑组织液浓度较低。可通过胎盘屏障使胎儿麻醉，亦有少量自乳汁排出。在肝主要与葡萄糖醛酸结合，部分为游离型或生成去甲吗啡从尿中排出。猫因缺乏葡萄糖醛酸结合代谢途径而使消除半衰期延长约为 3h，而马约为 1.46h。

【用途】　在临床上主要用于剧痛和犬麻醉前给药。吗啡对各种疼痛都有效，但易成瘾，且价格贵，一般仅用于其他镇痛药无效时的急性锐痛如严重创伤、烧伤等。

【注意】

① 易透过胎盘进入胎畜体内，抑制新生畜呼吸，故不宜用于产科镇痛。

② 胃扩张、肠阻塞及胃肠臌胀动物禁用；肝、肾功能异常动物慎用。

③ 高于镇痛剂量时，可引起多种动物兴奋、狂暴或惊厥，对猫甚至呈疯狂反应。

④ 内服吗啡中毒初期，可用 0.1%高锰酸钾洗胃，晚期宜导泻、反复灌肠，并配合应用尼可刹米和止酵剂。

【药物相互作用】

① 吩噻嗪类药物、镇静催眠药等中枢抑制药可加强阿片样药物的中枢抑制作用。②纳洛酮、烯丙吗啡可特异性拮抗吗啡的作用。③禁与氯丙嗪、异丙嗪、氨茶碱、巴比妥类等药物混合注射。

【用法与用量】　皮下、肌内注射：一次量，每 1kg 体重，镇痛，马 0.1～0.2mg，犬 0.5～1mg；麻醉前给药，犬 0.5～2mg。

【制剂与规格】　盐酸吗啡注射液　①1mL∶10mg；②10mL∶100mg。

哌替啶
Pethidine

【性状】　本品的盐酸盐为白色结晶性粉末；无臭或几乎无臭。在水或乙醇中易溶，在氯仿中溶解，在乙醚中几乎不溶。遇碱、碘及硫喷妥钠发生沉淀。久置变为浅红色，不可供注射用，应遮光密封保存。

【药理】

（1）药效学　本品为阿片受体激动剂。作用与吗啡相似，具有镇痛、镇静、解痉、呼吸抑制等作用。镇痛作用约为吗啡的 1/10，维持时间亦较短，但较少引起动物便秘。哌替啶是与中枢神经系统内的 μ 型阿片受体特异性结合而产生镇痛作用。本品有微弱的阿托品样作用，强度是阿托品的 1/20～1/10，可解除平滑肌痉挛。在消化道发生痉挛时，使用本品可引发镇痛与解痉的双重作用。对催吐化学感受器也有兴奋作用，易引起呕吐。对子宫平滑肌无效，大剂量则导致支气管平滑肌收缩。亦可降低呼吸中枢对二氧化碳的敏感性，产生呼吸抑制作用，但抑制作用弱于吗啡，维持时间也较短。此外，哌替啶有一定的安定作用，并可增强其他中枢抑制药（如戊巴比妥钠）作用。

（2）药动学　内服易吸收，有很强的首过效应。肌内、皮下注射后吸收迅速而完全。血药峰时：肌内注射 5～15min，内服 0.5～2h。生物利用度：内服 45%～61%，肌内注射 66%。血浆蛋白结合率 40%～60%。本品体内分布广泛，肝药浓度最高，脂肪中最低。可通过血脑屏障及胎盘屏障，也可经乳腺排出。消除半衰期：犬、猫 0.7～0.9h，山羊 0.7～1.5h，人 3～4h。肌内注射后，15～30min 出现最大镇痛效应，皮下注射 0.5～1h 镇痛作用最强。一般维持药效 1～6h，犬猫为 1～2h。约 1/2 量经肝脏代谢，生成哌替啶酸与去甲哌替啶，后者有中枢兴奋作用。最后以结合物形式从尿排出，约有 5% 以原形由尿中排出。本品的药动学、药效学特征的种属差异很大。

【用途】主要用于缓解外伤、术后剧痛及内脏绞痛；也可用于犬、猫等麻醉前给药；与氯丙嗪、异丙嗪配伍成冬眠合剂，用于抗休克和抗惊厥等。

【注意】

① 患有慢性阻塞性肺部疾患、支气管哮喘、肺源性心脏病和严重肝功能减退的动物禁用。

② 不宜用于怀孕动物、产科手术。

③ 具有心血管抑制作用，易致血压下降，不宜静注给药。

④ 皮下注射对局部组织有刺激作用。

⑤ 过量中毒致呼吸抑制，除用纳洛酮抢救外，应配合使用巴比妥类以对抗惊厥。

【药物互相作用】①中枢抑制剂和其他（如麻醉剂、抗组织胺类吩噻嗪系、巴比妥类、镇静剂、乙醇等）与哌替啶联用时，可加剧对中枢神经系统和吸收的抑制作用。②哌替啶可减弱利尿药对充血性心力衰竭患畜的作用，加剧异烟肼的不良反应，增强三环类抗抑郁药（氯丙咪嗪、阿米替林等）的作用，增强华法林的抗凝活性。

【用法与用量】皮下、肌内注射：一次量，每 1kg 体重，马、牛、羊、猪 2～4mg；犬、猫 5～10mg。

【制剂与规格】盐酸哌替啶注射液　①1mL：25mg；②1mL：50mg；③2mL：100mg。

芬太尼
Fentanyl

【性状】本品的枸橼酸盐为白色晶粉；味苦；水溶液呈酸性反应。在热醇中易溶，在甲醇中溶解，在水、氯仿中略溶。

【药理】本品为人工合成的强效镇痛药，作用与哌替啶相似，比哌替啶约强 650 倍，比吗啡强 100 倍。与氟哌利多合用可增强镇痛作用，减少副作用。犬静注、肌注后数分钟内显效，猫皮下注射 20～30min 后出现作用，一般维持 30～40min，静注给药后犬的恢复期约 1.5h。血浆蛋白结合率 84%，主要由肝脏代谢失活。

【用途】主要用于犬的小手术、牙科和眼科手术或需时短暂的手术，也可作为有攻击性犬的化学保定药。猫可用作安定、镇痛药。还可与全身麻醉药或局部麻醉药合用，以减少麻醉药用量。据报道本品与戊巴比妥钠或氧化亚氮合用有良好效果，但应给予阿托品作麻醉前给药。

【注意】不良反应与剂量呈正相关，犬、猫在高剂量时可出现流涎、呼吸抑制、血压降低、心率增加（犬）或减少（猫）。

【用法与用量】皮下、肌内或静脉注射：一次量，每 1kg 体重，犬、猫 0.02～0.04mg。

美沙酮
Methadone

人工合成镇痛药。本品有右旋体及左旋体。左旋体较右旋体效力强 8～50 倍。常用其消旋体。

【性状】本品的盐酸盐为无色结晶或白色结晶性粉末；无臭。在乙醇或氯仿中易溶，在水中溶解，在乙醚中几乎不溶。

【药理】

（1）药效学　其药理作用类似于吗啡。主要作用于吗啡 μ 受体，有较强的镇痛作用，作用时间 4～6h。镇痛、镇咳和平滑肌兴奋作用弱，抑制呼吸中枢和缩瞳作用明显。脂溶性强于吗啡，效能为 1～1.5 倍。静脉注射时不会引起明显的组胺释放反应。

（2）药动学　内服、皮下及肌内注射均吸收良好，90% 与血浆蛋白结合。吸收后很快分布到各组织，如肺、肝、肾及脾脏，小部分进入脑中。在各种组织包括脑组织中能牢固地与蛋白质结合，反复给药易产生耐受性。在肝中广泛代谢，主要代谢产物为 N-脱甲基及环化成吡咯烷由尿排泄，少量以原形药由胆汁排泄，酸化尿液可增加其排泄。犬皮下注射的生物利用度为 80%，达峰时间为 1h，消除半衰期为 1.75～4h，消除率为 25～30mL/（kg·min）。马内服吸收较好，消除半衰期为 1h。

【用途】用于腹痛、创伤性剧痛、术后镇痛，以及犬、猫的麻醉前给药。

【注意】

① 本品可抑制胎畜呼吸，故母畜产前禁用。

② 仅用于静脉注射。

【药物互相作用】 Ⅰ级、Ⅲ级抗心律失常药（如利多卡因、普鲁卡因、奎尼丁、胺碘酮）与美沙酮联用会增加心律不齐的风险。乙酰丙嗪或者甲苯噻嗪与美沙酮联用对犬具有良好疗效。唑类抗真菌剂（如氟康唑、伊曲康唑、酮康唑）可提高美沙酮血药浓度（不适用于犬）。钙离子通道阻滞剂与美沙酮联用会增加心律不齐的风险。盐皮质激素与美沙酮联用可能导致电解质紊乱。

【用法与用量】皮下、肌内注射：每 1kg 体重，马 0.02mg，犬 0.05mg。

丁丙诺啡
Buprenorphine

【性状】本品的盐酸盐为白色晶体状粉末；在水中的溶解度可达到 17mg/mL，在乙醇中溶解度可达到 42mg/mL。商品化注射剂的 pH 值为 3.5～5.0，是一种溶解于 5% 葡萄糖水制备而成的无菌液体。在室温下贮藏，避免温度超过 40℃或冷藏的环境，避光保存，高压灭菌会减低药物效价。

【药理】

（1）药效学　本品为二甲氢吗啡的衍生物，是人工合成的局部用阿片受体激动剂，对 μ 受体部分激动，效果是吗啡的 30 倍。止痛作用具有剂量依赖性。通过引起血压下降和心率下降对心血管产生影响。有呼吸抑制。丁丙诺啡对猫的胃肠影响似乎较少。

（2）药动学　肌内注射吸收很快，内服有较高的首过效应。可在胃肠黏膜和肝中代谢。本品在肝中通过 N-脱烃作用和葡萄苷酸化作用代谢。代谢药物约 70% 通过胆汁排泄到粪便中。猫的表观分布容积约为 8L/kg，清除率约为 20mL/（kg·min）。消除半衰期为 6～7h。经内腔黏膜给药，可与静脉注射或肌内注射的吸收相当。犬内腔黏膜给药大约 50% 吸收。马舌下极易吸收，药物作用在 30～45min 达到高峰，且持续时间可达 8h；静脉注射后 15min 开始起效，半衰期约为 6h。

【用途】作为一种安定镇痛药（与乙酰丙嗪或甲苯噻嗪联合使用）用于马属动物；作为止痛剂用于小动物。

【注意】

① 甲状腺功能减退、心肺肾功能不全、肾上腺皮质功能减退和衰老或体质虚弱的动物

慎用。

② 头部创伤、冠状窦高血压或其他中枢神经系统功能障碍的动物慎用。

③ 有胆管疾病的动物慎用。

④ 对其有超敏反应的动物禁用。

【用法与用量】

犬：用于止痛，皮下、肌内注射，每 1kg 体重 0.005～0.02mg，每 6～12h 一次。

猫：用于止痛，肌内注射、静脉注射或口腔含化，每 1kg 体重 0.005～0.01mg；内服穿透黏膜（直接喷入口腔）每 1kg 体重 0.005～0.03mg。

马：用于安定镇痛术，静脉注射，①每 1kg 体重 0.004mg，与乙酰丙嗪 0.02mg/kg 一起给药；②每 1kg 体重 0.006mg，与甲苯噻嗪 0.07mg/kg 一起给药。

布托啡诺
Butorphanol

【性状】 本品的酒石酸盐为白色结晶状粉末；难溶于水，不溶于乙醇。味苦。pKa 为 8.6。商品化的注射剂的 pH 值为 3～5.5。1mg 的酒石酸盐等同于 0.68mg 的布托啡诺。注射剂应该在室温下避光保存，避免冷冻。

【药理】

（1）药效学 本品是与吗啡结构相似的一种人工合成的局部阿片类激动剂，止痛效果是吗啡的 4～7 倍、喷他佐辛的 15～30 倍、哌替啶的 30～50 倍。激动剂活性主要作用于 κ 和 σ 受体，而止痛活性作用于边缘系统（亚皮层水平和脊柱水平）位点。对真正的激动剂（如吗啡、哌替啶、羟吗啡酮）产生拮抗作用，吗啡拮抗活性大约为喷他佐辛的 30 倍、纳洛酮的 1/40。具有较好的镇咳活性。与经典的阿片类激动剂相比，对心血管的影响较少，但能引起心率降低，增加副交感神经紧张和轻度的动脉血压降低。动物生理依赖性较小。

（2）药动学 内服在肠中吸收完全，有极高的首过效应，只有 1/6 的给药量到达全身血液循环系统。肌内注射也吸收完全。分布良好，肝、肾、肠中可以达到较高的浓度（原药及代谢产物）。肺、内分泌器官、脾脏、心脏、脂肪组织及血细胞中浓度高于血浆的浓度。大约 80% 的药物与血浆蛋白结合（源于人的数据）。可透过胎盘，新生儿的血浆浓度与母体近似，也可分布于母乳。主要通过羟化作用在肝脏中代谢，其他代谢途径有 N-脱烃作用和结合作用。代谢产物不表现任何止疼活性。主要经过尿液排泄（只有 5% 的药物以原形排泄），但有 11%～14% 的剂量分泌到胆汁，经过粪便排泄。

【用途】 用于犬上呼吸道感染（支气管炎、气管炎、扁桃体炎、咽炎）引起的慢性非渗出性咳嗽；也可作为猫和犬的麻醉前给药、止疼药、氯氨铂使用之前的止吐药。本品通常只用于治疗小动物的轻度到中度疼痛，且必须经常给药。

【注意】

① 对本品有超敏反应的动物禁用。

② 甲状腺功能减退、严重肾功能不全、肾上腺皮质功能不全以及住院或严重虚弱的动物慎用。

③ 头部创伤、CSF 压力增加或其他 CNS 功能障碍的动物慎用。

④ 有肝脏病史和患有恶丝虫病的犬慎用。

⑤ 不推荐用于妊娠犬、驹、断奶马、繁育马。

【药物相互作用】 ①麻醉剂、抗组胺剂、吩噻嗪类、巴比妥类、乙醇等与本品合用可能导致 CNS 或呼吸系统抑制。②红霉素和茶碱可能会减缓布托啡诺的代谢。

【用法与用量】

犬：①镇咳，皮下注射，每 1kg 体重 0.055～0.11mg，12h 一次，不超过 7 日；②止痛，静注、肌内或皮下注射，每 1kg 体重 0.1～1mg，每 1～3h 一次；③麻醉前给药，静注，每 1kg 体重 0.05mg；④氯氨铂治疗前的止吐，肌内注射，每 1kg 体重 0.4mg，在氯氨铂输注前 30min 使用。

猫：①止痛，静脉、肌内或皮下注射，每 1kg 体重 0.1～1mg，每 1～3h 一次；②麻醉前给药，肌内注射液，每 1kg 体重 0.2～0.4mg（与 0.01mg/kg 的甘罗溴铵和 4～10mg/kg 的氯胺酮合用）。

雪貂：止痛，皮下或肌内注射，每 1kg 体重 0.05～0.5mg，每 4h 一次。

马：①镇咳，肌内注射，每 1kg 体重 0.02mg，每日 2～3 次；②止痛，静脉注射，每 1kg 体重 0.1mg；③麻醉前给药，静脉注射，每 1kg 体重 0.01～0.04mg（与 0.1～0.5mg/kg 的甲苯噻嗪合用）。

【制剂与规格】

酒石酸布托啡诺注射液　①0.5mg/mL，10mL 瓶装，用于犬；②2mg/mL，10mL、50mL 瓶装，用于猫；③10mg/mL，10mL、50mL 瓶装，用于马。

酒石酸布托啡诺片剂　①1mg；②5mg；③10mg。每瓶 100 片，批准应用于犬。

阿芬太尼
Alfentanil

【性状】 本品是一种与芬太尼同类的苯基哌啶阿片样麻醉镇痛药。其盐酸盐为白色至类白色粉末。易溶于乙醇、水、三氯甲烷或甲醇。注射剂为 pH4～6。本品的脂溶性强于吗啡，低于芬太尼。注射剂应在室温下避光保存。

【药理】

(1) 药效学　本品是强效阿片样物质，具有镇静、镇痛和麻醉作用。肌内注射给药 0.4～0.8mg 的芬太尼相当于 0.1～0.2mg 的阿芬太尼和约 10mg 的吗啡。

(2) 药动学　动物资料未见报道。人静脉注射或肌内注射本品，分别在 2min 和 5min 内出现麻醉作用。肌内注射约 15min 后出现峰效应。表观分布容积为 0.4～1L/kg，约 90% 的药与血浆蛋白结合。本品主要在肝脏代谢为非活性代谢产物，经肾脏排泄入尿。

【用途】 可用于镇痛、镇静、麻醉。主要用于猫麻醉的辅助治疗，以减少其他麻醉药的用量。

【注意】

① 对该药或阿片样药物有过敏反应的动物禁用。

② 哺乳动物慎用。

③ 仅在动物生命体征能得到持续监测的前提下使用。

④ 对老龄或衰弱动物，特别是心肺功能减退者要减少初始剂量。

【药物相互作用】 ①肝同工酶 CYP3A4 的抑制药物如红霉素、西咪替丁、酮康唑、伊曲康唑、氟康唑和地尔硫卓等可延长阿芬太尼的半衰期，降低清除率，导致药效延长，并增加呼吸抑制的危险。②阿芬太尼如果与抑制心脏功能或降低迷走神经张力的药物共同使用，可导致心动过缓或低血压。

【用法与用量】 犬：①麻醉前给药，在注射丙泊酚前 30s 静脉注射，每 1kg 体重 5μg 阿芬太尼，注射 0.3～0.6mg 的阿托品，可减少丙泊酚用量到每 1kg 体重 2mg，但仍能出现呼吸抑制。②麻醉镇痛补充剂，静脉注射，每 1kg 体重 2～5μg，每 20min 一次。③恒速输入镇痛药，负荷剂量 0.5～1μg/kg，然后恒速输入 0.5～1μg/(kg·min)。

可待因
Codeine

【性状】本品的磷酸盐为白色、针状晶体或者白色晶状粉末；易溶于水。片剂应盛于避光、密封容器内室温保存；注射剂应避光保存。当注射剂颜色改变或者有沉淀时弃用。

【药理】

（1）药效学　本品是阿片类激动剂，有止咳、止痛作用。在止痛剂量水平的呼吸抑制作用与吗啡相似。

（2）药动学　犬内服可吸收，生物利用度仅为 6%～7%，很少能在体内代谢生成吗啡，但生成大量的可待因葡萄糖醛酸结合物。人体口服吸收快速，内服给药能达到注射给药 2/3 的效果。内服给药后 30min 内出现药效，止痛效果可持续 4～6h。在肝内代谢，从尿液排出。

【用途】内服可止痛、止咳或止泻。

【注意】

① 对麻醉性止痛药敏感，正在使用单胺氧化酶抑制剂的动物禁用。

② 摄入毒物引起腹泻的动物在毒物未完全排出前禁用。患有严重肠炎的动物重复使用该药要小心。

③ 甲状腺功能减退、严重肾功能不足、肾上腺皮质功能不足、头部损伤、颅内压升高、老龄和严重虚弱动物慎用。

④ 患呼吸道疾病或急性呼吸道功能障碍的动物尤其要谨慎。过量使用可待因可引起多种动物深度呼吸和中枢神经系统抑制。

【药物相互作用】①可待因与其他中枢神经系统抑制剂合用时可引起中枢神经抑制或呼吸抑制。②抗胆碱药和可待因合用有增加便秘的可能性。③奎尼丁或氟西汀可抑制可待因在肝脏中转化为吗啡，从而降低可待因的作用。

【用法与用量】本品内服给药。

犬：①止咳，每 1kg 体重 1～2mg，每 6～12h 一次；②用于轻微至中度急性疼痛，每 1kg 体重 0.5～2mg，每 6～12h 一次；③止泻，每 1kg 体重 0.25～0.5mg，每 6～8h 一次。

猫：止痛，每 1kg 体重 0.5～2mg。

美托咪啶
Medetomidine

【性状】本品的盐酸盐为白色或米色晶状物质；易溶于水。商品化的注射剂应在室温贮藏，避免冷冻。

【药理】

（1）药效学　美托咪啶是一种 α 肾上腺素激动剂，可抑制 CNS、胃肠道和内分泌功能，引起外周和心脏血管收缩，心动过缓，呼吸减弱，多尿，体温过低，痛觉缺失，肌肉松弛，黏膜发白或青紫色以及抗焦虑作用等。

（2）药动学 静脉注射 5min 起效，肌内注射 10～15min 起效。犬舌下给药后，可通过口腔黏膜吸收，但在相同剂量下，药效低于肌内注射。

【用途】 作为镇静止痛剂，适用于 12 周龄以上的犬，及不需要肌肉松弛的小型外科手术和不需要用插管的小型牙科手术。

【注意】

① 有以下症状的犬禁用：心脏病、呼吸系统紊乱、肝脏或肾脏疾病、休克、重症无力和对热、冷或疲劳应激。

② 幼龄或老龄犬慎用。不建议妊娠期或哺乳期的犬使用该药。

③ 对美托咪啶没有反应的犬不应重复给药。

【药物相互作用】 ①当使用美托咪啶后再使用丙泊酚，可能出现低氧血症。②当美托咪啶与芬太尼、布托啡诺或哌替啶同时使用时，可能出现镇静作用和镇痛效果增强，但是不良反应也可能同样显著。

【用法与用量】

犬用于镇静/镇痛：①静脉注射，$750\mu g/m^2$ 体表面积或肌内注射 $1000\mu g/m^2$ 体表面积；②肌内注射，每 1kg 体重 0.01～0.04mg。

猫用于镇静/镇痛：①肌内注射，每 1kg 体重 0.04～0.08mg；②与肌内注射类阿片样药物共用，每 1kg 体重 0.005～0.01mg；③用于大型珍稀猫科动物的保定，肌内注射咪达唑仑（每 1kg 体重 0.1mg）和美托咪啶（每 1kg 体重 0.05～0.07mg）。

袖珍宠物/啮齿类动物用于化学保定：①大鼠，肌内注射，每 1kg 体重 0.25～0.5mg；②豚鼠，肌内注射，每 1kg 体重 0.5mg；③兔，肌内注射，每 1kg 体重 0.25～0.5mg。

雪貂用于镇静/镇痛：注射阿托品或格隆溴胺 15min 后，肌内注射或皮下注射美托咪啶，每 1kg 体重 0.06～0.08mg；麻醉，布托啡诺每 1kg 体重 0.1mg，氯胺酮每 1kg 体重 5mg，美托咪啶每 1kg 体重 0.08mg。

爬行动物：①中小型陆龟，静注或肌内注射美托咪啶每 1kg 体重 0.1～0.5mg 和氯胺酮每 1kg 体重 5～10mg；②淡水龟，静注或肌内注射美托咪啶每 1kg 体重 0.15～0.3mg 和氯胺酮每 1kg 体重 10～20mg；③巨型陆龟，体重 200kg 阿尔达布拉陆龟，静注或肌内注射美托咪啶每 1kg 体重 0.04mg 和氯胺酮每 1kg 体重 4mg；④小型阿尔达布拉陆龟，静注或肌内注射美托咪啶每 1kg 体重 0.04～0.08mg 和氯胺酮 4～8mg；⑤鬣鳞蜥，静注或肌内注射美托咪啶每 1kg 体重 0.1～0.15mg 和氯胺酮 5～10mg。

【制剂与规格】 注射用盐酸美托咪啶 1mg/mL，10mL 多剂量瓶装。

盐酸右美托咪定注射液 10mL：5mg。

喷他佐辛
Pentazocine

【性状】 本品的盐酸盐为白色晶状粉末；可溶于水，极易溶于乙醇。片剂应室温、密封、避光保存。注射剂室温贮藏，避免冷冻。

【药理】 喷他佐辛虽然为部分阿片受体激动剂，但具有很多阿片受体激动剂的作用。除了镇痛作用外，还可引起呼吸抑制、降低胃肠道运动性、镇静及镇咳作用。可引起犬瞬时血压降低，还可引起人心输出量增加，心率加快以及血压升高。

【用途】 主要用于马疝痛的对症治疗和犬骨折、外伤、脊柱疾病术后康复时疼痛的缓解。也用做猫和猪的镇痛剂。

【注意】

① 对本品过敏者禁用。

② 甲状腺功能减退、严重肾功能不全、肾上腺皮质功能衰退的动物以及老年或身体极度衰弱的动物慎用。

③ 头部有外伤、脑脊液压增高以及其他中枢神经系统功能障碍的动物慎用。

④ 哺乳期的母犬不推荐使用本药。

⑤ 喷他佐辛易引起猫烦躁不安，推荐猫使用其他镇痛药。

【药物相互作用】 与喷他佐辛合用时，其他中枢神经系统抑制剂可能会使中枢神经系统或呼吸抑制作用增强，所以剂量应相应减小。

【用法与用量】 犬：镇痛，肌内注射或皮下注射，每 1kg 体重 1～6mg。

雪貂：皮下注射或肌内注射，每 1kg 体重 5～10mg/kg。

兔、啮齿动物、小型宠物：术后镇痛，皮下、静注或肌内注射，每 1kg 体重 5～20mg。

马：静脉注射，每 1kg 体重 0.4～0.9mg。

猪：镇痛，肌内注射，每 1kg 体重 2.0mg。

可乐定
Clonidine

【性状】 本品的盐酸盐为无臭、味苦的白色或近白色晶状粉末；溶于水和酒精，也有较高的脂溶性。片剂应盛于密封、避光的容器内，置室温贮藏，可在 15～30℃ 环境短途运输。无防腐剂的注射剂应在 25℃ 下贮藏，开封后未用完应废弃。

【药理】

（1）药效学 可乐定作用于中枢系统，激动 α-肾上腺素受体，减少交感神经的传出，降低肾血管和外周血管阻力，降低心率和血压。对肾血流量和肾小球滤过没有影响。通过促进生长激素释放激素的分泌而刺激生长激素的分泌，但该作用不因连续用药而持续。

（2）药动学 本品在猫体内具有二室开放模型，并直接渗透到组织。人口服极易吸收，血药峰浓度在给药后 3～5h。硬膜外给药，最强镇痛效果在给药后 30～60min。在组织中分布广泛，组织药物浓度高于血浆药物浓度。在肾功能正常人体的半衰期为 6～20h。

【用途】 可作为诊断剂用于判断犬是否缺乏生长激素。作为顽固性肠炎的辅助治疗药。辅助治疗重度疼痛或用于手术中的硬膜外麻醉。

【注意】

① 对可乐定过敏的动物禁用。

② 有严重心血管疾病动物慎用。

③ 肾衰动物慎用。

【药物相互作用】

① 可乐定与 β-肾上腺素受体阻断剂合用可加剧心动过缓。

② 哌唑嗪可降低可乐定的抗高压作用，三环类抗抑郁药可阻断可乐定的抗高压作用。

③ 可乐定可加重其他中枢神经抑制药作用。

【用法与用量】 犬：用于诊断生长激素过少症，静脉注射，每 1kg 体重 0.011mg。

猫：用于顽固性肠炎的辅助止泻，皮下注射或内服，每 1kg 体重 0.005～0.01mg。

第五节　麻醉药及化学保定药

麻醉药是使动物感觉丧失的药物。感觉丧失可以是局部性的，即体现在身体的某个部位，也可以是全身性的，即体现为动物全身知觉丧失，无意识。根据麻醉药影响机体的范围，将麻醉药分为局部麻醉药（简称局麻药）和全身麻醉药（全麻药）两类。兽医临床上，在施行或进行诊断性检查操作时往往使用麻醉药，目的是消除疼痛、限制动物骚动以保护动物和工作人员，创造良好手术条件以有利于动物疾病的诊断和治疗。

临床麻醉方式的选择及麻醉药的合理使用，应综合考虑药物、动物种类、机体功能及手术种类等因素。①药物方面：应注意药物理化性质和用量，应用局麻药能够达到麻醉目的就不宜采用全麻药。②动物种类方面：马属动物痛感较牛、羊、猪更为敏感，施行较大手术时往往采用浅度全身麻醉，配以局部麻醉进行，有时还可联合使用安定药和麻醉前给药，以减少全麻药用量。反刍动物瘤胃存有大量内容物，为避免全身麻醉造成麻醉并发症，一般采用局部麻醉为宜。猪的麻醉一般不理想，如以巴比妥类静脉诱导麻醉，再以吸入性全麻药维持，尚可获得满意效果。犬、猫及实验动物多采用全身麻醉。③机体的功能状态：老弱及危重病动物，应用全身麻醉药时需随时观察其呼吸、心脏及瞳孔反射等情况，以防麻醉过深而死亡。对怀孕动物采用全身麻醉药时也要特别慎重，并尽力避免对胎儿的影响。

为减少麻醉药的用量及减少副作用，达到完善的术中和术后镇痛及满意的外科手术条件，可采用联合或先后应用两种以上麻醉药物（复合麻醉）或其他辅助药物（麻醉前给药）等，如麻醉前应用阿托品或东莨菪碱以防止唾液及支气管分泌物所致的吸入性肺炎；麻醉同时注射使用琥珀胆碱或筒箭毒碱类以满足手术时肌松的要求等，具体参见全麻药章节。

一、局部麻醉药

局部麻醉药，简称局麻药，是一类当以适当浓度和用量应用于机体局部时，能暂时可逆性地阻断神经冲动的产生和传导，使动物在清醒状态下局部感觉尤其是痛觉暂时消失的药物。局麻作用消失后，神经功能可完全恢复，对神经纤维或细胞组织无任何结构损伤影响。

1. 局麻药的构效关系

局麻药分子在化学结构上由三部分组成：芳香基团、中间链和胺基团。芳香基团为苯环，是局麻药分子亲脂疏水性主要结构；胺基团大多为叔胺，少数为仲胺，具有亲水疏脂性；中间链由酯键或酰胺键组成，主要决定局麻药的代谢途径并影响其亲脂作用强度。依中间链的不同，将局麻药分为两类：①酯类局麻药，中间链为酯键，如普鲁卡因、丁卡因；②酰胺类局麻药，中间链为酰胺键，常用药物有利多卡因、布比卡因等。酯类局麻药可被组织或血浆中的假性胆碱酯酶水解，半衰期短，其代谢产物为对氨基苯甲酸，此类局麻药毒性大，不良反应发生率较高。酰胺类局麻药能对抗假性胆碱酯酶，主要经肝脏微粒体混合酶系代谢转化，消除半衰期较长，具有起效快、弥散广、阻滞明显、作用时间长等特点，临床应用广泛。

2. 局麻作用

局麻药作用于外周神经产生传导阻滞。阻滞程度与剂量、浓度、神经纤维种类及刺激强度等因素有关。局麻药必须与神经组织直接接触后才能发挥作用，但只能在神经周围注射，不可注入神经内，以防神经损伤，药物依靠其浓度梯度从注射部位到达神经组织。

3. 局麻药的应用方式

主要有如下几种：

（1）表面麻醉　是将药液直接滴于、涂抹、喷雾或填塞于黏膜（眼结膜、角膜、鼻黏膜口腔黏膜、直肠和生殖道黏膜等）表面，使其透过黏膜而使黏膜下的感觉神经末梢麻醉。一般选择穿透力较强的局麻药，如丁卡因、利多卡因等，适用于口腔、眼、鼻、喉、气管支气管、食管、生殖泌尿道等黏膜部位的浅表手术。

（2）浸润麻醉　将药液沿手术切口线注射于皮内、皮下及肌肉组织中，使这些组织内的感觉神经纤维及末梢麻醉，阻断疼痛刺激向中枢传导。这一方法在兽医临床外科手术中最常用。一般是将针头插至所需深度，然后边抽退针头，边注入药液。适用于各种浅表小手术。根据手术需要，选用直线浸润、菱形浸润、扇形浸润、基部浸润和分层浸润等方法。常用药物为利多卡因、布比卡因或普鲁卡因。局麻药中加入微量盐酸肾上腺素可减慢局麻药从作用部位的吸收，减少出血以及延长麻醉时间。

（3）传导麻醉　又称阻滞麻醉、神经干麻醉。将药液注射到支配某一区域的神经干周围，暂时阻断该神经干的传导功能，使其支配的区域失去痛觉而产生麻醉。此法使用少量麻醉药可产生较大区域的麻醉。常用药物多为普鲁卡因、利多卡因或布比卡因，其用量常与所麻醉神经的大小成正比。一般情况，用药后 10min 开始完全麻醉，约持续 1h。注射时须防止药液注入血管内。此法常用于跛行诊断、四肢手术及腹壁部外科手术等。正确做好传导麻醉必须掌握神经干的位置、外部投影等局部解剖知识和熟练的操作技术。例如，牛的乳房麻醉，应麻醉第 3～5 腰椎神经；马、牛的腹腔手术，应麻醉最后肋间神经、髂下腹神经和髂腹股沟神经。传导麻醉不会引起神经的永久性损伤。

（4）硬膜外麻醉　硬膜外麻醉是将药液注入硬膜外腔，使其沿脊神经根扩散至椎间孔，以麻醉脊神经根所支配的区域。注射部位通常在第一、第二尾椎间隙，荐骨与第一尾椎间隙，腰、荐椎间隙。其中以前者最为常用。因牛、马第一尾椎与荐骨往往紧密连接，其间隙较狭窄，一般不便操作，选好部位后将针头垂直刺入皮肤，以 45°～65°向前做倾斜刺入，穿过弓间韧带（感觉有一定阻力），再稍稍深入即刺入硬膜外腔，如回抽时无回血即可注入药液。适用于难产、剖腹产、胃、肠手术，乳房、阴茎、膀胱手术，截肢手术等。麻醉药物可选用布比卡因、利多卡因、普鲁卡因等。

（5）蛛网膜下麻醉　又称脊髓麻醉或腰麻。其是将药液从腰、荐椎间隙处注入蛛网膜下腔内，麻醉该部位的神经根，产生较广的麻醉范围，适用于腹部和后肢手术。确定腰、荐椎间隙处，将针头垂直刺入皮肤，缓缓推进针头，穿过弓间韧带（可感觉初次阻力），再将针头小心向前推进，穿过硬膜及蛛网膜，可感到二次阻力，当阻力突然减低时轻轻回抽针芯，若有脑脊髓液流出，说明位置正确，即可注入麻醉药液。常用药物为利多卡因、普鲁卡因。

（6）封闭疗法　将 0.25%～0.5% 盐酸普鲁卡因溶液注射于局部炎症、损伤病灶周围或四肢病变部位上方的各层组织内，亦可缓缓注入静脉内，以阻断病灶部的不良刺激向中枢传导，减轻疼痛，缓解症状，改善神经营养等。主要用于经久不愈的创伤、烧伤、蜂窝织炎及疝痛、关节炎、风湿症等疾患。

4. 局麻药的吸收作用

局麻药的剂量或浓度过高，或误将局麻药直接注入血管时，吸收后血液中药物达到一定浓度，即可对全身神经、心血管系统等产生影响，这实际上是局麻药的毒性反应。局麻药对中枢神经系统的作用与血药浓度有关，随血药浓度逐渐增加，表现为先兴奋后抑制，初期表现兴奋不安、肌肉震颤和全身性强直惊厥，最后转入昏迷、呼吸麻痹。局麻药对心血管系统表现为抗心律失常及负性肌力作用，使心肌收缩力减弱、传导减慢、不应期延长等。低浓度局麻药使血管收缩，外周阻力增加，血流减少，但高浓度时使血管扩张，血流增加。

5. 局麻药的毒性反应

局麻药的毒性反应多由局麻药剂量过高或误将局麻药直接注入血管引起，血液中达到一定浓度，对神经、心血管系统等产生毒性，中枢神经系统表现为先兴奋后抑制，初期兴奋不安、肌肉震颤和惊厥，最后转入昏迷、呼吸麻痹。心血管系统表现为负性肌力作用，如降低心肌兴奋性，使心肌收缩力减弱、传导减慢、不应期延长等。掌握药物使用剂量和一次允许的最大剂量，采用分次小剂量注射的方法，可预防局麻药中毒反应。为避免局麻药的过量过快吸收，降低其全身毒性和延长局麻作用，可在局麻药中加入少量盐酸肾上腺素，比例约为十万分之一。此外，局麻药还可能发生过敏反应，重者可发生过敏性休克，应当引起注意。

普鲁卡因
Procaine

【性状】本品的盐酸盐为白色结晶或结晶性粉末；无臭，味微苦，随后有麻痹感。在水中易溶。在乙醇中略溶，在氯仿中微溶，在乙醚中几乎不溶。

【药理】

(1) 药效学　短效酯类局麻药。本品对皮肤、黏膜穿透力差，故不适于表面麻醉。注射后 $1\sim3min$ 呈局麻效应，持续 $45\sim60min$。本品具有扩张血管的作用，加入微量缩血管药物如肾上腺素（用量一般为每 100mL 药液中加入 0.1% 盐酸肾上腺素 $0.2\sim0.5mL$），则局麻时间延长。吸收作用主要是对中枢神经系统和心血管系统的影响，小剂量中枢轻微抑制，大剂量时则兴奋。另外，能降低心脏兴奋性和传导性。

(2) 药动学　本品在用药部位吸收迅速，吸收后大部分与血浆蛋白暂时结合，而后被逐渐释放出来，再分布到全身。能较快通过血脑屏障和胎盘屏障。游离型普鲁卡因可迅速地被血浆中的假性胆碱酯酶水解，生成对氨基苯甲酸和二乙氨基乙醇，从尿中排出。由于药物吸收和代谢快，故普鲁卡因作用时间较短，只有 $0.5\sim1h$。

【用途】主要用于浸润麻醉、传导麻醉、硬膜外麻醉和封闭疗法。

【注意】

① 本品一般不引起毒性反应，但剂量过大或静脉注射时可引起中枢神经系统先兴奋，表现为出汗、脉速、狂躁、惊厥，然后转为抑制。动物中马对普鲁卡因比较敏感。

② 中毒时应进行对症治疗。

【药物相互作用】①本品在体内的代谢产物对氨基苯甲酸，能竞争性地对抗磺胺药的抗菌作用，另一代谢产物二乙氨基乙醇能增强洋地黄的减慢心率和房室传导作用，故不应与磺胺药或洋地黄合用。②与青霉素形成盐可延缓青霉素的吸收。

【用法与用量】以盐酸普鲁卡因计。浸润麻醉、封闭疗法：0.25%～0.5% 溶液。
传导麻醉：2%～5% 溶液，每个注射点，大动物 10～20mL；小动物 2～5mL。
硬膜外麻醉：2%～5% 溶液，马、牛 20～30mL。

【制剂与规格】盐酸普鲁卡因注射液　①5mL：0.15g；②10mL：0.1g；③10mL：0.2g；④10mL：0.3g；⑤50mL：1.25g；⑥50mL：2.5g；⑦20mL：0.1g。

利多卡因
Lidocaine

【性状】本品的盐酸盐为白色结晶性粉末；无臭，味苦，继有麻木感。在水中或乙醇中易溶，在乙醚中不溶。

【药理】

（1）药效学 本品属酰胺类中效局麻药。利多卡因的作用机制是将 Na^+ 通道关闭，从而抑制膜复极化后的恢复。在治疗浓度水平，利多卡因导致舒张 4 期去极化减弱，自律性降低及膜反应性和兴奋性降低或维持不变。利多卡因是活性氧族和脂质过氧化反应的净化剂。本品局麻作用较普鲁卡因强 1～3 倍，穿透力强，作用快，维持时间长（1～2h）。扩张血管作用不明显，其吸收作用表现为中枢神经抑制。此外，利多卡因还有抗心律失常作用，抑制心室自律性，缩短不应期，可用于治疗心律失常。

（2）药动学 本品因有高度的首过效应而内服无效。给予静脉推注的治疗剂量，通常在 2min 内起效，持效时间为 10～20min。局部或注射用药，1h 内有 80%～90% 被吸收，血浆蛋白结合率为 70%。在体内分布广泛，犬的表观分布容积为 4.5L/kg，能通过血脑屏障和胎盘，可分布于乳中。进入体内的大部分药物先经肝降解，在肝脏中可迅速代谢为活性代谢物（单乙基甘氨酸二甲代苯胺和甘氨酸二甲代本胺），再进一步被酰胺酶水解并随尿排出。犬的消除半衰期为 0.9h。胃肠外给药后，低于 10% 的剂量以原形从尿液排泄。

【用途】

① 本品主要用于表面麻醉、传导麻醉、浸润麻醉和硬膜外麻醉。

② 用于治疗心律失常。

【注意】

① 因本品渗透作用迅速而广泛，不宜做蛛网膜下腔麻醉。

② 大量吸收后可引起中枢兴奋如惊厥，甚至发生呼吸抑制，必须控制用量。

③ 推荐剂量使用有时出现呕吐。

④ 过量使用主要有嗜睡、共济失调、肌肉震颤等不良反应。

⑤ 当本品用于硬膜外麻醉和静脉注射时，不可加肾上腺素。

【药物相互作用】①在犬、马及猫，手术期给药利多卡因可增加肺泡最小有效浓度。②能够引起低钾血症的药物可能降低利多卡因抗心律不齐的作用。③苯巴比妥可能增强利多卡因的代谢，降低利多卡因水平。④大剂量的利多卡因可加重琥珀胆碱引起的窒息。

【用法与用量】

表面麻醉：配成 2%～5% 溶液。

浸润麻醉：配成 0.25%～0.5% 溶液。

传导麻醉：配成 2% 溶液，每个注射点，马、牛 8～12mL；羊 3～4mL。

硬膜外麻醉：配成 2% 溶液，马、牛 8～12mL。

【制剂与规格】盐酸利多卡因注射液 ①5mL：0.1g；②10mL：0.2g；③10mL：0.5g；④20mL：0.4g。

丁卡因
Tetracaine

【性状】本品的盐酸盐为白色结晶或结晶性粉末；无臭，味微苦，有麻舌感。在水中易溶，在乙醇中溶解，在乙醚或苯中不溶。

【药理】结构与普鲁卡因相似，也是对氨基苯甲酸的衍生物。局麻作用比普鲁卡因强约 10 倍，吸收后毒性也相应增加。本品具有较强的穿透力，能穿透黏膜，麻醉潜伏期较长（5～10min），麻醉维持时间长，可达 3h。对血管平滑肌有松弛作用。

【用途】主要用于眼、鼻、喉黏膜的表面麻醉，很少用于传导麻醉和硬膜外麻醉。因毒性大，一般不用于浸润麻醉。

【注意】

① 本品毒性较大，注射后吸收迅速，故一般不作浸润麻醉。

② 药液中宜加入 0.1％盐酸肾上腺素，一般每 3mL 加 1 滴，以减少药物的吸收。

【用法与用量】

黏膜或眼结膜表面麻醉：配成 0.5％～1％溶液。

【制剂与规格】盐酸丁卡因注射液 5mL：50mg。

布比卡因
Bupivacaine

【性状】本品的盐酸盐为白色结晶或结晶性粉末；无臭，味苦。在乙醇中易溶，在水中溶解，在氯仿中微溶，在乙醚中几乎不溶。

【药理】本品为长效酰胺类局麻药。麻醉性能强，其麻醉强度是利多卡因 4 倍以上。作用时间长，其镇痛作用时间比利多卡因长 2～3 倍。与利多卡因不同的是，盐酸布比卡因无快速耐受性。在 0.25％～0.5％浓度时对感觉神经阻滞良好，但几乎无肌肉松弛作用，0.75％溶液可产生良好的运动神经阻滞。

【用途】

① 浸润麻醉：用于局部伤口止痛。

② 传导麻醉：硬膜外麻醉、蛛网膜下腔麻醉。

【注意】

① 本品偶可引起神经兴奋。少数患畜可出现头痛、恶心、呕吐、尿潴留及心率减慢等。

② 如果出现严重副反应，可静脉注射麻黄碱或阿托品。

【用法与用量】浸润麻醉：0.125％～0.25％溶液；传导麻醉、硬膜外麻醉：0.25％～0.5％溶液；蛛网膜下腔麻醉：0.5％～0.75％溶液。

【制剂与规格】盐酸布比卡因注射液 ①5mL：12.5mg；②5mL：25mg；③5mL：37.5mg。

二、全身麻醉药

全身麻醉药简称全麻药，是一类作用于中枢神经系统，能可逆地引起感觉和意识丧失，产生镇痛、自主反射被抑制及骨骼肌松弛，从而可实施外科手术的药物。在全身麻醉过程中，随着麻醉药剂量的增加，动物会依次出现深睡、镇痛、失去意识及运动反应、昏迷甚至死亡。根据给药途径，全身麻醉药分为吸入性全麻药和非吸入性全麻药。理想全麻药应具有麻醉诱导期短、麻醉深度易于控制、停药后动物从麻醉状态恢复平稳而快速、无明显局部刺激和其他严重不良反应及安全范围大等特点。

中枢神经系统各个部位对麻醉药有不同的敏感性，其作用的顺序是大脑皮层、间脑、中脑、桥脑和脊髓，最后为延脑。麻醉结束后，血药浓度下降，中枢神经系统各个部位以相反顺序恢复其兴奋性，表现为动物的苏醒。

1. 麻醉分期

由于神经系统的不同部位对全麻药的敏感性不同，为便于掌握临床麻醉的深度和避免危险，常以乙醚麻醉过程中动物的意识、感觉、呼吸、血压、脉搏、眼球活动、各种反射及肌张力等变化为指标，人为地将乙醚麻醉分为四期：

（1）第一期为镇痛期 主要是指麻醉给药开始到大脑皮层的功能逐渐被抑制，动物对疼痛刺激明显减弱并消失，呼吸正常，各种反射（角膜、眼睑、吞咽）存在，肌张力正常。

（2）第二期为兴奋期 主要因大脑皮层逐渐被抑制，对皮层下中枢失去控制和调节，因而动物出现不随意的运动兴奋如挣扎、鸣叫。此时呼吸不规则，瞳孔扩大，血压上升，肌张力增加。各种反射仍存在。兴奋期对动物不利，还可能引起危险。临床采用麻醉前给药或基础麻醉以消除或缩短兴奋期。本期内不适于外科手术。第一期和第二期合称诱导期。

（3）第三期为外科麻醉期 是指由兴奋转为安静，呼吸转为规则开始，至呼吸接近停止为止。此期大脑、间脑、桥脑从上而下被抑制，脊髓由后向前逐渐被抑制，延髓功能依然保存。在外科手术中，该期由浅入深，又分为浅麻醉期和深麻醉期两个阶段。

① 浅麻醉期。动物安静，角膜反射存在，眼睑反射存在或消失，其他反射（皮肤、吞咽、咳嗽）消失，舌肌、骨骼肌松弛。此阶段适宜进行一般手术，大手术可配合局麻药。

② 深麻醉期。麻醉深度已扩展至中脑，并向桥脑进行，脊髓胸段已被抑制。各种反射功能均消失，瞳孔缩小，骨骼肌完全松弛，肋间肌松弛，略带胸式呼吸。兽医外科极少在此阶段进行外科手术。

（4）第四期为延髓麻醉期 指从呼吸肌完全麻痹到循环完全衰竭为止。动物出现脉搏微弱，瞳孔扩张，血压下降，一切反射消失，大、小便失禁，呼吸浅表而不规则，最后完全停止而死亡。

熟悉上述麻醉分期，有利于掌握麻醉深度和取得外科麻醉的成功。但以上分期是单纯应用乙醚麻醉的典型过程，而现在实际临床上，大多数采用复合麻醉，使得麻醉分期界限变得模糊，所以在实际应用中要综合分析，才能正确判断。

2. 全麻药使用方式

诱导和维持动物全身麻醉通常有两种方式：一种是一次性给动物足量的麻醉药如戊巴妥钠、硫喷妥钠或氯胺酮（或两种麻醉药同时给予如赛拉嗪和氯胺酮），以达到所需要的麻醉深度。该法操作简单但不安全，容易危及动物的生命；另一种是联合用药（复合麻醉），基于目前各种全麻药均有某些不良反应，安全范围较小，单独应用都不够理想，为克服单一麻醉药使用的不足，常采用同时或先后使用两种或以上麻醉药物或其他辅助药物，以便达到更满意的麻醉效果，以达到完善的术中和术后镇痛及满意的外科手术条件。例如，应用低剂量的镇静催眠药使动物暂时失去记忆和意识；应用阿片样镇痛药产生镇痛而不影响心血管功能；应用神经肌肉阻断剂以松弛肌肉等。

复合麻醉常有以下几种方式：

（1）麻醉前给药 在麻醉前先给予某些药物，以减少麻醉药的副作用或增强麻醉药的作用。根据不同的情况，从以下几类药物中选取合适药物以达到目的。

① 镇静安定药：如巴比妥类、地西泮、氯丙嗪、乙酰丙嗪等。如氯丙嗪等有抗节律不齐、抗组胺、抗呕吐等效果。

② 阿片样镇痛药：如派替啶、芬太尼等可起镇痛加强麻醉作用。

③ 抗胆碱药：如阿托品、东莨菪碱等。麻醉前给药作用是抑制上呼吸道和唾液腺的分泌，并可防止迷走神经兴奋所致心率减慢。

（2）基础麻醉 先用一种作用较持久的全麻药使动物进入浅麻醉，作为基础，然后再用吸入麻醉药以维持麻醉作用。具有缩短兴奋期、加强麻醉强度作用。

（3）诱导麻醉 应用诱导期短的硫喷妥钠或氧化亚氮，使迅速进入外科麻醉期，避免诱导期的不良反应，然后改用其他药物维持麻醉。

（4）混合麻醉　采用两种或两种以上的麻醉药混合在一起进行麻醉，以增强麻醉效果，降低药物的毒性，如水合氯醛-硫酸镁注射液。

（5）合用肌松药　在麻醉同时使用琥珀胆碱或筒箭毒碱类，以满足手术时肌肉松弛的要求。

（一）吸入性麻醉药

吸入性麻醉药是一类挥发性气体或液体药物。前者如氧化亚氮、环丙烷，后者如乙醚、氟烷、异氟烷、恩氟烷、地氟烷、七氟烷等。药物由呼吸道进入体内，麻醉深度可通过对吸入气体中的药物浓度（分压）的调节加以控制，并可连续维持，满足手术需要。吸入性麻醉须有封闭式或半封闭式麻醉机给药。

吸入性麻醉药物随动物吸气经肺泡扩散进入血液循环，产生麻醉作用，其吸收速度与肺通气量、吸入气中药物浓度、肺血流量以及血/气分配系数等有关。其在体内分布与各器官的血流及组织内类脂含量有关，脑组织血流丰富且类脂质含量高，故有利于全麻药进入。主要以原形经肺排出体外。只要机体的呼吸与循环保持正常，麻醉药可迅速排出。

除麻醉作用外，吸入性麻醉药的药理作用还表现在：降低脑氧代谢率；除氧化亚氮外，其他吸入性麻醉药可不同程度地抑制呼吸，减少潮气量，使呼吸频次增加，增加机体耗氧和二氧化碳产生；对正常心肌收缩力有抑制作用；自身有一定的肌松作用，也可增强去极化肌松药的作用等。

吸入麻醉药进入脑组织，脑中血药浓度上升所产生的麻醉作用是一个由浅入深的连续过程，故可以观察到麻醉分期的存在。而注射麻醉因血药迅速上升，没有明显的麻醉分期表现。

氟烷
Halothane

【性状】无色易流动重质液体；有类似氯仿香味。性质较稳定，无引燃性，无爆炸性。在光作用下缓慢分解，应避光保存。本品能与乙醇、氯仿、乙醚或非挥发性油类任意混合，在水中微溶。

【药理】

（1）药效学　国外兽医临床上最常用的含氟吸入性麻醉药。诱导期短，苏醒快，麻醉作用强，为氯仿的2倍，乙醚的4倍。其安全度比氯仿和乙醚大2倍。对呼吸道黏膜的刺激性极弱，不会引起支气管黏液及唾液的增多。本药镇痛作用较弱，肌肉松弛作用常难以满足手术要求，因此一般需加用阿片样镇痛药或肌肉松弛药，以利手术平稳进行。麻醉加深时，对呼吸中枢、血管运动中枢和心肌有直接抑制作用，引起血压降低、心率减缓、心输出量减少。氟烷对呼吸道无刺激性，不引起咳嗽、喉痉挛，且有抑制腺体分泌及扩张支气管的作用。氟烷使支气管松弛，易于控制呼吸，且咽喉反射消失早，有利于气管插管操作。氟烷浅麻醉对子宫收缩无影响，麻醉稍深即可使子宫平滑肌松弛，收缩无力，故不用于产科。

（2）药动学　本品经肺泡快速吸收。约12%的吸收药物由肝脏代谢为三氟乙酸（仅少量），含氯、溴的化合物，经尿排泄。大部分吸收药物由肺通过呼气排出。本品可分泌进入乳汁。

【用途】常用于大、小动物的全身麻醉或基础麻醉。用于大动物时，一般先用巴比妥类麻醉剂或吩噻嗪类镇静剂。用于绵羊、山羊和猪时，宜配合麻醉前给药，注射硫酸阿托品。与氧化亚氮合用，可减少氟烷对心肺系统的抑制作用。此外，也可用于猴子和猩猩的保定；

家兔、鹦鹉及其他珍禽异兽的麻醉。

【注意】

① 本药能使心肌对肾上腺素的反应敏感化，故应用本品麻醉时，不能并用肾上腺素或去甲肾上腺素，也不可并用六甲双铵、三碘季铵酚等药物，因其能促进氟烷诱发心律紊乱，或者降低动物的血压。

② 能抑制子宫平滑肌的张力，影响催产药的作用，甚至抑制新生幼畜呼吸，故不宜用于剖腹产麻醉。

③ 麻醉时，给药速度不宜过快，如呼吸运动减弱或肺通气量减少时，应立即输氧、人工呼吸，并迅速减少麻醉药或停止吸入。

④ 中等深度全麻时，对呼吸和循环功能就有抑制作用，镇痛效能差，骨骼肌松弛效能也差，使用时应注意。

【药物相互作用】①经氟烷麻醉的动物，术后禁用对乙酰氨基酚镇痛。②D-筒箭毒碱与本品合用可导致严重的血压下降。③本品与拟交感神经药同用可导致严重的室性心律失常。

【用法与用量】多用半密闭式或密闭式麻醉方法给药。大动物先用硫喷妥钠做静脉诱导麻醉，在开始麻醉的第 1h 内，每 450kg 体重马 35～40mL、牛 25～30mL。维持麻醉，用量可逐渐减少。小动物，可先用基础麻醉，再用 2%～5%（按吸入气体的体积计算）浓度的氟烷维持。

【制剂与规格】氟烷　①20mL；②100mL；③250mL。

异氟烷
Isoflurane

【性状】异氟烷和恩氟烷互为同分异构体。无色液体；不易燃烧，性质稳定；具有轻度刺激性的霉臭味的乙醚气味。在 20℃，异氟烷相对密度为 1.496，其蒸汽压约为 31.7kPa。

【药理】

（1）药效学　本品与氟烷有相似特性。具有抑制中枢神经系统和体温调节中枢、增加脑血流量、抑制呼吸、降低血压、舒张血管、抑制心肌以及松弛肌肉等作用。其麻醉强度虽稍低于氟烷，但麻醉诱导期平稳快速，麻醉深度易于调整，苏醒迅速，对心血管系统抑制作用比氟烷弱，亦不明显敏感化心肌对儿茶酚胺的反应性。肌松弛作用大于氟烷，但要达到满意肌松效应仍需加用肌松弛药。异氟烷能显著抑制呼吸系统，降低呼吸频率、呼吸反射和对二氧化碳的反应，抑制的程度呈剂量依赖性。抑制的结果是二氧化碳分压升高，出现呼吸性酸中毒。同时其对肝功能的损害是吸入麻醉药中最少的。异氟烷能影响肾功能，降低肾血流量、肾小球滤过率和尿形成量。虽然异氟烷也含氟，但不可能对肾脏产生毒性。所以，异氟烷是肾疾患动物维持麻醉的良好选择。

（2）药动学　各种动物使用异氟烷，肺泡最低有效浓度为：犬 1.5%，猫 1.2%，马 1.31%。异氟烷可在肺泡中被迅速吸收，它快速分布于中枢神经系统并透过胎盘。大部分从肺脏消除，只有 0.17% 在肝中代谢，仅小部分代谢为无机氟化物。

【用途】吸入全麻药。本品可作为诱导或维持麻醉药而用于各种动物，如犬、猫、马、牛、猪、羊、鸟类、动物园动物和野生动物。

【注意】

① 有恶性高热病史和倾向的动物，对异氟烷或其他卤化物过敏的动物禁用。

② 对脑脊液积多、脑损伤或严重肌无力的动物慎用。

③ 马对异氟烷的吸收速率高于氟烷，但更易引起伴随麻醉出现的肌病。

④ 使用本品增加麻醉深度可能会造成低血压和呼吸抑制，深度麻醉的脑电图以爆发抑制、尖峰和等电点标记。认为与使用的剂量有关。

⑤ 异氟烷为深度呼吸抑制剂，吸入麻醉时必须被严密监测，必要时需提供支持。

⑥ 麻醉程度可能会很容易且很快就发生改变，仅使用汽化器来制造可控的异氟烷使用浓度。

⑦ 未获得足够多的关于异氟烷在怀孕和分娩犬中使用的安全性数据。

⑧ 一旦过量使用或可能发生过量使用，应停止药物使用，确保气管畅通并依据情况启动纯氧气辅助或控制设备。

⑨ 操作室应提供足够的通气设备以防止麻醉气体聚集。

⑩ 术前用药方法，需根据动物的情况而定，为了避免吸入过程中受到刺激，可能还需准备抗胆碱药、镇定药、肌松药和短效巴比妥类药。

【药物相互作用】①由于可能引发附加的神经兴奋，慎与非去极化神经肌肉阻断剂、全身用氨基糖苷类药物和林可霉素类药物联用。②异氟烷与常规麻醉剂合用，有协同作用。③异氟烷可增强非去极化肌松药的作用，这些药物用量应少于常规剂量。如果非去极化肌松药使用了常规剂量，那么对于使用了异氟烷的动物相比使用其他常用麻醉剂的动物，其肌神经阻滞的复苏时间较长。

【用法与用量】

犬、猫：诱导麻醉 5%，维持麻醉 1.5%～2.5%，吸入麻醉 0.5%～2.5%。

兔/啮齿动物/小型宠物：非循环系统，诱导麻醉 2%～3%，维持麻醉 0.25%～2%。

小型禽类：诱导麻醉，4%，15～30s；3%～5%，1～2min；大多数禽类 1.5%～2%，维持麻醉。

麻醉诱导：使用巴比妥类麻醉剂后，在 2.0%～2.5% 的异氟烷与氧气混合气中进行，通常在 5～10min 内产生麻醉。

麻醉维持：对于维持麻醉必要的蒸汽浓度应远小于麻醉诱导要求的浓度，在 1.5%～1.8% 异氟烷与氧气的混合气中进行。在麻醉维持阶段如果忽略其他复杂问题，血压水平与异氟烷浓度呈反函数关系。血压过多地降低（除非涉及血容量减少）可能是由于深度麻醉造成的，这种情况下，可通过减轻麻醉程度来矫正。异氟烷麻醉后恢复平稳。

【制剂与规格】异氟烷 100mL。允许用于马（非食用性）和犬。

七氟烷
Sevoflurane

【性状】澄清无色液体；溶于乙醇或醚，微溶于水。分子量为 200，20℃时饱和蒸汽压为 21kPa，沸点 58.5℃。

【药理】

(1) 药效学 作用同异氟烷。本药麻醉诱导期短、平稳、舒适，麻醉深度易于控制，动物苏醒快，对心脏功能影响较小。快速麻醉诱导期和苏醒期后，此药的血气分配系数很低（0.6），可经面罩给药快速进入诱导麻醉。在各种动物中报道的最低肺泡有效浓度（MAC）为：犬，2.09%～2.4%；猫，2.58%；马，2.31%；羊，3.3%；猪，1.97%～2.66%。

(2) 药动学 本品微溶于血液，在肺泡局部压与动脉局部压平衡前仅需较低的血药浓度，其血浆蛋白结合率未知。本药物主要通过肺排泄，但有 3% 通过肝脏细胞色素 P-450

2E1 同工酶系统代谢。

【用途】吸入麻醉药。用于外科手术的麻醉诱导和麻醉维持。

【注意】

① 曾有恶性体温过高病史，或易发生恶性体温过高的动物禁用。

② 对脑脊液增加、头部损伤或肾脏功能不全动物慎用。

③ 注意在诱导阶段不要过量给药。

④ 不是良好的家兔吸入麻醉药。

⑤ 可能出现剂量相关的低血压。

⑥ 老龄动物可能要减少吸入麻醉剂量。

⑦ 可能引发附加的神经兴奋。

⑧ 由于七氟烷麻醉深度变化迅速，必须通过经特殊校准过的专用挥发器来使用，以便能准确地控制七氟烷的浓度。由于七氟烷产品中没有稳定剂，因此不会影响挥发器的校准和使用。

⑨ 使用七氟烷时，必须实时监控，维持呼吸道通畅、人工通气、氧气供给的设备必须准备好以便随时使用。监测指标为呼吸作用和通风情况、心律/节奏、血压、麻醉程度。

⑩ 七氟烷可与二氧化碳吸收剂作用产生"与化合物"，一种肾毒素。因此，七氟烷使用时应尽量避免二氧化碳吸收剂。

⑪ 一旦过量使用或可能发生过量使用，应停止药物使用，确保气管畅通并依据情况启动纯氧气辅助或控制设备。

⑫ 操作室应提供足够的通气设备以防止麻醉气体聚集。

⑬ 术前用药方法，需根据动物的情况而定，为了避免吸入过程中受到刺激，可能还需准备抗胆碱药、镇定药、肌松药和短效巴比妥类药。

⑭ 不要与金属发生反应。

【药物相互作用】①氨基糖苷类、林可胺类抗生素可增强七氟烷神经肌肉阻断作用。②米达唑仑可增强七氟烷作用，降低有效浓度。③七氟烷可增强琥珀胆碱作用。

【用法与用量】通常建议诱导麻醉剂量为2～2.5MAC，维持剂量为1～1.5MAC。

麻醉前给药：七氟烷无特别的麻醉前给药须知和禁忌。兽医可决定有无术前给药的必要，及选择药物。术前给药的使用浓度应低于作为单一药物时的使用浓度。

麻醉诱导：对健康犬使用七氟烷面罩吸入诱导时，七氟烷7%吸入浓度可达到外科麻醉，麻醉可维持3～14min。由于麻醉深度易改变，且有剂量依赖性，因此应注意预防用药过量。必须密切监控呼吸状态，必要时应进行补氧或其他辅助通气。

麻醉维持：七氟烷可在面罩诱导或药物注射诱导之后用于麻醉维持。维持麻醉的吸入浓度远低于诱导浓度。无术前给药情况下，七氟烷3.7%～4.0%吸入浓度可维持外科麻醉，有术前给药情况下，吸入浓度为3.3%～3.6%。无术前给药的注射麻醉对七氟烷维持麻醉无明显影响。使用阿片样药物、α_2-地西泮激动剂或吩噻嗪术前给药可降低七氟烷维持麻醉的浓度。

犬/猫：无循环呼吸系统时使用面罩诱导麻醉更容易（尤其是猫），通常初始浓度为4%～4.5%。使用挥发器时可使用最高浓度8%。当动物失去意识时应及时降低浓度。

【制剂与规格】吸入用七氟烷（宠物用） 120mL。

(二) 非吸入性麻醉药

非吸入性麻醉药可通过静脉缓慢注射、静脉滴注、肌内注射或腹腔注射而产生麻醉作用。与吸入性麻醉药相比，其优点主要表现在：①麻醉方法简便易行，不需要吸入麻醉特殊设备，没有乙醚和环丙烷的易燃性、易爆性。②快速和容易诱导动物进入外科麻醉期，无诱导期呼吸道刺激等各种不适，避免动物在麻醉第一期、第二期的挣扎和兴奋。③恢复期不发生呕吐，小动物在手术后不必留院观察。④有些药物如异丙酚、依托咪酯等具有蓄积性低的优点，适宜于较长时间的手术麻醉。但其也存在缺点，表现在：①本类药在体内代谢，可控性不如吸入麻醉药。除某些维持麻醉时间短的麻醉药能通过控制注射速度来调节麻醉深度外，多数静脉或肌内注射麻醉药不易控制麻醉深度。而且如果药物注射过量，也不易采取加速排泄措施。②作用不完善。除氯胺酮外，镇痛作用较弱。③用药量个体差异较大，耐受性不一。④尽管静脉注射超短时巴比妥能满足短时、肌松要求低的小手术，但是多数注射麻醉药都有较长的苏醒期。本类药目前主要用于麻醉诱导，用于麻醉维持常须与其他麻醉药物或镇痛药物合用和组成复合麻醉药等。常用的非吸入麻醉药有巴比妥类如硫喷妥钠、戊巴比妥钠、异戊巴比妥钠，非巴比妥类如氯胺酮、异丙酚、咪达唑仑等。

硫喷妥
Thiopental

【性状】本品的钠盐为微黄色粉末；味苦，有潮解性。易溶于水（1∶40），水溶液不稳定，呈强碱性（pH 值为 10.5）。一般填充氮气密封于玻璃容器中。

【药理】

（1）药效学 其为超短时作用的巴比妥类药物。作用快速，静脉注射后动物通常在 30s～1min 意识丧失。由于迅速分布，大多数动物麻醉持续时间仅 5～10min。硫喷妥钠松弛肌肉的作用差，镇痛作用很弱。麻醉剂量能明显抑制呼吸，给予过大量时可抑制心血管功能。脂溶性高，亲脂性强，极易透过血脑屏障而进入脑组织，故麻醉作用迅速而强烈，无兴奋期，但作用维持时间短，主要是由于药物重新分布并储存于脂肪和肌肉等组织中，使脑内药物浓度迅速下降。

（2）药动学 本品可快速进入中枢神经系统，并且重新分布到肌肉和身体的脂肪组织。此段时间内的扩散（10～30min）使得该药物从中枢神经扩散到外周肌肉的时间比该药物代谢的时间短。本品经肝脏微粒体酶系代谢，几乎全部在肝中脱烃和脱硫成巴比妥酸，排出体外。犬的消除半衰期约为 7h，绵羊为 3～4h。

【用途】主要用于各种动物的诱导麻醉和基础麻醉。在取得浅麻醉时，再改用较安全的麻醉药来维持深度。单独应用仅适用于小手术或对抗中枢兴奋药中毒、破伤风以及脑炎引起的惊厥。

【注意】

① 对巴比妥类药物有过敏史和心血管疾病患畜禁用，肝和肾功能障碍、重病、衰弱、休克、腹部手术、支气管哮喘（可引起喉头痉挛、支气管水肿）等情况下禁用。

② 本品易引起喉头和支气管痉挛（特别是反刍动物），麻醉前宜给予阿托品预防。

③ 本品过量引起的呼吸与循环抑制，可用戊四氮等解救。

④ 反刍动物麻醉前注射阿托品，可减少腺体分泌。

⑤ 因本品可引起溶血，因此不得使用浓度小于 2% 的注射液。

⑥ 本品水溶液性质不稳定，宜现配现用，在室温中仅能保存 24h，如溶液呈深黄色或混浊，则不能使用。

⑦ 药液只供静脉注射，不可漏出血管，否则易引起静脉周围炎。大家畜最高浓度不宜超过 10%。因对呼吸中枢具有明显抑制作用，应用时注射速度不宜过快，剂量不宜过大。

【药物相互作用】①硫喷妥钠可提高中枢抑制剂（麻醉药、吩噻嗪和抗组胺药物）对中枢神经系统和呼吸系统的抑制作用。②预先给予胃复安可减少硫喷妥钠的用量。③预先给予鸦片类麻醉剂可减少硫喷妥钠的用量。④磺胺类药物可与硫喷妥钠竞争血清蛋白中的结合位点。

【用法与用量】 静脉注射：一次量，每 1kg 体重，马、牛、羊、猪 10～15mg；犊 15～20mg；犬、猫 20～25mg。临用前用灭菌注射用水或氯化钠注射液配成 2.5% 溶液。

【制剂与规格】 注射用硫喷妥钠 按 $C_{11}H_{17}N_2NaO_2S$ 计，①0.5g；②1g。

戊巴比妥
Pentobarbital

【性状】 本品的钠盐为白色结晶性颗粒或粉末；无臭，味微苦；有引湿性，易溶于水，水溶液呈碱性反应。溶液久置或加热均易分解。

【药理】

（1）药效学 戊巴比妥钠和其他巴比妥类药物具有中枢神经系统（CNS）的抑制作用，小剂量能催眠、镇静，大剂量能引起镇痛和深度麻醉以及抗惊厥。其作用机制是：在 CNS 的突触后膜，巴比妥类具有拟 γ-氨基丁酸（GABA）的作用，能与 GABA 受体结合，小剂量的巴比妥类药物使 GABA 从其受体的解离减少而保持氯离子通道的通透性，大剂量的巴比妥类药物在没有 GABA 时能直接活化氯离子通道，氯离子的大量内流使突触后膜发生超极化，从而降低突触后神经元的兴奋性。随着剂量的增加，巴比妥类药物引起动物镇静、催眠、镇痛和麻醉，较大剂量能抑制皮层运动中枢而具有抗惊厥作用。

（2）药动学 戊巴比妥内服或直肠给药后吸收都非常迅速。人口服剂量下血药浓度达到峰值的时间是 30～60min。口服后在 15～60min 内产生药效，静注后 1min 内即可产生药效。本品可迅速分布于全身各组织，脑和肝脏的浓度最高。人血浆蛋白的药物结合率为 35%～45%。戊巴比妥主要在肝脏中氧化代谢。本品在反刍动物（特别是绵羊和山羊）体内代谢率非常高。山羊的药物代谢半衰期为 0.9h，而犬的药物代谢半衰期为 8h。

【用途】

① 犬、猫麻醉。维持外科麻醉时间约 0.5h。麻醉前用赛拉嗪，可降低戊巴比妥钠 78% 的量。

② 马、牛、山羊、绵羊等动物的基础麻醉。因动物种属不同而差异很大，平均 30min（山羊 20min，绵羊 15～30min）。

③ 45kg 以下的猪静注戊巴比妥钠可取得很好的麻醉效果。大型猪用本品镇静剂量配合局麻药可达到手术麻醉效果。

④ 兔、豚鼠、大鼠、小鼠等动物的麻醉。

⑤ 小动物的安乐死药。静脉注射 2 倍麻醉剂量使犬等小动物无痛苦死亡。

⑥ 用于治疗士的宁中毒所引起的惊厥或其他痉挛性惊厥，以及用作中枢兴奋药中毒的解救药。

【注意】

① 新生幼猫不宜用戊巴比妥钠麻醉。猫用戊巴比妥麻醉，再给予氨基糖苷类抗生素易引起神经肌肉阻滞。

② 肝、肾功能不全的动物应慎用。

③ 犬、马、牛应用本品麻醉后在苏醒前通常伴有动作不协调、兴奋和挣扎现象，应防止造成外伤。动物苏醒后，若静脉注射葡萄糖溶液能使动物重新进入麻醉状态。因此，当麻醉过量时，禁用葡萄糖。

④ 由于麻醉剂量对呼吸即呈明显抑制，因此静脉注射时宜先以较快速度注入半量，然后视动物反应而缓慢注射。

⑤ 反刍动物应用本品麻醉时，手术前应禁食1天，并注射硫酸阿托品。

【药物相互作用】 ①抗组胺药、氯霉素、阿片样制剂、吩噻嗪类、丙戊酸会增加戊巴比妥的作用。②利福平诱发肝药酶类加速巴比妥类药物的代谢。③醋氨酚增加肝毒性的风险，特别是使用大剂量或慢性剂量的巴比妥类药物。

【用法与用量】 静脉注射：一次量，每1kg体重，麻醉，马、牛15～20mg（如先静脉注射水合氯醛0.06g/kg做基础麻醉，只需静脉注射戊巴比妥钠8～12.8mg），犬、猫、兔30～35mg，猪、羊20～25mg，鼠35～50mg；镇静、基础麻醉，马、牛、猪、羊5～15mg，临用时用氯化钠注射液配成3％～6％的溶液。

【制剂与规格】 注射用戊巴比妥钠 ①0.1g；②0.5g。

异戊巴比妥
Amobarbital

【性状】 本品的钠盐为白色的颗粒或粉末；无臭，味微苦。有引湿性，易溶于水。水溶液呈碱性反应。本品在水中极易溶解，在乙醇中溶解，在氯仿或乙醚中几乎不溶。

【药理】

（1）药效学 本品为戊巴比妥钠的异构体。作用与戊巴比妥钠相仿，依其剂量的增加，呈现镇静、催眠、麻醉和抗惊厥作用，麻醉维持时间大致约30min。

（2）药动学 本品脂溶性高，在脑、肝、肾中浓度高。主要在肝内代谢，代谢物为无活性的羟化物，小部分以原形随尿排出。

【用途】 主要用于镇静、抗惊厥和基础麻醉，亦用于实验动物麻醉。

【注意】

① 肝功能、肾功能及肺功能不全患畜禁用。

② 苏醒期较长，动物手术后在苏醒期应加强护理。

③ 本品中毒可用戊四氮等解救。

④ 静脉注射不宜过快，否则可出现呼吸抑制或血压下降。

⑤ 在苏醒时有较强烈的兴奋现象。

【药物相互作用】 与其他镇静、催眠药合用时，能增强对中枢的抑制作用。

【用法与用量】 以异戊巴比妥钠计。静脉注射：一次量，每1kg体重，猪、犬、猫、兔2.5～10mg。临用前用灭菌注射用水配成3％～6％的溶液。

【制剂与规格及休药期】 注射用异戊巴比妥钠 ①0.1g；②0.25g。猪28日。

氯胺酮
Ketamine

【性状】 本品的盐酸盐为白色结晶性粉末；无臭。本品在水中易溶，在乙醇中溶解，在乙醚或苯中不溶。

【药理】

（1）药效学 本品是一种镇痛性麻醉药。其脂溶性高，比硫喷妥钠高5～10倍。与一般全麻药有很大区别，对中枢神经系统既有抑制作用，又有兴奋作用。它一方面选择性地阻断痛觉冲动向丘脑和大脑皮层传导，同时又兴奋网状结构和大脑边缘系统，使大脑功能呈现"分离"状态。给药后虽然显示镇静、镇痛作用，但动物仅意识模糊，而未完全消失，眼睛仍张开，咳嗽和吞咽反射依然存在，遇有外界刺激，仍能觉醒并表现有意识的反应，故将其称为分离麻醉药。同时，因为骨骼肌不全松弛，肌肉张力增加而呈木僵样，故又称为"木僵样麻醉"。本品麻醉起效快，镇痛力强，维持时间较短。用药后约 1min 即可显效，维持时间仅 5～10min。30min 后即能完全恢复。由于单独应用维持作用时间短，加之肌张力增加，因此复杂大手术一般采用复合麻醉。麻醉前给药有阿托品、氯丙嗪，配合麻醉有赛拉嗪等。

（2）药动学　静脉注射本品后，迅速地再分布至全身各组织器官，其中以脑、肝、肾和脂肪中浓度最高。给猫肌注后约 10min 达峰浓度。血浆蛋白结合率马约 50%，犬 53%，猫 37%～53%。在肝内进行去甲基化和羟化代谢，70%～90% 在酶的作用下转化为苯环己酮，具有一定的麻醉作用。猫、犊牛、马的半衰期约 1h。代谢物及未经降解的药物均随尿排出。

【用途】用于全身麻醉及化学保定。兽医临床主要用于不需肌肉松弛的麻醉、短时间的手术及诊疗处置。如与赛拉嗪或芬太尼配合应用，能够延长麻醉时间并有肌松效果。用于妊娠绵羊麻醉，不影响呼吸和支气管分泌，较为安全。还用作野生动物的化学保定，制止野生动物的攻击和反抗，便于临床检查和治疗。灵长类动物用药后能使性情温驯。

【注意】

① 驴、骡对本品不敏感，不宜应用。

② 马属动物应用本品会引起心跳加快、血压升高，宜缓慢静脉注射，还应并用氯丙嗪。

③ 反刍动物应用时，麻醉前常需禁食 12～24h，并给予小剂量阿托品抑制腺体分泌，以防支气管分泌物增多而造成异物性肺炎。

④ 动物苏醒后不易自行站立，呈反复起卧，需注意护理。猪应用本品易出现苏醒期兴奋，如与硫喷妥钠并用，可以消除。

⑤ 若大剂量快速静脉注射，可能引起暂时性呼吸减慢，甚至一过性呼吸暂停。

⑥ 常与赛拉嗪合用，可得到较好麻醉效果。

⑦ 对咽喉或支气管的手术不宜单用本品，必须合用肌松药。

【药物相互作用】①氯霉素可延长氯胺酮的麻醉作用。②麻醉药、巴比妥类或安定可以延长氯胺酮麻醉的苏醒时间。③氯胺酮与氟烷合用时，麻醉的苏醒时间延迟，心脏兴奋作用被抑制。

【用法与用量】

盐酸氯胺酮注射液：以氯胺酮计。静脉注射，一次量，每 1kg 重，马、牛 2～3mg；羊、猪 2～4mg。肌内注射，一次量，每 1kg 体重，羊、猪 10～15mg；犬 10～20mg；猫 20～30mg；灵长类动物 5～10mg；熊 8～10mg；鹿 10mg；水貂 6～14mg。

复方氯胺酮注射液：以本品计。肌内注射，每 1kg 体重，猪 0.1mL，犬 0.033～0.067mL；猫 0.017～0.02mL；马、鹿 0.015～0.025mL。

【制剂与规格及休药期】

盐酸氯胺酮注射液　①2mL：0.1g；②2mL：0.3g；③10mL：0.1g；④20mL：0.2g。

复方氯胺酮注射液　规格无规定。畜、禽 28 日；弃奶期 7 日。

依托咪酯
Etomidate

【性状】白色或近白色粉末；微溶于水，易溶于乙醇。注射剂 pH 值为 8.1，含 35% 的丙二醇，具有高渗性。

【药理】

（1）药效学　本品为强效超短时非巴比妥类催眠麻醉药，本品为 GABA 受体激动剂，通过加强 GABA 抑制效应而催眠和抑制中枢神经系统。静脉注射后几秒钟内意识消失，持续作用 5～10min。无明显镇痛作用，肌松作用较弱。依托咪酯可减少脑血流量和耗氧量。通常可以降低眼内压，引起颅内压的轻微降低。

（2）药动学　本品对成人催眠时间很短，一般 3～5min，依剂量而异。75％与血浆蛋白结合，主要在肝脏中经水解或与葡萄苷酸结合迅速代谢为无活性代谢产物，主要经尿液排泄（85％），其余经胆汁和粪便排出。消除半衰期为 1.25～5h。依托咪酯在动物体内的药代动力学未见报道。

【用途】注射用非巴比妥类麻醉剂，可替代硫喷妥钠或异丙酚用作小动物的麻醉诱导剂，特别是用于先前存在心脏功能障碍或病情严重的动物。常与镇痛药、肌松药和/或吸入麻醉药合用。

【注意】

① 对依托咪酯过敏动物禁用。

② 可抑制肾上腺皮质功能，除用作麻醉诱导剂外，其它禁用。

③ 常见不良反应包括静脉注射部位疼痛，骨骼肌阵挛、眼震颤、术后恶心、呕吐等。建议术前用药以减少副作用发生（肌阵挛、呕吐）。

④ 与其他抑制 CNS 或呼吸系统功能的药物（如巴比妥、阿片制剂、麻醉剂等）合用，起协同药理作用。维拉帕米可加强依托咪酯的麻醉和呼吸抑制作用。

【用法与用量】犬、猫诱导麻醉剂：①快速静注，每 1kg 体重 1～2mg；②静注，每 1kg 体重 0.5～2mg。

美索比妥
Methohexital

【性状】本品的钠盐为白色晶状粉末；易溶于水。

【药理】

（1）药效学　超短效的甲基化羟巴比妥类麻醉药。本品通过抑制大脑的网状体激活中枢发挥作用。作用为硫喷妥钠的 2 倍，但持效时间约为硫喷妥钠的 1/2。

（2）药动学　静注给药后，美索比妥迅速发挥麻醉作用（15～60s），分布半衰期为 5～6min。麻醉时间为 5～15min。在肝脏中迅速代谢，而不依赖于在脂肪中再分布来逆转其作用。给药 24h 后检测不到药物残留。消除半衰期为 3～5h。小动物的恢复时间平均为 30min。

【用途】用于短期麻醉，尤其可用于狩望猎犬。

【注意】

① 对巴比妥类药物敏感及静脉注射时无法找到合适血管用于静滴的动物禁用。

② 牛使用该药具有不可测性，不推荐使用。

③ 美索比妥可导致深度呼吸抑制。致死剂量有可能仅为麻醉剂量的 2～3 倍。

④ 注入该药物速度过快，有可能引发呼吸暂停和血压过低。

⑤ 对组织刺激非常大并能引起软组织局部坏死，注射液必须静脉滴注，应避免血管外

周注射。

【药物相互作用】美索比妥与其他 CNS 抑制剂联用，可能会有累加作用。

【用法与用量】

犬：①与前驱药合用作为诱导麻醉药，每 1kg 体重 5mg，以超过 10s 的时间注射 1/2～3/4 的药量 如果 30s 内还不能进行插管则注射剩余药物。②不与前驱药合用，每 1kg 体重 11mg，先迅速静注给予 1/2 剂量 后缓慢滴注直至起效。

猫：①与前驱药合用作为诱导麻醉药，每 1kg 体重 5.5～6.6mg，迅速静注注射总剂量的 10%～30% 后将剩余药液滴注直至发挥麻醉效果。②不与前驱药合用每 1kg 体重 11mg，先迅速静注给予 1/2 剂量后缓慢滴注直至起效。

丙泊酚
Propofol

丙泊酚又名异丙酚。

【性状】无色至微黄色澄清液体；注射液为白色乳剂，同时内含精制大豆油、精制蛋黄卵磷脂、甘油和注射用水等。

【药理】

（1）药效学　本品为快速、短效的静脉麻醉药。本品通过加强 GABA 效应抑制中枢神经系统，产生良好的镇静、催眠效应，起效快、作用时间短、苏醒迅速、无蓄积作用。肌松作用较好，能抑制咽喉反射，有利于气管插管；无镇痛作用；对循环系统有抑制作用，使全身血管阻力下降，引起血压下降；对呼吸系统有抑制作用。

（2）药动学　本品静注后迅速透过血脑屏障，1min 内产生作用。单次快速注射维持作用 2～5min。与血浆蛋白结合率为 95%～99%。可以穿过胎盘，也能进入母乳。主要在肝脏与葡萄糖醛酸酸结合，转化为无活性代谢产物，经肾脏排泄。犬体内稳态表观分布容积大于 3L/kg，消除半衰期为 1.4h，清除率大约为 50mL/(kg·min)。

【用途】注射用短效催眠药。用于全麻诱导、维持及镇静催眠辅助全麻等。

【注意】

① 对本品或其成分过敏者禁用。对全身麻醉剂和镇静剂过敏的病例也禁用。

② 处于休克、严重应激或有外伤的病畜，对其心血管和呼吸系统抑制作用强，慎用。

③ 临床上比较常见暂时性呼吸抑制，动物可接受，但若给药过快，会出现呼吸暂停和紫绀。故应缓慢给药（每 30s 给 25% 预计剂量，直到发生预期作用），同时进行辅助通气直到重新开始自主呼吸。

④ 丙泊酚与血浆蛋白结合率非常高，因此患有低蛋白血症的病例对其不良反应更敏感。

⑤ 丙泊酚可直接抑制心肌活动，导致低动脉压。

⑥ 丙泊酚的镇痛作用不佳，因此在有剧烈疼痛的手术前后应使用适当的镇痛剂。

⑦ 与麻醉前给药（如乙酰丙嗪、阿片制剂）同时使用时，可增加血管舒张并减小收缩力。

⑧ 与具有抑制肝脏细胞色素 P-450 酶的药物或其他亲脂性药物同用，可能延长苏醒时间。

【用法与用量】静脉注射。

犬/猫：麻醉剂，①单次注射，健康没有麻醉前给药的动物，每 1kg 体重 6mg；使用镇静剂后，每1kg体重3mg；②做氟烷或异氟烷麻醉的诱导剂，每1kg体重6.6mg，静注，未进行麻醉前给药的犬给药需超过60s。

兔：每1kg体重5～14mg，缓慢静注[20mg/(kg·min)]，不推荐作为单独的维持药物。

小鼠：每1kg体重26mg。

大鼠：每1kg体重10mg。

爬行动物：每1kg体重5～15mg，静注或骨内输液，蛇多采用心脏给药方法。

【制剂与规格】丙泊酚注射液 10mg/mL。

10mL或20mL瓶装，用于犬。

舒芬太尼
Sufentanil

【性状】本品的枸橼酸盐为白色粉末。

【药理】

(1) 药效学 本品为苯基哌啶衍生的阿片样药物，可用作镇静药、麻醉剂和止痛药。0.01～0.04mg舒芬太尼的止痛效力相当于0.4～0.8mg阿芬太尼，0.2mg的芬太尼，约10mg吗啡。本品效力约为哌替啶650倍，为吗啡100倍。与氟哌啶合用可增强镇痛作用，减少副作用。

(2) 药动学 成人静脉注射，1～3min起效，血浆蛋白结合率为93%；主要在肝脏和小肠中通过O-脱甲基化和N-脱烃作用进行代谢。该药物和其代谢物主要经尿排泄。再分配后血药浓度会迅速下降，消除半衰期约为2.5h，血浆清除率为11.8mL/(min·kg)。未见该药物的家畜药代动力学资料。

【用途】注射用的强效麻醉剂，用于辅助麻醉和硬膜外止痛。作为强效麻醉剂，只有在动物能够获得足够监控的条件下，才可由专业人员使用。本品临床主要用于犬的小手术、牙科和眼科手术或需时短暂的手术，也可作为有攻击性犬的化学保定药。猫可用作安定、镇痛药。

【注意】

① 对本品和其他阿片样药物过敏动物禁用。

② 不良反应一般与剂量有关，常见的不良反应是呼吸抑制和/或中枢神经系统抑制。

③ 犬静脉注射严重过量时，可引起呼吸暂停，虚脱，肺水肿，癫痫发作，心动停止和死亡。

④ 与其他中枢神经系统或呼吸功能抑制药物联用可产生协同作用。

⑤ 与抑制心脏功能或降低迷走神经紧张的药物同用，可能造成心动过缓或高血压。

⑥ 高剂量时犬、猫可出现流涎，呼吸抑制，血压降低；犬心率增加，猫心率减少。

【药物相互作用】①舒芬太尼与中枢神经系统或呼吸系统功能抑制药物联合使用，可产生协同作用。②一氧化氮如果与高剂量舒芬太尼一起使用，可引起心血管抑制。

【用法与用量】

犬：①术前药，静脉注射，每1kg体重3mg；②联合用药用于诱导，先静注舒芬太尼（每1kg体重3mg）后静注安定或咪达唑仑（0.2～0.5mg）。

猫：紧急情况下的急性疼痛，静脉注射，每1kg体重0.1～0.5mg。

皮下、肌肉注射：一次量，每1kg体重，犬、猫0.02～0.04mg。

盐酸替来他明盐酸唑拉西泮
Tiletamine Hydrochloride and Zolazepam Hydrochloride

【性状】 白色至淡黄色结晶性粉末。

【药理】 本品为复方麻醉剂。替来他明是一种分离麻醉剂，其药理作用与氯胺酮类似；唑拉西泮为苯二氮䓬类镇静催眠药，药理作用与安定类似，具有抗焦虑、镇静、抗惊厥和肌肉松弛作用，可加强替来他明对中枢神经系统的抑制作用，同时又可防止由替来他明引起的惊厥，增强肌肉松弛效果，还可缩短麻醉苏醒时间。本品能迅速使肌肉松弛，引起浅表性痛觉和内脏的痛觉消失，并且不引起呼吸中枢抑制。具有镇静、镇痛和麻醉作用。

犬、猫肌内注射 10mg/kg 后，替来他明和唑拉西泮的血药浓度 30min 内达到高峰。麻醉持续时间为 20～60min。替来他明的半衰期：犬为 75min，猫为 150min；唑拉西泮的半衰期：犬为 60min，猫为 270min。

【用途】 用于犬、猫的保定和全身麻醉。

【注意】

① 实施麻醉前禁食 12h。

② 确保犬猫在安静和凉暗的环境下苏醒。

③ 注意犬猫保温，防止热量散失过多。

④ 本品稀释后，室温避光保存 48h 或 2～8℃避光保存 8 日。

【药物相互作用】 ①与吩噻嗪（乙酰丙嗪、氯丙嗪）合用，可增加心脏抑制、呼吸功能抑制和体温降低的风险。②氯霉素会降低麻醉药的代谢率。

【用法与用量】 使用前用包装内无菌注射用水溶解固体瓶内粉末。

术前用药：在注射本品 15min 前使用硫酸阿托品，皮下注射，每 1kg 体重，犬 0.1mg，猫 0.05mg。

全身麻醉：首次剂量，肌内注射，每 1kg 体重，犬 7～25mg，猫 10～15mg。或静脉注射，每 1kg 体重，犬 5～10mg，猫 5～7.5mg。

维持剂量：为首次剂量的 1/3～1/2，最好采用静脉注射。

【制剂与规格】 注射用盐酸替来他明唑拉西泮　①替来他明 125mg＋唑拉西泮 125mg；②替来他明 250mg＋唑拉西泮 250mg。

三、化学保定药

化学保定药，又称制动剂，是利用化学药物控制动物的活动，以达到类似外科保定目的的药物。它们不同于意识和感觉均消失的麻醉药，也不同于中枢神经系统受到轻度抑制而骨骼肌紧张性正常的安定药，而是一类既有安定作用，使动物不挣扎、不骚动，处于平静状态，又能使骨骼肌松弛，使肌肉失去活动能力，同时对动物的意识和感觉均无明显影响的药物。目前，化学保定药已广泛用于：①动物园、养鹿场、皮毛兽饲养场对野生动物的捕捉、锯茸、运输、诊疗和外科处理。②马、牛等大家畜的制动，便于兽医临床的诊疗工作。③配合某些全身麻醉药，使动物肌松完全，同时减少麻醉药用量，使麻醉更为安全。

根据药物作用特点，化学保定药可分为：①神经骨骼肌阻滞性化学保定药，如最古老应用的箭毒（Curare，是南美数种植物制成的浸膏）、筒箭毒碱（从箭毒中提得的生物碱）。目前广泛应用的有氯化琥珀胆碱和三碘季铵酚等。②镇痛性化学保定药，如赛拉嗪（详述见第二节）、赛拉唑（详述见第二节）、芬太尼等。③安定性化学保定药，主要有哌氟苯丁酮、氟哌啶及乙酰丙嗪等。④麻醉性化学保定药，如乙胺噻吩环己酮以及氯胺酮等。

氯化琥珀胆碱
Suxamethonium chloride

氯化琥珀胆碱又名司可林（scoline）。

【性状】 氯化琥珀胆碱为白色结晶性粉末。无臭，味咸。极易溶于水，水溶液呈酸性，易分解。

【药理】

（1）药效学　本品为一种超短效的去极化肌肉弛缓药，氯化琥珀胆碱与胆碱能受体产生去极化作用。只要药物维持在有效值，就可维持神经肌肉的阻断，并以弛缓性麻痹为特征。首先松弛头部、颈部肌肉，继而松弛躯干和四肢肌肉，最后松弛肋间肌和膈肌。静脉注射30s 到 1min 内，可产生药效，以达到完全的肌肉松弛效果。肌内注射后，药效可在 2～3min 内产生。肌松持续时间因动物种属而异，马可持续 5～8min，猪 2～4min，牛 15～20min，主要是由于各种动物血液中胆碱酯酶的水平不同所致。

（2）药动学　本品注射起效快，但持续时间短。通常情况下，氯化琥珀胆碱被血浆拟胆碱酯酶代谢为琥珀酰单胆碱和胆碱，并有 10% 原形经尿液排出。琥珀单胆碱部分经尿液排泄，肾脏功能受损时可发生蓄积。

【用途】 骨骼肌松弛药。主要用于动物的化学保定和外科辅助麻醉。①广泛用于野生动物的化学保定，养鹿场、动物园用于梅花鹿、马鹿的锯茸，以及各种动物的捕捉、驯养、运输及疾病诊治等方面。给鹿肌内注射后，先出现呆滞，站立一旁，前肢及臀部肌肉颤动，继则四肢无力，经 5～15min 倒地，30～40min 后恢复起立。②本品也用于配合麻醉，增加骨骼肌的松弛性。

【注意】

① 体质瘦弱、患有传染性疾病以及妊娠动物应慎用或禁用。高血钾、心肺患疾、电解质紊乱和使用抗胆碱酯酶药时慎用。

② 由于本品的有效量与致死量较接近，为安全起见，必须精确计量。用量偏大，出现呼吸抑制或停止时，应立即将舌拉出，施以人工呼吸或输氧，同时静脉注射尼可刹米，但不可应用新斯的明、毒扁豆碱解救。

③ 本品种属差异极为明显，特别对反刍动物的安全性更低，用时慎重。用药前应停食半天，以防影响呼吸或造成异物性肺炎。用药前可注射阿托品，以制止唾液腺和支气管腺的分泌。

【药物相互作用】 ①水合氯醛、氯丙嗪、普鲁卡因和氨基糖苷类抗生素能增强本品的肌松作用和毒性，不可合用。②与新斯的明、有机磷类化合物同时应用，可使作用和毒性增强。③噻嗪类利尿药可增强本品的作用。④本品在碱性溶液中可水解失效。

【用法与用量】 肌内注射：一次量，每 1kg 体重，马 0.07～0.2mg；牛 0.01～0.016mg；猪 2mg；犬、猫 0.06～0.11mg；鹿 0.08～0.12mg。

【制剂与规格】 氯化琥珀胆碱注射液　①1mL：50mg；②2mL：100mg。

羟吗啡酮
Oxymorphone

【性状】 盐酸羟吗啡酮为无臭、白色晶体或白色至淡白色粉末；1g 盐酸羟吗啡酮溶于4mL 水中，微溶于乙醇和乙醚。注射液 pH 值为 2.7～4.5。

【药理】

（1）药效学 阿片样镇痛药。阿片受体广泛分布于边缘系统、脊髓、丘脑、下丘脑、纹状体和中脑，胃肠道、尿道和其他平滑肌等组织中也有阿片受体分布。吗啡样激动剂（如吗啡、哌替啶、羟吗啡酮）主要作用于 μ 受体，对 σ 受体可能也有一定作用。主要药理作用有：镇痛、止咳、抑制呼吸、镇静、催吐、躯体依赖性和肠道反应（便秘/通便）。次要的药理作用包括：中枢神经系统，精神愉快、镇静、精神恍惚；心血管系统，迷走神经刺激造成的心动过缓，α 肾上腺素受体抑制造成的外周血管扩张，外周阻力减小、压力感受器抑制，可能发生起立性低血压和晕厥；泌尿系统，膀胱括约肌紧张造成尿潴留。

（2）药理学 羟吗啡酮静注、肌内注射、皮下注射和直肠给药，均可吸收，内服生物利用度下降。该药主要分布在肾脏、肝脏、肺脏和中枢神经系统。分娩前母体注射羟吗啡酮，可通过胎盘屏障麻醉新生儿，但这种作用可以很快被纳洛酮拮抗。主要经由肝脏葡萄糖醛酸结合，经肾脏排出体外。

【用途】 主要用于犬、猫，作为镇静/保定剂、镇痛和麻醉前用药；偶尔也作为镇痛和麻醉诱导剂用于马。用于猪，作为氯胺酮/赛拉嗪的辅助麻醉剂；小型啮齿动物小型手术前使用，作为镇痛/麻醉剂。

【注意】

① 对麻醉性镇痛药过敏、正使用单胺氧化酶抑制剂、食物中毒腹泻的动物禁用。

② 甲状腺功能减退、严重的肾脏功能不全、肾上腺皮质功能减退、老年和体质虚弱的动物慎用。

③ 可引起呼吸抑制和心动过缓。大剂量用于猫时，会出现共济失调、感觉过敏、行为异常、胃肠动力降低并伴有便秘现象。

【药物相互作用】 ①布托啡诺、丁丙诺啡、纳布啡与羟吗啡酮同时使用可能产生拮抗作用。②羟吗啡酮能提高松弛骨骼肌类药物的效应。③羟吗啡酮能加重三环抗抑郁药效应。④中枢神经抑制剂与羟吗啡酮联用时会加剧中枢神经系统或呼吸抑制。

【用法与用量】

犬：①小手术镇静，静脉注射，每 1kg 体重 0.05～0.1mg，或肌内、皮下注射，每 1kg 体重 0.1～0.2mg。②止痛（剧痛），肌内、皮下或静脉注射，每 1kg 体重 0.1～0.2mg；③止痛，硬膜外给药，每 1kg 体重 0.05mg，准确称量稀释。④健康犬的麻醉前给药，肌内或静脉注射，每 1kg 体重 0.1～0.2mg。⑤老年犬或病犬的诱导麻醉，肌内或静脉注射，每 1kg 体重 0.1～0.2mg；根据效果可增加用量。

猫：①小手术的保定/镇静，皮下或静脉注射，每 1kg 体重 0.05mg，或肌内注射，每 1kg 体重 0.02～0.03mg。②麻醉前给药/镇痛，静脉注射，每 1kg 体重 0.1～0.4mg。③用作镇痛剂（剧痛），肌内、皮下或静脉注射，每 1kg 体重 0.05～0.1mg。

雪貂：肌内或静脉注射，每 1kg 体重 0.05～0.2mg，每日 2～4 次。

兔/啮齿类动物/袖珍宠物：兔，静脉注射 0.2mg，每 2～4h 给药一次；小手术的麻醉/镇痛，肌内注射（用于仓鼠大小的动物）每 1kg 体重 0.15mg；仓鼠、沙鼠、小鼠、大鼠、豚鼠镇痛，皮下或肌内注射，每 1kg 体重 0.2～0.5mg，每 6～12h 一次。

马：镇痛，静脉注射，每 1kg 体重 0.01～0.2mg。

替来他明
Tiletamine

【药理】

（1）药效学 注射用麻醉剂，化学性质与氯胺酮相似。复合剂药理作用与氯胺酮相似。

猫肌内注射本品可引起心律下降和血压下降。

（2）药动学　猫肌内注射本品起效时间为 1～7min。麻醉期与剂量有关，通常 0.33～1h 达峰值。复苏时间为 1～5.5h。替来他明的半衰期为 2.5h。犬肌内注射起效时间为 7.5min。平均外科麻醉期为 27min，复苏期约 4h。不到 4% 的药物以原形经尿液排出。替来他明的半衰期为 2.5h。

【用途】用于猫的保定或麻醉，促进肌松；也用于犬的保定和需要轻度至中度镇痛的小手术。

【注意】

① 患有胰腺疾病、严重心脏疾病或肺部疾病的动物禁用。

② 本品有肾毒性，可引起兔形目动物肾病，禁用于兔；患有肾脏疾病的动物用药后可能会延长麻醉期或复苏期。

③ 本品会引起体温降低，需对易感动物密切监控，必要时需保温。

④ 本品会引发呼吸抑制，用药后可能会出现呼吸停止，需仔细观察动物反应。

⑤ 本品与吩噻嗪类药物联合用药，会加重呼吸和心血管系统抑制；与巴比妥类或挥发性麻醉药合用时，应降低彼此剂量。

⑥ 本品会导致诱导综合征，如心肺衰竭、气管分泌物增加、呕吐等。患有严重心脏病或呼吸系统缺陷的犬猫，患有严重高血压的犬猫等禁用。

【用法与用量】

犬：用于诊断，肌内注射，每 1kg 体重 6.6～9.9mg；轻度至中度镇痛的小手术肌内注射，每 1kg 体重 9.9～13.2mg。

猫：牙、砂眼、异物摘除等，肌内注射，每 1kg 体重 9.7～11.9mg；轻度至中度镇痛的小手术，肌内注射，每 1kg 体重 10.6～12.5mg；卵巢子宫切除术和指甲切除术，肌内注射，每 1kg 体重 14.3～15.8mg。

家兔、啮齿类动物、宠物：化学保定，沙鼠腹腔注射，每 1kg 体重 20mg；小鼠肌内注射，每 1kg 体重 80～100mg；大鼠肌内或皮下注射，每 1kg 体重 20～60mg；仓鼠/沙鼠肌内注射每 1kg 体重 20～80mg；豚鼠，肌内注射每 1kg 体重 10～80mg。

雪貂：镇静/止痛，肌内注射每 1kg 体重 22mg，与格隆溴铵（每 1kg 体重 0.01mg）联合应用。

马：赛拉嗪每 1kg 体重 1.1mg 静注 5min 后，每 1kg 体重 1.65～2.2mg 静注本品。

外来动物：食肉类哺乳动物（虎除外），肌内注射，每 1kg 体重 2～4mg。

爬行类动物：大型蛇类保定和麻醉，肌内注射，每 1kg 体重 3mg。

鸟类：平胸目鸟类，肌内注射或静注，每 1kg 体重 5mg。

【制剂与规格】盐酸替来他明　5mL 瓶装。

第六节　拟胆碱药与抗胆碱药

植物神经系统也称自主神经系统，包括交感神经系统和副交感神经系统，主要支配内脏器官、平滑肌和腺体等效应器官的活动。多数内脏器官同时受交感和副交感两种神经的支配。植物性神经纤维有节前纤维和节后纤维之分。位于神经节之前的神经纤维称为节前纤维，位于其后的纤维称为节后纤维。节前纤维长，来自中脑、脊髓的中部和荐部，神经节位于其支配器官内或附近。节后纤维短。节前纤维和节后纤维的神经递质均为乙酰胆碱。在乙酰辅酶 A 参与下，胆碱乙酰转移酶催化胆碱乙酰化，形成乙酰胆碱。胆碱酯酶将乙酰胆碱水解成胆碱和乙酸。

能与乙酰胆碱结合的受体，称为胆碱能受体。胆碱能受体分毒蕈碱（muscarine）样受体（M受体）和烟碱样受体（N受体）两类。M受体分为5个亚型，M_1 主要位于植物神经节和胃肠道，M_2 受体主要位于心脏，M_3 位于副交感神经支配的平滑肌和腺体上，M_4 主要分布于中枢神经元、迷走神经末梢。M_5 主要分布于血管内皮（特别是中枢血管）、中枢神经元。N受体位于植物神经节、肾上腺髓质和神经-肌肉接头处，植物神经节的N受体称为 N_N 或 N_1 受体，运动神经所支配的骨骼肌细胞膜上的受体是 N_M 或 N_2 受体。

根据药物与胆碱能受体结合后所产生的效应的不同，可将药物分为：①拟胆碱药，其效应与乙酰胆碱类似。②抗胆碱药，能与胆碱能受体结合，不产生或极少产生拟胆碱作用，却能阻碍乙酰胆碱或拟胆碱药与胆碱能受体的结合，表现为胆碱能神经被阻断或抑制的效应。

一、拟胆碱药

直接作用于副交感神经的拟胆碱药，或称M受体激动剂。这类药物主要表现M样作用，如心脏抑制、胃肠道蠕动及分泌增加、胆碱能性出汗、外周血管阻力和血压下降。N样作用不明显。包括胆碱酯类化合物和植物碱类，前者有氨甲酰胆碱和氨甲酰甲胆碱，后者有毛果芸香碱、毒蕈碱、槟榔碱等。主要用于治疗胃肠和膀胱弛缓、青光眼和缩瞳。

间接作用于副交感神经的拟胆碱药，或称乙酰胆碱酯酶抑制剂。和乙酰胆碱一样，本类药物也可以与乙酰胆碱结合，但结合较牢固，水解较慢，使乙酰胆碱酯酶活性受抑制，从而导致胆碱能神经末梢释放乙酰胆碱堆积产生拟胆碱作用。该类药物作用无选择性，能加强乙酰胆碱的M样作用和N样作用。该类药物有如新斯的明、吡斯的明、加兰他敏等。主要用于治疗肠胃弛缓、积尿、青光眼、重症肌无力、抗胆碱药中毒等。

氨甲酰甲胆碱
Carbamylmethylcholine

【性状】白色结晶性粉末；易潮解。溶于水和乙醇，水溶液稳定，可高压灭菌。

【药理】本品仅激动M胆碱受体，对N受体几乎无作用。由于收缩胃肠道及膀胱平滑肌作用显著，抑制心血管作用极弱，不易被胆碱酯酶水解。在兽医学临床，尚无本品的药代动力学。在人体中，本品很少经由胃肠道吸收，通常内服 $30\sim90\text{min}$ 后开始发挥作用。皮下注射 $5\sim15\text{min}$ 后开始发挥作用，30min内达到高峰。大剂量内服给药后药效可持续6h，皮下注射可持续2h。皮下注射比内服给药更能增强其对泌尿道的兴奋作用。

【用途】拟胆碱药。主要用于胃肠弛缓，也用于膀胱积尿、胎衣不下和子宫蓄脓等。用于刺激小动物的膀胱收缩。也可用作食管或胃肠道的兴奋剂。

【注意】

① 甲状腺功能亢进、消化性溃疡和肠道完全阻塞、支气管哮喘、显著心动过缓及怀孕动物禁用。

② 不可作静脉或肌内注射给药。

③ 毒性远小于氨甲酰胆碱，过量中毒时可用阿托品对抗。

【用法与用量】氯化氨甲酰甲胆碱注射液：皮下注射，一次量，每1kg体重，马、牛 $0.05\sim0.1\text{mg}$；犬、猫 $0.25\sim0.5\text{mg}$。

【制剂与规格】 氯化氨甲酰甲胆碱注射液　①1mL∶2.5mg；②5mL∶12.5mg；③10mL∶25mg；④10mL∶50mg。

新斯的明
Neostigmine

【性状】 本品的甲硫酸盐为白色结晶粉末；无臭，味苦；有引湿性。本品在水中极易溶解，在乙醇中易溶。

【药理】

（1）药效学　新斯的明能抑制胆碱酯酶活性，使乙酰胆碱不能水解，提高体内乙酰胆碱的浓度，从而加强和延长乙酰胆碱的作用。新斯的明兴奋胃肠道、膀胱和子宫平滑肌的作用较强，兴奋腺体、虹膜和支气管平滑肌及抑制心血管的作用较弱；对中枢作用不明显。新斯的明对骨骼肌的作用最强，兴奋骨骼肌作用除与其抑制胆碱酯酶作用有关外，还与其能直接兴奋运动终板上的 N 受体，以及促进运动神经末梢释放乙酰胆碱有关。

（2）药动学　新斯的明内服难吸收，也不易通过血脑屏障。血浆蛋白结合率为 15%～25%。在体内部分药物被血浆胆碱酯酶水解，以季铵醇和原形从尿中排泄。经肝脏代谢的部分从胆道排出。

【用途】 用于胃肠弛缓、便秘、尿潴留、重症肌无力和胎衣不下等；也可用于阿托品过量中毒的解救。

【注意】

① 肠变位动物、支气管哮喘及孕畜等禁用。

② 肠胃机械性损伤、泌尿道阻塞和腹膜炎禁用。

③ 过量中毒时，可用阿托品解救。

④ 与非去极化型肌松药产生拮抗作用。

⑤ 可延长和加强去极化型肌松药氯化琥珀胆碱的肌肉松弛作用。

【用法与用量】 皮下、肌内注射：一次量，马 4～10mg；牛 4～20mg；羊、猪 2～5mg；犬 0.25～1mg。

【制剂与规格】 甲硫酸新斯的明注射液　①1mL∶0.5mg；②1mL∶1mg；③5mL∶5mg；④10mL∶10mg。

溴吡斯的明
Pyridostignine Bromide

【性状】 溴吡斯的明为白色或接近白色的晶状粉末；有愉悦的气味；味苦，易吸湿。易溶于水和乙醇。其注射制剂的 pH 接近 5。

【药理】 本品是一种人工合成的季铵化合物，为可逆性胆碱酯酶抑制剂。作用类似新斯的明，但较弱。本品起效缓慢，作用时间较长。本品内服吸收较差，故剂量较大。常规剂量下，可分布于体内大多数组织中，但脑、小肠壁、脂肪组织或胸腺除外，可通过胎盘。

【用途】 用于治疗重症肌无力，对后天性重症肌无力更有效。

【药物相互作用】 镁制剂拮抗其抗胆碱酯酶作用；皮质类固醇类药物能降低其抗胆碱酯酶作用。本品对非去极化作用的神经肌肉阻断药有一定的拮抗作用。阿托品具有阻断溴吡斯的明的毒蕈碱作用。

【注意】

① 对此类化合物或溴化物过敏的动物禁用。

② 机械性肠梗阻和尿路梗阻的动物禁用。

③ 支气管痉挛性疾病、甲状腺功能亢进、心搏徐缓或其他心律不齐动物慎用。

【用法与用量】用于重症肌无力内服或胃管投喂：犬、猫，每 1kg 体重 0.5～3mg。

加兰他敏
Galanthamine

【性状】本品的氢溴酸盐为白色或几乎白色的结晶性粉末；无臭，味苦。在水中溶解，在乙醇中微溶，在丙酮、氯仿、乙醚或苯中均不溶解。

【药理】本品是一种从石蒜科植物中提取的生物碱，起作用与新斯的明相似，但持效久。本品能透过血脑屏障，中枢作用较强。

【用途】同新斯的明。

【注意】同新斯的明。

【用法与用量】皮下、肌内注射：一次量，每 1kg 体重，马、牛 20～40mg，猪、羊 10～15mg。

【制剂与规格】氢溴酸加兰他敏注射液　①1mL：1mg；②1mL：2.5mg；③1mL：5mg。

二、抗胆碱药

根据对胆碱受体的选择性不同，胆碱受体阻断药可分为三类：M 胆碱受体阻断药、N_N 胆碱受体阻断药和 N_M 胆碱受体阻断药。

1. M 胆碱受体阻断药

M 胆碱受体阻断药又称节后抗胆碱药，能阻断神经元节后胆碱能神经纤维所支配的效应器细胞膜（突触后膜）上的 M 胆碱受体，具有抗 M 样作用。因不能阻断 N 受体，故对骨骼肌神经肌肉接头或自主神经节作用很小，或没有影响。常用药物有阿托品、东莨菪碱、山莨菪碱及相应的人工合成代用品等。①合成扩瞳药：后马托品（homatropine）、托吡卡胺（tropicamide）等，缩瞳时间较阿托品短。②合成解痉药：季铵类和叔胺类。季铵类内服吸收差，对胃肠道平滑肌解痉作用较强，如格隆溴铵（glycopyrronium）、奥芬溴铵（oxyphenonium bromide）等，作为消化道性溃疡的辅助药物。叔胺类解痉作用较明显，也能抑制胃液分泌，且有中枢安定作用，如贝那替秦（benactyzine）、羟苄利明（oxyphencyclimine）等。③选择性 M 受体阻断药：如哌仑西平（pirenzepine）等。可减少胃酸和胃蛋白酶的分泌，由于不进入 CNS，故无阿托品样 CNS 兴奋作用。

2. N_M 胆碱受体阻断药

N_M 胆碱受体阻断药又称神经肌肉阻断药或骨骼肌松弛药，能选择性地阻断骨骼肌运动终板突触后膜 N_M 胆碱受体，从而干扰神经冲动向骨骼肌传递，表现为骨骼肌松弛。根据作用方式和特点，可分为去极化型肌松药和非去极化型肌松药两类。

去极化型肌松药，又称为非竞争型肌松药，分子结构与乙酰胆碱相似，但与乙酰胆碱不同的是，后者被胆碱酯酶快速分解。去极化型肌松药在突触间隙保持高浓度，可与受体持续结合，从而对受体产生持续激动效应。药物作用特点是：①抗胆碱酯酶药可加重本类药物的肌松作用，故过量不能用新斯的明解救；②最初可出现短暂而不协调的肌束颤动，与药物对不同部位的骨骼肌去极化出现的先后不同有关；③连续用药可产生快速耐受性；④治疗量无神经节阻断作用。目前该类药物以琥珀胆碱（详述见第五节）最常用。

阿托品
Atropine

阿托品是从茄科植物颠茄、莨菪或曼陀罗等中提取的生物碱。

【性状】 本品的硫酸盐为无色结晶或白色结晶粉末；无臭。在水中极易溶解，在乙醇中易溶。

【药理】

（1）药效学 本品是选择性M受体激动剂，与M胆碱受体有较高亲和力，但其本身内在活性很小，一般不产生激动效应，却能阻断乙酰胆碱和拟胆碱药与M受体结合，拮抗它们对M受体的激动效应。阿托品对M受体有较高选择性，但对M受体亚型的选择性较低，且大剂量时对α_1受体和神经节N_N受体也有阻断作用。因此药理作用非常广泛，组织选择性不高，各器官对其敏感性各异，主要作用于心血管、平滑肌、眼和腺体等组织器官。随着剂量的增加，可依次出现腺体分泌减少、瞳孔扩大和调节麻痹、心率加快、胃肠道及膀胱平滑肌抑制，大剂量可出现中枢症状。

① 解除平滑肌痉挛。阿托品具有松弛内脏平滑肌作用，其作用强度与剂量的大小和内脏平滑肌的功能状态有关。治疗量的阿托品，对正常活动平滑肌的影响较小，但当平滑肌痉挛或处于过度收缩状态时，阿托品的松弛作用就很明显。在各种内脏平滑肌中，阿托品对胃肠平滑肌解痉作用最强，膀胱逼尿肌次之，而对胆管、输尿管和支气管平滑肌作用较弱。

② 抑制腺体分泌。能抑制唾液腺、支气管腺、胃肠道腺体、泪腺等的分泌，用药后可引起口干和渴感等。

③ 对心血管的影响。大剂量加快心率，而治疗量则可短暂减慢心率；可对抗迷走神经过度兴奋所致的房室传导阻滞和心律失常；大剂量可解除小动脉痉挛，改善微循环。

④ 对眼的作用。扩大瞳孔，升高眼内压，导致调节麻痹。

⑤ 对中枢的作用。大剂量阿托品有明显的中枢兴奋作用，除兴奋迷走神经中枢、呼吸中枢外，也可兴奋大脑皮层运动区和感觉区。中毒量时引起大脑和脊髓强烈兴奋。

⑥ 解毒作用。阿托品是拟胆碱药中毒的主要解毒药。家畜有机磷农药中毒时，体内乙酰胆碱大量蓄积，表现强烈的M样和N样作用。阿托品能迅速有效地解除M样作用的中毒症状，特别是解除支气管痉挛、抑制支气管腺分泌、缓解胃肠道症状和对抗心脏抑制的作用。阿托品也能解除部分中枢神经系统的中毒症状，但对N样作用的中毒症状无效。此外，阿托品也是锑剂对耕牛的心脏毒性（心律失常）、喹啉脲等抗原虫药的严重不良反应的主要解毒药。

（2）药动学 本品内服、肌内注射、吸入或气管内给药均吸收较好。静注给药，对心率的影响在3～4min内达到高峰。在全身各组织分布良好，可进入中枢神经系统，透过胎盘屏障，少量分布到乳汁中。阿托品在肝脏中代谢，经尿液排泄。有30%～50%的给药量以原形药物随尿液排出。

【用途】

① 缓解胃肠道平滑肌的痉挛性疼痛。

② 全身麻醉前给药，可减少呼吸道分泌。

③ 缓慢型心律失常，如窦房传导阻滞、房室传导阻滞等。

④ 抗休克。

⑤ 解救有机磷农药中毒。

⑥ 局部给药用于虹膜睫状体炎及散瞳检查眼底。

【注意】

① 肠梗阻、尿潴留患畜禁用。

② 较大剂量可强烈收缩胃肠括约肌，对马、牛有引起急性胃扩张、肠臌胀及瘤胃臌气的危险。

③ 过量中毒时可出现瞳孔散大、心动过速、肌肉震颤、烦躁不安、运动亢进、兴奋随之转抑制，常死于呼吸麻痹。解救时宜作对症治疗，可注射拟胆碱药对抗其周围作用，如注射毒扁豆碱等或用水合氯醛、安定、短效巴比妥类药物以对抗中枢兴奋症状，禁用吩噻嗪类药物治疗。

④ 肉食动物比草食动物敏感，猪对阿托品非常敏感。

【用法与用量】

硫酸阿托品片：内服，一次量，每 1kg 体重，犬、猫 0.02～0.04mg。

硫酸阿托品注射液：肌内、皮下或静脉注射，一次量，每 1kg 体重，麻醉前给药，马、牛、羊、猪、犬、猫 0.02～0.05mg。解救有机磷酸酯类中毒，马、牛、羊、猪 0.5～1mg；犬、猫 0.1～0.15mg；禽 0.1～0.2mg。

硫酸阿托品粉：用于蜜蜂有机磷中毒，饲喂，每标准箱，一次量，蜂 0.6g，加糖水（1∶1）250mL 混匀。

【制剂与规格】

硫酸阿托品注射液　①1mL∶0.5mg；②2mL∶1mg；③1mL∶5mg；④5mL∶25mg；⑤5mL∶50mg；⑥10mL∶20mg；⑦10mL∶50mg。

硫酸阿托品片　0.3mg。

硫酸阿托品粉　①3g；②6g。

格隆溴铵
Glycopyrrolate

【性状】 白色晶状粉末；略有苦味，无臭。1g 格隆溴铵可溶于 20mL 的水、30mL 的乙醇。商品注射液 pH 为 2～3，且含有 0.9% 的苯甲醇作为保护剂。

【药理】 本品为合成的季铵类抗毒蕈碱样作用药。与阿托品活性相似，但它不能穿透 CNS，故没有阿托品对 CNS 的不良反应。内服后吸收不完全。犬，静注给药，1min 内起效。肌内注射和皮下注射给药后，30～45min 出现峰效。会导致迷走神经松弛作用持续 2～3h，止泻作用可持续 7h。内服给药后，本品的抗胆碱作用可能持续 8～12h。脂溶性差，不易穿透 CNS 或眼，仅有极少量透过胎盘屏障。一般在给药后 0.5～3h，血清中已无药物。小部分被代谢，大部分以原形从粪便和尿中排出。

【用途】 用作抗胆碱药的前驱麻醉剂使用。还用于治疗窦性心律过缓、不完全的神经传导阻滞。当用拟胆碱药如新斯的明或吡斯的明，扭转由非去极化肌肉弛缓引起的神经肌肉阻滞时，格隆溴铵可同时给药，阻止由拟胆碱药引起的外周性毒蕈碱样作用。

【注意】

① 对本品过敏或妊娠动物禁用。

② 与其他药物间相互作用与阿托品相似。

【用法与用量】

犬：①作为麻醉的辅助性用药，静脉注射、肌内注射或皮下注射，每 1kg 体重 0.011mg。②用于慢性心律失常的辅助性治疗，静脉注射或肌内注射，每 1kg 体重 0.011mg。③用于减少多涎（症），皮下注射，每 1kg 体重 0.01mg。

猫：①作为麻醉的辅助性用药，肌内注射，每 1kg 体重 0.011mg。②用于慢性心律失常的辅助性治疗，静脉注射或肌内注射，每 1kg 体重 0.005～0.01mg，皮下注射，每 1kg 体重 0.01～0.02mg。

【制剂与规格】格隆溴铵注射液　0.2mg/mL，20mL 瓶装。仅用于犬猫。

胺戊酰胺
Aminopentamide

【药理】抗胆碱药。与阿托品相比，有更强的减少结肠收缩效应，有更弱的散瞳和分泌唾液效应。据报道，也能减少胃酸分泌。

【用途】用于治疗犬猫急性腹腔内脏痉挛、幽门痉挛或肥大性胃炎及相关恶心、呕吐和/或腹泻。

【注意】有抗胆碱药过敏史、甲状腺功能亢进或心功能不全继发的心动过速、心肌缺血、急性出血引起的心脏功能不稳定、肠道阻塞性疾病、麻痹性肠闭塞、严重溃疡性大肠炎、闭塞性尿道疾病、青光眼或重症肌无力动物不宜应用本药（用于对抗毒蕈碱样作用治疗所继发的不良反应除外）。

【用法与用量】

犬：①胃炎，肌内注射、皮下注射或内服，0.1～0.5mg，每 8～12h 给药 1 次。②用于缓解消化不良或吸收不良综合征的里急后重症状，皮下注射或肌内注射每 1kg 体重 0.1～0.4mg，每日 2～3 次。③止吐，皮下注射或肌内注射，每 1kg 体重 0.1～0.4mg，每日 2～3 次。

猫：①止吐，皮下注射或肌内注射，每 1kg 体重 0.1～0.4mg，每日 2～3 次。②顽固性肠炎的二线辅助治疗，皮下注射，每 1kg 体重 0.1～0.4mg，每日 2～3 次。

【制剂与规格】

胺戊酰胺硫酸氢盐片剂　0.2mg，仅用于犬猫。

胺戊酰胺硫酸氢盐注射液　0.5mg/mL，规格 10mL/瓶。

东莨菪碱
Scopolamime

【性状】本品的氢溴酸盐为无色结晶或白色结晶性粉末；无臭，微有风化性。在水中易溶，在乙醇中略溶，在氯仿中极微溶解，在乙醚中不溶。

【药理】本品为叔胺类生物碱，作用与阿托品相似。散瞳和抑制腺体分泌作用较阿托品强。对心血管、支气管和胃肠平滑肌的作用较弱。中枢作用与阿托品不同，治疗剂量具中枢抑制作用。中枢作用因剂量和动物种类而异，如犬、猫，小剂量抑制，大剂量兴奋，而马属动物均表现兴奋。内服给药易从胃肠道吸收，体内分布广泛，可通过血脑屏障和胎盘。主要在肝脏代谢。

【用途】与阿托品相似。

【注意】

① 马属动物麻醉前给药应慎重，因本品对马可产生明显兴奋作用。

② 心律紊乱患畜慎用。

【用法与用量】皮下注射：一次量，马、牛 1～3mg；羊、猪 0.2～0.5mg；犬 0.1～0.3mg。

【制剂与规格】氢溴酸东莨菪碱注射液 ①1mL：0.3mg；②1mL：0.5mg。

第七节 拟肾上腺素药和抗肾上腺素药

能与去甲肾上腺素或肾上腺素结合的受体，称为肾上腺素能受体。其属 G 蛋白偶联受体，根据对拟肾上腺素类药物敏感性的不同，分为 α 和 β 两类。一般 α 受体为兴奋作用，β 受体是抑制作用（心脏除外）。

α 受体分为 α_1 和 α_2 亚型。α_1 受体主要分布于血管平滑肌、瞳孔开大肌、胃肠道括约肌、肾脏和脑。α_2 受体主要存在于去甲肾上腺能及胆碱能神经末梢的突触前膜，负反馈调节去甲肾上腺素等递质的释放，间接影响效应器官的反应；α_2 受体也存在于肝细胞、血小板、脂肪细胞、血管平滑肌和脑内。β 受体分 β_1、β_2 和 β_3 型。β_1 受体主要分布于心脏、肾小球旁细胞。β_2 受体主要分布于平滑肌、骨骼肌和肝脏，此外还分布于突触前膜，激动后可正反馈地促进突触前膜内递质的释放。β_3 受体主要分布于脂肪细胞、心脏，可能对脂肪分解有调节作用。

肾上腺素能药物是通过与肾上腺素受体结合而发挥药理作用，根据其内在活性的不同，分为肾上腺素受体激动药（拟肾上腺素药）和肾上腺素受体阻断药（抗肾上腺素药）。

一、拟肾上腺素药

拟肾上腺素药，能与肾上腺素受体结合，并激活肾上腺素受体，产生类似肾上腺素作用。拟肾上腺素药对受体的选择性和分类如表 6-1 所示。

表 6-1 拟肾上腺素药对受体的选择性和分类

拟肾上腺素药类别	主要激动受体
α 和 β 拟肾上腺素药	
肾上腺素	α_1 受体、α_2 受体和 β_1 受体、β_2 受体
多巴胺	α_1 受体和 β_1 受体
麻黄碱	α_1 受体、α_2 受体和 β_1 受体、β_2 受体
α 拟肾上腺素药	
去氧肾上腺素、甲氧明	α_1 受体
可乐定、羟甲唑啉	α_2 受体
去甲肾上腺素、间羟胺	α_1 受体、α_2 受体和 β_1 受体
β 拟肾上腺素药	
多巴酚丁胺	β_1 受体
沙丁胺醇、特布他林	β_2 受体
异丙肾上腺素	β_1 受体和 β_2 受体

肾上腺素
Adrenaline

【性状】肾上腺素由肾上腺髓质嗜铬细胞分泌。药用肾上腺素由动物肾上腺提取或人工合成。其盐酸盐为白色或类白色结晶性粉末；无臭，味苦。化学性质不稳定，遇光、热易分解，特别是在中性或碱性溶液中易氧化，变为粉红色或棕色而失活，在酸性溶液中较稳定。

【药理】本品是 α 和 β 受体激动剂，药理作用主要表现为兴奋心血管系统、抑制支气管平滑肌和促进新陈代谢。本品可兴奋心脏，激动心脏 β_1 受体，加强心肌收缩力，加快心率，加速传导，增加心输出量。扩张冠状血管，改善心肌供血。但可增加心肌耗氧量，提高心肌兴奋性，如剂量过大或静脉注射过快，可引起心律失常，甚至心室纤颤。收缩或扩张血管，激动血管 α 受体使皮肤黏膜血管强烈收缩，腹腔内脏尤其是肾血管显著收缩。本品还可激动 β_2 受体，使骨骼肌血管和冠状血管扩张；升高血压，常用量使收缩压升高，舒张压不变或下降；大剂量使收缩压和舒张压均升高。对平滑肌的作用，激动支气管平滑肌 β_2 受体，可迅速而强大地松弛支气管平滑肌。激动 α 受体，收缩支气管黏膜血管，减轻支气管黏膜水肿。抑制胃肠平滑肌蠕动，收缩幽门和回盲括约肌，但当括约肌痉挛时，又有抑制作用。收缩虹膜辐射肌，使瞳孔扩大，对有瞬膜的动物可引起瞬膜收缩。对子宫平滑肌作用较复杂，与动物种类、性周期的不同阶段和妊娠与否等因素有关。

肌内、皮下注射吸收良好，前者吸收略快，可立即出现强烈作用，而皮下注射一般 5～10min 后出现作用。肾上腺素不能通过血脑屏障，但能通过胎盘屏障和分泌到乳汁中。主要通过神经末梢的摄取和代谢终止其作用。在肝脏和其他组织中则由单胺氧化酶、儿茶酚胺氧位甲基转移酶代谢灭活。

【用途】
① 心室内注射，抢救心功能骤然减弱或心脏骤停。
② 皮下注射、肌内注射或缓慢静脉注射抢救过敏性休克。
③ 皮下注射或肌内注射治疗荨麻疹、血清病和血管神经性水肿等过敏反应，缓解支气管哮喘。
④ 局部用 1∶5000～1∶100000 溶液，制止鼻衄、牙龈出血、手术野渗血等出血。
⑤ 每 100mL 局麻药液中，加入 0.1% 肾上腺素溶液 0.5～1mL，使局麻药液含 1∶100000～1∶200000 肾上腺素，以收缩局部小血管，延缓局麻药吸收，从而延长局麻时间并避免吸收中毒。

【注意】
① 器质性心脏疾患、甲状腺功能亢进、外伤性及出血性休克等患畜慎用。
② 可引起心律失常，表现为过早搏动、心动过速，甚至心室纤维性颤动。
③ 用药过量尚可致心肌局部缺血、坏死。
④ 皮下注射误入血管或静脉注射剂量过大、速度过快，可使血压骤升、中枢神经系统抑制和呼吸停止。
⑤ 注射液如变色即不得使用。

【药物相互作用】①碱性药物如氨茶碱、磺胺类的钠盐、青霉素钠（钾）等可使本品失效。②某些抗组胺药（如苯海拉明）可增强其作用。③酚妥拉明可拮抗本品的升压作用。普萘洛尔可增强其升高血压的作用，并拮抗其兴奋心脏和扩张支气管的作用。④强心苷可使心肌对本品更敏感，合用易出现心律失常。⑤本品与催产素、麦角新碱等合用，可增强血管收缩，导致高血压或外周组织缺血。⑥本品与全麻药如水合氯醛合用时，易发生心室颤动。亦不能与洋地黄、钙剂合用。

【用法与用量】
皮下注射：一次量，马、牛 2～5mg；羊、猪 0.2～1mg；犬 0.1～0.5mg。

静脉注射：一次量，马、牛 1～3mg；猪、羊 0.2～0.6mg；犬 0.1～0.3mg。

【制剂与规格】盐酸肾上腺素注射液　①0.5mL：0.5mg；②1mL：1mg；③5mL：5mg。

去甲肾上腺素
Noradrenaline

【性状】本品的重酒石酸盐为白色或几乎白色的结晶性粉末；无臭，味苦，遇光、空气易变质。易溶于水，在乙醇中微溶，在氯仿或乙醚中不溶。

【药理】本品主要激动 α 受体，但不及肾上腺素强；对 β 受体的兴奋作用较弱，尤其对支气管平滑肌和血管上的 $β_2$ 受体影响很小。对冠状血管以外的小动脉和小静脉几乎都有收缩作用，其中以皮肤黏膜和肾血管的收缩最强，从而使总外周阻力增加。对心脏 $β_1$ 受体的兴奋作用较肾上腺素弱，可使心输出量增加，但大剂量时，因增加外周阻力，心输出量并不增加甚至下降。可升高血压，增加休克时心、脑等重要器官的血液供应，故有利于休克的恢复。

内服可致黏膜血管收缩且易受碱性肠液破坏，皮下或肌内注射因局部血管剧烈收缩亦很少吸收，故均不能作为临床给药途径。静脉注射后，能迅速分布全身组织，但不易通过血脑屏障。血中去甲肾上腺素大部分被交感神经末梢主动摄取而消除，小部分未被摄取的则在肝脏被单胺氧化酶、儿茶酚胺氧位甲基转移酶代谢灭活。代谢物及少量原形药物从尿排出。

【用途】用于由外周循环衰竭引起的早期休克。

【注意】
① 出血性休克禁用，器质性心脏病、少尿、无尿及严重微循环障碍等禁用。
② 限用于休克早期的抢救，并在短时间内小剂量静脉滴注。长期大量应用可导致血管持续地强烈收缩，而加重组织缺血、缺氧，反使休克恶化，并因肾血流量减少，而引起急性肾功能衰竭。用药期间，应监测尿量。
③ 因静脉注射后在药物体内迅速被组织摄取，作用仅维持几分钟，故应采用静脉滴注，以维持有效血药浓度。
④ 静脉滴注时严防药液外漏，以免引起局部组织坏死。如发现外漏时，应更换注射部位，热敷，并用 0.5%普鲁卡因或 1%酚妥拉明局部浸润注射。

【药物相互作用】①本品与洋地黄毒苷同用，因心肌敏感性升高，易致心律失常。②本品与催产素、麦角新碱等合用，可增强血管收缩，导致高血压或外周组织缺血。

【用法与用量】静脉滴注：一次量，马、牛 8～12mg；羊、猪 2～4mg。临用前稀释成每 1mL 含 4～8μg 药液。

【制剂与规格】重酒石酸去甲肾上腺素注射液　①1mL：2mg；②2mL：10mg。

异丙肾上腺素
Isoprenaline

【性状】本品的盐酸盐为白色或类白色结晶性粉末；无臭，味微苦；遇光或空气渐变色，在碱性溶液中更易变色，水溶液接触空气逐渐分解而变粉红色。本品在水中易溶，在乙醇中略溶，在氯仿或乙醚中不溶。

【药理】本品为强大的 β 受体激动剂，对 β_1 和 β_2 受体缺乏选择性。对 α 受体几乎无作用。兴奋心脏作用强大，可使心肌收缩力加强、心率加快，其加速传导和加快心率的作用较肾上腺素强。可扩张血管，并以扩张骨骼肌血管及冠状血管为主。大剂量静脉注射明显降压。松弛支气管平滑肌作用显著，略强于肾上腺素，但不能收缩支气管黏膜的血管，故消除支气管黏膜水肿的效果不如肾上腺素。

内服后，本品在胃肠道灭活，在肝脏代谢。舌下给药不能完全吸收且 30min 后才起效。静注见效快，停止给药后药效只持续几分钟。其药物活性主要由于组织吸收而消失，在肝脏及其他器官中被儿茶酚氧位甲基转移酶降解成活性微弱的代谢物。

【用途】

① 异丙肾上腺素可治疗房室传导阻滞（缓慢静脉滴注）和抢救心脏骤停（心室内注入）。

② 可用于血容量已补足而心输出量较低，外周阻力较高的休克。抢救休克时，在补足血容量的前提下，静脉滴注本药可改善微循环。

③ 异丙肾上腺素也用于解除支气管痉挛。

【注意】

① 心肌炎及甲状腺功能亢进时禁用。

② 剂量过大，特别是在缺氧情况下，易引起心律失常。

③ 抗休克时，应事先补足血容量，否则可导致血压下降。

【用法与用量】静脉滴注：一次量，马、牛 1～4mg，猪、羊 0.2～0.4mg，用时加入 5% 葡萄糖溶液 500mL 中；犬 1mg，猫 0.5mg，用时加入 5% 葡萄糖溶液 250mL 中。

【制剂与规格】盐酸异丙肾上腺素注射液 2mL：1mg。

二、抗肾上腺素药

抗肾上腺素药，通过阻断肾上腺素受体，从而产生拮抗去甲肾上腺素能神经递质或肾上腺素受体激动药作用。按照作用可分为 5 类：α 肾上腺素能阻断剂、β 肾上腺素能阻断剂、中枢阻断剂、肾上腺素能神经元阻断剂和单胺氧化酶抑制剂。

1. α 肾上腺素能阻断剂

α 肾上腺素能阻断剂简称 α 受体阻断剂，能与去甲肾上腺素或 α 受体激动剂竞争 α 受体，从而拮抗其对 α 受体的激动作用。主要作用表现在心血管系统，产生对心脏、血管和血压的作用。这类药物能突出肾上腺素的 β 受体作用，导致动、静脉扩张，外周阻力下降以至血压下降，也能防治肾上腺素诱发的心律不齐和震颤。α_2 受体被阻断后，血中肾上腺素和去甲肾上腺素含量反射性增加，这也是该类药物能增强心脏活力的原因之一。α 受体阻断剂主要有酚妥拉明（phentolamine）、酚苄明（phenoxybenzamine）、妥拉唑林（tolazoline）、哌唑嗪（prazosin）、育亨宾（yohimbine）、麦角碱类（ergot alkalords）、氯丙嗪和氟哌啶醇等。

2. β 肾上腺素能阻断剂

β 肾上腺素能阻断剂简称为 β 受体阻断剂，依据本类药物的特异选择性，又分为非选择性 β 受体阻断剂、选择性 β_1 受体阻断剂和选择性 β_2 受体阻断剂。非选择性 β 受体阻断剂对 β_1 和 β_2 受体均有作用，常用药物有普萘洛尔（propranolol）、纳多洛尔（nadolol）、噻吗洛尔（timolol）等，在兽医临床主要用于因交感功能亢进所致的心律不齐，在心肌坏死中减少氧耗。选择性 β_1 受体阻断剂可使心肌的收缩力、自主性、传导速度和心率下降、心肌耗氧降低、心绞痛改善；对静息状态患畜作用小，但对运动状态患畜作用明显；还能阻断肾上腺素引起的高血糖症。选择性 β_1 受体阻断剂常用药物美托洛尔（metoprolol）和阿替洛尔（atenolol）。选择性 β_2 受体阻断剂引起支气管收缩，加剧或恶化支气管哮喘，防止肾、肺及其他脏器和骨骼肌 β_2 受体介导的静脉和小动脉扩张，药物有丁氧胺（butoxamine）。

3. 中枢性阻断剂

中枢性阻断剂，主要作用是抑制交感神经元从中枢神经系统向外周传出。典型的中枢阻断剂是 α-甲基多巴（α-methyldopa），其进入中枢神经系统后，经脱羧和羟化，在中枢的肾上腺素能神经元内形成 α-甲基去甲肾上腺素。这种假性神经递质具有很强的 α_2 受体激动作用，在中枢系统内，使中枢的交感传出兴奋性下降、血压降低。

4. 肾上腺素能神经元阻断剂

肾上腺素能神经元阻断剂，本类药物不是阻断受体，而是作用于突出前神经末梢，使储存的内源性神经递质（去甲肾上腺素）耗竭，或直接阻止递质释放。主要药物有胍乙啶（guanethidine）、溴苄胺（bretylin）和利血平（reserpine）。

5. 单胺氧化酶抑制剂

单胺氧化酶抑制剂，曾用作抗高血压药，因毒性大而弃用。近年来用于治疗抑郁症和某些焦虑症。

酚妥拉明
Phentolamine

【性状】本品的甲磺酸盐为白色或类白色的结晶性粉末；无臭，味苦。本品在水或乙醇中易溶，在氯仿中微溶。

【药理】本品为短效 α 受体阻断药。与 α 受体结合力弱，作用温和，作用时间短暂。本品对 α_1、α_2 受体选择性较低，通过阻断 α_1 受体和直接舒张血管使外周血管阻力降低，血压下降，反射性加强心肌收缩力，加快心率，心输出量增加。此外，还有拟胆碱作用，表现胃肠道平滑肌兴奋。酚妥拉明内服生物利用度低。

【用途】犬休克治疗。解除微循环障碍。适用于感染性、心源性和神经性休克。

【注意】
① 胃溃疡、胃炎及十二指肠溃疡慎用。
② 注意补充血容量，最好与去甲肾上腺素伍用。
③ 与拟交感胺类药同用，使后者周围血管收缩作用抵消或减弱。

【用法与用量】用于犬、猫休克静脉滴注，一次量，5mg，以 5% 葡萄糖注射液 100mL 稀释缓慢静注。

【制剂与规格】甲磺酸酚妥拉明注射液　5mg/mL。

阿替美唑
Atipamezole

【性状】无色的液体。

【药理】本品为高效的 α_2 肾上腺素受体阻断剂（拮抗剂），选择性和竞争性地抑制 α_2 肾上腺素受体。阿替美唑能消除（或抑制） α_2 肾上腺素受体激动剂右美托咪定注射液或美托咪定注射液产生的镇静与止痛作用，但不会逆转其他类别的镇静剂、麻醉剂或止痛剂的作用。

肌内注射后快速吸收，在大约 10min 内达到峰浓度。通常在注射后 5～10min 内动物有明显开始苏醒的迹象，具体情况取决于右美托咪定或美托咪定产生的镇静作用的深度与持续时间。血清中的消除半衰期小于 3h。阿替美唑主要在肝中氧化，代谢产物主要通过尿液排泄。

【用途】用于解除犬和猫右美托咪定的镇静和止痛作用及逆转其他作用，如心血管作用和呼吸作用。

【注意】

① 右美托咪定或美托咪定镇静的犬给予本品后立即出现短暂的收缩压降低，动脉血压在随后 10min 内与给予本品前相比出现短暂的升高，这与 α_2 肾上腺素受体激动剂的作用相反，可能是由于阿替美唑诱导的外周血管舒张。

② 给予本品后通常在 3min 内快速消除右美托咪定或美托咪定引起的心动过缓。与肌内注射右美托咪定相比，当静脉注射右美托咪定时，本品对心率的影响更大。给予美托咪定的犬或静脉注射右美托咪定的犬在给予本品后可能不会恢复到镇静前的心率，并且部分犬暂时地出现高于基线的心率升高。注射本品后呼吸频率增加。

③ 本品可突然逆转镇静，因此应谨慎处理刚给予本品的犬。在处理刚从镇静中苏醒过来的犬时应考虑到犬会出现不安或攻击行为的可能，特别是有神经过敏或恐惧倾向的犬。还要防止犬从高处跌落。

④ 多种药物联合使用时要谨慎。

⑤ 本品逆转与右美托咪定或美托咪定镇静有关的临床症状时，生理状况可能无法立即或只是暂时转至镇静前的状态，应监测犬是否出现再次镇静。静脉注射 α_2 肾上腺素受体激动剂的犬比肌内注射的犬更有可能出现再次镇静。应密切监测动物是否出现持续体温降低、心动过缓和呼吸抑制的症状，直至完全恢复。

⑥ 本品尚未在育种犬、4 月龄以下或小于 2kg 的犬中进行安全性评价，因此不建议将本品用于上述以及妊娠、哺乳的犬。

⑦ 本品不得供人使用。放在儿童接触不到的地方。本品直接接触皮肤、眼睛或嘴部后会被吸收并可能引起刺激。一旦发生意外的眼睛接触，用水冲洗 15min。一旦发生意外的皮肤接触，用肥皂和水冲洗。脱掉污染的衣物。如果出现刺激或其他不良反应（例如心率增加、震颤、肌肉痉挛），请就医。一旦发生意外的口服或注射，请就医。

⑧ 因本品常伴随右美托咪定或美托咪定使用，所以不得用于以下情况的犬：心脏病、呼吸失常、患有肝或肾疾病、休克、严重虚弱或者处于极度热、冷或疲劳重压的犬。不得用于已知对本品过敏的犬。

⑨ 注意按 $\mu g/kg$ 计算，剂量是随着体重的增加而减少的。对于猫，注射盐酸阿替美唑剂量不得超过前面给予右美托咪定的 8 倍。

⑩ 过量使用本品会引起短暂的多动和心动过速，通常症状轻微，几小时即可恢复，一般不需要治疗。

【用法与用量】肌内注射：给药剂量与之前给予的盐酸右美托咪定注射液（多咪静）相比，①按 mL 计算，对于犬，与之前给予的盐酸右美托咪定注射液（多咪静）体积相同；对于猫，减半。②按 $\mu g/kg$ 计算，对于犬，为之前给予的盐酸右美托咪定注射液（多咪静）剂量的 10 倍；对于猫，为之前的 5 倍。

【制剂与规格】盐酸阿替美唑注射液 10mL：50mg。

盐酸苯噁唑

Idzoxan Hydrochloride

【性状】无色至微黄色澄明液体。

【药理】本品为 α_2 肾上腺素受体拮抗剂。对作用 α_2 受体的激动剂（赛拉嗪类）有特异性拮抗作用，可拮抗胍诺沙苄（guanoxabenz）诱导的活动减少和可乐定诱导的体温下降、呼吸抑制作用。

静脉注射给药时苯噁唑的代谢呈线性动力学效应，半衰期为 $24.4 \sim 27.9 \text{min}(1 \sim 10\text{mg/kg})$，平均残留时间 $34.2 \sim 40.5\text{min}$，总的血浆清除率 $0.057 \sim 0.078 \text{ L/(kg·min)}$，稳态时的表观分布容积为 $1.95 \sim 3.18\text{L/kg}$。

【用途】用于赛拉嗪麻醉的动物催醒或过量中毒时的解救。

【注意】

① 用于拮抗盐酸赛拉嗪过量中毒急救时，应增加 1 倍用量。

② 禁用于食品动物。

【用法与用量】肌内注射：一次量，每 1kg 体重，鹿 $0.1 \sim 0.3\text{mg}$。

【制剂与规格】盐酸苯噁唑注射液 $2\text{mL}:60\text{mg}$。

普萘洛尔

Propranolol

【性状】本品的盐酸盐味苦、无臭、白色或类白色粉末；pKa 为 9.45，熔点为 161℃。易溶于水和乙醇。其为等量左旋和右旋异构体组成的消旋体。

【药理】本品又名心得安，为非选择性 β 肾上腺素受体阻断药。仅左旋体对 β_1、β_2 受体有阻断作用，但对 β_1、β_2 受体选择作用低，无内在拟交感活性。阻断心肌 β_1 受体，使心率减慢，心肌收缩力和排出量减低，冠脉血流量下降，心肌耗氧量明显减少，肝脏和肾脏的血流量减少、血压降低，抑制去甲肾上腺素引起的心动过速。阻断 β_2 受体，增加气管阻力，防止偏头痛，提高子宫活性，降低血小板凝集，抑制心肌和骨骼肌糖原分解，以及增加循环系统中的嗜酸性细胞。

本品内服吸收良好，但在犬，肝脏的首过效应使生物利用度可降低到 $2\% \sim 27\%$。甲状腺功能亢进的猫比正常猫对本品有更高的生物利用度。脂溶性很高，容易透过血脑屏障。在犬的表观分布容积为 $3.3 \sim 11\text{L/kg}$。也可穿过胎盘并进入母乳，但水平较低。本品主要通过肝脏代谢。有低于 1% 的药物以原形随尿排出。在犬，消除半衰期为 $0.77 \sim 2\text{h}$，在马则少于 2h。

【用途】抗心律失常。如犬节律障碍，猫不明原因的心肌疾病等。

【注意】

① 患有明显心率衰竭、对此类药物敏感、高于 1 级的心脏传导阻滞、窦性心动过缓时禁用此药，患有支气管痉挛肺病的病例也应禁用。

② 用药过量时，可能导致低血压和心动过缓症状，也可能出现中枢神经系统症状（抑制，甚至发生癫痫）、支气管痉挛、低血糖、高钾血症、呼吸抑制、肺水肿、心律失常、心搏暂停等症状。

③ 普萘洛尔对抗拟交感神经药（间羟异丙肾上腺素、特布他林、肾上腺素、苯丙醇胺等）的作用；与抑制心肌的麻醉药共同使用时，可加剧心肌的抑制；西咪替丁可降低普萘洛

尔的代谢，提高其血药浓度；呋塞米可增强普萘洛尔的作用；苯巴比妥、利福平和苯妥因诱导转氨酶可加快其代谢；普萘洛尔可增强筒箭毒碱和琥珀胆碱的作用。

【用法与用量】犬、猫用于心律失常，缓慢静注，每 1kg 体重 0.02mg。若内服，开始每 1kg 体重 0.1～0.2mg，每 8h 一次，最高到每 1kg 体重 1.5mg；心衰竭的辅助治疗，内服，每 1kg 体重 0.1～0.2mg，每 8h 一次；用于噪声恐惧症，内服，5～40mg/只，每 8h 一次。

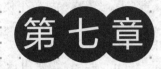

作用于消化系统药物

动物的消化系统疾病是兽医临床中的多发病。消化系统疾病种类较多，发病原因多样，畜禽的喂养方式与饲料质量改变、环境卫生差、使役过度或不当以及细菌性或病毒性传染病和中毒等因素，均可导致消化系统的功能障碍。总体可分为原发性和继发性消化系统疾病，前者主要是由于饲料品质不良、饲养管理不善等引起，而后者则是由某些疾病如传染病、寄生虫病、中毒性疾病等引起。

无论何种原因引起的消化系统疾病，其治疗原则都是相同的，即首先应在解除病因、改善饲养管理的前提下，针对其消化功能障碍合理使用调节消化功能的药物进而取得良好的效果。作用于消化系统的药物较多，这些药物主要通过调节胃肠道的运动和消化腺的分泌，维持胃肠道内环境和微生态平衡，从而改善和恢复消化系统功能。兽医临床常用的消化系统药物根据其药理作用和临床应用，可分为健胃药、助消化药、瘤胃兴奋药（反刍促进药）、抗酸药、制酵药、消沫药、泻药及止泻药。

第一节　健胃药和助消化药及利胆药

一、健胃药

凡能促进动物唾液和胃液的分泌，调整胃的功能活动，提高食欲和加强消化的药物称为健胃药。健胃药种类多，其中大多数为植物性药物。根据其性质和药理作用特点可分为：苦味健胃药、芳香性健胃药和盐类健胃药。

（一）苦味健胃药

苦味健胃药多来源于植物如龙胆、大黄、马钱子等。该类药物具有强烈的苦味，内服时可刺激舌的味觉感受器，通过迷走神经反射性地兴奋大脑皮层的食物中枢，增加唾液和胃液的分泌，从而增强消化功能。虽然许多含有生物碱等成分的植物都具有较强烈的苦味，如黄连、延胡索、益母草等，但由于具有各自的特殊作用，因而不列为苦味健胃药，但这些药物内服时仍有一定的苦味健胃作用。

苦味健胃药一般主要用于大家畜的食欲不振、消化不良等。常在饲喂前经口投服，但反复多次使用同一种苦味健胃药，味觉感受器可能会产生一定程度的适应性，从而使药效逐渐降低。因此本类健胃药常与其他健胃药配合使用，并且使用几天后应更换其他类健胃药。中小家畜多厌恶苦味，故较少使用。

苦味健胃药应用注意事项：①应用时最好使用散剂、酊剂或舐剂并经口投服，使其与口腔味觉感受器充分接触以便发挥作用，不可直接投入胃中，否则影响药效；②宜在家畜饲喂前 5～30min 给药；③使用量不宜过大，以免抑制胃酸的分泌；④不宜长期或反复多次使用，否则因产生适应性而影响药效，可与其它健胃药交替使用。

龙胆
Radix Gentianae

龙胆为龙胆科植物条叶龙胆（*Gentiana manshurica* Kitag.）、龙胆（*Gentiana scabra* Bge.）、三花龙胆（*Gentiana triflora* Pall.）或坚龙胆（*Gentiana rigescens* Franch.）的干燥根茎和根，其主要有效成分为龙胆苦苷（约 2%）、龙胆糖（4%）、龙胆碱（约 0.15%）。

【性状】本品粉末为淡黄棕色；味甚苦。

【药理】本品性寒味苦，强烈的苦味能刺激口腔内舌的味觉感受器，通过迷走神经反射性地兴奋食物中枢，促进唾液、胃液分泌以及促使游离盐酸盐相应增多，从而加强消化和提高食欲。一般与其他药物配成复方散剂、酊剂、舐剂等剂型，经口给药。本品对胃肠黏膜无直接刺激作用，亦无明显的吸收作用。

【用途】临床主要用于动物的食欲不振、消化不良或某些热性病的恢复期等。

【用法与用量】

龙胆末：内服，一次量，马、牛 30～60g；驼 50～100g；羊、猪 5～15g；犬 1～5g；猫 0.5～1g；兔、禽 1.5～3g。

龙胆酊：马、牛 50～100mL；驼 60～150mL；羊、猪 5～10mL；犬、猫 1～3mL。

复方龙胆酊（苦味酊）：马、牛 50～100mL；羊、猪 5～20mL；犬、猫 1～4mL。

龙胆碳酸氢钠片：内服，羊、猪 10～30 片；犬、猫 2～5 片。

【制剂与规格】

龙胆酊　由龙胆末 100g，加 40%乙醇 1000mL 浸制而成。

复方龙胆酊（苦味酊）　由龙胆 100g、陈皮 40g、草豆蔻 10g，加 60%乙醇适量浸制成 1000mL。

马钱子
Semen Strychni

马钱子为马钱科植物马钱（*Strychnos nux-vomica* L.）的干燥成熟种子，冬季采集成熟果实，取出种子晒干而成。其最主要有效成分为士的宁，其次为马钱子碱，还有微量的番木鳖次碱、伪番木鳖碱、伪马钱子碱等。

【性状】本品粉末为灰黄色，无臭，味苦。

【药理】本品小剂量经口内服时，主要发挥其苦味健胃作用，加强消化和提高食欲，对胃肠平滑肌也有一定的兴奋作用。其中所含士的宁有效成分在小肠中很容易被吸收，用量稍大即可出现吸收作用，引起中枢兴奋，表现为脊髓兴奋，骨骼肌收缩加强。中毒时引起骨骼肌强直痉挛等。

【用途】 临床作健胃药和中枢兴奋药时，用于治疗家畜的食欲不振、消化不良、前胃弛缓、瘤胃积食等。

【注意】

① 本品安全范围较窄，其所含的士的宁易被吸收引起中枢兴奋，不宜生用、不宜多服久服。应用时严格控制剂量，连续用药不得超过 1 周，以免发生蓄积中毒。中毒时可用巴比妥类药物或水合氯醛解救，并保持环境安静，避免各种刺激。

② 孕畜禁用。

【用法与用量】

马钱子粉：内服，一次量，马、牛 1.5～6g；羊、猪 0.3～1.2g。

马钱子流浸膏：内服，一次量，马 1～2mL；牛 1～3mL；羊、猪 0.1～0.25mL；犬 0.01～0.06mL。

马钱子酊：马 10～20mL；牛 10～30mL；羊、猪 1～2.5mL；犬、猫 0.1～0.6mL。

【制剂与规格】

马钱子流浸膏 由马钱子 1000g 加乙醇适量浸制而成，棕色液体，味极苦。

马钱子酊 由马钱子流浸膏 83.4mL，加 45% 乙醇稀释至 1000mL 制成。

（二）芳香健胃药

芳香健胃药均为含有挥发油、具有辛辣性或者苦味的植物药，如陈皮、桂皮、茴香等。该类药物经口内服后，对消化道黏膜有轻度的刺激作用，通过兴奋迷走神经反射继而增加胃肠消化液的分泌，促进胃肠蠕动。此外，该类药物还具有轻度抑菌、制止发酵及轻度祛痰作用。临床用于治疗消化不良、积食和轻度臌气等，健胃作用强于单纯的苦味健胃药，作用较为持久，且与其他健胃药配合使用能增加药效。

肉桂
Cortex cinnamoni

肉桂为樟科植物肉桂（*Cinnamomum Cassia* Presl）的干燥树皮，又称桂皮。其含有 1%～2% 挥发性桂皮油及鞣酸、黏液质、树脂等，挥发油中有效成分以桂皮醛为主。

【性状】 本品粉末为红棕色，气味浓烈，味甜，辣。

【药理】 本品性热而味辛甘。桂皮中的有效成分对胃肠黏膜有缓和的刺激作用，能增强消化功能、消除胃肠积气、缓解胃肠痉挛性疼痛。此外，具有中枢和末梢性扩张血管的作用，改善血液循环。

【用途】 临床用于治疗风寒感冒、消化不良、胃肠臌气、产后虚弱、四肢厥冷等。

【注意】 出血性疾病及妊娠动物慎用，以免引起流产。

【用法与用量】 肉桂酊：马、牛 30～100mL；羊、猪 10～20mL。

【制剂与规格】 肉桂酊 由桂皮末 200g 加 70% 乙醇 1000mL 浸制而成。

小茴香
Fructus Foeniculi

小茴香为伞形科植物茴香（*Foeniculum vulgare* Mill.）的干燥成熟果实。其含挥发油 3%～8%，主要有效成分为茴香醚、右旋小茴香酮。

【性状】 本品性温、味辛。

【药理】 本品对胃肠黏膜有温和的刺激作用，能增强消化液的分泌，促进胃肠蠕动，减轻胃肠臌气，起健胃驱风作用。配合氯化铵使用，可增强氯化铵的祛痰功效。

【用途】 临床作健胃药，用于治疗消化不良、积食、胃肠臌气等。与氯化铵合用可用于驱浓痰、制止干咳。

【用法与用量】 茴香散：内服，马、牛 200～300g；羊、猪 30～60g。

小茴香酊：内服，一次量，马、牛 40～100mL；羊、猪 15～30mL。

【制剂与规格】

小茴香酊　由 20％小茴香末和适量 60％乙醇制成的酊剂。

茴香散　由小茴香、肉桂、槟榔、白术、木通等制成。

干姜
Rhizoma Zingiberis

干姜为姜科植物姜（*Zingiber of ficinale* Rosc.）的根茎的干燥物。干姜内含有挥发油、姜辣素、姜酮、姜烯酮等有效成分。

【性状】 本品性热、气香特异、味辛辣。

【药理】 本品经内服后能明显刺激消化道黏膜，促进消化液的分泌，使食欲增加，并能抑制胃肠道异常发酵和促进气体排出，因此具有较强的健胃驱风作用。

此外，本品具有反射性兴奋中枢神经的作用，能使延髓中的呼吸中枢和血管运动中枢兴奋，促进和改善血液循环，增加发汗。

【用途】 临床用于机体虚弱，消化不良，食欲不振，胃肠气胀等。

【注意】

① 干姜对消化道黏膜有强烈的刺激性，使用其制剂时应加水稀释后服用，以减少黏膜的刺激。

② 孕畜禁用，以免引起流产。

【用法与用量】

姜流浸膏：马、牛 5～10mL；羊、猪 1.5～6mL；犬 2～5mL。

姜酊：马、牛 40～60mL；羊、猪 15～30mL；犬、猫 2～5mL。

【制剂与规格】

姜流浸膏　由干姜 1000g，加适量 90％乙醇浸制而成。棕色液体，有姜的香气，味辣。

姜酊　由姜流浸膏 200mL 和 90％乙醇 1000mL 制成。

（三）盐类健胃药

动物胃肠道中的消化液存在着酸与碱的动态平衡，当饲养管理不当或其他原因引起酸性升高时（如胃酸分泌增多），酸与碱的动态平衡将发生改变，可导致消化不良。盐类健胃药主要通过盐类药物在胃肠道中的渗透压作用，轻微地刺激胃肠道黏膜，反射性地引起消化液分泌，增进食欲，以恢复正常的消化功能。

盐类健胃药主要使用人工矿泉盐、碳酸氢钠等。

人工矿泉盐
Artificial Mineral Salts

本品由干燥硫酸钠 44％、碳酸氢钠 36％、氯化钠 18％和硫酸钾 2％混合制成。

【性状】 本品为白色粉末；易溶于水，水溶液呈弱碱性反应，pH 值为 8～8.5。

【药理】本品具有多种盐类的综合作用。内服少量时，能轻度刺激消化道黏膜，促进胃肠的分泌和蠕动，从而产生健胃作用。小剂量还有利胆作用，可用于胆道炎、肝炎的辅助治疗。内服大量时，其中的主要成分硫酸钠在肠道中可解离出 Na^+ 和不易被吸收的 SO_4^{2-}，由于渗透压作用，使肠管中保持大量水分，并刺激肠壁增强蠕动，软化粪便，而引起缓泻作用。

【用途】临床用于消化不良、胃肠弛缓、慢性胃肠卡他、早期大肠便秘等。

【注意】

① 因本品为弱碱性类药物，禁与酸类健胃药配合使用。

② 内服作泻剂应用时宜大量饮水。

【用法与用量】内服：健胃，一次量，马 50～100g，牛 50～150g，羊、猪 10～30g；缓泻，一次量，马、牛 200～400g；羊、猪 50～100g。

碳酸氢钠
Sodium Bicarbonate

碳酸氢钠俗称小苏打。

【性状】本品为白色结晶性粉末；无臭，味微咸，在潮湿空气中即缓慢分解；易溶于水，水溶液呈弱碱性反应，水溶液放置稍久，或振荡，或加热，其碱性即增强。在乙醇中不溶。

【药理】本品为弱碱性盐，其主要作用是中和胃酸，本品还是血液中的主要缓冲物质。

① 本品内服后，能迅速中和胃酸 $[NaHCO_3+HCl \rightarrow NaCl+CO_2\uparrow+H_2O]$，作用时间短。同时因胃中盐酸被中和，胃内容物的 pH 值升高，又能刺激胃幽门部分分泌促胃泌素，促进胃液的分泌，从而产生健胃作用。此外，当胃内容物在短时间内变成碱性，可以缓解因胃酸过多所引起的幽门括约肌痉挛，有利于胃的排空。碳酸氢钠还能溶解黏液，调节胃肠功能活动而改善消化。

② 本品内服后亦可从小肠吸收，从而产生吸收作用。当以 3%～5% 溶液静脉注射时，可增高血液的碱储，降低血液中氢离子的浓度，临床用于治疗酸中毒。

③ 体内过多的碱经尿排出时，可使尿液碱化，从而可预防某些药物如磺胺类药物在尿中析出结晶引起的中毒。

【用途】临床作酸碱平衡药，用于健胃、胃肠卡他、酸血症和碱化尿液等。

【注意】本品为弱碱性药物，禁止与酸性药物混合应用。在中和胃酸后，因可继发性引起胃酸过多，因此一般认为碳酸氢钠不是一个良好的制酸药。

【用法与用量】内服：一次量，马 15～60g，牛 30～100g，羊 5～10g，猪 2～5g，犬 0.5～2g。

【制剂与规格】碳酸氢钠片 ①0.3g；②0.5g。

二、助消化药和利胆药

凡能促进胃肠消化过程，补充消化液或其所含某些成分不足的药物均称为助消化药。当胃肠的消化功能减弱、消化液分泌不足时，必然会引起消化障碍，例如食欲不振、消化不良、反刍动物的瘤胃臌气和前胃弛缓等。助消化药一般为消化液中的主要成分，如稀盐酸、胃蛋白酶、胰酶、淀粉酶等，使用它们可补充机体消化液的分泌不足，临床上常与健胃药配合使用，可提高食欲，从而恢复正常消化功能。利胆药是具有促进胆汁分泌或胆囊排空的药物。兽医常用的主要是硫酸镁以及近年研发批准的孟布酮。

稀盐酸
Dilute Hvdrocbloric Acid

【性状】本品为无色澄清液体；约含盐酸10％，呈强酸性反应。

【药理】盐酸是胃液的主要成分之一，正常由胃底腺的壁细胞分泌，草食动物（牛）的胃内盐酸浓度为0.12％～0.38％，猪胃液中为0.3％～0.4％，肉食动物的胃内盐酸浓度更高。消化过程中盐酸的作用是多方面的，适当浓度的盐酸可激活胃蛋白酶原，使其转变成有活性的胃蛋白酶，并以酸性环境使胃蛋白酶发挥其消化蛋白作用。酸性食糜可刺激十二指肠产生胰分泌素，反射性地引起胃液、胆汁和胰液的分泌。此外，酸性环境能抑制胃肠内细菌的生长与繁殖以制止异常发酵，并可影响幽门括约肌的紧张度。消化道中的盐酸亦有利于钙、铁等矿物质营养的溶解和吸收。

【用途】临床常用于因胃酸分泌不足或缺乏引起的消化不良，食欲不振，胃内异常发酵以及马属动物急性胃扩张、碱中毒等。

【注意】

① 禁与碱类、盐类健胃药，有机酸，洋地黄及其制剂配合使用。

② 用药浓度和用量不可过大，否则因食糜酸度过高，反射性地引起幽门括约肌痉挛，影响胃的排空，而产生腹痛。

【用法与用量】以本品计。内服：一次量，马10～20mL；牛15～30mL；羊2～5mL；猪1～2mL；犬0.1～0.5mL。用时稀释20倍以上。

【制剂与规格】稀盐酸10％。

稀醋酸
Dilute Acetic Acid

【性状】本品为无色的澄清液体；有强烈的特臭，味酸，含醋酸量为5.5％～6.5％，与水或乙醇任意混合。市售食醋含醋酸约5％，醋精含醋酸约30％，都可代替稀醋酸使用。

【药理】本品内服后的作用与稀盐酸基本相同，有防腐、制酵和助消化作用。由于醋酸的局部防腐和刺激作用较强，外用对扭伤和挫伤有一定的效果。2％～3％的稀释液可冲洗口腔治疗口腔炎，0.1％～0.5％的稀释液冲洗阴道治疗阴道滴虫病等。

【用途】临床多用于治疗幼畜的消化不良，反刍动物的瘤胃臌气、前胃弛缓和马属动物的急性胃扩张等。

【注意】用前加水稀释成0.5％左右浓度。

【用法与用量】以本品计。内服：一次量，马、牛50～200mL；羊、猪2～10mL。

干酵母
Saccharomyces Siccum

本品为酵母科几种酵母菌的干燥菌体，含蛋白质不少于44.0％。

【性状】本品为淡黄色至淡黄棕色的颗粒或粉末；味微苦，有酵母的特殊臭。在显微镜下视检，多数细胞呈圆形、卵圆形、圆柱形等。

【药理】本品富含B族维生素，每克酵母含硫胺0.1～0.2mg、核黄素0.04～0.06mg、烟酸0.03～0.06mg，此外还含有维生素B_6、维生素B_{12}、叶酸、肌醇以及转化酶、麦芽糖酶等。这些物质均是体内酶系统的重要组成物质,参与体内糖、蛋白质、脂肪等代谢过程和生物氧化过程。

【用途】临床用于动物的食欲不振、消化不良以及维生素 B 族缺乏症的辅助治疗。

【注意】用量过大会发生轻度下泻。密封干燥保存。

【用法与用量】内服:一次量,马、牛 120～150g;羊、猪 30～60g;犬 8～12g。

【制剂与规格】

干酵母片　①0.2g;②0.3g;③0.5g。

干酵母粉　规格无规定。

乳酶生
Lactasin

【性状】本品为白色或淡黄色干燥粉末,有微臭,难溶于水,遇热时其效力下降。

【药理】本品为活乳酸杆菌的干燥制剂,每克乳酶生中含活的乳酸杆菌数在一千万个以上。内服进入肠内后,能分解糖类产生乳酸,使肠内酸度增高,从而抑制腐败性细菌的繁殖,并可防止蛋白质发酵,减少肠内产气。

【用途】临床主要用于防治消化不良、肠内臌气和幼畜腹泻等。

【注意】

① 由于本品为活乳酸杆菌,故不宜与抗菌药物、吸附剂、酊剂、鞣酸等配合使用,以防失效。

② 应在饲喂前服药。

【用法与用量】内服:一次量,驹、犊 10～30g;羊、猪 2～10g。

【制剂与规格】乳酶生片　①0.1g;② 0.5g;③ 1.0g。

胃蛋白酶
Pepsin

本品是从健康猪、牛、羊的胃黏膜中提取的胃蛋白酶。每 1g 中含胃蛋白酶活力不得少于 3800 单位。

【性状】本品为白色或淡黄色粉末;有引湿性;无霉败臭;溶于水,水溶液显弱酸性,但遇热(70℃以上)及碱性条件下易失效。

【药理】本品是由动物的胃黏膜制得的一种蛋白质分解酶,内服后可使蛋白质初步分解为蛋白脉,有利于蛋白质的进一步分解吸收,但不能进一步分解为氨基酸。在 0.1%～0.5%盐酸的酸性环境中作用强,pH 值为 1.8 时其活性最强。一般 1g 胃蛋白酶能完全消化 2000g 凝固卵蛋白。当胃液分泌不足、消化不良时,胃内盐酸也常不足,为充分发挥胃蛋白酶的消化作用,在用药时应灌服稀盐酸。

【用途】临床常用于胃液分泌不足或幼畜因胃蛋白酶缺乏引起的消化不良。

【注意】

① 使用时应同服稀盐酸。

② 忌与碱性药物、鞣酸、重金属盐等配合使用。

③ 温度超过 70℃时迅速失效;剧烈搅拌可破坏其活性。

【用法与用量】以胃蛋白酶计。内服:一次量,马、牛 4000～8000 单位;羊、猪 800～

1600 单位；驹、犊 1600～4000 单位；犬 80～800 单位；猫 80～240 单位。

胰酶
Pancreatin

【性状】本品为淡黄色粉末；可溶于水，遇热、酸、碱和重金属盐时易失效。

【药理】由于本品是从猪、牛、羊的胰腺中提取的含有胰蛋白酶、胰淀粉酶及胰脂肪酶等多种酶的混合物，内服后它们能分别消化蛋白质、淀粉和脂肪等。其助消化作用在中性或弱碱性环境中作用最强，为减少酸性胃液对它的破坏作用，常与碳酸氢钠配伍应用。

【用途】临床用于胰功能障碍如胰腺疾病或胰液分泌不足所引起的消化不良。

【注意】本品遇热、酸、强碱、重金属盐等易失效。

【用法与用量】内服：一次量，猪 0.5～1g，犬 0.2～0.5g。

【制剂与规格】胰酶片　①0.3g；②0.5g。

孟布酮
Menbutone

【药理作用】孟布酮为动物专用利胆药，具有刺激胃肠消化液分泌的作用，胆汁分泌可增加近 2 倍，胃液和胰液分泌量增加 5 倍之多。对副交感神经系统及其效应器（如子宫平滑肌和心肌）无兴奋作用。消化液分泌增加可促进胃肠内脂肪、蛋白质和淀粉等的消化吸收。

【用途】用于猪消化不良、食欲减退和便秘腹胀等胃肠功能障碍。可以单独使用，也可作为辅助治疗药与其他药物联合使用。

【注意】孟布酮粉不宜用于小于 10 日龄的仔猪。孟布酮注射液禁用于心律失常、高热或胆道阻塞以及妊娠晚期（妊娠期后 1/3 段）的猪，禁用于猫；肌内注射时给药部位的注射体积不超过 20mL；猪若出现心脏传导阻滞可注射强心药解救。

【用法与用量】以孟布酮计。内服：一次量，猪 10～30mg/kg，一日 1 次，连用 1～5 日。肌内注射：一次量，猪 10mg/kg，一日 1 次。必要时，对于病情严重的猪可在 24h 后重复使用。

【制剂与规格及休药期】孟布酮粉 10%。猪 6 日。

孟布酮注射液　按 $C_{15}H_{14}O_4$ 计，①10mL∶1g；②100mL∶10g。猪 7 日。

第二节　瘤胃兴奋药和胃肠运动促进药

反刍动物消化生理的主要特征是在瘤胃内进行发酵消化或微生物消化，这种瘤胃消化要比肉食或杂食动物以消化酶进行消化更为复杂。牛羊等反刍动物采食后，不经过细嚼就进入瘤胃，草料在瘤胃内被润湿和软化，经 0.5～1 h 后又被逆呕回到口腔中，再进行仔细和充分地咀嚼后咽下，经过网胃、瓣胃进入皱胃，这个过程称为反刍。反刍动物的反刍具有重要的生理功能：①可使草料得到充分的咀嚼，有利于消化，同时混入大量的唾液以中和瘤胃内因微生物发酵而产生的部分酸。②通过反刍活动可以排出瘤胃内微生物发酵所产生的气体。当饲养管理不善、饲料质量低劣，或者发生某些全身性疾病如高热、低钙血症时，均可引起瘤胃运动迟缓，反刍活动减弱或停止，造成瘤胃积食、瘤胃臌胀等一系列变化。治疗时除消除病因、加强饲养管理外，必须配合使用瘤胃兴奋药。

瘤胃兴奋药是指能促进瘤胃平滑肌收缩，加强瘤胃蠕动、促进反刍运动的药物，又称反刍兴奋药。临床上常用的瘤胃兴奋药有拟胆碱药（氨甲酰甲胆碱参见第六章第六节）、浓氯化钠注射液、甲氧氯普胺等。

甲硫酸新斯的明
Neostigmine Metilsulfate

【药理】本品为抗胆碱酯酶类拟胆碱药，能可逆性地抑制胆碱酯酶，对胃肠和膀胱平滑肌的作用强，能增强胃肠平滑肌的活动，促进蠕动和分泌，加强瘤胃反刍。此外，对骨骼肌运动终板上 N_2 受体有直接作用，促进运动神经末梢释放乙酰胆碱，从而加强骨骼肌的收缩。

【用途】临床主要用于胃肠弛缓，轻度便秘，子宫收缩无力，子宫蓄脓，胎衣不下以及重症肌无力和尿潴留等。

【注意】

① 机械性肠道梗阻的患畜及孕畜禁用。

② 发生中毒时，可用阿托品解救。

【用法与用量】肌内、皮下注射：一次量，马 4～10mg；牛 4～20mg；羊、猪 2～5mg；犬 0.25～1mg。

【制剂与规格】甲硫酸新斯的明注射液 ①1mL：0.5mg；②1mL：1mg；③5mL：5mg；④10mL：10mg。

浓氯化钠注射液
Strong Sodium Chloride Injection

【性状】本品为无色的澄明液体；pH 值 4.5～7.0。

【药理】本品为氯化钠的高渗灭菌水溶液，静脉注射后能短暂抑制胆碱酯酶活性，出现胆碱能神经兴奋的效应，可提高瘤胃的运动。血中高氯离子（Cl^-）和高钠离子（Na^+）能反射性兴奋迷走神经，使胃肠平滑肌兴奋、蠕动加强、消化液分泌增多。尤其在瘤胃功能较弱时，作用更加显著。本品一般在用药后 2～4 h 作用最强。

【用途】临床用于反刍动物前胃弛缓、瘤胃积食，马属动物胃扩张和便秘疝等。

【注意】

① 静脉注射时不能稀释，静注速度宜慢，不可漏至血管外。

② 心力衰竭和肾功能不全患畜慎用。

【用法与用量】以氯化钠计。静脉注射：一次量，每 1kg 体重，家畜 0.1g。

【制剂与规格】浓氯化钠注射液 ①50mL：5g；②100mL：10g；③250mL：25g。

西沙必利
Cisapride

【药理学】西沙必利可促进肠壁肌层神经丛副交感神经节后纤维末梢乙酰胆碱的释放，增强食管下端括约肌的张力，加强食管、胃、小肠和结肠的推进运动，加速胃的排空和肠道蠕动。其对烟碱和毒蕈碱受体无作用，也不会抑制乙酰胆碱酯酶的活性，并且对多巴胺受体的阻断作用弱，不会引起胃酸分泌增加。

【用途】适用小动物食管反流和初期胃潴留。西沙必利对猫的便秘和巨结肠症也有效果。

【注意】

① 本品不宜与抗胆碱药物及肝药酶抑制剂同时使用。

② 有严重肝脏损伤的病患应降低剂量。

【用法与用量】

犬：促消化，内服，0.5mg/kg，每日 3 次，若出现腹痛和胃肠道反应应降低剂量；缓解由食管扩张引起的反胃，内服，0.55mg/kg，每日 1～3 次；止吐，内服，0.1～0.5mg/kg，每 8h 1 次；食管炎内服，0.25mg/kg，每 8～12h 1 次，预防食管炎复发尤其有效；用于排尿障碍时刺激膀胱收缩，内服，1.05mg/kg，每 8h 1 次。

马：助消化，内服，0.1mg/kg；用于幼驹围产期昏厥，内服，10mg（总剂量），每 8～12h 1 次。

甲氧氯普胺
Metoclopramide

甲氧氯普胺又称胃复安。

【药理学】本品为多巴胺 D_2 受体阻断剂，能促进胃排空，增强幽门括约肌张力，阻止胆汁反流，并能增强食管的蠕动和食管下端括约肌的张力，阻止胃内容物返流。由于加快胃排空速度，可缩短食物对胃窦的刺激，减少胃泌素的分泌，该药还能抑制延髓催吐化学感受区，反射性地抑制呕吐中枢，改善呕吐症状。该药在体内分布良好，并能进入 CNS 和乳汁，在犬内的半衰期大约为 90min。

【用途】可用作小动物胃溃疡、胃炎、反流性食管炎及各种原因引起的腹胀和呕吐（机械性梗阻者忌用）。

【注意】

① 患有消化道出血、阻塞或穿孔病畜禁用。

② 抗胆碱药物和麻醉止痛药可拮抗该药的作用。

【用法与用量】

犬、猫：止吐，皮下注射或肌内注射，0.1～0.4mg/kg，每隔 6 h 一次或连续静脉滴注 1～2mg/(kg·d)；胃功能紊乱，饲前 30min 内服，0.2～0.4mg/kg，每日 3 次。

马：持续静注（可刺激 CNS），0.1～0.25mg/(kg·h)；驹，静注或肌内注射，0.02～0.1mg/kg，每日 3～4 次。

多潘立酮
Domperidone

多潘立酮又称吗丁啉（motilium）。

【药理】多潘立酮为多巴胺 D_2 受体阻断剂，与甲氧氯普胺作用相似。本品直接作用于胃肠壁，增强胃蠕动，促进胃排空，抑制恶心、呕吐。多潘立酮不能透过血脑屏障，不具有中枢神经系统作用。

【用途】可用作小动物胃溃疡、胃炎、反流性食管炎及各种原因引起的腹胀和呕吐。

【注意】

① 由于多潘立酮是潜在的 P-糖蛋白（P-gp）的神经毒性底物，可能会引起牧羊犬中毒（P-gp 的 4 个碱基缺失，外排作用减弱，会导致潘多立酮透过血脑屏障），因此要慎用。

② 多潘立酮不与多巴胺受体激动剂如多巴胺或多巴酚丁胺合用。

③ H₂ 受体拮抗剂（雷尼替丁等）或抗酸药可能会减少多潘立酮的吸收量。

【用法与用量】多潘立酮注射液：取本品，加适量的生理盐水，稀释至每 1mL 中含多潘立酮（DOM）5～10mg 的溶液，另取注射用促黄体素释放激素 A₂（LHRH-A₂），加生理盐水配成溶液，使每 1mL 溶液中含有 LHRH-A₂ 5～20μg 的溶液。调整所需剂量，将两种药液混匀后腹腔注射（在胸鳍基部）或肌内注射（在背鳍基部附近），雌鱼每 1kg 体重使用剂量如表 7-1。

表 7-1　雌鱼用法与用量

药品	鲤、鲫	草鱼	鲢、鳙	鲮	鳊	胡子鲇	泥鳅	团头鲂	翘嘴红鲌
DOM 剂量/mg	1～2	3～5	3～5	5	3	5	3	3	5
LHRH-A₂ 剂量/μg	3～5	5	3～5	5～10	3～5	5	3	4	5

其中青鱼进行二次催产，第一次剂量为 DOM 5mg＋LHRH-A₂ 5μg，24～48h 后进行第二次催产，剂量为 DOM 5mg＋LHRH-A₂ 10μg。

雄性亲鱼一般注射上述雌鱼亲鱼剂量的一半左右。

国外有研究报道，犬、猫作为激动剂内服 0.05～0.1mg/kg，每日 1～2 次。

马：治疗酥油草中毒，孕驹产前 10～15 天，每日内服 1.1mg/kg。若泌乳不足，持续用药至母马生产后 5 天。

【制剂与规格】多潘立酮注射液 2mL：0.1g。

马：治疗酥油草中毒，产驹前 30 天每日内服 1.1mg/kg，母马生产前至少 2 周开始内服 1.1mg/kg，每日 1 次。

第三节　制酵药与消沫药

一、制酵药

反刍动物在正常情况下，瘤胃内饲料分解所产生的大量气体，一部分可随胃内容物进入肠内而被吸收，大部分则以游离的气体形式通过嗳气排出体外，因此一般不出现臌胀。当反刍动物采食大量的易发酵或易腐败变质的饲料后，易产生大量气体，若不能及时排出，则很易导致胃肠道臌胀，严重时可引起呼吸困难、窒息甚至胃肠破裂。如果采食了大量含皂苷的植物，则因降低瘤胃内液体的表面张力，所产生的气体将以泡沫的形式混杂于瘤胃内容物中不易排出而形成泡沫性臌气。马属动物采食大量的易发酵饲料后，在胃肠道内也能快速产生大量气体，一般情况下，可因胃肠的蠕动和吸收作用而不引起臌气，但产气过多或因胃肠道平滑肌过度伸张而麻痹时，也能出现明显的胃肠臌气。

凡能制止胃肠内容物异常发酵的药物称为制酵药。良好的制酵药必须具备以下条件：作用迅速、可靠，对动物无显著不良反应。治疗胃肠道臌气时除放气和排除病因外，还应服用制酵药制止或减弱微生物的发酵过程，并通过刺激使胃肠蠕动加强，促进气体排出。

鱼石脂
Ichthammol

【性状】本品为棕黑色的黏稠性液体；有特臭。加热体积膨胀；能溶于水，水溶液呈弱酸性反应，亦可溶于醇、醚和甘油。

【药理】本品有较弱的抑菌作用和温和的刺激作用，内服能制止发酵、驱风和防腐，促进胃肠蠕动。外用时具有局部消炎、消肿作用，促使肉芽新生。

【用途】临床用于胃肠道制酵，治疗瘤胃臌胀、前胃弛缓、胃肠臌气、急性胃扩张以及大肠便秘等。

【注意】

① 临用时先加 2 倍量乙醇溶解后再用水稀释成 3%～5%的溶液灌服。

② 禁与酸性药物如稀盐酸、乳酸等混合使用。

【用法与用量】以鱼石脂计。内服：一次量，马、牛 10～30g；羊、猪 1～5g；兔 0.5～0.8g。

【制剂与规格】鱼石脂软膏　10%。

二、消沫药

牛、羊等反刍动物因采食过多含有皂苷的豆科植物（如紫苜蓿、紫云英等）后，因皂苷能降低瘤胃内液体的表面张力，使瘤胃内发酵产生的气体迅速被水膜包裹而形成大量不易破逸的黏稠性小泡，混合或夹杂在瘤胃内的糊块内容物中不易排出，即形成瘤胃泡沫性臌气。此时若使用套管针穿刺放气或应用一般制酵药，对已形成的泡沫无消沫作用，必须选用消沫药。

消沫药是一类能降低泡沫液膜的局部表面张力，迅速破坏泡沫，易于气体逸散的药物，主要用于治疗反刍动物的瘤胃泡沫性臌气病。良好的消沫药必须具备以下条件：①消沫药的表面张力较低，低于起泡液；②与起泡液不互溶，消沫药才能与泡沫液接触而降低液膜表面局部的表面张力，使液膜不均匀收缩而穿孔破裂；③能连续不断地进行消沫作用，使破裂的小气泡不断融合成更大的气泡，最后汇集为游离的气体排出体外。常用的消沫药有二甲硅油等。

二甲硅油
Dimethicone

【性状】本品为无色澄清的油状液体，无臭或几乎无臭，无味。在水或乙醇中不溶，但与氯仿、乙醚、苯、甲苯或二甲苯能任意混合。

【药理】本品的表面张力低，内服后能迅速降低瘤胃内泡沫液膜的表面张力，消除胃肠道内泡沫，缓解气胀。本品消沫作用迅速，疗效确实。用药后 5min 内产生效果，15～30min 作用最强，几乎没有毒性。

【用途】临床主要用于治疗反刍动物的瘤胃臌胀，特别是泡沫性臌气等。

【用法与用量】内服：一次量，牛 3～5g；羊 1～2g。

【制剂与规格】二甲硅油片　①25mg；②50mg。

第四节　泻药与止泻药

一、泻药

泻药是指一类能促进肠道蠕动，增加肠内容积，软化粪便，加速粪便排泄的药物。临床上主要用于治疗便秘、排出胃肠内毒物及腐败分解物，与驱虫药物合用以驱除肠道寄生虫。使用泻药时必须注意以下事项：①对于诊断未明的动物肠道阻塞不可随意使用泻药，使用泻药时防止泻下过度而导致失水、衰竭或继发肠炎等，且用药次数不宜过多。②治疗便秘时，必须根据病因而采取综合措施或选用不同的泻药。③对于极度衰竭呈现脱水状态、机械性肠梗阻以及妊娠末期的动物应禁止使用泻药。④高脂溶性药物或毒物引起中毒时，不应使用油类泻药以防止加速毒物的吸收而加重病情。

泻药按照作用机制可分为三类：①容积性泻药（亦称盐类泻药），如硫酸钠、硫酸镁等；②润滑性泻药（亦称油类泻药），如液状石蜡、植物油等；③刺激性泻药（亦称植物性泻药），如大黄、芦荟等。

（一）容积性泻药

该类药物内服后其盐离子不易被肠壁吸收，在肠内可形成高渗盐溶液，利用其渗透特性，致使大量水分及电解质在肠腔内滞留，从而扩张肠道容积，软化粪便，并对肠壁产生机械性刺激，促使肠道蠕动加快而产生致泻作用。容积性泻药多为盐类药物如硫酸钠、硫酸镁等。一般来说容积性泻药致泻作用的强弱与其离子被肠壁吸收的难易有一定的关系，越难吸收的离子产生致泻作用就越强。常见离子吸收的难易如下：$K^+ > Na^+ > Ca^{2+} > Mg^{2+}$，$Cl^- > Br^- > NO_3^- > SO_4^{2-}$。泻下时药物以稍高于等渗浓度的效果较好，硫酸钠的等渗浓度为3.2%，硫酸镁的等渗浓度为4.0%。临床使用盐类泻药时，多饮水或进行补液可提高致泻效果。

干燥硫酸钠
Dried Sodium Sulfate

【性状】本品为白色粉末；无臭；味苦、咸；有引湿性；在水中易溶，乙醇中不溶。

【药理】本品小剂量内服可轻度刺激消化道黏膜，促进胃肠分泌和蠕动，产生健胃作用。大剂量内服时在肠道中解离出 Na^+ 和 SO_4^{2-}，不易被肠壁吸收，由于渗透压作用，可使肠管中保持大量水分（据试验，480g硫酸钠约可保持15L水），软化粪便，并刺激肠壁增强其蠕动，产生泻下作用。一般单胃动物（马、猪等）经3~8h，反刍动物（牛、羊）经18h才能排便。

【用途】临床上小剂量内服可健胃，用于消化不良，常配合其他健胃药使用。大剂量用于大肠便秘，排出肠内毒物、毒素，或驱虫药的辅助用药。

【注意】
① 治疗大肠便秘时，硫酸钠的适宜浓度为4%~6%。
② 因易激发胃扩张，不适用于小肠便秘的治疗。
③ 脱水动物、肠炎患畜不宜用。
④ 使用时注意补液。

【用法与用量】内服，一次量，马100~300g，牛200~500g，羊20~50g，猪10~25g，犬5~10g。用时配成3%~4%水溶液。

硫酸镁
Magnesium Sulfate

【性状】本品为无色结晶；无臭；味苦、咸；有风化性；在水中易溶，乙醇中几乎不溶。

【药理】本品的致泻作用与硫酸钠相同。此外，镁盐还可刺激十二指肠分泌胰胆囊收缩素，能促进胰腺分泌，增强肠蠕动。

【用途】临床上小剂量内服可健胃，用于消化不良，常配合其他健胃药使用。大剂量用于大肠便秘，排出肠内毒物、毒素，或作为驱虫药的辅助用药。

【注意】

① 在某些情况下（如机体脱水、肠炎等）Mg^{2+} 吸收增多会产生毒副作用。

② 中毒时表现为呼吸浅表、肌腱反射消失，应迅速静注氯化钙进行解救。对 Mg^{2+} 中毒引起的骨骼肌松弛，可用新斯的明拮抗。

③ 因易继发胃扩张，不适用于小肠便秘的治疗。

④ 肠炎患畜不宜用。

【用法与用量】内服：一次量，马 200～500g；牛 300～800g；羊 50～100g；猪 25～50g；犬 10～20g；猫 2～5g。用时配成 6%～8% 溶液。

（二）刺激性泻药

刺激性泻药又称植物性泻药。内服后在胃中一般不发生作用，进入肠内能分解出刺激性有效成分，刺激局部肠黏膜及肠壁神经，反射性地引起蠕动增加而产生泻下作用。由于各种药物所含成分不同，它们作用的强弱及快慢也有差异。常用的刺激性泻药有：蓖麻油、大黄等。

蓖麻油
Castor Oil

本品为大戟科植物蓖麻的成熟种子经加热压榨精制而得的脂肪油。

【性状】本品为几乎无色或微带黄色的澄清黏稠液体；有微臭，味淡而微辛；在乙醇中易溶，与无水乙醇、氯仿、乙醚、冰醋酸能任意混合。

【药理】本品本身无刺激性，只有润滑性。内服到达十二指肠后，部分经胰脂肪酶作用，皂化分解为蓖麻油酸和甘油，蓖麻油酸在小肠内很快变成蓖麻油酸钠，刺激小肠黏膜，促进小肠蠕动而致泻。其他未被皂化分解的蓖麻油对肠道起润滑作用，有助于粪便排出。由于蓖麻油酸钠能被小肠吸收，故不能作用于大肠，吸收后的一部分可经乳汁排出。

【用途】临床多用于小家畜的小肠便秘，对大肠便秘作用较小。对大家畜特别是牛的泻下效果不确实。

【注意】

① 本品忌用于孕畜、患肠炎家畜。

② 由于多数驱虫药尤其是脂溶性驱虫药能溶于油，所以使用驱虫药后不能用蓖麻油等泻药，以免增进吸收而中毒。

③ 由于蓖麻油内服后易黏附于肠黏膜表面，影响消化功能，故不可长期使用。

【用法与用量】内服：一次量，马 250～400mL；牛 300～600mL；羊、猪 50～150mL；犬 10～30mL；兔、禽 1～3mL。

大黄
Radix Rhei

大黄为蓼科植物掌叶大黄（*Rheum palmatum* L.）、唐古特大黄（*Rheum tanguticum*

Maxim. ex Balf.）或药用大黄（*Rheum officinale* Baill.）的干燥根或根茎。主要有效成分为大黄素、大黄酚等。

【性状】本品粉末（最粗粉）气清香，味苦而微涩。常用其粉末与其他药物制成复方制剂。

【药理】本品的药理作用与其所含的有效活性成分密切相关。内服小剂量大黄时，主要发挥其苦味健胃作用，刺激口腔味觉感受器，通过迷走神经的反射，使唾液和胃液分泌增加，从而提高食欲，加强消化；中剂量大黄则以鞣酸的收敛作用为主，内服时因分解出的大黄鞣酸而呈收敛止泻作用；大剂量时以大黄素起主要作用，内服分解出的大黄素和大黄酸能刺激肠黏膜和大肠壁，使肠道蠕动增强而引起泻下。

大黄素和大黄酸具有明显的抗菌作用，对胃肠道内某些细菌如大肠杆菌、痢疾杆菌等都有抑制作用。此外，大黄还有利胆、利尿、增加血小板、降低胆固醇等作用。大黄末与陈石灰配合作外用时，有促进伤口愈合的作用。

【用途】临床常用作健胃药和泻药，如用于食欲不振、消化不良。

【用法与用量】

大黄末：马、牛 50～150g；驼 100～200g；羊、猪 10～20g；犬、猫 3～10g；兔、禽 1～3g。用于健胃时酌减。外用适量，调敷患处。

大黄流浸膏：马 10～25mL；牛 20～40mL；羊 2～10mL；猪 1～5mL；犬 0.5～2mL。

复方大黄酊：马、牛 30～100mL；羊、猪 5～20mL；犬、猫 1～4mL。

【制剂与规格】

大黄流浸膏　由大黄 1 000g，加 60％乙醇适量浸制而成，棕色液体，味苦而涩。

复方大黄酊　由大黄 100g、陈皮 20g、草豆蔻 20g，加 60％乙醇浸制而成。

（三）润滑性泻药

润滑性泻药又称油类泻药，是一类能润滑肠壁，软化粪便，使粪便易于排出的药物。多数为无刺激性的植物油（如豆油、花生油等）和矿物油（如液状石蜡）及动物油等。本类泻药在孕畜和患有肠炎的家畜均可应用，但禁用于排出毒物及配合驱虫药使用，防止毒物、驱虫药吸收后致使畜禽中毒。

液状石蜡
Liquid Paraffin

本品为石油提炼过程中制得的由多种液状烃组成的混合物。

【性状】本品为无色透明的油状液体；无臭，无味；在日光下不显荧光。本品在氯仿、乙醚或挥发油中溶解，在水或乙醇中均不溶。

【药理】本品内服后，在消化道中不被代谢和吸收，大部分以原形通过全部肠管，产生润滑肠道和保护肠黏膜的作用，亦可阻碍肠内水分被重吸收而软化粪便。本品作用缓和而安全。

【用途】临床可用于小肠阻塞、瘤胃积食及便秘，或用于猫预防"毛球"的形成。本品可用于孕畜和患肠炎病畜。

【注意】

① 虽然本品作用温和，但亦不宜反复使用，以免影响消化及阻碍脂溶性维生素及钙、磷的吸收等。

② 猫可加温水灌服。

【用法与用量】内服：一次量，马、牛 500～1 500mL；驹、犊 60～120mL；羊 100～300mL；猪 50～100mL；犬 10～30mL；猫 5～10mL。

二、止泻药

止泻药是指能制止腹泻，包括保护肠黏膜、吸附有毒物质和收敛、消炎的药物。依据作用特点止泻药分为保护性止泻药、抑制肠蠕动性止泻药、吸附性止泻药等。

腹泻是临床上常见的一种症状或疾病，可由化学、物理或生物学以及饲养管理等因素所引起，例如毒物、腐败分解产物、病原微生物、饲料突然改变、采食大量青草等均可能引起腹泻。腹泻是动物机体的保护性防御功能之一，但过度腹泻不仅会影响营养成分的吸收和利用，而且易造成机体内水和钠、钾、氯等离子流失，导致体内脱水和电解质平衡失调以及酸中毒，则必须使用止泻药。腹泻时应根据原因和病情，采用综合治疗措施。首先应消除原因如排出毒物、抑制病原微生物、改善饲养管理等，其次是应用止泻药物和对症治疗，如补液、纠正酸中毒等。但消除病因是主要的，若由于细菌感染引起的腹泻，首先应使用抗菌药物以控制感染。

（一）保护性止泻药

本类药物具有收敛作用，内服后不被吸收，对胃肠道中微生物、肠道的运动和分泌均不起作用，而是附着在胃肠黏膜的表面呈机械性保护作用，保护肠道黏膜减少刺激而止泻。常用的有鞣酸、鞣酸蛋白、碱式硝酸铋、碱式碳酸铋等。

鞣酸
Tannic Acid

【性状】本品为淡黄色粉末，或疏松有光泽的鳞片，或海绵状块；味涩，有微臭；易溶于水，水溶液呈酸性反应。放置过久可分解。

【药理】本品是一种蛋白质沉淀剂，能与蛋白质结合生成鞣酸蛋白，形成一层薄膜，故有收敛和保护作用。内服后主要在胃内发挥作用，鞣酸与胃内黏液蛋白结合，形成鞣酸蛋白性薄膜而覆盖在胃黏膜上。腹泻、肠炎时，该鞣酸蛋白性薄膜呈现收敛性止泻、消炎、止血和制止分泌作用。鞣酸还能沉淀金属盐及生物碱，可作为解毒药使用。

【用途】临床主要用于非细菌性腹泻和肠炎的止泻。在某些毒物（如铅、银、铜、士的宁、洋地黄等）中毒时，可用鞣酸溶液（1%～2%）洗胃或灌服，以沉淀胃肠道中未被吸收的毒物，但沉淀物结合不牢固，解毒后必须及时使用盐类泻药以加速排出。

【注意】鞣酸吸收后对肝脏有毒性。

【用法与用量】以鞣酸计。内服：一次量，马、牛 5～30g；羊、猪 2～5g。

鞣酸蛋白
Tannalbumin

【性状】本品系由鞣酸和蛋白各 50% 制成，为淡黄色或淡棕色粉末。无臭，几乎无味；不溶于水和醇，在氢氧化钠或碳酸钠溶液中易分解。

【药理】本品自身无活性，内服后在胃内不发生变化，亦不起收敛作用，但到达肠内后遇碱性肠液则逐渐分解成鞣酸及蛋白，鞣酸与肠内的黏液蛋白生成薄膜产生收敛而呈止泻作用。肠炎和腹泻时肠道内生成的鞣酸蛋白薄膜对炎症部位起消炎、止血及制止分泌作用。

【用途】临床主要用于非细菌性腹泻和急性肠炎等。

【注意】

① 在细菌性肠炎时，应先用抗菌药物控制感染后再用本品。

② 猫对本品较敏感，应慎用。

【用法与用量】内服：一次量，马 10～20g；牛 10～25g；羊 3～5g；猪 2～5g；犬 0.3～2g。

碱式硝酸铋
Bismuth Subnitrate

【性状】本品为白色粉末；无臭或几乎无臭，微有引湿性，能使湿润的蓝色石蕊试纸变成红色；在水或乙醇中不溶，易溶于盐酸或硝酸。

【药理】由于本品不溶于水，内服后大部分可在肠黏膜上与蛋白质结合成难溶的蛋白盐，形成一层薄膜以保护肠壁，减少有害物质的刺激。同时，在肠道中还可以与硫化氢结合，形成不溶性的硫化铋，覆盖在肠黏膜表面呈现机械性保护作用，也减少了硫化氢对肠道的刺激反应，使肠道蠕动减慢，出现止泻作用。此外，本品能少量缓慢地释放出铋离子，铋离子与细菌或组织表面的蛋白质结合，故具有抑制细菌的生长繁殖和防腐消炎作用。

【用途】临床常用于胃肠炎和腹泻症。

【注意】在治疗肠炎和腹泻时，可能因肠道中细菌如大肠杆菌等可将硝酸根离子还原成亚硝酸而中毒，目前多改用碱式碳酸铋。

【用法与用量】内服：一次量，马、牛 15～30g；羊、猪、驹、犊 2～4g；犬 0.3～2g。

【制剂与规格】碱式硝酸铋片　①0.3g；②0.5g。

碱式碳酸铋
Bismuth Subcarbonate

【性状】本品为白色或微淡黄色的粉末；无臭，无味，遇光可缓慢变质。在水或乙醇中不溶。

【药理】同碱式硝酸铋。

【用途】临床常用于胃肠炎和腹泻症。

【用法与用量】内服：一次量，马、牛 15～30g；羊、猪、驹、犊 2～4g；犬 0.3～2g。

【制剂与规格】碱式碳酸铋片　①0.3g；②0.5g。

碱式水杨酸铋
Bismuth Subsalicylate

【性状】本品为白色或类白色、无色、无臭的粉末；含 58% 的铋。不溶于水、甘油和乙醇。

【药理】碱式水杨酸铋具有保护作用、抗内毒素和微弱的抗菌特性。其母体化合物在小肠内分解为碱式水杨酸铋和水杨酸盐。碱式水杨酸铋的保护作用、抗内毒素和微弱的抗菌特性被认为是源于铋的作用。其水杨酸盐部分有抗前列腺素活性，从而有助于其发挥药效，并减轻分泌性腹泻的相关症状。

【用途】 在兽医临床，碱式水杨酸铋被用来治疗腹泻，也可治疗幽门螺杆菌引起的感染。

【注意】

① 由于可能发生水杨酸盐的吸收，原先患有出血障碍的患畜应慎用。

② 因为水杨酸盐成分有可能引起不良反应，本品用于猫应十分谨慎。猫对水杨酸盐敏感，不能经常使用或给予高剂量。

【药物相互作用】 含有铋的产品能减少内服四环素的吸收，如果两者需同时使用，应至少间隔 2h，并首先给予四环素。

【用法与用量】

犊牛：内服 60mL，每日 2～4 次，连用 2 日。

驹：内服，每 45 kg 体重 85～113mL，每 6～8h 1 次，或内服 60mL，每日 2～4 次，连用 2 日。

成年马：内服，每 8kg 体重 28mL，每日 3～4 次。

仔猪腹泻：内服，1.2～5mL，每日 2～4 次，连用 2 日。

犬急性腹泻：内服，每 5kg 体重 1mL，每日 3 次，治疗不应超过 5 日。

（二）抑制肠蠕动性止泻药

本类药物可抑制肠道平滑肌的过度兴奋，减缓肠蠕动，延缓肠内容物的排出时间，致使粪便变干燥而达到止泻目的。由于这类药物对机体的影响是多方面的，临床使用时应慎重。主要有阿片类和阿托品类药物。

盐酸地芬诺酯
Diphenoxylate Hydrochloride

盐酸地芬诺酯又名苯乙哌啶、止泻停。

【性状】 本品为白色或几乎白色的粉末或结晶性粉末；无臭。本品在氯仿中易溶，在甲醇中溶解，在乙醇或丙酮中略溶，在水或乙醚中几乎不溶。

【药理】 本品为阿片类似物，属非特异性的止泻药。内服后易被胃肠道吸收，能增加肠张力，抑制或减弱胃肠道蠕动的向前推动作用，收敛而减少胃肠道的分泌，从而迅速控制腹泻。

【用途】 本品为控制急性腹泻的有效药物，主要用于犬、猫的急性和慢性功能性腹泻的对症治疗。如与抗菌药物合用可治疗细菌性腹泻。

【注意】

① 不宜用于细菌毒素引起的腹泻，否则因毒素在肠中停留时间过长反而会加重腹泻。

② 用于猫时可能会引起咖啡样兴奋，犬则表现镇静。

【用法与用量】 内服，一次量，每 1kg 体重，犬 0.1～0.2mg，每隔 12h 1 次，或 0.05～0.2mg，每隔 8～12h 1 次；猫 0.08～0.1mg，每隔 12h 1 次。

（三）吸附性止泻药

本类药物性质稳定，无刺激性，一般不溶于水，内服后不吸收，但吸附性能很强，能吸附胃肠道内毒素、腐败发酵产物及炎症产物等，并能覆盖胃肠道黏膜，使胃肠黏膜免受刺激，从而减少肠管蠕动，达到止泻效果。吸附性止泻药的吸附作用属物理性质，吸附是可逆的，因此当吸附毒物时，必须用盐类泻药促使其迅速排出。常用的吸附性止泻药有药用炭、白陶土等。

药用炭
Medicinal Charcoal

【性状】本品为黑色微细粉末；无臭，无味，无砂性，无刺激性；不溶于水。

【药理学】由于本品颗粒细小，分子间空隙多，表面积大，其吸附作用很强，因而具有广泛而强的吸附力，1g 药用炭具有 $500\sim800m^2$ 表面积，可吸附大量气体、化学物质和毒素。内服到达肠道后，能与肠道中有害物质结合，如细菌、发酵物等，阻止其吸收，从而能减轻肠道内容物对肠壁的刺激，使蠕动减弱，呈现止泻作用。

【用途】临床主要用于治疗腹泻、肠炎、胃肠臌气和排出毒物（如生物碱等中毒）。

【注意】
① 本品能吸附其他药物和影响消化酶活性。
② 在用于吸附生物碱和重金属等毒物时必须以盐类泻药促其迅速排出。
③ 对于同一病例不宜反复使用，以免影响动物的食欲、消化以及营养物质的吸收等。
④ 使用时加水制成混悬液灌服。

【用法与用量】内服：一次量，马 $20\sim150g$；牛 $20\sim200g$；羊 $5\sim50g$；猪 $3\sim10g$；犬 $0.3\sim2g$。

白陶土
Kaolin

本品系天然的含水硅酸盐，用水淘洗去砂，经稀酸处理并冲洗除去杂质制成。

【性状】本品为类白色细粉；在水、稀酸或碱性溶液中几乎不溶。用水湿润后，有类似黏土的气味，颜色变深。

【药理学】本品具有一定的吸附作用，但较药用炭差。本品同时还有收敛作用。

【用途】临床主要用于治疗幼畜的腹泻病。

【用法与用量】内服：一次量，马、牛 $50\sim150g$；羊、猪 $10\sim30g$；犬 $1\sim5g$。

第五节 治疗动物胃肠道溃疡药物和止吐药

一、治疗动物胃肠道溃疡药

消化性溃疡（胃、十二指肠溃疡）是一种慢性消化系统疾病，发病率约10％。溃疡是指黏膜层的破损超过黏膜肌层，进一步发展时则可累及黏膜下层、肌层甚至浆膜层，有时甚至穿透浆膜而引起穿孔。消化道溃疡是主要发生在胃和十二指肠球部的慢性溃疡，亦可位于食管下段、幽门管等部位，溃疡的形成与胃酸、胃蛋白酶的消化作用有关。胃肠道溃疡是影响马、猪、犬、猫和动物园动物健康的主要疾病之一，主要诱因是使用可引起溃疡的药物如非甾体抗炎药、皮质激素和对胃部有刺激的药物，或者遭受应激、黏膜缺血及胃肠道炎症疾病。胃肠道溃疡对马是一个重要的医学难题，马厩限制、高强度训练、饲喂高能浓缩饲料以及竞赛压力是导致表演马和赛马胃肠道溃疡的主要原因。在病驹中溃疡更常见。现在公认消化性溃疡的发生是由于攻击性因子（胃酸分泌、胃蛋白酶的分泌、胆汁等）与防御或细胞保护（黏液分泌、碳酸氢盐分泌、前列腺素的产生）失衡所致。药物治疗的策略是平衡二者关系，以达止痛、促进愈合和防止复发的目的，主要采用抗酸剂中和胃酸、抑制胃酸分泌和增强黏膜防卫力的药物进行治疗。

（一）抗酸药

抗酸药为一类降低胃内容物酸度的弱碱性化合物，可以中和胃酸，提高胃内 pH 值，缓解胃酸过多对胃肠黏膜造成的刺激和损伤，缓解溃疡疼痛并通过螯合胆酸盐刺激前列腺素释放，促进黏液分泌保护胃肠道。

碳酸钙
Calcium Carbonate

【性状】白色极微细结晶性粉末。无臭，无味。几乎不溶于水，不溶于乙醇。

【药理学】本品为抗酸剂，抗酸作用快、强而持久。能中和胃酸，提高胃液 pH 值，降低胃和十二指肠内的酸度，减少酸性食糜对溃疡面的刺激，从而减轻疼痛。当胃液 pH 值升至 3.5～4.0 时，胃蛋白酶的活力显著减弱，有利于溃疡的愈合。

【用途】作为食管炎、胃酸过多症、消化性溃疡和胃炎的辅助药物。

【注意】

① 大剂量或长期服用碳酸钙，大量的钙会经肠道吸收，导致患畜出现高钙血症。

② 碳酸钙在中和胃酸时会产生二氧化碳，引起嗳气。

③ Ca^{2+} 进入小肠可促进胃泌素分泌，导致胃酸分泌反弹现象。

【用法与用量】内服：一次量，马、牛 30～120g；羊、猪 3～10g；犬 0.5～2g。

氢氧化镁
Magnesium Hydroxide

【性状】本品为白色粉末；无味、无臭。不溶于水、乙醇，溶于稀盐酸。

【药理学】本品为抗酸药，产生抗酸作用较强、较快，可快速调节 pH 至 3.5，应用时不产生二氧化碳。对反刍动物，氢氧化镁常用来升高瘤胃的 pH 值，并且作为缓泻药来治疗瘤胃积食综合征（急性瘤胃肿胀、瘤胃酸中毒、料食过多、充血性毒血症、瘤胃嵌塞）。

【用途】用于胃酸过多、反流性食管炎和胃炎等病症。

【注意】禁用于肾病患畜。

【用法与用量】内服，一次量，犬 5～30mL，猫 5～15mL。

【制剂】镁乳。

氢氧化铝
Dried Aluminium Hydroxide

【性状】白色无晶形粉末；无味、无臭。不溶于水或乙醇，在氢氧化钠碱溶液中溶解。

【药理学】本品中和胃酸的作用缓慢而持久，内服与胃液混合溶解后形成胶体，覆盖于黏膜及溃疡表面，形成保护性薄膜，可隔离胃酸对溃疡面的作用，有利于溃疡的愈合。此外，还能吸附胆汁及胃蛋白酶。

【用途】用于中和胃酸和胃肠黏膜保护。

【注意】本品能影响磷酸盐、四环素类、强的松、氯丙嗪、奎尼丁、异烟肼等药物的吸收和消除，长期使用会影响磷的吸收而引起磷缺乏症，严重者引起骨质疏松和肾结石。

【用法与用量】内服：一次量，马 $15\sim30g$；猪 $3\sim5g$。

（二）抑制胃酸分泌药

常用的抑制胃酸分泌药物包括三类：①H_2 受体阻断剂。②质子泵抑制剂。③M 胆碱受体阻断剂。

西咪替丁
Cimetidine

【性状】本品呈白色或类白色结晶粉末；有刺激性气味；微溶于水，可溶于乙醇。盐酸西咪替丁呈白色结晶粉末；极易溶于水和溶于乙醇。西咪替丁又称甲氰咪胍、甲氰咪胺。

【药理学】西咪替丁为 H_2 受体阻断剂，能竞争性地与壁细胞膜上的 H_2 受体结合，抑制壁细胞分泌胃酸，此外还能抑制主细胞分泌胃蛋白酶原。该药能有效抑制基础胃酸和夜间胃酸的分泌，但不能抑制白天饮食等刺激引起的胃酸分泌。西咪替丁不改变胃排空时间、胰腺或胆汁分泌等。此外，还具有明显的免疫调节作用，可逆转抑制性 T 细胞介导的免疫抑制，提高 T 淋巴细胞转化率，促进白细胞介素-2 和干扰素合成。它可阻断雄激素受体，抑制雌激素代谢，故有微弱的抗雄激素样作用。

【用途】用于减轻犬慢性胃炎引起的呕吐的对症治疗。

【注意事项】

① 本品仅用于对症治疗，建议出现持续性呕吐症状的犬在治疗前进行适当的检查以诊断病因。

② 对于肾功能不全的犬，需适当调整给药剂量。

③ 本品未进行妊娠期和哺乳期靶动物的相关研究，应在执业兽医指导下进行妊娠期和哺乳期用药。

④ 本品可能与 β 受体拮抗剂、钙通道拮抗剂、苯二氮草类、巴比妥类、苯妥英、茶碱、氨茶碱、华法林和利多卡因等药物产生临床相互作用，当合并用药时，应减低这些药物的使用剂量。

⑤ 本品可能引起胃酸升高导致药物吸收降低，需要借助酸性介质促进吸收；与氢氧化铝或氢氧化镁、甲氧氯普胺、地高辛和酮康唑的用药间隔至少为 2h。

【用法与用量】内服：$6\sim10kg$ 的犬使用 1/2 片，体重 $11\sim20kg$ 的犬使用 1 片，一日 3 次，连用 28 日。

【制剂与规格】西咪替丁片（宠物用）：0.1g。

雷尼替丁
Ranitidine

雷尼替丁又称为甲硝呋胍、呋喃硝铵，人工合成品。

【药理学】本品为第二代 H_2 受体阻断剂，抑制胃酸分泌的作用比西咪替丁强 $5\sim10$ 倍，能有效地抑制基础胃酸和白天饮食等引起的胃酸分泌，但不影响胃黏液和胰液的分泌，其抗雄激素样作用等毒副作用较轻，作用维持时间较长。犬的内服的生物利用度约81%，半衰期2.1 h。本品在肾脏可与其他药物竞争肾小管分泌。

【用途】 主要用于治疗胃肠道溃疡、胃炎、胰腺炎和急性胃肠（消化道前段）出血。

【用法与用量】 内服，一次量，驹150mg，马、犬 每1kg体重0.5mg，每日2次。

【制剂】 雷尼替丁片。

法莫替丁
Famotidine

【性状】 白色或淡黄色晶状粉末；无臭，味苦。

【药理】 法莫替丁为第三代 H_2 受体拮抗剂，其作用比雷尼替丁强14倍，可竞争性地抑制组胺生成，由此降低基础胃酸分泌，并且降低受食物、五肽胃泌素、组胺或胰岛素刺激时的胃酸分泌。法莫替丁不改变胃排空时间、胰腺或胆汁分泌等。原形物及其代谢产物主要经肾排泄，小部分通过胆汁随粪便排出。

【用途】 用于治疗或预防胃和十二指肠溃疡、尿毒症性胃炎、应激性或药物诱导的腐蚀性胃炎、食管炎、十二指肠胃返流和食管反流。

【注意】

① 对本药物过敏的动物禁用。对老年动物和肝肾功能严重损伤的动物要慎用。严重肾功能不全的动物可以考虑减少剂量。法莫替丁可能有负性肌力作用和致心律失常性，有心脏病的动物慎用。

② 法莫替丁应与抗酸剂、甲氧氯普胺、硫糖铝、地高辛、酮康唑分开服用，给药时间至少间隔2h。与其他骨髓抑制药合用时，可能会加剧白细胞减少症。

【用法与用量】 犬、猫减少胃酸分泌，内服、皮下注射、肌内注射、静注0.5mg/kg，每隔12~24h 1次；急性反射性食管炎内服，0.55~1.1mg/kg，每隔12h 1次，连用2~3周。

辅助治疗溃疡：静脉注射，马0.23mg/kg 每隔8h 1次 或0.35mg/kg 每隔12h 1次。内服，1.88mg/kg 每隔8h 1次 或2.8mg/kg 每隔12h 1次。

奥美拉唑
Omeprazole

【药理】 奥美拉唑又名洛赛克，是第一个质子泵抑制剂，是苯并咪唑取代化合物，可进入壁细胞分泌小管并在酸性（pH<4）环境中转化为亚磺酸或亚磺酰胺，活性体的硫原子与 H^+-K^+-ATP 酶上的巯基不可逆地结合，进而抑制酶活性，强大而持久地抑制胃酸分泌，疗效优于 H_2 受体阻断剂。并在抑制胃酸分泌的同时，因胃内 pH 升高而减少胃蛋白酶的分泌。

【用途】 主要用于治疗十二指肠溃疡，也用于治疗胃溃疡并能预防或治疗由致胃溃疡性药物（如非甾体抗炎药）引起的胃溃疡。

【注意】

① 因持续抑制胃酸分泌而改变胃内酸性环境，致使胃排空延迟，出现细菌移位，菌群发生改变，致使胃内细菌过度生长；另外，反射性地增加血浆胃泌素浓度，可能增加患畜胃

内肿瘤的发生风险，故不宜长期使用。

② 可对肝药酶产生抑制作用；也可能会增加酮康唑、伊曲康唑和多潘立酮的口服生物利用度。

③ 不能用于妊娠及泌乳雌马，用药后动物禁止食用。

【用法与用量】 以奥美拉唑计。内服：治疗马胃溃疡，每 1kg 体重 4mg，每日 1 次，连续给药 28 日；预防马胃溃疡复发，每 1kg 体重 2mg，每日 1 次，在治疗基础上，再连续给药至少 4 周。

【制剂与规格】 奥美拉唑内服糊剂　6.16g：2.279g。

二、止吐药

甲磺酸多拉司琼
Dolasetron Mesylate

【性状】 白色或类白色粉末；与水或丙二醇互溶，微溶于生理盐水或乙醇。

【药理】 多拉司琼通过选择性拮抗 5-HT_3 受体发挥抗恶心和止吐作用。5-HT_3 受体主要分布在 CNS 化学感受器触发区、胃肠道的迷走神经末端和肠道神经元。由化学治疗诱发引起的呕吐主要由小肠黏膜肠色素细胞释放 5-HT_3 造成。

【用途】 多拉司琼可有效治疗犬、猫严重的恶心和呕吐，特别是由肿瘤化疗药物引起的恶心呕吐。

【注意】

① 多拉司琼禁用于对本品过敏、Ⅱ到Ⅲ房室传导阻滞或显著 QT 间期延时的患畜。

② 慎用于易产生心脏传导间隔延时、低钾血症、低镁血症的动物。

③ 与抗心律失常药或利尿药合用能诱发电解质平衡紊乱、先天性 QT 综合征或蒽环类抗生素化疗药的高剂量蓄积。

④ 阿替洛尔或西咪替丁可降低其清除率，增加氢化多拉司琼的血药浓度。利福平可降低氢化多拉司琼的血药浓度。

【用法与用量】 镇吐，静注：犬、猫 0.6mg/kg，每日 1 次；化疗有关的患畜镇吐药，内服、皮下注射或静注：犬、猫 0.5mg/kg，每日 1 次。

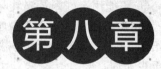

作用于呼吸系统药物

呼吸器官疾病临床常出现多痰、咳嗽、喘息等症状，是机体在病理条件下发生的一种保护性反应。动物的大多数呼吸系统疾病多因病原微生物（如细菌、病毒、支原体等）感染引起，感染性疾病除了可通过疫苗免疫预防外，临床还可用适当的化学治疗药物进行治疗。治疗呼吸系统功能紊乱的药物通常是一些针对痰、咳、喘的症状进行治疗，包括祛痰药、镇咳药、平喘药和干扰过敏反应或炎症过程的一些药物。

第一节　祛痰镇咳药

痰液是呼吸道炎症产物，可刺激呼吸道黏膜引起咳嗽。祛痰药是能增加呼吸道分泌、使痰液变稀并易于排出的药物。祛痰药还有间接的镇咳作用，因为炎症的刺激使支气管分泌增多，或因黏膜上皮纤毛运动减弱，痰液不能及时排出，黏附气管内并刺激黏膜下感受器引起咳嗽。痰液排出后，减少了刺激，则可缓解咳嗽。

祛痰药按其作用方式可分为三类。①恶心性祛痰药和刺激性祛痰药：前者如氯化铵、碘化钾等；后者则是一些挥发性物质，如桉叶油。②黏液溶解剂：如乙酰半胱氨酸。③黏液调节剂：如溴己新（溴苄环己铵）等。

因动物种属不同，本类药物对犬、马的祛痰效果良好，但对反刍动物作用不明显。

镇咳药是指能降低咳嗽中枢兴奋性、减轻或制止咳嗽的一类药物。此类药仅在阵发性或频繁性无痰干咳时才应用。咳嗽是呼吸系统受刺激时所引起的一种防御性反应，轻度咳嗽有助于祛痰，一般不需用镇咳药。但频繁剧咳或呼吸道以外疾病如胸膜、心包膜等炎症引起的干咳，可影响休息，甚至使病情加重或引起其他并发症，对治疗不利。此时在对因治疗同时，需加用镇咳药。

一般来说，药物抑制咳嗽反射的任一环节均可产生镇咳作用。目前常用镇咳药按其作用部位可分为两大类：

（1）中枢性镇咳药　直接抑制延脑咳嗽中枢而产生镇咳作用。如吗啡及其它麻醉药品包括海洛因（药品滥用法规管制药品）在过去一直被用于镇咳，可待因作为一种舐膏剂（linctus）也经常用。其它一些药物如美沙酚（dectromethorphan）、吗啉吗啡（pholcodine）亦有这方面应用。这些药物多用于干咳。

（2）末梢性镇咳药　凡抑制咳嗽反射弧中感受器、传入和传出神经以及效应器中任何一环节而止咳者，均属此类。这些药物包括甘油、蜂蜜及含有这些成分的糖浆合剂，可保护呼吸道黏膜，减少刺激而止咳；一些支气管扩张药（平喘药）缓解支气管痉挛亦可止咳。

氯化铵
Ammonium Chloride

【性状】本品为无色结晶或白色结晶性粉末；无臭、味咸、凉；有引湿性。本品在水中易溶，在乙醇中微溶。

【药理】本品内服后可刺激胃黏膜迷走神经末梢，反射性引起支气管腺体分泌增加，使稠痰稀释，易于咳出，因而对支气管黏膜的刺激减少，咳嗽也随之缓解。此外，本品被吸收至体内后，有小部分从呼吸道排出，带出水分使痰液变稀而利于咳出，对止咳也起一定作用。本品为强酸弱碱盐，是一个有效的体液酸化剂，可使尿液酸化，在弱碱性药物中毒时，可加速药物的排泄。

本品内服完全被吸收，在体内几乎全部转化降解，仅极少量原形随粪便排出。

【用途】主要适用于支气管炎初期，特别是黏膜干燥以致稠痰不易咳出的咳嗽。

【药物相互作用】

① 本品遇碱或重金属盐类即分解。

② 与磺胺类药物并用，可能使磺胺药在尿道析出结晶，发生泌尿道损害如尿闭、血尿等。

【注意】

① 单胃动物用后有恶心、呕吐反应。

② 肝脏、肾脏功能异常的患畜，内服氯化铵容易引起血氯过高性酸中毒和血氨升高，应慎用或禁用。

③ 忌与碱性药物、重金属盐、磺胺药等配伍应用。

【用法与用量】内服：一次量，马 8～15g；牛 10～25g；羊 2～5g；猪 1～2g；犬、猫 0.2～1g。

碳酸铵
Ammonium Carbonate

【性状】本品为白色半透明的结晶性硬块，具强烈的氨臭，但无焦臭；在空气中，即部分分解与挥发失去氨和二氧化碳，变为不透明，最后成为多孔易碎的块或白色粉末。遇光易变质。

【药理】本品作用、应用与氯化铵类似，但较弱。在体内不易引起酸血症。

【用法与用量】内服：一次量，马 10～25g；牛 10～30g；羊、猪 2～3g；犬 0.2～1g。

碘化钾
Potassium Iodide

【性状】本品为无色结晶或白色结晶性粉末；无臭，味咸、带苦；微有引湿性。在水中极易溶解，在乙醇中溶解。

【药理】本品内服后部分从呼吸道腺体排出，刺激呼吸道黏膜，使腺体分泌增加，痰液稀释，易于咳出，呈现祛痰作用。口服该药30min内即可在支气管分泌液中检测到碘化钾。因本品刺激性较强，不适于急性支气管炎症，常用于亚急性或慢性支气管炎的治疗。

【药物相互作用】

① 与甘汞混合后能生成金属汞和碘化汞，使毒性增强。

② 碘化钾溶液遇生物碱可生成沉淀。

【用途】用于动物慢性支气管炎。

【注意】

① 碘化钾在酸性溶液中能析出游离碘。

② 肝、肾功能低下患畜慎用。

③ 不适于急性支气管炎症。

【用法与用量】内服：一次量，马、牛5～10g；羊、猪1～3g；犬0.2～1g。

【制剂与规格】碘化钾片　①10mg；②200mg。

盐酸溴己新
Bromhexine Hydrochloride

【性状】白色或类白色结晶性粉末；无臭、无味。在乙醇或三氯甲烷中微溶，在水中极微溶解。

【药理】可溶解黏稠痰液，使痰中酸性糖蛋白的多糖纤维素裂解，黏度降低。溴己新还能抑制黏液腺和环状细胞中酸性糖蛋白的合成，使痰液中的唾液酸含量减少，黏度下降。另外还可以促进呼吸道黏膜表面的纤毛运动，促进痰液的排出，从而改善肺的功能和防御能力。本品内服自胃肠道吸收快而完全。内服后1h达峰值血药浓度。在体内绝大部分降解为代谢物随尿排出体外，仅极少部分由粪便排出。

【用途】用于慢性支气管炎的黏稠痰液不易咳出症状，以及黏液堵塞呼吸道为主要特征的鸡呼吸道疾病的辅助治疗。

【药物相互作用】本品能增加四环素类抗生素在支气管的分布浓度。

【注意】

① 内服可引起胃不适，患胃部疾病的患畜慎用。

② 蛋鸡产蛋开始前4周和产蛋期不得使用。

③ 临床应用时，配制好的药液应在12h内使用，未用完部分应废弃。

④ 包装开启后60日内有效，过期未用完部分应废弃。

⑤ 不宜在对活性物质或任何辅料过敏的情况下使用。

【用法与用量】

盐酸溴己新可溶性粉：混饮，每1L水，鸡3.3mg，每日1次，连用3～10日。

【制剂与规格及休药期】

盐酸溴己新可溶性粉　1%。鸡0日。

乙酰半胱氨酸
Acetylcysteine

【性状】白色结晶性粉末，有类似蒜的臭气，味酸，有引湿性。在水或乙醇中易溶。

【**药理**】乙酰半胱氨酸结构中的巯基裂解黏蛋白中的双硫键，降低痰液黏度，使黏痰易于咳出。本品喷雾吸入在 1min 内起效，最大作用时间为 5～10min，吸收后在肝内脱去乙酰基生成半胱氨酸，进而被代谢排出。

【**用途**】用于痰液黏稠引起的呼吸困难和咳嗽困难症状。

【**药物相互作用**】

① 本品可降低青霉素、头孢菌素及四环素等药物的药效。

② 本品与碘甘油、糜蛋白酶或胰蛋白酶存在配伍禁忌。

【**注意**】

① 不宜与铁、铜等金属及橡胶、氧化剂接触，喷雾容器应采用玻璃或塑料制品。

② 使用时应新鲜配制，未用完溶液应置冰箱内保存，48h 内用完。

③ 支气管哮喘患畜慎用或禁用。

④ 小动物于喷雾后宜运动，以促进痰液咳出，或叩击动物的两侧胸腔诱导咳嗽，以促进痰液排出。

【**用法与用量**】

以 10%～20%溶液喷雾吸入：中等动物，一次量 2～5mL。一日 2～3 次，一般喷雾 2～3 日或连续 7 日。

以 5%溶液气管内滴入：一次量，马、牛 3～5mL。一日 2～4 次。

【**制剂与规格**】喷雾用乙酰半胱氨酸　①0.5g；②1g。

磷酸可待因
Codeine Phosphate

【**性状**】白色细微的针状结晶性粉末；无臭，有风化性。在水中易溶，在乙醇中微溶，在三氯甲烷或乙醚中极微溶解。水溶液呈酸性反应。

【**药理**】本品对延髓的咳嗽中枢有选择性抑制作用，止咳作用迅速而强大。本品兼有镇痛、镇静作用，能抑制支气管腺体的分泌，可使痰液黏稠难以咳出。

本品内服后易于被胃肠道吸收，在体内主要分布于肺、肝、肾。易于透过血脑屏障和胎盘屏障，血浆蛋白结合率一般在 25%左右。代谢产物主要与葡萄糖醛酸结合经肾随尿液排出。

【**用途**】用于各种原因引起的剧烈干咳和刺激性咳嗽的镇咳，尤适于伴有胸痛的剧烈干咳；亦用于中等程度疼痛的镇痛。

【**药物相互作用**】

① 本品与抗胆碱药合用，可加重便秘或尿潴留的副作用。

② 与吗啡类药物合用时可加重呼吸中枢抑制。

③ 与肌肉松弛药合用可出现更明显的呼吸抑制。

【**注意**】

① 大剂量或长期使用易出现恶心、呕吐、便秘，以及胰腺、胆管痉挛等副作用。

② 剂量过高会导致呼吸抑制，猫可见中枢兴奋症状。

【**用法与用量**】内服：止咳，一次量，每 1kg 体重，犬 1～2mg；猫 0.5～2mg，每 6～8h 1 次；镇痛，一次量，每 1kg 体重，犬、猫 0.5～2mg，每 6～12h 1 次。

第二节 平喘药

平喘药是指能解除支气管平滑肌痉挛，扩张支气管的一类药物。有些镇咳性祛痰药因能减少咳嗽或促进痰液的排出，减轻咳嗽引起的喘息而有良好的平喘作用。对单纯性支气管哮喘或喘息性慢性支气管炎的病例，临床上常用平喘药治疗。平喘药按其作用特点分为支气管扩张药和抗过敏药物。支气管扩张药物主要使支气管平滑肌松弛，这些药物作用于支气管平滑肌和支气管黏膜上肥大细胞时，能激活这些细胞内腺苷酸环化酶，使细胞内 ATP 分解为 cAMP，提高细胞内 cAMP 浓度。cAMP 具有多种生理功能，既能使平滑肌松弛，又能抑制支气管黏膜上肥大细胞释放活性物质如组胺、慢反应物质等，从而减少由这些物质引起的黏膜充血性水肿、腺体分泌和支气管痉挛。临床常用药物有拟肾上腺素类药物（如麻黄碱、异丙肾上腺素）和茶碱类药物（如氨茶碱）等。抗过敏性平喘药包括糖皮质激素类和肥大细胞稳定药，这些药物在兽医临床很少应用。

氨茶碱
Aminophyline

【性状】本品为白色至微黄色的颗粒或粉末，易结块，微有氨臭，味苦；在空气中吸收二氧化碳并分解成茶碱，水溶液呈碱性反应。在水中溶解，在乙醇中微溶，在乙醚中几乎不溶。

【药理】本品对支气管平滑肌有直接松弛作用。其作用机制是抑制磷酸二酯酶，使 cAMP 的水解速度变慢，升高组织中 cAMP/cGMP 值，抑制组胺和慢反应物质等过敏介质的释放，促进儿茶酚胺释放，使支气管平滑肌松弛；同时还有直接松弛支气管平滑肌的作用，从而解除支气管平滑肌痉挛，缓解支气管黏膜的充血水肿，发挥平喘功效。另外，本品还有较弱的强心和利尿作用。

【药物相互作用】

① 与红霉素、四环素、林可霉素等合用时，可降低本品在肝脏的清除率，使血药浓度升高，甚至出现毒性反应。

② 与其他茶碱类药合用时，不良反应增多。

③ 酸性药物可加快其排泄，碱性药物可延缓其排泄。

④ 与儿茶酚胺类及其他拟肾上腺素类药合用，能增加心律失常的发生率。

【用途】用于缓解动物支气管哮喘等。用于缓解气喘症状。

【注意】

① 内服可引起恶心、呕吐等反应。

② 静注或静脉滴注如用量过大、浓度过高或速度过快，都可强烈兴奋心脏和中枢神经，故需稀释后注射并注意掌握速度和剂量。

③ 注射液碱性较强，可引起局部红肿、疼痛，应作深部肌内注射。

④ 肝功能低下、心衰患畜慎用。

【用法与用量】

氨茶碱片：内服，一次量，每 1kg 体重，马 5～10mg；犬、猫 10～15mg。

氨茶碱注射液：肌内、静脉注射，一次量，马、牛 1～2g；羊、猪 0.25～0.5g；犬 0.05～0.1g。

【制剂与规格】

氨茶碱片　①0.05g；②0.1g；③0.2g。

氨茶碱注射液　①2mL：0.25g；②2mL：0.5g；③5mL：1.25g。

盐酸麻黄碱
Ephedrine Hydrochloride

【性状】本品为白色针状结晶或结晶性粉末；无臭，味苦。在水中易溶，在乙醇中溶解，在三氯甲烷和乙醚中不溶。

【药理】本品既可直接激动肾上腺素 α 受体和 β 受体，产生拟肾上腺素样作用，又能促进肾上腺素能神经末梢释放去甲肾上腺素，间接激动肾上腺素受体，是一种同时有直接作用和间接作用的拟肾上腺素药物。作用较肾上腺素弱而持久，但中枢兴奋作用明显。本品对支气管平滑肌 $β_2$ 受体有较强作用，可使支气管平滑肌松弛，而其 α 效应可使支气管黏膜血管收缩，减轻充血水肿，有利于改善呼吸道阻塞，故常用作平喘药。

本品内服易吸收，皮下及肌内注射吸收更快。可通过血脑屏障进入脑脊液。不易被单胺氧化酶等代谢，只有少量在肝内代谢脱去氨基，大部分以原形从尿排出。排出快慢与尿液 pH 有关，酸化尿液可促进排出。亦可分泌至乳中。

【药物相互作用】

① 与非甾体抗炎药或神经节阻断剂同时应用可增加高血压发生的机会。

② 碱化剂（如碳酸氢钠、枸橼酸盐等）可减少麻黄碱从尿中排泄，延长其作用时间。

③ 与强心苷类药物合用，可致心律失常。

④ 与巴比妥类同用时，后者可减轻本品的中枢兴奋作用。

【用途】用于缓解气喘症状，如治疗支气管哮喘等。

【注意】

① 哺乳期家畜禁用。

② 对肾上腺素、异丙肾上腺素等拟肾上腺素类药过敏的动物，对本品亦过敏。

③ 不可与糖皮质激素、巴比妥类及硫喷妥钠合用。

【用法与用量】

盐酸麻黄碱片：内服，一次量，马、牛 0.05～0.3g；羊、猪 0.02～0.05g；犬 0.01～0.03g。

盐酸麻黄碱注射液：皮下注射，一次量，马、牛 0.05～0.3g；羊、猪 0.02～0.05g；犬 0.01～0.03g。

【制剂与规格】

盐酸麻黄碱片　25mg。

盐酸麻黄碱注射液　①1mL：0.03g；②5mL：0.15g。

盐酸异丙肾上腺素
Isoprenaline Hydrochloride

【性状】本品为白色或类白色结晶性粉末；无臭，味微苦，遇光或空气渐变色，在碱性溶液中更易变色。在水中易溶，在乙醇中略溶，在三氯甲烷或乙醚中不溶。

【药理】本品为 β 受体激动剂，对 $β_1$ 和 $β_2$ 受体均有强大的激动作用，对 α 受体几乎无作用。本品对 β_1 受体的兴奋作用,可加快心率,增强心肌收缩力,加速传导,增加心输出量和心肌耗氧量;对支气管平滑肌 β_2 受体的作用,可使支气管平滑肌松弛,作用于血管平滑肌 β_2 受体,可明显舒张骨骼肌血管,并使肾、肠系膜血管等不同程度舒张。

本品内服无效,舌下含药,可从舌下静脉迅速吸收。气雾吸入给药吸收迅速,生物利用度高。

【药物相互作用】 与其他拟肾上腺素药合用有相加作用。

【用途】 适用于治疗支气管哮喘、心源性或感染性休克,以及完全性房室传导阻滞,心脏骤停。

【注意】

① 常见口咽发干、心悸、恶心、乏力及多汗等副作用。

② 用量过大或静注速度过快易引起心律失常,甚至室颤,器质性心脏病患畜慎用。

③ 注射液忌与碱性药物配伍,否则易引起溶液浑浊或效价降低,亦不能与维生素 C、维生素 K_3、促皮质激素、盐酸四环素、青霉素、乳糖酸红霉素等配伍静脉注射。

【用法与用量】

异丙肾上腺素片内服,一次量,马、牛 50～100mg;羊、猪 20～30mg。

异丙肾上腺素注射液静脉注射,一次量,马、牛 1～4mg;羊、猪 0.2～0.4mg。一日 2～3 次。

静脉注射时加适量等渗葡萄糖溶液稀释,开始宜用小剂量并注意控制心率,大家畜每 1min 不超过 100 次。

【制剂与规格】

异丙肾上腺素片 10mg。

异丙肾上腺素注射液 2mL：1mg。

第九章

作用于血液循环系统药物

第一节　强心药

凡能提高心肌兴奋性，加强心肌收缩力，改善心脏功能的药物称为强心药。具有强心作用的药物种类很多，其中有些是直接兴奋心肌，而有些则是通过神经系统调节心脏的功能活动。常用强心药物有肾上腺素、咖啡因、强心苷等。它们的作用机制、适应证均有所不同，如肾上腺素适用于心脏骤停时的急救，咖啡因适用于过劳、中暑、中毒等过程中的急性心衰，而强心苷仅适用于急性、慢性充血性心力衰竭。因此临床必须根据药物的药理作用特点和疾病性质，合理选用。肾上腺素和咖啡因的强心作用请参考相关章节的内容，此处主要介绍治疗心功能不全的强心药。

心功能不全（心力衰竭）是指心肌因收缩力减弱或衰竭，致使心排出血量减少、静脉回流受阻等而呈现的全身血液循环障碍的一种临床综合征。此病以伴有静脉系统充血为特征，故又称充血性心力衰竭。临床表现以呼吸困难、水肿及发绀为主的综合症状。

家畜的充血性心力衰竭多由毒物或细菌毒素、过度劳役、重症贫血，以及继发于心脏本身的各种疾病如心肌炎、慢性心内膜炎等所致。临床对该病的治疗除消除原发病外，主要是使用能改善心脏功能、增强心肌收缩力的药物。强心苷至今仍是治疗充血性心力衰竭的首选药物。临床常用的强心苷类药物有洋地黄毒苷、毒毛花苷K、地高辛等。各种强心苷对心脏的作用基本相似，主要是加强心肌收缩力，但作用强度、快慢及持续时间的长短却有所不同。

除强心苷外，临床用于治疗充血性心力衰竭的药物还有血管扩张药，如α受体阻断剂，通过扩张血管，降低心脏前、后负荷，阻断心力衰竭病理过程的恶性循环，改善心脏功能，从而控制心力衰竭症状的发展。利尿药是另一种用于治疗心功能不全的药物，可用于消除水、钠潴留，减少循环血容量，降低心脏前、后负荷，常作为轻度心力衰竭的首选药和各种原因引起的心力衰竭的基础治疗药物。

洋地黄毒苷
Digitoxin

【性状】本品为白色和类白色的结晶粉末；无臭。在三氯甲烷中略溶，在乙醇或乙醚中微溶，在水中不溶。

【药理】

① 药效学　本品对心脏具有高度选择性作用，治疗剂量能明显加强衰竭心脏的收缩力（即正性肌力作用），使心肌收缩敏捷，并通过植物神经介导，减慢心率和房室传导速率（负性心率和频率）。在洋地黄毒苷作用下，衰竭的心功能得到改善，流经肾脏的血流量增加和肾小球滤过功能加强，继发产生利尿作用。中毒剂量则因抑制心脏的传导系统和兴奋异位节律点可呈现出各种心律失常的中毒症状。

洋地黄毒苷的治疗作用与毒性作用的受体是位于心肌细胞膜上的 Na^+-K^+-ATP 酶（俗称 Na^+-K^+ 泵）。当洋地黄毒苷与 Na^+-K^+-ATP 酶结合后，诱导该酶构象发生变化，抑制 Na^+-K^+ 交换，促使 Na^+-Ca^{2+} 交换。致使细胞内 K^+ 量减少，Ca^{2+} 量增加，又通过"以钙释钙"，促进肌浆网内钙的释放增加，而加强心肌收缩力。

洋地黄毒苷安全范围窄，剂量过大常可引起毒性反应。中毒症状有精神抑郁、运动失调、厌食、呕吐、腹泻、严重虚弱、脱水和心律不齐等。犬最常见的心律不齐包括心脏房室传导阻滞、室上性心动过速、室性心悸。在洋地黄化期间出现的心律不齐应怀疑为中毒症状。中毒的有效治疗方法是立即停药，维持体液和电解质平衡，停止使用排钾利尿药，内服或注射补充钾盐。中度及严重中毒引起的心率失常，应用抗心律失常药如苯妥因钠或利多卡因治疗。

② 药动学　单胃动物内服给药吸收迅速，但在反刍动物因瘤胃微生物的破坏，内服给药往往难以获得预期可靠的治疗效果。本品血浆蛋白结合率高（犬 70%～90%），在尿毒症患畜血浆蛋白结合率通常不改变。半衰期个体间差异较大，在犬的半衰期为 8～49h。在肾衰患畜半衰期通常保持不变。在猫半衰期更长，通常不推荐用于猫。

【药物相互作用】

① 与抗心律失常药、含钙的制剂、拟肾上腺素类药物等同用时，因作用加强易致心律失常。

② 与两性霉素 B、糖皮质激素类药物或失钾利尿药等同用，因易引起低血钾而致使洋地黄中毒。

③ 苯妥因钠、巴比妥钠、保泰松可使血中洋地黄毒苷浓度降低，合用时应注意调整剂量。

【不良反应】

① 胃肠道紊乱、厌食、下泻、呕吐、体重减轻。

② 较高剂量可引起心律失常。

③ 毒性作用存在种属差异性，猫对本品较敏感。

【用途】主要用于慢性充血性心力衰竭，阵发性室上性心动过速和心房颤动等。

【注意】

① 较高剂量可引起心律失常。治疗期间应监测心电图变化，以免发生毒性反应。在过去 10 天内用过任何强心苷类药物的动物，使用时剂量应减少，以免中毒。

② 低血钾能增加心脏对强心苷类药物的敏感性，不应与高渗葡萄糖、排钾性利尿药合

用。适当补钾可预防或减轻强心苷的毒性反应。

③ 除非有充血性心力衰竭发生，否则动物处于休克、贫血、尿毒症等情况下属禁忌证。

④ 在用钙盐或拟肾上腺素类药物（如肾上腺素）时慎用。

⑤ 心内膜炎、急性心肌炎、创伤性心包炎等患畜慎用。肝、肾功能障碍患畜用量应酌减。

【用法与用量】 以洋地黄毒苷计。全效量，静脉注射：每 100 kg 体重，马、牛 0.6～1.2mg；犬 0.1～1mg。维持量应酌情减少。

地高辛
Digoxin

【性状】 本品为白色结晶或结晶性粉末；无臭，味苦。在吡啶中易溶，在稀醇中微溶，在三氯甲烷中极微溶解，在水或乙醚中不溶。

【药理】 作用同洋地黄毒苷。本品内服给药吸收迅速但不完全，血浆蛋白结合率较低，约为 25%。一部分在肝脏代谢，主要经肾脏排泄，另有部分经胆汁排泄。肾功能障碍时，用药量需相应调整。半衰期变化较大，一般在 24～40h 内。反刍动物内服本品易被瘤胃微生物破坏，吸收不规则。

【用途】 适用于治疗各种原因所致的急性心衰、阵发性室上性心动过速、心房颤动和扑动等。

【药物相互作用】

① 与新霉素、对氨基水杨酸同用可减少其吸收，红霉素则能提高其血药浓度。

② 与含钙制剂同用药效增强。

【注意】

① 近期用过其他洋地黄类强心药的患畜慎用。

② 心内膜炎忌用，用药期间忌用钙注射剂。

③ 心包炎、急性心肌炎慎用。

④ 其他参见洋地黄毒苷。

【用法与用量】

地高辛片：内服，洋地黄化量，每 1kg 体重，马 0.06～0.08mg，每 8h 一次，连用 5～6 次；犬 0.025mg，每 12h 一次，连用 3 次。维持量，每 1kg 体重，马 0.01～0.02mg，犬 0.01mg，每 12h 一次。

地高辛注射液：静脉注射，洋地黄化量，每 1kg 体重，马 0.014mg，犬 0.01mg；维持量，每 1kg 体重，马 0.007mg，犬 0.005mg，每 12h 一次。

【制剂与规格】

地高辛片　0.25mg。

地高辛注射液　2mL：0.5mg。

毒毛花苷 K
Strophanthin K

【性状】 本品为白色或微黄色粉末；遇光易变质。在水或乙醇（90%）中溶解，在三氯甲烷中极微溶解，在乙醚或苯中几乎不溶。

【药理】 药理作用同洋地黄毒苷。本品内服吸收很少，且不规则。静脉注射作用快，3～

10min 即显效，0.5～2h 作用达高峰，作用持续时间 10～12h。毒毛花苷 K 在体内排泄快，蓄积性小。

【用途】主要用于充血性心力衰竭。

【药物相互作用】同洋地黄毒苷。

【注意】参见洋地黄毒苷。

【用法与用量】以毒毛花苷 K 计。静脉注射：一次量，马、牛 1.25～3.75mg；犬 0.25～0.5mg。临用前以 5％葡萄糖注射液稀释，缓慢注射。

【制剂与规格】毒毛花苷 K 注射液　①1mL：0.25mg；②2mL：0.5mg。

匹莫苯丹
Pimobendan

【药理】本品为苯并咪唑哒嗪酮衍生物，是一种非拟交感非苷类正性肌力药物，通过增强心肌纤维对钙离子的敏感性和抑制磷酸二酯酶Ⅲ型活性，发挥正性肌力作用，同时可通过抑制磷酸二酯酶起到舒张血管的作用。

【用途】用于治疗由心脏瓣膜关闭不全（二尖瓣和/或三尖瓣反流）或扩张型心肌病引起的犬充血性心力衰竭；亦可用于大型犬临床前扩张型心肌病的治疗，以及犬临床前黏液瘤性二尖瓣疾病，延缓充血性心力衰竭临床症状的发生。

【注意】

① 肥大型心肌病患犬、严重肝功能不全犬禁用本品。

② 应用后可能出现轻微的正性变时效应和呕吐。

③ β受体阻断剂和钙离子通道阻断剂（尤其是维拉帕米）可减弱本品的正性肌力作用。

【用法与用量】内服：每 1kg 体重，犬 0.25mg，一日 2 次。

【制剂与规格】匹莫苯丹咀嚼片　①1.25mg；②2.5mg；③5mg。

盐酸贝那普利
Benazepril Hydrochloride

【药理】本品为前体药物，在体内水解为贝那普利拉（benazeprilat）。贝那普利拉可抑制血管紧张素转化酶，从而阻止无活性的血管紧张素I转化为有活性的血管紧张素Ⅱ，可降低所有由血管紧张素Ⅱ所介导的效应，包括动脉与静脉的血管收缩，肾脏水、钠潴留与重吸收。此外，本品也可通过抑制肾素-血管紧张素-醛固酮系统，减轻由其介导的血管收缩和钠潴留等症状。因此，本品对心力衰竭的犬具有降压与减轻心脏负荷的作用，改善其临床症状。

【用途】用于治疗犬的充血性心力衰竭。

【注意】

① 禁用于对血管紧张素转换酶抑制剂过敏的犬。

② 禁用于妊娠期或泌乳期母犬。

③ 禁用于血压过低、血容量不足（血容量过低）、低钠血症或急性肾功能衰竭的动物。

【用法与用量】内服，每 1kg 体重，犬 0.25～0.5mg。一日 1 次。

【制剂与规格】

盐酸贝那普利咀嚼片　①5mg；②20mg。

盐酸贝那普利片　5mg。

马来酸依那普利
Enalapril Maleate

【药理】本品为前体药物。内服后在体内水解成依那普利拉（enalaprilat），后者强烈抑制血管紧张素转化酶，降低血管紧张素Ⅱ含量，造成全身血管舒张，引起降压。

【用途】作为利尿药的辅助治疗药物，用于治疗犬的二尖瓣反流或扩张型心肌病所致轻度、中度或重度充血性心力衰竭。用于改善患有轻度、中度或重度充血性心力衰竭的犬的运动耐量和存活率。

【注意】
① 不适用于有心输出量障碍的犬。
② 不应与保钾利尿药共用。
③ 不建议在妊娠期犬使用。

【用法与用量】内服：每1kg体重，犬0.5mg。一日1次。

【制剂与规格】马来酸依那普利片 ①2.5mg；②5mg；③10mg。

第二节 止血药与抗凝血药

血液系统中存在着凝血和抗凝血两种对立统一的系统，由此保证了血液的正常流动性。凝血过程极为复杂，必须在许多成分（凝血因子）的参与下方能进行。其主要过程可概括为以下4个步骤：①血管或组织损伤，凝血因子经一系列递变形成因子Ⅹa；②后者与Ca^{2+}、因子Ⅴ及血小板磷脂作用，使凝血酶原（因子Ⅱ）变成凝血酶（Ⅱa）；③在凝血酶的作用下，纤维蛋白原（因子Ⅰ）变成纤维蛋白（因子Ⅰa），产生凝血块而止血；④纤维蛋白在纤维蛋白溶酶作用下，成为纤维蛋白降解产物，使纤维蛋白（血凝块）溶解。

正常情况下，循环流动的血液不会在血管中凝固，其原因是多方面的。除了血管内壁光滑，血液未与组织损伤面接触，以及不能激活有关凝血因子外，最主要的是由于血液中含有抗凝血物质和存在纤维蛋白溶解系统。止血药和抗凝血药则是通过影响血液凝固和溶解过程中的不同环节而发挥止血或抗凝血作用。

一、止血药

止血药（促凝血药）是指能加速血液凝固或降低毛细血管通透性，促使出血停止的药物。止血药既可通过影响某些凝血因子，促进或恢复凝血过程而止血，也可通过抑制纤维蛋白溶解系统而止血。后者亦称抗纤溶药，包括氨基己酸、氨甲环酸等。能降低毛细血管通透性的药物（如肾上腺素色腙）也常用于止血。

由于出血原因很多，各种止血药作用机制亦有所不同。临床上应根据出血原因、药物功效、临床症状等采用不同的处理方法。如制止大血管出血需用压迫、包扎、缝合等方法；对毛细血管和静脉渗血或因凝血功能障碍等引起的出血，除对因治疗外，临床上适当选用止血药具有重要意义。

肾上腺素色腙
Carbazochrome

肾上腺素色腙又名安特诺新、安络血。

【性状】 本品为橘红色结晶或结晶性粉末；无臭，无味。在水、乙醇中极微溶解，在三氯甲烷和乙醚中不溶。

【药理】 本品为肾上腺素缩氨脲与水杨酸钠的复合物，能增强毛细血管对损伤的抵抗力，降低毛细血管通透性，促进断裂毛细血管端回缩而止血。对大出血无效。肾上腺素色腙内服在胃肠道内可被迅速破坏、排出。

【用途】 用于毛细血管损伤所致的出血性疾患，如鼻出血、内脏出血、血尿、视网膜出血、手术后出血及产后出血等。

【药物相互作用】 抗组胺药能抑制肾上腺素色腙的部分作用。

【注意】

① 本品中含有水杨酸，长期应用可产生水杨酸反应。

② 抗组胺药能抑制本品作用，用前 48h 应停用抗组胺药。

③ 对大出血、动脉出血疗效差。

④ 禁与垂体后叶素、青霉素、盐酸氯丙嗪混合注射。

【用法与用量】 肌内注射：一次量，马、牛 25～100mg；羊、猪 10～20mg。

【制剂与规格】 肾上腺素色腙注射液 ①2mL：10mg；②5mL：25mg。

亚硫酸氢钠甲萘醌
Menadione Sodium Bisulfite

甲萘醌又名维生素 K_3。天然的维生素 K_1 和维生素 K_2 存在于苜蓿、菠菜、西红柿和鱼糜等之内。维生素 K_3 和维生素 K_4 则为人工合成品，前者为亚硫酸氢钠甲萘醌，后者为甲萘氢醌。本品为亚硫酸氢钠甲萘醌和亚硫酸氢钠的混合物。

【性状】 本品为白色结晶性粉末；无臭或微有特臭；有引湿性；遇光易分解。在水中易溶，在乙醇、乙醚或苯中几乎不溶。

【药理】 维生素 K_3 为肝脏合成凝血酶原（因子 Ⅱ）的必需物质，另参与凝血因子 Ⅶ、Ⅸ、Ⅹ 的合成。维生素 K 缺乏可致上述凝血因子合成障碍，引起出血倾向或出血。临床用于因维生素 K 缺乏所致的出血。

天然的维生素 K_1、维生素 K_2 是脂溶性的，其吸收有赖于胆汁的增溶作用，胆汁缺乏时则吸收不良。维生素 K_3 因溶于水，内服可直接吸收，也可肌内注射给药。维生素 K 吸收后随 β 脂蛋白转运，在肝内被利用。

【药物相互作用】

① 较大剂量的水杨酸类、磺胺类药物等可影响维生素 K 的效应。

② 巴比妥类可诱导维生素 K 代谢加速。

【用途】 用于维生素 K 缺乏症和因维生素 K 缺乏所致的出血症状，以及辅助治疗鱼、鳗、鳖等水产养殖动物的出血、败血症。

【用法与用量】 以维生素 K_3 计。

亚硫酸氢钠甲萘醌注射液：肌内注射，一次量，马、牛 100～300mg；羊、猪 30～50mg；犬 10～30mg；禽 2～4mg。

亚硫酸氢钠甲萘醌粉（水产用）：拌饵投喂，一次量，每 1kg 体重，1～2mg。一日 1～2 次，连用 3 日。

【注意】

① 饮水给药应每日新鲜配制，并避免阳光直接照射。

② 维生素 K_3 可损害肝脏，肝功能不良患畜宜改用维生素 K_1。

③ 肌注部位可出现疼痛、肿胀等。

【制剂与规格及休药期】

亚硫酸氢钠甲萘醌注射液　①1mL∶4mg；②10mL∶40mg；③10mL∶150mg。

亚硫酸氢钠甲萘醌粉（水产用）　1％。

维生素 K_1
Vitamin K_1

【性状】本品为黄色至橙色澄清的黏稠液体；无臭或几乎无臭；遇光易分解。在三氯甲烷、乙醚或植物油中易溶，在乙醇中略溶，在水中不溶。

【药理】作用同维生素 K_3。维生素 K_1 为脂溶性，胆汁缺乏时内服吸收不良。注射给药作用较维生素 K_3 迅速。

【用途】用于维生素 K 缺乏症及维生素 K 缺乏所致出血症状。

【用法与用量】以维生素 K_1 计。肌内、静脉注射：一次量，每 1kg 体重，犊 1mg；犬、猫 0.5～2mg。注射液用生理盐水、5％葡萄糖注射液或 5％葡萄糖生理盐水稀释后应立即注射，未用完部分应弃之不用。

【注意】

① 静脉注射速度宜缓慢。由于在静脉注射期间或注射后可出现包括死亡在内的严重不良反应，因此静脉注射只限于其他途径无法应用的情况下。

② 肌注部位可出现疼痛、肿胀和触痛。

【制剂与规格】维生素 K_1 注射液　1mL∶10mg。

硫酸鱼精蛋白
Protamine Sulfate

【性状】本品系自适宜的鱼类新鲜成熟精子中提取的一种碱性蛋白质的硫酸盐。白色或类白色粉末；水溶液对石蕊试纸显酸性反应。本品在水中略溶，在乙醇或乙醚中不溶。

【药理】抗肝素药。本品富含精氨酸，可与强酸性的肝素结合形成复合物，使其失去抗凝血能力。1mg 的硫酸鱼精蛋白可拮抗约 100 单位的肝素，但实际用量与肝素给药后的间隔时间长短有关。

【用途】用于注射肝素过量所致出血症状。

【用法与用量】静脉注射，用量应与所用肝素量相等（1mg 鱼精蛋白可中和 100 单位肝素钠）。

【注意】

① 高浓度快速静注可发生低血压、心搏缓慢、呼吸困难等症状，故宜缓慢静注。

② 静注过量可发生纤维蛋白溶解加速，产生抗凝血作用，故应注意控制用量。

③ 连用不宜超过 3 天。

酚磺乙胺
Etamsylate

酚磺乙胺又名止血敏。

【性状】本品为白色结晶或结晶性粉末；无臭，味苦；有引湿性；遇光易变质。在水中易溶，在乙醇中溶解，在丙酮中微溶，在三氯甲烷或乙醚中不溶。

【药理】酚磺乙胺能增加血小板数量，并增强其聚集性和黏附力，促进血小板释放凝血活性物质，缩短凝血时间，加速血块收缩。此外，尚有增强毛细血管抵抗力、降低其通透性、减少血液渗出等作用。本品止血作用迅速，静注后1h作用达高峰，药效可维持4～6h。

【用途】用于各种出血，如内脏出血、鼻出血及手术后出血的预防和止血等。

【用法与用量】肌内、静脉注射：一次量，马、牛1.25～2.5g；羊、猪0.25～0.5g。

【注意】预防外科手术出血，应在术前15～30min用药。

【制剂与规格】酚磺乙胺注射液　①2mL：0.25g；②10mL：1.25g。

明胶
Gelatin

【性状】本品为淡黄色至黄色、半透明、微带光泽的粉粒或薄片；无臭；潮湿后，易为细菌分解；在水中久浸即吸水膨胀并软化，重量可增加5～10倍。在热水或甘油与水的热混合液中溶解，在乙醇、三氯甲烷或乙醚中不溶；在乙酸中溶解。

【药理】由本品制成的吸收性明胶海绵，能吸收渗出的血液，并促使血小板破裂释出凝血因子而促进血液凝固。可用作局部止血剂，亦可用作赋形剂。

【用途】用于创口渗血区止血，如手术、外伤性出血、毛细血管渗血、鼻出血等的止血。

【用法与用量】贴于出血处，再用干纱布压迫。

【注意】

① 本品为灭菌制品，使用过程中要求无菌操作，以防污染。

② 包装打开后不宜再消毒，以免延长吸收时间。

【制剂与规格】吸收性明胶海绵　①6cm×6cm×1cm；②8cm×6cm×0.5cm。

二、抗凝血药

抗凝血药是一类通过干扰某一或某些凝血因子，延缓血液凝固时间，或防止血栓形成与扩大的药物。一般分为以下4类：①主要影响凝血酶和凝血因子形成的药物，如肝素和香豆素类，主要用于体内抗凝；②体外抗凝血药，如枸橼酸钠；③促进纤维蛋白溶解药，对已形成的血栓有溶解作用，如链激酶、尿激酶等；④抗血小板聚集药，如阿司匹林、双嘧达莫、右旋糖酐等，主要用于预防血栓形成。抗凝血药在兽医临床多用于输血、血样保存、实验室血样检查。

肝素钠
Heparin Sodium

【性状】本品系自猪或牛的肠系膜中提取的硫酸氨基葡聚糖的钠盐，属黏多糖类。本品为白色或类白色粉末；有引湿性。在水中易溶。

【药理】肝素在体内、外均有抗凝血作用，对凝血过程的几乎每一步都有抑制作用。肝素钠的抗凝机制在于其可与血液中的抗凝血酶Ⅲ（ATⅢ）结合形成复合物而发挥作用。ATⅢ是一种α_2球蛋白，是凝血酶的抑制物，还可与许多凝血因子结合并抑制这些因子的活性。它可抑制的凝血过程：①灭活凝血因子Ⅻα、Ⅺα、Ⅸα、X_2、$Ⅱ_2$和Ⅷα；②络合凝血酶原

（Ⅱα）；③中和组织凝血活素（Ⅲ）。肝素与 ATⅢ 结合后，可加速 ATⅢ 的抑制凝血因子的作用。

肝素口服无效，须注射给药。在肝脏被肝素酶代谢，少量经肾脏排出。其生物半衰期变异较大，且取决于给药剂量和给药途径。

【用途】

① 治疗马和小动物的弥散性血管内凝血（DIC）。

② 各种急性血栓性疾病，如手术后血栓的形成、血栓性静脉炎等。

③ 输血及检查血液时的体外血样的抗凝。

【用法与用量】

肌内或静脉注射：每 1kg 体重，马、牛、羊、猪 100～130 单位；犬 150～250 单位；猫 250～375 单位。

体外抗凝：每 500mL 血液加肝素钠 100 单位。

实验室血样抗凝：每 1mL 血样加肝素钠 10 单位。

动物交叉循环抗凝：肌内注射，每 1kg 体重，黄牛 300 单位。

【注意】

① 本品刺激性强，肌内注射可致局部血肿，应加适量 2% 盐酸普鲁卡因溶液。

② 用量过多可致自发性出血，表现为全身黏膜和伤口出血等，可静脉注射硫酸鱼精蛋白对抗。

③ 出血性素质和伴有血液凝固障碍的各种疾病禁用。

④ 肾功能不全动物、孕畜及产后、流产、外伤和术后动物慎用。

⑤ 肝素化的血液不能用作同类凝集、补体和红细胞渗透脆性试验。

⑥ 与碳酸氢钠、乳酸钠并用，可促进肝素抗凝作用。

【制剂与规格】肝素钠注射液 ①2mL：1000 单位；②2mL：5000 单位；③2mL：12 500 单位。

枸橼酸钠
Sodium Citrate

【性状】本品为无色结晶或白色结晶性粉末；无臭，味咸、凉；在湿空气中微有潮解性，在热空气中有风化性。在水中易溶，在乙醇中不溶。

【药理】枸橼酸钠中的枸橼酸根离子能与血浆中钙离子形成难解离的可溶性络合物，使血中钙离子浓度迅速减少而产生抗凝血作用。

【用途】用于防止体外血液凝固。主要用于血液样品的抗凝。

【用法与用量】间接输血：每 100mL 血液加本品 10mL。

【注意】大量输血时，应另注射适量钙剂，以预防低血钙。

【制剂与规格】枸橼酸钠注射液 10mL：0.4g。

第三节 抗贫血药

单位容积循环血液中红细胞数和血红蛋白量低于正常时称之为贫血。贫血的种类很多，病因各异，治疗药物也不同。这里主要介绍用于缺铁性贫血和巨幼红细胞性贫血的抗贫血药。

动物缺铁性贫血是由于机体摄入的铁不足或损失过多，导致供造血用的铁不足所致。兽医临床上常见仔猪生长期、哺乳期和急性及慢性失血性贫血等。铁剂如硫酸亚铁、右旋糖酐铁等是防治缺铁性贫血的有效药物。巨幼红细胞性贫血是由于体内叶酸或（和）维生素 B_{12} 缺乏，致使幼稚红细胞成熟过程受阻所致。对于营养不良、哺乳期及妊娠期巨幼红细胞性贫血主要采用叶酸治疗，辅以维生素 B_{12}。

硫酸亚铁
Ferrous Sulfate

【性状】本品为淡蓝绿色柱状结晶或颗粒；无臭，味咸、涩；在干燥空气中即风化，在湿空气中即迅速氧化变质，表面生成黄棕色的碱式硫酸铁。在水中易溶，在乙醇中不溶。

【药理】

① 药效学　铁为构成血红蛋白、肌红蛋白和多种酶（细胞色素氧化酶、琥珀酸脱氢酶、黄嘌呤氧化酶等）的重要成分。铁缺乏不仅能引起贫血，还可能影响其他生理功能。通常正常的日粮摄入足以维持体内铁的平衡，但在哺乳期、妊娠期和某些缺铁性贫血情况下，铁的需要量增加，补铁能纠正因铁缺乏引起的异常生理症状和血红蛋白水平的下降。

② 药动学　铁盐主要以 Fe^{2+} 形式在十二指肠和空肠上段吸收，进入血循环后，Fe^{2+} 被氧化为 Fe^{3+}，再与转铁蛋白结合成血浆铁，转运至肝、脾、骨髓等组织中，与这些组织中的去铁蛋白结合成铁蛋白而贮存，并最终参与血红蛋白合成。缺铁性贫血时，铁的吸收和转运增加。铁的代谢发生在一个近乎封闭的系统内，由血红蛋白破坏所释放的铁可被机体重新利用，只有少量的铁通过毛发、肠道、皮肤等细胞的脱落排泄。另有少量的铁经尿、胆汁和乳汁排泄。

【药物相互作用】

① 稀盐酸可促进 Fe^{3+} 转变为 Fe^{2+}，有助于铁剂的吸收，与稀盐酸合用可提高疗效；维生素 C 能防止 Fe^{2+} 氧化，因而利于铁的吸收。

② 钙剂、磷酸盐类、含鞣酸药物、抗酸药等均可使铁沉淀，妨碍其吸收。

③ 铁剂与四环素类药物可形成络合物，互相妨碍吸收。

【不良反应】

① 内服对胃肠道黏膜有刺激性，大量内服可引起肠坏死、出血，严重时可致休克。

② 铁能与肠道内硫化氢结合生成硫化铁，使硫化氢减少，减少了对肠蠕动的刺激作用，可致便秘，并排黑粪便。

【用途】用于防治缺铁性贫血。

【用法与用量】内服：一次量，马、牛 2～10g；羊、猪 0.5～3g；犬 0.05～0.5g；猫 0.05～0.1g。临用前配成 0.2%～1% 溶液。

【注意】

① 禁用于消化道溃疡、肠炎等。

② 不宜与钙剂、磷酸盐类、含鞣酸药物、抗酸药以及四环素药物同时使用。

枸橼酸铁铵
Ferrous ammonium Citrate

【性状】本品为棕红色透明的薄鳞片或棕褐色颗粒，或棕黄色粉末；无臭，味咸；有引湿性，在潮湿空气中逐渐潮解，遇光易变质。易溶于水，不溶于乙醇或乙醚。

【药理】药理作用同硫酸亚铁。由于枸橼酸铁铵中的铁为三价铁，因此在体内必须还原成二价铁才能被吸收，故不如硫酸亚铁易吸收，但本品内服无刺激性。

【用途】适用于治疗轻度缺铁性贫血。

【药物相互作用】同硫酸亚铁。

【用法与用量】内服：一次量，马、牛 5～10g；猪 1～2g。

【注意】本品遇光易变质；禁用于消化道溃疡、肠炎等。

【制剂与规格】枸橼酸铁铵溶液　10%。

右旋糖酐铁注射液
Iron Dextran Injection

【性状】本品为右旋糖酐与氢氧化铁的络合物，为棕褐色或棕黑色胶体溶液。在热水中略溶，在乙醇中不溶。

【药理】药理作用同硫酸亚铁。右旋糖酐铁肌注后主要通过淋巴系统缓慢吸收。注射后3 天内约有 60% 的铁被吸收，1～3 周后吸收达到 90%，余下的药物可能在数月内被缓慢吸收。肝、脾和骨髓网状内皮细胞能逐步从血浆中清除吸收的药物。

从右旋糖酐中解离的铁立即与蛋白分子结合形成含铁血黄素、铁蛋白或转铁蛋白。而右旋糖酐则被代谢或排泄。

【用途】用于驹、犊、仔猪、幼犬和毛皮兽的缺铁性贫血。

【用法与用量】以 Fe 计。肌内注射：一次量，驹、犊 200～600mg；仔猪 100～200mg；幼犬 20～200mg；狐狸 50～200mg；水貂 30～100mg。

【注意】

① 猪注射铁剂偶尔会出现不良反应，临床表现为肌肉软弱、站立不稳，严重时可致死亡。

② 肌注时可引起局部疼痛，应深部肌注。超过 4 周龄的猪注射有机铁，可引起臀部肌肉着色。

③ 需防冻，久置可发生沉淀。

④ 铁盐可与许多化学物质或药物发生反应，不宜与其他药物同时或者混合内服给药。

【制剂与规格】右旋糖酐铁注射液　①2mL：0.1g；②2mL：0.2g；③10mL：0.5g；④10mL：1g；⑤10mL：1.5g；⑥50mL：2.5g；⑦50mL：5g。

第四节　体液补充药与酸碱平衡调节药

体液由水分和溶于水中的物质（电解质及非电解质）所组成，细胞正常代谢需要相对稳定的内环境，这主要指体液容量和分布、各种电解质的浓度及彼此间比例和体液酸碱度的相对稳定性，此即体液平衡。为维持相对稳定的内环境，水的摄入量和排出量必须维持相对的动态平衡，否则便会产生水肿或脱水。在病理情况下，动物体内水、电解质摄入和排出超过机体代偿能力时，就会出现体液代谢失调。体液代谢失调的类型较多，临床所见的脱水常是缺水和缺盐同时存在，只是在数量上有所差异。水和钠成比例地缺少，此时细胞外液的渗透压无多大改变，称为等渗性脱水；当缺水多于缺钠时，细胞外液的渗透压上升，称为高渗性脱水；如缺水少于缺钠时，则细胞外液的渗透压下降，称为低渗性脱水。

　　动物发生体液、电解质平衡紊乱时，由静脉输入不同质量和一定数量的溶液进行纠正，此种方法称液体疗法，目的是纠正脱水或水过多、电解质的不平衡以及补充营养，维持机体正常生理功能。要确定何时需要液体和（或）电解质疗法，需要认识预示需要这些疗法的各种临床症状，对尿液、血液进行实验室分析。尿液分析包括相对密度、葡萄糖、丙酮、pH、清蛋白的检查和尿沉渣的显微检查；血液的实验室检查包括血细胞容积、血浆 CO_2 结合力（碳酸氢盐）、血清 Cl^-、血 Na^+、血脲氮（BUN）和肌酐的测定。

　　机体正常活动要求保持相对稳定的体液酸碱度，即体液 pH 的相对稳定性，称为酸碱平衡。动物机体在新陈代谢过程中不断产生大量的酸性物质，饲料中也可摄入各种酸碱物质，当肺、肾功能障碍，代谢异常、高热、缺氧、腹泻或其他重症疾病引起酸碱平衡紊乱时，使用酸碱平衡调节药进行对症治疗，可使紊乱恢复正常。同时要进行对因治疗，才能消除引起酸碱平衡紊乱的原因，使动物恢复健康。

　　实施输液时选用何种液体主要依据脱水性质而定，原则上是缺什么补什么。高渗性脱水以补水为主，可选用 5% 葡萄糖，或 2 份 5% 葡萄糖加 1 份生理盐水；低渗性脱水则应适当增加补盐量，以选择生理盐水为主，或选用 2 份生理盐水加 1 份 5% 葡萄糖；等渗性脱水以选用葡萄糖盐水为主。

　　对发生代谢性碱中毒的治疗是使用酸性溶液，如 1.9% 的 NH_4Cl；而当发生代谢性酸中毒时，则必须给予非生理性的高浓度碳酸氢盐。在处理草食动物时，要记住其正常饲料中钾的含量很高。当这些动物停食时，常常会缺钾。纠正缺钾的最好方法是摄入干草或青草，但当情况必要时，也可在补液剂中加入钾。在大失血或失血浆所致的血容量降低、休克等应激情况时可补充血浆或血浆代用品。

一、血容量补充药

右旋糖酐 40
Dextran 40

　　【性状】本品为白色粉末；无臭，无味。在热水中易溶，在乙醇中不溶。

　　【药理】本品能提高血浆胶体渗透压，吸收血管外的水分而扩充血容量，维持血压；可引起红细胞解聚，降低血液黏滞性，从而改善微循环和组织灌注，使静脉回流量和心搏输出量增加，抑制凝血因子Ⅱ的激活，使凝血因子Ⅰ和Ⅷ活性降低，有抗血栓形成和渗透性利尿作用。临床上主要用于治疗低血容量性休克。

　　本品因分子量小，在体内停留时间较短，经肾脏排泄亦快，故扩充血容量作用维持时间较短，维持血压时间仅为 3h 左右。

　　【药物相互作用】

　　① 与维生素 B_{12} 混合可发生变化。

　　② 与卡那霉素，庆大霉素合用可增加后者毒性。

　　【用途】主要用于扩充和维持血容量，治疗失血、创伤、烧伤及中毒性休克。

　　【用法与用量】静脉注射：一次量，马、牛 500～1000mL；羊、猪 250～500mL。

　　【注意】

　　① 静脉注射宜缓慢，用量过大可致出血，如鼻出血、皮肤黏膜出血、创面渗血、血尿等。

　　② 充血性心力衰竭和有出血性疾病患畜禁用。肝、肾疾病患畜慎用。

　　③ 偶见过敏反应（发热、荨麻疹等），此时应立即停止输入，必要时注射苯海拉明或肾

上腺素。

　　④ 失血量如超过 35％时应用本品可继发严重贫血，须使用输血疗法。

　　【制剂与规格】

　　右旋糖酐 40 葡萄糖注射液　500mL：30g 右旋糖酐 40 与 25g 葡萄糖。

　　右旋糖酐 40 氯化钠注射液　500mL：30g 右旋糖酐 40 与 4.5g 氯化钠。

右旋糖酐 70
Dextran 70

　　【性状】本品为白色粉末；无臭，无味。在热水中易溶，在乙醇中不溶。

　　【药理】本品的药理作用基本上同右旋糖酐 40，但其扩充血容量及抗血栓作用较前者强，几乎无改善微循环和渗透性利尿作用。静脉滴注后，在血液循环中存留时间较长，排泄较慢，1h 排出 30％，在 24h 内约 50％从肾排出。

　　【药物相互作用】同右旋糖酐 40。

　　【用途】主要用于扩充和维持血容量，治疗失血、创伤、烧伤及中毒性休克，也用于手术后血栓形成和血栓性静脉炎。

　　【用法与用量】静脉注射：一次量，马、牛 500～1000mL；羊、猪 250～500mL。

　　【注意】同右旋糖酐 40，由于抗血栓作用强更易引起出血。

　　【制剂与规格】

　　右旋糖酐 70 葡萄糖注射液　500mL：30g 右旋糖酐 70 与 25g 葡萄糖。

　　右旋糖酐 70 氯化钠注射液　500mL：30g 右旋糖酐 70 与 4.5g 氯化钠。

二、水、电解质及酸碱平衡调节药

氯化钠
Sodium Chloride

　　【性状】本品为无色、透明的立方形结晶或白色结晶性粉末；无臭，味咸。在水中易溶，在乙醇中几乎不溶。

　　【药理】本品为电解质补充剂。在动物体内，钠是细胞外液中极为重要的阳离子，是保持细胞外液渗透压和容量的重要成分。钠以碳酸氢钠形式构成缓冲系统，对调节体液的酸碱平衡具有重要作用。钠离子在细胞外液中的正常浓度，是维持细胞的兴奋性、神经肌肉应激性的必要条件。体内大量丢失钠可引起低钠综合征，表现为全身虚弱、表情淡漠、肌肉阵挛、循环障碍等，重则昏迷直到死亡。另外，高渗氯化钠溶液静脉注射后能反射性兴奋迷走神经，使胃肠平滑肌兴奋，蠕动加强。

　　【不良反应】

　　① 输入或内服过多、过快，可致水钠潴留，引起水肿，血压升高，心率加快。

　　② 过量地给予高渗氯化钠可致高钠血症。

　　③ 过多、过快给予低渗氯化钠可致溶血、脑水肿等。

　　【用途】用于脱水症。在大量出血而又无法进行输血时，可输入本品以维持血容量进行急救。

　　【用法与用量】静脉注射：一次量，马、牛 1000～3000mL；羊、猪 250～500mL；犬 100～500mL。

【注意】

① 脑、肾、心脏功能不全及血浆蛋白过低患畜慎用。肺水肿病畜禁用。

② 本品所含有的氯离子比血浆氯离子浓度高，已发生酸中毒动物，如大量应用，可引起高氯性酸中毒。此时可改用碳酸氢钠-生理盐水或乳酸钠-生理盐水。

【制剂与规格】

氯化钠注射液 ①10mL：0.09g；②100mL：0.9g；③250mL：2.25g；④500mL：4.5g；⑤1000mL：9g。

浓氯化钠注射液见作用于消化系统药物（第七章第二节）。

复方氯化钠注射液 ①250mL；②500mL；③1000mL。

葡萄糖
Glucose

【性状】 本品为无色结晶或白色结晶性或颗粒性粉末，无臭，味甜。在水中易溶，在乙醇中微溶。

【药理】 本品是机体所需能量的主要来源，在体内被氧化成二氧化碳和水并同时供给热量，或以糖原形式贮存，对肝脏具有保护作用。5％等渗葡萄糖注射液及葡萄糖氯化钠注射液有补充体液作用，高渗葡萄糖还可提高血液渗透压，使组织脱水并有短暂利尿作用。

葡萄糖可用于如下病症的辅助治疗：①下痢、呕吐、重伤、失血等，体内损失大量水分时，可静脉注射5％～10％葡萄糖溶液。②不能摄食的重病衰竭患畜，可用以补充营养。③仔猪低血糖症、牛酮血症、农药和化学药物及细菌毒素等中毒病解救的辅助治疗。

【用途】 5％等渗溶液用于补充营养和水分，10％及以上高渗溶液用于提高血液渗透压和利尿脱水。

【用法与用量】

葡萄糖注射液：静脉注射，一次量，马、牛50～250g；羊、猪10～50g；犬5～25g。

葡萄糖氯化钠注射液：静脉注射，一次量，马、牛1000～3000mL；羊、猪250～500mL；犬100～500mL。

【注意】

① 高渗注射液应缓慢注射，以免加重心脏负担，且勿漏出血管外。

② 低钾血症患畜慎用。

③ 易致肝、肾功能不全患病动物水钠潴留，应注意控制剂量。

【制剂与规格】

葡萄糖注射液 ①20mL：5g；②20mL：10g；③100mL：5g；④100mL：10g；⑤250mL：12.5g；⑥250mL：25g；⑦500mL：25g；⑧500mL：50g；⑨1000mL：50g；⑩1000mL：100g。

葡萄糖氯化钠注射液 ①100mL：葡萄糖5g与氯化钠0.9g；②250mL：葡萄糖12.5g与氯化钠2.25g；③500mL：葡萄糖25g与氯化钠4.5g；④1000mL：葡萄糖50g与氯化钠9g。

氯化钾
Potassium Chloride

【性状】 本品为无色长棱形、立方形结晶或白色结晶性粉末；无臭，味咸涩。在水中易溶，在乙醇或乙醚中不溶。

【药理】钾为细胞内主要阳离子，是维持细胞内渗透压的重要成分。钾离子通过与细胞外的氯离子交换参与酸碱平衡的调节；钾离子亦是心肌、骨骼肌、神经系统维持正常功能所必需。适当浓度的钾离子，可保持神经肌肉的兴奋性，缺钾则导致神经肌肉间的传导阻滞，心肌自律性增高。另外，钾还参与糖、蛋白质的合成及二磷酸腺苷转化为三磷酸腺苷的能量代谢。

【药物相互作用】

① 糖皮质激素可促进尿钾排泄，与钾盐合用时会降低疗效。

② 抗胆碱药能增强内服氯化钾的胃肠道刺激作用。

【不良反应】应用过量或滴注过快易引起高钾血症。

【用途】主要用于低钾血症，亦可用于强心苷中毒引起的阵发性心动过速等。

【用法与用量】静脉注射：一次量，马、牛 2～5g；羊、猪 0.5～1g。使用时必须用 5%葡萄糖注射液稀释成 0.3% 以下的溶液。

【注意】

① 高浓度溶液或快速静脉注射可能导致心搏骤停。

② 肾功能严重减退或尿少时慎用，无尿或血钾过高时禁用。

③ 脱水病例一般先给不含钾的液体，等排尿后再补钾。

【制剂与规格】氯化钾注射液　10mL：1g。

碳酸氢钠
Sodium Bicarbonate

【性状】本品为白色结晶性粉末；无臭，味咸；在潮湿空气中即缓缓分解；水溶液放置稍久，或振摇，或加热，碱性即增强。在水中溶解，在乙醇中不溶。

【药理】本品内服后能迅速中和胃酸，减轻疼痛，但作用持续时间短。内服或静脉注射碳酸氢钠能直接增加机体的碱储备，迅速纠正代谢性酸中毒，并碱化尿液。

【药物相互作用】

① 与糖皮质激素合用，易发生高钠血症和水肿。

② 与排钾利尿药合用，可增加发生低氯性碱中毒的危险。

③ 可使尿液碱化，可使弱有机碱药物排泄减慢，而使弱有机酸药物排泄加速。

④ 可减少内服铁剂的吸收，两药服用时间应尽量分开。

【不良反应】

① 大量静注时可引起代谢性碱中毒、低钾血症。出现心律失常、肌肉痉挛。

② 剂量过大或肾功能不全患畜可出现水肿、肌肉疼痛等症状。

③ 内服时可在胃内产生大量 CO_2，引起胃肠充气。

【用途】用于酸血症，调节酸碱平衡；内服治疗胃肠卡他；碱化尿液，加速磺胺类及其代谢物的排泄，防止对肾脏的损害。

【用法与用量】

碳酸氢钠片：内服，一次量，马 15～60g；牛 30～100g；羊 5～10g；猪 2～5g；犬 0.5～2g。

碳酸氢钠注射液静脉注射，一次量，马、牛 15～30g；羊、猪 2～6g；犬 0.5～1.5g。

【注意】

① 充血性心力衰竭、肾功能不全、水肿、缺钾等病畜慎用。

② 碳酸氢钠注射液应避免与酸性药物、复方氯化钠、硫酸镁、盐酸氯丙嗪注射液等混合应用。

③ 注射液对组织有刺激性，静注时勿漏出血管外。

④ 用量要适当，纠正严重中毒时，应测定 CO_2 结合力，作为用量依据。

【制剂与规格】

碳酸氢钠片 ①0.3g；②0.5g。

碳酸氢钠注射液 ①10mL：0.5g；②250mL：12.5g；③500mL：25g。

乳酸钠
Sodium Lactate

【性状】 本品为无色或几乎无色的澄明黏稠液体。能与水、乙醇或甘油任意混合。

【药理】 本品为纠正酸血症的药物。其高渗溶液注入体内后，在有氧条件下经肝脏氧化、代谢，转化成碳酸根离子，纠正血中过高的酸度，但其作用不及碳酸氢钠迅速和稳定。临床作为酸碱平衡用药，用于酸中毒。

【用途】 主要用于治疗代谢性酸中毒，特别是高钾血症等引起的心律失常伴有酸血症患畜。

【用法与用量】 静脉注射：一次量，马、牛 22.4～44.8g；羊、猪 4.48～6.72g。用时稀释 5 倍。

【注意】

① 水肿患畜慎用。

② 肝功能障碍、休克、缺氧、心功能不全动物慎用。

③ 不宜用生理盐水或其他含氯化钠溶液稀释本品，以免成为高渗溶液。

【制剂与规格】 乳酸钠注射液 ①20mL：2.24g；②50mL：5.60g；③100mL：11.20g。

第 十 章

作用于泌尿生殖系统的药物

第一节　利尿药与脱水药

一、利尿药

利尿药（diuretics）是作用于肾脏，增加电解质和水排泄，使尿量增多的药物。临床主要用于治疗各种原因引起的水肿，急性肾功能衰竭及促进毒物的排出。也可用于某些非水肿性疾病，如高血压、肾结石、高钙血症等的治疗。

水、电解质紊乱在临床上是非常普遍且重要的一个问题，能够影响肾小管转运功能的药物则成为临床治疗水、电解质紊乱的重要工具。机体水肿常见于心、肝、肾等器官疾病中，虽病因各不相同，但共同点都是钠、水潴留在细胞间液，其中 Na^+ 的潴留是形成水肿的主要因素。利尿药因能促进 Na^+ 和 Cl^- 等排出，致使在小管液中形成高渗溶液，随之保持大量水分，促进水的排出，从而减轻或消除水肿。

尿液的生成是通过肾小球滤过、肾小管和集合管的重吸收及分泌而实现的，利尿药则主要通过作用于肾单位的不同部位而产生利尿作用。一般作用于髓袢升支的药物，由于影响了尿的浓缩机制（髓袢升支粗段髓质部）和稀释机制（髓袢升支粗段皮质部），因而作用强，其中作用于髓袢升支髓质部（浓缩部）的利尿药作用最强（如呋塞米）；而作用于近曲小管、远曲小管和集合管的利尿药作用则弱。远曲小管的 Na^+-K^+ 交换主要受醛固酮限制，醛固酮对抗剂（如螺内酯）或直接抑制 Na^+-K^+ 交换的药物（如氨苯蝶啶）均能产生留钾排钠的利尿作用。

呋塞米
Furosemide

呋塞米又名速尿。

【性状】本品为白色或类白色的结晶性粉末；无臭，几乎无味。在丙酮中溶解，在乙醇中略溶，在水中不溶。

【药理】

(1) 药效学　本品主要作用于肾小管髓袢升支髓质部，抑制其对 Cl^- 和 Na^+ 的重吸收，对肾小管髓袢升支皮质部也有作用。其结果是管腔液 Na^+、Cl^- 浓度升高，髓质间液 Na^+、Cl^- 浓度降低，肾小管浓缩功能下降，从而导致水、Na^+、Cl^- 排泄增多。由于 Na^+ 重吸收减少，远曲小管 Na^+ 浓度升高，促进 Na^+-K^+ 和 Na^+-H^+ 交换增加，K^+、H^+ 排泄增多。另外，呋塞米还能抑制近曲小管和远曲小管对 Na^+、Cl^- 的重吸收，使远曲小管 Na^+-K^+ 交换加强，促进 K^+ 的排泄。

(2) 药动学　内服易吸收，犬内服后 $1\sim2$ h 血药浓度达峰值，生物利用度可达 77%，半衰期为 $1\sim1.5$ h。马静注半衰期不到 1 h。$50\%\sim60\%$ 的剂量以原形从尿中排泄，其余则与葡萄糖醛酸结合。肾功能不全时，血浆半衰期延长，给药时应调整剂量。

【药物相互作用】

① 与氨基糖苷类抗生素同时应用可增加后者的肾毒性、耳毒性。

② 呋塞米可抑制筒箭毒碱的肌肉松弛作用，但能增强琥珀胆碱的作用。

③ 皮质激素类药物可降低其利尿效果，并增加电解质紊乱尤其是低钾血症发生机会，从而可能增加洋地黄的毒性。

④ 由于本品能与阿司匹林竞争肾的排泄部位，延长其作用，因此在同时使用阿司匹林时需调整用药剂量。

⑤ 其他利尿药同时应用，可增强其利尿作用。

【不良反应】

① 可诱发低钠血症、低钾血症、低钙血症与低镁血症等电解质平衡紊乱。另外，脱水动物易出现氮质血症。

② 大剂量静注可能使犬听觉丧失。

③ 可引起胃肠道功能紊乱、贫血、白细胞减少和衰弱等症状。

【用途】 用于各种类型的水肿。

【用法与用量】

呋塞米片：内服，一次量，每 1kg 体重，马、牛、羊、猪 2mg；犬、猫 $2.5\sim5$mg。

呋塞米注射液：肌内、静脉注射，一次量，每 1kg 体重，马、牛、羊、猪 $0.5\sim1$mg；犬、猫 $1\sim5$mg。

【注意】

① 无尿患畜禁用；电解质紊乱或肝损害的患畜慎用。

② 长期大量用药可出现低血钾、低血钠、低血钙、低血镁及脱水，应与补钾或与保钾性利尿药配伍或交替使用，并定时监测水和电解质平衡状态。

③ 应避免与氨基糖苷类抗生素和糖皮质激素合用。

【制剂与规格】

呋塞米片　①20mg；②50mg。

呋塞米注射液　①2mL：20mg；②10mL：100mg。

氢氯噻嗪
Hydrochlorothiazide

【性状】 本品为白色结晶性粉末；无臭，味微苦。在丙酮中溶解，在乙醇中微溶，在水、三氯甲烷或乙醚中不溶；在氢氧化钠试液中溶解。

【药理】本品主要作用于髓袢升支皮质部和远曲小管的前段，抑制 Na^+、Cl^- 的重吸收，从而起到排钠利尿作用，属中效利尿药。由于流入远曲小管和集合管的 Na^+ 的增加，促进 K^+-Na^+ 的交换，故 K^+ 的排泄也增加。

内服给药后在犬、猫 4h 达作用高峰，作用维持 12h。

【药物相互作用】

① 皮质激素类药物可降低利尿效果，增加低钾血症发生的机会。

② 磺胺类药物可增强噻嗪类利尿药的作用。

③ 与氨基糖苷类抗生素及头孢菌素（第一、二代）并用，会增加肾毒性、耳毒性。

④ 非甾体类解热镇痛抗炎药能降低利尿作用，增加肾损害的机会。

⑤ 与碳酸氢钠合用，发生低氯性碱血症机会增加。

⑥ 氢氯噻嗪引起的低钾可增强强心苷毒性。

⑦ 氢氯噻嗪加强非去极化肌松药的疗效或持续时间。

【不良反应】

① 大量或长期应用可引起体液和电解质平衡紊乱，导致低钾性碱血症、低氯性碱血症。

② 本品可导致高尿酸血症、高血钙症。

③ 其他不良反应有胃肠道反应（呕吐、腹泻）等。

【用途】适用于各种类型水肿。

【用法与用量】内服：一次量，每 1kg 体重，马、牛 1～2mg；羊、猪 2～3mg；犬、猫 3～4mg。

【注意】

① 严重肝、肾功能障碍，电解质平衡紊乱及高尿酸血症等患畜慎用。

② 宜与氯化钾合用，以免发生低钾血症。

【制剂与规格】氢氯噻嗪片　①0.025g；②0.25g。

螺内酯
Spironolactone

【性状】本品为白色或类白色细微结晶性粉末；有轻微硫醇臭。在三氯甲烷中极易溶解，在苯或乙酸乙酯中易溶，在乙醇中溶解，在水中不溶。

【药理】醛固酮拮抗剂。化学结构与醛固酮相似，两者在远曲小管末端和集合管的皮质段与醛固酮受体竞争性结合。螺内酯与醛固酮受体结合后无内在活性，但能干扰醛固酮对 Na^+ 重吸收的促进作用。受螺内酯的影响，K^+-Na^+ 交换受抑制，表现排 Na^+ 留 K^+ 作用。对充血性心力衰竭效果差，临床常与噻嗪类利尿药或高效利尿药合用，以增强利尿效果并减少 K^+ 的丧失。

【不良反应】久用可引起高血钾，尤其当肾功能不全时更易出现。

【用途】治疗与醛固酮升高有关的顽固性水肿，对肝硬化、肾病综合征患者水肿有效。

【用法与用量】内服：一次量，每 1kg 体重，马、牛、羊、猪 0.5～1.5mg；犬、猫 2～4mg。

【注意】肾功能衰竭及高血钾患畜忌用。

【制剂与规格】

螺内酯片　20mg。

螺内酯胶囊　20mg。

二、脱水药

脱水药又称渗透性利尿药，是一种非电解质类物质。脱水药在体内不被代谢或代谢较慢，但能迅速提高血浆渗透压，且很容易从肾小球滤过，在肾小管内不被重吸收或吸收很少，从而提高肾小管内渗透压。因此，临床上可以使用足够大的剂量，以显著增加血浆渗透压、肾小球滤过率和肾小管内液量，产生利尿脱水作用。临床主要用于消除脑水肿等局部组织水肿。

甘露醇
Mannitol

【性状】本品为白色结晶性粉末，无臭，味甜。在水中易溶，在乙醇中略溶，在乙醚中几乎不溶。

【药理】本品为高渗性脱水剂。静脉注射高渗甘露醇后可提高血浆渗透压，使组织（包括眼、脑、脑脊液）细胞间液水分向血浆转移，产生组织脱水作用，从而可降低颅内压和眼内压。

进入体内的甘露醇迅速通过肾小球滤过，在肾小管很少被重吸收。因小管液渗透压增加，阻止了水在肾小管内的重吸收，并间接抑制肾小管对 Na^+、K^+、Cl^- 及其他电解质（如 Ca^{2+}、Mg^{2+}、磷酸盐）的重吸收，从而产生利尿作用。另外，甘露醇通过防止有毒物质在小管液内的积聚或浓缩，对肾脏产生保护作用。

临床用于预防急性肾功能衰竭，降低眼内压和颅内压，加速某些毒素的排泄，以及辅助其他利尿药以迅速减轻水肿或腹水。

【不良反应】
① 大剂量或长期应用可引起水和电解质平衡紊乱。
② 静注过快可能引起心血管反应如肺水肿及心动过速等。
③ 静注时药物漏出血管可使注射部位水肿，皮肤坏死。

【用途】用于脑水肿、脑炎的辅助治疗。

【用法与用量】静脉注射：一次量，马、牛 1000～2000mL；羊、猪 100～250mL。

【注意】
① 严重脱水、肺充血或肺水肿、充血性心力衰竭以及进行性肾功能衰竭患畜禁用。
② 脱水动物在治疗前应补充适当体液。
③ 静脉注射时勿漏出血管外，以免引起局部肿胀、坏死。

【制剂与规格】甘露醇注射液　①100mL：20g；②250mL：50g；③500mL：100g。

山梨醇
Sorbitol

【性状】本品为白色结晶性粉末；无臭，味甜；有引湿性。在水中易溶，在乙醇中微溶，在三氯甲烷或乙醚中不溶。

【药理】本品为甘露醇的同分异构体，作用和应用与甘露醇相似。进入体内后，因部分在肝脏转化为果糖，因此相同浓度的山梨醇作用效果较甘露醇弱。

【不良反应】同甘露醇。

【用途】用于脑水肿、脑炎的辅助治疗。

【用法与用量】静脉注射：一次量，马、牛 250～500g；羊、猪 25～62.5g。

【注意】同甘露醇，但局部刺激比甘露醇大。

【制剂与规格】山梨醇注射液　①100mL：25g；②250mL：62.5g；③500mL：125g。

尿素
Urea

【性状】本品为无色棱柱状或白色结晶性粉末；几乎无臭，味咸凉；放置较久后，渐渐发生微弱的氨臭；水溶液呈中性反应。在水、乙醇中易溶，在乙醚或三氯甲烷中不溶。

【药理】作用同甘露醇。脱水作用快而强（10～15min），维持时间短（3～4h）。本品能携带水分通过血脑屏障进入脑脊液，使颅内压反跳性回升。

【用途】高渗溶液用于脑水肿治疗。

【用法与用量】静脉注射：一次量，每1kg体重，马、牛 0.25～0.5g；羊、猪 0.5～1g。

【注意】

① 治疗脑水肿时，因有反跳现象，可在应用本品后再用其他脱水药。

② 本品性质不稳定，临用前用 10％葡萄糖注射液溶解稀释成 30％高渗溶液静脉注射。

③ 对局部有刺激性，应避免漏出血管。

④ 忌用于心、肺功能不全动物。

【制剂与规格】注射用尿素　①30g；②60g。

第二节　作用于生殖系统药物

哺乳动物的生殖系统受神经和体液的双重调节，但通常以体液调节为主。体液调节存在着相互制约的反馈调节机制。这取决于药物剂量和性周期。当生殖激素分泌不足或过多时，动物的生殖系统将发生紊乱，引发产科疾病或繁殖障碍，此时则需要用药物治疗和调节。性激素及其拟似物广泛用于控制动物的发情周期，如提高或抑制繁殖能力；调控繁殖进程，如同步发情/同期分娩；治疗两性内分泌紊乱引起的繁殖障碍及增强抗病能力等。

一、子宫收缩药

子宫收缩药是一类能对子宫平滑肌具有选择性兴奋作用的药物。因药物、剂量及子宫所处的激素环境的不同，用药后可表现为子宫节律性或强直性收缩。引起子宫节律性收缩的药物，可用于产前的催产、引产；引起子宫强直性收缩的药物，则多用于产后止血或产后子宫复旧。

缩宫素
Oxytocin

缩宫素俗称催产素，从牛或猪脑垂体后叶中提取或人工合成。

【性状】本品为白色粉末或结晶。能溶于水，水溶液呈酸性。

【药理】本品能选择性兴奋子宫，加强子宫平滑肌的收缩。其兴奋子宫平滑肌作用因剂量大小、体内激素水平而不同。小剂量能增加妊娠末期子宫肌的节律性收缩，收缩舒张均匀；大剂量则能引起子宫平滑肌强直性收缩，使子宫肌层内的血管受压迫而起止血作用。此外，缩宫素能促进乳腺腺泡和腺导管周围的肌上皮细胞收缩，促进排乳。

【用途】用于催产、产后子宫出血和胎衣不下等。

【用法与用量】皮下、肌内注射：一次量，马、牛 30～100 单位；羊、猪 10～50 单位；犬 2～10 单位。

【注意】产道阻塞、胎位不正、骨盆狭窄及子宫颈尚未开放时忌用于催产。

【制剂与规格】缩宫素注射液 ①1mL：10 单位；②2mL：10 单位；③2mL：20 单位；④5mL：50 单位。

卡贝缩宫素
Carbetocin

【药理】子宫收缩药。本品是垂体后叶激素缩宫素的合成类似物，通过选择性结合到子宫平滑肌纤维上的特异性受体，刺激钙离子流入和抑制 ATP-依赖钙离子流出，从而改善其收缩性，使不规则的弱宫缩变成有规律的强宫缩。产后早期注射本品还可以促进子宫恢复。此外，本品还可以作用于乳腺，促进腺泡和小乳腺管周围的肌上皮细胞收缩，同时使乳头括约肌松弛，促进排乳。

【用途】用于预防母牛胎衣不下；缩短母猪产程和产仔间隔。

【用法与用量】肌内注射：一次量，母牛娩出犊牛后 210～350μg；母猪分娩至少一头仔猪后 35μg。

【注意】

① 如果宫口未开或有机械原因导致分娩延迟，如产道阻塞、胎位和胎势异常、产时抽搐、子宫破裂、子宫扭转、胎儿相对过大或产道畸形时，严禁用于催产。

② 两次给药间隔时间不少于 24h。

③ 孕产妇和哺乳期妇女避免接触本品。

【制剂与规格】卡贝缩宫素注射液 ①2mL：70μg；②20mL：700μg。

垂体后叶激素
Hypophysin

本品是由牛或猪脑垂体后叶中提取的水溶性成分，内含缩宫素和加压素，为多肽类化合物。

【性状】本品为类白色粉末；微臭。能溶于水，但水溶液不稳定。

【药理】本品对子宫的作用与缩宫素相同，其所含加压素有抗利尿和升高血压的作用。

【用途】用于催产、产后子宫出血和胎衣不下等。

【用法与用量】皮下、肌内注射：一次量，马、牛 30～100 单位；羊、猪 10～50 单位；犬 2～10 单位；猫 2～5 单位。

【注意】

① 临产时，若产道阻塞、胎位不正、骨盆狭窄、子宫颈尚未开放等禁用。

② 用量大时可引起血压升高、少尿及腹痛。

【制剂与规格】垂体后叶注射液　①1mL∶10 单位；②5mL∶50 单位。

马来酸麦角新碱
Ergometrine Maleate

【性状】本品为白色或类白色的结晶性粉末；无臭；微有引湿性；遇光易变质。在水中略溶，在乙醇中微溶，在三氯甲烷或乙醚中不溶。

【药理】本品能选择性地作用于子宫平滑肌，作用强而持久。临产前子宫或分娩后子宫最敏感。麦角新碱对子宫体和子宫颈都具兴奋效应，稍大剂量即引起强直收缩，故不适于催产和引产。但由于子宫肌强直性收缩，机械压迫肌纤维中的血管，可阻止出血。临床上用于治疗产后子宫出血、产后子宫复旧不全等。

【药物相互作用】与缩宫素或其他麦角制剂有协同作用。

【用途】主要用于产后止血及加速子宫复旧。

【用法与用量】肌内、静脉注射：一次量，马、牛 5～15mg；羊、猪 0.5～1.0mg；犬 0.1～0.5mg。

【注意】

① 胎儿未娩出前或胎盘未剥离排出前均禁用。

② 不宜与缩宫素及其他麦角制剂联用。

【制剂与规格】马来酸麦角新碱注射液　①1mL∶0.5mg；②1mL∶2mg。

二、性激素、促性腺激素及促性腺激素释放激素

性激素为性腺分泌的激素，包括雄激素、孕激素和雌激素等。目前临床应用的性激素是人工合成品及其衍生物。性激素的分泌受性腺激素调节，而垂体前叶促性腺激素的分泌受下丘脑促性腺激素释放激素的调节。由于促性腺释放因子、促性腺激素和性激素的分泌互为促进，相互制约，协调统一地调节着生殖生理，故将这些激素统称为生殖激素。

丙酸睾酮
Testosterone Propionate

【性状】本品为白色或类白色结晶性粉末；无臭。在三氯甲烷中极易溶解，在乙醇或乙醚中易溶，在乙酸乙酯中溶解，在植物油中略溶，在水中不溶。

【药理】本品的药理作用与天然睾酮相同，可促进雄性生殖器官及副性征的发育、成熟；引起性欲及性兴奋；还能对抗雌激素的作用，抑制母畜发情。

睾酮还具有同化作用，可促进蛋白质合成，引起氮、钠、钾、磷的潴留，减少钙的排泄。通过兴奋红细胞生成刺激因子，刺激红细胞生成。大剂量睾酮通过负反馈机制，抑制黄体生成素，进而抑制精子生成。

【用途】用于雄性激素缺乏时的辅助治疗。

【用法与用量】肌内、皮下注射：一次量，每 1kg 体重，种畜 0.25～0.5mg。

【注意】

① 具有水钠潴留作用，肾、心或肝功能不全病畜慎用。

② 仅用于种畜。

【最大残留限量】残留标志物：睾酮。

所有食品动物：所有可食组织不得检出。

【制剂与规格】丙酸睾酮注射液 ①1mL：25mg；②1mL：50mg。

苯丙酸诺龙
Nandrolone Phenylpropionate

【性状】本品为白色或类白色结晶性粉末；有特殊臭。在乙醇中溶解，在植物油中略溶，在水中几乎不溶。

【药理】本品为人工合成的睾酮衍生物，其蛋白质同化作用较强，雄激素活性较弱。具有促进蛋白质合成和抑制蛋白质异化作用，并有促进骨组织生长、刺激红细胞生成等作用。

【不良反应】可引起钠、钙、钾、水、氯和磷潴留以及繁殖功能异常；亦可引起肝脏毒性。

【用途】用于营养不良慢性消耗性疾病的恢复期，也可用于某些贫血性疾病的辅助治疗。

【用法与用量】皮下、肌内注射：一次量，家畜0.2～1mg。每2周1次。

【注意】

① 可以作治疗用，但不得在动物食品中检出。

② 禁止作促生长剂应用。

③ 肝、肾功能不全时慎用。

【最大残留限量】残留标志物：诺龙。

所有食品动物：所有可食组织不得检出。

【制剂与规格及休药期】苯丙酸诺龙注射液 ①1mL：10mg；②1mL：25mg。28日，弃奶期7日。

苯甲酸雌二醇
Estradiol Benzoate

【性状】本品为白色结晶性粉末；无臭。在丙酮中略溶，在乙醇或植物油中微溶，在水中不溶。

【药理】雌二醇能促进雌性器官和副性征的正常生长和发育。引起子宫颈黏膜细胞增大和分泌增加，阴道黏膜增厚，促进子宫内膜增生和增加子宫平滑肌张力。本品对骨骼系统也有影响，能增加骨骼钙盐沉积，加速骨骺闭合和骨的形成，并有适度促进蛋白质合成，以及增加水、钠潴留的作用。另外，雌二醇还能影响来自垂体的促性腺激素的释放，从而抑制泌乳、排卵，以及雄性激素的分泌。

【不良反应】

① 在犬、猫等小动物，可引起血液恶病质，多见于年老动物或大剂量应用时。起初血小板和白细胞增多，但逐渐发展为血小板和白细胞下降。严重可致再生障碍性贫血。

② 可引起囊性子宫内膜增生和子宫蓄脓。

③ 使牛发情期延长，泌乳减少。治疗后可出现早熟、卵泡囊肿。

【用途】用于发情不明显动物的催情及胎衣、死胎排出。

【用法与用量】肌内注射：一次量，马10～20mg；牛5～20mg；羊1～3mg；猪3～10mg；犬0.2～0.5mg。

【注意】

① 妊娠早期的动物禁用，以免引起流产或胎儿畸形。

② 可以作治疗用，但不得在动物食品中检出。

【最大残留限量】残留标志物：雌二醇。

所有食品动物：所有可食组织不得检出。

【制剂与规格及休药期】苯甲酸雌二醇注射液　① 1mL：1mg；② 1mL：2mg；③ 2mL：3mg；④ 2mL：4mg。28 日，弃奶期 7 日。

黄体酮
Progesterone

黄体酮又名孕酮。

【性状】本品为白色或类白色的结晶性粉末；无臭，无味。在三氯甲烷中极易溶解，在乙醇、乙醚或植物油中溶解，在水中不溶。

【药理】在雌激素作用基础上，黄体酮可促进子宫内膜及腺体发育，抑制子宫肌收缩，减弱子宫肌对催产素的反应，起"安胎"作用；通过反馈机制抑制垂体前叶黄体生成素的分泌，抑制发情和排卵。另外，与雌激素共同作用，刺激乳腺腺泡发育，为泌乳作准备。

黄体酮缓释剂被置入阴道后，缓慢释放出的黄体酮经阴道黏膜进入体内，使血浆中黄体酮浓度保持在正常的有效浓度，与内源性黄体酮起一样的作用，反馈抑制垂体促性腺激素和下丘脑促性腺激素释放激素的分泌，从而抑制发情和排卵，人为地延长黄体期。一旦取出黄体酮缓释剂，黄体酮的作用消失，动物的垂体开始分泌促性腺激素，促进卵泡的生长和动物发情。本品可与雌激素、促性腺激素释放激素和前列腺素配合使用。

【用途】用于预防流产和控制母牛同期发情。

【用法与用量】

黄体酮注射液：预防流产（肌内注射），一次量，马、牛 50～100mg；羊、猪 15～25mg；犬 2～5mg。

复方黄体酮缓释圈（插入阴道内用于控制母牛同期发情）：一次量，每头牛一个弹性橡胶圈。

黄体酮阴道缓释剂（插入阴道内用于控制母牛同期发情）：每次一个，5～8 天后取出。

【注意】

① 长期应用可使妊娠期延长。

② 产乳供人食用的家畜，在泌乳期不得使用。

③ 使用复方黄体酮缓释圈 12 天后取出残余胶圈，并在 48～72h 内配种。

④ 使用黄体酮阴道缓释剂时需戴橡胶手套，阴道畸形禁用。

【制剂与规格及休药期】

黄体酮注射液　① 1mL：10mg；② 1mL：50mg；③ 2mL：20mg；④ 5mL：100mg。30 天。

复方黄体酮缓释圈　每一个螺旋形弹性橡胶圈含黄体酮 1.55g，含苯甲酸雌二醇 10mg。宰前取出。

黄体酮阴道缓释剂　每一个缓释剂含黄体酮 1.38g。宰前取出。

醋酸氟孕酮
Flugestone Acetate

【性状】本品为白色或类白色结晶性粉末；无臭。在三氯甲烷中易溶，在甲醇中溶解，在乙醇或乙腈中略溶，在水中不溶。

【药理】 药理作用同黄体酮，但作用较强。

【用途】 用于绵羊、山羊的诱导发情或同期发情。

【用法与用量】 阴道给药：一次量，羊一个，给药后 12～14 天取出。

【注意】 泌乳期禁用；食品动物禁用。

【最大残留限量】 残留标志物：醋酸氟孕酮。

羊，肌肉 0.5μg/kg。

【制剂与规格及休药期】 醋酸氟孕酮阴道海绵 ①30mg；②40mg；③50mg。羊 30 日。

烯丙孕素
Altrenogest

烯丙孕素又名四烯雌酮。

【性状】 本品为白色结晶性粉末，在二甲基亚砜中易溶，在乙醇中溶解，在水中不溶。

【药理】 本品为人工合成的口服型活性孕酮。作用类似于天然孕酮，通过降低血浆中内源性促性腺激素促黄体素（LH）和促卵泡激素（FSH）的浓度发挥作用，导致给药期间母畜乏情。给药结束后 FSH 和 LH 正常分泌，促使卵泡生长和成熟，然后动物以同步的方式恢复发情。本品除了有孕酮活性外，还有少量雌激素样作用，二者协同能促进子宫发育，增加子宫体积，有利于提高产仔数。

【用途】 用于后备母猪和乏情经产母猪的同期发情。

【用法与用量】 内服：一次量，后备母猪 20mg，直接饲喂或喷洒在饲料上内服，连用 18 天。

【注意】

① 仅用于至少发情过一次的性成熟的母猪。

② 每头动物单独给药，确保每日给药剂量。

③ 有急性、亚急性、慢性子宫内膜炎的母猪慎用。

④ 妊娠和育龄妇女应避免接触本品。

【制剂与规格及休药期】 烯丙孕素内服溶液 0.4%。猪 9 日。

绒促性素
Chorionic Gonadotrophin

绒促性素又名绒毛膜促性腺激素。

【性状】 本品为白色或类白色的粉末。在水中溶解，在乙醇、丙酮或乙醚中不溶。

【药理】 本品具有促卵泡激素（FSH）和促黄体素（LH）样作用。对母畜可促进卵泡成熟、排卵和黄体生成，并刺激黄体分泌孕激素。对未成熟卵泡无作用。对公畜可促进睾丸间质细胞分泌雄激素，促使性器官、副性征发育、成熟，使隐睾病畜的睾丸下降，并促进精子生成。

【用途】 用于性功能障碍、习惯性流产及卵巢囊肿；与其他激素药配合用于鲢、鳙亲鱼的催产等。

【注意】

① 不宜长期应用，以免产生抗体和抑制垂体促性腺功能。

② 本品溶液极不稳定，且不耐热，应在短时间内用完。

③ 使用复方绒促性素后一般不能再使用其他类激素。

④ 剂量过大时可致催产失败。

【用法与用量】

注射用绒促性素：肌内注射，一次量，马、牛 1000～5000 单位；羊 100～500 单位；猪 500～1000 单位；犬 25～300 单位。一周 2～3 次。

注射用复方绒促性素：以绒促性素计。腹腔注射，一次量，每 1kg 体重，雌鱼 400 单位；雄鱼剂量减半。

【制剂与规格】

注射用绒促性素　①500 单位；②1000 单位；③2000 单位；④5000 单位。

注射用复方绒促性素 A 型（水产用）　绒促性素 5000 单位＋促黄体素释放激素 A_2 50μg。

注射用复方绒促性素 B 型（水产用）　绒促性素 5000 单位＋促黄体素释放激素 A_3 50μg。

血促性素
Serum Gonadotrophin

本品为孕马血浆中提取的血清促性腺激素，又称孕马血清。

【性状】 本品为白色或类白色粉末。

【药理】 同绒促性素。具有促卵泡激素和促黄体素样作用。

【用途】 主要用于母畜催情和促进卵泡发育；也用于胚胎移植时的超数排卵。

【用法与用量】 皮下、肌内注射：一次量，催情，马、牛 1000～2000 单位；羊 100～500 单位；猪 200～800 单位；犬 25～200 单位；猫 25～100 单位；兔、水貂 30～50 单位。

超排，母牛 2000～4000 单位；母羊 600～1000 单位。临用前，用灭菌生理盐水 2～5mL 稀释。

【注意】 参见注射用绒促性素。

【制剂与规格】 注射用血促性素　①1000 单位；②2000 单位。

垂体促卵泡素
Follicle Stimulating Hormone（FSH）

垂体促卵泡激素又名卵泡刺激素、促卵泡激素，从猪、羊的垂体前叶提取。

【性状】 本品为白色粉末，易溶于水。

【药理】 在垂体促黄体素协同作用下，本品能促进卵巢卵泡生长发育和雌激素的分泌，引起正常发情。

【用途】 用于治疗卵巢静止，持久黄体，卵泡发育停滞等，也用于牛羊超数排卵。

【用法与用量】 临用前，以灭菌生理盐水 2～5mL 稀释。

治疗卵巢静止、持久性黄体、卵泡发育停滞，肌内注射：一次量，马、驴 200～300 单位，每日或隔日一次，2～5 次为一疗程；奶牛 100～150 单位，隔 2 日一次，2～3 次为一疗程。

超排，肌内注射：牛总剂量 450～500 单位，一日 2 次，间隔 12h，递减法连用 4 日；山羊总剂量 180～220 单位，一日 2 次，递减法连用 3 日。

【注意】

① 用药前，必须检查卵巢变化，并依此修正剂量和用药次数。

② 禁用于促生长，用药前必须检查生殖功能是否正常，正常者才能使用，并根据母畜体重和胎次修正剂量。

【制剂与规格】注射用垂体促卵泡激素 ①100 单位；②150 单位；③200 单位；④500 单位。

垂体促黄体素
Luteinizing Hormone（LH）

垂体促黄体素又名黄体生成素、促黄体素，从猪、羊的垂体前叶提取。

【性状】本品为白色粉末，易溶于水。

【药理】在垂体促卵泡激素的协同作用下，本品能促进卵泡最后成熟，诱发成熟卵泡和黄体生成。

【用途】用于治疗排卵延迟、卵巢囊肿和习惯性流产等。

【用法与用量】肌内注射：一次量，马 200～300 单位；牛 100～200 单位。临用前，用灭菌生理盐水 2～5mL 稀释。

【注意】治疗卵巢囊肿时，剂量应加倍。

【制剂与规格】注射用垂体促黄体素 200 单位。

促性腺激素释放激素
Gonadotropin-Releasing Hormone（GnRH）

天然的 GnRH 为下丘脑所分泌的一种多肽类激素。现人工合成，有促黄体素释放激素 A_2 和促黄体素释放激素 A_3 两种。

【性状】本品为白色或类白色粉末；略臭，几乎无味。促黄体素释放激素 A_2 在水或 1% 乙酸溶液中溶解。促黄体素释放激素 A_3 在水中溶解。

【药理】本品能促使动物垂体前叶释放促黄体素（LH）和促卵泡激素（FSH）。兼具有促黄体素和促卵泡激素作用。

【用途】用于治疗奶牛排卵迟滞、卵巢静止、持久黄体、卵巢囊肿；也可用于鱼类诱发排卵。

【用法与用量】

注射用促黄体素释放激素 A_2：肌内注射，一次量，奶牛，排卵迟滞，输精的同时肌内注射 12.5～25μg；卵巢静止，25μg，每天 1 次，可连续 1～3 次，总剂量不超过 75μg；持久黄体或卵巢囊肿，25μg，每天 1 次，可连续注射 1～4 次，总剂量不超过 100μg；早期妊娠诊断，配种后 5～8 日，12.5～25mg，35 日内无重发情判为已妊娠。

注射用促黄体素释放激素 A_3：肌内注射，一次量，奶牛 25μg。

【注意】

① 使用本品后一般不能再用其他类激素。

② 剂量过大时可致催产失败。

【制剂与规格】

注射用促黄体素释放激素 A_2 ①25μg；②50μg；③125μg；④250μg。

注射用促黄体素释放激素 A_3　①25μg；②50μg；③100μg。

戈那瑞林
Gonadorelin

【药理】本品为人工合成的促性腺激素释放激素（GnRH）的类似物。肌注之后，可发挥与纯天然激素类似的效果，增加垂体前叶促性腺激素促黄体素（LH）和促卵泡激素（FSH）的分泌，促使雌性动物卵巢的卵细胞成熟排卵或雄性动物的精巢发育及精子形成。

【用途】用于治疗奶牛的卵巢功能静止，诱导奶牛同期发情。

【用法与用量】用注射用水或生理盐水溶解并稀释后肌内注射。卵巢功能停止的奶牛一经确诊后，即开始 Ovsynch 程序，诱导发情于产后 50 日左右开始 Ovsynch 程序。

Ovsynch 程序如下：在开始程序当日每头注射戈那瑞林 100～200μg，第 7 日注射氯前列醇钠 0.5mg，过 48h 第二次注射相同剂量的戈那瑞林，再过 18～20h 后输精。

【注意】

① 禁止用于促生长。

② 使用本品后一般不能同时再用其它类激素。

③ 儿童不宜触及本品。

【制剂与规格及休药期】

注射用戈那瑞林　①100μg；②200μg。牛 0 日；弃奶期 0h。

戈那瑞林注射液　①2mL：100μg；②2mL：200μg；③10mL：500μg；④20mL：1000μg。牛 0 日；弃奶期 0h。

注射用复方鲑鱼促性腺激素释放激素类似物
Compound S-GnRHa for Injection

【性状】本品为白色冻干块状物或粉末。

【药理】鲑鱼促性腺激素释放激素类似物能直接促进鱼类释放促性腺激素；多潘立酮是神经递质多巴胺的拮抗剂，能阻断多巴胺对鱼类促性腺激素释放的抑制作用。二者共同促进鱼类释放促性腺激素。

【用途】用于诱发鱼类排卵和排精。

【用法与用量】胸鳍腹侧腹腔注射：每 1 瓶本品加注射用水 10mL 制成混悬液，一次注射，每 1kg 体重，草鱼、鲢、鳙、鳜 0.5mL，团头鲂、太湖白鱼 0.3mL；二次注射，青鱼，第一次每 1kg 体重 0.2mL，第二次每 1kg 体重 0.5mL，间隔 24～48h。雄鱼剂量酌减。

【注意】使用本品的鱼不得供人类食用。

【制剂与规格】注射用复方鲑鱼促性腺激素释放激素类似物　鲑鱼促性腺激素释放激素类似物 0.2mg 与多潘立酮 100mg。

三、前列腺素

前列腺素是前列烷酸的衍生物，为含五碳环的二十碳不饱和脂肪酸，即二十烷类（eicosanoids）化合物。二十烷类是磷脂类的一系列衍生物的总称，包括前列腺素和白三烯及其衍生物，这类物质对机体有着广泛的生理和药理作用。前列腺素依据五碳环构型的不同，可分为 A、B、C、D、E、F、G、H、I 九型，兽医应用的有 PGF 或 $PGF_{2\alpha}$ 型，下标 1、2、

3 表示侧链双键数目，α、β 表示羟基的立体构型。

前列腺素在体内代谢迅速，半衰期很短。其人工合成品作用时间长于天然产物，因而临床常用。在畜牧生产中利用其溶解黄体和促进子宫平滑肌收缩的作用；小动物临床上，则利用其扩张血管、支气管，保护血小板和胃黏膜的作用。

氨基丁三醇前列腺素 $F_{2\alpha}$
Prostaglandin $F_{2\alpha}$ Tromethamine

本品又名黄体溶解素、地诺前列腺素。

【药理】本品为前列腺素 $F_{2\alpha}$ 的氨基丁三醇制剂，具有溶解黄体，增强子宫平滑肌张力和收缩力等作用。

【用途】用于控制母牛同期发情，怀孕母猪诱导分娩。也用于治疗持久性黄体和卵巢黄体囊肿和排出死胎。

【用法与用量】肌内注射：一次量，牛 25mg，猪 5～10mg；每 1kg 体重，马 0.02mg，犬 0.05mg。

【注意】患急性或亚急性血管系统、胃肠道系统、呼吸系统疾病的牛禁用。

【制剂与规格及休药期】氨基丁三醇前列腺素 $F_{2\alpha}$ 注射液　以前列腺素 $F_{2\alpha}$ 计，10mL：50mg。牛、猪 1 日。

甲基前列腺素 $F_{2\alpha}$
Carboproste

【性状】本品为棕色油状或块状物；有异臭。在乙醇、丙酮、乙醚中易溶，在水中极微溶解。

【药理】本品具有溶解黄体，增强子宫平滑肌张力和收缩力等作用。

【不良反应】大剂量应用可产生腹泻、阵痛等不良反应。

【用途】用于同期发情、同期分娩；也用于治疗持久性黄体、诱导分娩和催排死胎，以及治疗子宫内膜炎等。

【用法与用量】肌内注射或宫颈内注入：一次量，每 1kg 体重，马、牛 2～4mg；羊、猪 1～2mg。

【注意】
① 妊娠母畜忌用，以免引起流产。
② 治疗持久黄体时用药前应仔细进行直肠检查，以便针对性治疗。

【制剂与规格及休药期】甲基前列腺素 $F_{2\alpha}$ 注射液：以 $C_{21}H_{36}O_5$ 的 S 差向异构体计，1mL：1.2mg。牛、猪、羊 1 日。

氯前列醇
Cloprostenol

【性状】本品为淡黄色油状黏稠液体。在三氯甲烷中易溶，在无水乙醇或甲醇中溶解，在水中不溶，在 10% 碳酸钠溶液中溶解。

【药理】本品为人工合成的前列腺素 $F_{2\alpha}$ 同系物。具有强大的溶解黄体作用，能迅速引起黄体消退，并抑制其分泌；对子宫平滑肌也具有直接兴奋作用，可引起子宫平滑肌收缩，子宫颈松弛。对性周期正常的动物，治疗后通常在 2～5 天内发情。在妊娠 10～150 天的怀孕牛，通常在注射用药物后 2～3 天出现流产。

【不良反应】在妊娠 5 个月后应用本品，动物出现难产的风险将增加，且药效下降。

【用途】兽医临床可用于诱导母畜同期发情，治疗母牛持久黄体、黄体囊肿和卵泡囊肿等疾病；亦可用于妊娠猪、羊的同期分娩，以及治疗产后子宫复旧不全、胎衣不下、子宫内膜炎和子宫蓄脓等。主要用于控制母牛同期发情和怀孕母猪诱导分娩。

【用法与用量】

肌内注射：牛 0.3～0.6mg；猪 0.15mg。

宫内注射：牛 0.15～0.3mg。

【注意】

① 不需要流产的妊娠动物禁用。

② 因药物可诱导流产及急性支气管痉挛，妊娠妇女和患有哮喘及其他呼吸道疾病的人员操作时应特别小心，不应接触药物。

③ 氯前列醇易通过皮肤吸收，不慎接触后应立即用肥皂和水进行清洗。

④ 不能与非类固醇类抗炎药同时应用。

【制剂与规格及休药期】氯前列醇注射液　①2mL：0.2mg；②2mL：0.322mg；③5mL：0.5mg；④50mL：5mg。牛、猪 1 日。

氯前列醇钠
Cloprostenol Sodium

【性状】本品为白色或类白色无定形粉末，有引湿性。在水、甲醇或乙醇中易溶，在丙酮中不溶。

【药理】【不良反应】同氯前列醇。

【用途】同氯前列醇注射液。

【用法与用量】

氯前列醇钠注射液：肌内注射，一次量，牛 0.2～0.3mg；猪，妊娠第 112～113 天，0.05～0.1mg。

注射用氯前列醇钠：肌内注射，一次量，牛 0.4～0.6mg，11 天后再用药一次；猪，母猪诱导分娩预产期前 3 日内 0.05～0.2mg。

【注意】同氯前列醇。

【制剂与规格及休药期】

氯前列醇钠注射液　①2mL：0.1mg；②2mL：0.2mg；③5mL：0.5mg；④10mL：0.5mg。休药期无需制定。

注射用氯前列醇钠　①0.1mg；②0.2mg；③0.5mg。休药期无需制定。

第十一章

影响组织代谢药物

第一节　肾上腺皮质激素类

　　肾上腺皮质激素是肾上腺皮质所分泌的一类激素，在化学结构上都属于甾醇类，为环戊烷多氢菲的衍生物，它们的结构与胆固醇类似，故又称皮质类固醇激素或皮质甾类激素。肾上腺皮质激素根据其生理功能可分为两类：一类是调节体内水、盐代谢的激素，即促进肾小管对钠离子和水的重吸收，增加钾离子的排出，以维持体内水和电解质的平衡，称为盐皮质激素。盐皮质激素都是由肾上腺皮质的球状带分泌。盐皮质激素仅适用于肾上腺皮质功能不全，在兽医临床上没有实用价值。另一类主要影响糖的代谢，而对钠和钾的代谢作用相对较弱，称为糖皮质激素。糖皮质激素是由肾上腺皮质束状带细胞所合成和分泌。糖皮质激素在超生理剂量时具抗炎、抗过敏等作用，临床上广泛应用。通常所称的皮质激素，就是指这一类激素。临床常用的天然皮质激素有可的松和氢化可的松。最初是从动物肾上腺中提取，由于提取的量甚微，成本又高，现均人工合成。近年来，通过对天然皮质激素的化学结构进行改造，人工合成了一些抗炎作用比天然皮质激素强、对机体水盐代谢影响小的皮质激素，如泼尼松、氢化泼尼松、地塞米松、倍他米松、去炎松和氟轻松等。它们的应用，已逐渐取代了天然皮质激素。本书仅介绍糖皮质激素。

（一）药理作用

　　（1）抗炎作用　糖皮质激素在药理剂量时对感染性和非感染性炎症都有强大的抑制作用。能减轻炎症早期的毛细血管扩张、血浆渗出、水肿、白细胞浸润及吞噬反应，从而缓解炎症局部的红、肿、热、痛等症状。也能抑制炎症后期的毛细血管新生和纤维母细胞增殖，因而延缓肉芽组织生成，防止粘连或瘢痕形成。抗炎作用的机制可能包括收缩小血管、降低毛细血管通透性；抑制致炎活性物质前列腺素、白三烯、组胺、激肽等的产生和激活；稳定溶酶体膜，减少所含酸性水解酶的释放；对抗趋化因子和移动抑制因子的作用，抑制炎症细胞的渗出及聚集；直接抑制纤维母细胞 DNA 的合成，从而抑制肉芽组织的形成。

　　（2）抗过敏作用　药理剂量的糖皮质激素可影响免疫反应的多个环节，包括可抑制巨噬细胞吞噬功能、降低网状内皮系统消除颗粒或细胞的作用，可使淋巴细胞溶解，以致淋巴结、脾及胸腺中淋巴细胞耗竭。此作用对 T 细胞较明显，其中辅助性 T 细胞减少更显著。基于以上原因，故能治疗或控制许多过敏性疾病的临床症状，也能抑制由过敏反应导致的各种病理变化，如过敏性充血、水肿、荨麻疹、皮疹、平滑肌痉挛及细胞损害等。

（3）抗毒素作用　糖皮质激素能提高机体对有害刺激的应激能力，对抗细菌内毒素对机体的损害，减轻细胞损伤，缓解毒血症症状，也能减少内热源的释放，对感染毒血症的高热有退热作用，使病情改善，但对细菌外毒素引起的损害无保护作用。

（4）抗休克作用　大剂量具有抗休克作用，对中毒性休克、低血容量性休克、心源性休克都有对抗作用。这可能与其抗炎、免疫抑制及抗毒素作用有关。此外，还有下列机制参与：加强心肌收缩力，增加心输出量；扩张痉挛的血管，改善微循环；稳定溶酶体膜，减少心肌抑制因子的形成，从而防止心肌抑制因子所致的心肌收缩无力及内脏血管收缩。

（5）对代谢的影响　糖皮质激素可增高肝糖原，升高血糖；增强蛋白质的分解代谢；改变身体脂肪的分布，形成向心性肥胖；可增强钠离子再吸收及钾、钙、磷的排泄，故长期大量应用亦可引起水钠潴留、血钾过少、肾脏钙磷排泄增多。

（6）其他　对血液有形成分的影响，表现为增加中性粒细胞、红细胞和血小板，减少淋巴细胞和嗜酸性粒细胞。糖皮质激素能增强血液和肝内许多酶（如葡萄糖-6-磷酸酶、磷酸己糖异构酶、氨基酸氧化酶、谷丙转氨酶等）的活性，还能抑制一些酶（如透明质酸酶）的活性。在关节炎时，给关节腔内注射糖皮质激素，可使透明质酸的聚合作用增强，使关节液更具黏性，从而起到更好的保护作用。

（二）临床应用和适应证

（1）严重的感染性疾病　如各种败血症、中毒性肺炎、中毒性细菌病、腹膜炎、产后急性子宫炎等。对严重的感染性疾病，在应用足量、有效抗菌药的前提下，可用糖皮质激素辅助治疗。利用其抗炎、免疫抑制及抗毒素作用，避免组织器官，特别是脑、心等重要器官遭受难以恢复的损害，缓解严重的中毒症状，有助于病畜度过危险期。

（2）过敏性疾病　糖皮质激素可缓解和改善下列疾病的临床症状，如过敏性皮炎、荨麻疹、变态反应性呼吸道炎症、急性蹄叶炎、过敏性湿疹以及自身免疫疾病如溶血性贫血、血小板减少症等，但不能根治，停药后往往复发。

（3）局部炎症　糖皮质激素抑制炎症反应的特性可用于多种炎症的治疗。如关节炎、腱鞘炎、黏液囊炎、滑膜囊炎、结肠炎、各种眼炎以及皮炎、湿疹和外耳炎等皮肤疾病，局部用药有效。此时，应用糖皮质激素可减少渗出，防止组织过度破坏，抑制粘连和瘢痕形成，避免或减少后遗症。

（4）休克　如感染中毒性休克、创伤性休克、心源性休克、低血容量休克等。早期大剂量静脉注射糖皮质激素如倍他米松、地塞米松、氢化可的松或氢化泼尼松对各种休克都可产生一定的有利影响，有助于病畜度过危险期，但糖皮质激素只起辅助作用。

（5）牛酮血病和羊妊娠毒血症　糖皮质激素对这两种病都有明显疗效，主要是通过糖异生作用，升高血糖，降低酮体，刺激牛、羊的食欲而达到辅助治疗的目的。

（6）糖皮质激素还可用于诱发牛和绵羊的分娩　倍他米松和地塞米松可诱发怀孕晚期的分娩。在下列情况下建议使用：牛的胎儿过大，临产前的乳腺水肿，需要缩短绵羊的产羔季节或者治疗妊娠毒血症。

（三）药动学

糖皮质激素内服给药吸收迅速，血中峰浓度一般在 2h 内出现。肌内或皮下注射后，可在 1h 内达到峰浓度。吸收入血的糖皮质激素，仅 10%～15% 呈游离态，其余大部分与血浆蛋白结合。糖皮质激素，可在肝内被代谢成葡萄糖醛酸或硫酸的结合物，代谢物或原形药物从尿液和胆汁中排泄。从血浆中消除的半衰期因药而异，如泼尼松为 1h、倍他米松和地塞米松为 5h，取决于生物转化的速度。

糖皮质激素磷酸钠盐和琥珀酸酯是可溶的，易吸收，且在 8～24h 内可被清除。当血浆或组织急需高浓度的糖皮质激素（如休克或变态反应）时，可静脉注射上述制剂。虽然药物在体内快速消除，但其抗炎作用往往比对下丘脑-垂体-肾上腺轴的抑制作用要强。糖皮质激素的其他酯类（包括乙酸酯）、二丙酸盐、苯丙酸盐和特戊酸盐是不可溶的，不能用于静脉注射。它们在体内吸收和代谢较慢。地塞米松不溶性酯是中效的，其作用持续 8～14 天，长效糖皮质激素如去炎松的不溶性酯的活性可能持续 3～6 周，可用于持久性疗法，包括关节和病变局部注射。

（四）应用注意事项

① 本类药物在应用时，必须严格掌握适应证，防止滥用，避免产生不良反应和并发症。

② 持续大剂量给药超过 1 周，可能引起下列严重的不良反应：a. 类似肾上腺皮质功能亢进的症状，如水肿、低血钾、肌肉萎缩、幼畜生长停滞、骨质疏松和糖尿等。b. 肾上腺皮质功能低下，甚至萎缩。突然停药可能导致肾上腺皮质功能不全的症状，表现为精神抑郁、食欲不振、发热、肌无力、血压和血糖下降等。有些病畜在突然停药后，疾病立即复发，甚至比治疗前更恶化。c. 诱发新的感染或加重感染，如使原有感染病灶扩大、扩散等。

③ 本类药物对病原微生物无抑制作用，且由于其能抑制炎症反应和免疫反应，降低机体防御功能，有可能使潜在的感染病灶活动和扩散。因而，本类药物限用于危及生命的严重感染和影响生产力的感染，一般感染不宜选用。用于感染性疾病时，须与足量、有效的抗菌药物配合使用。同时尽量应用较小剂量，病情控制后应减量或停药。用药时间不宜过长。

④ 大剂量连续用药超过 1 周时，应逐渐减量，缓慢停药，切不可突然停药，以免复发或出现肾上腺皮质功能不足症状。

⑤ 严重肝功能不良、骨软症、骨质疏松、骨折治疗期、创伤修复期、角膜溃疡初期、疫苗接种期、缺乏有效抗菌药物治疗的感染症等均应禁用。

⑥ 孕畜应慎用或禁用，妊娠期间特别是妊娠早期使用可能影响胎儿发育，甚至导致畸形胎，妊娠后期使用大剂量，会引起流产。

（五）药物的相互作用

① 糖皮质激素可使血糖升高，减弱内服降血糖药或胰岛素的作用。

② 苯巴比妥、苯妥英钠、利福平等肝药酶诱导剂可加快本类药物代谢，合用时须增加剂量。

③ 本类药物与噻嗪类利尿药或两性霉素 B 均能促使排钾，合用时注意补钾。

④ 本类药物可使水杨酸盐的消除加快而降低其疗效。此外，两药合用时更易导致消化性溃疡。

⑤ 本类药物可使内服抗凝血药效果降低，两药合用时应适当增加抗凝血药剂量。

醋酸可的松
Cortisone Acetate

【性状】本品为白色或几乎白色的结晶性粉末；无臭，初无味，随后有持久的苦味。本品在三氯甲烷中易溶，在丙酮或二氧六环中略溶，在乙醇或乙醚中微溶，在水中不溶。

【药理】本品有抗炎、抗过敏和影响糖代谢作用。副作用大，即抗炎作用及对糖代谢的影响较弱，而水、盐代谢作用较强。本品本身无活性，需在体内转化为氢化可的松才能生效，因此皮肤局部用药无效。小动物内服易吸收，作用快，但大动物内服吸收不规则。其混悬液肌内注射吸收缓慢，作用持久。

【用途】主要用于：①肾上腺皮质功能减退症的替代疗法。②炎症性、过敏性疾病。③牛酮血病、羊妊娠毒血症等。

【注意】参见本类药物"应用注意事项"。

【用法与用量】肌内注射：一次量，马、牛 250～750mg，羊 12.5～25mg，猪 50～100mg，犬 25～100mg。滑囊、腱鞘或关节囊内注射：马、牛 50～250mg。

【最大残留限量】允许用于食品动物，不需要制定残留限量。

【制剂与规格及休药期】醋酸可的松注射液　10mL：0.25g。休药期无需制定。

氢化可的松
Hydrocortisone

【性状】本品为白色或几乎白色的结晶性粉末；无臭，初无味，随后有持久的苦味。遇光渐变质。本品在乙醇或丙酮中略溶，在三氯甲烷中微溶，在乙醚中几乎不溶，在水中不溶。

【药理】抗炎作用为可的松的 1.25 倍，还具有免疫抑制、抗毒素、抗休克等作用。此外也有一定的水钠潴留及排钾作用。其稀乙醇溶液注射剂及氢化可的松琥珀酸钠，静脉给药显效迅速，可用于危急病例。而其醋酸氢化可的松混悬液，肌内注射吸收不良，仅供局部注射，如乳室、关节腔、鞘内注入。因吸收缓慢，局部作用时间持久。

目前尚无靶动物的药动学资料。人的内服生物利用度为 45%～80%；血浆药物消除半衰期为 1.3～2h；在正常的生理学浓度（400nmol/L）下，氢化可的松可广泛地与血浆蛋白结合，其中 89.5% 与皮质激素球蛋白结合，6.6% 与白蛋白结合；鼠按每 1kg 体重 0.5mg 皮下注射给药，24h 之内可以回收到 74%～89% 的药物，且主要通过粪便排泄；药物的快速消除现象在豚鼠中也可以观察到，但主要通过尿液排泄。

【注意】同醋酸可的松。

【不良反应】①有较强的水钠潴留及排钾作用。②有较强的免疫抑制作用。③妊娠后期大剂量使用可引起流产。

【用途】用于炎症性、过敏性疾病，牛酮血症和羊妊娠毒血症。

【用法与用量】

氢化可的松注射液：静脉注射，一次量，马、牛 0.2～0.5g，羊、猪 0.02～0.08g。

醋酸氢化可的松注射液：滑囊、腱鞘或关节囊内注射，一次量，马、牛 50～250mg。肌内注射，一次量，马、牛 250～750mg，羊 12.5～25mg，猪 50～100mg，犬 25～100mg。

醋酸氢化可的松滴眼液：滴眼。

【最大残留限量】外用允许用于食品动物，但不需要制定残留限量。其他给药途径暂无规定。

【制剂与规格及休药期】

氢化可的松注射液　①2mL：10mg；②5mL：25mg；③20mL：100mg。休药期暂无规定。

醋酸氢化可的松注射液　5mL：125mg。牛、羊、猪 0 日。

醋酸氢化可的松滴眼液　3mL：15mg。休药期无需制定。

醋酸泼尼松
Prednisone Acetate

本品又名强的松。

【性状】本品为白色或几乎白色的结晶性粉末；无臭，味苦。本品在三氯甲烷中易溶，在丙酮中略溶，在乙醇或乙酸乙酯中微溶，在水中不溶。

【药理】本品具有抗炎及抗过敏作用。还能促进蛋白质分解转变为糖，减少葡萄糖的利用，因而使血糖和肝糖原都增加，出现糖尿，同时增加胃液分泌，增进食欲。当严重中毒性感染时，与大量抗菌药物配合使用，有良好的降温、抗毒、抗炎、抗休克作用而使症状缓解。抗炎作用与糖原异生作用为氢化可的松的 4 倍，而水钠潴留作用及排钾作用比可的松小，抗炎及抗过敏作用较强，副作用较少，故较常用。本品本身无活性，需在体内转化为氢化泼尼松才显药理作用。

【注意】【不良反应】同氢化可的松。

【用途】用于炎症性、过敏性疾病，牛酮血症和羊妊娠毒血症等。

【用法与用量】

醋酸泼尼松片：内服，一次量，牛 100～300mg，羊、猪 10～20mg，犬、猫每 1kg 体重 0.5～2mg。

醋酸泼尼松眼膏：眼部涂敷，一日 2～3 次。

【最大残留限量】暂无规定。

【制剂与规格及休药期】

醋酸泼尼松片　5mg。牛、羊、猪 0 日。

醋酸泼尼松眼膏　0.5%。休药期无需制定。

醋酸泼尼松龙
Prednisolone Acetate

本品又名强的松龙。

【性状】本品为白色或几乎白色的结晶性粉末；无臭，味苦。本品在乙醇或三氯甲烷中微溶，在水中几乎不溶。

【药理】疗效与泼尼松相当。其抗炎作用较强，水盐代谢作用很弱。

泼尼松龙在泌乳期母牛 2 个乳头内灌注给药，每个乳头 11mg，24h 后重复给药 1 次。1～2h 血浆中药物达峰浓度（23.2～40.2mg/L）。醋酸泼尼松龙按每 1kg 体重 0.6mg 量用于马，肌注生物利用度达 100%，无论是混饲给药还是肌注给药，3 天内泼尼松龙通过尿液完全排出体外，代谢产物为泼尼松龙、泼尼松、20-β-双氢泼尼松龙及 20-β-双氢泼尼松。泼尼松龙组织分布广泛，可以透过胎盘屏障。

【注意】同氢化可的松。

【用法与用量】

醋酸泼尼松片：内服，一次量，马、牛 100～300mg，羊、猪 10～20mg，每 1kg 体重，犬、猫 0.5～2.0mg。

醋酸泼尼松软膏：眼部外用，一日 2～3 次。

【最大残留限量】（试行）残留标志物：泼尼松龙。

牛：肌肉、脂肪 4μg/kg，肝脏、肾脏 10μg/kg，牛奶 6μg/kg。

【制剂与规格及休药期】

醋酸泼尼松龙片　5mg。牛、羊、猪 0 日。

醋酸泼尼松龙软膏　0.5％。无需制定休药期。

地塞米松
Dexamethasone

地塞米松又名氟美松。

【性状】 醋酸地塞米松为白色或类白色的结晶或结晶性粉末；无臭，味微苦。其在丙酮中易溶，在甲醇或无水乙醇中溶解，在乙醇或三氯甲烷中略溶，在乙醚中极微溶解，在水中不溶。

地塞米松磷酸钠为白色或微黄色粉末；无臭，味微苦；有引湿性。其在水或甲醇中溶解，在丙酮或乙醚中几乎不溶。

【药理】 抗炎作用与糖原异生作用为氢化可的松的 25 倍，而对水钠潴留和促进排钾作用仅为其 3/4。对垂体-肾上腺皮质的抑制作用较强。

肌注给药后，在犬显示出快速的全身吸收作用，0.5h 即达血浆药物峰浓度。消除迅速，主要通过尿和粪便排泄。在鼠和人体内的代谢形式相同，主要发生羟基化反应，形成 6-羟基地塞米松和 2-二羟基地塞米松。

由于地塞米松可增加粪便中钙的排泄量，可能导致钙负平衡。

目前地塞米松的应用日益广泛，有取代泼尼松龙等其他合成皮质激素的趋势。此外，近年来地塞米松等皮质激素制剂已用于母畜同步分娩，其引产机制尚不清楚。可能是由于药物影响动物的某些酶系统，使雌激素分泌增多，而黄体酮的水平则随之下降，从而引起分娩。

在母畜妊娠后期（牛于妊娠 235～280 天），一次肌内注射地塞米松，牛、羊和猪一般可在 48h 内分娩。牛的常用量为 10～20mg。据报道，30～40mg 地塞米松对牛的引产率可达 85％。地塞米松对马不产生引产效果。地塞米松引产可使胎膜滞留率升高，可达 40％～100％；产乳比正常稍迟，子宫恢复到正常状态也晚于正常分娩。

【注意】 易引起孕畜早产。急性细菌性感染时应与抗菌药物配伍使用。禁用于骨质疏松症和疫苗接种期。

【用法与用量】

醋酸地塞米松片：内服，一次量，马、牛 5～20mg，犬、猫 0.5～2mg。

地塞米松磷酸钠注射液：肌内、静脉注射，一日量，马 2.5～5mg，牛 5～20mg，羊、猪 4～12mg，犬、猫 0.125～1mg；关节腔内注射，一次量，马、牛 2～10mg。

【最大残留限量】 残留标志物：地塞米松

牛、马、猪：肌肉 $1.0\mu g/kg$，肝脏 $2.0\mu g/kg$，肾脏 $1.0\mu g/kg$。牛：奶 $0.3\mu g/kg$。

【制剂与规格及休药期】

醋酸地塞米松片　0.75mg。牛、马 0 日。

地塞米松磷酸钠注射液　①1mL：1mg；②5mL：5mg；③1mL：2mg；④1mL：5mg；⑤5mL：2mg。牛、羊、猪 21 日；弃奶期 3 日。

倍他米松
Betamethasone

本品是地塞米松的差向异构体，其不同点仅在于 C_{16} 位的甲基为 β 位。

【性状】本品为白色或类白色的结晶性粉末；无臭，味苦。本品在乙醇中略溶，在二氧六环中微溶，在水或三氯甲烷中几乎不溶。

【药理】抗炎作用与糖原异生作用较地塞米松强，为氢化可的松的 30 倍，钠潴留作用稍弱于地塞米松。

人、犬、鼠及母牛的试验表明，倍他米松可以和血浆蛋白广泛结合。倍他米松在组织分布广泛，按每 1kg 体重 1mg 皮下注射，怀孕母鼠的肝、肾、肾上腺及胎膜的药物含量均高于血浆，同样剂量给予泌乳期母鼠，给药后 6h，乳中达峰浓度 122.3ng/mL。

倍他米松按每 1kg 体重 0.08mg 量肌内注射，牛给药后 8.9h 血浆药物达峰浓度 7.3ng/mL，AUC 为 287(ng·h)/mL，消除半衰期大约为 22h，猪给药后 3.2h 血浆药物达峰浓度 12ng/mL，AUC 为 196.2(ng·h)/mL，消除半衰期大约为 11h。

大鼠、小鼠及犬的内服 LD_{50} 均大于 1000mg/kg。

【注意】易引起孕畜早产。急性细菌性感染时应与抗菌药物配伍使用。禁用于骨质疏松症和疫苗接种期。

【用法与用量】内服：一次量，犬、猫 0.25~1mg。

【最大残留限量】残留标志物：倍他米松。

牛、猪：肌肉 0.75μg/kg，肝脏 2.0μg/kg，肾脏 0.75μg/kg。牛：奶 0.3μg/kg。

【制剂与规格】倍地米松片　0.5mg。

醋酸氟轻松
Fluocinonide

【性状】本品为白色或类白色的结晶性粉末；无臭，无味。本品在丙酮或二氧六环中略溶，在乙醇中微溶，在水或石油醚中不溶。

【药理】外用皮质激素，其疗效显著而副作用较小，局部涂敷对皮肤、黏膜的炎症、瘙痒及皮肤过敏反应等均有效。显效迅速，止痒效果好。应用很低浓度（0.025%），即有明显疗效。止痒作用较好。

【注意】同醋酸可的松。

【用法与用量】醋酸氟轻松乳膏：外用，涂患处适量。

【制剂与规格】醋酸氟轻松乳膏　①10g：2.5mg；②20g：5mg。

促肾上腺皮质激素
Corticotrophin （ACTH）

本品简称促皮质素，是由家畜脑下垂体前叶提取的一种多肽类激素。

【性状】本品为白色或淡黄色粉末。其在水中易溶，水溶液遇碱易失效。本品对热、潮湿均不稳定，故应避热置阴凉处密闭保存。

【药理】本品能刺激肾上腺皮质合成和分泌氢化可的松、皮质酮等糖皮质激素，间接发挥药理作用，因此，只有在肾上腺皮质功能健全时才有药理活性。作用与糖皮质激素相似，但起效慢而弱，水钠潴留作用显著。可引起过敏反应。内服无效。现已少用。

本品肌注很容易吸收，在肌注部位部分可被组织酶所破坏。肌注或静注后，很快从血液中消失，仅少量以原形从尿中排泄，半衰期仅 6min。目前主要在长期使用糖皮质激素停药前后应用，以促进肾上腺皮质功能的恢复。

【用法与用量】

注射用促皮质素：肌内注射，一次量，牛 30～200 单位，羊 20～40 单位，犬 5～10 单位。一日 2～3 次。静脉注射剂量减半。临用前用 5% 葡萄糖注射液溶解。

【注意】

① 使用本品，必须有完整的肾上腺皮质功能。

② 长期应用可引起水钠潴留、创伤愈合延缓、感染扩散等，还可引起过敏反应。

③ 其他参见氢化可的松。

【制剂与规格】 注射用促皮质素 ①25 单位；②50 单位；③100 单位。

第二节　维生素

维生素是动物维持生理功能所必需的一类特殊的低分子有机化合物，动物对维生素的需要量甚微，每日仅以毫克或微克计。虽然维生素既不是构成组织的主要成分，也不是机体能量的来源，但在动物体内的作用极大，起着控制新陈代谢的作用。多数维生素是辅酶的组成成分，维生素缺乏，会影响辅酶的合成，导致代谢紊乱，动物出现各种病症，影响动物健康和产品生产，严重时甚至可引起动物死亡。

目前已知的维生素有 20 余种，其化学结构和生理功能各不相同。为了使用和研究方便，人们通常按溶解性将维生素分为脂溶性维生素（如维生素 A 和维生素 D 等）和水溶性维生素（如维生素 B 族和维生素 C 等）两大类。

动物对维生素的需要主要由饲料供给，有些维生素能在体内合成，如维生素 C（人、猴、豚鼠除外）、烟酸（色氨酸在体内可转化为烟酸）等即可在动物体内合成。反刍动物的瘤胃微生物能合成所有的 B 族维生素和维生素 K。马、兔等草食动物结肠和盲肠内的微生物也能合成许多维生素，因此维生素也不完全依赖于饲料供给。猪、鸡和其他单胃动物大肠内的微生物虽然也能合成多种维生素，但多半不易被宿主利用，而主要靠外源供应。某些原因，如饲料中缺钴（不能合成维生素 B_{12}）或因应用抗菌药物使瘤胃微生物受抑制等，也可导致反刍动物体内维生素合成不足，需要由饲料供给，否则可引起动物维生素缺乏症。幼畜和家禽较易发生维生素缺乏症，此时就需要使用相应的维生素制剂进行治疗。

各种青绿饲料中含有丰富的维生素。在粗放饲养条件下，因饲喂大量青绿饲料，通常动物不会缺乏维生素。随着畜禽生产水平的大幅度提高，饲养方式的工厂化、集约化，一方面，动物对维生素的需要量增加；另一方面，由于动物远离了阳光、土壤和青绿饲料等自然条件，仅仅依靠饲料中的天然来源远远不能满足动物需要，必须补充工业化生产的维生素。随着化学工业和制药工业的发展，各种维生素通过化学合成与微生物合成法均可大量生产。由于生产技术的不断改进，成本大幅度下降，各类工业维生素应运而生，饲用维生素也得到广泛应用。

现代畜牧生产中将维生素添加于配合饲料中，以期动物的营养平衡，保证畜禽健康生长、提高动物生产性能。自 20 世纪 70 年代以来的研究表明，除了传统的营养作用以外，在动物饲料中添加某些高剂量的维生素有增进动物免疫应答能力，提高抗毒、抗肿瘤、抗应激能力以及提高畜产品品质等作用，因此维生素添加剂在动物饲料中得到更广泛的应用。但过量的维生素对机体不仅无益，还有可能造成不同程度的危害及不必要的浪费。因此，必须在掌握维生素的作用、用途以及不同动物对各种维生素需要量的基础上，合理使用维生素。在应用过程中必须注意如下三方面的问题。

(1) 维生素制剂主要用于防治维生素缺乏症　维生素缺乏症在畜禽中普遍发生，但通常都是维生素长期不足导致的慢性缺乏症，不具典型症状，仅呈现一般性的食欲不振、腹泻或抵抗力下降和生长发育较差等现象。

发生维生素缺乏症的原因有：①维生素来源不足，饲料中缺乏维生素或饲料的贮存、加工不当，使某些维生素损失或破坏过多，长期服用抗菌药物致使胃肠道内微生物的生长受抑制，从而引起维生素的合成不足。②机体对维生素的需要量增加，生长发育阶段的幼畜、幼禽，妊娠或泌乳的母畜，生理上对各种维生素，尤其是维生素 A、维生素 D 和维生素 C 的需要量增多；疾病恢复期、使役过度、中毒、感染、发热或其他应激状态时，因消耗较多的维生素 B_1、维生素 B_2 和维生素 C 等，因而机体对这些维生素的需要量增加。③机体对维生素的吸收或利用发生障碍，例如慢性腹泻、肝病、重度贫血等往往使饲料中的维生素不能充分被机体吸收，胆盐或胰酶缺乏、长时间内服液状石蜡等都可导致脂溶性维生素缺乏。④饲料中某些因素的影响，例如马、牛蕨中毒，水貂或银狐长时间饲喂生鱼引起的瘫痪，都是由于其中含大量硫胺酶破坏硫胺而引起的硫胺缺乏症。饲料中含有维生素 B_1 代谢的拮抗物，如抗球虫药氨丙啉或其他天然物等亦可引起维生素缺乏症。

（2）防治维生素缺乏症应采取综合防治措施　首先应改变饲养管理条件，并进行全面的综合治疗，如补充饲喂富含维生素的青绿饲料或其他饲料；给缺乏维生素 D 的病畜多晒日光；对营养极度贫乏的病畜，首先应补充蛋白质等。

（3）严禁滥用维生素制剂　近年来维生素制剂大量用作非维生素缺乏性疾病的辅助治疗，有些虽确有疗效，但多数均属滥用，已引起严重不良后果，应予制止。此外，无限增大维生素的剂量，尤其是脂溶性维生素 A 和维生素 D，常可引起中毒。因此，在治疗维生素缺乏症时，开始可给予较大剂量，此后逐减至日需量为妥。

一、脂溶性维生素

脂溶性维生素有维生素 A、维生素 D、维生素 E、维生素 K 四种，本类维生素都溶于油而不溶于水。它们在肠道内的吸收与脂肪的吸收密切相关，当腹泻、胆汁缺乏、内服液状石蜡或脂肪吸收受阻时，脂溶性维生素的吸收大为减少。饲料中含有大量钙盐时，也可影响脂肪和脂溶性维生素的吸收。脂溶性维生素吸收后在体内的转运与脂蛋白密切有关。吸收后主要是在肝脏和脂肪组织中储存，其储存量较大。若饲料中长期缺乏脂溶性维生素，需待组织中的储存耗尽后，才会出现维生素缺乏症。若临床上用量过大，或长期摄入过量，导致动物体内储存的脂溶性维生素过多，则会引起中毒。

维生素 A
Vitamin A

维生素 A 在动物肝内含量很高，鱼肝油富含维生素 A，全脂奶也含有一定的维生素 A。维生素 A 原主要存在于幼嫩、多叶的青绿饲料和胡萝卜中，随植物的成熟、衰老逐渐减少。水果皮、南瓜、黄玉米、甘薯也含有较多的维生素 A 原。维生素 A 和胡萝卜素在光热条件下极易被氧化，当饲料贮存较久时，会渐被破坏，鲜草在阳光晒制过程中，胡萝卜素损失 80% 以上，若在干燥塔中人工快速干燥可减少损失。

【性状】本品为淡黄色的油溶液，或结晶与油的混合物（加热至 60℃ 应为澄明溶液）；无败油臭；在空气中易氧化，遇光易变质。本品与三氯甲烷、乙醚、环己烷或石油醚能任意混合，在乙醇中微溶，在水中不溶。

【药理】维生素 A 具有以下四方面的生理功能：①维生素 A 具有维持正常视觉的重要功

能。维生素 A 是合成视紫质的原料，视紫质存在于人和动物视网膜内的杆状细胞中，是由视蛋白与视黄醛（维生素 A 醛）结合而成的一种感光物质。如果血液中维生素 A 水平过低，就不能合成足够的视紫质，从而导致功能性夜盲症。②维生素 A 具有保护上皮组织（皮肤和黏膜）的健全与完整、促进黏膜和皮肤的发育与再生、促进结缔组织中黏多糖的合成、维护细胞膜和细胞器膜（线粒体、溶酶体）结构的完整等功能。维生素 A 与多种黏多糖的形成有关。当维生素 A 不足时，黏多糖的合成受阻，引起上皮组织干燥和过度角质化，使上皮组织易被细菌感染而产生一系列的继发病变，尤其是对眼、呼吸道、消化道、泌尿及生殖器官的影响最为明显。③促进生长发育，维生素 A 缺乏时，幼年动物生长停滞，发育不良，骨、齿等硬组织生长迟缓、变形。④促进类固醇的合成，维生素 A 缺乏时，胆固醇和糖皮质激素的合成减少。

【用途】①本品主要用于防治角膜软化症、眼干燥症、夜盲症及皮肤粗糙等维生素 A 缺乏症。②本品也可用于增强机体对感染的抵抗力，用于体质虚弱的畜禽、妊娠和泌乳母畜。③本品局部应用能促进创伤、溃疡愈合，可局部用于烧伤及皮肤、黏膜炎症的治疗，有促进愈合的作用。

【注意】维生素 A 不易从体内迅速排出，摄入量超过正常量的 $50\sim500$ 倍时出现过多症，多发生于幼龄动物，鸡表现精神抑郁，采食量下降，以至完全拒食。猪常为被毛粗糙，对触觉特别敏感，易骨折，腹部和腿部瘀点性出血，粪尿带血，不时发抖，最终导致死亡。兔能引起流产。母畜于妊娠早期应用维生素 A 过量可引起胚胎死亡，后期则导致胎儿畸形。猫表现以局部或全身性骨质疏松为主要症状的骨质疾患。中毒时，一般停药 $1\sim2$ 周中毒症状可逐渐缓解和消失。

【药物相互作用】①氢氧化铝可使小肠上段胆酸减少，影响维生素 A 吸收。矿物油、新霉素能干扰维生素 A 吸收。②与维生素 E 合用时，可促进维生素 A 吸收，但服用大量维生素 E 时可耗尽维生素 A 在体内的贮存。③大剂量的维生素 A 可以对抗糖皮质激素的抗炎作用。

【用法与用量】

维生素 AD 油：内服，一次量，马、牛 $20\sim60mL$，羊、猪 $10\sim15mL$，犬 $5\sim10mL$，禽 $1\sim2mL$。

鱼肝油：内服，一次量，马、牛 $20\sim60mL$，羊、猪 $10\sim15mL$，犬 $5\sim10mL$，鸡 $1\sim2mL$。

维生素 AD 注射液：肌内注射，一次量，马、牛 $5\sim10mL$，驹、犊、羊、猪 $2\sim4mL$，仔猪、羔羊 $0.5\sim1mL$。

【制剂与规格】

维生素 AD 油 1g：含维生素 A 5000 单位、维生素 D 500 单位。

鱼肝油 1mL：含维生素 A1500 单位、维生素 D150 单位。

维生素 AD 注射液 ①0.5mL：含维生素 A 2.5 万单位、维生素 D 0.25 万单位；②5mL：含维生素 A 25 万单位、维生素 D 2.5 万单位。

维生素 D
Vitamin D

维生素 D 的两种主要形式是维生素 D_2（麦角骨化醇）和维生素 D_3（胆骨化醇），其分子结构很相似，仅侧链不同。

【性状】维生素 D₂ 和维生素 D₃ 均为无色针状结晶或白色结晶性粉末；无臭，无味；遇光或空气均易变质。

维生素 D₂ 在三氯甲烷中极易溶解，在乙醇、丙酮或乙醚中易溶，在植物油中略溶，在水中不溶。

维生素 D₃ 在乙醇、丙酮、三氯甲烷或乙醚中极易溶解，在植物油中略溶，在水中不溶。

【药理】维生素 D 的生理功能是维持机体内钙、磷的正常代谢。特别是促进小肠对钙、磷的吸收；调节肾脏对钙、磷的排泄；控制骨髓中钙与磷的贮存和血液中钙、磷的浓度等，从而促进骨髓的正常钙化。

维生素 D 内服或肌内注射均可吸收，但肠内吸收必须有胆汁，尤其是要有去氧胆酸的存在。维生素 D₂ 或维生素 D₃ 在体内需经肝脏和肾细胞线粒体酶的催化，在肝脏中转化为最终功能性产物 1,25-二羟维生素 D₂ 或 1,25-二羟维生素 D₃，然后在肾中或通过血液输送到肠、骨髓等组织中发挥其生理作用。体内 1,25-二羟维生素 D 的生成，受血钙水平的反馈性控制，即血钙含量低时生成多，反之则少。

矿物油影响维生素 D 的吸收。维生素 D 存在于动物体内，鱼肝油和动物肝脏含有丰富的维生素 D，全脂奶粉、蛋类含有维生素 D。一般饲料中含维生素 D 很少。动物皮肤中的 7-脱氢胆固醇在紫外线照射下可转化为维生素 D₃，故动物多接受阳光可满足维生素 D 的需要。青草内含有丰富的麦角固醇，在日晒过程中部分可转化为维生素 D₂，故干草是动物维生素 D 的主要来源之一。

当体内维生素 D 缺乏时，肠道对钙、磷的吸收减少，血钙、血磷的浓度下降，因此钙、磷不能在骨组织上沉积，甚至骨盐可再溶解，成骨作用发生障碍，软骨不能骨化，使幼年动物发生佝偻病；成年动物特别是怀孕或泌乳母畜，不仅成骨作用受阻，而且还会使骨钙转入血液，引起骨软症；成年动物还易发生骨质疏松症，易骨折，关节变形；母鸡的产蛋率降低，而且蛋壳易碎；乳牛的乳产量大减。

【用途】①用于防治维生素 D 缺乏所致的疾病，如佝偻病、骨软症等。犊、猪、犬和禽较易发生佝偻病，骨软症在马、牛较多发生。此时，连续数周给予大剂量的维生素 D 制剂，通常为日需量（500～1000 国际单位/100kg）的 10～15 倍。维生素 D₂ 和维生素 D₃ 抗佝偻病的效能，依动物种类而异，对多数哺乳动物，如犊、猪、犬和大鼠，两者效能大致相等，但对禽类而言，维生素 D₃ 的效能要比维生素 D₂ 高 50～100 倍。因此，在防治禽类维生素 D 缺乏症时，宜选择维生素 D₃。②维生素 D 也可用于骨折患畜，以促进骨的愈合。③妊娠和泌乳母畜，还有幼畜对钙、磷的需要量大，需要补充维生素 D，以促进饲料中钙、磷的吸收。④乳牛于产前 1 周，每日肌内注射维生素 D₃，能有效地预防乳热症和产后截瘫。

【药物相互作用】①长期大量服用矿物油、新霉素能干扰维生素 D 吸收。②苯巴比妥等肝药酶诱导剂能加速维生素 D 的代谢。③与噻嗪类利尿剂同时使用，可致高钙血症。

【注意】

① 长期应用大剂量的维生素 D，可使骨脱钙变脆，并易于变形和发生骨折，同时导致血液中钙和磷酸盐的含量过高。因维生素 D 代谢缓慢，中毒常呈慢性过程，表现食欲不振和腹泻，猪还出现肌肉震颤和运动失调。常因肾小管过度钙化产生尿毒症而导致动物死亡。

② 应用维生素 D 同时应给动物补充钙剂。

【用法与用量】维生素 AD 油、鱼肝油和维生素 AD 注射液可参见维生素 A。

维生素 D₂ 胶性钙注射液：肌内、皮下注射，一次量，马、牛 2.5 万～10 万单位，羊、猪 1 万～2 万单位，犬 0.25 万～0.5 万单位。

维生素 D₃ 注射液：肌内注射，一次量，每 1kg 体重，家畜 1500～3000 单位。

【制剂与规格及休药期】

维生素 D₂ 胶性钙注射液（以维生素 D₂ 计）　①1mL：5000 单位；②5mL：25000 单位；③20mL：10 万单位。休药期无需制定。

维生素 D₃ 注射液　①0.5mL：3.75mg（15 万单位）；②1mL：7.5mg（30 万单位）；③1mL：15mg（60 万单位）。休药期无需制定。

维生素 E
Vitamin E

【性状】本品为微黄色或黄色透明的黏稠液体；几乎无臭；遇光色渐变深。本品在无水乙醇、丙酮、乙醚或石油醚中易溶，在水中不溶。本品不易被酸、碱或热所破坏，遇氧迅速被氧化。维生素 E 的醋酸酯较维生素 E 稳定，被氧化破坏程度较小，但对光仍然敏感。

【药理】维生素 E 的主要作用是调节机体的氧化过程。此作用与维生素 E 在体内对维生素 A、维生素 C 和不饱和脂肪酸等的保护性抗氧化作用有关。这种功能在保护构成生物膜的类脂质的不饱和脂肪酸免受氧化，以维持细胞膜的完整性上起着重要作用。不饱和脂肪酸的过氧化物能损害细胞膜的类脂质，引起细胞破裂，同时还能使细胞内溶酶体破裂，释放出水解酶等，进一步损害细胞和组织。

维生素 E 与动物的繁殖功能密切相关，具有促进性腺发育，促成受孕和防止流产等作用。

最近的研究表明，维生素 E 对垂体-中脑系统具有调节作用，促进产生激素刺激甲状腺素和肾上腺素的分泌；高剂量维生素 E 能促进免疫球蛋白的生成，提高对疾病的抵抗力，增强抗应激作用等。

动物缺乏维生素 E，会使多种功能发生障碍，主要表现为：①繁殖功能紊乱，精子数量减少，睾丸退化，不孕，流产，甚至丧失生殖能力。种蛋孵化率低，死胚增多。②犊牛、羔羊、猪、兔、禽引起肌肉萎缩及营养不良症或白肌病，血管平滑肌和心肌受损，引起心力衰竭。缺硒能促使症状加重。③血管和神经受损，雏鸡可发生脑软化和患渗出性素质病。④肝脏功能障碍，维生素 E 与硒同时缺乏时，则引起动物急性肝坏死，如果只缺乏其中之一，则为较轻的慢性病变。⑤脂肪组织软化、酸败，出现黄膘猪。

维生素 E 在饲料中分布广泛，青绿饲料和谷类胚芽中富含维生素 E，但在自然干燥和贮存过程中损失很大（约 90%），人工快速干燥或青贮损失较少，主要的蛋白质饲料一般均缺乏维生素 E。

【用途】①主要用于防治畜禽的各种因维生素 E 缺乏所致的不孕症、白肌病和雏鸡渗出性素质等。②用于防治因缺乏维生素 E 导致的犊、羔、驹和猪的营养性肌萎缩，猪肝脏坏死和黄疸病，雏鸡的脑软化症。③维生素 E 也常与维生素 A、维生素 D 和维生素 B 族配合，用于畜禽的生长不良、营养不足等综合性缺乏症。

【药物相互作用】①维生素 E 和硒对动物有协同作用。②大剂量维生素 E 可延迟缺铁性贫血患畜铁的治疗效应。③与维生素 A 同服时，可防止维生素 A 氧化，增强维生素 A 的作用。④长期大量服用矿物油、新霉素能干扰维生素 E 吸收。

【注意】

① 动物对维生素 E 的需要量取决于日粮成分，尤其是日粮中硒和不饱和脂肪酸水平以及其他抗氧化剂的存在与否。饲料中不饱和脂肪酸含量愈高，动物对维生素 E 的需要量

愈大。

② 饲料中矿物质、糖的含量变化，其他维生素的缺乏，等等，均可加重维生素 E 缺乏症。

③ 日粮中高浓度可诱导雏鸡生长，并可加重因钙、磷缺乏引起的骨钙化不全。

④ 高剂量可诱导雏鸡、犬的凝血障碍。

⑤ 注射给药时，偶尔可引起死亡、流产或早产等过敏反应，如出现这种反应应立即注射肾上腺素或抗组胺药物治疗。注射体积超过 5mL 时应分点注射。

【用法与用量】

维生素 E 注射液：皮下、肌内注射，一次量，驹、犊 0.5～1.5g，羔羊、仔猪 0.1～0.5g，犬 0.03～0.1g。

亚硒酸钠维生素 E 注射液：肌内注射，一次量，驹、犊 5～8mL，羔羊、仔猪 1～2mL。

亚硒酸钠维生素 E 预混剂：混饲，每 1000kg 饲料，畜禽 500～1000g。

【制剂与规格及休药期】

维生素 E 注射液　①1mL：50mg；②10mL：500mg。休药期无需制定。

亚硒酸钠维生素 E 注射液（含 0.1% 亚硒酸钠、5% 维生素 E）　①1mL；②5mL；③10mL。休药期无需制定。

亚硒酸钠维生素 E 预混剂　含 0.04% 亚硒酸钠、0.5% 维生素 E。休药期无需制定。

维生素 K_1

Vitamin K_1

天然的维生素 K 存在于苜蓿、菠菜、西红柿和鱼糜中，分别命名为维生素 K_1 及维生素 K_2。维生素 K_3 及维生素 K_4 均为人工合成品，前者为亚硫酸氢钠甲萘醌，后者为甲萘氢醌。维生素 K_1 现也可人工合成。

【性状】 本品为黄色至橙色透明的黏稠液体；无臭或几乎无臭；遇光易分解。本品在三氯甲烷、乙醚或植物油中易溶，在乙醇中略溶，在水中不溶。

【药理】 维生素 K 的主要生理功能是促进肝脏合成凝血酶原（因子 Ⅱ）和凝血因子 Ⅶ、Ⅸ、Ⅹ，并起激活作用，参与凝血过程。动物缺乏维生素 K 可导致内出血，外伤凝血时间延长或流血不止。除凝血作用外，据报道，维生素 K 依赖蛋白质和肽参与钙代谢。

天然的维生素 K_1 及维生素 K_2 是脂溶性的，其吸收依赖于胆汁的正常分泌。维生素 K_3 是水溶性的，其吸收不依赖于胆汁，内服可直接吸收，也可肌注。吸收后随 β 脂蛋白转运，在肝内被运用。但需数日才能使凝血酶原恢复至正常水平。

一般情况下，由于动物消化道的某些微生物能合成足够的维生素 K_2，成年动物不易缺乏。幼龄动物，特别是笼养鸡不能由合成维生素 K_2 满足需要。此外，肠道疾病或动物长期服用广谱抗生素和抗菌药物时，肠道微生物活力下降，可引起维生素 K 缺乏；由腐烂的植物饲料（草木樨、有香味的茉莉和其他一些芳香牧草）中形成的双香豆素降低维生素 K 的利用率，当饲料中含有此物以及添有磺胺类药等抗菌药物时，需增加日粮中维生素 K 量。

【用途】 主要用于治疗维生素 K 缺乏所引起的出血性疾病。如禽类缺乏维生素 K 引起的出血性疾患；预防幼雏维生素 K 缺乏；动物因肝病引起胆汁缺乏时，维生素 K 难以吸收，导致维生素 K 缺乏，而发生的出血性疾患；长期使用抗菌药物，由于肠内正常群菌失调引起维生素 K 缺乏所造成的出血；霉烂的苜蓿干草或青贮料中所含双香豆素导致低凝血酶原血症而发生的出血。

【注意】

① 维生素 K_1 注射液静脉注射时应缓慢。

② 维生素 K_1 注射液要遮光，密闭，防冻保存，如有油滴析出或分层，则不宜使用，但可在遮光条件下加热至 $70\sim80℃$，振摇使其自然冷却，如澄明度正常仍可继续使用。

【用法与用量】 维生素 K_1 注射液：肌内、静脉注射，一次量，每 1kg 体重，犊 1mg，犬、猫 $0.5\sim2mg$。

【制剂与规格】 维生素 K_1 注射液 1mL：10mg。

二、水溶性维生素

水溶性维生素包括 B 族维生素和维生素 C 等。B 族维生素包括硫胺素（维生素 B_1）、核黄素（维生素 B_2）、烟酸和烟酰胺、维生素 B_6、泛酸、叶酸、生物素、维生素 B_{12} 及肌醇等。B 族维生素几乎都是辅酶或辅基的组成部分，参与机体各种代谢。水溶性维生素不能在体内贮存，超过机体需要的多余部分完全由尿排出，因此水溶性维生素毒性很低。

水溶性维生素很少或几乎不在体内贮备，因此，短时期缺乏或不足就能影响动物生产和动物健康，B 族维生素可由消化道微生物部分合成，成年反刍动物一般不会缺乏，单胃动物因肠内合成较少，幼龄动物合成更少，必须依靠饲料补充。一般情况下，维生素 C 在成年动物体内均可合成并满足需要，仅在逆境或应激条件下才会不足。

维生素 B_1
Vitamin B_1

【性状】 本品为白色结晶或结晶性粉末；有微弱的特臭，味苦。干燥品在空气中迅速吸收约 4% 的水分。本品在水中易溶，在乙醇中微溶，在乙醚中不溶。人工合成的常为其盐酸盐，在酸性溶液中稳定，但在中性或碱性溶液中容易被氧化。

【药理】 在畜禽体内，维生素 B_1 与焦磷酸缩合成硫胺焦磷酸酯（即 α-酮酸氧化脱羧酶系的辅酶），参与碳水化合物的代谢过程，促进体内糖代谢的正常进行，对维持神经组织和心肌的正常功能起重要作用。维生素 B_1 与正常的消化过程密切相关，具有维持肠胃的正常蠕动和胃液分泌以及消化道脂肪的吸收和发酵的正常功能。

维生素 B_1 属季铵化物，内服只有小部分在小肠吸收，大部分都随粪便排出，肌内注射吸收快而完全。

由于维生素 B_1 在饲料中含量充足，在正常情况下家畜较少发生维生素 B_1 缺乏症。但家禽、犊牛和羔羊、毛皮兽常因饲料中缺少维生素 B_1 或饲喂富含硫胺酶的饲料而易发生缺乏症。鸡缺乏维生素 B_1 主要呈现多发性神经炎，主要病症表现为腿屈坐地，头向后仰；成年鸡发病一般比较缓慢，鸡冠常呈蓝色。猪缺乏维生素 B_1 呈现消化功能紊乱（厌食、呕吐、腹泻），生长发育受阻，严重时出现痉挛，甚至突然死亡。犊牛缺乏维生素 B_1 主要表现为共济失调、痉挛、体况衰弱；有时发生厌食、腹泻等。幼驹缺乏维生素 B_1 则出现共济失调、阵发性痉挛、伏卧不起，但食欲一般不受影响。

【用途】

① 主要用于防治维生素 B_1 缺乏症，如多发性神经炎等。

② 也可用于重剧劳役所引起的疲劳或衰弱，尤其是伴有食欲不振、胃肠弛缓等症状时，用以改善代谢功能而促使机体康复。

③ 当动物发热，甲状腺功能亢进，大量输入葡萄糖液时，应适当补充维生素 B_1。

④ 本品还用作牛酮血症、神经炎、心肌炎等的辅助治疗。

⑤ 维生素 B_1 常与其他 B 族维生素或维生素 C 合并应用。

【药物的相互作用】

① 吡啶硫胺素、氨丙啉是维生素 B_1 的拮抗物，饲料中含有这些物质时可引起维生素 B_1 缺乏。

② 蕨类植物中含有硫胺素拮抗物，反刍动物食后发生中毒，其症状类似维生素 B_1 缺乏症。

③ 本品对氨苄西林、氯唑西林、头孢菌素Ⅰ和Ⅱ、氯霉素、多黏菌素和制霉菌素等，均具不同程度的灭活作用，故不宜混合注射。

④ 维生素 B_1 在碱性溶液中易分解，与碱性药物如碳酸氢钠、枸橼酸钠等配伍时，易引起变质。

⑤ 本品可增强神经肌肉阻断作用。

【注意】

① 生鱼肉、某些海鲜产品内含大量硫胺素酶，能破坏维生素 B_1 活性，故不可生喂。

② 牛、羊饲喂高蛋白精饲料后，可增加或活化瘤胃内的硫胺素酶，导致维生素 B_1 缺乏症。

③ 快速静脉注射可出现轻度血管扩张，血压微降，抑制神经节传递，在神经肌肉接头处呈现轻度箭毒样作用，产生支气管收缩和轻度抑制胆碱酯酶作用。

④ 维生素 B_1 易被热、碱破坏，在弱酸溶液中十分稳定。加工、贮存时应予注意。

⑤ 维生素 B_1 的需要量与饲料中可溶性碳水化合物含量有关，可溶性碳水化合物含量愈高，维生素 B_1 需要量增加。

【用法与用量】

维生素 B_1 片：内服，一次量，马、牛 100～500mg，羊、猪 25～50mg，犬 10～50mg，猫 5～30mg。

维生素 B_1 注射液：皮下、肌内注射，一次量，马、牛 100～500mg，羊、猪 25～50mg，犬 10～25mg，猫 5～15mg。

【制剂与规格】

维生素 B_1 片　①10mg；②50mg。

维生素 B_1 注射液　①1mL：10mg；②1mL：25mg；③2mL：0.1g；④10mL：0.25g。

维生素 B_2
Vitamin B_2

【性状】 本品为橙黄色结晶性粉末；微臭，味微苦；溶液易变质，在碱性溶液中或遇光变质更快。本品在水、乙醇、三氯甲烷或乙醚中几乎不溶；在稀氢氧化钠溶液中溶解。

【药理】 维生素 B_2 是许多氧化还原酶的重要组成部分，参与能量和蛋白质代谢。维生素参与组成的辅酶可与特定的蛋白质结合形成各种黄素蛋白，黄素蛋白是组织呼吸过程中不可缺少的重要物质。维生素 B_2 经三磷酸腺苷磷酸化产生的黄素腺嘌呤二核苷酸（FAD）和黄素单核苷酸（FMN）是许多脱氢酶的辅酶，是极为重要的递氢体，具有促进生物氧化作用。它对碳水化合物、脂肪和蛋白质的代谢均极为重要。此外，维生素 B_2 还是动物正常生长发育的必需因子。

畜禽中以猪、鸡最易出现维生素 B_2 缺乏。其症状轻则表现为生长受阻、生产力下降，严重者，猪发生皮炎，形成痂皮及脓肿、眼结膜炎、角膜炎；母畜缺乏时则出现早产、胚胎死亡及胎儿畸形；雏鸡的典型症状为足跟关节肿胀，趾向内弯曲呈拳状，急性缺乏症能使腿部完全麻痹、瘫痪；种鸡缺乏时，种蛋孵化率及雏鸡成活率均降低。

本品内服或注射后均易吸收，并分布于各组织，但体内很少贮存，过量的维生素 B_2 随尿排出。

【药物相互作用】本品对氨苄西林、氯唑西林、头孢菌素I和II、氯霉素、多黏菌素、四环素、金霉素、去甲金霉素、土霉素、红霉素、新霉素、链霉素、卡那霉素、林可霉素等均具不同程度的灭活作用，对制霉菌素可使其完全丧失抗真菌活力，故不宜与这些抗生素混合注射。

【用途】主要用于维生素 B_2 缺乏症，如口炎、皮炎、角膜炎等。常与维生素 B_1 合并应用。

【注意】

① 动物对维生素 B_2 的需要量与日粮组成和环境温度有关，日粮营养浓度高，则需要量增加，环境温度低亦应给较多的维生素 B_2。

② 种禽和妊娠动物需要量较高。

③ 内服后尿呈黄绿色。

【用法与用量】

维生素 B_2 片：内服，一次量，马、牛 100～150mg，羊、猪 20～30mg，犬 10～20mg，猫 5～10mg。

维生素 B_2 注射液：皮下、肌内注射，用量同内服。

【制剂与规格】

维生素 B_2 片 ①5mg；②10mg。

维生素 B_2 注射液 ①2mL：10mg；②5mL：25mg；③10mL：50mg。

维生素 B_6
Vitamin B_6

【性状】本品为白色或类白色的结晶或结晶性粉末；无臭，味酸苦；遇光渐变质。本品在水中易溶，在乙醇中微溶，在三氯甲烷或乙醚中不溶。

【药理】维生素 B_6 主要是吡哆醇、吡哆醛、吡哆胺，三者在动物体内可相互转变，具有相同的生物学作用。维生素 B_6 在动物体内与 ATP 经酶作用转变为具有生理活性的磷酸吡哆醛和磷酸吡哆胺，它们是氨基酸中间代谢中许多重要酶类的辅酶，参与的生理过程极为广泛，如参与氨基酸的脱羧作用、氨基转移作用、色氨酸代谢、含硫氨基酸代谢和不饱和脂肪酸代谢等。此外，维生素 B_6 还是糖原代谢中磷酸化酶的辅助因子。

缺乏维生素 B_6 时，幼龄动物生长缓慢或停止。猪、犬、猴等动物出现严重的红细胞、血红蛋白过少性贫血，生长不良。猪体内谷氨酸代谢紊乱引起谷氨酸在脑中积蓄、刺激大脑皮层，造成局部致癫痫灶，引起猪的癫痫性发作。鸡缺乏维生素 B_6 时，兴奋性强，有神经症状，腿软弱，皮炎、脱毛，毛囊出血，死亡率升高，产蛋率、种蛋孵化率下降。近有研究表明，缺乏维生素 B_6 时，动物免疫抗体滴度低，补充后即升高。

天然饲料中含维生素 B_6 丰富，酵母、谷物、豆类、种子外皮及禾本科植物含量都较丰富，动物性饲料及块根、块茎中相对少。天然存在的维生素 B_6 很易为动物利用，一般猪不会缺乏，雏鸡易产生缺乏症。饲料中蛋白质含量和能量高时，维生素 B_6 需要量增加。幼龄动物、怀孕母畜和服用某些磺胺类药物和抗生素的情况下，维生素 B_6 需要量增加。提高日粮维生素 B_6 添加量可增强动物免疫力和抗应激能力。成年反刍动物一般无需补充。

【用途】

① 主要用于皮炎和周围神经炎等。

② 临床上在治疗家畜的维生素 B_1、维生素 B_2 和烟酸或烟酰胺等缺乏症时，常同时并用维生素 B_6 以提高疗效。

③ 本品亦用于治疗氰乙酰肼、异烟肼、青霉胺、环丝氨酸等药物中毒引起的胃肠道反应和痉挛等兴奋症状，可能是上述药物中毒时，维生素 B_6 经尿排出量增加，体内缺乏，即使谷氨酸脱羧酶的辅酶减少，导致谷氨酸脱羧形成 γ-氨基丁酸（中枢神经系统内的抑制递质）的过程受阻，使产生神经兴奋症状。

【药物相互作用】与维生素 B_{12} 合用，可促进维生素 B_{12} 的吸收。

【用法与用量】

维生素 B_6 片：内服，一次量，马、牛 3～5g，羊、猪 0.5～1g，犬 0.02～0.08g。

维生素 B_6 注射液：皮下、肌内或静脉注射，用量同内服。

【制剂与规格】

维生素 B_6 片　10mg。

维生素 B_6 注射液　①1mL：25mg；②1mL：50mg；③2mL：100mg；④10mL：500mg；⑤10mL：1g。

复合维生素 B 溶液
Compound Vitamine B Solution

本品为维生素 B_1、维生素 B_2、维生素 B_6、烟酰胺及泛酸钙等制成的水溶液。

【性状】本品为黄色带绿色荧光的澄明或几乎澄明溶液。

【用途】主要用于营养不良、消化障碍、厌食、糙皮病、口腔炎及因 B 族维生素缺乏导致的各种疾患的辅助治疗。

【用法与用量】内服：一日量，马、牛 30～70mL，羊、猪 7～10mL；混饮：每 1L 水，禽 10～30mL。

【制剂与规格】复合维生素 B 溶液　500mL。

复合维生素 B 注射液
Compound Vitamin B Injection

本品为维生素 B_1、维生素 B_2、维生素 B_6 制成的无菌水溶液。

【性状】黄色带绿色荧光的澄明或几乎澄明的溶液。

【用途】主要用于营养不良、食欲不振、多发性神经炎、糙皮病以及 B 族维生素缺乏所致的各种疾病的辅助治疗。

【用法与用量】肌内注射：一日量，马、牛 10～20mL，羊、猪 2～6mL，犬、猫、兔 0.5～1mL。

【制剂与规格】复合维生素 B 注射液　①2mL；②10mL。

复合维生素 B 可溶性粉
Composite Vitamine B Soluble Power

本品为维生素 B_1、维生素 B_2、维生素 B_6、烟酰胺及泛酸钙等制成的可溶性粉。

【性状】本品为淡黄色粉末，气香。

【用途】用于防治 B 族维生素缺乏所致的多发性神经炎、消化障碍、口腔炎等。

【注意】现用现配。

【用法与用量】混饮：每 1L 水，禽 0.5～1.5g。连用 3～5 日。

【制剂与规格】无规定。

维生素 B_{12}
Vitamin B_{12}

【性状】本品为深红色结晶或结晶性粉末；无臭，无味；引湿性强。本品在水或乙醇中略溶，在丙酮、三氯甲烷或乙醚中不溶。

【药理】维生素 B_{12} 参与体内一碳基团的代谢，是传递甲基的辅酶，它与叶酸的作用相互联系，影响体内生物合成所需的活性甲基的形成和其他一碳基团的代谢。因此参与许多代谢过程。其中最重要的是参与核酸和蛋白质的生物合成（被称为动物蛋白因子），促进红细胞的发育和成熟，维持骨髓的正常造血功能。维生素 B_{12} 还能促进胆碱的生成。

草食动物胃肠中微生物可借助于饲料中的钴合成维生素 B_{12}，故一般较少发生维生素 B_{12} 缺乏症。猪维生素 B_{12} 不足表现为蛋白质沉积减少，生长迟缓甚至停滞，饲料转化率减低，正常红细胞性贫血，被毛粗乱，皮炎及后肢运动不协调。母猪维生素 B_{12} 不足，则受胎率下降。家禽维生素 B_{12} 不足常发生肌胃黏膜炎症，雏鸡生长不良，种蛋孵化率下降，胚胎死亡率升高，羽毛生长不良等。植物体内无维生素 B_{12}。分布于各处的微生物都能合成维生素 B_{12}。动物性饲料和微生物发酵饲料中含量丰富，是动物维生素 B_{12} 的重要来源。动物饲料中的钴不足影响消化道微生物合成维生素 B_{12}，磺胺类药和抗生素可抑制微生物合成维生素 B_{12}。猪、家禽通常需要补充维生素 B_{12}，而成年反刍动物只需补充足量的钴就能满足需要。不含微生物饲料的全植物性饲料中需要添加动物全部需要量的维生素 B_{12}。

【用途】主要用于维生素 B_{12} 缺乏所致的贫血、幼畜生长迟缓等。

【用法与用量】肌内注射：一次量，马、牛 1～2mg，羊、猪 0.3～0.4mg，犬、猫 0.1mg。

【制剂与规格】维生素 B_{12} 注射液　①1mL：0.05mg；②1mL：0.1mg；③1mL：0.25mg；④1mL：0.5mg；⑤1mL：1mg。

维生素 C
Vitamin C

【性状】本品为白色结晶或结晶性粉末；无臭，味酸；久置色渐变微黄；水溶液显酸性反应。本品在水中易溶，在乙醇中略溶，在三氯甲烷或乙醚中不溶。

【药理】①参与体内的氧化还原反应，促进细胞间质的合成，抑制透明质酸酶和纤维素溶解酶，从而保持细胞间质的完整，增加毛细血管的致密度，降低其通透性及脆性。缺乏维生素 C 时可引起坏血病，主要表现为毛细血管脆性增加，易出血，骨质脆弱，贫血和抵抗力下降。②解毒作用，本品具强还原性，在体内可使氧化型谷胱甘肽转变为还原型谷胱甘肽，后者的巯基能与重金属离子和某些毒物相结合，保护酶系的活性巯基免遭毒物破坏，而且还能通过自身的氧化作用保护红细胞膜的巯基。可用于铅、汞、砷、苯等慢性中毒，磺胺类药物和巴比妥类药物等中毒，还可增强动物机体对细菌毒素的解毒能力。③增强机体抗病能力，大量维生素 C 可促进抗体生成，增强白细胞吞噬功能，增强肝脏解毒能力，改善心肌和血管代谢功能，还有抗炎、抗过敏作用。因此，维生素 C 可用作急性、慢性感染症和感染性休克的辅助治疗药。

【用途】①临床上除用于防治维生素 C 缺乏症外，亦常于家畜高热、心源性和感染性休克、中毒、贫血等时作辅助治疗。②作为早期断奶幼畜人工乳中的添加物。③各种应激情况下，如高温、生理紧张、运输、饲料改变、疾病等不仅动物合成维生素 C 能力降低，同时对维生素 C 的需要量也增加。④在临床上为了加速创口愈合或解毒也常用维生素 C。⑤鱼虾饵料中一般需添加。大多数鱼虾合成维生素 C 的能力很弱，易产生缺乏症，特别是高温条件下，添加维生素 C 能降低死亡率。

【注意】①注射液中若含碳酸氢钠，易与微量钙生成碳酸钙沉淀，本品亦不能与钙剂混合注射。②本品在碱性溶液中易氧化失效，故不可与氨茶碱等碱性较强的注射液混合注射。③对氨苄西林、氯唑西林、头孢菌素Ⅰ、头孢菌素Ⅱ、四环素、金霉素、土霉素、多西环素、红霉素、竹桃霉素、新霉素、卡那霉素、链霉素、氯霉素、林可霉素和多黏菌素等，均具不同程度的灭活作用，因此维生素 C 不宜与这些抗生素混合注射。④本品在瘤胃内可被破坏，故反刍动物不宜内服。

【药物相互作用】①与水杨酸类和巴比妥合用能增加维生素 C 的排泄。②与维生素 K_3、维生素 B_2、碱性药物和铁离子等溶液配伍，可影响药效，不宜伍用。③可破坏饲料中维生素 B_{12}；与饲料中的铜离子、锌离子发生络合，阻断其吸收。

【用法与用量】
维生素 C 片：以维生素 C 计。内服，一次量，马 1～3g，猪 0.2～0.5g，犬 0.1～0.5g。
维生素 C 注射液：肌内、静脉注射，一次量，马 1～3g，牛 2～4g，羊、猪 0.2～0.5g，犬 0.02～0.1g。
维生素 C 可溶性粉：混饮，每 1L 水，禽 30mg，自由饮用。连用 5 日。
维生素 C 钠粉（水产用）：拌饵投喂，一次量，每 1kg 体重，鱼 3.5～7.5mg；虾、蟹 7.5～15mg；龟、鳖、蛙 7.5～10mg。

【制剂与规格】
维生素 C 片　100mg。
维生素 C 注射液　①2mL：0.1g；②2mL：0.25g；③5mL：0.5g；④20mL：2.5g。
维生素 C 可溶性粉　①6%；②10%；③25%。
维生素 C 钠粉（水产用）　10%。

泛酸钙
Calcium Pantothenate

【性状】本品为白色粉末；无臭，味微苦；有引湿性；水溶液显中性或弱碱性反应。本品在水中易溶，在乙醇中极微溶解，在三氯甲烷或乙醚中几乎不溶。

【药理】泛酸是辅酶 A 的组成成分之一，参与糖、脂肪、蛋白质代谢，是体内乙酰辅酶 A 的生成和乙酰化反应等不可缺少的因子。

泛酸的缺乏常见于雏鸡。其主要症状为发生皮炎，最初出现在嘴角和眼周，继则出现在口、鼻和肛门等处，严重时腿部亦可发病。成年鸡缺乏仅表现降低蛋孵化率。家畜很少发生泛酸缺乏症，但不同动物的泛酸缺乏症状不同。除对多数动物表现生长滞缓外，猪由于神经髓鞘变性，出现后腿麻痹或发生惊厥和昏迷，还表现被毛稀疏、皮屑增多、生殖障碍；犬则表现呕吐、胃肠炎、肾出血、肾上腺功能不良、肝脂肪浸润等；犊牛表现食欲不振、被毛松乱、皮炎、眼周围脱毛、坐骨神经和脊髓脱髓鞘。

【用途】主要用于畜禽的泛酸缺乏症。在防治 B 族维生素等其他维生素缺乏症时，同时给予泛酸可提高疗效。

【用法与用量】以泛酸钙计。混饲：每 1000kg 饲料，猪 10~13g，禽 6~15g。

烟酸
Nicotinic Acid

【性状】本品为白色结晶或结晶性粉末；无臭或有微臭，味微酸；水溶液呈酸性反应。本品在沸水或沸乙醇中溶解，在水中略溶，在乙醇中微溶，在乙醚中几乎不溶；在碳酸钠溶液或氢氧化钠溶液中均易溶。

【药理】烟酸和烟酰胺总称为维生素 PP 或抗癞皮病因子，是较稳定的维生素之一，不易被热、氧、光、碱、酸破坏。烟酸和烟酰胺有同样的生理功能。烟酸在动物体内可转化为烟酰胺，烟酰胺在体内与核糖、磷酸、腺嘌呤构成辅酶 I（NAD）和辅酶 II（NADP），它们是许多脱氢酶的辅酶，在体内氧化还原反应中起着传递氢的作用，它与糖酵解、脂肪代谢、丙酮酸代谢、高能磷酸键的生成有密切关系，并在维持皮肤和消化器官正常功能中起重要作用。动物可以在体内利用色氨酸转化为烟酸，转化效率在猪体内为 50：1，即每 50mg 色氨酸可转化成 1mg 烟酸。

干酵母、麸皮、青绿饲料、动物蛋白饲料中含有比较丰富的烟酸或烟酰胺。玉米、小麦、高粱等谷物中的烟酸大多呈结合状态，单胃动物和家禽利用很少，日粮中均需补充，以满足需要。

畜禽中以猪、鸡和犬最有可能发生烟酸缺乏症。猪缺乏烟酸表现为精神不振、生长阻滞、皮肤炎症，常因结肠和盲肠发生坏死性炎症而引起严重腹泻。鸡与犬缺乏烟酸可引起"黑舌"病，症状为口腔黏膜和食管上皮因发生炎症而呈褐红色；雏鸡则出现腿骨弯曲、肿胀。

【用途】主要用于烟酸缺乏症。本品也常与维生素 B_1 和维生素 B_2 合用，对多种疾病进行综合治疗。

【用法与用量】内服：一次量，每 1kg 体重，家畜 3~5mg。

【制剂与规格】烟酸片　①50mg；②100mg。

烟酰胺
Nicotinamide

【性状】本品为白色结晶性粉末；无臭或几乎无臭，味苦。本品在水和乙醇中易溶，在甘油中溶解。

【药理】同烟酸。

【用途】同烟酸。

【用法与用量】

烟酰胺片：内服，一次量，每 1kg 体重，家畜 3~5mg。

烟酰胺注射液：肌内注射，一次量，每 1kg 体重，家畜 0.2~0.6mg，幼畜不得超过 0.3mg。

【制剂与规格】

烟酰胺片　①50mg；②100mg。

烟酰胺注射液　①1mL：50mg；②1mL：100mg。

叶酸
Folic Acid

【性状】本品为黄色或橙黄色结晶性粉末；无臭，无味。本品在水、乙醇、丙酮、三氯甲烷或乙醚中不溶，在氢氧化钠或碳酸钠的稀溶液中易溶。

【药理】叶酸在动物体内是以四氢叶酸的形式参与物质代谢。通过对一碳基团的传递参与嘌呤、嘧啶的合成以及氨基酸的代谢，从而影响核酸的合成和蛋白质的代谢，对正常红细胞的形成有促进作用，并能促进免疫球蛋白的生成。

动物缺乏叶酸常引起贫血，红细胞减少，生长停止，禽还表现为脊椎麻痹，羽毛脱落，繁殖能力降低和胚胎死亡率高，特别明显的是出现胚胎腔骨短粗和嘴呈交错形；猪还出现皮炎、脱毛及消化、呼吸、泌尿器官黏膜受损等症状。除木薯外，所有饲料中均含有叶酸，特别是干酵母富含叶酸。脱水苜蓿粉、大豆粕和鱼粉也含有大量叶酸。但单胃动物对这些饲料中的叶酸利用很少，禽只有 20％～30％。猪与禽肠道微生物可合成部分叶酸，但尚无利用情况资料。对猪、禽通常需补充叶酸以防止缺乏症，增进生产效果，提高免疫力，反刍动物一般不必补充叶酸。

【注意】①长期饲喂广谱抗生素或磺胺类药物时，因其抑制合成叶酸的细菌生长，可能导致叶酸的缺乏。②对甲氧苄啶等所致的巨幼红细胞性贫血无效。③对维生素 B_{12} 缺乏所致"恶性贫血"，大剂量叶酸治疗可纠正血象，但不能改善神经症状。

【用途】主要用于防治因叶酸缺乏而引起的贫血症。

【用法与用量】内服：一次量，犬、猫 2.5～5mg。

【制剂与规格】叶酸片　5mg。

第三节　钙、磷与微量元素

一、钙、磷制剂

钙和磷是构成骨组织的主要元素。体内 99％的钙和 80％以上的磷存在于骨骼和牙齿中，并不断地与血液和体液中的钙、磷进行代谢，维持动态平衡。

钙和磷的主要吸收部位为十二指肠，反刍动物的瘤胃也能吸收少量的磷。钙、磷的吸收受以下因素的影响：①在酸性环境中，钙的溶解度大，有利于吸收，所以钙在小肠前部吸收良好，因其他部位肠内的碱性环境，使钙转变为难溶性的磷酸盐和碳酸盐，钙的吸收减少。②饲料中钙与磷的比例是影响钙吸收的重要因素，一般认为，畜禽饲料中的钙、磷比例以（1～2）：1 为宜，产蛋鸡较高，为（5～7）：1。③日粮中过多的草酸、植酸和脂肪酸等，因与钙形成不溶性钙盐而减少钙的吸收，过多的铁、铅、锰、铝等可与磷酸根结合成不溶解的磷酸盐而减少磷的吸收。④维生素 D 是钙、磷代谢，包括钙的吸收和贮存的必需因素，主要调节钙、磷代谢的激素有甲状旁腺素和降钙素。

血液中近 50％的钙以离子形式存在，约 50％的钙与血清蛋白结合或与其他阴离子络合。游离的钙离子在维持血钙浓度和骨骼钙化中起主要作用。缺钙时，机体总是先维持血钙，再满足骨钙的需要。钙能穿过胎盘，也可分布到乳汁中。吸收的钙可从胆汁、胰液进入肠道，与未吸收的钙一起从粪便排出，仅有少量从尿液排出。

钙、磷过多，对畜禽发育不利。钙过多，会阻碍磷、锌、锰、铁、碘等元素的吸收，与脂肪酸结合成钙皂排出，降低脂肪的吸收率；磷过多会降低镁的利用率。动物体内的钙通过粪便和尿液排泄，粪钙可占到排泄总钙的80%，尿钙仅占20%左右。生长期动物对钙、磷需求比成年动物大，泌乳期动物对钙、磷的需求又比处于生长期的动物高。当动物钙摄取不足时，会出现急性或慢性钙缺乏症。慢性症状主要表现为骨软症、佝偻病。骨髓因钙化不全导致软骨异常增生、退化，骨髓畸形，关节僵硬和增大，运动失调，神经肌肉功能紊乱，体重下降等；产蛋禽缺乏钙或磷将导致蛋壳变薄、易碎，蛋孵化率降低。急性钙缺乏症主要与神经肌肉、心血管功能异常有关，最明显的是泌乳奶牛产后瘫痪，而在其他家畜则表现为分娩抽搐综合征、牛低镁血症。

钙的作用：①促进骨髓和牙齿钙化。当钙、磷供应不足时，幼畜发生佝偻病，成年家畜出现骨软症。②维持神经肌肉组织的正常兴奋性。血钙低于正常时，可导致神经肌肉兴奋性升高，甚至出现强直性痉挛，血钙过高时，神经肌肉兴奋性降低。③促进血凝。钙是重要的凝血因子，为正常的凝血过程所必需。④对抗镁离子作用。当血中镁离子浓度增高时，出现中枢抑制和横纹肌松弛作用，此时，静脉注射钙剂即能迅速对抗镁离子的作用。⑤钙能降低毛细血管的通透性和增加致密度。从而减少渗出，所以钙剂可用于抗过敏和消炎。

磷的作用：①磷和钙同样是骨髓和牙齿的主要成分，单纯缺磷也能引起佝偻病和骨软症。②磷是磷脂的组成成分，参与维持细胞膜的正常结构和功能。③磷也是三磷酸腺苷、二磷酸腺苷和磷酸肌酸的组成成分，参与机体的能量代谢。④磷是核糖核酸和脱氧核糖核酸的组成成分，参与蛋白质的合成，对畜禽繁殖具有重要作用。⑤磷是体液中磷酸盐缓冲液的构成成分，对体内酸碱平衡的调节起重要作用。

药物相互作用：①用洋地黄治疗患畜时静注钙剂易引起心律失常。②与噻嗪类利尿药合用可引起高钙血症。③注射钙剂可对抗非去极化型神经肌肉阻断剂（如三碘季铵酚）的作用，但可增强和延长箭毒的效果。④内服钙剂可减少四环素类、氟喹诺酮类从胃肠道吸收。⑤与大量的维生素D类同用可促进钙的吸收，但可诱导高钙血症。

不良反应：①钙剂治疗可能诱发高钙血症，尤其在心、肾功能不良患畜。②氯化钙等钙制剂有较强刺激性，内服可产生胃肠道刺激或引起便秘。③静注钙剂速度过快可引起低血压、心律失常和心跳暂停。

氯化钙
Calcium Chloride

【性状】本品为白色、坚硬的碎块或颗粒；无臭，味微苦。极易潮解。本品在水中极易溶解，在乙醇中易溶。

【用途】钙补充药，用于低钙血症以及毛细血管通透性增加所致疾病。①主要用于低钙血症，如心脏衰弱、肠绞痛等。②用于慢性钙缺乏症，如家畜维生素D缺乏性骨软症或佝偻病及乳牛产后瘫痪等。③用于毛细血管渗透性增高导致的各种过敏性疾病，如荨麻疹、血管神经性水肿、瘙痒性皮肤病等。④用于硫酸镁中毒的解毒剂。

【注意】

① 静脉注射必须缓慢，以免血钙浓度骤升，导致心律失常，甚至心搏骤停。

② 在应用强心苷、肾上腺素期间或停药7日内，禁止注射钙剂。

③ 氯化钙溶液刺激性强，不宜肌内或皮下注射。5%的氯化钙注射液不可直接静注，应

在注射前以等量的葡萄糖液稀释。

④ 静脉注射时严防漏出血管，以免引起局部肿胀或坏死。若不慎外漏，可迅速将漏出的药液吸出，再局部注入 25％硫酸钠 10～25mL，以形成无刺激性的硫酸钙。严重时应作切开处理。

【用法与用量】

氯化钙注射液：静脉注射，一次量，马、牛 5～15g，羊、猪 1～5g，犬 0.1～1g。

氯化钙葡萄糖注射液：静脉注射，一次量，马、牛 100～300mL，羊、猪 20～100mL，犬 5～10mL。

【制剂与规格】

氯化钙注射液 ①10mL：0.3g；②10mL：0.5g；③20mL：0.6g；④20mL：1g。

氯化钙葡萄糖注射液 ①20mL：氯化钙 1g 与葡萄糖 5g；②50mL：氯化钙 2.5g 与葡萄糖 12.5g；③100mL：氯化钙 5g 与葡萄糖 25g。

葡萄糖酸钙
Calcium Gluconate

【性状】本品为白色颗粒性粉末；无臭，无味。本品在沸水中易溶，在水中缓慢溶解，在无水乙醇、三氯甲烷或乙醚中不溶。

【药理】与氯化钙相同。对组织刺激性较小。

【用途】钙补充药。含量较氯化钙低。对组织的刺激性较小，注射时比氯化钙安全，常与镇静剂合用，其余同氯化钙。

【注意】

① 葡萄糖酸钙注射液应为无色澄明液体，如析出沉淀，微温后能溶时可供注射用，不溶者不可应用。

② 缓慢静脉注射，亦应注意对心脏的影响，忌与强心苷并用。

【用法与用量】

葡萄糖酸钙注射液：静脉注射，一次量，马、牛 20～60g，羊、猪 5～15g，犬 0.5～2g。

硼葡萄糖酸钙注射液：静脉注射，一次量，每 100kg 体重，牛 1g。

【制剂与规格】

葡萄糖酸钙注射液 ①20mL：1g；②50mL：5g；③100mL：10g；④500mL：50g。

硼葡萄糖酸钙注射液（以钙计） ①100mL：1.5g；②100mL：2.3g；③250mL：3.8g；④250mL：5.7g；⑤500mL：7.6g；⑥500mL：11.4g。

碳酸钙
Calcium Carbonate

【性状】本品为白色极细微的结晶性粉末；无臭，无味。本品在水中几乎不溶，在乙醇中不溶，在含铵盐或二氧化碳的水中微溶，遇稀醋酸、稀盐酸或稀硝酸即发生泡沸并溶解。

【用途】①主要用于内服作钙补充剂，补充饲料中钙离子不足，或防治骨软症、佝偻病、产后瘫痪及家禽产软壳蛋、薄壳蛋等缺钙性疾病。可根据饲料中所含钙量和钙磷比例在饲料中添加本品。②妊娠动物、泌乳动物、产蛋家禽和成长期幼畜需钙量增高，在饲料中也可添加本品。

【注意】内服给药对胃肠道有一定的刺激性。

【药物相互作用】

① 维生素 D、雌激素可增加对钙的吸收。

② 与噻嗪类利尿药同时应用,可增加肾脏对钙的重吸收,易发生高钙血症。

③ 与四环素类药物或苯妥英钠同用,可减少二者从胃肠道吸收。

④ 本药不宜与洋地黄类药物合用,与含钾药物合用时,应注意避免心律失常的发生。

⑤ 本药与氧化镁等有轻泻作用的抗酸药联用,可减少嗳气、便秘等不良反应。

⑥ 与含铝抗酸药物合用,铝的吸收增多。

【用法与用量】内服:一次量,马、牛 30～120g,羊、猪 3～10g,犬 0.5～2g。

乳酸钙
Calcium Lactate

【性状】本品为白色或类白色结晶性或颗粒性粉末;几乎无臭;微有风化性。本品在热水中易溶,在水中溶解,在乙醇、三氯甲烷或乙醚中几乎不溶。

【用途】主要用作内服钙补充剂,用于防治缺钙性疾病。

【用法与用量】内服:一次量,马、牛 10～30g,羊、猪 0.5～2g,犬 0.2～0.5g。

【制剂与规格】乳酸钙片 ①0.25g;②0.5g。

磷酸氢钙
Calcium Hydrogen Phosphate

【性状】本品为白色粉末;无臭,无味。本品在水或乙醇中不溶;在稀盐酸或稀硝酸中易溶。

【用途】主要用作内服钙、磷补充剂,用于防治钙、磷缺乏性疾病。

【用法与用量】内服:一次量,马、牛 12g;羊、猪 2g;犬、猫 0.6g。

【注意】

① 内服可减少四环素类、氟喹诺酮类药物从胃肠道吸收。

② 与维生素 D 类同用可促进钙吸收,但大量可诱导高钙血症。

【制剂与规格及休药期】磷酸氢钙片 按 $CaHPO_4 \cdot 2H_2O$,① 0.15g;② 0.3g;③0.5g。无需制定休药期。

复方布他磷注射液
Compound Butaphosphan Injection

本品为布他磷与维生素 B_{12}(100∶0.0725)的无菌水溶液。

【药理】布他磷是有效的有机磷补充剂,促进肝脏功能,帮助肌肉运动系统消除疲劳,降低应激反应,刺激食欲,促进非特异性免疫功能。

【用途】矿物质补充药。用于动物急性、慢性代谢紊乱性疾病。

【用法与用量】以本品计,静脉、肌内或皮下注射:一次量,马、牛 10～25mL,羊 2.5～8mL,猪 2.5～10mL,犬 1～2.5mL,猫、毛皮动物 0.5～5mL,驹、犊、羔羊、仔猪相应减半。

【制剂与规格及休药期】复方布他磷注射液 100mL:布他磷 10g＋维生素 B_{12} 0.005g。

可食性动物 28 日。

二、微量元素

微量元素是指在动物体内存在的极微量的一类矿物质元素，仅占体重的 0.05%，但它们却是动物生命活动所必需的元素。它们是酶、激素和某些维生素的组成成分，对酶的活化、物质代谢和激素的正常分泌均有重要影响，也是生化反应速率的调节物。日粮中微量元素不足时，动物可产生缺乏综合征。添加一定的微量元素，就能改善动物的代谢，预防和消除这种缺乏症，从而提高畜禽的生产性能。然而微量元素过多时，也可引起动物中毒。

畜禽必需的微量元素主要来自植物性饲料，而植物中微量元素的含量又受土壤和水中微量元素含量的影响。因此，畜禽微量元素缺乏症和过多症常具地区性。现代畜牧生产中，动物常常因饲料中微量元素不足而导致缺乏症。畜禽对微量元素需要的量与许多因素有关，例如畜禽的生理状态和生产力的水平，它们对周围环境的适应程度，饲料中营养物质、常量元素、微量元素和维生素的含量及比例等。

畜禽需要的微量元素主要有硒、钴、铜、锌、锰、铁、碘等。这些微量元素，动物除从饲料摄取外，尚可由饲料添加剂补给。下面仅介绍几种用作微量元素补充剂的化合物。

亚硒酸钠
Sodium Selenite

【性状】本品为白色结晶性粉末；无臭；在空气中稳定。本品在水中溶解，在乙醇中不溶。

【药理】硒是谷胱甘肽过氧化物酶的组成成分，此酶可分解细胞内过氧化物，防止对细胞膜的氧化破坏反应，保护生物膜免遭损害。硒能加强维生素 E 的抗氧化作用，二者对此生理功能有协同作用，在饲料中添加维生素 E 可以减轻缺硒症状，或推迟死亡时间，但不能从根本上消除病因。硒与蛋白结合形成硒蛋白，是肌肉组织的重要组成成分。此外，硒还可以与汞、铅、镉、银、铊等重金属生成不溶性硒化物，降低这些重金属对机体的毒性。缺硒时，动物体内细胞抗过氧化物毒性能力降低，细胞被过氧化物破坏，出现水肿、出血、渗出性素质、肝细胞坏死、脾脏纤维性萎缩、骨骼肌及心肌变性。表现为白肌病，生理功能紊乱，生长受阻，猪和兔还表现为肝坏死，雏鸡为渗出性素质病。

硒毒性较强，用量不宜过大，否则会发生中毒。急性中毒表现为食欲丧失、腹痛、黏膜发绀等。慢性中毒表现为生长阻滞、脱毛、脱蹄等，家禽表现产蛋率和孵化率降低。羊皮下注射的中毒量为 0.8mg/kg，致死量为 1.6mg/kg，有些羔羊一次注射 5mg 就可致死。牛、猪肌内注射致死量为 1.2mg/kg。鸡饲料中硒含量超过 5mg/kg，会使蛋的孵化率降低，胚胎异常；饲料中含硒量奶牛 5mg/kg、肉牛 8.5mg/kg、猪 5～8mg/kg、羊 10～20mg/kg 均可引起中毒。

【用途】亚硒酸钠主要用于防治犊牛、羔羊、驹、仔猪的白肌病和雏鸡渗出性素质。在补硒的同时，添加维生素 E，则防治效果更好。

【注意】

① 肌内或皮下注射亚硒酸钠有明显的局部刺激性，动物表现不安，注射部位肿胀、脱毛。马臀部肌内注射后，往往引起注射侧后肢跛行，但一般能自行恢复。

② 亚硒酸钠的治疗量和中毒量很接近，确定剂量时应谨慎。急性中毒可用二巯丙醇解毒，慢性中毒时，除改用无硒饲料外，犊牛和猪可以在饲料中添加 50～100mg/kg 对氨基苯胂酸，促进硒由胆汁排出。

③ 补硒的猪在屠宰前至少停药 60 天。

【药物相互作用】①硒与维生素 E 在动物体内防止氧化损伤方面具有协同作用。②硫、砷能影响动物对硒的吸收和代谢。③硒和铜在动物体内存在相互拮抗效应，可能使饲喂低硒日粮的动物诱发硒缺乏症。

【不良反应】硒毒性较大，猪单次内服亚硒酸钠的最小致死剂量为 17mg/kg；幼年羔羊一次内服 10mg 亚硝酸钠将引起精神抑制、共济失调、呼吸困难、尿频、发绀、瞳孔扩大、腹胀和死亡，病理损伤包括水肿、充血和坏死，可涉及许多系统。

【用法与用量】

亚硒酸钠注射液：肌内注射，一次量，马、牛 30～50mg，驹、犊 5～8mg，羔羊、仔猪 1～2mg。

亚硒酸钠维生素 E 注射液：肌内注射，一次量，驹、犊 5～8mL，羔羊、仔猪 1～2mL。

亚硒酸钠维生素 E 预混剂：以本品计。混饲，每 1000kg 饲料，畜禽 500～1000g。

【制剂与规格及休药期】

亚硒酸钠注射液 ①1mL：1mg；②1mL：2mg；③5mL：5mg；④5mL：10mg。休药期暂无规定。

亚硒酸钠维生素 E 注射液（含 0.1％亚硒酸钠、5％维生素 E） ①1mL；②5mL；③10mL。休药期无需制定。

亚硒酸钠维生素 E 预混剂 含 0.04％亚硒酸钠、0.5％维生素 E。休药期无需制定。

氯化钴
Cobalt Chloride

【性状】本品为红或深红色单斜系结晶；稍有风化性。本品在水或乙醇中极易溶解；水溶液呈红色，醇溶液为蓝色。

【药理】钴是反刍动物必需的微量元素。反刍动物瘤胃微生物必须利用外界摄入的钴，才能合成动物生长所必需的维生素 B_{12}，其他动物大肠中的微生物合成维生素 B_{12} 也需要钴。钴具有兴奋骨髓制造红细胞的功能。钴是核苷酸还原酶和谷氨酸变位酶的组成成分，因而参加核糖核酸的生物合成和氨基酸的代谢。反刍动物缺钴时，引起慢性消耗性疾病，表现食欲不振、生长不良、贫血、营养不良等。反刍动物饲粮钴低于 0.08mg/kg 时，可出现缺钴症。

【用途】主要用于防治反刍动物的钴缺乏症。

【注意】①本品只能内服，注射无效，因为注射给药，钴不能为瘤胃微生物所利用。

② 钴摄入过量可导致红细胞增多症。

【用法与用量】内服：治疗时，一次量，牛 0.5g，犊 0.2g，成年羊 0.1g，羔羊 0.05g；预防时，一次量，牛 0.025g，犊 0.01g，成年羊 0.005g，羔羊 0.0025g。

【制剂与规格】

氯化钴片 ①20mg；②40mg。

氯化钴溶液 1000mL：30mg。

硫酸铜
Copper Sulfate

【性状】本品为深蓝色结晶或蓝色结晶性颗粒或粉末；无臭；有风化性。本品在水中易溶，在沸水中极易溶解，在乙醇中微溶。

【药理】①铜能促进骨髓生成红细胞，也是机体利用铁合成血红蛋白所必需的物质。日粮中铜缺乏时，影响机体正常的造血功能，引起贫血。②铜为多种氧化酶的组分，如细胞色素氧化酶、酪氨酸酶等，它们与生物氧化关系密切。细胞色素氧化酶能催化磷脂的合成，使脑和脊髓的神经细胞形成髓鞘，缺铜时磷脂和髓鞘的形成受阻，羔羊发生运动失调，行走时左右摇摆。酪氨酸酶可使酪氨酸氧化生成黑色素。缺铜时，黑色素生成受阻，羊的黑色被毛褪色成为灰白色。另外，在角蛋白合成中，酪氨酸酶将巯基氧化成双硫键，促进羊毛的生长和保持一定的弯曲度。缺铜时羊毛变直，羊毛的生长受阻。③维持骨的生长和发育。缺铜时，马、猪、兔和雏鸡骨的发育不良，软骨基质不能骨化，长骨的皮质变薄，易骨折，关节肿大。

有些地区的土壤缺铜或饲料含铜不足，均可引起动物铜缺乏症，其症状为贫血、骨生长不良、新生幼畜运动失调（摆腰症）、生长迟缓、发育不良、被毛脱色或生长异常，胃肠功能紊乱、心力衰竭等。但在各种家畜之间，上述症状的表现有较大的差异。

【用途】硫酸铜用于防治铜缺乏症。

【注意】应用过程中应注意用法和用量，防止中毒。绵羊和犊牛对铜较敏感，灌服或摄取大量铜能引起急性或慢性中毒，其主要症状为溶血性贫血、血红蛋白尿、黄疸和肝损害，严重时可因缺氧和休克而死。对铜中毒的绵羊，每日给予钼酸铵 $50\sim100\text{mg}$、硫酸钠 $0.1\sim1\text{g}$ 内服，连用 3 周，可减少小肠对铜的吸收，加速血液和肝中铜的排泄。

【用法与用量】

内服：一日量，牛 2g，犊 1g，羊每 1kg 体重 20mg。

混饲：以硫酸铜计。每 1000kg 饲料，猪 800g，禽 20g。

硫酸锌
Zinc Sulfate

【性状】本品为无色透明的棱柱状或细针状结晶或颗粒状的结晶性粉末；无臭，味涩；有风化性。本品在水中极易溶解，在甘油中易溶，在乙醇中不溶。

【药理】锌参与动物体内蛋白质、核糖核酸和脱氧核糖核酸的合成和代谢。缺锌时，核糖核酸聚合酶的活性降低，核糖核酸的合成减少，从而影响蛋白质的合成。锌还是碳酸酐酶、碱性磷酸酶和许多脱氢酶的组成成分，又是多种金属的活化剂，因而能影响各种代谢功能。

锌缺乏时，动物体内胱氨酸、赖氨酸等代谢紊乱，谷胱甘肽、核糖核酸和脱氧核糖核酸合成减少，血浆和骨的碱性磷酸酶的活性降低。从而影响细胞分裂、动物生长、发育缓慢，伤口、溃疡和骨折不易愈合，精子的生成和活动力降低，乳牛的乳房和四肢皲裂，猪上皮细胞过度角化而变厚，绵羊的毛和角异常，家禽发生皮炎，羽毛少，蛋壳形成困难等。

【用途】硫酸锌用于防治锌缺乏症。

【注意】锌对畜禽毒性较小，但摄入过多可影响蛋白质代谢和钙的吸收，并可导致铜缺乏。猪可发生骨关节周围出血、步态僵直、生长受阻。绵羊和牛发生食欲减退和异食癖。大鼠发生贫血、生长抑制等。

【用法与用量】内服：一日量，牛 $0.05\sim0.1\text{g}$，驹 $0.2\sim0.5\text{g}$，羊、猪 $0.2\sim0.5\text{g}$，禽 $0.05\sim0.1\text{g}$。

硫酸锰
Manganese Sulfate

【性状】本品为浅红色结晶性粉末。本品在水中易溶，在乙醇或甲醇中不溶。

【药理】锰是动物体内碱性磷酸酶、羧化酶、精氨酸酶、异柠檬酸脱氢酶、磷酸葡萄糖变位酶等的激动剂，参与糖、脂肪和氨基酸的代谢。因此，锰缺乏直接影响动物的正常发育、繁殖和成骨作用。缺锰时，影响骨的形成和代谢，幼畜主要表现为骨髓变形、腿短而弯曲，运动失调，跛行和关节肿大；雏禽发生骨短粗病，腿骨变形，膝关节肿大。成年家畜缺锰时，母畜发情受阻，不易受孕；公畜性欲下降，精子形成困难。家禽对锰的需要量比家畜高，如供应不足，母鸡产蛋率下降，蛋壳变薄，蛋的孵化率亦降低。

【用途】硫酸锰用于防治锰缺乏症。

【注意】畜禽很少发生锰中毒，但日粮中锰含量超过 2000mg/kg 时，可影响钙的吸收和钙、磷在体内的停留。

【用法与用量】混饲，每 1000kg 饲料，禽 100～200g。

三、其他

二氢吡啶
Dihydropyridine

【性状】本品为类白色至淡褐色粉末；无味；遇光后色渐变深。在热乙醇中溶解，在水中几乎不溶。

【药理】本品能抑制脂类化合物的氧化，促进矿物质的吸收，从而促进畜禽生长发育和改善动物繁殖性能。

【用法与用量】以二氢吡啶计。混饲：每 1000kg 饲料，牛 100～150g，肉种鸡 150g。

【注意】临用前与饲料混合均匀。

【制剂与规格及休药期】二氢吡啶预混剂　5%。牛、肉鸡 7 日，弃奶期 7 日。

盐酸甜菜碱
Betaine Hydrochloride

【性状】本品为白色或淡黄色结晶性粉末；在水中易溶，在乙醇中极微溶解，在三氯甲烷或乙醚中不溶。

【药理】本品能提供高效活性的甲基供体，提高饲料利用率，促进脂肪代谢，从而促进畜禽生长。另外，甜菜碱还有提高胴体品质，保护肠道上皮细胞等作用。

【用途】用于鱼虾等动物促生长。

【用法与用量】以盐酸甜菜碱计。均匀拌饵投喂：每 1000kg 饵料，5kg。

【制剂与规格及休药期】盐酸甜菜碱预混剂（水产用）　①10%；②30%；③50%。0 度日。

氯化胆碱
Choline Chloride

【性状】本品为白色结晶；极易潮解，有咸苦味。在水中极易溶解，在甲醇、乙醇中易溶,在三氯甲烷、苯中不溶,在碱性溶液中不稳定。

【药理】胆碱作为卵磷脂中的一个主要成分,对维持细胞膜的正常结构和功能以及脂质代谢有重要作用,可防止肝脏脂肪沉积。胆碱还是合成神经递质——乙酰胆碱所必需的成分之一。在由同型胱氨酸(高胱氨酸)合成甲硫氨酸以及由胍基乙酸合成肌酸的反应中还充当甲基供体。

当日粮中胆碱缺乏或因环境、生理等因素使动物对胆碱的需求超过其自身合成能力时,将会对机体的脂肪代谢、肝脏及神经功能产生影响,并加重因叶酸缺乏引起的高胱氨酸血症。猪胆碱缺乏时主要表现为生长速率下降、运动失调、关节僵硬、繁殖性能下降、肝脏脂肪沉积;处于生长期仔猪会出现特征性"劈叉腿"。禽胆碱缺乏时则引起生长迟缓、胫骨短粗、脂肪肝、产蛋率下降。

【用途】用于畜禽等动物促生长和胆碱缺乏症。

【用法与用量】以氯化胆碱计。混饲:每1000kg饲料,猪250~300g,鸡500~800g。

【制剂与规格】

氯化胆碱溶液 ①70%;②75%。

氯化胆碱粉 50%。

第十二章

抗过敏药

过敏反应亦称变态反应，它是机体类抗原性物质（如细菌、病毒、寄生虫及其他天然性物质等）刺激后引起的组织损伤或生理功能紊乱，属于异常的或病理性的免疫反应。临床上可分为四型。①Ⅰ型过敏反应（速发型），常见的有过敏性鼻炎、支气管哮喘、荨麻疹和过敏性休克等。②Ⅱ型过敏反应（细胞溶解型或细胞毒型），如输血反应、药物过敏性粒细胞减少症、药物或自体免疫性溶血性贫血、血小板减少性紫癜等。③Ⅲ型过敏反应（免疫复合物反应），如肾小球肾炎、类风湿性关节炎、变应性脉管炎、血清病和系统性红斑狼疮等。④Ⅳ型过敏反应（迟发型），如接触性皮炎、结核性干酪样病变、乙型肝炎、溃疡性结肠炎及异体移植排斥反应等。

凡能缓解或消除过敏反应症状，防止过敏性疾病的药物称抗过敏药。兽医临床上常用的抗过敏药有以下四类。

1. **抗组胺药**

这是最常用的抗过敏药物，最适用于 H_1 型过敏反应。常用的有苯海拉明、异丙嗪、扑尔敏等。这类药物均为 H_1 受体阻滞剂，因其与组胺有相似的化学结构，故能与之竞争拮抗组胺受体，对皮肤黏膜过敏反应的治疗效果较好，对昆虫咬伤的皮肤瘙痒和水肿有良效；对血清病的荨麻疹也有效，但对有关节痛和高热者无效；对支气管哮喘疗效较差。其他还有组胺脱羧酶抑制剂等。

2. **肾上腺皮质激素类药**

这类药物对免疫反应的多个环节具有抑制作用，还有消炎、抗毒素和抗休克等作用，所以适用于各种类型的过敏反应，疗效也较好。但是皮质激素的作用不是立即产生，因而对急性病例，尤其是过敏性休克，在应用本类药前应先用拟肾上腺素药。临床上常用于支气管痉挛、药物过敏、血管神经性水肿、枯草热、过敏性湿疹、风湿性关节炎等。这类药物临床上不能长期使用。

3. **拟肾上腺素药**

这类药物能促进环腺苷酸的生成，环腺苷酸则能抑制组胺和慢反应物质的释放，所以凡伴有组胺、慢反应物质释放的过敏反应，应用拟肾上腺素药都有一定的疗效。常用的药物有肾上腺素、异丙肾上腺素和去甲肾上腺素等。这类药物对心脏作用较强烈，有时可引起心动过速或心律紊乱，一般只用于过敏性休克和急性支气管痉挛、喉头水肿等的急救。而治疗一般的过敏反应，则以抗组胺药为宜。

4. 钙剂

钙剂能增加毛细血管的致密度，降低通透性，减少渗出，因而可减轻皮肤和黏膜的过敏性炎症和水肿等症状，兽医临床上用于各种类型的过敏反应的辅助治疗。常用的钙剂有氯化钙、葡萄糖酸钙等。

本章仅介绍抗组胺药，其他药物可见有关章节。

组胺广泛存在于动物及植物中，动物体内各种组织中均含有组胺。它有扩张毛细血管、增加血管壁通透性，使血浆渗出，血压下降，心率加快，兴奋平滑肌，引起支气管痉挛、胃肠痉挛、膀胱和子宫收缩以及促进胃液分泌等作用。近来免疫学的研究证明多数过敏反应是由于体内释放出组胺而引起，从而研究出多种与组胺化学结构相似的抗组胺药，因其能与组胺竞争性地争夺效应细胞上的组胺 H_1 受体，阻止组胺进入细胞，从而缓解或消除过敏反应症状。

盐酸苯海拉明
Diphenhydramine Hydrochloride

【性状】本品为白色结晶性粉末；无臭，味苦，随后有麻痹感。本品在水中极易溶解，在乙醇或氯仿中易溶，在丙酮中略溶，在乙醚或苯中极微溶解。

【药理】本品为 H_1 受体阻断药，可完全对抗组胺收缩胃、肠、气管、支气管平滑肌的作用。对组胺所致毛细血管通透性增加及水肿也有明显抑制作用。本品抗组胺作用产生快，但维持时间短，单胃动物内服后经 30min 即出现作用（肌内注射更快），维持作用约 4h。反刍动物内服不易吸收，宜注射给药。除抗组胺作用外，本品具有较强的镇静、嗜睡等中枢神经抑制作用，还有局麻作用和轻度的抗胆碱作用。通常应用治疗剂量的苯海拉明是安全的。

【用途】本品适用于治疗各种家畜因组胺引起的过敏性疾病，如荨麻疹、药物过敏、过敏性皮炎、血清病、血管神经性水肿等具有充血、水肿和痛痒的皮肤、黏膜过敏反应。对过敏引起的胃肠痉挛、腹泻等也有一定疗效。也可用于因组织损伤而伴有组胺释放的疾病，如烧伤、冻伤、湿疹、脓毒性子宫内膜炎等。亦用作过敏性休克以及由饲料过敏引起的腹泻和蹄叶炎等的辅助治疗。对过敏性支气管痉挛的疗效较差。

【注意】①本品仅用于过敏性疾病的对症治疗，还需同时进行对因治疗。用时必须持续应用到病因消除，否则会复发。②对严重的急性过敏性疾病，一般应先给予肾上腺素，然后再注射或内服本品。③全身治疗一般需持续 3 天，小动物内服应在饲喂后或饲喂时进行，以避免对胃肠道的刺激，并可延长吸收的时间。④本品的中枢抑制作用可加强麻醉药和镇静药的作用，合并用药时应注意。⑤静脉注射大剂量常出现中毒症状（以中枢神经系统过度兴奋为主），此时可静脉注射短时作用的巴比妥类（如硫喷妥铀）进行解救，但不可使用长效或中效的巴比妥类药物。

【药物相互作用】本药可加强麻醉药和镇静药的作用。

【用法与用量】

盐酸苯海拉明注射液：肌内注射，一次量，马、牛 0.1～0.5g，羊、猪 0.04～0.06g；每 1kg 体重犬 0.5～1mg。

【制剂与规格及休药期】

盐酸苯海拉明注射液　①1mL：20mg；②5mL：100mg。牛、羊、猪 28 日，弃奶期

7 日。

盐酸异丙嗪
Promethazine Hydrochloride

【性状】本品为白色或几乎白色的粉末或颗粒；几乎无臭，味苦；在空气中日久变为蓝色。本品在水中极易溶，水溶液的 pH 值为 4.0～5.5，在乙醇或氯仿中易溶，在丙酮或乙醚中几乎不溶。

【药理】抗组胺作用较苯海拉明强而持久，作用时间超过 24h，本品属氯丙嗪衍生物，有较强的中枢抑制作用，但比氯丙嗪弱，并能增强麻醉药、镇静药和镇痛药作用，还有降温和止吐作用。

【用途】同盐酸苯海拉明。

【注意】①忌与碱性溶液或生物碱合用。②注射液为无色澄明液体，如呈紫红色、紫色乃至绿色时，不可供注射用。③因有刺激作用，注射液不宜作皮下注射。④其他注意事项同盐酸苯海拉明。

【用法与用量】

盐酸异丙嗪片：内服，一次量，马、牛 0.25～1g，羊、猪 0.1～0.5g，犬 0.05～0.1。

盐酸异丙嗪注射液：肌内注射，一次量，马、牛 0.25～0.5g，羊、猪 0.05～0.1g，犬 0.025～0.05g。

【制剂与规格及休药期】

盐酸异丙嗪片　①12.5mg；②25mg。牛、羊、猪 28 日，弃奶期 7 日。

盐酸异丙嗪注射液　①2mL：0.05g；②10mL：0.25g。牛、羊、猪 28 日，弃奶期 7 日。

马来酸氯苯那敏
Chlorphenamine Maleate

【性状】本品为白色结晶性粉末；无臭，味苦。本品在水、乙醇或氯仿中易溶，在乙醚中微溶。

【药理】抗组胺作用较苯海拉明强而持久，但对中枢神经系统的抑制作用较轻，副作用小。但对胃肠道有一定的刺激作用。

【用途】抗组胺药。用于过敏性疾病，如荨麻疹、过敏性皮炎、血清病等。

【注意】①对于过敏性疾病，本药仅是对症治疗，同时还须对因治疗，否则病状会复发。②小动物在进食后或进食时内服可减轻对胃肠道的刺激性。③对严重的急性过敏性病例，一般先给予肾上腺素，然后再注射本药。全身治疗一般需持续 3 日。④局部刺激性较强，不宜皮下注射。

【药物相互作用】可增强抗胆碱药、氟哌啶醇、吩噻嗪类及拟交感神经药等的作用。

【用法与用量】

马来酸氯苯那敏片：内服，一次量，马、牛 80～100mg，羊、猪 10～20mg，犬 2～4mg，猫 1～2mg。

马来酸氯苯那敏注射液：肌内注射，一次量，马、牛 60～100mg，羊、猪 10～20mg。

【制剂与规格及休药期】

马来酸氯苯那敏片　4mg。无需制定休药期。

马来酸氯苯那敏注射液 ①1mL：10mg；②2mL：20mg。无需制定休药期。

盐酸曲吡那敏
Tripelennamine Hydrochloride

国内无本品。

【性状】本品为白色结晶性粉末；味苦。本品在水或乙醇中易溶，水溶液呈中性反应。

【药理】本品为乙二胺类抗组胺药，抗组胺作用较苯海明拉略强而持久，嗜睡等副作用较少。能选择性阻滞组胺 H_1 受体，降低机体对组胺的反应，具有对抗组胺对血管、胃肠和支气管平滑肌的作用，并对迷走神经及前庭神经有抑制作用，作用强而持久。对中枢神经系统抑制作用较弱，有一定的安定和镇吐作用。尚有局麻作用。

【用途】同盐酸苯海拉明。

【注意】①对胃肠道有一定的刺激作用。②不宜过量用药，否则会引起运动失调或惊厥。

【用法与用量】

盐酸曲吡那敏片：内服，一次量，每1kg体重，大动物1～2mg，小动物1～1.5mg。

盐酸曲吡那敏注射液：静脉或肌内注射，一次量，每1kg体重，马、牛、猪1mg；肌内注射，一次量，犬20mg，猫10mg。

【制剂与规格及休药期】

盐酸曲吡那敏片 ①25mg；②50mg。暂无规定休药期。

盐酸曲吡那敏注射液 ①1mL：20mg；②100mL：2g；③250mL：5g。暂无规定休药期。

马来酸美吡拉敏
Mepyramine Maleate

国内无本品。

【性状】本品为白色结晶性粉末；无臭。本品在水中易溶。

【药理】抗组胺作用较强，作用维持时间较短，4～6h。

【用途】同盐酸苯海拉明。

【注意】①有刺激性，肌内注射液的浓度，大家畜可用5%，中等动物宜用2.5%。②具显著的镇静作用。

【用法与用量】

马来酸美吡拉敏片：内服，一次量，每1kg体重，家畜1～2mg。

马来酸美吡拉敏注射液：肌内注射，一次量，每1kg体重，家畜1mg。

【制剂与规格及休药期】

马来酸美吡拉敏片 ①25mg；②50mg。暂无规定休药期。

马来酸美吡拉敏注射液 ①1mL：20mg；②1mL：25mg；③10mL：200mg；④10mL：250mg。暂无规定休药期。

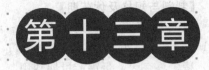

药物预混剂

第一节 抗菌药物预混剂

硫酸黏菌素预混剂
Colistin Sulfate Premix

【性状】本品为白色或类白色粉末。

【药理】硫酸黏菌素为多肽类抗生素，其抗菌作用机制可能在于它对敏感菌的细胞膜有强大的附着作用，与细菌细胞膜阴离子结合部位中的磷脂相结合。革兰氏阴性菌细胞壁外膜中存在磷脂的磷酸根具有很强负电性，与药物分子中带正电荷的游离氨基结合，从而破坏膜的通透性，导致细菌细胞膜及细胞壁外膜解聚，丧失生物活性，致使因细胞内重要物质如氨基酸、核苷酸、嘌呤及无机盐等外漏而死亡。鉴于此作用机制，硫酸黏菌素对革兰氏阳性菌无抗菌活性，就在于革兰氏阳性菌细胞壁的主要成分为黏肽而不是磷脂。黏菌素对敏感菌作用强，不易产生耐药性，与其他抗生素间也无交叉耐药现象，但与同类抗生素间会产生交叉耐药性。

硫酸黏菌素对革兰氏阴性杆菌有强大的抗菌作用，对革兰氏阳性菌无抗菌活性，它对大肠杆菌、沙门菌、巴氏杆菌、布鲁菌、弧菌、痢疾杆菌和铜绿假单胞菌等有效。

硫酸黏菌素内服不易吸收，从体内排泄快，毒性小。内服后 60%～80% 由动物粪便中排出，从尿中排出较少，动物组织器官中分布极少，以 100～500mg/kg 剂量硫酸黏菌素添加于鸡饲料中，连续饲喂 8 周，停药当天屠宰测得各组织中药物残留量均低于 0.28mg/kg。在猪饲料中添加 400mg/kg 剂量的硫酸黏菌素，连续喂饲 4 周，停药 3 天后屠宰，测得各组织中药物残留量均低于 0.025mg/kg。

【用途】主要用于敏感革兰氏阴性菌引起的牛、猪、鸡肠道感染。

【药物相互作用】①与杆菌肽锌 1：5 配合有协同作用。②与肌松药和氨基糖苷类等神经肌肉阻滞剂合用可能引起肌无力和呼吸暂停。③与螯合剂（EDTA）和阳离子清洁剂对铜绿假单胞菌有协同作用，常联用于局部感染的治疗。④能与损伤肾功能的药物合用，可增强其肾毒性。

【注意】超剂量使用时，会引起肾功能损伤。

【用法与用量】以有效成分计。混饲：每 1000kg 饲料，牛、猪、鸡 75～100g，连用 3～5 日。

【制剂与规格及休药期】

硫酸黏菌素预混剂　①100g：2g（6000 万单位）；②100g：4g（12000 万单位）；③100g：5g（15000 万单位）；④100g：10g（30000 万单位）；⑤100g：20g（60000 万单位）。牛、猪、鸡 7 天，蛋鸡产蛋期禁用。

硫酸黏菌素预混剂（发酵）　①100g：10g（3 亿单位）；②100g：20g（6 亿单位）。牛、猪、鸡 7 天，蛋鸡产蛋期禁用。

磷酸泰乐菌素预混剂
Tylosin Phosphate Premix

【性状】本品为白色或浅黄色粉末。

【药理】泰乐菌泰为大环内酯类动物专用抗生素，其抗菌作用机制与红霉素相似，主要通过与细菌细胞核蛋白体亚基结合而抑制菌体蛋白的合成。由于此类抗生素的结构和作用机制相似，所以泰乐菌素易与红霉素等大环内酯类抗生素产生交叉耐药性，但与其他类抗生素无明显交叉耐药。细菌和支原体对泰乐菌素较易产生耐药性。泰乐菌素对革兰氏阳性菌、部分革兰氏阴性菌、支原体和螺旋体等均有效，主要对敏感菌金黄色葡萄球菌、化脓性链球菌、肺炎球菌、棒状杆菌、梭状杆菌、大肠弧菌、支原体和螺旋体，特别对支原体有良效。泰乐菌素内服可被吸收，且能在体内维持较长时间，但血中有效药物浓度维持时间比注射给药短。

【用途】用于猪、鸡革兰氏阳性菌及支原体感染。治疗产气荚膜梭菌引起的鸡坏死性肠炎。

【药物相互作用】①若饮水中含较多铁、铜、铝等金属离子时，可与本品形成络合物而失效。②泰乐菌素与红霉素等大环内酯类抗生素有交叉耐药现象，使用时应合理选择。

【用法与用量】以有效成分计。混饲，每 1000kg 饲料，用于猪、鸡革兰氏阳性菌及支原体感染：猪 10～100g，鸡 4～50g。

【制剂与规格及休药期】磷酸泰乐菌素预混剂　①100g：2.2g（220 万单位）；②100g：8.8g（880 万单位）；③100g：10g（1000 万单位）；④100g：22g（2200 万单位）。猪、鸡 5 日，蛋鸡产蛋期禁用。

吉他霉素预混剂
Kitasamycin Premix

【性状】本品为白色或淡黄色粉末。

【药理】吉他霉素为大环内酯类抗生素，其作用机制与红霉素相似，通过抑制细菌蛋白质合成从而产生抗菌作用。细菌和支原体对吉他霉素产生耐药性较红霉素慢，吉他霉素与其它大环内酯类抗生素间有交叉耐药性。

吉他霉素的抗菌谱与红霉素相似，对革兰氏阳性菌、部分革兰氏阴性菌、支原体、螺旋体及立克次体等有效，主要敏感菌有金黄色葡萄球菌（包括耐青霉素金黄色葡萄球菌）、肺炎球菌、溶血性链球菌、化脓性链球菌、化脓性棒状杆菌、白喉杆菌、产气荚膜梭菌、鸡嗜血杆菌、猪胸膜肺炎放线菌、大肠弯曲杆菌、钩端螺旋体等，吉他霉素的抗菌作用较强，对上述敏感菌的最小抑菌浓度均在 $1.0\mu g/mL$ 以下。

吉他霉素经口投药后可迅速吸收，广泛分布于各组织器官中，尤其在血液和肺组织中可持续地保持较高药物浓度。鸡内服投药后 2h 左右肺和血液中药物浓度可达高峰，虽吸收速度比泰乐菌素略慢，但持续时间长。猪内服投药后 1h 左右肺和血液中药物浓度可达高峰，随后经尿排出。在鸡饲料中添加 500mg/kg 剂量吉他霉素，连续给鸡饲喂 14 天后停药，于停药当天能检出肝脏和肾脏中的药物残留，到第 2 天测得各组织中的药物的残留量均在 0.03mg/kg 以下。在猪饲料中添加 330mg/kg 剂量吉他霉素，给猪饲喂 14 天后停药，于第 2 天可检出肝脏中药物残留存在，到第 3 天各组织残留量均在 0.03mg/kg 以下。在各种大环内酯类抗生素中，吉他霉素在蛋和蛋黄中的残留量最低，且残留时间最短。

【用途】主要用于治疗革兰氏阳性菌、支原体及钩端螺旋体等感染。

【药物相互作用】①吉他霉素与其他大环内酯类、林可胺类和氯霉素因作用靶点相同，不宜同时使用。②其与 β-内酰胺类合用表现为拮抗作用。

【用法与用量】以有效成分计。每 1000kg 饲料，猪 80～300g（8000 万～30000 万单位）；鸡 100～300g（1000 万～30000 万单位）。连用 5～7 日。

【制剂与规格及休药期】吉他霉素预混剂 ①100g：10g（1000 万单位）；②100g：30g（3000 万单位）；③100g：50g（5000 万单位）。猪、鸡 7 日，蛋鸡产蛋期禁用。

金霉素预混剂
Chlortetracycline Premix

【性状】本品为黄褐色至黄色结晶粉末。

【药理】金霉素为四环素类抗生素，其抗菌作用机制与土霉素相似。细菌对金霉素能产生耐药性，且易与其他四环素类抗生素产生交叉耐药性。

金霉素的抗菌谱、体内代谢动力学及组织残留情况与土霉素相似，但经口给药后在消化道中的吸收率较土霉素低。

【用途】用于治疗断奶仔猪腹泻；治疗猪气喘病、增生性肠炎等。

【药物相互作用】金霉素能与镁、钙、铝、铁、锌、锰等多价金属离子形成难溶性的络合物，从而影响药物的吸收，因此，它不宜与含上述多价金属离子的药物、饲料及乳制品共服。

【注意】①成年草食动物长期饲喂金霉素易引起胃肠道菌群紊乱，导致消化功能失常，造成肠炎和腹泻，甚至形成二重感染，应慎用。②低钙日粮（含 0.4%～0.55%钙）中添加 100～200mg/kg 剂量金霉素时。连续用药不得超过 5 天。③在猪丹毒疫苗接种前 2 天和接种后 10 天内，不得使用金霉素。

【用法与用量】以有效成分计。混饲：每 1000kg 饲料，猪 400～600g，连用 7 日。

【制剂与规格及休药期】金霉素预混剂 ①1000g：100g；②1000g：150g；③1000g：200g；④1000g：250g；⑤1000g：300g。猪 7 日。

盐酸多西环素粉（水产用）
Doxycycline Hydrochloride Powder

【性状】本品为淡黄色至黄色粉末。

【药理】盐酸多西环素是一种高效、广谱的半合成抗生素，通过可逆性地与细菌核糖体30S亚基上的受体结合，干扰 RNA 与 mRNA 形成核糖体复合物，阻止肽链延长而抑制蛋白质合成，从而使细菌的生长繁殖迅速被抑制。多西环素对革兰氏阳性菌和革兰氏阴性菌均有抑制作用。细菌对多西环素和土霉素存在交叉耐药性。

【用途】用于治疗鱼类由弧菌、嗜水气单胞菌、爱德华菌等引起的细菌性疾病。

【注意】①均匀拌饵投喂。②长期应用可引起二重感染和肝脏损害。

【用法与用量】以有效成分计。拌饵投喂：一次量，每 1kg 体重，鱼 20mg。每日 1 次，连用 3～5 日。

【制剂与规格及休药期】盐酸多西环素粉（水产用）　①100g：2g（200 万单位）；②100g：5g（500 万单位）；③100g：10g（1000 万单位）。750 度日。

延胡索酸泰妙菌素预混剂
Tiamulin Fumarate Premix

【性状】本品为白色或类白色结晶性粉末。

【药理】泰妙菌素为双萜类半合成抗生素，主要作用于革兰氏阳性菌，特别是对金黄色葡萄球菌、链球菌，支原体、嗜血杆菌及密螺旋体有效。泰妙菌素经口投药在动物消化道吸收少，因而在动物性产品中残留较少。

【用途】用于防治由密螺旋体引起的猪痢疾，对有痢疾病史的猪场，可在病症未出现前连续饲喂或于治疗后连续饲喂，以巩固疗效。

【注意】①环境温度超过 40℃时，含药饲料的贮存期不得超过 7 天。②本品对皮肤和眼有刺激性。③泰妙菌素不能与聚醚类抗生素（如莫能菌素、盐霉素、拉沙洛西、甲基盐霉素等）同时使用，饲喂过泰妙菌素的猪也不得接近含上述聚醚类抗生素的饲料，以免发生拮抗作用而中毒。④仅用于猪（体重不超过 110kg），不用于其他动物。

【用法与用量】以有效成分计。混饲：每 1000kg 饲料，猪 40～100g。连用 5～10 日。

【制剂与规格及休药期】延胡索酸泰妙菌素预混剂　①100g：10g（1000 万单位）；②100g：80g（8000 万单位）。猪 7 日。

硫酸新霉素粉（水产用）
Neomycin Sulfate Powder

【性状】本品为类白色至淡黄色粉末。

【药理】新霉素为氨基糖苷类抗生素。新霉素通过抑制细菌蛋白质合成产生杀菌作用，对静止期细菌杀灭作用较强，为静止期杀菌药。新霉素抗菌谱主要为革兰氏阴性菌，对厌氧菌无效。新霉素口服不吸收，主要用于肠道敏感菌所致感染。

【用途】用于治疗鱼、虾、河蟹等水产动物由气单胞菌、爱德华菌及弧菌等引起的肠道疾病。

【不良反应】按规定的用法与用量使用尚未见不良反应。

【注意】长期使用，敏感菌易产生耐药性。

【用法与用量】以有效成分计。拌饵投喂：每 1kg 体重，鱼、虾、河蟹 5mg，一日 1 次，连用 4～6 日。

【制剂与规格及休药期】硫酸新霉素粉（水产用）：①100g：5g（500 万单位）；

②100g：50g（5000万单位）。鱼、虾、河蟹500度日。

硫酸安普霉素预混剂
Apramycin Sulfate Premix

【性状】本品为棕褐色结晶粉末。

【药理】安普霉素为氨基糖苷类抗生素，其作用机制是抑制细菌蛋白质的合成。细菌对安普霉素不易产生耐药性，安普霉素与其他氨基糖苷类抗生素无明显交叉耐药性。安普霉素对革兰氏阴性菌、部分革兰氏阳性菌、支原体等均有较强的抑杀作用，特别对大肠杆菌和沙门菌的抑杀作用尤为显著。

【用途】主要用于猪大肠杆菌、沙门菌及部分支原体感染的治疗。

【注意】本品遇铁锈易失效，混饲器械要注意防锈，也不宜与微量元素制剂混合使用。

【用法与用量】以有效成分计。混饲：每1000kg饲料，猪80～100g。连用7日。

【制剂与规格及休药期】硫酸安普霉素预混剂 ①100g：3g（300万单位）；②1000g：165g（16500万单位）。猪21日。

磺胺对甲氧嘧啶二甲氧苄啶预混剂
Sulfamethoxydiazine and Diaveridine Premix

【性状】本品为黄色粉末。

【药理】磺胺对甲氧嘧啶对革兰氏阳性菌和革兰氏阴性菌如化脓性链球菌、大肠杆菌、嗜血杆菌、败血型波氏杆菌、沙门菌和肺炎杆菌等均有良好的抗菌作用，二甲氧苄啶对磺胺对甲氧嘧啶具有增效作用，两者合用可防治猪原虫病和细菌性疾病等。本品内服吸收迅速，不同动物体内有效浓度维持时间不同，主要从尿中排出，排泄缓慢。

【用途】主要用于畜禽肠道感染、球虫病。亦可用于其他敏感细菌引起的疾病。

【用法与用量】以有效成分计。混饲：每1000kg饲料，猪、鸡480g，连续用药不得超过10天。

【制剂与规格及休药期】磺胺对甲氧嘧啶二甲氧苄啶预混剂 ①10g：含磺胺对甲氧嘧啶2g与二甲氧苄啶0.4g；②100g：含磺胺对甲氧嘧啶20g与二甲氧苄啶4g；③500g：含磺胺对甲氧嘧啶100g与二甲氧苄啶20g。猪28日，鸡10日，蛋鸡产蛋期禁用。

磺胺间甲氧嘧啶预混剂
Sulfamonomethoxine Premix

【性状】本品为白色或类白色粉末。

【药理】磺胺类抗菌药。磺胺间甲氧嘧啶通过抑制叶酸的合成而抑制细菌的繁殖，对革兰氏阳性菌和革兰氏阴性菌都有较强抑制作用。内服吸收良好，血中浓度高，且乙酰化物在尿中溶解度大，不易发生结晶尿。

【用途】用于治疗鸡敏感菌所引起的感染性疾病及鸡球虫病、鸡住白细胞虫病等。

【不良反应】长期使用可损害肾脏和神经系统，影响增重，并可能发生磺胺药中毒。

【用法与用量】以有效成分计。混饲：鸡每1000kg饲料加480g，连用5～7天。首次用量加倍。

【制剂与规格及休药期】磺胺间甲氧嘧啶预混剂　20％。鸡 28 日，蛋鸡产蛋期禁用。

磺胺间甲氧嘧啶钠粉（水产用）
Sulfamonomethoxine Sodium Powder

【性状】本品为白色或类白色粉末。

【药理】磺胺类抗菌药。磺胺间甲氧嘧啶通过与对氨基苯甲酸竞争二氢叶酸合成酶，使敏感细菌的二氢叶酸合成受阻，从而产生抑菌作用。

【用途】主要用于治疗养殖鱼类由气单胞菌、荧光假单胞菌、迟缓爱德华菌、鳗弧菌、副溶血弧菌等引起的细菌性疾病。

【不良反应】按规定的用法与用量使用尚未见不良反应。

【注意】①患有肝脏、肾脏疾病的水生动物慎用。②为减轻对肾脏毒性，建议与碳酸氢钠合用。

【用法与用量】以有效成分计。拌饵投喂：一日量，每 1kg 体重，鱼 80～160mg，连用 4～6 日。首次用量加倍。

【制剂与规格及休药期】磺胺间甲氧嘧啶钠粉（水产用）　10％。鱼 500 度日。

复方磺胺二甲嘧啶粉（水产用）
Compound Sulfadimidine Powder

【性状】本品为白色或类白色粉末，主要成分为磺胺二甲嘧啶、甲氧苄啶。

【药理】磺胺类抗菌药。磺胺二甲嘧啶通过与对氨基苯甲酸（PABA）竞争二氢叶酸合成酶，抑制二氢叶酸的合成，而产生抑菌作用。甲氧苄啶为抗菌增效剂，通过抑制二氢叶酸还原酶，使二氢叶酸不能还原成四氢叶酸，阻碍敏感细菌叶酸代谢和利用。甲氧苄啶与磺胺二甲嘧啶合用，具有增效作用。

【用途】用于治疗水产养殖动物由嗜水气单胞菌、温和气单胞菌等引起的赤鳍、疖疮、赤皮、肠炎、溃疡、竖鳞等疾病。

【不良反应】体弱、幼小的鱼大量及长期给药时可能对肝、肾功能造成损害。

【注意】①肝脏病变、肾脏病变的水生动物慎用。②为减轻对肾脏的毒性，建议与碳酸氢钠合用。

【用法与用量】以本品计。拌饵投喂：一次量，每 1kg 体重，鱼 1.5g。一日 2 次，连用 6 日。

【制剂与规格及休药期】复方磺胺二甲嘧啶粉　250g：磺胺二甲嘧啶 10g＋甲氧苄啶 2g。鱼 500 度日。

复方磺胺甲噁唑粉（水产用）
Compound Sulfamethoxazole Powder

【性状】本品为白色粉末，主要成分为磺胺甲噁唑、甲氧苄啶。

【药理】磺胺类药。磺胺甲噁唑通过与对氨基苯甲酸（PABA）竞争二氢叶酸合成酶，抑制二氢叶酸的合成，而产生抑菌作用。甲氧苄啶为抗菌增效剂，通过抑制二氢叶酸还原酶，使二氢叶酸不能还原成四氢叶酸，阻碍敏感细菌叶酸代谢和利用。甲氧苄啶与磺胺甲噁唑合用，具有增效作用。

【用途】用于治疗淡水养殖鱼类、鲈鱼和大黄鱼由气单胞菌、荧光假单胞菌等引起的肠炎、败血症、赤皮病、溃疡等疾病。

【不良反应】体弱、幼小的鱼给药时，可能对肝、肾、血液循环系统、排泄系统以及机体免疫系统功能造成损害。

【注意】①患有肝脏、肾脏疾病的水生动物慎用。②鳗鱼不宜使用本品。③为减轻对肾脏毒性，建议与碳酸氢钠合用。

【用法用量】以本品计。拌饵料喂：每1kg体重，鱼0.45～0.6g，一日2次，连用5～7日，首次量加倍。

【制剂与规格及休药期】复方磺胺甲噁唑粉（水产用） 100g：磺胺甲噁唑8.33g＋甲氧苄啶1.67g。鱼500度日。

复方磺胺嘧啶粉（水产用）
Compound Sulfadiazine Powder

【性状】本品为白色或类白色粉末，主要成分为磺胺嘧啶、甲氧苄啶。

【药理】磺胺类药。磺胺嘧啶通过与对氨基苯甲酸（PABA）竞争二氢叶酸合成酶，抑制二氢叶酸的合成，而产生抑菌作用。甲氧苄啶为抗菌增效剂，通过抑制二氢叶酸还原酶，使二氢叶酸不能还原成四氢叶酸，阻碍抑菌作用。甲氧苄啶与磺胺嘧啶合用，具有增效作用。

【用途】用于治疗草鱼、鲢鱼、鲈鱼、石斑鱼等由气单胞菌、荧光假单胞菌、副溶血弧菌、鳗弧菌引起的出血症、赤皮病、肠炎、腐皮病等疾病。

【用法与用量】以本品计。拌饵投喂：一次量，每1kg体重，鱼0.3g，一日2次，连用3～5日。首次量加倍。

【不良反应】体弱、幼小的鱼给药时可能对肝、肾、血液系统以及免疫系统功能造成损害。

【注意】①患有肝脏、肾脏疾病的水生动物慎用。②为减轻对肾脏毒性，建议与碳酸氢钠合用。

【制剂与规格及休药期】复方磺胺嘧啶粉（水产用） 100g：磺胺嘧啶16g＋甲氧苄啶3.2g。鱼500度日。

复方磺胺间甲氧嘧啶预混剂
Compound sulfamonomethoxine Premix

【性状】本品为白色或类白色粉末，主要成分为磺胺间甲氧嘧啶、甲氧苄啶。

【药理】磺胺类抗菌药。磺胺间甲氧嘧啶通过竞争二氢叶酸合成酶抑制二氢叶酸的合成；甲氧苄啶通过抑制二氢叶酸还原酶，使二氢叶酸不能还原成四氢叶酸。磺胺间甲氧嘧啶与甲氧苄啶合用，可以双重阻断叶酸的代谢，产生协同抗菌作用。磺胺间甲氧嘧啶内服吸收良好，血中浓度高，乙酰化率低，且乙酰化物在尿中溶解度大，不易发生结晶尿。

【用途】用于敏感菌所引起的呼吸道、胃肠道、泌尿道感染及球虫病、猪弓形虫病、鸡住白细胞虫病等。

【不良反应】长期或大量使用可损害肾脏和神经系统，影响增重，并可能发生磺胺药中毒。

【注意】①连续用药不宜超过1周。②长期使用应同服碳酸氢钠以碱化尿液。

【用法与用量】以本品计。混饲：每1000kg饲料，猪、鸡2～2.5kg。

【制剂与规格及休药期】复方磺胺间甲氧嘧啶预混剂　100g：磺胺间甲氧嘧啶10g＋甲氧苄啶2g。猪、鸡28日，蛋鸡产蛋期禁用。

联磺甲氧苄啶预混剂
Sulfamethoxazole, Sulfadiazine and Trimethoprim Premix

【性状】本品为白色或类白色粉末，主要成分为磺胺甲噁唑、磺胺嘧啶和甲氧苄啶。

【药理】磺胺类抗菌药。本品系磺胺甲噁唑、磺胺嘧啶和甲氧苄啶的复方制剂，对大多数革兰氏阳性和革兰氏阴性菌具良好抗菌活性。此外，对球虫、弓形虫等亦有效。磺胺甲噁唑和磺胺嘧啶均能与对氨基苯甲酸竞争二氢叶酸合成酶，阻碍二氢叶酸合成而产生抑菌作用，两者联合具有相加作用；甲氧苄啶则通过抑制细菌的二氢叶酸还原酶，阻碍二氢叶酸还原成四氢叶酸。三者合用对细菌合成四氢叶酸过程起双重阻断作用，其抗菌作用明显增强。

【用途】用于敏感菌引起的感染。

【不良反应】长期使用易引起肾毒性。

【注意】用药期间宜充分饮水，以减少在尿中结晶损害肾脏。

【用法与用量】以本品计。混饲：每1000kg饲料，猪1kg。连用3～5日。

【制剂与规格及休药期】联磺甲氧苄啶预混剂　①100g：磺胺甲噁唑10g＋磺胺嘧啶10g＋甲氧苄啶4g；②100g：磺胺甲噁唑20g＋磺胺嘧啶20g＋甲氧苄啶8g。猪28日。

氟苯尼考预混剂
Florfenicol Premix

【性状】本品为淡黄色粉末。

【药理】氟苯尼考属广谱抑菌性抗生素，对革兰氏阳性菌和革兰氏阴性菌都有作用，对革兰氏阴性菌的作用较革兰氏阳性菌强，是伤寒杆菌、副伤寒杆菌、沙门菌引起的各种感染的首选药。对敏感菌的抗菌活性与氯霉素和甲砜霉素相似，抗菌活性明显优于氯霉素和甲砜霉素（MIC约低10倍），对兽医上重要的病原菌如沙门菌、大肠杆菌、志贺菌、巴氏杆菌、金黄色葡萄球菌、变形杆菌、副鸡嗜血杆菌等具有良好的抗菌活性。对耐氯霉素和甲砜霉素的大肠杆菌、沙门菌、克雷伯菌亦有效。该药具有速效、长效的特点，内服、肌注吸收快，半衰期长，在体内能维持较长的有效血药浓度时间，可维持20h以上，不引起骨髓抑制或再生障碍性贫血。

【用途】用于治疗猪敏感菌所致的感染，如猪放线菌性胸膜肺炎、巴氏杆菌病、伤寒、副伤寒等。

【注意】超过10倍剂量个别猪会发生轻度腹泻。

【用法与用量】以有效成分计。混饲：每1000kg饲料，猪20～40g，连用7天。

【制剂与规格及休药期】氟苯尼考预混剂　2%。猪14日。

盐酸林可霉素硫酸大观霉素预混剂
Lincomycin Hydrochloride and Spectinomycin Sulfate Premix

【性状】本品为淡褐色或褐色粉末，主要成分为盐酸林可霉素、硫酸大观霉素。

【药理】林可霉素为抑菌剂，高浓度时对高度敏感菌有杀菌作用，对支原体、葡萄球菌、溶血性链球菌和肺炎球菌作用较强；对厌氧菌如破伤风梭菌、产气荚膜芽孢杆菌、猪痢疾密螺旋体和弓形虫有抑制作用；主要用于治疗革兰氏阳性菌和支原体感染。硫酸大观霉素对多种革兰氏阴性杆菌，如大肠杆菌、沙门菌、志贺菌、变形杆菌等有中度抑制作用。主要用于防治仔猪大肠杆菌病（白痢）。

林可霉素与大观霉素合用具有协同作用，对革兰氏阳性菌、革兰氏阴性菌和支原体均有效，对青霉素、红霉素、四环素类药物耐药菌使用其仍有效。用于巴氏杆菌、沙门菌、大肠杆菌、副嗜血杆菌、猪密螺旋体、葡萄球菌、链球菌、支原体等的单纯性感染和混合感染。

【用途】本品主要用于防治猪痢疾、沙门菌病、大肠杆菌肠炎及支原体肺炎。

【注意】①兔、仓鼠、豚鼠、马或反刍动物经口摄入本品可能引发严重的胃肠道反应。②猪饲喂连续 5 天出现短暂性软便，偶见肛门区域刺激症状；0.6g/L 则常发下痢、肛门刺激，偶见肛门垂脱。

【用法与用量】以有效成分计。混饲：每 1000kg 饲料，猪 44g，连用 1～3 周。

【制剂与规格及休药期】盐酸林可霉素硫酸大观霉素预混剂　①100g：盐酸林可霉素 2.2g（220 万单位）＋硫酸大观霉素 2.2g（220 万单位）；②100g：盐酸林可霉素 22g（2200 万单位）＋硫酸大观霉素 22g（2200 万单位）。猪 5 日。

恩诺沙星粉（水产用）
Enrofloxin Powder

【性状】本品为类白色粉末。

【药理】氟喹诺酮类抗菌药。能与细菌 DNA 回旋酶亚基 A 结合，从而抑制酶的切割与连接功能，阻止细菌 DNA 的复制，而呈现抗菌作用。对革兰氏阴性菌有杀灭作用，对革兰氏阳性菌有抗菌作用。

【用途】用于治疗水产养殖动物由细菌性感染引起的出血性败血症、烂鳃病、打印病、肠炎病、赤鳍病、爱德华菌病等疾病。

【不良反应】①可致幼年动物脊椎病变和影响软骨生长。②可致消化系统不良反应。

【注意】①避免与含金属阳离子的物质等同时内服。②避免与四环素、利福平、甲砜霉素和氟苯尼考等有拮抗作用的药物配伍。

【用法与用量】以有效成分计，拌饵投喂：每 1kg 体重，水产动物 10～20mg，连用 5～7 天。

【制剂与规格及休药期】恩诺沙星粉（水产用）　①5%；②10%。水产动物 500 度日。

盐酸环丙沙星盐酸小檗碱预混剂
Ciprofloxacin Hydrochloride and Berberine Hydrochloride Premix

【性状】本品为淡黄色粉末，主要成分为盐酸环丙沙星、盐酸小檗碱。

【药理】环丙沙星对革兰氏阴性菌如大肠杆菌、沙门菌、巴氏杆菌及铜绿假单胞菌的作用较强；对革兰氏阳性菌有效；对支原体也有一定的作用；对大多数厌氧菌不敏感。主要用于敏感菌引起的消化系统、呼吸系统、泌尿道感染和支原体病等的治疗。盐酸小檗碱对痢疾杆菌、伤寒杆菌、金黄色葡萄球菌以及阿米巴原虫都有抑制作用。用于鳗鱼嗜水气单胞菌与柱状杆菌引起的赤鳃病与烂鳃病。

【用途】用于治疗鳗鱼细菌性疾病。

【用法与用量】以有效成分计。拌饵投喂：一次量，每 1kg 体重，鳗鲡 75mg。一日 1 次，连用 3～5 日。

【制剂与规格及休药期】盐酸环丙沙星盐酸小檗碱预混剂　1000g：盐酸环丙沙星 100g＋盐酸小檗碱 40g。鳗鱼 500 度日。

酒石酸泰万菌素预混剂
Acetylisovaleryl Tylosin Tartrate Premix

【性状】本品为淡黄褐色或黄褐色粉末。

【药理】酒石酸泰万菌素为大环内酯类兽医临床专用抗生素。酒石酸泰万菌素抑制细菌蛋白质的合成，从而抑制细菌的繁殖。其抗菌谱近似于泰乐菌素。细菌对酒石酸泰万菌素不易产生耐药性，且对其他抗生素耐药的革兰氏阳性菌使用其也有效，对革兰氏阴性菌几乎不起作用。酒石酸泰万菌素对败血型支原体和滑液型支原体具有很强的抗菌活性。

【用途】用于猪、鸡支原体感染。

【注意】非治疗动物避免接触本品；避免眼睛和皮肤直接接触，操作人员应佩戴防护用品如面罩、眼镜和手套；严禁儿童接触本品。

【用法与用量】以有效成分计。混饲：每 1000kg 饲料，猪 50～75g；鸡 100～300g。连用 7 日。

【制剂与规格及休药期】酒石酸泰万菌素预混剂　①100g：5g（500 万单位）；②100g：20g（2000 万单位）；③100g：50g（5000 万单位）。猪 3 日，鸡 5 日，蛋鸡产蛋期禁用。

氟甲喹粉
Flumequine Premix

【性状】本品为白色或类白色粉末。

【药理】氟甲喹通过抑制细菌核酸的合成，阻止细菌 DNA 复制达到杀菌的效果。主要用于畜禽细菌性呼吸道病、大肠杆菌病、白痢、沙门菌病、伤寒、禽霍乱、葡萄球菌病传染性鼻炎等。本品对水产动物的大肠杆菌、单胞菌属和弧球菌属、嗜水气单胞菌有强烈的抑制作用。

【用途】主要用于革兰氏阴性菌所引起的急性消化道及呼吸道疾病；鱼气单胞菌引起的多种细菌性疾病，如疖疮病、竖鳞、红点、烂鳃、烂尾、溃疡等。

【用法与用量】以有效成分计。拌饵投喂：每 1kg 体重，鱼、虾、蟹、鳖 25～50mg，每日 1 次，连用 3～5 日。

【制剂与规格及休药期】氟甲喹粉　10%。水产动物 175 度日。

维生素 C 磷酸酯镁盐酸环丙沙星预混剂
Magnesium Ascorbic Acid Phosphate and Ciprofloxacin Hydrochloride Premix

【性状】 本品为类白色粉末，主要成分为维生素 C 磷酸酯镁、盐酸环丙沙星。

【药理】 维生素 C 磷酸酯镁在细胞氧化、胶原蛋白形成、铁离子转运、机体免疫、抗体形成等生理过程中起重要作用，可增强水产动物的免疫功能，提高机体的抗病、抗逆能力，促进生长；盐酸环丙沙星作用于细菌 DNA 螺旋酶，使细菌 DNA 不能形成超螺旋结构，干扰细菌 DNA 的复制、转录、重组，迅速抑制细菌的生长、繁殖，杀灭细菌。

本品对由假单胞菌、柱状屈挠杆菌、嗜水气单胞菌、爱德华菌、弧菌等引起的暴发性出血、肠炎、赤皮、烂鳃、腐皮、疖疮、烂尾、赤鳍等疾病以及营养不良、免疫力和抗应激能力低下等营养性疾病具有良好效果。

【用途】 用于预防鳖细菌性疾病。

【用法与用量】 以本品计。拌饵投喂：每 1kg 体重，鳖 5g。一日 1 次，连用 3～5 天。

【制剂与规格及休药期】 维生素 C 磷酸酯镁盐酸环丙沙星预混剂 110g：维生素 C 磷酸酯镁 10g＋盐酸环丙沙星 1g。鳖 500 度日。

替米考星预混剂
Tilmicosin Premix

【性状】 本品为淡黄色粉末。

【药理】 替米考星的抗菌机制与其他大环内酯类相似，主要是与细菌的核蛋白体的 50S 大亚基相结合，作用于 P 位结合点，抑制转移酶，阻碍 mRNA 的移位，使肽键不能从 A 位转移到 P 位上，阻止肽链的延长，进而抑制蛋白质的合成，产生抑菌作用。对所有的革兰氏阳性菌和部分革兰氏阴性菌、支原体、螺旋体等均有抑制作用。尤其对胸膜肺炎放线菌、溶血性巴氏杆菌、多杀性巴氏杆菌以及畜禽支原体具有比泰乐菌素更强的抗菌活性。

【用途】 主要用于治疗猪胸膜肺炎放线菌、巴氏杆菌及支原体引起的感染。

【用法与用量】 以有效成分计。混饲：每 1000kg 饲料，猪 200～400g。连用 15 日。

【制剂与规格及休药期】 替米考星预混剂 ①10％；②20％。猪 14 日。

甲砜霉素粉（水产用）
Thiamphenicol Powder

【性状】 本品为白色到类白色结晶粉末。

【药理】 甲砜霉素为氯霉素类广谱抗生素，其化学结构与氯霉素相似，它的甲砜基取代了氯霉素的硝基，因而毒性降低。其体内抗菌作用比氯霉素强 2.5～5 倍。对大多数革兰氏阳性菌和革兰氏阴性菌均有抑制作用。特别是对革兰氏阴性杆菌作用强大，如对大肠杆菌、沙门菌、伤寒杆菌、产气荚膜梭菌、克雷伯菌、巴氏杆菌、布鲁氏菌、痢疾杆菌等作用较强。革兰氏阳性菌中如炭疽杆菌、葡萄球菌、棒状杆菌、肺炎球菌、链球菌、肠球菌和放线菌对其亦较敏感。但对革兰氏阳性菌的作用不及青霉素和四环素。对钩端螺旋体、某些支原体、部分衣原体和立克次体亦有作用。细菌对本品与氯霉素间有完全的交叉耐药性，与四环素类之间有部分交叉耐药性。

【用途】 用于治疗鱼类由嗜水气单胞菌、肠炎菌等引起的细菌性败血症、肠炎、赤皮病等。

【用法与用量】以有效成分计。拌饵投喂：每1kg体重，鱼16.7mg，一日2～3次，连用3～5天。

【制剂与规格及休药期】甲砜霉素粉（水产用） ①100g：5g；②100g：15g。鱼500度日。

盐酸沃尼妙林预混剂
Valnemulin Hydrochloride Premix

【性状】本品为白色结晶粉末。

【药理】沃尼妙林的作用机制是在核糖体水平上抑制细菌蛋白质的合成，高浓度时也抑制RNA的合成。主要是抑菌，但高浓度时也杀菌。抗菌谱广，对革兰氏阳性菌和革兰氏阴性菌有效，对支原体属和螺旋体属高度有效，而对肠道菌属如大肠杆菌、沙门菌效力较低。

盐酸沃尼妙林具有毒性低、副作用少、代谢快、不易导致体内药物蓄积残留、不易产生耐药菌株等优点。

【用途】用于治疗与预防猪痢疾、猪地方性肺炎、猪结肠螺旋体病（结肠炎）、猪增生性肠病（肠炎）。

【注意】沃尼妙林与聚醚离子载体类抗生素如莫能菌素、盐霉素等相互作用，导致与聚醚离子载体类抗生素中毒的症状不能区分，在使用沃尼妙林前后至少5天内，不能使用莫能菌素、盐霉素、拉沙洛西，否则将导致严重生长抑制、运动失调、麻痹或死亡。

【用法与用量】以有效成分计。混饲：每1000kg饲料，治疗猪痢疾75g，至少连用10日至症状消失；预防和治疗猪由肺炎支原体引起的支原体肺炎200g，连用21日。

【制剂与规格及休药期】盐酸沃尼妙林预混剂 10%。猪2日。

博落回散
Boluohui Powder

【性状】本品为淡橘黄色至橘黄色的粉末；有刺激性。

【功能与主治】抗菌消炎，开胃，促生长。用于促进猪、鸡、肉鸭、淡水鱼类、虾、蟹和龟、鳖生长。

【用法与用量】以（100g：0.375g）规格产品计。混饲：每1kg饲料，猪200～500mg；雏鸡300～500mg，成年鸡200～300mg；肉鸭200～300mg；草鱼、青鱼、鲤鱼、鲫鱼、鳊鱼、鳝、鳗、泥鳅、虾、蟹、龟、鳖300～600mg。

以有效成分计。混饲：每1kg饲料，猪0.75～1.875mg；雏鸡1.125～1.875mg，成年鸡0.75～1.125mg；肉鸭0.75～1.125mg；草鱼、青鱼、鲤鱼、鲫鱼、鳊鱼、鳝、鳗、泥鳅、虾、蟹、龟、鳖1.125～2.25mg。

【制剂与规格】博落回散 ①100g：0.375g；②100g：3.75g；③100g：1.25g。

山花黄芩提取物散
Shanhua Huangqin Extract Powder

【性状】本品为淡黄色至棕黄色的粉末。

【功能与主治】抗炎、抑菌，促生长。用于促进肉鸡、断奶仔猪生长，提高妊娠母猪产仔成活率、健仔率、仔猪初生窝重、泌乳期母猪泌乳能力。

【用法与用量】以本品计。混饲：每 1kg 饲料，鸡 0.5g，可长期添加使用；断奶仔猪 0.5g，连用 2 个月；妊娠母猪 0.5～1.0g，妊娠中后期至仔猪断奶使用。

【制剂与规格】山花黄芩提取物散　1000g：山花提取物（以绿原酸计）2.4g＋黄芩提取物（以黄芩苷计）24g。

第二节　抗寄生虫药物预混剂

越霉素 A 预混剂
Destomycin A Premix

【性状】本品为黄色或黄褐色粉末。

【药理】越霉素 A 为抗生素类驱虫药，其驱虫机制是使寄生虫的体壁、生殖器官壁、消化道壁变薄和脆弱，致使虫体运动活性减弱而被排出体外，它还能阻碍雌虫子宫内卵膜的形成，这一作用使虫卵变成异常卵而不能成熟，截断了寄生虫的生命循环周期。

越霉素 A 对猪蛔虫、鞭虫、类圆线虫、肠结节虫及鸡蛔虫、异刺线虫、毛细线虫等均有效。另外，它对革兰氏阴性菌和真菌也有一定的抑制作用。

越霉素 A 是畜禽专用抗生素，与其他抗生素不产生交叉耐药性。混饲给药不易被消化道吸收，毒性小，动物组织中残留少。

【用途】主要用于驱除猪、鸡消化道线虫。

【用法与用量】以有效成分计。混饲：每 1000kg 饲料，猪、鸡 10～20g。

【制剂与规格及休药期】越霉素 A 预混剂　100g：2g（200 万单位）。猪 15 日，鸡 3 日，蛋鸡产蛋期禁用。

盐酸氯苯胍预混剂
Robenidine Hydrochloride Premix

【性状】本品为白色或淡黄色结晶性粉末。

【药理】本品对鸡的柔嫩、毒害、布氏、巨型、堆型及和缓艾美耳球虫等有良效，且对其他抗球虫药产生耐药性的球虫仍有效。主要抑制球虫第一代裂殖体的生殖，对第二代裂殖体亦有作用，其作用峰期在感染后的第 3 天。对兔的各种球虫也有效。本品的作用机制是干扰虫体胞浆中的内质网，影响虫体蛋白质代谢，使内质网和高尔基体肿胀、氧化磷酸化反应和 ATP 酶被抑制。球虫对本品易产生耐药性。

鸡内服后，在体内代谢为对氯甲苯等 9 种代谢产物。一次给药后，24h 排出的量占给药剂量的 82％，6 天后排出 99％。

【用途】抗球虫药。用于禽、兔球虫病。

【不良反应】按规定的用法用量使用尚未见不良反应。

【注意】①可在商品饲料和养殖过程中使用。②长期或高浓度（60mg/kg 饲料浓度）混饲，可引起鸡肉、鸡蛋异臭。但较低浓度（＜30mg/kg 饲料浓度）不会产生上述现象。③应用本品防治某些球虫病时停药过早，常导致球虫病复发，应连续用药。

【用法与用量】以有效成分计。混饲：每1000kg饲料添加，鸡30～60g，兔100～150g，连用3～5日。

【制剂与规格及休药期】盐酸氯苯胍预混剂　10%。鸡5日，蛋鸡产蛋期禁用；兔7日。

盐酸氯苯胍粉（水产用）
Robenidine Hydrochloride Powder

【性状】本品为白色、类白色或淡黄色粉末。

【药理】干扰虫体胞浆中的内质网，影响虫体蛋白质代谢，使内质网的高尔基体肿胀，氧化磷酸化反应和ATP酶被抑制。

【用途】用于治疗鱼类孢子虫病。

【不良反应】超剂量使用，会引起鲫鱼死亡。

【注意】①搅拌均匀，严格按照推荐剂量使用。②斑点叉尾鮰慎用。

【用法与用量】以有效成分计。拌饵投喂：每1kg体重，鱼20mg，连用3～5日，苗种减半。

【制剂与规格及休药期】盐酸氯苯胍粉（水产用）　50%。鱼500度日。

盐酸氨丙啉乙氧酰胺苯甲酯预混剂
Amprolium Hydrochloride and Ethopabate Premix

【性状】本品为微黄色均匀粉末，主要成分为盐酸氨丙啉、乙氧酰胺苯甲酯。

【药理】氨丙啉的化学结构与硫胺相似，通过干扰球虫对硫胺的利用而产生抗球虫作用。对球虫的活性峰期在第一代裂殖体（即球虫生命周期的第3天），除此之外，对球虫子孢子和有性生殖期也有一定的作用。乙氧酰胺苯甲酯通过干扰四氢叶酸的合成阻止裂殖体的正常发育从而产生抗球虫作用。对球虫的活性峰期在第二代裂殖体（即球虫生命周期的第4天）。

氨丙啉对柔嫩和毒害艾美耳球虫的作用较强，对巨型及和缓艾美耳球虫的作用稍差，对其他球虫作用不明显；乙氧酰胺苯甲酯对巨型和布氏艾美耳球虫等均有抑制作用，与氨丙啉合用，既可扩大抗球虫作用范围，又可增强抗球虫作用的效果。

【药物相互作用】由于氨丙啉与维生素B_1能产生竞争性拮抗作用。若混饲浓度过高，可导致雏鸡出现维生素B_1缺乏症。当饲料中的维生素B_1含量超过10mg/kg时，其抗球虫效果减弱。

【用途】用于鸡球虫病。

【不良反应】按规定的用法用量使用尚未见不良反应。

【注意】①可在商品饲料和养殖过程中使用。②饲料中的维生素B_1含量在10mg/kg以上时，能对本品的抗球虫作用产生明显的拮抗作用。

【用法与用量】以本品计。混饲：每1000kg饲料，鸡500g。

【制剂与规格及休药期】盐酸氨丙啉乙氧酰胺苯甲酯预混剂　1000g：盐酸氨丙啉250g＋乙氧酰胺苯甲酯16g。鸡3日，蛋鸡产蛋期禁用。

盐酸氨丙啉乙氧酰胺苯甲酯磺胺喹噁啉预混剂
Amprolium Hydrochloride、 Ethopabate and Sulfaquinoxaline Premix

【性状】本品为淡黄色粉末，主要成分为盐酸氨丙啉、乙氧酰胺苯甲酯、磺胺喹噁啉。

【**药理**】盐酸氨丙啉对鸡的各种球虫均有作用，其中对柔嫩与堆型艾美耳球虫的作用最强，对毒害、布氏、巨型、和缓艾美耳球虫的作用较弱。主要作用于球虫第一代裂殖体，阻止其形成裂殖子，作用峰期在感染后的第 3 天。此外，对有性繁殖阶段和子孢子亦有抑制作用。可用于预防和治疗球虫病。盐酸氨丙啉与磺胺喹噁啉或乙氧酰胺苯甲酯合用，可扩大抗球虫范围，增强疗效。盐酸氨丙啉对犊牛、羔羊艾美耳球虫亦有效。本品为广谱抗球虫药，其作用机制是因为氨丙啉的化学结构与硫胺素相似，可竞争性地抑制球虫对硫胺素（维生素 B_1）的摄取，从而阻碍虫体细胞内的糖代谢过程，抑制了球虫的发育。

乙氧酰胺苯甲酯对氨丙啉、磺胺喹噁啉的抗球虫活性有增效作用，多配成复方制剂使用。其作用机制与抗菌增效剂相似，能阻断球虫四氢叶酸的合成。乙氧酰胺苯甲酯对巨型和布氏艾美耳球虫及其他小肠球虫具有较强的作用，从而弥补了氨丙啉对这些球虫作用不强的缺点，而乙氧酰胺苯甲酯对柔嫩艾美耳球虫缺乏活性的缺点亦可为氨丙啉的作用特点所补偿，这是乙氧酰胺苯甲酯不能单独应用而多与氨丙啉合用的主要原因。作用峰期在球虫生活史周期（感染后）的第 4 天。

磺胺喹噁啉为治疗球虫病的专用磺胺类药。对鸡的巨型、布氏和堆型艾美耳球虫作用最强，对柔嫩和毒害艾美耳球虫作用较弱，需用较高剂量才能见效。常与氨丙啉或二甲氧苄啶合用，以增强药效。磺胺喹噁啉的作用峰期在第二代裂殖体（球虫感染第 3～4 天），不影响禽产生抗球虫免疫力。有一定的抑菌活性，可预防球虫病的继发感染。主要用于治疗鸡、火鸡的球虫病，对家兔、羔羊、犊牛球虫病也有效。与其他磺胺类药物之间容易产生交叉耐药性。

【**药物相互作用**】由于氨丙啉与维生素 B_1 能产生竞争性拮抗作用。若混饲浓度过高，可导致雏鸡出现维生素 B_1 缺乏症。当饲料中的维生素 B_1 含量超过 10mg/kg 时，其抗球虫效果减弱。

【**用途**】用于鸡球虫病。

【**不良反应**】按规定的用法用量使用尚未见不良反应。

【**注意**】①可在商品饲料和养殖过程中使用。②饲料中的维生素 B_1 含量在 10 mg/kg 以上时，能对本品的抗球虫作用产生明显的拮抗作用。③连续饲喂不得超过 5 日。

【**用法与用量**】以本品计。混饲：每 1000 kg 饲料，鸡 500g。

【**制剂与规格及休药期**】盐酸氨丙啉乙氧酰胺苯甲酯磺胺喹噁啉预混剂 1000g：盐酸氨丙啉 200g＋乙氧酰胺苯甲酯 10g＋磺胺喹噁啉 120g。鸡 7 日，蛋鸡产蛋期禁用。

氯羟吡啶预混剂
Clopidol Premix

【**性状**】本品为白色或类白色粉末。

【**药理**】氯羟吡啶的作用机制是抑制球虫子孢子的发育，使肠道上皮细胞内的子孢子维持在停止发育状态。它是球虫的抑制剂而不是杀灭剂，对球虫的活性峰期在子孢子阶段（即球虫生命周期的第 1 天）。因此，在鸡感染球虫前或感染球虫的同时使用氯羟吡啶，才能充分发挥抗球虫的作用。球虫对氯羟吡啶容易产生耐药性。

氯羟吡啶对鸡的多种球虫均有抑制作用。本品毒性小，在组织中有一定的残留。据报道，饲料中添加 125mg/kg 剂量的氯羟吡啶，停药后第 2 天，鸡组织中的残留量降至 0.1mg/kg 以下。对于笼养鸡，停药 5 天后，组织残留量低于 0.01mg/kg，但对于平养鸡，停药 5 天后，鸡组织残留量仍有 0.6mg/kg 左右，这是由于氯羟吡啶经粪便排出留在垫草中，使鸡再度食入而致。

【用途】主要用于预防禽和兔球虫病。

【注意】①可在商品饲料和养殖过程中使用。②本品能抑制鸡对球虫产生免疫力，停药过早易导致球虫病暴发。③后备鸡群可以连续喂至 16 周龄。④对本品产生耐药球虫的鸡场，不能换用喹啉类抗球虫药，如癸氧喹酯等。

【用法与用量】以有效成分计。混饲：每 1000kg 饲料，鸡 125g；兔 200g。

【制剂与规格及休药期】氯羟吡啶预混剂　25％。鸡 5 日，兔 5 日，蛋鸡产蛋期禁用。

二硝托胺预混剂
Dinitolmide Premix

【性状】本品为淡黄色或淡黄褐色粉末。

【药理】二硝托胺主要抑制球虫裂殖体的发育和裂殖增殖，对球虫的活性峰期在第二代裂殖体的增殖阶段（即球虫生命周期的第 3 天）。球虫对二硝托胺产生耐药性很慢，且不影响鸡产生抗球虫免疫力。

二硝托胺对小肠中的毒害艾美耳球虫的防治效果最好，对柔嫩、布氏和巨型艾美耳球虫也有效。二硝托胺不仅能有效地预防球虫病，而且可以用于治疗。

【用途】主要用于鸡的球虫病。

【注意】①可在商品饲料和养殖过程中使用。②停药过早，常致球虫病复发，因此肉鸡宜连续应用。③二硝托胺粉末颗粒的大小会影响抗球虫作用，应为极微细粉末。④饲料中添加量超过 250mg/kg（以二硝托胺计）时，若连续饲喂 15 日以上可抑制雏鸡增重。

【用法与用量】以有效成分计。混饲：每 1000kg 饲料，鸡 125g。

【制剂与规格及休药期】二硝托胺预混剂　25％。鸡 3 日，蛋鸡产蛋期禁用。

尼卡巴嗪预混剂
Nicarbazin Premix

【性状】本品为淡黄色粉末。

【药理】尼卡巴嗪主要抑制球虫的无性裂殖生殖，对球虫的活性峰期在第二代裂殖体（即球虫生命周期的第 4 天）。另外，尼卡巴嗪对卵囊也有抑制作用。球虫对尼卡巴嗪不易产生耐药性，与其他抗球虫药无交叉耐药现象。因此，对其他抗球虫药耐药的球虫，使用尼卡巴嗪仍然有效。尼卡巴嗪亦不影响鸡抗球虫免疫力的产生。

尼卡巴嗪对鸡的柔嫩、堆型、巨型、毒害和布氏艾美耳球虫均有效，而且其杀灭球虫的作用比抑制球虫的作用更明显。尼卡巴嗪为二硝基均二苯脲和羟基二甲基嘧啶的复合物，在鸡消化道中分解成单体被消化道吸收，在体内排泄较慢。

【用途】用于预防鸡球虫病。

【不良反应】①夏天高温季节使用本品时，会增加应激和死亡率。②本品能使产蛋率、受精率及鸡蛋质量下降和棕色蛋壳色泽变浅。

【注意】①夏天高温季节慎用。②鸡球虫病暴发时禁用作治疗。③可在商品饲料和养殖过程中使用。

【用法与用量】以有效成分计。混饲：每 1000kg 饲料，鸡 100～125g。

【制剂与规格及休药期】尼卡巴嗪预混剂　25％。鸡 4 日，蛋鸡产蛋期禁用。

氢溴酸常山酮预混剂
Halofuginone Hydrobromide Premix

【性状】 本品为类白色粉末；无臭，无味。

【药理】 氢溴酸常山酮对球虫的子孢子、第一代裂殖体、第二代裂殖体均有很强的抑制作用，并且对球虫卵囊有强大的杀灭作用。球虫对氢溴酸常山酮不易产生耐药性，与其他抗球虫药不产生交叉耐药性，当使用其他抗球虫药无效时，改用氢溴酸常山酮效果良好。

氢溴酸常山酮对鸡的柔嫩、毒害、堆型、布氏和巨型艾美耳球虫均有效，是一种用量小、抗球虫作用强的广谱杀球虫药。

【用途】 主要用于鸡的球虫病。

【注意】 ①本品适口性较差，饲料中添加量大时，会影响鸡的采食量，而影响生长。②对鱼类，水禽及其他水生动物毒性较大，禁止使用。③对皮肤和眼睛有刺激. 应避免接触。

【用法与用量】 以有效成分计。混饲：每1000kg饲料，鸡3g。

【制剂与规格及休药期】 氢溴酸常山酮预混剂 1000g：6g。鸡5日。

磺胺喹噁啉二甲氧苄啶预混剂
Sulfaquinoxaline and Diaveridine Prermix

【性状】 本品为黄色粉末，主要成分为磺胺喹噁啉、二甲氧苄啶。

【药理】 磺胺喹噁啉通过抑制二氢叶酸合成酶，妨碍细菌和球虫核酸的合成；二甲氧苄啶通过抑制二氢叶酸还原酶，妨碍细菌和球虫核酸的合成，两者合用，能对叶酸代谢的两个不同环节进行双重阻断，从而使磺胺药的抗菌和抗球虫作用明显增强。磺胺喹噁啉对球虫的活性峰期在第二代裂殖体（即球虫生命周期的第4天），因而不影响鸡的抗球虫免疫力。本品对鸡的多种球虫均有效。

【用途】 主要用于禽的抗球虫药。

【用法与用量】 以本品计。混饲：每1000kg饲料，鸡500g，连续用药不得超过5天。

【制剂与规格及休药期】 磺胺喹噁啉二甲氧苄啶预混剂 100g：磺胺喹噁啉20g＋二甲氧苄啶4g。鸡10日，蛋鸡产蛋期禁用。

复方磺胺氯吡嗪钠预混剂
Compound Sulfachloropyrazin Sodium Premix

【性状】 本品为白色至淡黄色粉末，主要成分为磺胺氯吡嗪钠、二甲氧苄啶。

【药理】 磺胺类抗球虫药。磺胺氯吡嗪钠主要抑制二氢叶酸合成酶，阻断了叶酸的合成，从而抑制虫体的繁殖。其作用峰期是球虫第二代裂殖体，对第一代裂殖体也有一定作用。另外，磺胺氯吡嗪具有较强的抗菌作用，对禽巴氏杆菌病及伤寒有效。二甲氧苄啶与其合用具有增效作用。内服后在消化道迅速吸收，3～4小时血液浓度达峰值，并很快经肾脏排泄。

【用途】 用于治疗鸡球虫病、禽霍乱及伤寒病。

【不良反应】 长期或大剂量使用可发生磺胺药中毒症状，增重减慢，蛋鸡产蛋率下降。

【用法用量】 以本品计。混饲：每1000kg饲料，鸡2kg，连用3日。

【制剂与规格及休药期】 复方磺胺氯吡嗪钠预混剂 100g：磺胺氯吡嗪钠20g＋二甲氧

苄啶 4g。火鸡 4 日，肉鸡 1 日，蛋鸡产蛋期禁用。

莫能菌素预混剂
Monensin Sodium Premix

【性状】本品为微白色至微黄橙色粉末。

【药理】莫能菌素为畜禽专用聚醚类抗生素类抗球虫药，其抗球虫作用机制是其与钠离子、钾离子有特殊的亲和力，可形成亲脂性络合物，透过球虫生物膜，使球虫体内钠离子量急剧增加，妨碍离子的正常平衡和运转，球虫体内过剩的钠离子不能排出，最后使虫体膨胀而死亡。因此莫能菌素也称离子载体型抗球虫药。莫能菌素主要抑制子孢子和裂殖体的裂殖增殖。对球虫的活性峰期在子孢子和第一代裂殖体（即球虫生命周期的最初 2 天），尽管球虫对莫能菌素不易产生耐药性，但由于大量不合理的使用，在我国许多地区已经出现了耐药球虫虫株。

莫能菌素属广谱抗球虫药，对鸡柔嫩、毒害、巨型、和缓、布氏和堆型艾美耳球虫都有效，对犊牛、羔羊和兔球虫也有效。除抗球虫外，莫能菌素对革兰氏阳性菌有抑制作用，具有提高肉牛饲料转化率的作用。莫能菌素毒性较大，使用时，其安全范围较小。

【用途】用于防治鸡球虫病；辅助缓解奶牛酮病症状，提高产奶量。

【不良反应】饲料中添加量超过 120mg/kg 时，可引起鸡增长率和饲料转化率下降。

【注意】①可在商品饲料和养殖过程中使用。②10 周龄以上火鸡、珍珠鸡及鸟类对本品较敏感，不宜应用；超过 16 周龄的鸡禁用。③饲喂前必须将莫能菌素与饲料混匀，禁止直接饲喂未经稀释的莫能菌素。④禁止与泰妙菌素、竹桃霉素同时使用，以免发生中毒。⑤马属动物禁用。⑥搅拌配料时防止与人的皮肤、眼睛接触。

【用法与用量】以有效成分计。混饲：每 1000kg 饲料，鸡 90～110g。奶牛（泌乳期），一日量，每头 150～450mg。

【制剂与规格及休药期】

莫能菌素预混剂（国内）①100g：10g（1000 万单位）；②100g：20g（2000 万单位）；③100g：40g（4000 万单位）。鸡 5 日。

莫能菌素预混剂（进口）100g：20g（2000 万单位）。鸡 5 日。

盐霉素预混剂
Salinomycin Premix

【性状】本品为白色或淡黄色结晶性粉末。

【药理】盐霉素为畜禽专用聚醚类抗生素类抗球虫药，其抗球虫作用机制与莫能菌素相似，主要与钠离子、钾离子形成络合物，妨碍球虫体内离子的正常平衡和运转。对球虫的活性峰期在子孢子和第一代裂殖体（即球虫生命周期的最初 2 天）。球虫对盐霉素不易产生耐药性。与其他抗球虫药之间不产生交叉耐药性，但长期使用或不注意正确使用方法，仍可产生耐药性。

盐霉素属广谱抗球虫药，对鸡柔嫩、毒害、巨型、堆型和哈氏艾美耳球虫均有效。除抗球虫外，盐霉素对革兰氏阳性菌有抑制作用，还能促进牛、猪生长，提高饲料转化率。

混饲给药后，盐霉素在消化道中吸收很少，主要从粪便排出，且排泄快，以 100mg/kg 剂量混饲给药 35 天，停药 1 天后，只在鸡腹部脂肪中检出盐霉素，但 3 天后就检不出残留；

产蛋鸡用药后，蛋黄中可检出盐霉素，停药 5 天后残留消失。

【用途】用于禽球虫病。

【注意】①可在商品饲料和养殖过程中使用。②对成年火鸡、鸭和马属动物毒性大，禁用。③禁与泰妙菌素、竹桃霉素及其他抗球虫药合用。④本品安全范围较窄，应严格控制混饲浓度。

【用法与用量】以有效成分计。混饲：每 1000kg 饲料，鸡 60g。

【制剂与规格及休药期】盐霉素预混剂 ①100g：12g（1200 万单位）；②100g：24g（2400 万单位）。鸡 5 日，蛋鸡产蛋期禁用。

拉沙洛西钠预混剂
Lasalocid Sodium Premix

【性状】本品为白色或类白色粉末。

【药理】拉沙洛西为畜禽专用聚醚类抗生素类抗球虫药，其抗球虫作用机制是主要与二价金属离子形成络合物，干扰球虫体内正常离子的平衡和转运。拉沙洛西对球虫的活性峰期在子孢子和第一代裂殖体（即球虫生命周期的最初 2 天）。球虫对拉沙洛西不易产生耐药性，与其他抗球虫药亦不易产生交叉耐药性。

拉沙洛西属广谱抗球虫药，对鸡的多种球虫有效。以 75mg/kg 剂量混饲给药 8 周，停药 2 天后，测得鸡各组织中残留量均低于 0.05mg/kg。

【用途】用于预防肉鸡球虫病。

【注意】①应根据球虫感染严重程度和疗效及时调整用药浓度。②严格按规定浓度使用，饲料中药物浓度超过 150mg/kg（以拉沙洛西钠计）会导致鸡生长抑制和中毒。高浓度混料对饲养在潮湿鸡舍的雏鸡，能增加热应激反应，使死亡率增高。③拌料时应注意防护，避免本品与眼、皮肤接触。④马属动物禁用。⑤可在商品饲料和养殖过程中使用。

【用法与用量】以有效成分计。混饲：每 1000kg 饲料，肉鸡 75～125g。

【制剂与规格及休药期】拉沙洛西钠预混剂 ①15%；②20%。肉鸡 3 日，蛋鸡产蛋期禁用。

马度米星铵预混剂
Maduramicin Ammonium Premix

【性状】本品为白色或类白色结晶性粉末。

【药理】马度米星为畜禽专用聚醚类抗生素类抗球虫药，其抗球虫作用机制与莫能菌素相似，主要与钠、钾等单价金属离子结合，妨碍球虫体内正常离子平衡和转运，导致虫体内离子浓度过高，虫体膨胀而死亡。它可抑杀球虫的子孢子和裂殖体增殖，对球虫的活性峰期在子孢子和第一、二代裂殖体（即球虫生命周期的最初 3 天）。球虫对马度米星不易产生耐药性，它与其他抗球虫药不产生交叉耐药性。

马度米星属广谱抗球虫药，对鸡的柔嫩、毒害、堆型、布氏、巨型、和缓艾美耳球虫均有效。除抗球虫外，马度米星对革兰氏阳性菌有抑制作用。

马度米星毒性较大，使用时，其安全范围较小。以 5mg/kg 剂量混饲连续 42 天，停药 2～3 天后，其各组织的残留量均低于规定的最高残留限量。

【用途】用于预防鸡球虫病。

【不良反应】毒性较大，安全范围窄，较高浓度（7mg/kg 饲料浓度）混饲即可引起鸡不同程度的中毒甚至死亡。

【注意】①可在商品饲料和养殖过程中使用。②用药时必须精确计量，并使药料充分搅匀，勿随意加大使用浓度。③鸡喂马度米星后的粪便切不可再加工作动物饲料，否则会引起动物中毒，甚至死亡。

【用法与用量】以有效成分计。混饲：每 1000kg 饲料，鸡 5g。

【制剂与规格及休药期】马度米星铵预混剂　按 $C_{47}H_{80}O_{17}$ 计，1%。鸡 5 日，蛋鸡产蛋期禁用。

马度米星铵尼卡巴嗪预混剂
Maduramicin Ammonium and Nicarbazin Premix

【性状】本品为淡黄色粉末，主要成分为马度米星铵、尼卡巴嗪。

【药理】复方抗球虫药。马度米星铵抗球虫谱广，对鸡的毒害、巨型、柔嫩、堆型、布氏、变位等艾美耳球虫有高效。作用机制是干扰球虫发育的子孢子期和第一代裂殖体，不仅能抑制球虫生长，且能杀灭球虫。尼卡巴嗪对鸡的多种艾美耳球虫均有良好的防治效果。主要抑制球虫第二个无性增殖期裂殖体的生长繁殖，作用峰期是感染后第 4 日。

【用途】用于防治鸡球虫病。

【不良反应】①高温季节使用本品时，会出现热应激反应，甚至死亡。②本品主要成分尼卡巴嗪对产蛋鸡所产鸡蛋的质量和孵化率有一定影响。

【注意】①本品主要成分马度米星的毒性较大，安全范围窄，7mg/kg 混饲即可引起鸡中毒，甚至死亡，不宜过量使用。②高温季节慎用。

【用法与用量】以本品计。混饲：每 1000kg 饲料，鸡 500g，连用 5～7 日。

【制剂与规格及休药期】

马度米星铵尼卡巴嗪预混剂　500g：马度米星铵 2.5g＋尼卡巴嗪 62.5g。鸡 7 日，蛋鸡产蛋期禁用。

复方马度米星铵预混剂　100g：马度米星铵 0.75g＋尼卡巴嗪 8g。鸡 7 日，蛋鸡产蛋期禁用。

甲基盐霉素预混剂
Narasin Premix

【性状】本品为白色或浅黄色结晶性粉末。

【药理】甲基盐霉素为畜禽专用聚醚类抗生素类抗球虫药，其抗球虫作用机制与莫能菌素相似，主要与单价金属离子特别是钠离子络合，妨碍球虫体内正常离子平衡和转运。使球虫体内钠离子过剩，虫体膨胀死亡。对球虫的活性峰期在子孢子和第一、二代裂殖体（即球虫生命周期的最初 3 天）。球虫对甲基盐霉素不易产生耐药性，与其他抗球虫药不易产生交叉耐药性。

甲基盐霉素属广谱抗球虫药，对鸡的柔嫩、毒害、堆型、布氏和巨型等艾美耳球虫均有效。除抗球虫外，甲基盐霉素还对革兰氏阳性菌和部分革兰氏阴性菌有抑制作用。

【用途】用于防治鸡球虫病。

【不良反应】本品毒性比盐霉素更强，对鸡的安全范围较窄，超剂量使用，会引起鸡的死亡。

【注意】①使用时必须精确计算用量。②本品仅限用于肉鸡，蛋鸡、火鸡及其他鸟类禁用。③马属动物禁用。④本品对鱼类毒性较大，防止用药后的鸡粪便及残留药物的用具污染水源。⑤禁止与泰妙菌素、竹桃霉素合用。⑥操作人员须注意防护，应戴手套和口罩，如不慎溅入眼睛，需立即用水冲洗。

【用法与用量】以有效成分计。混饲：每1000kg饲料，鸡60～80g。

【制剂与规格及休药期】甲基盐霉素预混剂　10％。鸡5日。

甲基盐霉素尼卡巴嗪预混剂
Narasin and Nicarbazin Premix

【性状】本品为黄色或棕褐色混合的粉粒，主要成分为甲基盐霉素、尼卡巴嗪。

【药理】甲基盐霉素对球虫的活性峰期是子孢子和第一、第二代裂殖体，尼卡巴嗪对球虫的活性峰期是第二代裂殖体。两药合用呈现协同作用，能使抗球虫效果增强。

甲基盐霉素与尼卡巴嗪合用时，对鸡的柔嫩、毒害、堆型、布氏和巨型艾美耳球虫均有效。两药合用使各药用量降低，其毒性也就下降。

【用途】用于预防鸡球虫病。

【不良反应】①本品毒性较大，超剂量使用，会引起鸡的死亡。②高温季节使用本品时，会出现热应激反应，甚至死亡。

【注意】①防止与人眼、皮肤接触。②禁止与泰妙菌素、竹桃霉素合用。③火鸡及马属动物禁用。④仅用于肉鸡。

【用法与用量】以本品计。混饲：每1000kg饲料，鸡375～625g。

【制剂与规格及休药期】甲基盐霉素尼卡巴嗪预混剂　100g：甲基盐霉素8g＋尼卡巴嗪8g。鸡5日。

地克珠利预混剂
Diclazuril Premix

【性状】本品为类白色或淡黄色粉末。

【药理】地克珠利为新型抗球虫药，主要抑制子孢子和裂殖体增殖，对球虫的活性峰期在子孢子和第一代裂殖体（即球虫生命周期的最初2天）。

地克珠利属广谱抗球虫药，对鸡柔嫩、毒害和堆型等艾美耳球虫均有效。另外，它对鸭、兔球虫也有良好的预防效果。对水生动物孢子虫等有抑制或杀灭作用。地克珠利给鸡混饲后，少部分被消化道吸收，但由于用量小，吸收总量很少，所以组织中药物残留少。以1mg/kg剂量混饲，于最后一次给药后第7天，测得鸡组织中的平均残留量低于0.063mg/kg。地克珠利毒性小，对畜禽都很安全。

【用途】用于预防禽、兔球虫病；用于防治鱼类孢子虫病。

【注意】①可在商品饲料和养殖过程中使用。②本品药效期短，停药1日，抗球虫作用明显减弱，2日后作用基本消失。因此，必须连续用药以防球虫病再度暴发。③本品混料浓度极低，药料应充分拌匀，否则影响疗效。

【用法与用量】以有效成分计。混饲：每1000kg饲料，禽、兔1g。拌饵投喂：一日量，每1kg体重，鱼2.0～2.5mg，连用5～7日。

【制剂与规格及休药期】 地克珠利预混剂　　①100g：0.2g；②100g：0.5g；③100g：5g。鸡5日，兔14日，蛋鸡产蛋期禁用；鱼500度日。

海南霉素钠预混剂
Hainanmycin Sodium Premix

【性状】 本品为白色或类白色粉末。

【药理】 海南霉素属单价糖苷聚醚离子载体抗生素，是我国独创的聚醚类抗球虫药，主要用作肉鸡抗球虫药。海南霉素的抗球虫作用机制不太清楚。据国内试验表明，本品对鸡柔嫩、毒害、巨型、堆型、和缓艾美耳球虫都有一定的抗球虫效果，其卵囊值、血便及病变值均优于盐霉素，但增重率明显低于盐霉素。

【用途】 用于鸡球虫病。

【注意】 ①可在商品饲料和养殖过程中使用。②鸡使用海南霉素后的粪便切勿用作其他动物饲料，更不能污染水源。③仅用于鸡，其他动物禁用。

【用法与用量】 以有效成分计。混饲：每1000kg饲料，鸡5～7.5g。

【制剂与规格及休药期】 海南霉素钠预混剂　　①100g：1g；②100g：2g。鸡7日，蛋鸡产蛋期禁用。

伊维菌素预混剂
Ivermectin Premix

【性状】 本品为白色或灰白色粉末。

【药理】 伊维菌素是新型的广谱、高效、低毒抗生素类抗寄生虫药，对体内外寄生虫特别是线虫和节肢动物均有良好驱杀作用。但对绦虫、吸虫及原生动物无效。其作用机制在于增加虫体的抑制性递质 γ-氨基丁酸的释放，以及打开谷氨酸控制的氯离子的通道，增加神经膜对氯离子的通透性，从而阻断神经信号的传递，最终神经麻痹，使肌肉细胞失去收缩能力，而导致虫体死亡。对畜禽体内外寄生虫（线虫、螨、虱、蝇、蛆等）均有强烈的驱杀作用。由于吸虫和绦虫不以 γ-氨基丁酸为传递递质，并且缺少受谷氨酸控制的氯离子通道。故本类药物对其无效。哺乳动物的外周神经递质为乙酰胆碱，γ-氨基丁酸虽分布于中枢神经系统，但由于本类药物不易透过血脑屏障，而对其影响极小，因此使用时就比较安全。

本类药物影响寄生虫生殖的机制还不太清楚，但能使蜱减少产卵、反刍动物线虫虫卵形态异常和使丝状线虫（雄、雌性）不育。

【用途】 对线虫、昆虫和螨均有驱杀活性，主要用于治疗家畜的胃肠道线虫病、牛皮蝇蛆、纹皮蝇蛆、羊鼻蝇蛆，羊痒螨和猪疥螨病。

【用法与用量】 以有效成分计。混饲：每1000kg饲料，猪2g。连用7日。

【制剂与规格及休药期】 伊维菌素预混剂　　100g：0.6g。猪5日。

阿苯达唑伊维菌素预混剂
Albendazole and Ivermectin Premix

【性状】 本品为黑色粉末。

【药理】 抗寄生虫药。阿苯达唑具有广谱驱虫活性，对线虫、绦虫、吸虫有较强的驱杀作用。其作用机制是通过与蠕虫体内的微管蛋白结合，阻止其与α-微管蛋白进行多聚化组成微管，从而影响蠕虫体内的有丝分裂、蛋白装配及能量代谢等细胞繁殖过程。伊维菌素对体内外寄生虫特别是节肢昆虫和体内线虫具有良好驱杀作用，主要用于驱除猪的胃肠道线虫、肺线虫和体外寄生虫。其驱虫机制在于促进突触前神经元释放γ-氨基丁酸（GABA），从而打开GABA介导的氯离子通道。氯离子流能降低细胞膜阻抗，引起突触后膜静止电位轻微的去极化，从而干扰神经肌肉间的信号传递，使虫体松弛麻痹，导致虫体死亡或被排出体外。

【用途】用于驱除猪体内线虫、吸虫、绦虫及体外寄生虫。

【不良反应】本品主要成分阿苯达唑具有致畸胎作用。

【注意】①母猪妊娠期前45日慎用。②伊维菌素对虾、鱼及水生生物有剧毒，残留药物的包装及容器切勿污染水源。

【用法与用量】以本品计。混饲：每1000kg饲料，猪1000g。

【制剂与规格及休药期】阿苯达唑伊维菌素预混剂　100g：阿苯达唑6g＋伊维菌素0.25g。猪28日。

阿苯达唑粉（水产用）
Albendazole Powder

【性状】本品为类白色粉末。

【药理】本品通过与线虫的微管蛋白结合发挥作用，与β-微管蛋白结合后，阻止其与α-微管蛋白进行多聚化组装成微管。微管是许多细胞器的基本结构单位，是有丝分裂、蛋白装配及能量代谢等细胞繁殖过程所必需的。

【用途】主要用于治疗海水养殖鱼类由双鳞盘吸虫（鳃部）、贝尼登虫和淡水养殖鱼类由指环虫、三代虫以及黏孢子虫等感染引起的寄生虫病。

【用法与用量】以有效成分计。拌饵投喂：每1kg体重，鱼12mg，一日1次，连用5～7日。

【制剂与规格及休药期】阿苯达唑粉（水产用）　6%。鱼500度日。

环丙氨嗪预混剂
Cyromazine Premix

【性状】本品为白色或米黄色粉末。

【药理】本品为昆虫生长调节剂，可抑制双翅目幼虫的蜕皮，特别是幼虫第1期蜕皮，使蝇蛆繁殖受阻，而致蝇死亡。给鸡内服，即使在粪便中含药量极低也可彻底杀灭蝇蛆。一般在用药后6～24h发挥药效，可持续1～3周。给鸡内服，药物迅速吸收和排泄，在鸡排泄物中有内服剂量的99.1%环丙氨嗪。主要代谢途径是通过脱烃形成三聚氰胺。由于极性的环丙氨嗪分子脂溶性低，很少在组织中残留。环丙氨嗪不污染环境，在土壤中可被降解。作肥料时的环丙氨嗪对农作物生长无不良影响，还可降低粪便的液化，减少氨气产生，降低畜禽舍内的臭气与氨的含量，净化舍内空气，减少呼吸道疾病的发生。

【用途】用于控制动物厩舍内蝇幼虫的繁殖。

【用法与用量】以有效成分计。混饲：每1000kg饲料，鸡5g。连用4～6周。

【制剂与规格及休药期】环丙氨嗪预混剂　①1%；②10%。鸡5日。

癸氧喹酯预混剂
Decoquinate Premix

【性状】本品为浅黄色结晶粉末。

【药理】在球虫的无性繁殖阶段发挥作用，癸氧喹酯进入子孢子细胞后，通过干扰 DNA 合成而阻止其发育。癸氧喹酯在球虫生活史的早期即开始发挥作用，从而避免家禽肠道受到损害。癸氧喹酯吸收快，在 1h 内即可达到抗球虫的有效浓度，3 天后浓度达到高峰水平。在牛、羊分别给予未标记的癸氧喹酯 5 天和 7 天后，用 ^{14}C 标记的癸氧喹酯单剂量给牛、羊静注，1.5h 后血浆中放射物达到峰值。癸氧喹酯在大鼠体内有部分代谢，产生 3 种代谢产物，不能测出其结构。在反刍动物体内，仅确定有两种代谢产物，而且所占比例比大鼠低。反刍动物的主要排泄途径为粪便，其次为尿液。在绵羊尿中排泄出总剂量的 36%，有 35% 在 24h 内排出，在 3 天内尿中癸氧喹酯及代谢产物完全排出。

本品为喹啉类抗球虫药物中作用较强的一种。以本品 20～40mg/kg 可以完全控制鸡球虫感染，鸡群的增重效率亦明显优于氯羟吡啶、二硝托胺、氨丙啉、丁氧喹啉和磺胺喹噁啉等。

【用途】本品是广谱抗球虫药，对鸡柔嫩、毒害、波氏、巨型、堆型、和缓、变位、哈氏艾美耳球虫均有明显的作用，尤其对前四种球虫效果优于其它抗球虫药。

【用法与用量】以有效成分计。混饲：每 1000kg 饲料，肉鸡 27g。连用 7～14 日。

【制剂与规格及休药期】癸氧喹酯预混剂　6%。鸡 5 日，蛋鸡产蛋期禁用。

吡喹酮预混剂（水产用）
Praziquantel Premix

【性状】本品为白色或类白色粉末。

【药理】吡喹酮能阻断糖代谢，还能破坏体表糖萼以及改变其渗透性，使之不能适应非等渗的水环境，从而引起皮层、肌肉和实质组织细胞破坏。吡喹酮可引起虫体表膜去极化，使皮层碱性磷酸酶的活性降低，使葡萄糖的摄取受抑制，内源性糖原耗竭。吡喹酮还可抑制虫体核酸与蛋白质的合成，最终导致虫体死亡。

【用途】在水产养殖中用于驱除鱼体内棘头虫、绦虫、线虫等寄生虫。

【注意】用药前停食 1 日，团头鲂慎用。

【用法与用量】以有效成分计。拌饵投喂：每 1kg 体重，鱼 1～2mg，连续投喂 3 次，每次间隔 3～4 天。

【制剂与规格及休药期】吡喹酮预混剂（水产用）　2%。鱼 500 度日。

地美硝唑预混剂
Dimetridazole Premix

【性状】本品为类白色至微黄色粉末。

【药理】地美硝唑属于抗原虫药，具有广谱抗菌和抗原虫作用。不仅能抗厌氧菌、大肠弧菌、链球菌、葡萄球菌和密螺旋体，且能抗组织滴虫、纤毛虫、阿米巴原虫等。作用机制目前尚不是很清楚，可能的原因是，药物进入原虫或微生物细胞内，在无氧或少氧的环境条件下，加上氧化还原电位较低，铁氧化还原蛋白酶将电子传递给地美硝唑的硝基，形成有毒还原产物，后者与 DNA 或蛋白质结合，从而阻碍细胞的生长繁殖。

【用途】 用于防治密螺旋体引起的猪痢疾，还可防治鸡的组织滴虫病及六鞭毛虫病。

【不良反应】 鸡对本品较为敏感，大剂量可引起平衡失调、肝肾功能损伤。

【注意】 ①不能与其他抗组织滴虫药联合使用。②鸡连续用药不得超过 10 日。

【用法与用量】 以有效成分计。混饲 每 1000kg 饲料，猪 200～500g，鸡 80～500g。

【制剂与规格及休药期】 地美硝唑预混剂 20%。猪、鸡 28 日，蛋鸡产蛋期禁用。

第三节 其他药物预混剂

亚硒酸钠维生素 E 预混剂
Sodium Selenite and Vitamin E Premix

【性状】 本品为白色或类白色粉末。

【药理】 硒作为谷胱甘肽过氧化物酶的组成成分，在体内能清除脂质过氧化自由基中间产物，防止生物膜的脂质过氧化，维持细胞膜的正常结构和功能；硒还参与辅酶 A 和辅酶 Q 的合成，在体内三羧酸循环及电子传递过程中起重要作用。维生素 E 可阻止体内不饱和脂肪酸及其他易氧化物质的氧化，保护细胞膜的完整性，维持其正常功能。维生素 E 与动物的繁殖功能也密切相关，具有促进性腺发育、促成受孕和防止流产等作用。另外维生素 E 还能提高动物对疾病的抵抗力，增强抗应激能力。

亚硒酸钠维生素 E 预混剂临床上用于各种病因引起的采食下降或废绝、机体消瘦、生长迟缓等症；长期或大剂量使用某些抗生素类药物引起的胃肠功能紊乱、消化不良等症；由各种应激，如防疫、惊吓、炎热等因素引起的采食量下降、饲料转化率低等症；提高家禽机体体液免疫，增强机体抗应激能力，同时改进肉禽品质，促进家禽的生长繁育。禽产蛋高峰期使用，可明显延长产蛋高峰期，改善蛋壳品质、颜色，提高蛋重；减少破壳蛋、软皮蛋、砂壳蛋的数量等。提高雏禽成活率，使禽羽毛发亮、腿脚发黄有光泽，使冠髯发红等。能调节机体各器官功能，维持代谢平衡，迅速解除因传染性法氏囊病、肾型传染性支气管炎、霉菌感染和长期用药造成的肝肿大、肾肿大等脏器损伤；促进药物转化、代谢过程，使残留的药物迅速排出体外。

【用途】 用于防治幼畜白肌病和雏鸡渗出性素质等。

【用法与用量】 以本品计。混饲：每 1000kg 饲料，畜禽 500～1000g。

【制剂与规格及休药期】 亚硒酸钠维生素 E 预混剂 100g：亚硒酸钠 0.04g＋维生素 E0.5g。无需制定休药期。

盐酸甜菜碱预混剂（水产用）
Betaine Hydrochloride Premix

【性状】 本品为类白色粉末。

【药理】 促生长剂。甜菜碱能提供高活性的甲基供体，可节省部分甲硫氨酸。此外，还具有调节体内渗透压、缓解应激、促进脂肪代谢和蛋白质合成等作用。

【用途】 用于鱼、虾促生长。

【用法与用量】 以有效成分计。拌饵投喂：每 1000kg 饵料，5kg。

【制剂与规格】盐酸甜菜碱预混剂：①10%；②30%；③50%。

二氢吡啶预混剂
Dihydropyridine Premix

【性状】本品为类白色至淡褐色粉末。

【药理】组织代谢调节药。本品能抑制脂类化合物的氧化，促进矿物质的吸收，从而促进畜禽生长发育和改善动物繁殖性能。

【用途】用于改善牛、鸡繁殖性能。

【用法用量】以有效成分计。混饲：每1000kg饲料，牛100～150g，肉种鸡150g。

【制剂与规格及休药期】二氢吡啶预混剂　5%。牛、肉鸡7日，弃奶期7日。

维生素 C 钠粉（水产用）
Sodium Ascorbate Powder

【性状】本品为白色至或微黄色粉末。

【药理】维生素类药。维生素C为羧基化酶的辅酶，能促进胶原蛋白的生物合成，其本身又参与机体氧化还原过程，影响核酸的形成、铁的吸收、造血功能、解毒及免疫功能，增加机体抵抗力。

【用途】维生素类药。用于预防和治疗水产动物的维生素C缺乏症，促进生长。

【注意】①勿与维生素B_2、维生素K_3合用，以免氧化失效。②勿与含铜离子、锌离子的药物混合使用。③勿与氧化剂合并使用。

【用法与用量】以有效成分计。拌饵投喂：一次量，每1kg体重，鱼3.5～7.5mg；虾、蟹7.5～15mg；龟、鳖、蛙7.5～10mg。

【制剂与规格及休药期】维生素C钠粉（水产用）　10%。

亚硫酸氢钠甲萘醌粉（水产用）
Menadione Sodium Bisulfite Powder

【性状】本品为白色或类白色粉末

【药理】维生素类药。亚硫酸氢钠甲萘醌为肝脏合成凝血酶原（因子Ⅱ）的必需物质，还参与因子Ⅶ、Ⅸ、Ⅹ的合成。亚硫酸氢钠甲萘醌缺乏可导致上述凝血因子合成障碍，影响凝血过程而引起出血，此时给予亚硫酸氢钠甲萘醌可达到止血作用。亚硫酸氢钠甲萘醌是水溶性的，其吸收不依赖于胆汁，口服可直接吸收，吸收后随脂蛋白转运，在肝内被利用。

【用途】用于辅助治疗鱼、鳗、鳖等水产养殖动物的出血、败血症。

【注意】亚硫酸氢钠甲萘醌遇光、遇酸易分解；勿与维生素C合用，以免失效。

【用法与用量】以有效成分计。拌饵投喂：一次量，每1kg体重，水产动物1～2mg，一日1～2次，连用3日。

【制剂与规格】亚硫酸氢钠甲萘醌粉（水产用）　1%。

第十四章

局部用药

第一节　刺激药

刺激药是指在皮肤、黏膜局部产生非特异性刺激作用而引起适宜程度炎症反应的药物。当刺激药与皮肤或黏膜接触后，首先刺激了感觉神经末梢，从此处发生的冲动，一方面向中枢传导，通过同一脊段的脑脊髓轴反射和轴突反射，使深层肌肉、肌腱、关节的炎症或相应内脏器官的疼痛得以消除或缓解，因此又称为抗刺激作用，它是药物的诱导作用。另一方面是沿着感觉神经纤维逆向传导至附近的血管，引起局部血管扩张（轴突反射），因而可加强局部的血液循环，改善局部营养，促进慢性炎症产物的吸收，从而加速局部病变的消散。故刺激药主要用于治疗四肢的各种慢性炎症，如慢性变形性骨关节炎、慢性关节周围炎、慢性屈腱炎等。在适宜剂量下，刺激药对局部皮肤和黏膜仅引起充血发红、发热等轻度刺激的结果。如果药物的浓度过高或局部接触的时间过长，则可引起进一步的炎症反应，形成水疱、脓疱甚至溃疡，所以在用药时应注意药物的浓度和作用时间等。

松节油
Terebenthene

本品为松科属植物渗出的油树脂经蒸发所得的挥发油，主要成分为松油萜。

【性状】本品为无色或淡黄色透明液体；有特殊气味。本品在水中难溶，在乙醇中易溶，可与乙醚、氯仿或冰醋酸任意混合。

【药理】本品对皮肤既有刺激作用，又有消毒作用，主要用作发红剂。内服适量松节油，对消化道黏膜的刺激作用能促进消化液分泌，增加胃肠蠕动，并有防腐、制酵及消沫等作用。吸入松节油蒸气对呼吸道黏膜有温和的刺激作用，使分泌增加，并有消毒防腐及抗菌消炎作用。

【用途】外用于各种关节炎、肌腱炎、周围神经炎、胸膜炎和腹痛等，以缓解疼痛，消除炎症。内服用于治疗肠臌胀、胃肠弛缓等。蒸气吸入可用于慢性支气管炎的辅助治疗。

【注意】

① 患肾炎、急性胃肠炎的病畜禁止内服。

② 马、犬对松节油的发泡作用极为敏感，应慎用。

③ 贮存日久或长期暴露于空气中，臭气增加，应密封避光，保存于阴凉处。

【用法与用量】 外用涂擦局部。内服：一次量，马、牛 20～60mL，羊、猪 2～6mL，加 5 倍量石蜡油或植物油稀释后服用。

【制剂与规格】 松节油搽剂　由松节油 65mL、软皂 7.5g、樟脑 5g 加蒸馏水至 100mL 配制而成，用时振摇，涂擦局部。规格有 100mL、250mL、500mL。

浓碘酊
Strong Iodine Tincture

【性状】 本品为暗红褐色液体；有碘与乙醇的特臭；易挥发。

【药理】 对皮肤有较强的刺激作用，外用于局部组织。

【用途】 常用 10% 浓碘酊涂敷局部组织治疗慢性肌腱炎、腱鞘炎、关节炎、骨膜炎或淋巴腺肿等。

【用法与用量】 外涂于局部患处。

【制剂与规格】 10% 浓碘酊　含碘 10%、碘化钾 7.5% 和水 8% 的乙醇溶液。

浓氨溶液
Strong Liquor Ammonia

【性状】 本品为无色澄明液体；含氨 26%；易挥发；有强烈的氨臭；呈碱性反应；能与水或乙醇任意混合。

【药理】 氨易透入皮肤、黏膜、有刺激作用，长时间作用可腐蚀组织，动物吸入少量氨后，可反射性兴奋呼吸、升高血压。由于氨水呈碱性，穿透力强，能除去脂肪污垢，并可渗入皮肤深层呈现杀菌作用。

【用途】 外用为刺激药，治疗各种慢性炎症。10% 氨溶液可为反射兴奋药，用于动物昏厥或突发性呼吸衰竭的急救。0.5% 的氨溶液，可用于手术前的手部消毒。

【用法与用量】 外用：涂擦患处。

【制剂与规格】 10% 氨溶液　将浓氨溶液 44mL 加水稀释至 100mL。

0.5% 氨溶液　取浓氨溶液 25mL，加水稀释至 5L。

氨搽剂
Ammonia Liniment

【性状】 本品为黄色黏稠液体；有氨臭。

【药理】 外用同浓氨溶液。

【用途】 外用作抗刺激药，治疗慢性关节炎、肌炎、腱炎、腱鞘炎和肌肉风湿等，也可在腹痛患畜的腹部皮肤上涂擦，以缓解疼痛。

【用法与用量】 局部皮肤涂擦。

【制剂与规格】 氨搽剂：含浓氨 25%、豆油或其他植物油 75%，用时振摇。

鱼石脂
Ichthammol

【性状】本品为棕黑色的黏稠性液体；有特臭。

【药理】对皮肤和黏膜有温和的刺激作用和轻微抑菌作用，能消炎、消肿、促进肉芽生长；内服有制酵驱风作用。

【用途】外用治疗慢性皮炎、蜂窝织炎、腱炎、腱鞘炎、慢性睾丸炎、冻伤、溃疡及湿疹等。内服用于瘤胃臌胀、前胃弛缓和胃肠胀气等。

【用法与用量】内服：一次量，马、牛 10～30g；羊、猪 1～5g。先以倍量乙醇溶解，加水稀释成 3%～5%溶液。鱼石脂软膏患处涂敷。

【制剂与规格】鱼石脂软膏 10%。

桉油
Eucalyptus Oil

【性状】本品为无色或淡黄色的液体；贮存日久，色稍变深；有特异的芳香气，微似樟脑；味辛、凉。本品在乙醇（70%）中易溶。

【药理】具有局部刺激、消炎作用，作刺激药用。

【用途】外用于肌肉风湿、关节炎、神经痛、湿疹等，亦可用其蒸气治疗支气管炎。

【用法与用量】局部涂擦或作蒸气吸入。

【注意】置遮光容器内，满装，密封，阴凉处保存。

第二节　保护药

保护药是指覆盖皮肤、黏膜上，能缓和外界刺激，减轻炎症和疼痛，呈现机械性保护作用的药物。因保护药能缓和外界因素对皮肤和黏膜感觉神经末梢的刺激，故可减轻疼痛及炎症对机体产生的反射性反应，促其尽早痊愈。根据保护药的作用特点，可分为黏浆药、润滑药、吸附药和收敛药四类。

一、黏浆药

黏浆药是树脂、蛋白质、淀粉等一类药理性能不活泼的高分子胶性物质，溶于水后能配成黏稠胶状溶液，类似于黏膜分泌的黏液。用药后覆于黏膜或皮肤之上，达到保护黏膜、缓和炎症刺激、减轻炎症反应、阻止毒物吸收等作用。

淀粉
Starch

本品系自禾本科植物玉蜀黍的颖果或大戟植物木薯的块根中制得的多糖类颗粒。

【性状】本品为白色粉末；无臭，无味。本品在冷水或乙醇中均不溶解。

【药理】覆盖黏膜或皮肤表面起机械性保护作用。

【用途】内服可缓和胃肠炎症或延缓毒物的吸收。常用作丸剂、片剂、预混剂等的赋形剂。

【用法与用量】内服：一次量，马、牛 100～500g，猪 10～50g，犬 1～5g。

明胶
Gelatin

本品为动物的皮、胃、腱与韧带中含有的胶原，经部分水解后得到的一种制品。

【性状】本品为淡黄色至黄色、半透明、微带光泽的粉粒或薄片；无臭；潮湿后，易为细菌分解；在水中久浸即吸水膨胀，重量可增加 5～10 倍。

【药理】机械性止血作用。

【用途】内服用于消化道出血或腹泻。吸收性明胶海绵作为局部止血剂，用于创口渗血区止血。可作胶囊、栓剂的赋形剂。

【用法与用量】内服：一次量，马、牛 10～30g，羊、猪 5～10g，犬 0.5～3g，用时配成 10% 水溶液。吸收性明胶海绵外用贴于出血处，再用干纱布压迫。

【制剂与规格】吸收性明胶海绵 ①6cm×6cm×1cm；②8cm×6cm×0.5cm。

阿拉伯胶
Gum Arabic

本品为豆科植物阿拉伯胶树或同属的其他种植物树干中渗出的树胶经自然固结而得。

【性状】本品为白色或淡黄色、半透明的类球形颗粒或多角形碎块；表面有无数细小裂纹，质脆易碎；微臭；味淡。本品在水中易溶，在乙醇中不溶。

【药理】覆盖黏膜或皮肤表面起机械性保护作用。

【用途】内服用于消化道炎症；在生物碱、重金属中毒时，可阻止毒物的吸收。可用作不溶性药物混悬液的乳化剂或黏浆基质。

【用法与用量】内服：一次量，马、牛 5～20g，羊、猪 2～5g，犬 1～3g。

二、润滑药

润滑药是指中性或近中性的油脂类或矿脂类物质。其具有油样滑腻或黏着的特性，能润滑和软化皮肤、黏膜，缓和外来刺激，防止过度干燥，并有机械性保护作用。润滑药的种类很多，但可归纳为矿脂类、动物脂类、植物油类和合成的润滑药四类。以下介绍几种常用的润滑药。

黄凡士林
Yellow Vaselin

本品系从石油中得到的多种烃的半固体混合物。

【性状】本品为淡黄色或黄色均匀的软膏状物；无臭或几乎无臭；与皮肤接触有滑腻的感觉；具有一定的拉丝性。本品在苯中易溶，在氯仿或汽油中溶解，在乙醚中微溶，在乙醇或水中几乎不溶。

【药理】本品外用于皮肤不被吸收，并可阻碍其他药物的吸收，能润滑和软化皮肤、黏膜，缓和外来刺激，起机械性保护作用。

【用途】对皮肤有润滑和保护作用，常用作软膏、眼膏的基质。

【用法与用量】涂敷于患处。

羊毛脂
Lanolin

【性状】本品为淡黄色或棕黄色的软膏状物；有黏性而滑腻；臭微弱而特异。本品在氯仿或乙醚中易溶，在热乙醇中溶解，在乙醇中极微溶解，在水中不溶，但能与约 2 倍量的水均匀混合。

【药理】易被皮肤及黏膜吸收，用其配制软膏时，可使药物迅速被黏膜或皮肤吸收。因能与 2 倍量水混合，故常为水溶性药物软膏的主要基质。

【用法与用量】涂敷于患处。

甘油
Glycerol

【性状】本品为无色、澄明的黏稠液体；味甜，随后有温热的感觉；有引湿性，水溶液（1∶10）显中性（无色）反应。本品与水或乙醇能任意混溶，在氯仿或乙醚中均不溶。甘油又称丙三醇。

【药理】灌肠后能润滑并轻度刺激肠壁，使蠕动及分泌增强并软化粪便块；外用具润滑和软化局部皮肤组织作用。

【用途】灌肠用于治疗中、小动物便秘。外用软膏可润滑和保护皮肤，治疗乳房及乳头皮肤病。用于患青光眼的小动物，可短期内使眼内压降低。常用做溶媒或病理标本保存液。

【用法与用量】灌肠：一次量，驹、犊 50～100mL，羊、猪 5～30mL，犬 2～10mL。

软皂
Soft Soap

本品为适宜的植物油用氢氧化钾皂化制成。

【性质】本品为黄白色、黄棕色或黄绿色，透明或半透明，均匀、黏滑的软块；微有特臭；水溶液遇酚酞指示液显碱性反应，本品在水或乙醇中溶解。

【药理】能轻度刺激肠黏膜，用于灌肠。

【用法与用量】灌肠：一次量，马、牛 5％～10％溶液 1000～3000mL，羊、猪 5％～10％溶液 500～1000mL，犬 3％溶液 100～200mL。

三、吸附药

吸附药是一类不溶于水、无药理活性，且性质稳定的极微细粉末状物质。因颗粒极细，具有巨大的表面积，能吸附毒物或其他有害物质，并在局部呈现机械性保护作用。内服能吸附细菌毒素或气体，外用可干燥和保护皮肤、创伤等。

白陶土
Kaolin

本品系取天然的含水硅酸铝，用水淘洗去砂，经稀酸处理并用水反复冲洗，除去杂质制成。

【性状】本品为类白色细粉；加水湿润后，有类似黏土的气味，颜色加深。本品在水、稀矿酸或氢氧化钠溶液中几乎不溶。

【药理】本品无药理活性，有巨大的吸附表面积，能机械性吸附细菌毒素，并对皮肤或黏膜有机械性保护作用。

【用途】本品为皮肤保护药和胃肠吸附药，外用作敷剂和撒布剂的基质；用于局部消炎。内服用于止泻，但效果不显著，需与抗菌药合用。

【用法与用量】内服：一次量，马、牛 50～150g；羊、猪 10～30g；犬 1～5g。

白陶土敷剂
Kaolin Cataplasm

本品为白陶土、硼酸、水杨酸甲酯、薄荷油、甘油组成，每 1000g 本品中含白陶土 522.5g、硼酸（9 号粉）45g、水杨酸甲酯 2mL、薄荷油 0.5mL 和甘油适量。

【用途】热敷用于局部消炎。

【用法与用量】涂于绒布上 1～3mm 厚，加湿，趁热贴敷患处。

滑石粉
Talc

【性状】本品为白色或灰白色微细晶粉；无臭；无味；有滑腻感；易吸附于皮肤上。本品在水、稀盐酸或氢氧化钠稀溶液中几乎不溶。

【药理】本品有润滑、机械性保护皮肤和使皮肤表面干燥的作用。

【用途】常与其他收敛、消毒防腐药混合制成撒布剂，治疗糜烂性湿疹皮炎等，亦可用作手术用胶皮手套的涂粉和润滑剂。

【用法与用量】撒布于局部患处。

药用炭
Medicinal Charcoal

【性状】本品为黑色粉末；无臭；无味；无砂性。

【药理】本品颗粒极小，并有很多微孔，其表面积极大，因此具有强大的吸附作用。本品能吸附气体、固体和液体，被吸附的物质不改变其化学性质。内服后能吸附肠内各种化学刺激物、毒物和细菌毒素等；同时能在肠壁上形成一层药粉层，可减轻肠内容物对肠壁的刺激，使肠蠕动减少，从而起止泻作用。

【用途】本品常用于生物碱等中毒及腹泻、胃肠臌气等。

【注意】

① 本品能吸附其他药物，影响其作用。

② 能影响消化酶的活性。

【用法与用量】内服：一次量，马 20～150g；牛 20～200g；羊 5～50g；猪 3～10g；犬 0.3～2g。

四、收敛药

收敛药是能保护感觉神经末梢，消退局部炎症，用于皮肤、黏膜（特别是损伤部）的保护药，是一类蛋白质沉淀剂。将其用于破损组织或炎症组织表面时，与局部表层组织或渗出物的蛋白质相互作用，使组织细胞蛋白质凝固，形成一层较致密的保护膜，以保护下层组织和感觉神经末梢免受外界刺激；同时消除血管扩张的反射因素而使血管收缩、通透性降低，局部渗出或分泌减少，呈现收敛、防腐、止血和抗炎作用。

氧化锌
Zinc Oxide

【性状】本品为白色或极微黄白色的无砂性细微粉末；无臭；在空气中能缓缓吸收二氧化碳。本品在水或乙醇中不溶；在稀酸或氢氧化钠溶液中溶解。

【药理】本品有收敛、杀菌作用。

【用途】制成软膏剂，外用治疗湿疹、皮炎、皮肤糜烂、溃疡、创伤等。

【用法与用量】氧化锌软膏外用涂敷于患处。

【制剂与规格】氧化锌软膏　①20g：3g；②500g：75g。

硫酸锌
Zinc Sulfate

【性状】本品为无色透明的棱柱状或细针状结晶或颗粒状结晶性粉末；无臭；味涩，有风化性。本品在水中极易溶解，在甘油中易溶，在乙醇中不溶。

【药理】本品有收敛与抗菌作用。

【用途】治疗结膜炎。

【用法与用量】滴眼：配成 0.5%～1% 溶液。

明矾
A1um

【性状】本品为无色透明结晶或白色结晶性粉末；无臭；味微甜，极涩。本品在水中易溶，水溶液（1：20）呈酸性反应，在乙醇中不溶，在甘油中能缓慢溶解。

【药理】本品能沉淀蛋白质，具收敛、止血作用；防腐作用较弱。

【用途】外用于湿疹和皮炎，也可用于结膜炎、口腔炎、子宫内膜炎、阴道炎的冲洗。

【用法与用量】外用 0.5%～4% 溶液冲洗黏膜炎症患部。

鞣酸
Tannic Acid

【性状】本品为淡黄色或浅棕色无晶形粉末，也可为疏松有光泽的鳞片或海绵状块；味极涩。本品在水和乙醇及甘油（1：1）中极易溶解，水溶液呈酸性反应，久置可缓慢分解。

【药理】本品具收敛、止血、防腐和抗炎作用，并能延缓毒物及其他有害物质的吸收。

【用途】内服作为某些生物碱中毒的解毒剂；也可外用于湿疹、创伤等。

【用法与用量】以鞣酸计。内服：一次量，马、牛 5～30g；羊、猪 2～5g。洗胃：配成 0.5%～1% 溶液。外用：配成 5%～10% 溶液。

第三节 乳腺内用药

乳腺内用药是指在泌乳期或干乳期进行乳头内直接注入抗菌药或其复方制剂来控制各种类型的乳腺炎。

在泌乳期间，致病菌经过乳头管进入乳腺而导致乳腺炎。引起乳头管和乳腺发炎的主要病原微生物有无乳链球菌、停乳链球菌、乳房链球菌、葡萄球菌、大肠杆菌、产气肠杆菌等。乳腺内用药应选择对上述致病菌敏感的抗菌药物，主要包括青霉素类、头孢菌素类、新生霉素及其复方制剂等。治疗时，应将乳汁挤净，清洁乳房和乳头，并消毒乳头，将专用注射针头插入乳头管内，轻轻挤压，将药液推入乳房内。通常是每个感染乳区注射一剂抗菌药物。

注入用氯唑西林钠
Cloxacillin Sodium for Injection

【性状】本品为白色粉末或结晶性粉末。

【药理】参考抗生素章节内容。

【用途】用于耐青霉素葡萄球菌感染，如乳腺炎等。

【用法与用量】以氯唑西林计。乳管注入：奶牛，每乳管 200mg。

【制剂与规格及休药期】注入用氯唑西林钠 按 $C_{19}H_{18}ClN_3O_5S$ 计 0.5g。牛 10 日，弃奶期 2 日。

头孢氨苄乳剂
Cefalexin Emulsion

【性状】本品为乳白色的乳剂。

【药理】参考抗生素章节内容。

【用途】用于革兰氏阳性菌（如链球菌、葡萄球菌）和革兰氏阴性菌（如大肠杆菌等）引起的奶牛乳腺炎。

【用法与用量】乳管注入：奶牛，每个乳室 200mg。一日 2 次，连用 2 天。

【制剂与规格及休药期】头孢氨苄乳剂 100mL：2g。弃奶期 48h。

苄星氯唑西林注射液
Benzathine Cloxacillin Injection

【性状】本品为淡黄色的油混悬液，放置后分层，振摇后能均匀分散。

【药理】参考抗生素章节内容。

【用途】用于干乳期奶牛，治疗由葡萄球菌、各种链球菌等引起的乳房内感染，用药后可减少停乳期奶牛乳房内的新感染。

【注意】给药后 28 天及产犊后 4 天内的奶不得供人食用；泌乳期禁用。

【用法与用量】停乳前最后一次挤奶后，乳管注入：奶牛每乳室 50 万单位。

【制剂与规格及休药期】苄星氯唑西林注射液 ①10mL：50 万单位；②250mL：1250

万单位。牛 28 天；弃奶期，产犊后 4 天。

苄星氯唑西林乳房注入剂（干乳期）
Cloxacillin Benzathine Intramammary Infusion（Dry Cow）

【性状】本品为白色至类白色的油状混悬液。

【药理】参考抗生素章节内容。

【用途】主要用于治疗敏感菌引起的奶牛干乳期的乳腺炎。

【用法与用量】乳管注入：干乳期奶牛，每乳室 1 支。

【注意】

① 不建议用于干奶期少于 42 日的奶牛，泌乳期奶牛禁用。

② 对青霉素过敏者不要接触本品，使用人员应避免直接接触产品中的药物，用后洗手。若出现过敏情况，应急需医疗救护。

【制剂与规格及休药期】苄星氯唑西林乳房注入剂（干乳期） 按 $C_{19}H_{18}ClN_3O_5S$ 计 3.6g：600mg。牛 28 日；弃奶期，若给药后 42 日之后产犊，则弃奶期为产犊后 96h；若给药后 42 日之内产犊，则弃奶期为至给药后 42 日加 96h。

氨苄西林苄星氯唑西林乳房注入剂（干乳期）
Ampicillin and Cloxacillin Benzathine Intramammary Infusion（Dry Period）

【性状】本品为白色或类白色膏状物。

【药理】参考抗生素章节内容。

【用途】用于革兰氏阳性菌和革兰氏阴性菌引起的奶牛乳腺炎。

【用法与用量】乳管注入：干乳期奶牛，每乳室 4.5g，隔 3 周再注入一次。

【注意】专用于奶牛干乳期乳腺炎，产犊前 49 日使用。

【制剂与规格及休药期】苄西林苄星氯唑西林乳房注入剂（干乳期） 4.5g：氨苄西林 0.25g 与氯唑西林 0.5g。牛 28 日；弃奶期，产犊后 4 日。

氯唑西林钠氨苄西林钠乳剂（干乳期）
Cloxacillin Sodium and Ampicillin Sodium Emulsion（Dry Period）

【性状】本品为白色油状乳剂。

【药理】参考抗生素章节内容。

【用途】主要用于革兰氏阳性菌和革兰氏阴性菌引起的奶牛干乳期乳腺内感染。

【注意】专供干乳期乳腺炎使用，泌乳期禁用。

【用法与用量】乳管注入：干乳期奶牛，最后一次挤奶后每乳室注入 4.5g。怀孕期发病时，每隔三周再注入一次。

【制剂与规格】氯唑西林钠氨苄西林钠乳剂 4.5g：氨苄西林 0.25g 与氯唑西林 0.5g。

氯唑西林钠氨苄西林钠乳剂（泌乳期）
Cloxacillin Sodium and Ampicillin Sodium Emulsion（Lactation Period）

【性状】本品为类白色乳剂。

【药理】参考抗生素章节内容。

【用途】用于革兰氏阳性菌和革兰氏阴性菌引起的奶牛泌乳期乳房内感染。

【注意】专供泌乳期乳腺炎使用。

【用法与用量】乳管注入：奶牛，挤奶后每乳室5.0g。按病情需要，每隔12h连续给药数次。

【制剂与规格及休药期】氯唑西林钠氨苄西林钠乳剂 5.0g：氨苄西林0.075g与氯唑西林0.2g。弃奶期48h。

氨苄西林钠氯唑西林钠乳房注入剂（泌乳期）
Ampicillin Sodium and Cloxaciilin Sodium Intramammary Infusion（Lactating Period）

【性状】本品为白色或类白色膏状物。

【药理】参考抗生素章节内容。

【用途】用于革兰氏阳性菌和革兰氏阴性菌引起的奶牛乳腺炎。

【用法与用量】乳管注入：泌乳期奶牛，每乳室5.0g。按病情需要，一日2次，连用数日。

【注意】专用于奶牛泌乳期乳腺炎。

【制剂与规格及休药期】氨苄西林钠氯唑西林钠乳房注入剂（泌乳期） 5.0g：氨苄西林0.075g与氯唑西林0.2g。牛7日，弃奶期60h。

普鲁卡因青霉素萘夫西林钠硫酸双氢链霉素乳房注入剂（干乳期）
Procaine Benzylpenicillin and Nafcillin Sodium and Dihydrostreptomycin Sulphate Intramammary Ointment（Dry cow）

【性状】本品为白色或类白色膏状物。

【药理】参考抗生素章节内容。

【用途】适用于治疗干奶期奶牛由葡萄球菌、链球菌或革兰氏阴性菌引起的亚临床型乳腺炎和预防干奶期奶牛对青霉素、萘夫西林和/或双氢链霉素敏感的细菌引起的乳腺炎。

【用法与用量】乳房灌注：干奶期奶牛，每个乳区1支（3.0g）。

【注意】

① 仅用于干奶期奶牛，泌乳期禁用，产犊前42日内禁用。

② 对β-内酰胺类抗生素或双氢链霉素过敏的动物禁用。

③ 与抑菌剂同时使用，可能有拮抗作用。

④ 在注射之前，乳汁要完全挤出，乳头和乳头孔用干净的毛巾彻底清理干净。

⑤ 使用一次性注射器给药，之后轻轻按摩乳房和乳头，使药物完全扩散。

⑥ 使用时尽量避免接触本品；操作员如对本品过敏，请停止使用；如果接触后发现皮疹或脸部、嘴唇和眼睛肿胀，呼吸困难症状，请立即就医。

⑦ 使用本品的奶牛产犊后36h内的牛奶不得供人食用。

【制剂与规格及休药期】普鲁卡因青霉素萘夫西林钠硫酸双氢链霉素乳房注入剂（干乳期） 3g：普鲁卡因青霉素300mg＋萘夫西林钠100mg＋双氢链霉素100mg。牛14日；弃奶期36h。

复方阿莫西林乳房注入剂（泌乳期）
Compound Amoxicillin Intramammary Infusion（Lactating Cow）

【性状】本品为白色至类白色油状混悬液。

【药理】参考抗生素章节内容。

【用途】主要用于治疗革兰氏阳性菌和革兰氏阴性菌引起的奶牛泌乳期乳腺炎。

【用法与用量】乳管注入：泌乳期奶牛，挤奶后每乳室 3g。一日 2 次，连用 3 次。

【注意】

① 仅供泌乳期奶牛乳腺炎使用。

② 治疗期间所产的牛奶和牛肉不能用于人食用。

③ 对青霉素过敏者不要接触本品，使用人员要小心以避免直接接触产品中的药物，如出现皮肤起红疹，应马上请医生诊治；脸、唇和眼肿胀或呼吸困难为严重过敏表现，急需医疗救护。

④ 不要让小孩接触到本产品。

【制剂与规格及休药期】复方阿莫西林乳房注入剂（泌乳期） 3g：阿莫西林 0.2g（以阿莫西林计）＋克拉维酸钾 50mg（以克拉维酸计）＋泼尼松龙 10mg。牛 7 日；弃奶期 60h。

盐酸林可霉素乳房注入剂（泌乳期）
Lincomycin Hydrochloride Intramammary Infusion（Lactating Cow）

【性状】本品为淡黄色油状混悬液。

【药理】参考抗生素章节内容。

【用途】用于泌乳期感染金黄色葡萄球菌、无乳链球菌、停乳链球菌、乳房链球菌及大肠杆菌等引起的临床型乳腺炎和隐性乳腺炎。

【用法与用量】乳房灌注：挤奶后每个乳区 1 支，一日 2 次，连用 2～3 日。

【注意】

① 用药时务必将奶挤净，对于化脓性炎症可用乳房导管排出脓汁等炎症分泌物，以保证药物疗效。

② 务必将注射器头部完全注入乳池。

【制剂与规格及休药期】盐酸林可霉素乳房注入剂（泌乳期） 按 $C_{18}H_{34}N_2O_6S$ 计，7.0g：盐酸林可霉素 350mg。弃奶期 7 日。

盐酸林可霉素硫酸新霉素乳房注入剂（泌乳期）
Lincomycin Hydrochloride and Neomycin Sulphate Intramammary Infusion
（Lactation Period）

【性状】本品为淡黄色的油混悬液，放置后分层，振摇后能均匀分散。

【药理】参考抗生素章节内容。

【用途】用于治疗葡萄球菌、链球菌和肠杆菌等引起的奶牛泌乳期乳腺炎。

【用法与用量】乳管注入：泌乳期奶牛，挤奶后每个感染乳区 10mL，一日 2 次，连用 3 日。

【注意】

① 仅用于牛泌乳期乳腺炎乳房注入。

② 最后一次给药 72h 后，挤出的奶才可供人食用。

③ 不宜与大环内酯类抗菌药物（如红霉素）同时使用。

④ 使用一次性注射器进行注射。

【制剂与规格及休药期】盐酸林可霉素硫酸新霉素乳房注入剂（泌乳期） 10mL：盐酸林可霉素（以林可霉素计）330mg、硫酸新霉素（以新霉素计）100mg。牛 1 日；弃奶期 60h。

盐酸吡利霉素乳房注入剂（泌乳期）
Pirlimycin Hydrochloride Intramammary Infusion（Lactating Cow）

【性状】本品为无色的澄明液体。

【药理】参考抗生素章节内容。

【用途】用于治疗葡萄球菌、链球菌引起的奶牛泌乳期临床或亚临床乳腺炎。

【用法与用量】乳管注入：泌乳期奶牛每乳室 50mg，一日 1 次，连用 2 日，视病情需要可适当增加给药剂量和延长用药时间。

【注意】

① 仅用于乳房内注入，应注意无菌操作。

② 给药前，用含有适宜乳房消毒剂的温水充分洗净乳头，待完全干燥后将乳房内的奶全部挤出，再用酒精等适宜消毒剂对每个乳头擦拭灭菌后方可给药。

③ 本品弃奶期系根据常规给药剂量和给药时间制定，如确因病情所需而增加给药剂量或延长用药时间，则应执行最长弃奶期。

④ 尚缺乏本品在奶牛体内残留消除数据，给药期间和最长停药期之间动物不能食用。用药时务必将奶挤净，对于化脓性炎症可用乳房导管排出脓汁等炎症分泌物，以保证药物疗效。

【制剂与规格及休药期】盐酸吡利霉素乳房注入剂（泌乳期） 按 $C_{17}H_{31}ClN_2O_5S$ 计，①10mL：50mg；②40mL：0.2g。弃奶期 72h。

重组溶葡萄球菌酶粉
Recombinant Lysostaphin Powder

【性状】本品为白色至微黄色冻干块状物或粉末。

【药理】蛋白类抗菌药。对葡萄球菌等革兰氏阳性菌具有杀菌作用，其作用机制是裂解细菌细胞壁肽聚糖中的五甘氨酸肽键桥，使细菌裂解死亡。对葡萄球菌有特效；对链球菌、化脓隐秘杆菌等革兰氏阳性菌的作用也较好，对大肠杆菌等革兰氏阴性菌的作用较弱。

【用途】主要用于治疗革兰氏阳性菌，如葡萄球菌、链球菌、化脓隐秘杆菌等引起的牛急性、慢性子宫内膜炎，亚临床型乳腺炎和临床型乳腺炎。

【用法与用量】

① 治疗子宫内膜炎，子宫内灌注：牛 800～1200 单位，用注射用水溶解并稀释至 100～150mL 后进行子宫内注入，隔日 1 次，连用 3 次。

② 治疗乳腺炎，乳房内灌注：奶牛每乳区 400 单位，用已加热至与体温相同温度的注射用水溶解并稀释至 50～100mL 后乳房内注入，每天早、晚挤奶后各用药 1 次，连用 4 日。

【注意事项】

① 用灭菌注射用水溶解，稀释后的药液应一次用完。

② 子宫内灌注给药前用生理盐水清洁牛尾根部、阴户四周。

③ 乳房内灌注给药前，应先将患病乳区的乳汁挤净，并用 75% 酒精消毒乳头。给药后对乳房进行按摩，使药液散开。

【制剂与规格及休药期】 重组溶葡萄球菌酶粉 ①400 单位；②800 单位。治疗子宫内膜炎，弃奶期 0 日；治疗乳腺炎，弃奶期 24h。

头孢洛宁乳房注入剂（干乳期）
Cefalonium Intramammary Infusion（Dry Period）

【性状】 本品为类白色至淡黄色混悬液体。

【用途】 用于治疗由金黄色葡萄球菌、无乳链球菌、乳房链球菌和大肠杆菌等细菌引起的奶牛干乳期乳腺炎以及预防干乳期奶牛乳房内新增感染。

【用法与用量】 乳管注入：干乳期奶牛，每个乳室 1 支。

【制剂与规格及休药期】 头孢洛宁乳房注入剂（干乳期） 3g：头孢洛宁 0.25g。若给药后 54 日之后产犊，则弃奶期为产犊后 96h；若给药后 54 日之内产犊，则弃奶期为给药后 54 日加 96h。

硫酸头孢喹肟乳房注入剂（泌乳期）
Cefquinome sulfate Intramammary Infusion（Lactating Cow）

【性状】 本品为白色至微黄色膏状物。

【药理】 参考抗生素章节内容。

【用途】 主要用于治疗由乳房链球菌、停乳链球菌、金黄色葡萄球菌和大肠杆菌等对头孢喹肟敏感的致病菌引起的泌乳期奶牛乳腺炎。

【用法与用量】 乳管内注入：泌乳期奶牛，挤奶后每个感染乳区 1 支。间隔 12h 注入 1 次，连用 3 次。

【注意事项】

① 禁用于对头孢菌素类和其他 β-内酰胺类抗生素过敏的动物。

② 给药前用干净的消毒巾对乳头及其边缘进行彻底的清洁消毒，排空感染乳室内的乳汁后将注射器插管插入乳管，轻轻地持续地将药物推入乳室，最后对乳房进行按摩推压使乳室内的药物分散均匀。

③ 仅用于泌乳期乳腺炎奶牛。

④ 不得与其他乳房注入剂同时使用。

【制剂与规格及休药期】 硫酸头孢喹肟乳房注入剂（泌乳期） 按 $C_{23}H_{24}N_6O_5S_2$ 计，8g：75mg。牛 2 日；弃奶期 120h。

硫酸头孢喹肟乳房注入剂（干乳期）
Cefquinome Sulfate Intramammary Infusion（DryCow）

【性状】 本品为类白色至浅褐色油性膏状物。

【药理】 参考抗生素章节内容。

【用途】 用于预防由链球菌、金黄色葡萄球菌和大肠杆菌等引起的奶牛干乳期乳腺炎。

【用法与用量】 乳房注入：干乳期奶牛，每乳室注入本品 1 支。

【注意】

① 用于预防奶牛干乳期乳腺炎，产犊前 50 天使用。

② 在泌乳期最后一次挤奶后，清洗和消毒乳头。将注入器头部插入乳管，缓慢注入药液，每个乳室各注入一支，使全部内容物挤进乳管内，并轻柔按摩乳房使本品在乳室内分散均匀。

③ 对 β-内酰胺类抗生素敏感的动物禁用，对此类药物有过敏反应者应避免直接接触此产品。

④ 若本品在温度低于 $-20℃$ 的条件下存放超过 12h，应在室温条件下放置 20min 后再供临床使用。

⑤ 鉴于未进行奶牛体内消除研究，建议肌肉及内脏慎食用。

【制剂与规格及休药期】 硫酸头孢喹肟乳房注入剂（干乳期） 按 $C_{23}H_{24}N_6O_5S_2$ 计，3g：0.15g。产犊前 50 天给药，弃奶期为产后 1 天。

利福昔明乳房注入剂（干乳期）
Rifaximin Intramammary Infusion（DryCow）

【性状】 本品为橘红色至暗红色油性混悬液。

【药理】 参考抗生素章节内容。

【用途】 主要用于预防由金黄色葡萄球菌、链球菌及大肠杆菌引起的干奶期奶牛乳腺炎。

【用法与用量】 乳管注入：干乳期奶牛，每乳室 1 支。

【注意】

① 仅用于干奶期患乳腺炎奶牛乳房内注入。

② 使用前将药液摇匀。

【制剂与规格及休药期】 利福昔明乳房注入剂（干乳期） 按 $C_{43}H_{51}N_3O_{11}$ 计，5g：100mg。产犊前 60 天给药，弃奶期 0 天。

盐酸头孢噻呋乳房注入剂（泌乳期）
Ceftiofur Hydrochloride Intramammary Infusion（Lactation Period）

【性状】 本品为浅黄色或黄色的不透明混悬液。

【药理】 参考抗生素章节内容。

【用途】 用于治疗由凝固酶阴性葡萄球菌、停乳链球菌及大肠杆菌引起的泌乳期奶牛的乳腺炎。

【用法与用量】 乳房内注入：泌乳期奶牛，每个受感染的乳区 1 支，一日 1 次。持续用药治疗时，可以连用 8 日。

【注意】 仅用于泌乳期患乳腺炎奶牛乳房内注入。

【制剂与规格及休药期】 盐酸头孢噻呋乳房注入剂（泌乳期） 按 $C_{19}H_{17}N_5O_7S_3$ 计，10mL：125mg。牛 0 日；弃奶期 72h。

盐酸头孢噻呋乳房注入剂（干乳期）
Ceftiofur Hydrochloride Intramammary Infusion（Dry Cow）

【性状】本品为浅黄色或黄色的不透明悬浮液。

【药理】参考抗生素章节内容。

【用途】用于防治由金黄色葡萄球菌、停乳链球菌和乳房链球菌引起的干乳期奶牛亚临床型乳腺炎。

【用法与用量】乳管注入：干乳期奶牛，每个乳室注入1支。

【注意】

① 仅用于干乳期奶牛。

② 对β-内酰胺类抗生素有过敏反应者请避免直接接触此产品。如发生意外接触，可用水和肥皂清洗；如有过敏反应出现，应及时就医治疗。

③ 当牛群管理和卫生环境不良时，治疗成功的奶牛可能发生重新感染，这时需注意观察可能重新感染的奶牛，防止进一步的传染。

【制剂与规格及休药期】盐酸头孢噻呋乳房注入剂（干乳期） 按 $C_{19}H_{17}N_5O_7S_3$ 计，①10mL：0.5g；②8mL：0.5g。产犊前30天给药，弃奶期0天；牛16天。

头孢氨苄单硫酸卡那霉素乳房注入剂（泌乳期）
Cefalexin and Kanamycin Monosulfate Intramammary Infusion（Lactating Cow）

【性状】本品为类白色的油状混悬液。

【药理】参考抗生素章节内容。

【用途】用于治疗对头孢氨苄和卡那霉素敏感菌引起的泌乳期奶牛乳腺炎，如金黄色葡萄球菌、无乳链球菌、停乳链球菌、乳房链球菌、大肠杆菌和凝固酶阴性葡萄球菌等。

【用法与用量】乳室注入：每个感染乳室10g，间隔24h再注入1次。

【注意】

① 禁用于对头孢氨苄和/或卡那霉素过敏的泌乳期奶牛。

② 禁用于感染已知对头孢氨苄和/或卡那霉素耐药菌的治疗。

③ 仅适用于临床型乳腺炎的治疗。

④ 请勿用于非泌乳期奶牛。

⑤ 注入前应将乳房中的奶完全挤掉，彻底清洁消毒乳头，小心操作避免灌输器管嘴污染。每支注射器只能用于一个乳区。

⑥ 通常应避免与抑菌抗生素联用。

【制剂与规格及休药期】头孢氨苄单硫酸卡那霉素乳房注入剂（泌乳期） 10g：头孢氨苄0.2g＋卡那霉素0.1g（10万单位）。牛10日；弃奶期5日。

碱式硝酸铋乳房注入剂（干乳期）
Bismuth Subnitrate Intramammary Infusion（Dry Cow）

【性状】本品为灰白色膏状物。

【药理】本身不具有抗菌活性。使用后，该药会在乳头管内形成物理性屏障，防止乳腺炎致病菌在干乳期侵入乳房内部，预防干乳期乳房内新生感染的发生，降低下一泌乳期临床型乳腺炎的发生率。

【用途】单独使用，用于预防干乳期奶牛乳房内新生感染。

【用法与用量】以本品计。乳管注入：干乳期奶牛，每个乳室注入 1 支。泌乳期最后一次挤奶后（干乳时），用提供的消毒棉清洗和消毒乳头，不能使用消毒剂或水进行清洁。待干燥后，经乳头注入本品。持续缓慢地推动活塞，直到乳膏全部挤入。

【注意】

① 仅用于干乳期奶牛。

② 不得用于在干乳时存在疑似或确诊为乳腺炎的奶牛。

③ 干乳后一周内定期检查奶牛有无乳腺炎症状。

④ 若封闭的乳区发生临床型乳腺炎，则需要人工挤出封闭剂，之后再注入抗生素治疗。

⑤ 为避免消毒后再接触污染，需先清洁距离操作者较远的两个乳头，再清洁较近的两个乳头。先灌注距离操作者较近的两个乳头，再灌注较远的两个乳头。

⑥ 灌注后不可按摩乳房或乳头。

⑦ 建议注入本品后对乳头进行药浴或喷雾消毒，让奶牛至少站立半小时，以确保各乳头管完全封闭。

⑧ 产犊后，应手工挤出本品，避免蓄积在挤奶机中。

⑨ 极低温度下，本品可能会使用困难，需要放置至室温或连同外包装水浴后使用。为降低感染风险，单支产品不可浸入水中。

【制剂与规格及休药期】碱式硝酸铋乳房注入剂（干乳期）　按 $Bi_5H_9N_4O_{22}$ 计，4g：2.6g。单独使用时，休药期为 0 日。与抗菌药联用时，应遵守抗菌药在奶和组织中的休药期。

葡萄糖酸氯己定溶液（泌乳期）
Chlorhexidine Gluconate Solution（Lactating Cow）

【性状】本品为深蓝色黏稠液体，有薄荷香味。

【药理】氯己定主要通过与细胞膜内的酸性磷脂酸发生静电作用而改变膜通透性，从而导致细菌细胞壁的通透性改变、缺失。低浓度的氯己定可导致细胞内容物的渗漏引起细胞死亡；高浓度的氯己定可导致细胞内容物的凝结、沉淀。

【用途】用于奶牛乳头消毒，预防泌乳期奶牛乳腺炎。维护奶牛乳头皮肤和乳头末端健康。

【用法与用量】取本品至少 5mL 置乳头浸润杯内，挤奶后立即将奶牛乳头浸入溶液中，确保乳头至少浸入 3/4 长度，使用过程中按需要适量添加。同一浸润杯如在不同奶牛间使用，应更换杯内产品。如果浸润杯被污染，应清洗后再用。1 日 2 次。

【注意】

① 奶牛乳头皮肤完好时才可使用，奶牛乳头皮肤出现损伤时暂停使用。仅供外用。

② 挤奶前，应清洗奶牛乳房和乳头并擦干。有机物（脓汁、血液等）存在会降低本品功效。

③ 使用后，应在乳头干燥后方可将奶牛置于湿（下雨）、冷和有风的环境中。如果户外温度低于冰点，使用本品后，在奶牛乳头干燥前勿将奶牛驱至室外。

④ 阴离子表面活性剂、非离子表面活性剂或无机阴离子可使本品失去活性，勿将本品与自来水、其它化学品、消毒剂或其它用于乳头、乳房护理的产品混用，勿使用本品清洗或

消毒挤奶设备。

⑤ 避免霜冻，若发生结冰，应将产品至温暖地方解冻，并用前摇匀。倒入浸润杯里的溶液，请勿倒回原包装瓶内。

⑥ 使用过程中，避免接触眼睛。若溅入眼睛，请用大量水先冲洗并就医，若误食本品，需大量饮水并就医，使用本品后，请洗手。

⑦ 对氯己定过敏者及儿童勿接触本品。

⑧ 本品对鱼和其它水生生物有害，勿直接排入环境水系中。

【制剂与规格及休药期】葡萄糖酸氯己定溶液（泌乳期） 0.5%。牛 0 日；弃奶期 0h。

碘甘油乳头浸剂
Iodine Glycerol Teat Dips

【性状】本品为红棕色的澄清液体；有碘与乙醇的特臭。

【药理】碘具有强大的杀菌作用，也可杀灭细菌芽孢、真菌、病毒、原虫。碘主要以分子（I_2）形式发挥杀菌作用，其原理可能是碘化和氧化菌体蛋白的活性基团，并与蛋白的氨基结合而导致蛋白变性和抑制菌体的代谢系统。

【用途】主要用于奶牛乳房皮肤消毒及乳头药浴。

【用法与用量】将本品按 4 倍稀释（及 1 份药液加 3 份水），涂擦乳房皮肤及药浴乳头。挤奶前，用稀释液涂擦乳房和挤奶者的手进行消毒；挤奶后将乳头浸入稀释液 15～20s。

【注意】

① 对碘过敏动物禁用。

② 小动物用碘涂擦皮肤消毒后，宜用 70%酒精脱碘，避免引起发疱或发炎。

③ 不应与含汞药物联合使用。

④ 现用现配，配置的碘液应存放在密闭容器内。

⑤ 长时间浸泡金属器械，会产生腐蚀性。

【制剂与规格】碘甘油乳头浸剂 以碘（I）计（g/mL），2%。

第四节 子宫腔用药

子宫腔用药是指将药物直接注入阴道和子宫腔，治疗子宫及阴道感染性疾病以及多种原因引起的母畜不孕症的辅助治疗。这类药物包括抗菌药和激素类药物及其复方制剂。其药理作用与有关章节的同类药物相同，因此在本节不作叙述。

宫炎清溶液
Cresulfodehyde Polycondensate Solution

【性状】本品为磺酸间甲酚与甲醛缩合物的红棕色澄明溶液；几乎无味；遇碱金属氢氧化物时颜色变浅。

【用途】本品为防腐消毒药，通过子宫腔注入治疗牛、猪的慢性子宫内膜炎、子宫颈炎、阴道炎等。

【注意】

① 与抗生素和磺胺类药同时应用，可加强疗效。

② 本品不得与纺织品和皮革制品接触。

【用法与用量】黏膜消毒，稀释成 1%～1.5%的溶液，如注入子宫腔内冲洗。其他患处可用原液直接涂擦。

【规格】100g：36g。

黄体酮阴道缓释剂
Intravaginal Progesterone Insert

【性状】白色或类白色，翼形。

【用途】控制青年育成母牛和经产母牛的发情周期，适用于牛的同期发情和胚胎移植，以及治疗产后和泌乳期不发情。

【用法与用量】阴道内放置：一次量，牛 1 个。5～8 日后取出。

【注意】

① 不适用于阴道畸形牛。

② 使用本品时需戴橡胶手套。

③ 若动物健康状况差，如疾病或营养缺乏时，可能无反应。

④ 勿让儿童接触。

【制剂与规格】黄体酮 1.38g。

硫酸头孢喹肟子宫注入剂
Cefquinome Sulfate Intrauterine Infusion

【性状】本品为类白色至淡黄色混悬液体。

【药理】参考抗生素章节内容。

【用途】用于治疗对头孢喹肟敏感的细菌引起的奶牛急性、慢性子宫内膜炎。

【用法与用量】子宫内灌注：一次量，牛 25g（1 支），必要时隔 72h 追加给药一次，用前摇匀，使用前应进行直肠按摩清除恶露，阴道口及会阴部分进行清洗消毒。

【注意事项】

① 对头孢类抗生素或其他 β-内酰胺类抗生素过敏的动物禁止使用本品。

② 对青霉素和头孢菌素类抗生素过敏者勿接触本品。

③ 使用前将药液摇匀，一次性注入子宫中，现用现配。

【规格及休药期】25g：头孢喹肟 0.9g。休药期 2 日。

土霉素子宫注入剂
Oxytetracycline Uterus Infusion

【性状】本品为黄色至浅棕黄色澄清液体。

【药理】参考抗生素章节内容。

【用途】用于土霉素敏感的大肠杆菌、金黄色葡萄球菌、非溶血性链球菌和溶血性链球菌引起的奶牛子宫感染。

【用法与用量】子宫灌注：一次量，奶牛 50～100mL，两日 1 次，连用 3 次。

【注意】使用前加温至 30℃。

【规格及休药期】①100mL：土霉素 10g；②250mL：土霉素 25g。弃奶期 3 日。

恩诺沙星子宫注入剂
Enrofloxacin Intrauterine Infusion

【性状】本品为白色至类白色的混悬液；久置分层。

【药理】参考抗生素章节内容。

【用途】用于治疗大肠杆菌、葡萄球菌、链球菌引起的母猪子宫内膜炎。

【用法与用量】以本品计。子宫内灌注：一次量，母猪 50mL，每日 1 次，连用 3 日。本品用前摇匀，使用一次性无菌输精管将药物注入子宫。

【不良反应】

① 本品可能有消化系统不良反应如呕吐、食欲不振、腹泻等。

② 本品可能有皮肤不良反应如红斑、瘙痒、荨麻疹及光敏反应等。

【注意事项】

① 使用前将药液摇匀。

② 肾功能不良母猪慎用，可偶发结晶尿。

③ 本品为推荐剂量的 3 倍和 5 倍时对阴道黏膜具有轻度刺激性。

④ 本品未进行残留消除试验，使用本品的淘汰母猪不得食用。

⑤ 恩诺沙星耐药株呈增多趋势，不应在亚治疗剂量下长期使用。

⑥ 置于儿童不可触及处。

【规格】①50mL：1g；②250mL：5g。

利福昔明子宫注入剂
Rifaximin Intrauterine Infusion

【性状】本品为橘红色至暗红色的混悬液，放置后分层，振摇后能均匀分散。

【药理】利福霉素类抗生素。利福昔明是利福霉素 SV 的半合成衍生物。其主要通过与细菌依赖 DNA 的 RNA 聚合酶 β-亚单位不可逆地结合，抑制细菌 RNA 的合成，达到杀菌目的。敏感菌包括厌氧菌，革兰氏阳性菌如葡萄球菌、链球菌、隐秘杆菌，革兰氏阴性菌如大肠杆菌。

【用途】用于治疗由葡萄球菌、链球菌、隐秘杆菌、大肠杆菌及厌氧菌感染引起的奶牛子宫内膜炎。

【用法与用量】以本品计。子宫内灌注：一次量，牛 100mL，每三日一次，连用 2 次，严重者可给药 3 次。本品用前摇匀，使用一次性无菌输精管将药物注入子宫。

【不良反应】按照规定的用法与用量使用尚未见不良反应。

【注意事项】

① 本品使用前应充分摇匀。

② 子宫灌注前应进行直肠按摩清除恶露，阴道口及会阴部位应进行清洗消毒。

③ 避免儿童接触。

④ 因未进行可食性组织残留消除研究，淘汰奶牛禁止食用。

【规格及休药期】以 $C_{43}H_{51}N_3O_{11}$ 计，25g：187.5mg。弃奶期 0 日。

盐酸多西环素子宫注入剂
Doxycycline Hyclate Intrauterine Infusion

【性状】 本品为黄色油状混悬液，具有樟脑的芳香。

【药理】 四环素类抗生素。多西环素通过可逆性地与细菌核糖体30S亚基上的受体结合，干扰tRNA与mRNA形成核糖体复合物，阻止肽链延长而抑制蛋白质合成，从而使细菌的生长繁殖迅速被抑制。多西环素对革兰氏阳性菌和革兰氏阴性菌均有抑制作用，与土霉素和金霉素存在交叉耐药性。

【用途】 用于预防牛产后感染，治疗由敏感菌引起的急性、慢性和顽固性子宫内膜炎和子宫蓄脓、子宫炎、宫颈炎等。

【用法与用量】 子宫腔灌注。

① 预防产后感染，排出胎衣后第一日向子宫内注药1次，1次1支。

② 治疗急性子宫内膜炎、子宫蓄脓、子宫炎、宫颈炎，每3日给药1次，1次1支，连用1~4次。

③ 治疗慢性子宫内膜炎，每7~10日或一个发情期注药1次，1次1支，连用1~4次。

④ 治疗顽固性子宫内膜炎，先用露它净溶液（4mL露它净加96mL水）1000~2000mL冲洗，再注入本品，1次1支，连用1~4次。

【注意】

① 剪掉注射器头部部分，回抽注射器，用食指按住注射器头部，充分振摇均匀。

② 用药前，将牛的外阴部和器械、工具进行常规消毒，将药物全部注入子宫体内，注完药后再注入空气或温开水，以确保没有药物残留。

【规格及休药期】 按$C_{22}H_2N_2O$计算，24g：2g。牛28日；弃奶期7日。

醋酸氯己定子宫注入剂
Chlorhexidine Acetate Intrauterine Infusion

【性状】 本品为黄色油状混悬液，具有樟脑的芳香。

【药理】 醋酸氯己定为阳离子表面活性剂，对革兰氏阳性菌、革兰氏阴性菌和真菌均有杀灭作用，但对结核杆菌、细菌芽孢及某些真菌仅有抑菌作用。作用迅速且持久，毒性低，无局部刺激。

【用途】 用于预防牛和猪的产后感染，以及由敏感菌引起的子宫内膜炎、子宫颈炎等。

【用法与用量】 子宫内灌注。

① 预防产后感染，产后5~7日给药1次，2日后再用药1次。

② 用于急性子宫内膜炎，产后每3日给药1次，每次1支，连用1~4次。

③ 治疗慢性子宫内膜炎，每7~10日或一个发情期注药1次，每次1支，每2日用药1次，连用1~4次。

④ 用于顽固性子宫内膜炎、子宫颈炎，先用其他药物冲洗子宫，再注入本品，每次1支，每2日用药1次，连用1~4次。

【不良反应】 偶见过敏反应，如接触性皮炎等。

【注意】

① 使用前将药物充分振摇均匀。

② 肥皂等碱性物质、阴离子表面活性剂及硬水中阴离子会降低本品的杀菌效力，不宜

配伍使用。

③ 禁与汞、甲醛、碘酊、高锰酸钾等消毒剂配伍使用。

④ 用药后待发情黏液变成蛋清色方可配种。

【规格】24g：1g。

氟苯尼考子宫注入剂
Florfenicol Intrauterine Infusion

【性状】本品为无色至淡黄色液体。

【药理】氟苯尼考为酰胺醇类抗生素。氟苯尼考对多种革兰氏阳性菌、革兰氏阴性菌及支原体有较强的抗菌活性。对溶血性巴氏杆菌、多杀巴氏杆菌、猪胸膜肺炎放线菌高度敏感，对链球菌、耐甲砜霉素的痢疾志贺菌、伤寒沙门菌、克雷伯菌、大肠埃希菌及耐氨苄西林流感嗜血杆菌均敏感。

【用途】用于敏感细菌所致牛的子宫内膜炎。

【用法与用量】子宫内灌注：一次量，牛 25mL（1 支）。每 3 日 1 次，连用 2～4 次。

【不良反应】过量使用可引起奶牛短暂的厌食、饮水减少和腹泻，停药后几日即可恢复。

【注意】怀孕母牛禁用。

【规格及休药期】25mL：2g。牛 28 日；弃奶期 7 日。

第五节 眼科用药

眼科用药是指直接滴入眼结膜或眼部外用的药物，用于治疗结膜炎、虹膜炎、角膜炎、巩膜炎等。这类药物包括抗菌药和糖皮质激素类药物及其复方制剂。其药理作用参见有关章节内容。

硫酸新霉素滴眼液
Neomycin Sulfate Eye Drops

【性状】本品为无色至微黄色的澄明液体。

【用途】用于结膜炎、角膜炎等。

【用法与用量】滴眼，适量。

【规格】8mL：40mg（4 万单位）。

醋酸氢化可的松滴眼液
Hydrocortisone Acetate Eye Drops

【性状】本品为微细颗粒的混悬液，静置后微细颗粒下沉，振摇后成均匀的乳白色混悬液。

【用途】用于结膜炎、虹膜炎、角膜炎、巩膜炎等。

【用法与用量】滴眼。

【注意】眼部有感染时应与抗菌药物合用。角膜溃疡忌用。

【规格】3mL：15mg。

醋酸泼尼松眼膏
Prednisone Acetate Eye Ointment

【性状】本品为淡黄色软膏。

【药理】同醋酸泼尼松。

【用途】用于结膜炎、虹膜炎、角膜炎、巩膜炎等。

【用法与用量】眼部外用，一日 2～3 次。

【注意】眼部有感染时应与抗菌药物合用。角膜溃疡忌用。

【规格】0.5%。

第十五章

解毒药

临床上用于解救中毒的药物称为解毒药。

1. 药物与毒物

同一种化学物质，在应用合适剂量时，可以预防和治疗疾病，即药物；但是如果剂量过大、重复给药次数过多或注射速度过快等，往往引起动物中毒，甚至死亡，则成毒物。药物和毒物这两个概念是相对的，其区别在于剂量，毒物在应用适当剂量时，有时可用于治疗疾病。药物和毒物的作用或作用机制在本质上没有区别。

除治疗药物应用过量可引起动物中毒外，还有自然因素和人为原因造成的动物中毒。例如有毒植物、土壤中某种元素含量超标等引起的地区性动物中毒；又如牧场和水源受工业或环境污染，农药、杀鼠药施用后导致的残留，发霉、变质、烹调或处理不当的饲料或农副产品，饲料药物添加剂应用不恰当或添加过量等，都是导致动物中毒常见的原因。在集约化养殖场中发生的动物中毒，一般都由人为因素造成，通常是意外事故，很多是由于工作人员的无知、疏忽或误用化学药品，或者是对化学药品的贮存或管理不当，因而只要加以注意，是可以避免发生的。

2. 中毒解救的一般原则

中毒的解救（或中毒病的治疗）原则与其它疾病的治疗原则没有太大的区别。准确的诊断是正确治疗和预防的唯一基础。包括：①病史（对中毒现场及周围环境的了解，是做出准确诊断的关键）；②临床症状观察；③病理学检查；④毒物的化学分析；⑤动物人工发病试验。

对急性中毒病例，应采取如下几方面措施。

① 作紧急处理，采取支持疗法以维持中毒动物的生命。支持疗法一般包括：a. 预防惊厥的发生；b. 维持呼吸机制；c. 维持体温；d. 治疗休克；e. 调节电解质及体液平衡；f. 调节心脏功能失调；g. 缓和疼痛。

② 尽快确定毒物的种类及其来源。

③ 做出暂时的临床诊断，为合理治疗提供依据。

④ 应用解毒药（对因治疗药物）及对症治疗药物对中毒动物进行治疗。

中毒的治疗包括排出吸收部位（胃肠道和皮肤）的毒物，降低吸收率或肠肝循环的重吸收率，采用特效或非特效解毒剂阻断毒物的作用以及促进毒物的代谢性灭活和排出。此外，应对毒物引起的其它症状如兴奋、惊厥、脱水、腹泻等予以治疗。为预防感染，可给予抗生素及皮质类固醇；可用安定剂以产生镇静作用及消除应激效应；还可给予多种维生素。

在动物康复前，应细心观察，注意根除毒物的来源，防止动物再次接触毒物。

解救中毒（或治疗中毒病）一般采用以下三方面的措施。

（1）根除毒物的来源　为预防与毒物再接触，应将动物与毒物或潜在毒物隔离，例如清除有毒或可疑饲料、呕吐物、废渣及其它毒物。在未弄清中毒原因之前，最好彻底更换饲料、饮水和各种饲养用具，更换厩舍或轮换牧场。如无条件更换厩舍，则须进行彻底清扫。但应避免因环境和有关条件的剧烈变化，而发生新的疾病。

（2）排除吸收部位的毒物防止继续被吸收　动物主要通过消化道或皮肤与毒物接触，往往由于持续吸收毒物造成死亡，所以从胃肠道或皮肤表面排除毒物，对解救中毒动物具有重要意义。

为防止皮肤表面毒物被吸收，可用水彻底冲洗，但不可用油或有机溶剂，因它们可增加皮肤对毒物的吸收。剪毛可使化学物质迅速、完全地从体表排除。

当动物经口摄入毒物不久，大量毒物尚存留在胃内时，由于毒性作用，多数情况下会引起动物呕吐，但仅使胃部分排空，而马属动物和反刍动物不可能通过呕吐使胃排空。毒物被摄入1h后，大部分即进入小肠。对胃肠道内的毒物可采用下述方法排出，并防止继续吸收。

① 诱吐。诱吐对犬、猫和猪有效，应用中枢催吐剂诱吐效果最好，如注射无水吗啡，但不用于猫，因可引起中枢兴奋。内服吐根糖浆对犬催吐有效，但作用产生较慢。适用于猪和犬的内服催吐剂尚有1％硫酸铜溶液、氯化钠等。

毒物摄入4h后，诱吐的意义不大。当动物摄入腐蚀剂或挥发性碳氢化合物、石油馏出物时不能诱吐；动物失去知觉或处于半昏迷状态、咳嗽反射消失时，引起惊厥的毒物中毒时，均不能诱吐。

② 洗胃。对失去知觉或麻醉的动物可进行洗胃。灌洗液可用自来水或生理盐水，每次洗胃后将灌洗液抽出。重复数次，直到抽出的灌洗液不含任何颗粒。在最后一次引入的灌洗液中可加吸附剂或盐类泻药，并将其保留于胃肠道中。在洗胃的同时，应进行适度的温水灌肠，以排出消化道中的毒物。

对马属动物和反刍动物，不易通过洗胃将毒物从消化道内排出，洗胃也不安全。建议应用不被吸收的矿物油（如石蜡油）或盐类泻药（如硫酸镁）。

③ 使毒物在胃肠中形成不吸收物。对不能用诱吐或洗胃方法从胃肠道排出的毒物，可采用下述方法防止它们在胃肠道中吸收，这对解救中毒很重要。

使毒物形成不溶解的沉淀、复合物或络合物；有些化学物质能阻止毒物溶解或形成不溶解的复合物，如2％～5％硫酸钠可与铅或钡结合形成不溶解的硫酸铅或硫酸钡；3％乳酸钙或10％葡萄糖酸钙中的钙离子与草酸或氟化物等阴离子结合，形成不溶解的草酸钙或氟化钙；络合剂与金属离子结合形成络合物，并以络合物形式将有毒金属由尿液或粪便排出，可用作治疗铅、钢、锰、汞、镉等多种金属中毒以及镭、钇、钚、锆等放射性金属中毒的解毒剂。

④ 应用吸附剂。活性炭是一种吸附效果好，且吸附范围广的吸附剂。实际上，除氰化物外，活性炭能吸附所有的化学物质。活性炭的吸附效果不受毒物酸碱性的影响，能在整个消化道中吸附毒物。有中毒可疑而中毒原因不明时，活性炭是很好的解毒药。活性炭不能与其它药物同时服用，因为活性炭能降低其它药物的作用，而其它药物的存在也会影响活性炭的吸附能力。临床上常将活性炭给中毒动物直接内服或加于最后一次洗胃液中，以吸附未洗

尽的毒物。

⑤ 应用泻药。泻药可促进毒物从消化道排出，这对不能呕吐的动物尤为重要。一般应用矿物油或盐类泻药。

（3）已吸收毒物的灭活及排除　已吸收毒物的最理想灭活方法是迅速运用特效解毒药，是本章重点介绍的内容。与毒物相比，特效解毒药的种数还太少，特效解毒药的作用机制，归纳起来大致有如下几种类型。

① 与毒物结合使其形成无活性的物质。如解毒药二巯丙醇与砷的结合。

$$
\begin{array}{c}
H_2C\text{—}SH \\
HC\text{—}SH \quad +R\text{—}As\text{=}O \\
H_2C\text{—}OH
\end{array}
\xrightarrow{\text{氧苯胂}}
\begin{array}{c}
H_2C\text{—}S \\
HC\text{—}S \\
H_2C\text{—}OH
\end{array}
\Big\rangle As\text{=}O
$$

二巯丙醇　　　　　　　　　　　无毒络合物

② 促进毒物代谢使转化为无毒物质。如解毒药硫代硫酸钠在体内转硫酶的作用下，可放出硫。进入体内的少量氰化物，在体内硫氰生成酶的作用下，与硫结合转化为无毒的硫氢化合物，并由肾脏排出体外。

$$Na_2S_2O_3 \cdot 5H_2O \xrightarrow{\text{转硫酶}} S$$

$$HCN + S \xrightarrow{\text{硫氰生成酶}} HCNS$$

③ 抑制毒物在体内转化为毒性更大的代谢物。如利用乙醇对醇脱氢酶的竞争作用，以抑制乙二醇转化为毒性更大的草酸。

④ 与毒物竞争必要的受体。如维生素 K 能与香豆素类抗凝血剂竞争形成凝血酶原复合体所需要的受体。

⑤ 抑制毒物作用的受体。如阿托品能选择性地阻断 M 胆碱能受体，使拟胆碱药不能发挥毒蕈碱样作用。

⑥ 纠正毒物的作用使机体恢复正常功能。如当亚硝酸盐中毒时，动物体内的血红蛋白转化为高铁血红蛋白，而失去携带和运输氧的能力。静脉注射小剂量（1～2mg/kg）亚甲蓝注射液后，能使高铁血红蛋白还原为血红蛋白，使其携带和运输氧的能力得到恢复。

⑦ 酶诱导作用。如巴比妥类药物可通过诱导动物体内酶的活性作用，促进抗凝血药双香豆素的代谢，使其转化为毒性较小的代谢物。

上面已提到泻药可促进毒物从消化道排出，而利用泌尿系统排出已吸收的毒物是解救中毒最有效的途径。促进肾脏排泄毒物的功能，首先与毒物在肾小球中的滤过有关。只有不与蛋白结合的、较小的分子才能被肾小球滤过。增加游离毒物/结合毒物的值，并增强肾小球的滤过能力，能使更多的毒物通过肾小球进入肾小管。静脉滴注 5%～10%葡萄糖液或渗透性利尿药（如甘露醇）或化学性利尿药（如呋塞米）等可增强肾小球的滤过能力，促进利尿。

3. 解毒药分类

根据作用特点和疗效，解毒药可分为两类。

（1）非特异性解毒药　又称一般解毒药，是指能阻止毒物继续吸收和促进其排出的药物。非特异性解毒药对多种毒物或药物中毒均可应用，但由于不具特异性，且效能较低，仅用作解毒的辅助治疗。

（2）特异性解毒药　本类药物可特异性地对抗或阻断毒物或药物的效应，而其本身并不具有与毒物相反的效应。本类药物特异性强，如能及时应用，则解毒效果好，在中毒的治疗中占有重要地位。下面主要介绍临床常用的几种特异性解毒药。根据解救毒物的性质，可分为：金属络合剂、胆碱酯酶复活剂、高铁血红蛋白还原剂、氰化物解毒剂和其它解毒剂等。

第一节　金属络合剂

理想的络合剂应为水溶性、不离子化、化学性质稳定并易经肾脏排出体外。一般金属络合剂可供给 2 个或 2 个以上的电子基团，这些供给电子的氮、硫和氧原子可与金属离子配位结合（称络合），生成稳定的化合物（称络合物）或不太稳定的复合物。这些被络合的金属失去或降低毒性后由尿排出。金属络合剂与金属络合的能力取决于其稳定常数。当金属络合剂的稳定常数高于机体组织对某种金属的生理性络合常数时，则已与组织结合的金属，可被金属络合剂络合，从而起到解毒作用。金属络合剂的作用不仅对某单一金属，当它与某金属络合的同时，也可络合体内的微量金属元素，并使之排出增加。

动物的类金属（砷、汞等）及重金属（铅等）中毒比较普遍，目前已对常见的几种金属中毒在毒理和解毒机制方面进行过研究，可用金属络合剂解救；但对其它金属中毒，或在毒理方面尚未阐明，或尚未找到适宜的特效解毒药，仅能采取预防措施，或及早排出毒物和进行对症治疗。下面将介绍几种常用的金属络合剂，根据其化学结构可分为以下几类。

一、氨羧络合剂

氨羧络合剂与金属离子络合成环状络合物，常用的有依地酸钙钠等。

依地酸钙钠
Calcium Disodium Edetate

依地酸钙钠又名乙二胺四乙酸二钠钙。

【性状】 本品为白色结晶性或颗粒性粉末；无臭，无味；潮性强。本品在水中易溶，在乙醇或乙醚中不溶。

【药理】

（1）药效学　本品能与多种 2 价和 3 价重金属离子络合形成可溶性复合物，由组织释放到细胞外液，经肾小球滤过后，由尿排出。本品与各种金属的络合能力不同，可用稳定常数（$\lg K$）表示。稳定常数较低的金属络合物较易解离，当遇到稳定常数较高的金属离子时，则可被后者所替代而形成更稳定的络合物，使前一种金属离子游离。例如钙（$\lg K$ 为 10.8）可被铅（$\lg K$ 为 18.0）替代。依地酸钙钠金属络合物的稳定常数（$\lg K$）为：镉 16.5、锰 14.0、镍 18.6、钴 16.3、铜 18.8、汞 21.8、2 价铁（Fe^{2+}）14.3、3 价铁（Fe^{3+}）25.1、钠 1.7。本品在体内与金属的络合能力不完全与其稳定常数符合，其中以铅为最有效，而与其它金属的络合效果较差，对汞和砷则无效。可能是这 2 种类金属在体内与巯基（—SH）酶结合更牢固所致。

铅在吸收入血后，大部分由红细胞膜携带（羊血 85%～90%，牛血 63%～70%），仅有 1% 游离于血清中。当游离的铅达到一定量时，即对动物产生毒作用。骨组织是铅的贮库，也是机体的固毒器官。但骨的铅容量是有限的，一旦铅在骨组织中饱和，对动物也会产生毒作用。动物试验证明，依地酸钙钠对贮存于骨内的铅有明显的络合作用，而对软组织中的铅，则作用较小。可能因为本品不能进入红细胞膜，故不能络合其中的铅。由于本品具有动员骨铅，并与之络合的作用，而肾脏又不可能迅速排出大量的络合铅，所以超剂量应用本品，不仅对铅中毒的治疗效果不佳，还可引起不良反应。如以大于220mg/kg剂量的本品给健康犊牛连用8日，可使其肾功能受损。临床上有必要采用短程间歇治疗方案，使铅可重新分布至骨组织，而本品能进一步与骨铅络合，并从肾脏排出。本品也与其它络合剂一样，不能治疗由金属引起的机体组织细胞损害。

（2）药动学　内服不易吸收。静脉注射后，几乎全部分布于血液和细胞外液而不能进入细胞内，脑脊液中分布极微。

本品在体内几乎不被代谢，经肾小球滤过后，迅速经尿排出。给人静脉注射后在1h内可经尿排出50％的本品，24h内排出95％，所以本品用于解毒时，肾功能基本正常。

【不良反应】应用大剂量可出现肾小管上皮损害、水肿，甚至急性肾功能衰竭。肾脏病变主要在近曲小管，亦可累及远曲小管和肾小球。用药期间应注意尿液检查，若出现管型、蛋白、红细胞、白细胞，甚至少尿或肾功能衰竭等，应立即停药，停药后可逐渐康复。

对各种肾病患畜和肾毒性金属中毒动物应慎用本品；对少尿、无尿和肾功能不全的动物应禁用。

本品对犬具有严重的肾毒性，可引起肾小管坏死。另可引起抑郁和胃肠道症状如呕吐、腹泻等，补锌可缓解消化道不良反应。犬的致死剂量为12g/kg。

动物试验证明，本品可增加小鼠胚胎畸变率。但增加饲料和饮水中的锌含量，则可预防之。

【用途】主要用于解救铅中毒，对无机铅中毒有特效。亦可用于锌、镉、锰、铬、镍、钴、铁和铜中毒，但效果较差；对汞和砷中毒无效。

【注意】

① 肌内注射较疼痛，建议每5mL注射液中加入2％盐酸普鲁卡因注射液2mL以缓解之，静脉注射前，应以生理盐水或5％葡萄糖注射液稀释成0.25％～0.5％后应用。

② 静脉注射过快可引起低钙性抽搐，宜静脉滴注，羊、猪滴速应低于15mg/min。

③ 本品不宜内服，因可增加存在于胃肠道中铅的吸收量。

④ 不应长期连续使用本品，因排毒率低、副作用大，并可引起锌缺乏症。

⑤ 治疗铅或其它金属慢性中毒时，应使用间歇治疗方案，即连用4日后应停药3～5日，一般可用3～5个疗程。

⑥ 铅中毒治疗时，切勿以依地酸二钠或依地酸代替本品，因它们易与钙络合，尤其当静注速度过快时，能使血中游离钙浓度迅速下降，严重时引起抽搐，甚至停搏，这两种药均不能用作金属解毒剂。

⑦ 铁蛋白、含铁血黄素、血红蛋白，各种酶和核酸可影响本品的作用。

【用法与用量】静脉注射：一次量，马、牛3～6g，猪、羊1～2g。一日2次，连用4日。

下面再介绍一些国外实践资料供参考。

关于食品动物铅中毒的治疗方案（以牛为例）如下：以67mg/kg剂量缓慢静注，1日2次，连用2日、停药2日（使铅重新分布至骨组织），作为一个疗程，然后再用药2～3个疗程。一般需10～14日恢复正常。小动物如犬和猫，则以25mg/kg剂量的依地酸钙钠溶于5％葡萄糖注射液中（配成1％溶液），作皮下注射，1日4次，连用5日。在用药前，必须认定胃肠道内已不存在铅；每日用药量不能超过2g；如在1个疗程后，中毒症状不消除，尤其血铅含量超过0.10mg/L时，需进行第2个疗程，每个疗程中连续用药不得超过5日。

对铅中毒还需进行一些支持疗法，如出现神经症状可用镇静药；便秘可用硫酸镁泻剂

（还可使铅沉淀）以及给予葡萄糖生理盐水补液等。由于本品仅少量通过血脑屏障，故对铅脑病的疗效不高，若与二巯丙醇联合用药可提高疗效和减轻神经症状。治疗幼龄小动物铅脑病（伴有脑水肿）应避免给予过多水分，可肌内注射本品，按 12.5mg/kg 剂量用药，每日 2 次，同时二巯丙醇按 4mg/kg 剂量用药，每 4～6h 一次，两药疗程均为 3～5 日。同时还应给予甘露醇等脱水剂。

二、巯基络合剂

这类络合剂的共同特点是在碳链上的 2 个活性巯基与金属亲和力大，能与机体组织中蛋白质或酶的巯基相互竞争与金属络合，并能络合已被酶结合的金属，使酶重新恢复活性，解除中毒症状。常用的有二巯丙醇、二巯丙磺钠、二巯丁二钠和青霉胺等。

二巯丙醇
Dimercaprol

【性状】无色或几乎无色易流动的澄清液体，有强烈的类似蒜的特臭。本品在甲醇、乙醇或苯甲酸苄酯中极易溶解，在水中溶解，在脂肪油中不溶，但在苯甲酸苯酯中溶解后，可加脂肪油稀释，混合。

【药理】

（1）药效学 一分子的本品可结合一个金属原子，形成不溶性复合物；当二个分子的本品与一个金属原子结合时，形成较稳定的水溶性复合物。由于复合物在动物体内有一部分可重新逐渐解离为金属和二巯丙醇，后者很快被氧化并失去作用，而游离出的金属仍能引起机体中毒。因此，必须反复给予足够剂量，以保持血液中药物与金属浓度 2∶1 的优势，使游离的金属再度与二巯丙醇结合，直到由尿排出为止。本品为竞争性解毒剂，可预防金属与细胞酶的巯基结合，并可使与金属络合的细胞酶复活而解毒，但应尽力在动物接触金属后 1～2h 内用药，超过 6h 则作用减弱。本品对急性金属中毒有效。动物慢性中毒时，本品虽能使尿中金属排泄量增多，但由于被金属抑制过久的含巯基细胞酶的活力已不可能恢复，故疗效不佳。

（2）药动学 内服不吸收。肌内注射，在 30min 内血药浓度达峰，维持 2h，4h 后几乎全部代谢、降解，以中性硫形式经尿迅速排出体外。

【不良反应】二巯丙醇对肝、肾具有损害作用；有收缩小动脉作用，可引起暂时性心动过速、血压上升。过量使用可引起动物呕吐、震颤、抽搐、昏迷甚至死亡。由于药物排出迅速，多数不良反应为时短暂。

【用途】主要用于解救砷中毒，对汞和金中毒也有效。与依地酸钙钠合用，可治疗幼龄小动物的急性铅脑病。本品对其它金属的促排效果如下：排铅不及依地酸钙钠；排铜不如青霉胺；对锑和铋无效。本品还能减轻由发泡性砷化物（战争毒气）引起的损害。

【注意】

① 本品为竞争性解毒剂，应及早足量使用。当重金属中毒严重或解救过迟时疗效不佳。

② 本品仅供肌内注射，由于注射后会引起剧烈疼痛，务必作深部肌内注射。

③ 肝、肾功能不良动物慎用。

④ 碱化尿液可减少复合物重新解离，从而使肾损害减轻。

⑤ 本品可与镉、硒、铁、铀等金属形成有毒复合物，其毒性作用高于金属本身，故本品应避免与硒或铁盐同时应用。在最后一次使用本品，至少经过 24h 后才能应用硒、铁

制剂。

⑥ 二巯丙醇对机体其它酶系统也有一定抑制作用，故应控制剂量。

【用法与用量】肌内注射：一次量，每 1kg 体重，家畜 2.5～5mg。

二巯丙磺钠
Sodium Dimercaptopropane Sulfonate

【药理】作用大致与二巯丙醇相同，但毒性较小。除对砷、汞中毒有效外，对铋、铬、锑亦有效。

【用途】金属络合物解毒药。主要用于解救汞、砷中毒，亦用于铅和镉中毒。

【注意】

① 注射液为无色澄明液体，浑浊变色时不能使用。

② 一般多采用肌内注射，静脉注射速度宜慢。

【用法与用量】静脉或肌内注射：一次量，每 1kg 体重，马、牛 5～8mg；猪、羊 7～10mg。

【制剂与规格】二巯丙磺钠注射液　①5mL∶0.5g；②10mL∶1g。

二巯丁二钠
Sodium Dimercaptosuccinate

二巯丁二钠为我国创制的广谱金属解毒剂。

【性状】本品为白色至微黄色粉末；有类似蒜的特臭。本品在水中易溶，在乙醇、氯仿或乙醚中不溶。

【药理】排铅作用不亚于依地酸钙钠，能使中毒症迅速缓解；对锑的解毒作用最强；对汞、砷的解毒与二巯丙磺钠相同。本品毒性较低，无蓄积作用。

【用途】主要用于锑、汞、砷、铅中毒，也可用于铜、锌、镉、钴、镍、银等金属中毒。

【用法与用量】静脉注射，一次量，每 1kg 体重，家畜 20mg。临用前以灭菌生理盐水稀释成 5％～10％溶液。慢性中毒时每日一次，5～7 日为一疗程；急性中毒时每日 4 次，连用 3 日。

青霉胺
Penicillamine

青霉胺又名二甲基半胱氨酸，为青霉素分解产物，属单巯基络合剂。

【性状】本品为白色或类白色结晶性粉末。本品在水中易溶，在乙醇中微溶，在氯仿或乙醚中不溶。

【药理与用途】青霉胺能络合铜、铁、汞、铅、砷等，形成稳定和可溶性复合物由尿迅速排出。内服吸收迅速，副作用小，不易破坏，可供轻度重金属中毒或其它络合剂有禁忌时选用。对铜中毒的解毒效果强于二巯丙醇，对铅和汞中毒的解毒作用不及依地酸钙钠和二巯丙磺钠。毒性低于二巯丙醇，无蓄积作用。

【注意】

① 本品可引起皮肤瘙痒、荨麻疹、发热、关节疼痛、淋巴结肿大等过敏反应；对青霉

素过敏动物可能对本品发生交叉过敏反应。本品应每日连续服用，即使暂时停药数日，在再次用药时也可能发生过敏反应，因此需再从小剂量开始。

② 对肾脏有刺激性，可出现蛋白尿及肾病综合征，应经常检查尿蛋白。肾病患畜忌用。

③ 长期应用，在症状改善后可间歇给药，并加用维生素 B_6，以预防发生视神经炎。

④ 本品可影响胚胎发育，动物试验发现骨骼畸形和腭裂等。

【用法与用量】 内服，一次量，每 1kg 体重，家畜 5～10mg。一日 4 次，5～7 日为一疗程，间歇 2 日，一般用 1～3 个疗程。

三、羟肟酸络合剂

羟肟酸基团与铁有络合作用。本类络合剂中常用的有去铁胺，另外从红酵母发酵液中提取的多羟肟酸络合剂红酵母酸（*rhodoforulic acid*）的驱铁作用比去铁胺强 2 倍，但尚未广泛使用。

去铁胺
Deferoxamine

去铁胺曾名去铁敏，系由链球菌（*Streptomyces pilosus*）的发酵液中提取的天然产物。

【性状】 本品为白色结晶性粉末，易溶于水，水溶液稳定。

【药理】 其可与游离或蛋白结合的 3 价铁（Fe^{3+}）和铝（Al^{3+}）形成稳定无毒的水溶性铁胺和铝胺复合物（在酸性 pH 条件下结合作用加强），由尿排出。本品能清除铁蛋白和含铁血黄素中的铁离子，而对转铁蛋白中的铁离子清除作用不强，更不能清除血红蛋白、肌球蛋白和细胞色素中的铁离子。

本品在胃肠道中吸收甚少，可通过皮下、肌内或静脉注射吸收，并迅速分布到全身各组织。在血浆和组织中很快被酶代谢，其代谢物机制尚未阐明。

【用途】 主要用于急性铁中毒的解毒药。由于本品与其它金属的亲和力小，故不适于其它金属中毒的解救。

【注意】

① 注射部位常有疼痛感，并可出现腹泻、腹部不适、心动过速、腿肌震颤等副作用。

② 严重肾功能不全动物禁用。

③ 长期用药可发生视力和听力功能减退，停药后可部分或完全恢复。

④ 动物试验证明，本品可致胎畜骨骼畸形，妊娠动物不宜应用。

⑤ 每日内服维生素 C 有增强本品和铁离子的结合作用及铁胺的排泄，但同时也可使组织中铁的毒性增强，尤其可影响心脏的代偿功能。

⑥ 老龄动物慎用本品，且不宜同时加用大剂量维生素 C，否则容易导致心脏代偿功能丧失。

【用法与用量】 肌内注射，试用一次量，每 1kg 体重，家畜起始量 20mg，维持量 10mg，每 4h 一次，注射 2 次后每 4～12h 一次，总日量，每 1kg 体重，不超过 120mg。静脉注射，剂量同肌内注射，注射速度应保持每 1h 每 1kg 体重 15mg。

第二节　胆碱酯酶复活剂

胆碱酯酶复活剂分子中的肟（＝NOH）与磷原子的亲和力强，能夺取胆碱酯酶

（CHE）上带磷的化学基团，而使有机磷（OP）抑制的胆碱酯酶恢复活性（即复活），因而得名。这类药物又称肟类复能剂。有机磷杀虫剂、农药等进入动物体内，与胆碱酯酶结合，形成磷酰化胆碱酯酶，使酶失去水解乙酰胆碱（ACh）的活性，从而导致乙酰胆碱在体内蓄积，引起胆碱能神经支配的组织和器官发生一系列先兴奋后抑制的临床中毒表现。胆碱酯酶复活剂对由 OP 烟碱样作用引起的中毒症状治疗效果明显，而阿托品对由 OP 毒蕈碱样作用引起的中毒症状解除效果较强，因此在解救有机磷化合物中毒时二药常同时并用。常用的胆碱酯酶复活剂有碘解磷定、氯解磷定、双解磷和双复磷。关于阿托品，可参阅有关章节。

急性有机磷中毒可波及多器官多系统，即使应用特效解毒药，也很难使毒效应全部消除，而且不同毒效应可引发不同的并发症，如中毒性脑水肿、肺水肿、心肌炎、肝脏微循环障碍和急性肾功能衰竭等，需早期防治，否则可由此而致命。在急性胆碱能危象过后，可发生中间综合征、迟发性周围神经中毒症状、迟发性呼吸衰竭和肺水肿、迟发性心肌损害等。

OP 在进入机体后迅速分布至全身各组织器官，并与组织蛋白牢固结合，使其发生病理性改变。

中间综合征系由 OP 引起的另一种神经毒性，因其发生于急性胆碱危象和迟发性周围神经中毒症状之间因而得名。人体发生中间综合征的时间常为 OP 中毒后 2～4 日，个别为 7 日。动物的中间综合征尚未见报道。

迟发性周围神经中毒症状 20 世纪 60 年代已有报道。国内发现可引起迟发性周围神经中毒症状的有机磷化合物有含氟磷酸酯类，三苯基磷酸酯类和酯羟基类，分别包括丙胺氟磷、甲氟磷、对硫磷、内吸磷、三甲苯磷、乐果、敌敌畏、敌百虫等。人和鸡对上述 OP 特别敏感，猫、犬、牛和绵羊也敏感。迟发性周围神经中毒症状多见于重度中毒患畜，主要表现为感觉-运动型多发性神经症状，一般发生于急性中毒症状出现后的 8～14 日。通常先影响感觉神经，逐渐影响运动神经；起初下肢麻木，从远端开始，逐渐向近端发展，并波及上肢，一般下肢较上肢严重。运动障碍较感觉障碍明显。运动异常表现为肌无力、共济失调，逐渐发展为弛缓性麻痹，严重者出现肢体远端肌萎缩。病变两侧对称。此外，尚有植物神经功能紊乱、精神障碍、中毒性脑病等。目前尚无特殊疗法。可使用糖皮质激素、B 族维生素、三磷酸腺苷、谷氨酸、地巴唑、加兰他敏等。早期及时治疗恢复较快。如出现运动失调和麻痹，一般经 6 个月至 2 年可痊愈。

有机磷中毒有时出现临床中毒症状的反跳，主要表现为血压骤变（突升或突降），再次出现急性胆碱能危象（流涎、多汗、瞳孔缩小、呼吸困难、肺部湿啰音、血中 ChE 活性再度下降等）。反跳出现原因一般与 ChE 复活剂未与阿托品足量联合应用有关，或当 ChE 活性未恢复到 60％ 以上时，即中断复活剂使用所致。也与以下原因有关：洗胃不彻底，有些 OP 在经肝脏氧化后毒性增强；经口接毒的 OP 通过肝-肠循环重吸收；贮存于脂库中的 OP 不断释入血液，Ach 蓄积过多，使 ChE 半老化；ChE 复活剂疗效不佳或输液中增加了合成 Ach 的原料如大量葡萄糖、ATP、CoA 等。防治措施：①当治疗毒性作用持续较长的 OP（如氧化乐果、内吸磷、对硫磷等）中毒时，ChE 复活剂的使用需持续 7～10 日；于急性胆碱能危象消失后仍应严密观察 1～2 日，而对上述 OP 中毒时，则应观察 3～5 日。②迅速重建阿托品化，用量应较反跳前的增加数倍甚至数十倍，以对抗体内蓄积更多的 Ach，但也需防止阿托品中毒。③加强综合治疗。

碘解磷定
Pralidoxime Iodide

碘解磷定曾名派姆（PAM），为最早合成的肟类 ChE 复活剂。

【性状】本品为黄色颗粒状结晶或结晶性粉末；无臭、味苦、遇光易变质。在水或热乙醇中溶解，在乙醇中微溶，在乙醚中不溶。水溶液稳定性不如氯解磷定。其含肟量为 51.9%。

【药理】

（1）药效学　本品的季铵基团可趋向与 OP 结合的、已失去活性的磷酰化 ChE 的阳离子部位，并以其亲核基团直接与 ChE 的磷酰化基团结合，然后共同脱离 ChE，使得 ChE 恢复原来状态，重新呈现活性。凡被 OP 抑制超过 36h 已"老化"酶的活性，则难以使之恢复，所以应用 ChE 复活剂治疗有机磷中毒时，早期用药效果较好，而治疗慢性 OP 中毒则无效。本品对由 OP 引起的烟碱样症状的治疗作用明显，而对毒蕈碱样症状的治疗作用较弱，对解救中枢神经症状的作用不明显。另外肟类化合物尚能直接与血中的 OP 结合，使之成为无毒物质由尿排出。碘解磷定可用于解救多种 OP 中毒，但其对有机磷的解毒作用有一定选择性。如对内吸磷、对硫磷、特普、乙硫磷中毒的疗效较好；而对马拉硫磷、敌敌畏、敌百虫、乐果、甲氟磷、丙胺氟磷和八甲磷筹中毒的疗效较差；对氨基甲酸酯类杀虫剂中毒则无效。

对轻度有机磷中毒，可单独应用本品或阿托品以控制中毒症状；中度或重度中毒时，则必须并用阿托品，因本品对体内已蓄积的 ACh 无作用。阿托品能迅速有效解除由 ACh 引起的强烈的毒蕈碱样作用的中毒症状，特别是解除支气管痉挛，抑制支气管腺体分泌，缓解胃肠道痉挛或过度收缩症状和对抗心脏抑制的作用，也能解除一部分中枢神经系统的中毒症状，例如阿托品有兴奋呼吸中枢作用，可解决 OP 中毒引起的呼吸中枢抑制。由于阿托品能解除 OP 中毒症状，有助于体内磷酰化 ChE 的复活，严重中毒时与 ChE 复活剂联合应用，具有协同作用，因此临床上治疗 OP 中毒时，必须及时、足量地给予阿托品。

（2）药动学　静脉注射后，血中很快达到有效浓度。静脉注射数分钟后被抑制的血液 ChE 活性即开始恢复，15min 时已由用药前 20%ChE 具有活性，恢复到 50%～60%，临床中毒症状也有所缓解，血液 ChE 水平与临床中毒症状基本相符。部分中毒动物在静脉注射 30min 后血中 ChE 量开始下降，6h 降至接近用药前水平，患畜临床中毒症状在 1.5～8h（平均 5h）又重现或加重。静脉注射本品在肝脏迅速代谢，4h 内由肾脏排出 83%，在体内无蓄积作用。维生素 B_1 能延长本品的半衰期。内服后的血浆 $t_{1/2}$ 为 1.7h，2～3h 血药浓度达峰值，以后逐渐下降，27% 以原形由尿排出。

【用途】用于解救有机磷中毒。

【注意】

① 对碘过敏动物禁用本品。

② 有机磷内服中毒的动物先以 2.5% 碳酸氢钠溶液彻底洗胃；由于消化道下部也可吸收 OP，本品应用至少推持 48～72h，以防延迟吸收的 OP 加重中毒程度，甚至致死。

③ 用药过程中定时测定血液 ChE 水平，作为用药监护指标。血液 ChE 应维持在 50%～60% 以上。必要时应及时重复应用本品。

④ 在碱性溶液中易分解，禁与碱性药物配伍。

⑤ 因本品能增强阿托品的作用，与阿托品联合应用时，可适当减少阿托品剂量。

【用法与用量】 静脉注射：一次量，每 1kg 体重，家畜 15～30mg。

【制剂与规格】 碘解磷定注射液 ①10mL：0.25g；②20mL：0.5g。

其它胆碱酯酶复活剂

1. 氯解磷定（pralidoxime chloride）

化学结构与碘解磷定相似，仅以 Cl⁻ 替代 I⁻。本品含肟量为 79.5%，曾名氯化派姆（PAM-Cl）、氯磷定。在我国生产的肟类 ChE 复活剂中，以氯解磷定的水溶液性和稳定性为最好，作用较碘解磷定强，作用产生快，毒性较低。

注射液规格为 2mL：0.25g 和 10mL：2.5g。肌内或静脉注射：一次量，每 1kg 体重，家畜 15～30mg。

2. 双复磷（obidoxime）

本品含 2 个肟基团，作用同碘解磷定，较易透过血脑屏障。本品具有阿托品样作用，故对 OP 所致烟碱样和毒蕈碱样症状均有效；对中枢神经系统症状的清除作用较强；对 OP 军事毒剂-中毒也有疗效。注射液规格为 2mL：0.25g，可供肌内或静脉注射。剂量同氯解磷定。

3. 双解磷（trimedoxime）

本品含 2 个肟基团，作用较碘解磷定强且持久，不易透过血脑屏障，有阿托品样作用。粉针剂规格为 0.15g。

第三节 高铁血红蛋白还原剂

亚甲蓝为最有效的高铁血红蛋白还原剂，它具有类似体内还原型辅酶Ⅱ高铁血红蛋白还原酶（NADPH·MHb 还原酶）的作用，可使亚甲蓝还原为还原型白色亚甲蓝，后者将带 Fe^{3+} 的高铁血红蛋白（MHb）还原为带 Fe^{2+} 的正常血红蛋白（Hb）后，其本身则被氧化成亚甲蓝，如此可反复进行。此外，维生素 C 和葡萄糖也有弱的还原作用，在解救高铁血红蛋白血症时可同时应用。

高铁血红蛋白血症是正常血红蛋白被亚硝酸盐等和含有（或产生）芳香胺的化学物氧化，形成高铁血红蛋白后而产生的。高铁血红蛋白含 Fe^{3+}，常与羟基牢固结合而不能接受氧分子，失去携氧能力，从而引起组织缺氧、发绀等中毒症状。临床上常见的亚硝酸盐中毒，多由于动物摄食烂菜而引起的，这种变质菜在肠道细菌作用下，将其含有的硝酸盐还原成亚硝酸盐，后者使 Hb 氧化成 MHh 所致。化学物亚硝酸盐、硝酸盐、苯胺、硝基苯、三硝基甲苯、苯醌、苯肼等，含有（或产生）芳香胺的药物如乙酰苯胺、对乙酰氨基酚、非那西丁、氨苯磺胺、苯佐卡因等药物也会引起高铁血红蛋白血症。

亚甲蓝
Methylthioninium Chloride

亚甲蓝曾名美蓝（methylene blue）。

【性状】 本品为深绿色、具铜样光泽的柱状结晶或结晶性粉末，无臭。在水或乙醇中易溶，在氯仿中溶解。

【药理】亚甲蓝本身是氧化剂，但根据其在血液中浓度的不同，而对血红蛋白产生两种不同的作用。当低浓度时，体内 6-磷酸-葡萄糖脱氢过程中的氢离子传递给亚甲蓝（MB），使其转变为还原型白色亚甲蓝（MBH_2）；白色亚甲蓝又将氢离子传递给带 Fe^{3+} 的高铁血红蛋白，使其还原为带 Fe^{2+} 的正常血红蛋白，与之同时白色亚甲蓝又被氧化成亚甲蓝，其反应式如下：

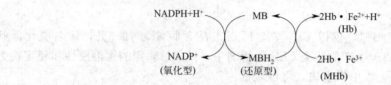

亚甲蓝的作用类似 NADPH·MHb 还原酶的作用，可作为中间电子传递体，促进 $NADPH + H^+$ 还原 MHb，并使 Hb 重新恢复携氧的功能，所以临床上使用小剂量（1～2mg/kg）解救高铁血红蛋白症。当使用大剂量（5～10mg/kg）时血中形成高浓度的亚甲蓝，NADPH 脱氢酶的生成量不能使亚甲蓝全部转变为还原型亚甲蓝，此时血中高浓度的氧化型亚甲蓝则可使血红蛋白氧化为高铁血红蛋白。上述高浓度亚甲蓝的氧化作用，则可用于解救氰化物中毒，其原理与亚硝酸钠相同。但作用不如亚硝酸钠强，临床应用时效果不明显。

内服不易自胃肠道吸收。在组织中可迅速被还原为还原型亚甲蓝，并部分被代谢。亚甲蓝、还原型亚甲蓝及代谢产物均由尿中缓慢排出；肠道中未吸收部分则由粪便排出。尿液和粪便可染成蓝色。

【用途】低剂量（1～2mg/kg）用于亚硝酸盐中毒；高剂量（5～10mg/kg，最大剂量为20mg/kg）用于氰化物中毒。

【注意】
① 禁忌皮下或肌内注射（可引起组织坏死）。
② 由于亚甲蓝溶液与多种药物、强碱性溶液、氧化剂、还原剂和碘化物配伍禁忌，因此不得将本品与其它药物混合注射。

【用法与用量】静脉注射：一次量，每 1kg 体重，解救家畜高铁血红蛋白血症 1～2mg。解救氰化物中毒 5～10mg。

【制剂与规格】亚甲蓝注射液 ①2mL∶20mg；②5mL∶50mg；③10mL∶100mg

第四节 氰化物解毒剂

氰化物中的氰离子（CN^-）能迅速与氧化型细胞色素氧化酶的 Fe^{2+} 结合，从而阻碍酶的还原，抑制酶的活性，使组织细胞不能得到足够的氧，导致动物中毒。含氰苷的植物如土豆幼芽、高粱、玉米的幼苗、南瓜藤、三叶草、亚麻籽、苦杏仁、豌豆、苏丹草等是家畜氰化物中毒的主要来源，以牛最敏感，其次是羊、马和猪。在上述植物中，氢氰酸是以游离形式，更多的是以结合形式存在。工业原料和农药中使用的氰化钠、氰化钾的毒性较氢氰酸小，但它们易溶于水，也能通过呼吸道、消化道或皮肤进入机体，产生毒性。氰化物中毒所致组织缺氧首先引起心血管系统损害和电解质紊乱。

目前一般采用亚硝酸钠-硫代硫酸钠联合解毒。先用 3% 亚硝酸钠或亚硝酸异戊酯，将带 Fe^{2+} 的血红蛋白氧化为带 Fe^{3+} 的高铁血红蛋白。CN^- 与 Fe^{3+} 结合，并形成氰化高铁血红蛋白，暂使氰不发生毒性作用。接着用硫代硫酸钠与 CN^- 形成毒性很小的硫氰酸盐，后者由尿排出。亚硝酸异戊酯的解毒机制与亚硝酸钠相同，但作用较弱，兽医临床上主要应用亚硝酸钠解救氰化物中毒。

亚硝酸钠
Sodium Nitrite

【性状】本品为无色或白色至微黄色结晶。无臭、味微咸、有引湿性。在水中易溶，在乙醇中微溶，水溶液显碱性反应。

【药理】本品为氧化剂，可使血红蛋白中的二价铁（Fe^{2+}）氧化成三价铁（Fe^{3+}），形成高铁血红蛋白，后者中的 Fe^{3+} 与 CN^- 结合力比氧化型细胞色素氧化酶的 Fe^{3+} 为强，可使已与氧化型细胞色素氧化酶结合的 CN^- 重新释放，恢复酶的活力，但是高铁血红蛋白与 CN^- 结合后形成的氰化高铁血红蛋白，在数分钟后又逐渐解离，释出的 CN^- 又重现毒性，此时宜再注射硫代硫酸钠。本品仅能暂时性地延迟氰化物对机体的毒性。本品尚有扩张血管的作用。本品内服后吸收迅速；静脉注射立即起作用。

高铁血红蛋白还能竞争性地结合组织中未与细胞色素氧化酶起反应的 CN^-。由于亚硝酸钠容易引起高铁血红蛋白症，故不宜重复给药。

有报道，由亚硝酸钠形成的亚硝基胺对动物有致癌作用。

【用途】用于解救氰化物中毒。

【注意】

① 治疗氰化物中毒时，宜与硫代硫酸钠合用。

② 应密切注意血压变化，避免引起血压下降。

③ 注射中出现严重不良反应，应立即停止给药，因过量引起的中毒，可用亚甲蓝解救。

④ 马属动物慎用。

【用法与用量】静脉注射：一次量，马、牛 2g；羊、猪 0.1～0.2g。

【制剂与规格】亚硝酸钠注射液 10mL：0.3g。

硫代硫酸钠
Sodium Thiosulfate

【性状】本品为无色透明结晶或结晶性细粒，无臭、味咸。在干燥空气中有风化性，在湿空气中有潮解性。在水中极易溶解，在乙醇中不溶。水溶液显微弱的碱性反应。

【药理】在肝内硫氰生成酶的催化下，能与体内游离的或已与高铁血红蛋白结合的 CN^- 结合，使其转化为无毒的硫氰酸盐而随尿排出；其化学反应如下：

$$Na_2S_2O_3 + CN^- \xrightarrow{\text{硫氰生成酶}} SCN^- + Na_2SO_3$$

本品不易由消化道吸收；静脉注射后可迅速分布到各组织的细胞外液。

【用途】主要用于解救氰化物中毒，也可用于砷、汞、铅、铋、碘等中毒。

【注意】

① 本品解毒作用产生较慢，应先静脉注射亚硝酸钠再缓慢注射本品，但不能将两种药液混合静注。

② 对内服中毒动物，还应使用本品的 5% 溶液洗胃，并于洗胃后保留适量溶液于胃中。

【用法与用量】静脉、肌内注射：一次量，马、牛 5～10g；羊、猪 1～3g；犬、猫 1～2g。

【制剂与规格】 硫代硫酸钠注射液 ①10mL：0.5g；②20mL：1g；③20mL：10g。

第五节 其它解毒剂

乙酰胺
Acetamide

【性状】 本品为白色透明结晶，易潮解。在水中极易溶解，在乙醇或吡啶中易溶，在甘油、氯仿中溶解。

【药理】 本品为有机氟杀虫药和杀鼠药氟乙酰胺、氟乙酸钠等中毒的解毒剂，故又名解氟灵。

动物在服入氟化物后至出现中毒症状的潜伏期为 0.5～2h，临床表现形式有 3 种：马、牛、绵羊、山羊、兔、猴表现心功能衰竭，而不显示中枢神经兴奋症状；犬、豚鼠表现中枢神经兴奋，而无心功能异常；猪、猫、仓鼠则兼有中枢和心脏症状。内服有机氟还可引起急性肠炎。

氟乙酰胺进入机体后，脱胺生成氟乙酸，阻碍细胞正常生理功能，引起细胞死亡，解毒剂乙酰胺的解毒机制是由于其化学结构与氟乙酰胺相似，可能因为本品在体内与氟乙酰胺争夺酰胺酶，使后者不能脱胺转化为氟乙酸；乙酰胺被酰胺酶分解生成乙酸，阻止氟乙酸对三羧酸循环的干扰，恢复阻止正常代谢功能，从而消除有机氟对机体的毒性。

【用途】 用于解救氟乙酰胺等有机氟中毒。

【注意】 本品酸性强，肌内注射时局部疼痛，可配合应用普鲁卡因或利多卡因，以减轻疼痛。

【用法与用量】 静脉、肌内注射：一次量，每 1kg 体重，家畜 50～100mg。

【制剂与规格】 乙酰胺注射液 ①5mL：0.5g；②5mL：2.5g；③10mL：1g；④10mL：5g。

第十六章

制剂用药

兽药制剂是根据《中华人民共和国兽药典》《进口兽药质量标准》或部颁《兽药国家标准》所制成的兽用制品，供兽医临床及畜牧生产应用。例如，粉剂、散剂、预混剂、片剂、溶液剂、注射剂、软膏剂等。制剂具有很高的质量要求，作为一种特殊商品，只有通过兽药 GMP 验收并取得相应制剂生产许可证、生产文号的兽药生产企业才能生产。制剂用药是指为了配制不同制剂所应用的稀释剂、乳化剂、助溶剂、崩解剂、抗氧剂、润滑剂、透皮促进剂等赋形剂，它们必须具有下列特点：无药理活性，对机体不产生药理作用和毒副反应；性质稳定，不与主药起化学反应，不影响主药的质量检验；对制备所需制剂具有一定的作用，从而加强制剂的稳定性或特定特性；来源方便，价格适宜。

第一节　液体制剂

液体制剂（liquid pharmaceutical preparations）主要是指药物分散在适宜的分散介质中制成的可供内服、注射或外用的液体形态的制剂，其中注射剂不同于其他液体制剂，须由灭菌法或无菌法制备而成。液体制剂的理化性质、稳定性、药效、毒性等均与药物粒子的分散度的大小有密切关系，所以研究液体制剂必须着眼于制剂中药物粒子分散的程度。药物以分子状态分散在介质中，形成均相液体制剂，如溶液剂、高分子溶液剂等；药物以微粒状态分散在介质中，形成非均相液体制剂，如溶胶剂、乳剂、混悬剂等。

液体制剂主要有以下优点：①药物分散度大，吸收快、起效迅速；②有效成分的分散或振摇后较均匀，给药剂量准确；③可以口服、注射及喷雾给药，生物利用度高；④能减低某些易溶药物的局部刺激性，如溴化物、水合氯醛等；⑤能增加某些药物的稳定性和安全性，如甲醛和硝酸甘油，前者为气体容易挥发，后者为固体容易爆炸，当制成溶液后可以应用；⑥流动性大，适用于腔道用药。

对液体药剂的一般要求是：①溶液型药剂应澄明，乳浊液或混悬液型药剂应保证其分散相小而均匀，振摇时易均匀分散；②分散媒最好是用水，其次是稀乙醇或乙醇，最后再考虑其它毒性较小的有机分散媒；③有效成分的浓度应准确、稳定；④制剂应适口，无刺激性；⑤制剂应具有一定的防腐能力。

根据液体制剂制备过程中辅料的作用，将其分成分散溶媒、注射溶媒、乳化剂、抗氧剂和抗氧增效剂、防腐剂、增溶剂六类分别介绍。

一、分散溶媒

液体药剂的分散溶媒应具备：稳定且化学活性小，不妨碍主药的作用和含量测定，无臭味、毒性小、成本低且有防腐性。但符合上述条件的分散溶媒很少，常用的分散溶媒各具优缺点，应充分掌握各分散溶媒的优缺点而加以选用。

药物的溶解度与分散溶媒的极性有着十分密切的关系。从极性角度，分散溶媒可分为以下几种。

（一）极性溶媒

极性溶媒是由极性分子组成，所谓极性分子是指由于分子的相对电负性，使其正负电荷中心不重合而净电荷为零的分子。极性大小可用偶极矩和介电常数表示。偶极矩或介电常数大的表示分子的极性大。极性溶媒通过偶极力来减弱溶质分子间引力，同时也加强了溶质分子与溶媒分子之间的引力，使极性溶质（药物）溶解。

常用的极性溶媒有水、甘油、二甲基亚砜、乙醇、丙二醇、聚乙二醇。

水
Water

水不具任何药理及毒理作用，且价廉易得，所以水是最常用和最为动物所耐受的极性溶媒；并能与乙醇、甘油、丙二醇等极性溶媒任意混合。水能溶解绝大多数无机盐与许多极性有机物，能溶解糖、胶、鞣质、蛋白质及色素。亲水胶粒与加保护胶体而亲水的疏水胶粒或液滴均能分散于水中。

天然水中的杂质多，不宜作为分散溶媒使用。制药用水包括纯化水、注射用水与灭菌注射用水。纯化水为原水经蒸馏法、离子交换法、反渗透法或其它适宜方法制得的供药用的水，不含任何附加剂。注射用水为纯化水经蒸馏所得的水。灭菌注射用水为注射用水经灭菌所得的水。纯化水可作为配制普通药物制剂的溶剂或试验用水，不得用于注射剂的配制。注射用水为配制注射剂用的溶剂。灭菌注射用水主要用于注射用灭菌粉末的溶剂或注射液的稀释剂。

一般水性制剂不容易久贮，在与其他药物配伍时也易产生配伍禁忌。

甘油
Glycerol

甘油化学名称为丙三醇，为黏稠性液体，味甜，毒性小，能与水、乙醇、丙二醇混合，而不与氯仿、乙醚及脂肪油相混合。对小白鼠的 LD_{50} 皮下注射为 $10mL/kg$，大白鼠静脉注射 LD_{50} 为 $5 \sim 6g/kg$。有些药物如酚、硼酸、鞣酸在甘油中的溶解度比在水中大。甘油的吸水性很强，多在外用制剂中使用，其无水物对皮肤有脱水作用和刺激性。甘油与水相比其黏度较大而化学活性较小，且浓度在 30% 以上时有防腐性，故常将一些外用药物制成甘油剂。在内服制剂中含甘油在 $12g/100mL$ 以上时，不但使制剂有甜味，且能防止鞣质的析出。但含量过多则有刺激性；而且其黏度大、成本高，故在使用上受到限制。

二甲基亚砜
Dimethyl Sulfoxide

二甲基亚砜（DMSO）为透明、无色、具大蒜臭味（纯品几乎无味）的液体（18.5℃时易结晶），有强吸湿性，与水混合时产生混合热，相对密度为 1.095～1.105，60%水溶液能降低水冰点到 -80℃，故有良好的防冻作用。能与水、乙醇、丙酮、醚、苯和氯仿任意混溶。本品既能溶解水溶性药物，又能溶解脂溶性药物，故有"万能溶媒"之称。本品能增加外用制剂中一些药物如氢化可的松、水杨酸等的透皮吸收，是常用的透皮吸收促进剂。本品对皮肤略有刺激性，高浓度可引起皮肤灼烧感、瘙痒及发红。

乙醇
Alcohol

95%乙醇（以体积计）为除水以外最常用的有机极性溶媒，能与水、甘油、丙二醇等相混合。乙醇的溶解范围很广，树脂、挥发油、鞣质、生物碱及其类似物、色素等均溶解于乙醇中。乙醇的毒性比其他有机溶媒小，对小白鼠的 LD_{50} 静脉注射为 1.973g/kg，皮下注射为 8.285g/kg。

20%以上的稀释液有防腐性，40%以上则能延缓某些药物（如苯巴比妥钠等）的水解。乙醇除作为溶剂（特别是外用溶剂）溶媒外，还用作植物性药材浸出制剂的溶媒，以制备酊剂、流浸膏和浸膏等。作注射溶媒时，乙醇浓度不宜过大，洋地黄毒苷、氢化可的松等注射液均用乙醇作溶媒。可供肌内或静脉注射，但浓度超过 10%肌内注射就有疼痛感。乙醇也具有防腐作用。与水相比，乙醇有药理作用，成本高以及容易挥发和燃烧等缺点，生产时应注意安全防护。

丙二醇
Popylene Glycol

本品由环氧丙烷与水在 150～160℃、0.78～0.98MPa 压力下，直接水合制得；或由环氧丙烷与水用硫酸作催化剂间接水合制得；或由丙烯直接催化氧化制得。其化学式为 $C_3H_8O_2$，常态下为无色黏稠液体，近乎无味，细闻微甜。制剂用药一般为 1,2-丙二醇。丙二醇的性质与甘油相似，但黏度较甘油为小，可作为内服及肌内注射液溶剂。丙二醇毒性小、无刺激性，可与水、乙醇、甘油等溶剂任意比例混合，能溶解许多有机药物。一定比例的丙二醇和水的混合溶剂能延缓许多药物的水解，增加其稳定性。丙二醇的水溶液对药物在皮肤和黏膜上有一定的促渗透作用。

聚乙二醇
Polyethylene Glycol

本品为环氧乙烷水解产物的聚合物，其通式为 $HO(CH_2OCH_2)n$。低聚度的聚乙二醇（PEG）如聚乙二醇 300～400 为中等黏度、无色略带微臭的透明液体，略有吸湿性，较甘油不易挥发，化学性质稳定。能与水以任何比例混合，不溶于醚，并能溶解许多水溶性无机盐和水不溶性有机物。本品对一些易水解的药物有一定的稳定作用。在外用洗剂中，本品能增加皮肤的柔韧性，并具有与甘油类似的保湿作用。

（二）非极性溶媒

非极性溶媒的分子没有极性或极性极小，它不能通过偶极力来溶解极性药物，但能溶解非极性药物。

常用的非极性溶媒有脂肪油、液状石蜡、乙酸乙酯、肉豆蔻酸异丙酯。

脂肪油
Fatty Oils

脂肪油系指具有脂肪结构的植物油，如茶油、花生油、麻油、豆油、棉籽油等，均为药典收载。脂肪油多用于外用制剂如洗剂、搽剂、滴鼻剂等，为非极性溶媒常用的一类。脂肪油不与水、乙醇或甘油相混合，能溶解游离生物碱、挥发油及许多芳香族药物。但纯脂肪油的气味差，容易酸败，遇碱能皂化变质，需精制，精制油主要用于注射剂中。

近年来，脂肪油的合成代用品，如油酸乙酯、肉豆蔻酸异丙酯，能与烃、蜡类物相混合，且不易酸败。合成油脂代用品在软膏剂中亦使用。

液状石蜡
Liquid Paraffin

无色透明油状液体，无味，加热后有石油臭味。本品有轻质和重质两种，前者相对密度（20℃）为 0.830～0.860，动力黏度为 37.0mPa·s，多用于外用液体药剂；而后者相对密度（20℃）为 0.845～0.890，动力黏度在 38.1mPa·s 以上，多用于软膏、糊剂中。本品为饱和烷烃化合物，化学性质稳定，但在空气中能被氧化，产生不快臭味，可加入油性抗氧剂。本品在肠道中不分解也不吸收，能使粪便变软，有润肠通便作用。可作口服溶液剂和搽剂的溶剂。

乙酸乙酯
Ethyl Acetate

无色或淡黄色流动性油状液体，微臭。相对密度（20℃）为 0.897～0.906，有挥发性和可燃性。在空气中容易氧化、变色，需加入抗氧剂。本品能溶解挥发油、甾体药物及其他油性药物。常作为搽剂的溶剂。

肉豆蔻酸异丙酯
Isopropyl myristate

本品是由异丙醇和肉豆蔻酸经酯化而制得的无色澄明流动性油状液体，几乎无臭。相对密度 0.846～0.855，性质稳定，耐氧化，抗水解，不易酸败。不溶于水、甘油、丙二醇，但溶于乙醇、丙酮、乙酸乙酯和矿物油。本品无刺激性、过敏性，可透过皮肤吸收，并能促进药物经皮吸收。可溶解甾体药物和挥发油。

二、注射溶媒

注射溶媒的选择主要是根据注射剂中药物的性质（如溶解度、稳定性等）及临床要求

（如速效、长效、减轻刺激、安全等）。注射用水是首选的注射溶媒。只有在注射用水不能满足要求时才考虑选用其他非水溶媒。为了满足药物溶解度或增加药物在溶液中的稳定性，往往根据试验，需要用两种或两种以上的复合溶媒。注射剂中溶媒的不同可以影响药物的吸收速度和作用时间。药物的水溶液较其油溶液吸收快，作用时间短，可使药物迅速发挥疗效。但油溶液则因吸收慢而作用时间长。

　　注射溶媒的要求：理化性质稳定，应尽量不与药物、空气、光、微量金属等发生作用，在 pH 值为 2～9 时较稳定而且微生物不易繁殖，对机体无毒、无热原及其他副反应，对注射部位应无刺激性且能适应临床用药的要求，并能用于制备长效、速效、高效制品，此外要价廉物美。这种理想的注射用溶媒是比较少的。一般制备注射液用的溶媒可分为三类：注射用水、注射用油、其他非水溶媒。

注射用水
Water for Injection

　　注射用水是注射剂溶媒中应用最广泛的一种，注射用水质量要求在《中国兽药典》中已作了严格规定。除了一般蒸馏水的检查，如酸碱度、氯化物、硫酸盐、钙盐、铵盐、二氧化碳、易氧化物、不挥发物及重金属均应符合规定外，尚需通过热原检查。在配制注射剂时，多采用新鲜的注射用水配制，以减少污染。

　　热原是指引起动物体温升高的物质总称。广义的热原包括了细菌性热原、内源性高分子热原、内源性低分子热原及其他化学热原等。药剂学上的"热原"通常是指细菌产生的热原，是指某些能致热的微生物代谢产物。大多数细菌和许多霉菌都能产生热原。致热能力最强的是革兰氏阴性杆菌的产物。微生物代谢产物中的内毒素是造成热原的最主要因素。在注射剂的工业生产中热原的去除与防止，应在配制前严格控制注射用水原料的质量以及容器、用具不得含有热原。在配液中注意操作，应加强防止污染。容器、用具上热原的去除方法有高温法和酸碱法；药液中热原的去除方法一般有吸附法和超滤法。

　　注射用水可用蒸馏法、离子交换法、电渗析法和反渗透法等方法制得。一般多采用双蒸馏法制备。

注射用油
Oils for Injection

　　许多植物油可作为注射的溶媒，一般称为注射用油。这些植物油类主要为在 20℃时能流动的脂肪酸酯的混合物，如麻油、花生油、茶油、棉籽油等。许多不溶于水的药物如樟脑、黄体酮等可用注射用油制成油溶性注射剂。油类不易与体液混合，致使油溶液中药物释放缓慢而呈现长效作用。油也用以制成混悬剂。植物油毒性很低但也存在着抗原性和局部耐受性问题。因此采用具体的植物油作为注射溶媒时，标签应注明油的名称。植物油因酸价大小对组织的刺激性也不同，酸价愈高刺激性愈大，反之则小，如麻油和玉米油优于棉籽油和花生油，前两种油刺激性与抗原性均较小，并可较快地从组织释放，而有优良的物理性质。另外注射用油也能引起囊肿、异物性肉芽肿及偶然性神经损伤等组织局部反应。

　　注射用油应无异臭、无酸败味、色泽不得深于规定的标准色泽。在 10℃ 保持澄明，皂化价 185～200，碘价 78～128，酸价在 0.56 以下。凡能符合以上要求，本身无毒，在注射用量内对机体无害，不影响主药疗效，并能被组织吸收者，都可用作注射用油，常用的植物油必须经过精制才能符合注射用油标准。精制方法包括如下几种：中和植物油中游离脂肪酸、除臭、脱水、脱色、灭菌。

油酸乙酯（aethylis oleas）：本品为浅黄色油状液体，能与脂肪油混溶，性质与脂肪油相似而黏度较小。但贮藏会变色，故常加抗氧剂，如含 37.5％没食子酸丙酯、37.5％BHT（二叔丁对甲酚）及 25％BHA（叔丁对甲氧酚）的混合抗氧剂用量为 0.03％效果最佳，可于 150℃、1h 灭菌。

苯甲酸苄酯（ascabin）：本品为无色结晶或油状液体，不溶于水与甘油，能溶于乙醇（95％）、氯仿、乙醚并可与脂肪油相混合，可用于含油注射液的混合溶媒中。如二巯丙醇（BAL）虽可制成水溶液，但不稳定，又不溶于油，使用苯甲酸苄酯可制成 BAL 油溶液，可供注射用。苯甲酸苄酯不仅可作为溶剂，还有助溶作用，且能够增加二巯丙醇的稳定性。一般甾体激素类用小于 75％的苯甲酸苄酯制成油注射液无不良反应。油性注射剂只能供肌内注射。

其他非水溶媒

因有机溶媒与机体的适应性的差异较大，所以对机体或多或少都有一定的影响，只有当注射用水不能满足要求时，才能使用非水溶媒。常用的有乙醇、丙二醇、聚乙二醇、二甲基乙酰胺、甘油、苯甲醇等，由于能与水混溶，一般可与水混合使用，以增加药物的溶解度或稳定性。

乙醇（alcohol）：为注射用溶媒时，醇浓度可高达 50％，虽可供肌内或静脉注射，但浓度超过 10％对肌内或皮下即有较大刺激性，作静脉注射用时还需注意其溶血作用。有些在水中溶解度小或在水中不稳定，但在乙醇中溶解度较大而又稳定的药物如洋地黄毒苷、氢化可的松等可用适当浓度的乙醇为溶媒制成注射液。

甘油（glycerol）：本品高浓度注射时，由于对中枢神经的直接作用和渗透障碍，可引起溶血或产生一些毒副作用。加之甘油的黏度、刺激性等原因，不单独作注射溶媒。常利用它对许多药物具有较大溶解度特性，与乙醇、丙二醇、水等同时应用。如氟苯尼考注射液可用 40％甘油、20％乙醇。

丙二醇（propylene glycol，PG）：本品与水、乙醇、甘油可混溶，能溶解多种挥发油，小鼠静脉注射的 LD_{50} 为 5～8g/kg，腹腔注射为 9.7g/kg，皮下注射为 18.5g/kg。注射用溶剂或复合溶剂常用量为 10％～60％，用作皮下或肌注时有局部刺激性。丙二醇溶解范围广，已广泛用作注射溶媒，可供静注或肌注。按药物溶解度，当丙二醇用量选用适当时，将使其制品具有长效作用。如苯妥英钠注射液（含丙二醇 40％）。

聚乙二醇（polyethylene glycol，PEG）：本品与水、乙醇相混合，化学性质稳定，PEG-300、PEG-400 均可用作注射用溶剂。有报道 PEG-300 的降解产物可能会导致肾病变。因此 PEG-400 更常用，其对小鼠的 LD_{50} 腹腔注射为 4.2g/kg，皮下注射为 10g/kg，如安乃近注射液、痢菌净注射液等以 PEG-400 为注射溶剂。本品对四环素、肾上腺素、咖啡因、毒毛花苷、吗啡等有延效作用。

二甲基乙酰胺（dimethylacetamide，DMA）：本品能与水、乙醇任意混合，为澄明的中性液体，极易溶于有机溶媒和矿物油中。小白鼠腹腔注射 LD_{50} 为 3.236g/kg。本品的溶血试验表明在各种浓度下都会造成动物红细胞溶血。当浓度小于 10％时加入 0.9％氯化钠有一定的阻止溶血效果。本品溶解药物范围较广，已在混合溶媒中使用，常用浓度 0.01％，但连续使用时应注意其慢性毒性。

三、乳化剂

乳化剂（emulsifier）是乳剂的重要组成部分，在乳剂形成、稳定性以及药效发挥等方面起重要作用。乳化剂能起稳定乳剂的作用，主要由于能降低表面张力或表面自由能；形成界面膜，在油水之间起着机械屏障作用；在油水界面上有规则地定向排列，形成电屏障。

一种优良的乳化剂应具有以下全部或大部分的性质：①应具有表面活性作用，可显著降低界面张力，减少表面自由能，提高乳剂稳定性；②应能迅速吸附在分散相乳滴周围而形成牢固的乳化膜；③能在乳滴表面形成电屏障以保证乳滴之间具有足够的静电斥力；④应有一定的生理适应能力，不对机体产生近期和远期的毒副作用，无局部刺激性；⑤稳定性好，乳化能力强，较低浓度即能发挥乳化作用。

常用乳化剂的种类：表面活性剂类乳化剂、天然乳化剂。

（一）表面活性剂类乳化剂

本类多为合成表面活性剂，少数为半合成高分子化合物。此类乳化剂发展快，种类多，具显著降低界面张力作用，多形成单分子膜，通常与油溶性极性化合物联用，以形成复合凝聚膜，增加乳剂的稳定性，表面活性剂类乳化剂又分为以下四种：①阳离子型乳化剂；②阴离子型乳化剂；③非离子型乳化剂；④两性离子型乳化剂。

常用的表面活性剂类乳化剂有以下几种。

蔗糖脂肪酸酯
Sucrose Fatty Acid Esters

蔗糖脂肪酸酯简称蔗糖酯（SE），是蔗糖与脂肪酸反应生成的单质或混合物，属多元醇型非离子表面活性剂，根据与脂肪酸反应生成酯的取代数不同有单酯、二酯、三酯及多酯。商品蔗糖酯常是多种不同结构的混合物。调节取代脂肪酸及酯化度，可得到不同亲水亲油平衡值（HLB值）的产品。

蔗糖酯为白色至黄色粉末，随脂肪酸酯含量的增加，可呈蜡状、膏状或油状，在室温条件下比较稳定，软化点50～70℃，分解温度233～238℃，有旋光性，在酸性或碱性时加热可被皂化。蔗糖酯在酸、碱和酶的作用下可水解或游离脂肪酸和蔗糖。蔗糖酯不溶于水，但有较强亲水性，在水中加热形成凝胶，也可在甘油中形成凝胶，溶于丙二醇、乙醇及一些有机溶剂，但不溶于油。其主要用作水包油型乳化剂。

脂肪酸山梨坦
Sorbitan Fatty Acid Ester

本品为多种失水山梨醇脂肪酸酯的混合物，商品名为司盘（Span）。常见的有司盘20（月桂山梨坦），HLB值为8.6；司盘40（棕榈山梨坦），HLB值为6.7；司盘60（硬脂酸山梨坦），HLB值为4.7；司盘65（三硬脂酸山梨坦），HLB值为2.1；司盘80（单油酸山梨坦），HLB值为4.3；司盘85（三油酸山梨坦），HLB值为1.8。

脂肪酸山梨坦大多为黏稠状、无色至黄色油状液体或蜡状固体，有特殊臭味，不溶于水，但一般可在水中或者热水中分散，多溶于醇、醚、液状石蜡或脂肪油等溶剂，因而常用作油包水型乳化剂。在水包油型（O/W 型）乳剂中，司盘 20 和司盘 40 常与吐温配伍用作混合乳化剂；而司盘 60、司盘 65 等则适合在油包水型（W/O 型）乳剂中与吐温配合使用。

聚山梨酯
Polysorbate

聚山梨酯是由失水山梨醇脂肪酸酯与环氧乙烷发生缩合反应生成的亲水性化合物，商品名为吐温（Tween）。常用的有聚山梨酯 20（吐温 20），HLB 值为 16.7；聚山梨酯 40（吐温 40），HLB 值为 15.6；聚山梨酯 60（吐温 60），HLB 值为 14.9；聚山梨酯 65（吐温 65），HLB 值为 10.5；聚山梨酯 80（吐温 80），HLB 值为 15.0；聚山梨酯 85（吐温 85），HLB 值为 11.0。

聚山梨酯为黄色油状黏稠液体，对热稳定，但在酸、碱和酶作用下也会水解。由于分子中的聚氧乙烯基的存在，亲水性大大增强，易溶于水、乙醇以及多种有机溶剂，一般不溶于液状石蜡及脂肪油，但吐温 65 和吐温 85 可在油中溶解形成浑浊液。低浓度时在水中形成胶束，其增溶作用不受 pH 影响。此类常用作难溶性药物的增溶剂及水包油型乳化剂。

聚山梨酯比较稳定，但如果溶液中含有过氧化物、重金属离子，或升高温度和受光照，聚氧乙烯链断裂，水解生成脂肪酸，其水解反应为一级反应，受专属酸碱催化。在作乳化剂时常与司盘混合使用，例如用吐温 20 制备的水包油型乳剂在加入司盘 20 后更为稳定，改变两者的比例可以得到不同组成的理想乳剂或乳膏。

十二烷基硫酸钠
Sodium Lauryl Sulfate

本品系由月桂醇经磺化反应生成的十二烷基酯，再与氢氧化钠中和制得，故又称月桂醇硫酸钠，简称 SDS 或 SLS。十二烷基硫酸钠为白色或淡黄色无定形粉末，易溶于水，不溶于油和有机溶剂。具有去污、乳化和优异的发泡能力，是一种无毒的阴离子表面活性剂。其生物降解度＞90%，HLB 值为 40。它们的乳化能力很强，并较肥皂类稳定，较耐酸和钙盐、镁盐，但可与一些高分子阳离子药物发生作用而产生沉淀，对黏膜有一定的刺激性，主要用作外用乳膏的乳化剂。

蓖麻油聚氧乙烯醚
Polyoxyethylene Castor Oil Ether

本品为蓖麻油醇酸甘油酯与环氧乙烷加成生成的非离子表面活性剂，在加成过程中可生成多种化合物，如聚氧乙烯蓖麻醇酸酯、乙氧化甘油三蓖麻醇酸酯等。埃莫尔弗（emolphor）是一类聚氧乙烯蓖麻油化合物，由 20 个单位以上的氧乙烯与油醇缩合而成。HLB 值在 12～18 范围内。聚氧乙烯蓖麻油甘油醚（cremolphor，EL）的氧乙烯的单位为 35～40，HLB 值为 12～14。常用的有 EL-20，EL-40，EL-80 等。

本品外观为淡黄色油状液体或白色糊状物，易溶于水和醇及多种有机溶剂，对疏水性物质有很强的增溶和乳化能力。具有较强的亲水性，常用作增溶剂及 O/W 型乳化剂。

聚氧乙烯-聚氧丙烯嵌段共聚物
Polyoxyethylene-polyoxypro-pylene

本品又称泊洛沙姆（poloxamer），商品名普朗尼克（pluronic），是由聚氧乙烯和聚氧丙烯聚合而成，通式为 $HO\text{-}(C_2H_4O)_a\text{-}(C_3H_6O)_b\text{-}(C_2H_4O)_c\text{-}H$。根据共聚比例的不同，本品有各种不同分子量和 HLB 值产品。一般分子量为 4000～14000，HLB 值为 0.5～30。本品作为高分子非离子表面活性剂，具有乳化、润湿、分散、起泡和消泡等多种优良性能，但增溶能力较弱，主要是大分子难以形成缔合胶束。泊洛沙姆 188 作为一种 O/W 型乳化剂，是目前用于静脉乳剂的极少数合成乳化剂之一，用本品制备的乳剂能够耐受热压灭菌和低温冰冻而不改变其物理稳定性。

脂肪酸甘油酯
Fatty Glyceride

脂肪酸甘油酯主要有脂肪酸单甘油酯和脂肪酸二甘油酯。商品脂肪酸甘油酯大多是脂肪酸酯、脂肪酸及其异构化物的混合物，如 1-甘油单酸酯和 2-甘油单酸酯。根据脂肪酸甘油酯的纯度，其外观可以是褐色、黄色和白色的油状、脂状或蜡状，熔点在 30～60℃，不溶于水，在水、热、酸、碱及酶等作用下易水解成甘油和脂肪酸。其表面活性较弱，HLB 值为 3～4，主要用作 W/O 型辅助乳化剂，这是因为脂肪酸甘油酯在水中与水形成水合物而改变了其亲水性能（HLB 值为 7）。

（二）天然乳化剂

天然乳化剂为复杂的高分子化合物，由于亲水性较强，能形成多分子乳化膜，可制成 O/W 型乳剂，多数有较大的黏度，能增加乳剂的稳定性。但由于分子量大，扩散到界面较慢，因此制备一级乳时，需用高浓度的乳化剂才易形成乳剂。天然乳化剂的乳化力有大有小，西黄蓍胶、琼脂、海藻酸钠等乳化力较小，主要用于增加外相的黏度，对乳剂的形成和稳定起辅助作用。使用天然乳化剂制备的乳剂容易染菌变质，需加入防腐剂。

卵磷脂
Lecithin

卵磷脂的主要来源是大豆和蛋黄，根据来源不同，又可称豆磷脂或蛋黄磷脂。卵磷脂的组成十分复杂，包括各种甘油磷脂，如脑磷脂、磷脂酰胆碱、磷脂酰乙醇胺、丝氨酸磷脂、肌醇磷脂、磷脂酸等，还有糖脂、中性脂、胆固醇和神经鞘脂等。卵磷脂的脂肪酸基被羟基化后即得到在水中分散性更好的羟基化卵磷脂。

在不同来源和不同制备过程的卵磷脂中，各组分的比例可发生很大的变化，从而影响其使用性能。如磷脂酰胆碱含量高时可作为 O/W 型乳化剂，而在肌醇磷脂含量高时则作为 W/O 型乳化剂。卵磷脂对热十分敏感，在 60℃ 以上数天内即变为不透明褐色，在酸性和碱性条件下以及酯酶作用下容易水解。由于分子中有两个疏水基团，故不溶于水，在水中能形成脂质双分子层，溶于氯仿、乙醚、石油醚等有机溶剂，对油脂的乳化作用很强，制得乳剂的乳滴很细且稳定，无毒，可用作注射用乳剂的乳化剂。羟基卵磷脂有较高的表面活性，是水包油型乳化剂。

阿拉伯胶
Gum Arabic

阿拉伯胶是阿拉伯胶酸的钙盐、镁盐、钾盐的混合物，阿拉伯胶粉为透明细小颗粒或白色至微黄色粉末，易溶于冷水和热水，形成黏性液体，不溶于醇。用它来制备的乳剂其油滴小而且成品白。阿拉伯胶为 O/W 型的乳化剂，适用于乳化植物油与挥发油。一般制成的乳剂供内服而不作外用，因在皮肤上待水分蒸发后存留一层膜而感不适。本品含有氧化酶，故易使胶腐败或与一些药物有配伍禁忌。为了克服这一缺点可先在 80℃ 加热 30min 以破坏之。阿拉伯胶的黏性比较低，故制成的乳剂容易分层；当与西黄蓍胶、果胶、琼脂等合用时可改善。用阿拉伯胶为乳化剂的乳剂的稳定性与 pH 值有关，在 pH 4～10 范围内较稳定，否则能迅速水解。通常应用浓度（10%～15%）的阿拉伯胶液呈现牛顿流体的黏度。

此外，浓度为 10%～25% 的阿拉伯胶浆常用作黏合剂。阿拉伯胶浆黏结力很强，制得的颗粒硬，压成的片剂比较坚硬，且片剂不随贮存时间而增加硬度。适用于容易松散的药物与不能用淀粉浆的药物，及不需要在水中崩解和需要延长作用的如含片等片剂。

西黄蓍胶
Tragacanth

西黄蓍胶粉为白色或微黄色无定形粉末，无气味，能溶于碱溶液和过氧化氢水溶液，水中膨胀，不溶于醇。西黄蓍胶含西黄蓍胶素与巴索林，加水溶解后溶液的黏度较大且比较复杂。西黄蓍胶素形成溶胶溶液，浓度大时才能生成凝胶，巴索林则形成凝胶溶液。本品按浓度不同可制成不同黏度的制品，如浓度为 0.1% 的溶液为稀胶浆溶液，0.2%～2% 的溶液呈结构黏度的凝胶溶液，浓度更大时则形成弹性的凝胶。本品乳化力较差，单独使用量为阿拉伯胶的 1/10～1/8，但由于制品球粒（O/W 型）粗大并易于聚结，故很少单独使用，一般与阿拉伯胶合用可增加乳剂的黏度以避免分层。普通混合比例为西黄蓍胶 1 份，阿拉伯胶 9～14 份。西黄蓍胶的黏度在 pH 5 时为最大，低于 pH 4.5 或高于 pH 6 则作用显著下降。

琼脂
Agar

琼脂为白色或略带黄色条状或粉末。皱缩半透明，微有光泽，干时质脆，湿时强韧，无气味或微有气味。渐溶于热水中成凝胶，不溶于冷水或醇，呈中性。本品乳化力不强，故其制品的稳定性较差。常与阿拉伯胶合用以提高乳剂的黏度。琼脂的胶粒带负电荷，故与带正电荷的明胶合用时有配伍禁忌。琼脂多用于乳化鱼肝油、液状石蜡等。琼脂浆的制法是先将琼脂溶于沸水中，用沙布过滤，趁热搅拌后加温水至所需量。琼脂一般制成 2% 浓度，用量约为乳剂总量的 1/3。如将鱼肝油用阿拉伯胶、西黄蓍胶、琼脂三者进行乳化可制成较好的乳剂，因为西黄蓍胶形成界面膜，阿拉伯胶能加强界面膜的作用，而琼脂则增加分散媒的黏度。

海藻酸钠
Sodium Alginate

海藻酸钠又名藻阮钠、藻胶钠。白色或淡黄色粉末，几乎无臭无味，是亲水性的多糖。缓慢溶于水，形成黏稠胶体溶液，不溶于醇、醚和氯仿，溶液加热不凝结。本品乳化性能同果胶，在乳化剂中起稳定作用。常与阿拉伯胶合用以乳化液状石蜡，一般用量为 0.5%，需加适宜的防腐剂防止变质。遇少量 Ca^{2+} 能生成凝胶，遇多量 Ca^{2+} 则产生沉淀；遇酸能生成不溶性的海藻酸。

本品主要是增加乳剂的黏度。在 pH 5 以上其黏度最大，也最稳定。少量的乙醇可使海藻酸钠乳剂的黏度增加，但含醇量增至 30%～40% 以上时可使之沉淀。

明胶
Gelatin

明胶可用作乳剂的乳化剂与稳定剂，但使用时需用乳匀机操作，用量一般为油的 1%～2%，明胶易腐败，故制品中需加防腐剂。

明胶为组成复杂的两性物质。为了更好地在制剂中发挥其乳化作用，往往制成两种制品。一种先用酸处理制成的称药胶 A，另一种先用碱处理制成的称药胶 B。药胶 A 等电点的 pH 值约为 8（7～9），因而在 8 以下带正电荷。当加酒石酸使其溶液成 pH 约为 3.2（3.0～3.5）时则呈现极度的水化性，同时带有正电荷而能使乳剂稳定。当与阿拉伯胶、西黄蓍胶、琼脂等带负电荷物质配合时能发生聚结而影响其乳化作用。反之药胶 B 的等电点 pH 约为 4.7（4.7～5.0），当在 pH 为 8（7.0～8.5）时则呈现极度的水化性，同时带有负电荷而使乳剂稳定。通常加 0.5%～1% 碳酸氢钠溶液使之成为 pH 值约为 8 的乳剂。但也有认为乳剂的 pH 应调至明胶的等电点左右，使明胶处于黏度最大的状态以增加界面膜的机械强度，而界面膜的机械强度很大程度上决定了乳剂的稳定性。为了防止配伍禁忌的产生，制品中的组成须与明胶带同样的电荷。

此外，明胶还可用于胶囊剂囊材的制备。

四、抗氧剂和抗氧增效剂

许多液体药剂在灭菌后或贮存期间，由于氧化作用逐渐发生变色、分解、析出沉淀，或使药效减弱、消失或毒性增大。为了避免药物的氧化，往往在液体药剂特别是注射剂中加入还原性物质、金属络合物或在容器中通入惰性气体来解决。

抗氧剂为还原剂，其氧化电势比药物低，故当与易氧化的药物同时存在时，药物中存在的氧先与抗氧剂发生作用，从而使主药保持稳定。

抗氧剂抗氧化的作用，主要是从不同的角度影响自氧化过程的各阶段，起到还原剂、阻滞剂、协同剂与螯合剂的作用，而以提供电子或有效氢原子供游离基接受，使自氧化的链反应中断为主。

抗氧剂及其用量的选择，主要根据主药化学结构与理化性质及容器类型（玻璃安瓿或橡皮塞封口瓶）、单剂量或多剂量、容器空间大小、有效期长短等因素，并通过实验观察来决定。如盐酸硫胺注射液就不宜用无机的抗氧剂（如亚硫酸钠），因为注射液的 pH 值受玻璃容器的影响。当制品的 pH 值上升至 5～6 时能与亚硫酸钠作用促使盐酸硫胺分解为嘧啶与噻唑而失效。有时一种抗氧剂还须结合其他的处理方法才能起到抗氧化作用。如在磺胺噻唑或磺胺嘧啶注射液中，除用0.1%的硫代硫酸钠抗氧外，还要加入惰性气体如氮气。

常用的抗氧剂主要有：焦亚硫酸钠、亚硫酸氢钠、亚硫酸钠、硫代硫酸钠、硫脲、丁基羟基茴香醚（BHA）、二丁基羟基甲苯（BHT）、没食子酸丙酯、茶多酚（TP）、植酸（PA）和植酸钠、特丁基对苯二酚（TBHQ）、甘草抗氧化物、磷脂、硫代二丙酸二月桂酯（DLTP）、4-己基间苯二酚、迷迭香提取物、抗坏血酸及其衍生物（抗坏血酸/维生素C、异抗坏血酸钠、抗坏血酸钙、抗坏血酸棕榈酸酯）、维生素E（生育酚）、竹叶抗氧化物等。

焦亚硫酸钠和亚硫酸氢钠
Sodium Pyrosulfite and Sodium Bisulfite

焦亚硫酸钠，又名偏重亚硫酸钠，白色结晶性粉末，有二氧化硫的气味，易溶于水和甘油，微溶于醇，水溶液呈酸性。亚硫酸氢钠又名酸式亚硫酸钠、重亚硫酸钠，为白色结晶性粉末，有二氧化硫的气味，暴露空气中失去部分二氧化硫，同时氧化成硫酸盐，能溶于水和乙醇，水溶液呈酸性。制剂中焦亚硫酸钠和亚硫酸氢钠，可以相互代替为，常用的抗氧剂之一。它有时在溶液pH值较低的情况下，热压灭菌后，能产生部分硫酸而使pH值下降。如0.01%酒石酸去甲肾上腺素溶液中加焦亚硫酸钠0.05%后，在未灭菌前溶液pH值为3.0～4.0，灭菌后pH值降至2.9～3.4。虽然去甲肾上腺素的效力仅降低2%，但灭菌中焦亚硫酸钠已损失了一部分，使其抗氧化力大大减小。焦亚硫酸钠和亚硫酸氢钠一般水剂用量为0.1%～0.2%，水溶液呈微酸性，适用于偏酸性药物。

亚硫酸钠
Sodium Sulfite

亚硫酸钠为无色结晶，有亚硫酸气味。易风化，在空气中不稳定，易氧化成硫酸钠。无水亚硫酸钠为白色细小结晶或粉末，有二氧化硫气味，较结晶亚硫酸钠稳定。二者均溶于水及甘油，难溶于醇。水溶液呈碱性，pH值约为9，久贮可氧化成硫酸钠而降低成分，故使用前应鉴定。一般使用浓度为0.1%～0.2%，常用于偏碱性药物。

丁基羟基茴香醚
Butyl Hydroxyanisole

丁基羟基茴香醚，又名叔丁基-4-羟基茴香醚、丁基大茴香醚，简称BHA，为两种成分（3-BHA和2-BHA）的混合物。分子式为$C_{11}H_{16}O_2$，分子量为180.25。丁基羟基茴香醚的抗氧化作用是由它放出氢原子阻断油脂自动氧化而实现的。

BHA对热较稳定，在弱碱性条件下不容易被破坏，因此是一种良好的抗氧化剂。BHA因有与碱土金属离子作用而变色的特性，所以在使用时应避免使用铁、铜容器。将有螯合作用的柠檬酸或酒石酸等与本品混用，不仅起增效作用，而且可以防止由金属离子引起的呈色作用。BHA具有一定的挥发性和能被水蒸气蒸馏，故在高温制品中易损失。

二丁基羟基甲苯
Butylated Hydroxytoluene

二丁基羟基甲苯，又名2,6-二叔丁基对甲酚，简称BHT，分子量为220.36。二丁基羟基甲苯为白色结晶或结晶性粉末，基本无臭，无味，熔点69.5～71.5℃，沸点265℃，对热相当稳定。不溶于水和稀碱，溶于苯、甲苯、乙醇、汽油及食物油中。

二丁基羟基甲苯的抗氧化作用是由于其自身发生自动氧化而实现的。它能够与自动氧化中的链增长自由基反应，消灭自由基，从而使链式反应中断。二丁基羟基甲苯在抗氧化过程中既可以作为氢的给予体也可以作为自由基俘获剂。由于2,6位上有2个强力推电子基团，因此，二丁基羟基甲苯具有很强的抗氧化效果。

特丁基对苯二酚
tert-Butylhydroquinone

特丁基对苯二酚，又名叔丁基对苯二酚，简称TBHQ，分子式为$C_{10}H_{14}O_2$，分子量166.22。特丁基对苯二酚为白色至淡灰色结晶或结晶性粉末，有极轻微特殊气味，溶于乙醇、乙酸乙酯、异丙醇、乙醚及油脂等，几乎不溶于水，沸点300℃，熔点126.5～128.5℃。

特丁基对苯二酚是抗氧化效果较好的新合成的抗氧化剂，尤为适用于植物油抗氧化，可使食用油脂的抗氧化稳定性提高3～5倍。无异臭味，在植物油内添加0.01%～0.03%，其效果比BHA、BHT、PG都好，可独用或与BHA或BHT混合使用。

其最大特点是在铁离子存在下不着色，还具有其他抗氧化剂所没有的防霉、抗菌作用，它的复配型产品抗氧化效果更佳。

五、防腐剂

防腐剂系指防止药物制剂由于细菌、酶等微生物的污染而产生变质的添加剂。

液体制剂特别是以水为溶剂的液体制剂，易被微生物污染而发霉变质，尤其是含有糖类、蛋白质等营养物质的液体制剂，更容易引起微生物的滋长和繁殖。抗菌药的液体制剂也能生长微生物，因为抗菌药物都有一定的抗菌谱。污染微生物的液体制剂会引起理化性质的变化，严重影响制剂质量，有时会产生细菌毒素有害于机体。

防腐剂可分为以下四类：①酸碱及其盐类：苯酚、甲酚、氯甲酚、麝香草酚、对羟基苯甲酸酯类、羟苯烷基酯类、苯甲酸及其盐类、硼酸及其盐类、山梨酸及其盐、丙酸、脱氢醋酸、甲醛、戊二醛等；②中性化合物类：三氯叔丁醇、苯甲醇、苯乙醇、氯仿、氯己定、双醋酸盐、氯己定碘、聚维酮碘、挥发油等；③汞化合物类：硫柳汞、醋酸苯汞、硝酸苯汞、硝甲酚汞等；④季铵化合物类：氯化苯甲烃铵、氯化十六烷基吡啶、溴化十六烷铵、度米芬等。

常用的防腐剂有以下几种。

对羟基苯甲酸酯类
Parahydroxybenzoate Ester

对羟基苯甲酸酯包括对羟基苯甲酸甲酯、对羟基苯甲酸乙酯、对羟基苯甲酸丙酯、对羟基苯甲酸丁酯等，又称尼泊金酯。这类的抑菌作用随烷基碳数增加而增加，但溶解度则减小，对羟基苯甲酸丁酯抗菌力最强，溶解度却最小。本类防腐剂混合使用有协同作用。通常是对羟基苯甲酸乙酯和对羟基苯甲酸丙酯（1∶1）或对羟基苯甲酸乙酯和对羟基苯甲酸丁酯（4∶1）合用，浓度均为 0.01%～0.25%。这是一类很有效的防腐剂，无毒、无味、无臭、不挥发、化学性质稳定。在酸性、中性溶液中均有效，在酸性溶液中作用较强，对大肠杆菌作用最强，但在弱碱性溶液中作用减弱，这是因为酚羟基解离所致。聚山梨酯类和聚乙二醇等与本类防腐剂能产生络合作用，虽然能增加在水中的溶解度，但其抑菌能力降低，原因是只有游离的对羟基苯甲酸酯类才有抑菌作用，所以应避免合用。

本类防腐剂遇铁能变色，遇弱碱或强酸易水解，塑料能吸附本品。

苯甲酸及其盐
Benzoic Acid and Salt

苯甲酸在水中溶解度为 0.29%，乙醇中为 43%（20℃），通常配成 20% 醇溶液备用。用量一般为 0.03%～0.1%。苯甲酸未解离的分子抑菌作用强，所以在酸性溶液中抑菌效果较好，最适 pH 是 4。溶液 pH 增高时解离度增大，防腐效果降低。苯甲酸防霉作用较对羟基苯甲酸酯类弱，而防发酵能力则较对羟基苯甲酸酯类强。苯甲酸 0.25% 和对羟基苯甲酸酯类 0.05%～0.1% 联合应用对防止发霉和发酵最为理想，特别适用于中药液体制剂。苯甲酸钠在酸性溶液中的防腐作用与苯甲酸相当。pH 值超过 5 时苯甲酸和苯甲酸钠的抑菌效果都明显降低，这时用量应不少于 0.5%。

山梨酸及其盐
Sorbic Acid and Salt

山梨酸为白色至黄白色结晶性粉末，无味，有微弱特臭，熔点 133℃。溶解度：水（30℃）中为 0.125%，丙二醇（20℃）中为 5.5%，无水乙醇或甲醇中为 12.9%，甘油中为 0.13%。对细菌最低抑菌浓度为 0.02%～0.04%（pH<6.0），对酵母、真菌最低抑菌浓度为 0.8%～1.2%。本品起防腐作用的是未解离的分子，在 pH4 水溶液中效果较好。山梨酸与其他抗菌剂联合使用产生协同作用。在塑料容器中活性会降低。山梨酸钾、山梨酸钙作用与山梨酸相同，水中溶解度更大，需在酸性溶液中使用。

苯扎溴铵
Benzalkonium Bromide

苯扎溴铵又称新洁尔灭，为阳离子表面活性剂。淡黄色黏稠液体，低温时形成蜡状固体，极易潮解，有特臭、味极苦，无刺激性。溶于水和乙醇，微溶于丙酮和乙醚。水溶液呈碱性，水溶液振摇产生大量泡沫。本品对金属、橡胶、塑料无腐蚀作用，在酸性和碱性溶液中稳定，耐热压。作防腐剂使用浓度为 0.02%～0.2%，多外用。

醋酸氯己定
Chlorhexidine Acetate（Hibitane）

醋酸氯己定又称醋酸洗必泰，微溶于水，溶于乙醇、甘油、丙二醇等溶剂中，为广谱杀菌剂，用量为 0.02%～0.05%，多外用。

其他防腐剂

邻苯基苯酚：微溶于水，使用浓度为 0.005%～0.2%。
桉叶油：使用浓度为 0.01%～0.05%。
桂皮油：使用浓度为 0.01%。
薄荷油：使用浓度为 0.05%。

六、增溶剂

在溶液剂制备时，增加主药溶解度的方法有多种。如添加表面活性剂或其他适宜的物质，对主药产生增溶或助溶作用；采用非水溶媒或混合溶媒增加主药的溶解度；加酸、碱使难溶药生成可溶性盐；在主药的分子结构上，导入亲水基团以增加其溶解度等。在使用这些方法时不仅仅是增加了药物的溶解度，往往也会影响到主药的吸收和生理活性，刺激性或毒性以及药物的稳定性。

常用增溶剂可分三类：第一类是某些有机酸及其钠盐，如苯甲酸钠、水杨酸钠、对氨基苯甲酸等，这些都是制剂中应用较多的助溶剂。第二类是酰胺化合物，如尿素、烟酰胺、乙酰胺等。第三类是表面活性剂类。常见的难溶性药物与助溶剂见表 16-1。

表 16-1 常见的难溶性药物与助溶剂

药物	助溶剂
碘	碘化钾、聚乙烯吡咯烷酮
咖啡因	苯甲酸钠、枸橼酸钠、水杨酸钠、对氨基苯甲酸、烟酰胺、乙酰胺
可可豆碱	水杨酸钠、苯甲酸钠、烟酰胺
茶碱	二乙胺、其他脂肪族胺、烟酰胺、苯甲酸钠
核黄素	烟酰胺、尿素、乙酰胺、苯甲酸钠、水杨酸钠、维生素 C、氨基甲酸乙酯
安络血	水杨酸钠、烟酰胺、乙酰胺
氢化可的松	苯甲酸钠、烟酰胺、二乙胺、琥珀酸钠
葡萄糖酸钙	乳酸钙、α-糖酸钙、枸橼酸钠、氯化钠
四环素	水杨酸钠、对羟基苯甲酸钠、烟酰胺
土霉素	烟酰胺、水杨酸钠、对羟基苯甲酸钠
链霉素	甲硫氨酸、甘草酸
红霉素	乙基琥珀酸酯、抗坏血酸
新霉素	谷氨酸
强的松龙	琥珀酸钠
安定	水杨酸
磺胺异噁唑	乙酰胺
己烯雌酚	二磷酸酯、磷酸二钠盐、甘氨酸酯

表面活性剂形成胶团后能增加某些难溶药物在溶媒中的溶解度并形成澄明溶液，对于以水为溶媒的药物，增溶剂的最适 HLB 值为 15～18，多数是亲水性较强的非离子型表面活性剂，如吐温类等。油溶性维生素、激素、抗生素、生物碱、挥发油等许多有机化合物均可经增溶剂制得适宜的较高浓度的澄明溶液供外用、内服或注射。在所有表面活性剂增溶剂中，以非离子型表面活性剂，如吐温类应用最为普遍，不但适合于非极性化合物的增溶，而且对含极性基团的化合物也能增溶。

在不同体系中选择使用增溶剂，除利用增溶剂的 HLB 值来判断外，尚没有普遍适合的规则。例如，对挥发油的增溶，虽然一般认为用 HLB 值较高的吐温类较好，但对不同的挥发油种类，以吐温 20 对薄荷油、茴香油、芥子油的增溶能力强；而吐温 80 对桂皮油、丁香油等的增溶更佳；吐温 40 则常用于八角茴香油中对茴香酚的增溶。

许多中草药注射剂所含成分复杂，在贮存一定时间后，少量不溶性物质往往析出而造成澄明度不合格，故常加入 1%~2% 吐温 80 作微量杂质的增溶剂。但应该指出，这种做法无论如何也不能代替应该进行的提纯或精制过程。过多的增溶剂本身也可能引起毒副作用和吸收方面的问题，制品的色泽、味觉也因此不佳，应该将增溶剂的用量控制在许可的最低限度。

七、混悬液稳定剂

混悬液系指难溶性固体药物以微粒状态分散于分散介质中形成的非均匀的液体制剂。混悬剂中药物微粒一般在 $0.5 \sim 10 \mu m$ 之间（小者也可为 $0.1 \mu m$，大者也可达 $50 \mu m$ 或者更大）。混悬剂属于热力学不稳定的粗分散体系，所用分散介质大多数为水，也可用植物油。

凡难溶性药物需制成液体制剂供临床应用时，药物的剂量超过了溶解度而不能以溶液剂形式应用时，两种溶液混合时药物的溶解度降低而析出固体药物时，为了使药物产生缓释作用等条件下，都可以考虑制成混悬液。但为了安全起见，毒剧药或剂量小的药物不应制成混悬液使用。

制成混悬液的药物本身的化学性质应稳定，在使用或贮存期间含量应符合要求；混悬液中微粒大小根据用途不同而有不同要求；粒子的沉降速度应很慢、沉降后不应有结块现象，轻摇后应迅速均匀分散；混悬剂应有一定的黏度要求；外用混悬液应容易涂布。

为了提高混悬液的物理稳定性，在制备时需加入的附加剂称为稳定剂。稳定剂包括助悬剂、润湿剂、絮凝剂和反絮凝剂等。

（一）助悬剂

混悬剂属于动力学与热力学不稳定体系，增加分散媒介的黏度有利于微粒的混悬。因此，把能增加液体分散介质黏度、阻止微粒下沉或增加微粒亲水性的物质称为助悬剂。助悬剂仅是混悬性药剂稳定剂中的一种。助悬剂还能被微粒表面吸附形成机械性或电性的保护膜，防止微粒聚集和晶型转化。使用助悬剂应注意防腐。

常用的助悬剂可分为低分子助悬剂、高分子助悬剂、硅酸盐类和触变胶等。

1. 低分子助悬剂

常用的低分子助悬剂有甘油、糖浆、山梨醇等。可增加分散介质的黏度，也可增加微粒的亲水性。其中最常用的为甘油。甘油多用于外用制剂。糖浆、山梨醇主要用于内服制剂，兼有矫味作用。

2. 高分子助悬剂

高分子类助悬剂可分为天然高分子助悬剂、半合成或合成高分子助悬剂。

天然的高分子助悬剂主要是树胶类，如阿拉伯胶、西黄蓍胶、桃胶等。还有植物多糖类，如海藻酸钠、琼脂、淀粉浆等。其它天然的高分子助悬剂有植物多糖类如白及胶、果胶、琼脂、角叉菜胶、脱乙酰甲壳素等，主要用于内服混悬剂。

合成或半合成高分子助悬剂，纤维素类，如甲基纤维素、羧甲基纤维素钠、羟丙基纤维素。其它合成或半合成高分子物质如卡波普、聚维酮（PVP）、聚乙烯醇（PVA）、葡聚糖、丙烯酸钠等亦可作为助悬剂。此类助悬剂大多数性质稳定，但应注意某些助悬剂能与药物或其它附加剂有配伍变化。

3. 硅酸盐类

常用的有硅皂土（膨润土，bentonite）、硅酸镁铝、硅酸铝等，这些物质不溶于水或酸，但在水中可膨胀，吸水可达自身重量的 12 倍，形成高黏度并具有触变性和假塑性的凝胶。硅皂土为外用助悬剂，常用浓度为 2%～3%。pH 值＞7 时，膨胀性更大，黏度更高，助悬效果更好。

4. 触变胶

触变胶可看作是凝胶和溶胶的等温互变体系。振摇可使它从凝胶变成溶胶有利于混悬剂的使用，静置后又由溶胶变成凝胶，防止微粒沉降。触变胶作助悬剂可使混悬剂中微粒稳定地分散在分散介质中，不合并，不沉淀。例如 2% 单硬脂酸铝溶解于植物油中可形成典型的触变胶。皂土、硅酸镁铝在水中也可形成触变胶。

下面主要介绍几种高分子助悬剂。

西黄蓍胶
Tragacanthae

西黄蓍胶为豆科植物西黄蓍胶树（*Astra galus gummifer* Labill.）的干枝被割伤后渗出的树胶，经干燥而得。西黄蓍胶为白色或黄白色粉末或半透明薄片；遇水膨胀成有黏性胶状物。本品用量为 0.5%～1%，稳定的 pH 值为 4～7.5。黏度在 pH5 时最大，低于 pH4.5 或高于 pH6 黏度则显著下降。本品水溶液为假塑性流体，黏度大，是一种既可内服也可外用的助悬剂。

阿拉伯胶
Gum Arabic

阿拉伯胶也称为阿拉伯树胶，来源于豆科的金合欢树属的树干渗出物，因此也称金合欢胶。阿拉伯胶主要成分为高分子多糖类及其钙盐、镁盐和钾盐。主要包括有树胶醛糖、半乳糖、葡萄糖醛酸等。品质良好的阿拉伯胶颜色呈琥珀色，且颗粒大而圆，主要产于非洲。目前也有经过精制过程而得的粉末状阿拉伯胶，使用上更为方便。阿拉伯胶为浅白色至淡黄褐色半透明块状，或为白色至橙棕色粒状或粉末，是分子量为 22 万～30 万的高分子电解质。无臭，无味，易燃。在水中可逐渐溶解成呈酸性的黏稠状液体，经过一些时间则黏度减低，溶解度约 50%，不溶于乙醇。其与明胶或清蛋白形成稳定的凝聚层。用酸性醇使其沉淀，则得游离阿拉伯酸。常用量为 5%～15%，稳定的 pH 值为 3～9。因其黏度低，常与西黄蓍胶合用，本品只能作内服混悬剂的助悬剂。

海藻酸钠
Sodium Alginate

海藻酸钠是从褐藻类的海带或马尾藻中提取碘和甘露醇之后的副产物，其分子由 β-D-甘露糖醛酸（β-D-mannuronic，M）和 α-L-古洛糖醛酸（α-L-guluronic，G）按（1→4）键连接而成，是一种天然多糖，具有药物制剂辅料所需的稳定性、溶解性、黏性和安全性。

海藻酸钠为白色或淡黄色粉末，几乎无臭无味。海藻酸钠溶于水，不溶于乙醇、乙醚、氯仿等有机溶剂。海藻酸钠用量为 0.5%，溶于水成黏稠状液体，1%水溶液 pH 值为 6～8。当 pH 为 6～9 时黏性稳定，加热至 80℃以上时则黏性降低，也不能与重金属配伍。海藻酸钠无毒，LD_{50}>5000mg/kg。螯合剂可以络合体系中的二价离子，使得海藻酸钠能稳定于体系中。

甲基纤维素
Methyl Cellulose

甲基纤维素（MC）是一种非离子纤维素醚，它是通过醚化在纤维素中引入甲基而制成的。甲基纤维素有 4 种重要功能：增稠、表面活性、成膜性以及形成热凝胶（冷却时熔化）。

甲基纤维素为白色或类白色纤维状或颗粒状粉末，无臭。平均分子量 186.86n（n 为聚合度），18000～200000。本品在无水乙醇、乙醚、丙酮中几乎不溶。在 80～90℃的热水中迅速分散、溶胀，降温后迅速溶解，水溶液在常温下相当稳定，高温时能凝胶，并且此凝胶能随温度的高低与溶液互相转变。用量为 0.1%～1%，稳定的 pH 值为 3～11，可与多种离子型化合物配伍。但与鞣质和盐酸有配伍变化。

羧甲基纤维素钠
Carboxymethylcellulose Sodium

羧甲基纤维素钠（CMC-Na）是纤维素的羧甲基化衍生物，是最主要的离子型纤维素胶。羧甲基纤维素钠通常是由天然的纤维素和苛性碱及一氯醋酸反应后而制得的一种阴离子型高分子化合物，分子量由几千到百万。

羧甲基纤维素钠为白色纤维状或颗粒状粉末，无臭、无味、有吸湿性，易于分散在水中形成透明的胶体溶液。用量多为 1%，稳定的 pH 值为 5～10。本品是阴离子化合物，因此与多价阳离子如三氯化铁、硫酸铝等不能配伍。

（二）润湿剂

润湿剂系指能增加疏水性药物微粒被水湿润的附加剂。许多疏水性药物，如硫黄、甾醇类、阿司匹林等不易被水润湿，加之微粒表面吸附有空气，给制备混悬剂带来困难，这时应加入润湿剂，润湿剂可被吸附于微粒表面，增加其亲水性，产生较好的分散效果。常用的润湿剂有表面活性剂类和溶剂类。

1. 表面活性剂类

作润湿剂的表面活性剂的 HLB 值在 7～11 之间。表面活性剂能降低药物微粒与分散介质之间的界面张力和接触角，使药物微粒易于润湿。常用的润湿剂有聚山梨酯类、聚氧乙烯脂肪醇醚类、聚氧乙烯蓖麻油类、磷脂类、泊洛沙姆等。用量为 0.05%～0.5%。此类润湿剂的缺点是振摇后产生较多的泡沫。

2. 溶剂类

常用的有乙醇、甘油等能与水混溶的溶剂。能渗入疏松粉末聚集体中，置换微粒表面和空隙中的空气，使微粒润湿。其润湿作用不如表面活性剂类。

（三）絮凝剂与反絮凝剂

混悬液中微粒沉降有两种情况。一种是自由沉降，即大的微粒先沉降，小的微粒后沉降，小粒子填于大粒子之间，结成相当牢固的块状物，振摇不易再分散。自由沉降没有明显的沉降面。另一种是絮凝沉降，即数个微粒聚集在一起沉降，沉降物比较疏松，经振摇可恢复为均匀的混悬剂，絮凝沉降有明显的沉降面。

混悬剂中的微粒由于分散度大而具有很大的总表面积，因而微粒具有很高的表面自由能，这种高能状态的微粒就有降低表面自由能的趋势，表面自由能的改变可用公式表示：

$$\Delta F = \delta s. L \times \Delta A$$

式中，ΔF 为表面自由能的改变值；ΔA 为微粒总表面积的改变值；$\delta s. L$ 为固液界面张力。

对一定的混悬剂 $\delta s. L$ 是一定的，因此只有降低 ΔA，才能降低微粒的表面自由能 ΔF，这就意味着微粒间要有一定的聚集。但由于微粒荷电，电荷的排斥力阻碍了微粒产生聚集。因此只有加入适当的电解质，使 ζ 电位降低，以减小微粒间电荷的排斥力。ζ 电势降低一定程度后，混悬剂中的微粒形成疏松的絮状聚集体，使混悬剂处于稳定状态。

混悬微粒形成疏松聚集体的过程称为絮凝，加入的电解质称为絮凝剂。为了得到稳定的混悬剂，一般应控制 ζ 电势在 20～25mV 范围内，使其恰好能产生絮凝作用。絮凝剂主要是具有不同价数的电解质，其中阴离子絮凝作用大于阳离子。电解质的絮凝效果与离子的价数有关，离子价数增加 1，絮凝效果增加 10 倍。常用的絮凝剂有枸橼酸盐、酒石酸盐、磷酸盐及氰化物等。与非絮凝状态比较，絮凝状态具以下特点：沉降速度快，有明显的沉降面，沉降体积大，经振摇后能迅速恢复均匀的混悬状态。

向絮凝状态的混悬剂中加入电解质，使絮凝状态变为非絮凝状态这一过程称为反絮凝。加入的电解质称为反絮凝剂。反絮凝剂所用的电解质与絮凝剂相同。

制备混悬剂时常需加入絮凝剂，使混悬剂处于絮凝状态，以增加混悬剂的稳定性。絮凝剂和反絮凝剂的种类、性能、用量、混悬剂所带电荷以及其他附加剂等均对絮凝剂和反絮凝剂的使用有很大影响，应在试验的基础上加以选择。

第二节　固体制剂

粉剂、片剂和胶囊剂等固体药剂制备时离不开特定的赋形剂，亦称辅料。辅料必须为化学惰性，能顺利流动，有一定的黏着性但不粘贴冲头和冲模，遇体液能迅速崩解溶解，释放出主药产生应有的作用。按所起的作用将辅料分为稀释剂、润湿剂与黏合剂、崩解剂、润滑剂、助流剂、矫味剂等。

一、稀释剂

稀释剂亦称填充剂或填料。凡主药如剧药、激素类或维生素等剂量小于 0.1g 的药物制成片剂或含量很小的散剂时，必须另加稀释剂以增加其体积。选择稀释剂应增进处方的黏性和流动性。在制湿颗粒中常用的稀释剂有水不溶性稀释剂（如淀粉、硫酸钙、磷酸氢钙、碳酸钙、微晶纤维素、改良淀粉等）和水溶性稀释剂（如乳糖、蔗糖、甘露醇、山梨醇等）。若原料中含挥发油或液体药物时，需用吸收剂吸收，然后加其他成分制成。

常用的稀释剂有以下几种。

淀粉
Starch

本品为白色细微的粉末，不溶于水与乙醇，在空气中很稳定，与大多数药物不起作用，能吸水而不潮解，但遇水膨胀，遇酸或碱在潮湿状态及加热情况下逐渐被水解而失去其膨胀作用，其水解产物有还原糖，如用氧化还原法测定主药含量时可能受干扰。在水中加热至68～72℃则糊化成胶体溶液，但在非水介质中或干燥淀粉在高温时也不会膨胀、糊化。

淀粉价廉易得。由于淀粉具有以上性质，故在片剂、散剂和预混剂生产中是很好的稀释剂、吸收剂和崩解剂。

淀粉的种类很多。其中以玉米淀粉、马铃薯淀粉、麦淀粉较为常用。玉米淀粉有黄白两种，用黄色者制成的淀粉呈乳白色，用白色者制成的颜色较为洁白。玉米淀粉的含水量一般为10％～15％，但往往感觉不到发潮，制片时较其他淀粉易于掌握，成品的色泽较悦目。马铃薯淀粉为白色而略带青色。粉粒较粗，含水量一般在20％左右，压成的片剂往往呈类灰白色，其崩解作用一般不及玉米淀粉。麦淀粉为白色或类白色，其性质与马铃薯淀粉相似。淀粉单独使用时其黏性较差，制成的片剂较疏松，但与适量的糖粉或糊精合用时可增加其黏性，亦能使片剂的硬度有所增加。淀粉经压缩后有膨胀倾向，因此不能广泛用作片剂的稀释剂。

10％淀粉浆是制备片剂最常用的润湿剂和黏合剂。当与药物混合制粒时，药物逐渐吸收其中的水分后被均匀湿润而产生一定的黏性。用淀粉浆作黏合剂一般不影响片剂的崩解时间，所以要迅速崩解的片剂常用淀粉浆作黏合剂，若黏性不足时可另加其他黏性较强的黏合剂，如阿拉伯胶或蔗糖等。淀粉浆也是优良的染料载体，溶解于冷水中的染料用来制浆能使湿颗粒获得均匀一致的色泽，在干燥时于颗粒表面不产生色泽迁移倾向。

此外，常用干淀粉（100～105℃干燥，含水量在8％～10％之间）作为崩解剂，使片剂在消化道里经一定时间后全部崩解。其用量一般为干颗粒重的5％～20％。淀粉是碘的显色剂（呈蓝紫色），故需注意本品不与含碘化合物接触。

水溶性淀粉
Water-Solubility Starch

本品为白色或黄白色粉末，在冷水中即可全溶。水溶性淀粉是一种介于淀粉和淀粉糖之间，经控制而成的低程度水解产品，该产品水化力较强，在常温下即可溶解，有良好湿度的黏性，有很好的载体作用，几乎没有甜度或不甜，耐热性强，不易褐变，有很好的乳化作用和增稠效果，吸湿性小，不易结团，成膜性好等。

蔗糖
Sucrose

本品为白色，无臭，有甜味，极易吸湿，溶于水，不溶于乙醇。在温度110～145℃时，或在酸性条件下引起糖转化（葡萄糖和果糖），在室温和中等湿度条件下稳定。优点是黏合力强，可用来增加片剂的硬度，常与糊精、淀粉配合使用。应注意片剂的长期贮存过程中由于蔗糖的吸湿和干燥使片剂的硬度变大、崩解或溶出不合格等问题。治疗糖代谢不良症的药物制剂中不宜加入。

糊精
Dextrin

　　本品为淀粉的水解产物，为白色或微黄白色细微粉末，在冷水中溶解较缓慢而在热水中较易溶，在乙醇中不溶，对斐林试剂无还原作用，遇碘呈红棕色。对不能用淀粉的药物如对氨基水杨酸钠等可用糊精作稀释剂。糊精用量过多时必须严格控制润湿剂用量，否则会使颗粒过硬而造成片剂的麻点、水印等现象，并能影响崩解速度。用淀粉、糊精作稀释剂往往影响含量测定时主药提取的不完全，对主药含量微小及颗粒坚硬的片剂尤为显著。

葡萄糖
Glucose

　　葡萄糖又称 α-D-葡萄糖、右旋糖。本品色白、味甜，易溶于水，微溶于醇和丙酮，不溶于醚，相对密度 1.56，具旋光性，露置空气中易受潮结块。其是可溶性片剂和粉剂的优良稀释剂，并有矫味与黏合作用，在口含片、咀嚼片和可溶性粉剂中多用。用本品作稀释剂对易氧化药物有稳定作用。含有葡萄糖（尤其是无水葡萄糖）的片剂随着贮存期的延长而硬度增加。

乳糖
Lactose

　　本品为白色、无臭、略带甜味的粉末，能溶于水（1∶5），微溶于乙醇，露置空气中无变化，不易吸水而易吸收臭气，对大部分药物不起化学作用，尤其适用于引湿性药物，为优良的稀释剂。用乳糖作稀释剂时制成的片剂光洁美观，对含量测定结果的准确性影响较小，在贮存时期多不延长成品的崩解时间。本品也可与可溶性药物制成可溶性粉剂作饮水剂用。

微晶纤维素
Microcrystalline Cellulose（MCC）

　　本品为白色、无臭、无味、由多孔微粒组成的晶体粉末。根据粒径和含水量不同分为若干规格，如商品名为 Avicel 的规格有：HP101、HP102、HP201、HP202、HP301、HP302等。微晶纤维素具有较强的结合力与良好的可压性，亦有"干黏合剂"之称，可用作粉末直接压片。另外，片剂中含 20% 以上微晶纤维素时崩解较好。

碳酸钙
Calcium Carbonate

　　本品为白色细微粉末，无臭、无味。空气中无变化，几乎不溶于水、乙醇，但遇酸起中和反应，能溶于稀盐酸、稀醋酸和稀硝酸，并发生泡沸。

　　经提纯的碳酸钙又称轻质碳酸钙，因其性质稳定，质地疏松，分散性能好，价格低廉，广泛用作饲料添加剂（特别是微量元素添加剂）的载体和药物预混剂的稀释剂。近年来认为本品可能影响畜禽日粮中钙、磷平衡，故有被其他载体和赋形剂替代的趋势。在口服片中多用以减少胃液的破坏作用。碳酸钙也可作为油类的吸收剂，但其吸收力不及磷酸氢钙，且碱性较强。本品用量多时可引起便秘，但加适量碳酸镁可克服。

磷酸氢钙
Calcium Hydrogen Phosphate

本品为白色细微粉末，无臭、无味。在空气中稳定，水中溶解度较小，不溶于醇，能溶于稀盐酸。无引湿性，性质类似于硫酸钙，具有良好的流动性和稳定性，但可压性差而价廉，仅用于制湿粒。常配合不同药物制成预混剂，既为动物补钙和磷，又不影响其平衡。此外，本品也常作中草药浸出物、油类及膏剂的良好吸收剂。磷酸氢钙不宜用于维生素 C 和盐酸硫胺片剂，因为磷酸氢钙影响两者的硬度和崩解度，而且对维生素 C 的稳定性有影响。钙盐对四环素类的吸收有影响，故不能用于四环素类片。

甘露醇
Mannitol

本品是六碳醇的异构体，为无臭的白色粉末或可自由流动的细颗粒，其甜度约为蔗糖的一半并与葡萄糖相当。本品很稳定，与多数药物反应，但有报道本品可与某些金属离子形成复盐。本品的安全性较好，在肠道中不吸收，但服用量太大可能产生轻微致泻的作用。本品吸潮性差，其临界相对湿度约 85%，低于 85% 时，吸湿量很低。本品的压缩成型性较好。本品可溶于水，溶解时吸热，因此口服时有凉爽感并有甜味，很适于口含片及舌下用的稀释剂。本品的粉末状产品可用为湿法制粒的稀释剂；用本品制粒压片时，润滑剂的用量需适当增加。

硫酸钙
Calcium Phosphate

本品不溶于水，性质稳定，但易吸湿而结块，应贮于密闭防潮的容器内。本品在干燥状态时与其它药物无反应，如有水分存在时，可与胺类、氨基酸类、肽类及蛋白质等形成复合物。本品与其他钙化合物相比，在胃肠道吸收量少，一般不产生不良反应。应指明，此类药用的硫酸钙应为二水化物或无水物，其二水化物如因受热而失去一分子以上的结晶水后，则遇水能固化，所以本品为稀释剂并用于湿法制粒时，应控制湿颗粒的干燥温度在 70℃ 以下。本品也干扰四环素的吸收。

二、润湿剂与黏合剂

药物本身有黏性如中草药浸出物、浸膏或含胶质成分等，只要加适当液体即显黏性者，这种液体称为润湿剂。润湿剂本身没有黏性，但能诱发待制粒物料的黏性，以利于制粒。主要使用的润湿剂为纯化水和乙醇。

对没有黏合性或黏性不足的药物必须加黏合剂。片剂生产中，压片是否容易，压成片剂外表是否美观直接与颗粒有关。而颗粒的质量取决于所用的物料、工艺过程和设备等因素。所有这些因素中黏合剂的选择更为重要，黏合剂的选用应视主药的性质和制片的方法等具体情况，一般靠实践经验。如选用恰当，形成的颗粒均匀，片剂硬度好，且易压片；若所用黏合剂黏合作用不足或用量太少，则压成的片剂疏松易碎；黏性过强或用量太大则过于坚硬以致片剂不崩解。优良的片剂应是采用最小的黏合剂而质地坚硬，崩解迅速。

黏合剂一般是蔗糖或高分子物质。后者分为两类：天然高分子聚合物如淀粉类和胶类（包括阿拉伯胶、西黄蓍胶等）；合成高分子聚合物如甲基纤维素、聚乙烯吡咯烷酮等。黏合剂可以加到处方成分的粉末中混合，也可用水、醇及醇-水的混合物使湿润后加入，或制成溶液加入。一般来说其溶液的黏合作用比较大（约为粉末的两倍），既节省，又容易混匀。很多干燥的黏合剂往往也兼有崩解和稀释的性质。常用的黏合剂有淀粉浆、糊精、淀粉蔗糖混合浆、阿拉伯胶浆、明胶浆、聚乙二醇、纤维素衍生物、聚乙烯吡咯烷酮、聚乙烯醇、蔗糖、液体葡萄糖、丙烯酸树脂、玉米朊、麦芽糖醇、泊洛沙姆、海藻酸钠、单月桂酸酯等。

蒸馏水
Distilled Water

本品无臭、无味、无毒、便宜，但干燥温度高、干燥时间长，对于水敏感的药物非常不利。在处方中水溶性成分较多时可能出现发黏、结块、湿润不均匀、干燥后颗粒发硬等现象，此时最好选择适当浓度的乙醇-水溶液，以克服上述不足。其溶液的混合比例根据物料性质与试验结果而定。

乙醇
Ethanol

本品可用于遇水易分解的药物或遇水黏性太大的药物。中药浸膏的制粒常用乙醇-水溶液作润湿剂，随着乙醇浓度的增大，润湿后所产生的黏性降低，常用浓度为 30%～70%。

淀粉浆
Starch Slurry

本品是将淀粉混悬于冷水中，加热使糊化，或用少量冷水混悬后，再加沸水使糊化而制成。玉米淀粉的糊化温度为 70～75℃，制淀粉浆的温度及加热时间等，对其黏度有影响。淀粉浆具有良好的黏合作用，本品在国内外应用都很广泛。淀粉浆能均匀地润湿片剂的原料，不易出现局部过湿现象；在很多情况下制成的片剂崩解性能好；本品对药物溶出的不良影响较少。但在一步制粒中应用很难。

聚维酮
Povidone（PVP）

本品根据分子量的不同分为若干种规格，可根据需要选择，常用的规格为 K30 型，其平均分子量为 $6.0×10^4$。本品可溶于水，常用其适宜浓度的水溶液为黏合剂，其用量常占片剂总重的 0.5%～2%。本品也可溶于乙醇，并可用其醇溶液为润湿黏合剂，因此较适合于对水敏感的药物；也较适合于疏水性的药物，既有利于润湿药物易于制粒，又因此改善了药物的润湿性而有利于药物的溶出。本品也是用一步制粒机（流化喷雾制粒机）制粒的良好黏合剂，因为传统的黏合剂如淀粉浆，其浓度高时（例如＞5%）难以雾化。本品也是溶液片、泡腾片、咀嚼片等的优良黏合剂。

糖浆
Liquid Sucrose

本品系蔗糖糖浆，浓度在 60%～70%，适用于溶液片或比较坚硬的片剂，能使纤维素性药物、轻质蓬松药物的粉末成坚实片剂。糖浆的浓度愈高，制成片剂的硬度愈大。糖浆亦是溶解染料的良好载体，制成的颗粒和片剂色泽均匀。糖浆常用于含有以磷酸氢钙为稀释剂的片剂，因为磷酸氢钙需要比淀粉浆黏性更大的黏合剂。需要糖浆作黏合剂的药物有氨茶碱、非那西丁、对乙酰氨基酚、安定等。

液状葡萄糖
Liquid Glucose

本品由淀粉水解而成，往往含糊精、麦芽糖等杂质。常用的浓度有 25% 与 50% 两种。本品有强黏性，适用的药物与糖浆相似，用于容易氧化的药物，如对亚铁盐有稳定作用。本品有引湿性，制成的颗粒不易干燥，压制的片剂易吸潮。

聚乙烯吡咯烷酮
Polyvinylpyrrolidone

本品为白色或微黄色粉末或无定形半透明颗粒，在空气中极易潮解，能溶于乙醇和氯仿，几乎不溶于乙醚，溶于水中成胶态溶液。本品化学性质较稳定，为优良的黏合剂，常用浓度为 5%。本品略具引湿性，但制成片剂后无引湿性，片剂随贮放时间而变硬。本品对不溶于聚乙烯吡咯烷酮-水或水-醇溶液及醇溶液的药物粉末制粒较好，是泡腾片、咀嚼片的优良黏合剂，如片剂中含有 2%～3% 的甘油，则片剂的硬度随时间而减低。本品适于作为阿司匹林、维生素 C 及碳酸氢钠等片剂的黏合剂，对阿司匹林片剂能延缓其水解作用。

纤维素衍生物
Cellulose Derivative

纤维素衍生物为天然纤维素处理后制成的衍生物。常用的有：羧甲基纤维素钠（carboxymethylcellulose sodium，CMC-Na）、甲基纤维素（methylcellulose，MC）、羟丙基纤维素（hydroxypropylcellulose，HPC）、羟丙基甲基纤维素（hydroxypropylmethylcellulose，HPMC）、乙基纤维素（ethylcellulose，EC）等。

羧甲基纤维素钠（carboxymethylcellulose sodium，CMC-Na）：纤维素的半合成物，白色粉状或颗粒，有吸湿性，在热水或冷水中很易分散，水溶液在 pH 2～10 时稳定，1% 水溶液的 pH 值为 6.5～8.0。黏度 5～2000mPa·s。水溶液黏度大而稳定，具有黏合、乳化和助悬作用。常用作助悬剂以使不溶性药物的粉末在溶液中不易沉降。其 1%～2% 的水溶液常在片剂中作湿法制粒的黏合剂。5%～15% 浓度可用来制备水溶性和水不溶性药物粉末的颗粒，制成的颗粒较聚乙烯吡咯烷酮制得的柔软，压成的片剂有较大的硬度。本品能螯合微量金属离子，使某些含金属离子杂质的片剂在贮存时延缓变色。

甲基纤维素（methylcellulose，MC）：具有良好的水溶性，应用于水溶性或水不溶性物料的制粒，颗粒压缩成型性好，且不随时间变硬，常用浓度为 2%～10%。

羟丙基纤维素（hydroxypropylcellulose，HPC）：易溶于冷水，可溶于甲醇、乙醇、异丙醇和丙二醇中。其羟丙基含量为 7%～19% 的低取代物称为低取代羟丙基纤维素，即 L-HPC。本品既可作为湿法制粒的黏合剂，也可作为全粉末直接压片的黏合剂。

羟丙基甲基纤维素（hydroxypropylmethylcellulose，HPMC）：易溶于冷水，不溶于热水，常用浓度为 2%～10%，也是一种最为常用的薄膜衣材料。制备 HPMC 水溶液时，最好先将 HPMC 加入总体积 1/5～1/3 的热水（80～90℃）中，充分分散与水化，然后在冷却条件下，不断搅拌，加冷水至总体积。

乙基纤维素（ethylcellulose，EC）：不溶于水，可溶于乙醇等，可作为水敏感性药物的黏合剂。常用浓度为 2%～10%。本品黏性较强且在胃肠液中不溶解，会对片剂的崩解及药物释放产生阻滞作用。目前，常用于制备缓释、控释制剂的包衣材料。

明胶
Gelatin

本品为无臭、无味、浅棕黄色或淡黄色的透明颗粒或粉末。乙醇中几乎不溶，酸和碱中溶解，在水中膨胀和软化，在热水中可溶，冷却到 35～40℃ 时就会形成胶冻或凝胶。因此，制粒时明胶溶液应保持较高温度，缺点是制粒物随放置时间变硬。适用于松散且不易制粒的药物以及在水中不需崩解或延长作用时间的口含片等。

三、崩解剂

崩解剂可看作片剂在胃环境中的分散剂。理想的崩解剂不仅使片剂崩裂为颗粒而且还能将颗粒崩裂为粉粒。事实上，崩解剂的作用是克服黏合剂和压片所需的物理力，若黏合剂的黏合作用较强，则崩解剂的崩裂作用必须更强才能使片剂中有效成分于胃肠道中释放出来。

片剂的崩解度除与使用的崩解剂性质有关外，还与片剂生产过程（压片的速度、片剂的硬度、润滑剂与黏合剂的性质、制粒的方法、崩解剂的湿度与干燥等）、辅料和主药的作用以及贮存条件等有关。

常用的崩解剂包括干淀粉、纤维素类、藻酸类、植物胶、表面活性剂、泡腾崩解剂、黏土、离子交换树脂及酸-碱系统。淀粉、纤维素前已述及，这里主要介绍微晶纤维素、海藻酸和表面活性剂等。

微晶纤维素
Microcrystalline Cellulose

本品为白色或类白色粉末，微晶形，为非纤维状粉末，颗粒呈坚硬棒状，由木浆粕或棉浆粕经酸解处理，除去非晶部分而得的结晶聚合体。不溶于水、稀酸及有机溶剂，但可分散在水中，部分溶胀于稀碱。

国外商品称 Avicel，有作片剂的崩解剂、黏合剂、助流剂或填充剂等多种效用。本品能迅速吸水，因此，和淀粉合用能使片剂快速崩解。本品缺陷之一是当水分含量增加（约 3%）时产生静电荷，有时使颗粒引起条纹（痕）或分散，这种情况可以事先将本品干燥，除去水分即可解决。本品除对水分敏感的药物如阿司匹林、青霉素、维生素类等外几乎可与所有药物配伍。

羧甲基淀粉钠
Sodium Carboxymethyl Starch

本品由淀粉经醚化而制成，呈钠盐而存在。全取代的本品曾用为代血浆的原料，还用作食品添加剂。用作崩解剂者其取代度较低，一般为 0.3～0.4。本品为白色至类白色的粉末，流动性良好，有良好的吸水性，吸水后其容积大幅度增大，具有良好的崩解性能。20 世纪 80 年代本品在国内推广应用以来，应用范围日广，对改善片剂质量起到了很好的作用，本品既适用于不溶性药物，也适用于水溶性药物的片剂；本品既可用内加法，也可用外加法；本品具有较好的压缩成型性。

低取代-羟丙基纤维素
Ls-Hydroxypropyl Cellulose（L-HPC）

本品是由纤维素用环氧丙烷经醚化而制得，高取代度者在水中可溶，低取代度者的羟丙氧基含量为 7.0%～12.9%，在水中不溶解，但可以溶胀，其吸水溶胀性较淀粉强。本品国内已有生产及推广应用，证明其崩解性能良好，远优于淀粉。本品的用法同羧甲基淀粉钠。本品为非离子化合物，与药物一般不反应。

羧甲基纤维素钙
Calcium Carboxymethyl Cellulose（CMC-Ca）

本品是由羧甲基纤维素钠与碳酸钙反应而制成，为白色或类白色的粉末，不溶于水，易吸水，吸水后体积膨胀数倍，有良好的崩解作用。本品在文献中多有报道，并已载于美国药典及日本药局方。

海藻酸
Alginic Acid

本品是从海藻中得到的多聚物，由 D-甘露糖醛酸和葡萄糖醛酸组成。白色至淡黄棕色粉末，无气味，缓慢地溶于碱性溶液，微溶于热水，不溶于冷水及有机溶剂。对水有亲和性并有高的吸附性能，为一种优良的崩解剂。本品呈弱酸性反应，仅适用于酸性和中性药物。若用于碱性盐类或有机酸盐类则反应形成有胶体性质的水溶性或水不溶性海藻酸盐，从而增加了黏度和延迟崩解时间。本品可用于多种维生素、阿司匹林及多数有机碱的盐类。

交联聚维酮
Cross Povidone

交联聚维酮又称交联聚乙烯吡咯烷酮，是乙烯基吡咯烷酮的高分子量交联物。本品是流动性良好的白色粉末，在水、有机溶剂及强酸强碱溶液中均不溶解，但在水中迅速表现出毛细管作用和优异的水化能力，最大吸水量为 60%，无凝胶倾向。因而其崩解性能十分优越。在片中用量较 L-HPC 等用量少，效果好。用本品为崩解剂的片剂的崩解时间受压片力的影响较小，国内已有生产。国外有一种性能优良的供直接压片的复合辅料"Ludupress"，即由乳糖、聚维酮、交联聚维酮组成。

表面活性剂
Surface Activity Reagents

表面活性剂能增加药物的润湿性，因而促进水的透入。一般疏水性或不溶性药物如阿司匹林、非那西丁等对水缺乏亲和力，其孔隙中不易为水所透入，因而崩解度差，当加入适量表面活性剂则能较好地解决这个问题。例如吐温80、溴化十六烷三甲胺、月桂醇硫酸钠、硬脂醇磺酸钠等表面活性剂对某些片剂的崩解均有良好的性能。但表面活性剂选择不当或用量不适宜时反而会影响崩解速度。

表面活性剂的使用方法有：①溶解于黏合剂内；②与作崩解剂的淀粉混合后加于干颗粒中；③制成醇溶液喷于干颗粒上。此三种方法中以第三法最能缩短崩解时间，但在生产上单独用表面活性剂的效果不好，常与淀粉混合使用。其比例一般为0.2%表面活性剂与10%淀粉。

泡腾崩解剂
Effervescent Disintegrant

泡腾崩解剂主要利用酸碱中和原理，产生二氧化碳气体，使片剂崩解来制备泡腾颗粒剂、泡腾崩解片。常用的酸碱为枸橼酸、酒石酸、碳酸钠、碳酸氢钠等。

四、润滑剂

药物制成干燥颗粒在压片前须加润滑剂，其目的在于使颗粒润滑，使片剂易从模中抛出，减少与冲模的摩擦和粘连以及使片剂的剂量准确、外表光亮美观。因此，润滑剂应具有以下3种作用：①增流性，即增加和控制颗粒的流动性，硼酸、滑石粉、硬脂酸镁均有这种性质；②抗黏性，即阻止加压下容易变形药物的表面在解压时与冲头的粘连，液状石蜡、硬脂酸均有这种性能；③润滑性，即减低颗粒之间以及药片与模孔之间的摩擦力，滑石粉、硬脂酸镁均有这种性能。必须为有效的压片并按照片剂的特性来选用润滑剂。

润滑剂大致分为两类：脂溶性润滑剂如脂类和油类，应用最广，另一类为水溶性润滑剂，该种润滑剂大多用于泡腾片剂。

硬脂酸
Stearic Acid

硬脂酸又名硬蜡酸、十八酸。白色叶片状，90～100℃时逐渐挥发，能溶于醇、苯、醚、氯仿、丙酮、二硫化碳和四氯化碳，也溶于乙酸甲酯和甲苯，极微溶于水。有良好的附着性，与颗粒混合后分布均匀而不易分离，为广泛应用的润滑剂。硬脂酸系酸性，不能用于有机化合物碱性盐类如苯巴比妥钠、糖精钠和碳酸氢钠。硬脂酸与苯巴比妥钠共压片时将严重黏冲，在贮存时形成硬脂酸钠和苯巴比妥。

硬脂酸镁
Magnesium Stearate

硬脂酸镁又名十八酸镁，为白色粉末，能溶于热醇，不溶于水，遇稀酸分解。比滑石粉细腻轻松，有良好的附着性，与颗粒混合后分布均匀而不易分离，是应用广泛的润滑剂。硬脂酸镁的粉粒比硬脂酸小，因此用量也略少，这是由于它们的粉粒有较大的包裹性质。硬脂酸镁为更有效的润滑剂而用途也更广泛。硬脂酸镁呈碱性反应，故不能用于含有阿司匹林、某些维生素及多数有机碱盐（尤其是颠茄生物碱类）。硬脂酸镁的润滑性能强，一般用量为0.3%~1%。本品为疏水物，对吸湿性的颗粒很有效，但用量过多会影响片剂的崩解度而产生裂片。

氢化植物油
Hydrogenated Vegetable Oil

本品为白色或黄白色细粉、薄片或小丸。溶于石油或热的异丙醇，几乎不溶于水。在片剂和胶囊剂中用作润滑剂，应用时，将其溶于轻质液状石蜡或己烷中（若以己烷为溶剂，可在喷雾后采用减压的方法除去己烷），然后将此溶液喷于干颗粒上，以利于均匀分布。常用量为1%~6%（质量分数），常与滑石粉合用。

五、助流剂

助流剂也称滑料。处方中加入滑料的目的是促进压片物料的流动性，有时可帮助压片前颗粒在模孔内重排列，使滑料粉粒插入处方中组成成分之间以减少它们间的黏结倾向，降低颗粒间的摩擦力。助流作用对快速压片工艺极为重要，滑料也像润滑剂一样，要求在颗粒表面必须以细粉状态分布并在混合物中适宜地混合。

滑石粉
Talc

本品有白色、黄色和灰色3种，以白色者为好。质地微细，无臭，有滑腻感，不溶于水。

本品主要成分为硅酸镁，易黏附于皮肤上，有润滑皮肤使之干燥的作用。常作外用撒布剂的基质。因不被吸收，不宜直接撒布于创口，否则影响创口愈合。另外，制备片剂时作为助流剂使用，可减少药物黏附于冲头表面，增加颗粒的润滑性和流动性，用量常为3%~6%。滑石粉中往往含有碳酸钙杂质，含有此种杂质的滑石粉其润滑性较低，遇酸产生的CO_2能使药片松散。滑石粉有亲水性，对片剂的崩解作用影响比较小。本品粉粒细而相对密度大，附着力比较差，故在压片过程中能因震动而与颗粒分离，沉在模孔底部，往往出现上冲的现象。由于滑石粉在颗粒中往往分布不均匀，片剂的色泽和含量容易出现较大差异，与轻质液状石蜡合用时可改善这种现象。滑石粉中一般含碱性杂质，对容易与碱作用的药物（如阿司匹林、阿托品等）不宜应用，但如滑石粉先用酸处理后可克服。

微粉硅胶
Spherosil

本品为轻质白色粉末，又称白炭黑，国外多用于快速压片工艺中。本品无臭无味，不溶于水及酸而溶于氢氟酸及热碱溶液中。对微粉硅胶的要求是：pH 值在 5～7.5，含氯化物 0.05%；氢氟酸不挥发残留物不超过 5%；在 150℃ 干燥失重不超过 5%；含铁盐不超过 0.02%；重金属不超过 0.005%；砷盐不超过 0.0005%。本品的化学性质稳定，与绝大多数药物不发生反应。本品有很好的流动性，对药物有较大的吸附力；亲水性能很强，用量在 1% 时可加速片剂的崩解，且使片剂崩解成细粒，有利于药物的吸收。

六、矫味剂

内服制剂应味道可口，外观良好，使动物尤其是幼畜和小动物乐于服用。矫味剂系指药品中用以改善或屏蔽药物不良气味和味道，使病畜禽难以觉察药物的强烈苦味（或其它异味如辛辣、刺激等）的药用辅料。矫味剂一般包括甜味剂、芳香剂、胶浆剂和泡腾剂四类。

（一）甜味剂

甜味剂（sweeting agents）能掩盖药物的咸、涩和苦味。甜味剂包括天然和合成二大类。

天然甜味剂中以蔗糖、单糖浆及芳香糖浆应用较广泛。芳香糖浆如橙皮糖浆、枸橼糖浆、樱桃糖浆、甘草糖浆及桂皮糖浆等不但能矫味，也具有矫臭的作用。甘油、山梨醇、甘露醇亦可作甜味剂。

蔗糖
Sucrose

蔗糖是食糖的主要成分，双糖的一种，由一分子葡萄糖的半缩醛羟基与一分子果糖的半缩醛羟基彼此缩合脱水而成。蔗糖有甜味，无气味，易溶于水和甘油，微溶于醇。相对密度 1.587（25℃）。有旋光性，但无变旋光作用。蔗糖几乎普遍存在于植物界的叶、花、茎、种子及果实中。在甘蔗、甜菜及槭树汁中含量尤为丰富。蔗糖味甜，是重要的食品和甜味调味品。

蔗糖是矫味的主要用品，常以单糖浆或果汁糖浆如橙皮糖浆、樱桃糖浆、桂皮糖浆等形式应用，兼矫臭。应用糖浆时常添加山梨醇、甘油等多元醇，防止蔗糖结晶析出。

甜菊苷
Stevioside

甜菊苷是从多年生菊科草本植物甜叶菊的叶和茎中提取得到的一个双萜配糖体，为微黄色或白色结晶性粉末，易潮解，无臭，有清凉甜味，甜度约为蔗糖的 300 倍。其难溶于水（约 1∶1000），微溶于乙醇，加热与遇酸不变化。pH 4～10 时加热稳定。常用量为 0.025%～0.05%（相当于蔗糖浓度 5%～10%）。

本品甜味持久且不被人体吸收，不产生热能，所以是糖尿病、肥胖病患者很好的低能量天然甜味剂，但甜中带苦，故常与蔗糖或糖精钠合用。

糖精钠
Saccharin Sodium

糖精钠由糖精（邻磺酰苯甲酰亚胺）加碳酸氢钠制得，为无色或白色结晶性粉末，无臭，易溶于水（1∶1.5），但水溶液不稳定，长时间放置后甜味降低，在 pH 8 时较稳定。其甜度为蔗糖的 200～700 倍，常用量为 0.03％（相当于蔗糖浓度 10％），常与单糖浆或甜菊苷合用，作咸味药物的矫味剂。

阿司帕坦
Aspartame

阿司帕坦也称蛋白糖，又称天冬甜精，化学名为天门冬酰苯丙氨酸甲酯，为二肽类甜味剂。其甜度为蔗糖的 150～200 倍，而无后苦味，不致龋齿，可以有效地降低热量，适用于糖尿病、肥胖症患者。可用于低糖量，低热量的保健食品和药品中。

（二）芳香剂

在药剂中用以改善药剂的气味的香料和香精称为芳香剂（spicesflavers）。香料由于来源不同，分为天然香料和人造香料两类。天然香料有从植物中提取的芳香挥发性物质，如柠檬、茴香、薄荷油等，以及此类挥发性物质制成的芳香水剂、酊剂、醑剂等。人造香料亦称香精，是在人工香料中添加适量溶剂调配而成，如苹果香精、橘子香精、香蕉香精等。

（三）胶浆剂

胶浆剂具有黏稠缓和的性质，可干扰味蕾的味觉而具有矫味的作用。胶浆剂由于黏稠，能干扰味蕾的味觉因而可矫味，多用于矫正涩酸味。对刺激性药物可降低刺激性。在胶浆剂中加入甜味剂如 0.02％糖精钠或 0.025％甜菊苷可增加矫味作用。常用的有海藻酸钠、阿拉伯胶、明胶、甲基纤维素、羧甲基纤维素钠等的胶浆。常于胶浆中加入甜味剂，增加其矫味作用。

（四）泡腾剂

泡腾剂系利用有机酸（如枸橼酸、酒石酸）与碳酸氢钠混合，遇水后产生大量二氧化碳，由于二氧化碳溶于水呈酸性，能麻痹味蕾而矫味。

第三节　软膏剂

软膏剂是将药物加入适宜基质中制成的一种容易涂布于皮肤、黏膜或创面的半固体外用制剂，主要起保护、润滑和局部治疗作用。某些药物透皮吸收后，亦能产生全身治疗作用。糊剂一般是含有大量药物粉末（25％～70％）的软膏剂，主要起局部保护作用。

良好的软膏剂应均匀、细腻、涂于皮肤上无粗糙感觉，并有适宜的黏稠性，易于涂布于皮肤或黏膜上而不融化，但能软化，性质稳定，长期贮存无酸败、异臭、变色等变质现象，必要时加适量的防腐剂或抗氧剂使之稳定；有良好的吸水性，所含药物的释放、穿透性较理想；无不良刺激性、过敏性；无配伍禁忌；用于创面的软膏还应无菌。

一、基质

基质不仅是软膏剂的赋形剂，同时也是药物的载体，与软膏剂的质量及其药物的释放与吸收都有重要关系，目前常用的有下列三类：油脂性基质、乳剂型基质和水溶性基质。

（一）油脂性基质

油脂性基质包括烃类、类脂及动、植物油脂等疏水性物质。此类基质的共同特点是润滑，无刺激性，对皮肤有保护、软化作用，能与多种药物配合，不易繁殖细菌，但油腻性及疏水性大，与分泌液不易混合，对药物的释放、穿透性亦较其它基质差，不易与水性液体混合也不易用水洗除，有时还妨碍皮肤的正常功能。烃类基质包括凡士林、固体石蜡、液状石蜡和硅酮等，类脂多用羊毛脂、蜂蜡与鲸蜡等。一般不单独用于制备软膏剂，为克服其疏水性常加入表面活性剂或制成乳剂型基质来应用。

1. 油脂类

油脂类系从动植物中得到的高级脂肪酸甘油酯及其混合物。此类基质不如烃类化学性质稳定，在贮存的过程中易受温度、光线、空气、水分等影响，而引起分解、氧化和酸败。加入抗氧剂和防腐剂后其稳定性可得到改善，油脂性抗氧剂常用的如维生素 E、2,6-二叔丁基对甲酚及丁基羟基茴香醚等。此类基质更接近于皮肤皮脂腺的分泌物，因此透皮性能较烃类基质较好。

植物油
Plant Oil

其组成系不饱和油酸的甘油酯，常用的有麻油、棉籽油、花生油等，一般为液体，长期贮存易酸败。通常不单独作软膏基质，常与熔点较高的蜡类熔合以制成适宜的基质，例如常用的单软膏就是以蜂蜡和植物油（1：2，质量比）经加热熔合而制得，可作基质应用。

氢化植物油
Hydrogenated Vegetable Oil

其系用植物油在催化剂的作用下，在双键上加氢而制得的饱和或部分饱和的脂肪酸甘油酯。由于氢化程度不同，其形态呈半固体或固体。氢化植物油较原植物油稳定。完全氢化的植物油呈蜡状固体。不易酸败，熔点较高，须与其他基质混合使用。不完全氢化的油呈软膏似的稠度，因尚有不饱和成分，故仍易氧化酸败。

2. 类脂类

此类基质多系高级脂肪酸与高级一元醇（或二元醇）化合而成的酯，其性质与油脂类相似。

羊毛脂
Wool Fat Anhydrous

羊毛脂即无水羊毛脂，为淡棕黄色的黏稠半固体，有微臭，熔点 $36\sim42℃$，主要成分是胆固醇类的棕榈酸酯及游离的胆固醇类。就其化学组成来看，羊毛脂不是脂肪而属于蜡类。因含胆固醇类而有较大的吸水性，可吸水 150%，形成油包水乳剂，并能吸收多量的油及乙醇。由于羊毛脂的组成与动物皮脂分泌物颇相似，故透皮性较凡士林强，因而可增加凡士林软膏的吸水性。羊毛脂久贮能被氧化而酸败，色泽变深，加热至 100℃ 后可防止这种情况。

羊毛醇
Lanolin

本品为羊毛脂经皂化分离得到的胆固醇（约 28%）与三菇醇的混合物。英国药典收载有羊毛醇软膏，系由羊毛醇 6g、石蜡 24g、液状石蜡 60g、凡士林 10g 所组成，此软膏与等量水混合即成 W/O 型乳剂基质。如将羊毛醇进一步分离可得纯胆固醇。

蜂蜡
Beeswax

蜂蜡又称黄蜡，为黄色硬块，熔点为 62～67℃，不易酸败。白（蜂）蜡系由黄蜡经漂白精制而得。其主要成分为棕榈酸蜂蜡醇酯和少量的游离高级醇类，有乳化作用，皂化后的生成物，亲油性较大，吸水性较弱，能制成油包水型乳剂，可作为辅助乳化剂，常用来调节软膏的硬度。

鲸蜡
Spermaceti

鲸蜡主要成分为棕榈酸鲸蜡醇酯和游离高级醇类，熔点为 42～50℃，不易酸败，能吸收水，与脂肪、蜡、凡士林等熔合，有较好的润滑性，主要用于调节基质的硬度。

3. 烃类

烃类系由石油分馏后得到的各种烃类混合物，其中大部分属于饱和烃类。其特点是性质稳定，很少与主药发生作用，不易被皮肤吸收，适用于保护性软膏，不溶于水和醇，但在多数脂肪油或挥发油中溶解。

凡士林
Vaseline

凡士林又称软石膏，系液体与固体烃类形成的半固体混合物，有黄、白两种；白凡士林是由黄凡士林经漂白而得，熔点 38～60℃，有适宜的黏稠性和涂展性，化学性质稳定，不会酸败，无刺激性，能与蜂蜡、脂肪、植物油（除蓖麻油）熔合，可与多种药物配伍，特别适用于遇水不稳定的药物，如抗生素等。由于凡士林的油腻性大而吸水性差，不能渗透皮肤，也不能较快地释放药物，涂在皮肤上形成闭塞性油膜，起着局部的覆盖作用，因而妨碍伤患处水性分泌物的排出和热的散发，故不适用于有多量渗出液的患处，以免引起发炎。凡士林仅能吸收约 5% 的水分，通常加入部分羊毛脂或鲸蜡，以改善其吸水性，如在凡士林中加 15% 羊毛脂，其可吸收水分达 50%。

石蜡与地蜡
Paraffin and Ceresin

石蜡为各种固体烃类混合物，呈白色半透明固体块，熔点为 48～58℃，能与蜂蜡、油脂等熔合。地蜡由地蜡矿或石油馏分脱蜡而成，熔点为 60～80℃。两者均用于调节软膏的稠度。石蜡的优点是结构较匀称，与其它基质熔合后不易单独析出，故较蜂蜡为优。

液状石蜡
Liquid Paraffin

液状石蜡俗称白油，为各种液体烃类的混合物，能与多数油脂类混合（除蓖麻油外）。主要用于调节软膏的稠度或用于研磨粉状药物使之成细糊状，以利于基质混匀。液体石蜡有轻质和重质两种，前者相对密度较轻（0.830～0.860）常用于雪花膏基质中，后者相对密度较重（0.845～0.890），常用于乳剂基质中。

聚硅酮
Silicones

聚硅酮又称甲基硅油，系高分子有机硅的聚合物。由于其外观似油状半固体，故也包括在油脂性基质中，在药剂及化妆品中常用二甲硅油（dimethicone）。按运动黏度的不同，二甲硅油有十个型号：20m^2/s、50m^2/s、100m^2/s、200m^2/s、350m^2/s、500m^2/s、750m^2/s、1000m^2/s、12500m^2/s、30000m^2/s。其为无色、无臭、无味。本品不溶于水，与乙醇、甘油、植物油、液状石蜡混合均不稳定，但与羊毛脂、硬脂酸、鲸蜡醇、单硬脂酸甘油酯、吐温、司盘均能混合。本品性质稳定，对皮肤无过敏性，无毒，无刺激性，润滑而易于涂布，对药物的释放与透皮性较凡士林、羊毛脂快，但不能用于眼膏。

（二）乳剂型基质

乳剂型基质也分 W/O 型或 O/W 型两类，但所用油相物质为半固体或固体，故形成半固体状态的乳剂型基质。一般 O/W 型乳剂型基质中药物的释放和穿透皮肤要较其他基质为快。O/W 型乳剂型基质的外相含多量的水，在贮存过程中可能霉变，常需加入防腐剂；又因水分易蒸发失散而使软膏变硬，故常加入甘油、丙二醇、山梨醇等保湿剂，一般用量为 5%～20%。遇水不稳定的药物如金霉素、四环素等不宜用乳剂型基质制备软膏。

乳剂型基质常用的乳化剂及稳定剂有以下几种。

1. 肥皂类

一价皂：一般是在配制时用钠、钾、铵的氢氧化物及硼酸盐、碳酸盐或三乙醇胺等有机碱与脂肪酸（如硬脂酸或油酸）相作用生成的肥皂为乳化剂，与水相、油相相混合后形成 O/W 型乳剂型基质。

二价皂：如硬脂酸镁或硬脂酸钙等 W/O 型乳化剂，其制法简便，原料易得，但耐酸性差。

2. 高级脂肪醇与脂肪醇硫酸酯类

常用的有十六醇（鲸蜡醇）及十八醇（硬脂醇），两者均不溶于水但有一定的吸水能力，加适量于油脂性基质如凡士林中可增加其吸水性，吸水后形成 W/O 型乳剂型基质。

3. 月桂醇硫酸酯类

常用的有单硬脂酸甘油酯、司盘类、吐温类、脂肪醇聚氧乙烯醚类和烷基酚聚氧乙烯醚类。

月桂醇硫酸（酯）钠
Sodium Lanry Sulfate

本品为白色或淡黄色粉末状固体，为阴离子型乳化剂，用于配制 O/W 型乳剂型基质，常用量为 0.5%～2%，本品作为乳化剂时的 pH 应大于 4 小于 8，以 pH6～7 为宜。本品不宜与阴离子表面活性剂和氯化钠同用，以免失效。

单硬脂酸甘油酯
Glyceryl Monostearate

本品不溶于水，溶于热乙醇、液状石蜡及脂肪油中。因分子中有两个亲水基与亲油基共存，故乳化力较弱。本品为油溶性，为 W/O 型辅助乳化剂。通常用作乳剂型基质的稳定剂或增稠剂，并使产品滑润，用量约为 15%。如单硬脂酸甘油酯中含少量一价皂或十二烷基硫酸钠或与其他表面活性剂同用时，能乳化油类成 O/W 型乳剂型基质。

吐温与司盘类
Twains and Spans

吐温与司盘类均为非离子型表面活性剂。吐温的 HLB 值在 10.5～16.7，为 O/W 型乳化剂；司盘的 HLB 值在 4.3～8.6，为 W/O 型乳化剂。吐温类均可溶于水，并可单独制成乳剂型基质。吐温无毒、中性、非挥发性及热稳定，对黏膜与皮肤比离子型乳化剂刺激性小。通常多与其它乳化剂（如司盘类、月桂醇硫酸酯钠）或增稠剂合用，以调整制品的 HLB 值并使之稳定。但吐温能与某些酚类、羧酸类药物如间苯二酚、麝香草酚、水杨酸、鞣酸等作用而易使乳化破坏。与某些防腐剂如尼泊金酯类、洁尔灭、苯甲酸、山梨酸等络合而使部分失活，可多加适量防腐剂补充之。

（三）水溶性基质

水溶性基质是由天然或合成的高分子水溶性物质所组成。常用的有明胶、淀粉、甘油、纤维素衍生物及聚乙二醇等，其中除聚乙二醇为水溶性基质外，其余多呈凝胶。本类基质能与水溶液混合并能吸收组织渗出液，一般释放药物较快、无油腻性，易涂布，对皮肤及黏膜无刺激性，多用于湿润、糜烂创面，有利于分泌物的排出；也常用作腔道黏膜或防油保护性软膏的基质。缺点是润滑作用较差，有些基质中的水分容易蒸发而使稠度改变，须加保湿剂及防腐剂。

聚乙二醇
Polyethylene Glycol

本品为乙二醇的高分子聚合物，其物理性状随分子量的增大而由液体逐渐过渡到蜡状固体，大多用不同分子量的聚乙二醇以适当比例配合，制成稠度适宜的基质。常用的有聚乙二醇 1500 与 5300 等量的熔合物及聚乙二醇 4000 及 400 的等量熔合物；后者适用于夏天应用，它们的外观与凡士林相似，黏稠度也较适合，可与水任意混合，化学性质稳定，一般对皮肤无刺激性，可耐热、不酸败、不易发霉、不沾污衣服且易于洗除，但对药物的释放、穿透性及皮肤的润滑保护作用较差。

二、透皮促进剂

药物透皮吸收的过程主要包括释放、穿透及吸收入血液循环三个阶段。释放是指药物从赋形剂中释放出来而扩散到皮肤上。穿透系指药物进入皮肤内而主要对局部起作用。吸收系指药物由皮内或穿过皮肤进入血液或淋巴管，从而产生全身作用的过程。

外用制剂中药物的释放、穿透及吸收主要依赖药物本身的作用，赋形剂的性质很难促进其中非吸收性药物的吸收，但可在一定程度上影响药物的作用及理化性质。药物在赋形剂中的溶解状态对药效有很大影响，通常药物从完全溶解的赋形剂中释放比部分存在未溶固体颗粒的释放要快。

在软膏基质中附加表面活性剂，一般除可增加基质的吸水性、可洗性及帮助药物分散外，还可促进药物的穿透吸收。穿透促进剂都是用来增加局部应用药物的穿透性，有直接渗透皮肤屏障的效力。某些穿透剂可能是由于在皮肤上的直接化学"损害"；也可能是影响了药物的理化性质及其释放系统。它们能显著地增加透皮吸收，但大多数对皮肤有损害或有刺激性。目前应用最多的为二甲基亚砜及氮酮等。

透皮促进剂单独使用有时效果不佳，故经常联合使用，一般由一种亲水性分子和一种亲油性分子共同组成，亦称二组分系统。常见的二组分系统是氮酮-丙二醇系统和油酸-氮酮系统。

此外，环糊精、脂质体用于透皮吸收制剂时有促进透皮吸收的作用。一些药物制成无水微乳基质制剂时也有促进药物透皮吸收的作用。

二甲基亚砜
Dimethy Sulfoxide

本品为无色透明液体，几乎无气味，微有苦味。有很强的极性，并有吸湿性（在20℃，当相对湿度为60%时可吸收相当于其自身质量的70%的水分）。在一般情况下很稳定，但在其沸点（189℃）长时间回流煮沸时，则发生分解，酸可促进此种分解作用，而碱则能抑制此种分解。在室温下，二甲基亚砜遇氯气能发生强烈反应。本品能溶于水、乙醇、丙酮、醚、苯和氯仿。

皮肤用二甲基亚砜预处理或药物在含二甲基亚砜赋形剂中的处方经常导致药物穿透性及吸收增加。二甲基亚砜与水可形成氢键，故具脂溶性与水溶性，并具有高度的穿透性与运载能力。其运载能力与浓度有关，一般认为1%~5%无穿透性，而60%~80%有显著的作用。二甲基亚砜穿透性的增加可能与其性质有关。在二甲基亚砜的影响下，能引起细胞膜中蛋白质可逆的构型变化，可以置换角质层中的"结合水"并形成一种疏松的结构而增加其穿透能力，但不会改变皮肤屏障至能使巨大分子穿透的程度。有的还指出，在二甲基亚砜存在下增加药物对皮肤的渗透性是由于其强吸湿性，使皮肤中水的含量增加所致。

二甲基亚砜的应用受到限制，是因为它们的全身性毒性及对皮肤的刺激性。有报道称局部应用二甲基亚砜可引起肝损伤、皮肤红斑、水肿、瘙痒、烧灼感以及具有不快的臭味等。高浓度二甲基亚砜应用时有组胺释放及局部组织损伤等副作用。本品更不宜作内服药品的助溶剂。

氮酮
Azone

氮酮又名十二烷基氮杂环庚-2-酮、N-月桂基氮杂环庚烷-2-酮。无色澄明液体。稍黏稠，无臭，沸点160℃，凝固点-7℃。难溶于水，易溶于多种有机溶媒。化学性质稳定，室温避光可贮藏6年。本品具有降低皮肤角质层屏障的作用，促进药物透皮吸收，还具有抑制革兰氏阴性菌和芽孢生长的作用，现为透皮促进剂的主要基质。氮酮与皮肤接触有油滑感但不油腻，无刺激性，可使软膏剂易于涂展。其对亲水性或疏水性药物能显著增强透皮速率，且作用强度与浓度有关。一般用药浓度为2%~10%，但适宜用量尚需通过靶动物试验求得。

现已证明氮酮对药物的透皮促进作用，只有在适宜浓度时才发挥最佳的促进作用。国内通过抛物线拟合法建立的模型，准确地求得了氮酮对5-氟尿嘧啶、可乐定等促进透皮吸收的最佳用量。氮酮的透皮吸收促进作用，存在滞后现象，如甲硝唑搽剂透皮吸收试验中1：100氮酮的促进作用在8h后才显示出来，而氮酮对吡罗昔康的促进作用需24h才显示出显著效果。因此氮酮干扰皮肤角质层中类脂并使之流体化，是需要一定时间的。氮酮为许多药物外用制剂的高效、无毒透皮吸收促进剂，在许多西药透皮制剂中，它的促渗作用已被肯定，在中药透皮吸收制剂方面研究应用也日渐增多。

三、缓控释结构材料

（一）控释膜

用于透皮吸收系统的聚合物一般是聚合物薄膜，可分成三种类型：①大孔膜。这种膜孔平均孔径在0.1~1.0μm，孔道曲折。药物的渗透过程主要取决于孔隙的大小、孔隙分布以及多孔网络的曲率。②微孔薄膜。这种膜孔隙较小，直径在10~50nm，大的可达1μm。孔隙结构是影响药物渗透的主要参数，但药物在孔隙壁上的吸收及药物和孔隙的相对大小，使聚合物在整个过程中成为重要的因素。③无孔薄膜。无孔薄膜可应用于一系列透皮系统中，聚合物膜上孔隙的大小相当于分子大小，一般在1~10nm间。聚合物大分子链之间的间距（或称筛孔尺寸）是药物释放的控速因素。在透皮吸收系统中曾研究过两种无孔膜：一种是凝胶膜，在水中能够膨胀的聚合物网状结构；另一种是弹黏体膜，不包含任何膨胀剂。

乙烯-醋酸乙烯共聚物
Ethylene-vinyl Acetate Copolymer（EVA）

本品为透明或乳白色颗粒。具有较好的亲水性，在共聚物中含醋酸乙烯酯（VA）愈多，则溶解性能愈强，常用溶剂有氯仿、二氯甲烷等。VA含量低，则溶解性差，在一般溶剂中均不溶，可用热溶法加工成膜材。VA含量影响药物分子渗透性，在VA含量低于50%时，药物渗透性增加，高于50%时，药物渗过性下降。国产有EVA14/5和EVA28/250二种型号。

EVA的熔点在70~97℃，软化温度在78℃以下，脆化温度在-35℃以下，化学性质稳定，耐酸碱腐蚀，但不耐强氧化剂和蓖麻油等油脂，温度高于140℃可能发生部分裂解，生成醋酸类化合物，色泽变黄。

EVA无毒，无刺激性，与人体组织及黏膜有良好相容性，有优良的抗霉菌生长特性和耐臭氧能力。

聚氯乙烯
Polyvinyl Chloride（PVC）

用于制备薄膜材料的聚乙烯树脂常需加入30%~70%的增塑剂，称为软聚氯乙烯。

本品耐热性较差，软化点为 80℃，130℃开始分解，变色析出氯化氢，使用温度控制在 15～60℃。

PVC 的渗透性较低，用作控释膜材和含药骨架膜能维持药物较长时间（一周至数月不等）的释放。如用本品制备骨架型含药膜，仅需取软聚氯乙烯粉掺入适量苯二甲酸酯作增塑剂，加入药物，混匀，真空脱泡，然后倾入模具中，于 130～180℃加热约 10min，PVC 即熔融，冷却，即得到包含液体增塑剂和药物的固体溶液型膜。在膜中液体成分含量在 50% 以下（质量分数），该膜均能保持稳定分散状态。如药物的亲水性较强，在贮存期间膜表面会有液体析出，当含药量高时，析出现象更严重，因而释药速率也显著加快。

醋酸纤维素
Cellulose Acetate（CA）

本品为白色，无臭味的片状或粒状物，耐稀酸和油，在强碱中水解。当乙酰基取代量在 13%（质量分数）以下时，溶于水，随取代基量的增加，其疏水性增强，取代基增加到 1.9% 时，则完全不溶于水，市售品的乙酰基量在 32%～44.8%（质量分数），可溶于氯仿、二氯甲烷和丙酮等溶剂中。

CA 膜材为超微多孔结构，有高度的水渗透性能和很低的盐渗过能力。随乙酰基量的增加，水的渗透能力减小，如加入增塑剂和水吸附剂可以改善水的渗透性，如 PEG 400 具有增塑和扩大水渗透量的效果，使释药速率加快。

本品具有生物相容性，对皮肤无致敏性。在温度高于 200℃及在生物 pH 范围内是稳定的，它几乎全部可与医用的辅料配伍，并能用辐射或环氧乙烷灭菌。

硅橡胶
Silicone Rubber

本品具有生物相容性，对皮肤无过敏性，对许多药物有良好的渗透性，且易加工成型，机械强度高等，已广泛用作膜聚合物材料。硅橡胶膜材的渗透性较大，许多药物，尤其是对激素类药物有较大的渗透速度。如在膜聚合物中加入微粉硅胶之类的充填剂（20%～30%）可提高释药速率，而膜的机械强度亦有较大提高。

（二）压敏胶

压敏胶是指在轻微压力下即可实现粘贴，而又容易剥离的一类胶黏材料。常用的压敏胶有以下 2 种。

聚异丁烯类
Polyisobutene

本品分子结构中不含不饱和基团，性质稳定，不受气候、老化和热的影响，对动、植物油脂的耐受性很强，不发生化学反应，溶于二硫化碳、脂肪族或芳香族碳氢化合物及各种氯烃溶剂中。

低分子量的聚异丁烯（LM-MS）为一种黏性半流体。它主要起增黏作用及改善黏胶层的柔软性和韧性，改进对基材的润湿性。高分子量的聚异丁烯（MML-100）主要增加压敏胶的剥离强度和内聚强度。聚异丁烯可按分子量分成不同种类，使用不同分子量聚合物及其配比，添加适量的附加剂可扩大其使用范围。

丙烯酸类
Acrylic Acid

　　本品具有饱和碳氢主链和羧基侧链，对热和紫外线均很稳定，且耐氧化性。如调整聚合物中各单体的配比和增加共聚物中羧基侧链的碳原子数，可增加其黏性，改善压敏胶的柔软性和抗剪强度。反应中加入少量丙烯酸可增加胶乳的极性和水渗透性，有利于对极性基材的黏着及皮肤的透气、透湿性。常用的单体有丙烯酸、2-乙基己基丙烯酸酯、乙酸乙烯、2-羟乙基丙烯酸等化合物。

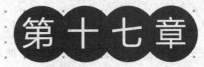

第十七章

兽用生物制品

第一节　灭活苗

重组禽流感病毒灭活疫苗（H5N1 亚型，Re-6 株）
Reassortant Avian Influenza Virus Vaccine, Inactivated（H5N1 Subtype, Strain Re-6）

　　本品系用免疫原性良好的重组禽流感病毒 H5N1 亚型 Re-6 株接种易感鸡胚培养，收获感染胚液，用甲醛溶液灭活后，加油佐剂混合乳化制成。

　　【性状】乳白色乳状液。

　　【作用与用途】用于预防 H5 亚型禽流感病毒引起的鸡、鸭、鹅的禽流感。接种后 14 日产生免疫力，鸡免疫期为 6 个月；鸭、鹅加强接种 1 次，免疫期为 4 个月。

　　【用法与用量】颈部皮下或胸部肌内注射。2～5 周龄鸡，每只 0.3mL；5 周龄以上鸡，每只 0.5mL；2～4 周龄鸭和鹅，每只 0.5mL，5 周龄以上鸭，每只 1.0mL，5 周龄以上鹅，每只 1.5mL。

　　【注意事项】

　　① 禽流感病毒感染禽或健康状况异常的禽切忌使用本品。

　　② 严禁冻结。

　　③ 如出现破损、异物或破乳分层等异常现象，切勿使用。

　　④ 使用前应将疫苗恢复至常温并充分摇匀。

　　⑤ 接种时应及时更换针头，最好 1 只鸡 1 个针头。

　　⑥ 疫苗启封后，限当日用完。

　　⑦ 屠宰前 28 日内禁止使用。

　　【规格】①50mL/瓶；②100mL/瓶；③250mL/瓶；④500mL/瓶。

　　【贮藏与有效期】2～8℃保存，有效期为 12 个月。

重组禽流感病毒（H5N1亚型）灭活疫苗（细胞源，Re-5株）
Reassortant Avian Influenza Virus（Subtype H5N1） Vaccine, Inactivated（Cell Source, Strain Re-5）

本品系用重组禽流感病毒 H5N1 亚型 Re-5 株接种 MDCK-α-2,3Gal 传代细胞培养，收获感染细胞液，经甲醛溶液灭活，加矿物油佐剂混合乳化制成。

【性状】乳白色或微红色乳状液。

【作用与用途】用于预防 H5 亚型禽流感病毒引起的禽流感。接种后 14 日产生免疫力，鸡免疫期为 6 个月；鸭、鹅加强接种 1 次，免疫期为 4 个月。

【用法与用量】颈部皮下或肌内注射。14～35 日龄鸡，每只 0.3mL；35 日龄以上鸡，每只 0.5mL。14～35 日龄鸭和鹅，每只 0.5mL；35 日龄以上鸭，每只 1.0mL，35 日龄以上鹅，每只 1.5mL。

【注意事项】

① 禽流感病毒感染禽或健康状况异常的禽切忌使用本品。

② 本品严禁冻结。

③ 本品若出现破损、异物或破乳分层等异常现象切勿使用。

④ 使用前应将疫苗恢复至常温并充分摇匀。

⑤ 接种时应及时更换针头，最好 1 只禽 1 个针头。

⑥ 疫苗启封后，限当日用完。

⑦ 屠宰前 28 日内禁止使用。

【规格】①50mL/瓶；②100mL/瓶；③250mL/瓶；④500mL/瓶。

【贮藏与有效期】2～8℃保存，有效期 12 个月。

重组禽流感病毒（H5N1亚型）灭活疫苗（细胞源，Re-6株）
Reassortant Avian Influenza virus（Subtype H5N1） Vaccine, Inactivated（Cell Source, Strain Re-6）

本品系用重组禽流感病毒 H5N1 亚型 Re-6 株接种 MDCK-α-2,3Gal 传代细胞培养，收获感染细胞液，经甲醛溶液灭活，加矿物油佐剂混合乳化制成。

【性状】乳白色或微红色乳状液。

【作用与用途】用于预防 H5 亚型禽流感病毒引起的禽流感。接种后 14 日产生免疫力，鸡的免疫期为 6 个月；鸭、鹅加强接种 1 次，免疫期为 4 个月。

【用法与用量】颈部皮下或肌内注射。14～35 日龄鸡，每只 0.3mL；35 日龄以上鸡，每只 0.5mL。14～35 日龄鸭和鹅，每只 0.5mL；35 日龄以上鸭，每只 1.0mL，35 日龄以上鹅，每只 1.5mL。

【注意事项】

① 禽流感病毒感染禽或健康状况异常的禽切忌使用本品。

② 本品严禁冻结。

③ 本品若出现破损、异物或破乳分层等异常现象，切勿使用。

④ 使用前应将疫苗恢复至常温并充分摇匀。

⑤ 接种时应及时更换针头，最好 1 只禽 1 个针头。

⑥ 疫苗启封后，限当日用完。

⑦ 屠宰前 28 日内禁止使用。

【规格】①50mL/瓶；②100mL/瓶；③250mL/瓶；④500mL/瓶。

【贮藏与有效期】2～8℃保存，有效期 12 个月。

重组禽流感病毒灭活疫苗（H5N1 亚型，Re-7 株）
Reassortant Avian Influenza virus Vaccine, Inactivated（H5N1 Subtype, Strain Re-7）

本品系用重组禽流感病毒 H5N1 亚型 Re-7 株接种易感鸡胚培养，收获感染鸡胚液，经甲醛灭活后，加油佐剂混合乳化制成。

【性状】乳白色乳剂。

【作用与用途】用于预防由 H5 亚型禽流感病毒引起的鸡禽流感。

【用法与用量】胸部肌内或颈部皮下注射。2～5 周龄鸡，每只 0.3mL；5 周龄以上鸡，每只 0.5mL。

【注意事项】

① 禽流感病毒感染鸡或健康状况异常的鸡切忌使用本品。

② 本品严禁冻结。

③ 本品若出现破损、异物或破乳分层等异常现象，切勿使用。

④ 使用前应将疫苗恢复至常温，并充分摇匀。

⑤ 接种时应使用灭菌器械，及时更换针头，最好 1 只鸡 1 个针头。

⑥ 疫苗启封后，限当日用完。

⑦ 屠宰前 28 日内禁止使用。

⑧ 用过的疫苗、器具和未用完的疫苗等应进行无害化处理。

【规格】①50mL/瓶；②100mL/瓶；③250mL/瓶；④500mL/瓶。

【贮藏与有效期】2～8℃保存，有效期为 12 个月。

重组禽流感病毒灭活疫苗（H5N1 亚型，Re-8 株）
Reassortant Avian Influenza virusVaccine, Inactivated（Subtype H5N1, Strain Re-8）

本品系用重组禽流感病毒 H5N1 亚型 Re-8 株接种易感鸡胚培养，收获感染鸡胚液，经甲醛灭活后，加油佐剂混合乳化制成。

【性状】乳白色乳剂。

【作用与用途】用于预防由 H5 亚型禽流感病毒引起的禽流感。

【用法与用量】胸部肌内或颈部皮下注射。2～5 周龄鸡，每只 0.3mL；5 周龄以上鸡，每只 0.5mL。2～5 周龄鸭和鹅，每只 0.5mL；5 周龄以上鸭，每只 1.0mL，5 周龄以上鹅，每只 1.5mL。

【注意事项】

① 禽流感病毒感染禽或健康状况异常的禽切忌使用本品。

② 本品严禁冻结。

③ 本品若出现破损、异物或破乳分层等异常现象，切勿使用。

④ 使用前应将疫苗恢复至常温，并充分摇匀。

⑤ 接种时应使用灭菌器械，及时更换针头，最好 1 只禽 1 个针头。

⑥ 疫苗启封后，限当日用完。

⑦ 屠宰前 28 日内禁止使用。

⑧ 用过的疫苗、器具和未用完的疫苗等应进行无害化处理。

【规格】①50mL/瓶；②100mL/瓶；③250mL/瓶；④500mL/瓶。

【贮藏与有效期】2～8℃保存，有效期为 12 个月。

重组禽流感病毒灭活疫苗（H5N1 亚型，Re-10 株）
Reassortant Avian Influenza Virus Vaccine, Inactivated（H5N1 Subtype, Strain Re-10）

本品系用重组禽流感病毒 H5N1 亚型 Re-10 株接种易感鸡胚培养，收获感染鸡胚液，经甲醛灭活后，加矿物油佐剂混合乳化制成。

【性状】乳白色均匀乳剂。

【作用与用途】用于预防由 H5 亚型 2.3.2e 分支禽流感病毒引起的禽流感。

【用法与用量】胸部肌内或颈部皮下注射。2～5 周龄鸡，每只 0.3mL；5 周龄以上鸡，每只 0.5mL。2～5 周龄鸭和鹅，每只 0.5mL；5 周龄以上鸭，每只 1.0mL，5 周龄以上鹅，每只 1.5mL。

【注意事项】

① 禽流感病毒感染禽或健康状况异常的禽切忌使用本品。

② 本品严禁冻结。

③ 本品若出现破损、异物或破乳分层等异常现象，切勿使用。

④ 使用前应将疫苗恢复至常温，并充分摇匀。

⑤ 接种时应使用灭菌器械，及时更换针头，最好 1 只禽 1 个针头。

⑥ 疫苗启封后，限当日用完。

⑦ 屠宰前 28 日内禁止使用。

⑦ 用过的疫苗瓶、器具和未用完的疫苗等应进行无害化处理。

【规格】①50mL/瓶；②100mL/瓶；③250mL/瓶；④500mL/瓶。

【贮藏与有效期】2～8℃保存，有效期为 12 个月。

重组禽流感病毒 H5 亚型灭活疫苗（H5N1，Re-6 株，细胞源）
Reassortant Avian Influenza Virus H5 Subtype Vaccine, Inactivated（H5N1, Strain Re-6, Cell Source）

本品系用重组禽流感病毒 H5 亚型 Re-6 株接种悬浮 MDCK 细胞，用细胞全悬浮培养工艺增殖，收获病毒液，经浓缩、甲醛灭活后，加入矿物油佐剂混合乳化制成。

【性状】乳白色或微黄色乳剂。

【作用与用途】用于预防由 H5 亚型禽流感病毒引起的鸡禽流感。免疫期为 6 个月。

【用法与用量】颈部皮下或胸部肌内注射。2～5 周龄鸡，每只 0.3mL；5 周龄以上鸡，每只 0.5mL。对蛋鸡的推荐免疫程序为：2 周龄首免，每只 0.3mL；3～4 周后加强免疫，每只 0.5mL；开产前再加强免疫 1 次，每只 0.5mL。

【注意事项】

① 仅用于接种健康鸡。

② 运输过程需冷藏，防止阳光直射。

③ 本品严禁冻结，使用前应将疫苗恢复至常温，并充分摇匀。

④ 本品若出现破损、异物或破乳分层等异常现象，切勿使用。

⑤ 疫苗开启后应一次用完。

⑥ 使用无菌注射器进行接种，及时更换针头。

⑦ 屠宰前 28 日内禁止使用。

⑧ 用过的疫苗瓶、器具和未用完的疫苗等应进行无害化处理。

【规格】①100mL/瓶；②250mL/瓶；③500mL/瓶。

【贮藏与有效期】2～8℃保存，有效期为 12 个月。

重组禽流感病毒 H5 亚型二价灭活疫苗（Re-6 株＋ Re-4 株）
Reassortant Avian Influenza Virus H5 Subtype Vaccine, Inactivated（Strain Re-6＋ Strain Re-4）

本品系用重组禽流感病毒 H5N1 亚型 Re-6 株和 Re-4 株分别接种易感鸡胚培养，收获感染鸡胚液，经甲醛灭活后，加油佐剂混合乳化制成。

【性状】乳白色乳剂。

【作用与用途】用于预防由 H5 亚型禽流感病毒引起的禽流感。

【用法与用量】胸部肌内或颈部皮下注射。2～5 周龄鸡，每只 0.3mL；5 周龄以上鸡，每只 0.5mL。

【注意事项】

① 禽流感病毒感染鸡或健康状况异常的鸡切忌使用本品。

② 本品严禁冻结。

③ 本品若出现破损、异物或破乳分层等异常现象，切勿使用。

④ 使用前应将疫苗恢复至常温，并充分摇匀。

⑤ 接种时应使用灭菌器械，及时更换针头，最好 1 只鸡 1 个针头。

⑥ 疫苗启封后，限当日用完。

⑦ 屠宰前 28 日内禁止使用。

【规格】①50mL/瓶；②100mL/瓶；③250mL/瓶；④500mL/瓶。

【贮藏与有效期】2～8℃保存，有效期为 12 个月。

重组禽流感病毒 H5 亚型二价灭活疫苗（Re-6 株＋Re-7 株）
Reassortant Avian Influenza Virus H5 Subtype Vaccine, Inactivated（Strain Re-6＋Strain Re-7）

本品系用重组禽流感病毒 H5N1 亚型 Re-6 株和 Re-7 株分别接种易感鸡胚培养，收获感染鸡胚液，经甲醛灭活后，加油佐剂混合乳化制成。

【性状】乳白色乳剂。

【作用与用途】用于预防由 H5 亚型禽流感病毒引起的鸡禽流感。

【用法与用量】胸部肌内或颈部皮下注射。2～5 周龄鸡，每只 0.3mL；5 周龄以上鸡，每只 0.5mL。

【注意事项】

① 禽流感病毒感染鸡或健康状况异常的鸡切忌使用本品。

② 本品严禁冻结。

③ 本品若出现破损、异物或破乳分层等异常现象，切勿使用。

④ 使用前应将疫苗恢复至常温，并充分摇匀。

⑤ 接种时应使用灭菌器械，及时更换针头，最好 1 只鸡 1 个针头。

⑥ 疫苗启封后，限当日用完。

⑦ 屠宰前 28 日内禁止使用。

⑧ 用过的疫苗、器具和未用完的疫苗等应进行无害化处理。

【规格】①50mL/瓶；②100mL/瓶；③250mL/瓶；④500mL/瓶。

【贮藏与有效期】2～8℃保存，有效期为 12 个月。

重组禽流感病毒 H5 亚型二价灭活疫苗
（细胞源，Re-6 株+Re-4 株）
Reassortant Avian Influenza Virus H5 Subtype Vaccine, Inactivated（Cell Source，Strain Re-6+Strain Re-4）

本品系用重组禽流感病毒 H5N1 亚型 Re-6 株和 Re-4 株分别接种 MDCK-α-2,3Gal 传代细胞培养，收获感染细胞液，经甲醛溶液灭活，加矿物油佐剂混合乳化制成。

【性状】乳白色乳剂。

【作用与用途】用于预防由 H5 亚型禽流感病毒引起的禽流感。

【用法与用量】胸部肌内或颈部皮下注射。14～35 日龄鸡，每只 0.3mL；35 日龄以上鸡，每只 0.5mL。

【注意事项】

① 禽流感病毒感染鸡或健康状况异常的鸡切忌使用本品。

② 本品严禁冻结。

③ 本品若出现破损、异物或破乳分层等异常现象，切勿使用。

④ 使用前应将疫苗恢复至室温，并充分摇匀。

⑤ 接种时应及时更换针头，最好 1 只鸡 1 个针头。

⑥ 疫苗启封后，限当日使用。

⑦ 用过的疫苗瓶、器具和未用完的疫苗等应进行无害化处理。

⑧ 屠宰前 28 日内禁止使用。

【规格】①50mL/瓶；②100mL/瓶；③250mL/瓶；④500mL/瓶。

【贮藏与有效期】2～8℃保存，有效期为 12 个月。

重组禽流感病毒 H5 亚型二价灭活疫苗
（细胞源，Re-6 株+Re-7 株）
Reassortant Avian Influenza Virus H5 Subtype Vaccine, Inactivated（Cell Source，Strain Re-6+Strain Re-7）

本品系用重组禽流感病毒 H5N1 亚型 Re-6 株和 Re-7 株分别接种 MDCK-α-2,3Gal 传代细胞培养，收获感染细胞液，经甲醛溶液灭活，加矿物油佐剂混合乳化制成。

【性状】乳白色乳剂。

【作用与用途】用于预防由 H5 亚型禽流感病毒引起的禽流感。

【用法与用量】胸部肌内或颈部皮下注射。14～35 日龄鸡，每只 0.3mL；35 日龄以上鸡，每只 0.5mL。

【注意事项】

① 禽流感病毒感染鸡或健康状况异常的鸡切忌使用本品。

② 本品严禁冻结。

③ 本品若出现破损、异物或破乳分层等异常现象，切勿使用。

④ 使用前应将疫苗恢复至室温，并充分摇匀。

⑤ 接种时应使用灭菌器械，及时更换针头，最好 1 只禽 1 个针头。

⑥ 疫苗启封后，限当日使用。

⑦ 用过的疫苗瓶、器具和未用完的疫苗等应进行无害化处理。

⑧ 屠宰前 28 日内禁止使用。

【规格】①50mL/瓶；②100mL/瓶；③250mL/瓶；④500mL/瓶。

【贮藏与有效期】2～8℃保存，有效期为 12 个月。

重组禽流感病毒 H5 亚型二价灭活疫苗（Re-6 株+Re-8 株）
Reassortant Avian Influenza Virus H5 Subtype Vaccine, Inactivated（Strain Re-6+Strain Re-8）

本品系用重组禽流感病毒 H5N1 亚型 Re-6 株和 Re-8 株分别接种易感鸡胚培养，收获感染鸡胚液，经甲醛溶液灭活后，加矿物油佐剂混合乳化制成。

【性状】乳白色乳剂。

【作用与用途】用于预防由 H5 亚型禽流感病毒引起的禽流感。

【用法与用量】胸部肌内或颈部皮下注射。2～5 周龄鸡，每只 0.3mL；5 周龄以上鸡，每只 0.5mL。2～5 周龄鸭和鹅，每只 0.5mL；5 周龄以上鸭，每只 1.0mL，5 周龄以上鹅，每只 1.5mL。

【注意事项】

① 禽流感病毒感染禽或健康状况异常的禽切忌使用本品。

② 本品严禁冻结。

③ 本品若出现破损、异物或破乳分层等异常现象，切勿使用。

④ 使用前应将疫苗恢复至常温，并充分摇匀。

⑤ 接种时应使用灭菌器械，及时更换针头，最好 1 只禽 1 个针头。

⑥ 疫苗启封后，限当日用完。

⑦ 屠宰前 28 日内禁止使用。

⑧ 用过的疫苗瓶、器具和未用完的疫苗等应进行无害化处理。

【规格】①50mL/瓶；②100mL/瓶；③250mL/瓶；④500mL/瓶。

【贮藏与有效期】2～8℃保存，有效期为 12 个月。

重组禽流感病毒 H5 亚型二价灭活疫苗（细胞源，Re-6 株+Re-8 株）
Reassortant Avian Influenza Virus Subtype H5 Vaccine, Inactivated（Cell Source, Strain Re-6+Strain Re-8）

本品系用重组禽流感病毒 H5N1 亚型 Re-6 株和 Re-8 株分别接种 MDCK-α-2,3Gal 传代细胞培养，收获感染细胞液，经甲醛溶液灭活，加矿物油佐剂混合乳化制成。

【性状】 乳白色乳剂。

【作用与用途】 用于预防由 H5 亚型禽流感病毒引起的禽流感。

【用法与用量】 胸部肌内或颈部皮下注射。14～35 日龄鸡，每只 0.3mL；35 日龄以上鸡，每只 0.5mL。14～35 日龄鸭和鹅，每只 0.5mL；35 日龄以上鸭，每只 1.0mL，35 日龄以上鹅，每只 1.5mL。

【注意事项】

① 禽流感病毒感染禽或健康状况异常的禽切忌使用本品。

② 本品严禁冻结。

③ 本品若出现破损、异物或破乳分层等异常现象，切勿使用。

④ 使用前应将疫苗恢复至常温，并充分摇匀。

⑤ 接种时应使用灭菌器械，及时更换针头，最好 1 只禽 1 个针头。

⑥ 疫苗启封后，限当日使用。

⑦ 屠宰前 28 日内禁止使用。

⑧ 用过的疫苗瓶、器具和未用完的疫苗等应进行无害化处理。

【规格】 ①50mL/瓶；②100mL/瓶；③250mL/瓶；④500mL/瓶。

【贮藏与有效期】 2～8℃保存，有效期为 12 个月。

重组禽流感病毒（H5 亚型）二价灭活疫苗（细胞源，Re-6 株+Re-4 株）
Reassortant Avian Influenza Virus（H5 Subtype） Vaccine, Inactivated（Cell Source, Strain Re-6+Strain Re-4）

本品系用重组禽流感病毒 H5N1 亚型 Re-6 株和 Re-4 株分别接种 MDCK 细胞，用微载体悬浮培养工艺增殖，收获病毒液，经浓缩、甲醛溶液灭活后，加入油佐剂混合乳化制成。

【性状】 乳白色或微黄色乳状液。

【作用与用途】 用于预防由 H5 亚型禽流感病毒引起的鸡禽流感。免疫期为 6 个月。

【用法与用量】 胸部肌内注射。2～5 周龄鸡，每只 0.3mL；5 周龄以上鸡，每只 0.5mL。本品对蛋鸡的免疫程序推荐为：2 周龄首免，0.3mL/只；3～4 周后加强免疫，0.5mL/只；开产前再加强免疫，0.5mL/只。

【注意事项】

① 仅用于健康动物。

② 运输过程需冷藏，防止阳光直射。

③ 本品严禁冻结，使用前应将疫苗恢复至常温，并充分摇匀。

④ 本品若出现破损、异物或破乳分层等异常现象，切勿使用。

⑤ 疫苗开启后应一次用完。

⑥ 使用无菌注射器进行接种，及时更换针头。

⑦ 屠宰前 28 日内禁止使用。

⑧ 使用后的疫苗瓶、器具和未用完的疫苗应进行无害化处理。

【规格】 ①100mL/瓶；②250mL/瓶；③500mL/瓶。

【贮藏与有效期】 2～8℃保存，有效期为 12 个月。

重组禽流感病毒（H5 亚型）二价灭活疫苗（细胞源，Re-6 株＋Re-8 株）
Reassortant Avian Influenza Virus（H5 Subtype） Vaccine, Inactivated（Cell Source, Strain Re-6+Strain Re-8）

本品系用重组禽流感病毒 H5N1 亚型 Re-6 株和 Re-8 株分别接种 MDCK 细胞，用微载体悬浮培养工艺增殖，收获病毒液，经浓缩、甲醛溶液灭活后，加入油佐剂混合乳化制成。

【性状】乳白色或微黄色乳状液。

【作用与用途】用于预防由 H5 亚型禽流感病毒引起的鸡禽流感。免疫期为 6 个月。

【用法与用量】胸部肌内注射。2～5 周龄鸡，每只 0.3mL；5 周龄以上鸡，每只 0.5mL。本品对蛋鸡的免疫程序推荐为：2 周龄首免，0.3mL/只；3～4 周后加强免疫，0.5mL/只；开产前再加强免疫，0.5mL/只。

【注意事项】

① 仅用于健康动物。

② 运输过程需冷藏，防止阳光直射。

③ 本品严禁冻结，使用前应将疫苗恢复至常温，并充分摇匀。

④ 本品若出现破损、异物或破乳分层等异常现象，切勿使用。

⑤ 疫苗开启后应一次用完。

⑥ 使用无菌注射器进行接种，及时更换针头。

⑦ 屠宰前 28 日内禁止使用。

⑧ 使用后的疫苗瓶、器具和未用完的疫苗应进行无害化处理。

【规格】①50mL/瓶；②100mL/瓶；③250mL/瓶；④500mL/瓶。

【贮藏与有效期】2～8℃保存，有效期为 12 个月。

重组禽流感病毒 H5 亚型二价灭活疫苗（R2346 株＋R232V 株）
Recombinant Avian Influenza Virus H5 Subtype Vaccine, Inactivated（Strain R2346+Strain R232V）

本品系用重组禽流感病毒 H5N8 亚型 R2346 株和 H5N1 亚型 R232V 株分别接种易感鸡胚培养，收获感染胚液，用甲醛溶液灭活后，加矿物油佐剂混合乳化制成。

【性状】乳白色均匀乳剂。

【作用与用途】用于预防由 H5 亚型 2.3.4.4c 和 2.3.2.1e 两个分支禽流感病毒引起鸡的禽流感。

【用法与用量】颈部皮下或肌内注射。21 日龄以内鸡（包括 21 日龄），每只 0.3mL，免疫期为 4 个月；21 日龄以上鸡，每只 0.5mL，免疫期为 6 个月。

【注意事项】

① 仅用于接种健康鸡。

② 用前须检查，如出现变色、破乳、破漏、混有异物等均不得使用。

③ 使用前，应将疫苗恢复至室温，并充分摇匀。

④ 疫苗开启后，限当日用完。

⑤ 疫苗运输和使用过程中切勿冻结和高温。

⑥ 注射器具用前需经消毒，注射部位应涂擦 5％碘酒消毒。

⑦ 用过的疫苗瓶、器具和未用完的疫苗等应进行无害化处理。

⑧ 屠宰前 28 日内禁止使用。

【规格】 ①100mL/瓶；②250mL/瓶；③300mL/瓶；④500mL/瓶。

【贮藏与有效期】 2～8℃保存，有效期为 18 个月。

重组禽流感病毒（H5＋H7）二价灭活疫苗（H5N1 Re-8 株＋H7N9 H7-Re1 株）（2017）
Reassortant Avian Influenza Virus（H5＋H7） Bivalent Vaccine, Inactivated（H5N1 Strain Re-8＋H7N9 Strain H7-Re1）（2017）

本品系用重组禽流感病毒 H5N1 亚型 Re-8 株和 H7N9 亚型 H7-Re1 株分别接种易感鸡胚培养，收获感染鸡胚液，分别浓缩 2 倍，经甲醛溶液灭活后，加矿物油佐剂混合乳化制成。

【性状】 乳白色均匀乳剂。

【作用与用途】 用于预防由 H5 亚型和 H7 亚型禽流感病毒引起的禽流感。

【用法与用量】 胸部肌内或颈部皮下注射。2～5 周龄鸡，每只 0.3mL；5 周龄以上鸡，每只 0.5mL。

【注意事项】

① 本制品仅用于鸡；禽流感病毒感染鸡或健康状况异常的鸡切忌使用本品。

② 本品严禁冻结。

③ 本品若出现破损、异物或破乳分层等异常现象，切勿使用。

④ 使用前应将疫苗恢复至常温，并充分摇匀。

⑤ 接种时应使用灭菌器械，及时更换针头，最好 1 只禽 1 个针头。

⑥ 疫苗启封后，限当日用完。

⑦ 屠宰前 28 日内禁止使用。

⑧ 用过的疫苗瓶、器具和未用完的疫苗等应进行无害化处理。

【规格】 ①50mL/瓶；②100mL/瓶；③250mL/瓶；④500mL/瓶。

【贮藏与有效期】 2～8℃保存，有效期为 12 个月。

重组禽流感病毒（H5＋H7）二价灭活疫苗（细胞源，H5N1 Re-8 株＋H7N9 H7-Re1 株）（2018.01）
Reassortant Avian Influenza Virus（H5＋H7） Vaccine, Inactivated（Cell Source, H5N1 Strain Re-8＋H7N9 Strain H7-Re1）（2018.01）

本品系用重组禽流感病毒 H5N1 亚型 Re-8 株和 H7N9 亚型 H7-Re1 株分别接种 MDCK 细胞，用细胞全悬浮培养工艺增殖，收获病毒液，经浓缩、甲醛灭活后，加入油佐剂混合乳化制成。

【性状】 乳白色或微黄色乳状液。

【作用与用途】 用于预防由 H5 亚型和 H7 亚型禽流感病毒引起的禽流感。免疫期为 6 个月。

【用法与用量】 颈部皮下或胸部肌内注射。2～5 周龄鸡，每只 0.3mL；5 周龄以上鸡，每只 0.5mL。本品对蛋鸡的免疫程序推荐为：2 周龄首免，0.3mL/只；3～4 周后加强免疫，0.5mL/只；开产前再加强免疫，0.5mL/只。

【注意事项】

① 仅用于健康鸡。

② 运输过程需冷藏，防止阳光直射。

③ 本品严禁冻结，使用前应将疫苗恢复至常温，并充分摇匀。

④ 本品若出现破损、异物或破乳分层等异常现象，切勿使用。

⑤ 疫苗开启后应一次用完。

⑥ 使用无菌注射器进行接种，及时更换针头。

⑦ 屠宰前 28 日内禁止使用。

⑧ 使用后的疫苗瓶、器具和未用完的疫苗应进行无害化处理。

【规格】 ①50mL/瓶；②100mL/瓶；③250mL/瓶；④500mL/瓶。

【贮藏与有效期】 2～8℃保存，有效期为 12 个月。

重组禽流感病毒（H5+H7）二价灭活疫苗
（细胞源，H5N1 Re-8 株+H7N9 H7-Re1 株）（2018.04）
Reassortant Avian Influenza Virus（H5+H7） Vaccine,
Inactivated（Cell Source, H5N1 Strain Re-8+H7N9 Strain H7-Re1）（2018.04）

本品系用重组禽流感病毒 H5N1 亚型 Re-8 株和 H7N9 亚型 H7-Re1 株分别接种 MDCK-α-2,3Gal 传代细胞培养，收获感染细胞液，经甲醛溶液灭活后，加矿物油佐剂混合乳化制成。

【性状】 乳白色乳剂。

【作用与用途】 用于预防由 H5 亚型和 H7 亚型禽流感病毒引起的禽流感。

【用法与用量】 颈部皮下或胸部肌内注射。14～35 日龄鸡，每只 0.3mL；35 日龄以上鸡，每只 0.5mL。

【注意事项】

① 禽流感病毒感染鸡或健康状况异常的鸡切忌使用本品。

② 本品严禁冻结。

③ 本品若出现破损、异物或破乳分层等异常现象，切勿使用。

④ 使用前应将疫苗恢复至常温，并充分摇匀。

⑤ 接种时应使用灭菌器械，及时更换针头，最好 1 只鸡 1 个针头。

⑥ 疫苗启封后，限当日使用。

⑦ 屠宰前 28 日内禁止使用。

⑧ 用过的疫苗瓶、器具和未用完的疫苗等应进行无害化处理。

【规格】 ①50mL/瓶；②100mL/瓶；③250mL/瓶；④500mL/瓶。

【贮藏与有效期】 2～8℃保存，有效期为 12 个月。

重组禽流感病毒（H5+H7）二价灭活疫苗
（细胞源，H5N1 Re-11 株+H7N9 H7-Re2 株）
Reassortant Avian Influenza Virus（H5+H7） Bivalent Vaccine,
Inactivated（Cell Source, H5N1 Strain Re-11+H7N9 Strain H7-Re2）

本品系用重组禽流感病毒 H5N1 亚型 Re-11 株和 H7N9 亚型 H7-Re2 株分别接种 MD-

CK 细胞，用细胞全悬浮培养工艺增殖，收获病毒液，经浓缩、甲醛灭活后，加入油佐剂混合乳化制成。

【性状】 乳白色均匀乳剂。

【作用与用途】 用于预防由 H5 亚型 2.3.4.4d 分支和 H7 亚型禽流感病毒引起的禽流感。

【用法与用量】 颈部皮下或胸部肌内注射。2~5 周龄鸡，每只 0.3mL；5 周龄以上鸡，每只 0.5mL。2~5 周龄鸭和鹅，每只 0.5mL；5 周龄以上鸭和 5~15 周龄鹅，每只 1.0mL；15 周龄以上鹅，每只 1.5mL。

【注意事项】

① 禽流感病毒感染禽或健康状况异常的禽切忌使用本品。

② 本品严禁冻结。

③ 本品若出现破损、异物或破乳分层等异常现象，切勿使用。

④ 使用前应将疫苗恢复至常温，并充分摇匀。

⑤ 接种时应使用灭菌器械，及时更换针头，最好 1 只禽 1 个针头。

⑥ 疫苗启封后，限当日用完。

⑦ 屠宰前 28 日内禁止使用。

⑧ 用过的疫苗瓶、器具和未用完的疫苗等应进行无害化处理。

【规格】 ①50mL/瓶；②100mL/瓶；③250mL/瓶；④500mL/瓶。

【贮藏与有效期】 2~8℃保存，有效期为 12 个月。

重组禽流感病毒（H5+H7）二价灭活疫苗（H5N1 Re-11 株+H7N9 H7-Re2 株）

Reassortant Avian Influenza Virus（H5+H7） Bivalent Vaccine, Inactivated（H5N1 Strain Re-11+H7N9 Strain H7-Re2）

本品系用重组禽流感病毒 H5N1 亚型 Re-11 株和 H7N9 亚型 H7-Re2 株分别接种易感鸡胚培养，收获感染鸡胚液，经浓缩、甲醛溶液灭活后，加矿物油佐剂混合乳化制成。

【性状】 乳白色均匀乳剂。

【作用与用途】 用于预防由 H5 亚型 2.3.4.4d 分支和 H7 亚型禽流感病毒引起的禽流感。

【用法与用量】 胸部肌内或颈部皮下注射。2~5 周龄鸡，每只 0.3mL；5 周龄以上鸡，每只 0.5mL。2~5 周龄鸭和鹅，每只 0.5mL；5 周龄以上鸭和 5~15 周龄鹅，每只 1.0mL；15 周龄以上鹅，每只 1.5mL。

【注意事项】

① 禽流感病毒感染禽或健康状况异常的禽切忌使用本品。

② 本品严禁冻结。

③ 本品若出现破损、异物或破乳分层等异常现象，切勿使用。

④ 使用前应将疫苗恢复至常温，并充分摇匀。

⑤ 接种时应使用灭菌器械，及时更换针头，最好 1 只禽 1 个针头。

⑥ 疫苗启封后，限当日用完。

⑦ 屠宰前 28 日内禁止使用。

⑧ 用过的疫苗瓶、器具和未用完的疫苗等应进行无害化处理。

【规格】①50mL/瓶；②100mL/瓶；③250mL/瓶；④500mL/瓶。

【贮藏与有效期】2～8℃保存，有效期为12个月。

重组禽流感病毒（H5+H7）二价灭活疫苗（H5N2 rFJ56 株+H7N9 rGD76 株）

Reassortant Avian Influenza Virus（H5+H7） Bivalent Vaccine, Inactivated（H5N2 Strain rFJ56+H7N9 Strain rGD76）

本品系用 H5N2 亚型重组禽流感病毒 rFJ56 株、H7N9 亚型重组禽流感病毒 rGD76 株分别接种易感鸡胚，收获感染鸡胚液，浓缩后经甲醛溶液灭活，加油佐剂混合乳化制成。

【性状】均匀乳剂。

【作用与用途】用于预防由 H5 亚型 2.3.4.4d 分支以及 H7 亚型禽流感病毒引起的禽流感。

【用法与用量】颈后背部皮下或肌内注射。2～5 周龄鸡，每只 0.3mL，5 周龄以上鸡，每只 0.5mL。

【注意事项】

① 本品不能冻结保存。

② 疫苗使用前应充分摇匀，并使疫苗升至室温。

③ 如果疫苗出现明显的水、油分层，应废弃不予使用。疫苗久置，在表面有少量白油，经振荡混匀后不影响使用。

④ 接种后一般无明显不良反应，有的在接种后 1～2 日内可能有减食现象。

⑤ 用过的疫苗瓶、器具和未用完的疫苗等应进行无害化处理。

⑥ 上市前 28 日内禁止使用。

【规格】①100mL/瓶；②250mL/瓶；③500mL/瓶。

【贮藏与有效期】2～8℃保存，有效期为12个月。

重组禽流感病毒（H5+H7）二价灭活疫苗（H5N1 Re-8 株+H7N9 H7-Re1 株）（2019）

Reassortant Avian Influenza Virus（H5+H7） Bivalent Vaccine, Inactivated（H5N1 Strain Re-8+H7N9 Strain H7-Re1）（2019）

本品系用重组禽流感病毒 H5N1 亚型 Re-8 株和 H7N9 亚型 H7-Re1 株分别接种易感鸡胚培养，收获感染鸡胚液，分别浓缩 2 倍，经甲醛溶液灭活后，加矿物油佐剂混合乳化制成。

【性状】乳白色均匀乳剂。

【作用与用途】用于预防由 H5 亚型 2.3.4.4 分支和 H7 亚型禽流感病毒引起的禽流感，免疫期为 5 个月。

【用法与用量】胸部肌内或颈部皮下注射。2～5 周龄蛋鸡和种鸡，每只 0.3mL；5 周龄以上蛋鸡和种鸡，每只 0.5mL，产蛋前建议免疫 3 次；产蛋后定期监测抗体，适时补免。饲养期短的商品肉鸡（如 70 日龄以内出栏）于 10～14 日龄，每只 0.5mL。饲养期较长的商品肉鸡，2 周龄左右首次免疫，每只 0.3mL；5～6 周龄加强免疫，每只 0.5mL。

【注意事项】

① 禽流感病毒感染鸡或健康状况异常的鸡切忌使用本品。

② 本品严禁冻结。

③ 本品若出现破损、异物或破乳分层等异常现象，切勿使用。

④ 使用前应将疫苗恢复至常温，并充分摇匀。

⑤ 接种时应使用灭菌器械，及时更换针头，最好1只鸡1个针头。

⑥ 疫苗启封后，限当日用完。

⑦ 屠宰前28日内禁止使用。

⑧ 用过的疫苗瓶、器具和未用完的疫苗等应进行无害化处理。

【规格】 ①50mL/瓶；②100mL/瓶；③250mL/瓶；④500mL/瓶。

【贮藏与有效期】 2～8℃保存，有效期为12个月。

重组禽流感病毒 H5 亚型三价灭活疫苗
（Re-6 株＋Re-7 株＋ Re-8 株）
Reassortant Avian Influenza Virus H5 Subtype Vaccine, Inactivated（Strain Re-6+ Strain Re-7+Strain Re-8）

本品系用重组禽流感病毒 H5N1 亚型 Re-6 株、Re-7 株和 Re-8 株分别接种易感鸡胚培养，收获感染鸡胚液，分别浓缩 3 倍，经甲醛溶液灭活后，加矿物油佐剂混合乳化制成。

【性状】 乳白色乳剂。

【作用与用途】 用于预防由 H5 亚型禽流感病毒引起的禽流感。

【用法与用量】 胸部肌内或颈部皮下注射。2～5 周龄鸡，每只 0.3mL；5 周龄以上鸡，每只 0.5mL。

【注意事项】

① 禽流感病毒感染鸡或健康状况异常的鸡切忌使用本品。

② 本品严禁冻结。

③ 本品若出现破损、异物或破乳分层等异常现象，切勿使用。

④ 使用前应将疫苗恢复至常温，并充分摇匀。

⑤ 接种时应使用灭菌器械，及时更换针头，最好1只鸡1个针头。

⑥ 疫苗启封后，限当日用完。

⑦ 屠宰前28日内禁止使用。

⑧ 用过的疫苗瓶、器具和未用完的疫苗等应进行无害化处理。

【规格】 ①50mL/瓶；②100mL/瓶；③250mL/瓶；④500mL/瓶。

【贮藏与有效期】 2～8℃保存，有效期为12个月。

重组禽流感病毒 H5 亚型三价灭活疫苗
（细胞源，Re-6 株＋Re-7 株＋Re-8 株）
Reassortant Avian Influenza Virus Subtype H5 Vaccine, Inactivated（Cell Source, Strain Re-6+Strain Re-7+Strain Re-8）

本品系用重组禽流感病毒 H5N1 亚型 Re-6 株、Re-7 株和 Re-8 株分别接种 MDCK-α-2, 3Gal 传代细胞培养，收获感染细胞液，分别浓缩后经甲醛溶液灭活，加矿物油佐剂混合乳化制成。

【性状】乳白色乳剂。

【作用与用途】用于预防由 H5 亚型禽流感病毒引起的禽流感。

【用法与用量】胸部肌内或颈部皮下注射。14～35 日龄鸡，每只 0.3mL；35 日龄以上鸡，每只 0.5mL。

【注意事项】

① 禽流感病毒感染鸡或健康状况异常的鸡切忌使用本品。

② 本品严禁冻结。

③ 本品若出现破损、异物或破乳分层等异常现象，切勿使用。

④ 使用前应将疫苗恢复至常温，并充分摇匀。

⑤ 接种时应使用灭菌器械，及时更换针头，最好 1 只鸡 1 个针头。

⑥ 疫苗启封后，限当日使用。

⑦ 屠宰前 28 日内禁止使用。

⑧ 用过的疫苗瓶、器具和未用完的疫苗等应进行无害化处理。

【规格】①50mL/瓶；②100mL/瓶；③250mL/瓶；④500mL/瓶。

【贮藏与有效期】2～8℃保存，有效期为 12 个月。

重组禽流感病毒（H5 亚型）三价灭活疫苗（细胞源，Re-6 株+Re-7 株+Re-8 株）

Reassortant Avian Influenza Virus（H5 Subtype） Vaccine,
Inactivated（Cell Source, Strain Re-6+Strain Re-7+Strain Re-8）

本品系用重组禽流感病毒 H5N1 亚型 Re-6 株、Re-7 株和 Re-8 株分别接种 MDCK 细胞，用微载体悬浮培养工艺增殖，收获病毒液，经浓缩、甲醛溶液灭活后，加入油佐剂混合乳化制成。

【性状】乳白色或微黄色乳状液。

【作用与用途】用于预防由 H5 亚型禽流感病毒引起的鸡禽流感。免疫期为 6 个月。

【用法与用量】胸部肌内注射。2～5 周龄鸡，每只 0.3mL；5 周龄以上鸡，每只 0.5mL。本品对蛋鸡的免疫程序推荐为：2 周龄首免，0.3mL/只；3～4 周后加强免疫，0.5mL/只；开产前再加强免疫，0.5mL/只。

【注意事项】

① 仅用于健康动物。

② 运输过程需冷藏，防止阳光直射。

③ 本品严禁冻结，使用前应将疫苗恢复至常温，并充分摇匀。

④ 本品若出现破损、异物或破乳分层等异常现象，切勿使用。

⑤ 疫苗开启后应一次用完。

⑥ 使用无菌注射器进行接种，及时更换针头。

⑦ 屠宰前 28 日内禁止使用。

⑧ 使用后的疫苗瓶、器具和未用完的疫苗应进行无害化处理。

【规格】①50mL/瓶；②100mL/瓶；③250mL/瓶；④500mL/瓶。

【贮藏与有效期】2～8℃保存，有效期为 12 个月。

重组禽流感病毒（H5+H7）三价灭活疫苗
（H5N1 Re-8 株+Re-10 株，H7N9 H7-Re1 株）
Reassortant Avian Influenza Virus（H5+H7） Subtype Trivalent Vaccine,
Inactivated（H5N1 Strain Re-8+Strain Re-10, H7N9 Strain H7-Re1）

本品系用重组禽流感病毒 H5N1 亚型 Re-8 株和 Re-10 株、H7N9 亚型 H7-Re1 株分别接种易感鸡胚培养，收获感染鸡胚液，分别浓缩 3 倍，经甲醛溶液灭活后，加矿物油佐剂混合乳化制成。

【性状】乳白色均匀乳剂。

【作用与用途】用于预防由 H5 亚型和 H7 亚型禽流感病毒引起的禽流感。

【用法与用量】胸部肌内或颈部皮下注射。2～5 周龄鸡，每只 0.3mL；5 周龄以上鸡，每只 0.5mL。

【注意事项】

① 本制品仅用于鸡；禽流感病毒感染鸡或健康状况异常的鸡切忌使用本品。

② 本品严禁冻结。

③ 本品若出现破损、异物或破乳分层等异常现象，切勿使用。

④ 使用前应将疫苗恢复至常温，并充分摇匀。

⑤ 接种时应使用灭菌器械，及时更换针头，最好 1 只禽 1 个针头。

⑥ 疫苗启封后，限当日用完。

⑦ 屠宰前 28 日内禁止使用。

⑧ 用过的疫苗瓶、器具和未用完的疫苗等应进行无害化处理。

【规格】①50mL/瓶；②100mL/瓶；③250mL/瓶；④500mL/瓶。

【贮藏与有效期】2～8℃保存，有效期为 12 个月。

重组禽流感病毒（H5+H7）三价灭活疫苗
（细胞源，H5N1 Re-11 株+Re-12 株，H7N9 H7-Re2 株）（2018）
Reassortant Avian Influenza Virus（H5+H7） Trivalent Vaccine, Inactivated
（Cell Source, H5N1 Strain Re-11+Strain Re-12, H7N9 Strain H7-Re2）（2018）

本品系用重组禽流感病毒 H5N1 亚型 Re-11 株和 Re-12 株、H7N9 亚型 H7-Re2 株分别接种 MDCK 细胞，用细胞全悬浮培养工艺增殖，收获病毒液，经浓缩、甲醛灭活后，加入油佐剂混合乳化制成。

【性状】乳白色均匀乳剂。

【作用与用途】用于预防由 H5 亚型 2.3.4.4d 分支、2.3.2.1d 分支和 H7 亚型禽流感病毒引起的禽流感。

【用法与用量】颈部皮下或胸部肌内注射。2～5 周龄鸡，每只 0.3mL；5 周龄以上鸡，每只 0.5mL。2～5 周龄鸭和鹅，每只 0.5mL；5 周龄以上鸭和 5～15 周龄鹅，每只 1.0mL；15 周龄以上鹅，每只 1.5mL。

【注意事项】

① 禽流感病毒感染禽或健康状况异常的禽切忌使用本品。

② 本品严禁冻结。

③ 本品若出现破损、异物或破乳分层等异常现象，切勿使用。

④ 使用前应将疫苗恢复至常温，并充分摇匀。

⑤ 接种时应使用灭菌器械，及时更换针头，最好1只禽1个针头。

⑥ 疫苗启封后，限当日用完。

⑦ 屠宰前28日内禁止使用。

⑧ 用过的疫苗瓶、器具和未用完的疫苗等应进行无害化处理。

【规格】①50mL/瓶；②100mL/瓶；③250mL/瓶；④500mL/瓶。

【贮藏与有效期】2～8℃保存，有效期为12个月。

重组禽流感病毒（H5+H7）三价灭活疫苗（H5N1 Re-11株+Re-12株，H7N9 H7-Re2株）

Reassortant Avian Influenza Virus（H5+H7） Trivalent Vaccine, Inactivated（H5N1 Strain Re-11+Strain Re-12, H7N9 Strain H7-Re2）

本品系用重组禽流感病毒H5N1亚型Re-11株和Re-12株、H7N9亚型H7-Re2株分别接种易感鸡胚培养，收获感染鸡胚液，经浓缩、甲醛溶液灭活后，加矿物油佐剂混合乳化制成。

【性状】乳白色均匀乳剂。

【作用与用途】用于预防由H5亚型2.3.4.4d分支、2.3.2.1d分支和H7亚型禽流感病毒引起的禽流感。

【用法与用量】胸部肌内或颈部皮下注射。2～5周龄鸡，每只0.3mL；5周龄以上鸡，每只0.5mL。2～5周龄鸭和鹅，每只0.5mL；5周龄以上鸭和5～15周龄鹅，每只1.0mL；15周龄以上鹅，每只1.5mL。

【注意事项】

① 禽流感病毒感染禽或健康状况异常的禽切忌使用本品。

② 本品严禁冻结。

③ 本品若出现破损、异物或破乳分层等异常现象，切勿使用。

④ 使用前应将疫苗恢复至常温，并充分摇匀。

⑤ 接种时应使用灭菌器械，及时更换针头，最好1只禽1个针头。

⑥ 疫苗启封后，限当日用完。

⑦ 屠宰前28日内禁止使用。

⑧ 用过的疫苗瓶、器具和未用完的疫苗等应进行无害化处理。

【规格】①50mL/瓶；②100mL/瓶；③250mL/瓶；④500mL/瓶。

【贮藏与有效期】2～8℃保存，有效期为12个月。

重组禽流感病毒（H5+H7）三价灭活疫苗（H5N2 rSD57株+rFJ56株，H7N9 rGD76株）（2018）

Reassortant Avian Influenza Virus（H5+H7） Trivalent Vaccine, Inactivated（H5N2 Strain rSD57+Strain rFJ56, H7N9 Strain rGD76）（2018）

本品系用H5N2亚型重组禽流感病毒rSD57株和rFJ56株、H7N9亚型重组禽流感病毒rGD76株分别接种易感鸡胚，收获感染鸡胚液，浓缩后经甲醛溶液灭活，加油佐剂混合乳化制成。

【性状】均匀乳剂。

【作用与用途】用于预防由 H5 亚型 2.3.2.1d 分支、2.3.4.4d 分支和 H7 亚型禽流感病毒引起的禽流感。

【用法与用量】颈后背部皮下或肌内注射。2~5 周龄鸡，每只 0.3mL，5 周龄以上鸡，每只 0.5mL。

【注意事项】

① 本品不能冻结保存。

② 疫苗使用前应充分摇匀，并使疫苗升至室温。

③ 如果疫苗出现明显的水、油分层，应废弃不予使用。疫苗久置，在表面有少量白油，经振荡混匀后不影响使用。

④ 接种后一般无明显不良反应，有的在接种后 1~2 日内可能有减食现象。

⑤ 用过的疫苗瓶、器具和未用完的疫苗等应进行无害化处理。

⑥ 上市前 28 日内禁止使用。

【规格】①100mL/瓶；②250mL/瓶；③500mL/瓶。

【贮藏与有效期】2~8℃保存，有效期为 12 个月。

重组禽流感病毒（H5+H7）三价灭活疫苗 （H5N2 rSD57 株+rFJ56 株，H7N9 rLN79 株）

Reassortant Avian Influenza Virus（H5+H7） Trivalent Vaccine, Inactivated（H5N2 Strain rSD57+Strain rFJ56, H7N9 Strain rLN79）

本品系用 H5N2 亚型重组禽流感病毒 rSD57 株和 rFJ56 株、H7N9 亚型重组禽流感病毒 rLN79 株分别接种易感鸡胚，收获感染鸡胚液，浓缩后经甲醛溶液灭活，加油佐剂混合乳化制成。

【性状】均匀乳剂。

【作用与用途】用于预防由 H5 亚型 2.3.2.1d 分支、2.3.4.4d 分支和 H7 亚型禽流感病毒引起的禽流感。

【用法与用量】颈后背部皮下或肌内注射。2~5 周龄鸡，每只 0.3mL；5 周龄以上鸡，每只 0.5mL。5 周龄以内雏鸭、雏鹅，每只 0.5mL；5 周龄以上鸭、鹅，每只 1.0mL。种鸡、种鸭、种鹅，建议开产前加强免疫 2 次。

【注意事项】

① 本品不能冻结保存。

② 疫苗使用前应充分摇匀，并使疫苗升至室温。

③ 如果疫苗出现明显的水、油分层，应废弃不予使用。疫苗久置，在表面有少量白油，经振荡混匀后不影响使用。

④ 接种后一般无明显不良反应，有的在接种后 1~2 日内可能有减食现象。

⑤ 用过的疫苗瓶、器具和未用完的疫苗等应进行无害化处理。

⑥ 上市前 28 日内禁止使用。

【规格】①50mL/瓶；②100mL/瓶；③250mL/瓶；④500mL/瓶。

【贮藏与有效期】2~8℃保存，有效期为 12 个月。

重组禽流感病毒（H5+H7）三价灭活疫苗
（细胞源，H5N1 Re-11株+Re-12株，H7N9 H7-Re3株）
Reassortant Avian Influenza Virus（H5+H7） Trivalent Vaccine,
Inactivated（Cell Source, H5N1 Strain Re-11+Strain Re-12, H7N9 Strain H7-Re3）

本品系用重组禽流感病毒 H5N1 亚型 Re-11 株和 Re-12 株、H7N9 亚型 H7-Re3 株分别接种 MDCK 细胞，用细胞全悬浮培养工艺增殖，收获病毒液，经浓缩、甲醛灭活后，加入油佐剂混合乳化制成。

【性状】乳白色均匀乳剂。

【作用与用途】用于预防由 H5 亚型 2.3.4.4d 分支、2.3.2.1d 分支和 H7 亚型禽流感病毒引起的禽流感。

【用法与用量】胸部肌内或颈部皮下注射。2～5 周龄鸡，每只 0.3mL；5 周龄以上鸡，每只 0.5mL。2～5 周龄鸭和鹅，每只 0.5mL；5 周龄以上鸭和鹅，每只 1.0mL。

【注意事项】

① 禽流感病毒感染禽或健康状况异常的禽切忌使用本品。

② 本品严禁冻结。

③ 本品若出现破损、异物或破乳分层等异常现象，切勿使用。

④ 使用前应将疫苗恢复至常温，并充分摇匀。

⑤ 接种时应使用灭菌器械，及时更换针头，最好 1 只禽 1 个针头。

⑥ 疫苗启封后，限当日用完。

⑦ 屠宰前 28 日内禁止使用。

⑧ 用过的疫苗、器具和未用完的疫苗等应进行无害化处理。

【规格】①50mL/瓶；②100mL/瓶；③250mL/瓶；④500mL/瓶。

【贮藏与有效期】2～8℃保存，有效期为 12 个月。

重组禽流感病毒（H5+H7）三价灭活疫苗
（H5N1 Re-11株+Re-12株，H7N9 H7-Re3株）
Reassortant Avian Influenza Virus（H5+H7） Trivalent Vaccine,
Inactivated（H5N1 Strain Re-11+Strain Re-12, H7N9 Strain H7-Re3）

本品系用重组禽流感病毒 H5N1 亚型 Re-11 株和 Re-12 株、H7N9 亚型 H7-Re3 株分别接种易感鸡胚培养，收获感染鸡胚液，经浓缩、甲醛溶液灭活后，加矿物油佐剂混合乳化制成。

【性状】乳白色均匀乳剂。

【作用与用途】用于预防由 H5 亚型 2.3.4.4d 分支、2.3.2.1d 分支和 H7 亚型禽流感病毒引起的禽流感。

【用法与用量】胸部肌内或颈部皮下注射。2～5 周龄鸡，每只 0.3mL；5 周龄以上鸡，每只 0.5mL。2～5 周龄鸭和鹅，每只 0.5mL；5 周龄以上鸭和鹅，每只 1.0mL。

【注意事项】

① 禽流感病毒感染禽或健康状况异常的禽切忌使用本品。

② 本品严禁冻结。

③ 本品若出现破损、异物或破乳分层等异常现象，切勿使用。

④ 使用前应将疫苗恢复至常温，并充分摇匀。

⑤ 接种时应使用灭菌器械，及时更换针头，最好 1 只禽 1 个针头。

⑥ 疫苗启封后，限当日用完。

⑦ 屠宰前 28 日内禁止使用。

⑧ 用过的疫苗瓶、器具和未用完的疫苗等应进行无害化处理。

【规格】①50mL/瓶；②100mL/瓶；③250mL/瓶；④500mL/瓶。

【贮藏与有效期】2～8℃保存，有效期为 12 个月。

重组禽流感病毒（H5+H7）三价灭活疫苗
（细胞源，H5N1 Re-11 株+Re-12 株，H7N9 H7-Re2 株）（2021）
Reassortant Avian Influenza Virus（H5+H7） Trivalent Vaccine, Inactivated（Cell Source，H5N1 Strain Re-11+Strain Re-12，H7N9 Strain H7-Re2）（2021）

本品系用重组禽流感病毒 H5N1 亚型 Re-11 株和 Re-12 株、H7N9 亚型 H7-Re2 株分别接种 MDCK 细胞，用细胞全悬浮培养工艺增殖，收获病毒液，经浓缩、甲醛灭活后，加入油佐剂混合乳化制成。

【性状】乳白色均匀乳剂。

【作用与用途】用于预防由 H5 亚型 2.3.4.4d 分支、2.3.2.1d 分支和 H7 亚型禽流感病毒引起的禽流感。

【用法与用量】颈部皮下或胸部肌内注射。2～5 周龄鸡，每只 0.3mL；5 周龄以上鸡，每只 0.5mL。

【注意事项】

① 禽流感病毒感染禽或健康状况异常的禽切忌使用本品。

② 本品严禁冻结。

③ 本品若出现破损、异物或破乳分层等异常现象，切勿使用。

④ 使用前应将疫苗恢复至常温，并充分摇匀。

⑤ 接种时应使用灭菌器械，及时更换针头，最好 1 只禽 1 个针头。

⑥ 疫苗启封后，限当日用完。

⑦ 屠宰前 28 日内禁止使用。

⑧ 用过的疫苗瓶、器具和未用完的疫苗等应进行无害化处理。

【规格】①50mL/瓶；②100mL/瓶；③250mL/瓶；④500mL/瓶；

【贮藏与有效期】2～8℃保存，有效期为 12 个月。

重组禽流感病毒（H5+H7）三价灭活疫苗
（H5N2 rSD57 株+rFJ56 株，H7N9 rGD76 株）（2021）
Reassortant Avian Influenza Virus（H5+H7） Trivalent Vaccine, Inactivated（H5N2 Strain rSD57+Strain rFJ56，H7N9 Strain rGD76）（2021）

本品系用 H5N2 亚型重组禽流感病毒 rSD57 株和 rFJ56 株、H7N9 亚型重组禽流感病毒 rGD76 株分别接种易感鸡胚，收获感染鸡胚液，浓缩后经甲醛溶液灭活，加油佐剂混合乳化制成。

【性状】乳白色均匀乳剂。

【作用与用途】用于预防由 H5 亚型 2.3.2.1d 分支、2.3.4.4d 分支和 H7 亚型禽流感病毒引起的禽流感。

【用法与用量】颈后背部皮下或肌内注射。2～5 周龄鸡，每只 0.3mL，5 周龄以上鸡，每只 0.5mL。5 周龄以内雏鸭、雏鹅，每只 0.5mL；5 周龄以上鸭、鹅，每只 1.0mL。种鸡、种鸭、种鹅，建议开产前加强免疫 2 次。

【注意事项】

① 本品不能冻结保存。

② 疫苗使用前应充分摇匀，并使疫苗升至室温。

③ 如果疫苗出现明显的水、油分层，应废弃不予使用。疫苗久置，在表面有少量白油，经振荡混匀后不影响使用。

④ 接种后一般无明显不良反应，有的在接种后 1～2 日内可能有减食现象。

⑤ 用过的疫苗瓶、器具和未用完的疫苗等应进行无害化处理。

⑥ 上市前 28 日内禁止使用。

【贮藏与有效期】2～8℃保存，有效期为 18 个月。

重组禽流感病毒灭活疫苗（H7 亚型，H7-Re1 株）
Reassortant Avian Influenza Virus Vaccine, Inactivated（H7 Subtype, Strain H7-Re1）

本品系用重组禽流感病毒 H7 亚型 H7-Re1 株接种易感鸡胚培养，收获感染鸡胚液，经甲醛灭活后，加油佐剂混合乳化制成。

【性状】乳白色均匀乳剂。

【作用与用途】用于预防由 H7 亚型禽流感病毒引起的禽流感。

【用法与用量】胸部肌内或颈部皮下注射。2～5 周龄鸡，每只 0.3mL；5 周龄以上鸡，每只 0.5mL。

【注意事项】

① 本制品仅用于鸡；禽流感病毒感染鸡或健康状况异常的鸡切忌使用本品。

② 本品严禁冻结。

③ 本品若出现破损、异物或破乳分层等异常现象，切勿使用。

④ 使用前应将疫苗恢复至常温，并充分摇匀。

⑤ 接种时应使用灭菌器械，及时更换针头，最好 1 只禽 1 个针头。

⑥ 疫苗启封后，限当日用完。

⑦ 屠宰前 28 日内禁止使用。

⑧ 用过的疫苗瓶、器具和未用完的疫苗等应进行无害化处理。

【规格】①50mL/瓶；②100mL/瓶；③250mL/瓶；④500mL/瓶。

【贮藏与有效期】2～8℃保存，有效期为 12 个月。

重组新城疫病毒、禽流感病毒（H9 亚型）
二联灭活疫苗（A-Ⅶ株＋WJ57 株）
Combined Vaccine of Recombinant Newcastle Disease Virus and
Avian Influenza Virus（Subtype H9）, Inactivated（Strain A-Ⅶ＋Strain WJ57）

本品系用重组新城疫病毒 A-Ⅶ株和 A 型禽流感病毒 H9 亚型 WJ57 株分别接种易感鸡

胚，收获感染鸡胚液，用甲醛溶液灭活后，加油佐剂混合乳化制成。

【性状】乳白色均匀乳剂。

【作用与用途】用于预防鸡新城疫和 H9 亚型禽流感。接种后 21 日产生免疫力。

【用法与用量】颈部皮下或肌内注射。3 周龄以内鸡，每只 0.2mL，免疫期为 4 个月；3 周龄以上鸡，每只 0.5mL，免疫期为 6 个月。

【注意事项】

① 本品在兽医指导下用于健康鸡的免疫接种。

② 用前须仔细检查疫苗，如出现变色、破乳、破漏、混有异物等均不得使用。

③ 使用前疫苗应恢复至室温并充分摇匀。

④ 接种器具应无菌，注射部位应消毒。

⑤ 疫苗开启后限当日使用。

⑥ 用过的疫苗瓶、器具和未用完的疫苗等应进行无害化处理。

⑦ 疫苗运输及保存切勿冻结和高温。

⑧ 屠宰前 28 日内禁止使用。

【规格】①100mL/瓶；②250mL/瓶；③300mL/瓶；④500mL/瓶；⑤1000mL/瓶。

【贮藏与有效期】2～8℃保存，有效期为 18 个月。

重组新城疫病毒、禽流感病毒（H9 亚型）二联灭活疫苗（aSG10 株＋G 株）

Reassortant Newcastle Disease Virus and Avian Influenza Virus（H9 Subtype）Vaccine, Inactivated（Strain aSG10+Strain G）

本品系用重组新城疫病毒（NDV）Chicken/Shandong/aSG10/2010（简称 aSG10 株）和 A 型禽流感病毒（AIV）A/Chicken/Hebei/G/2012（H9N2）株（简称 G 株）分别接种易感鸡胚培养，收获感染鸡胚尿囊液，经浓缩、甲醛溶液灭活，按一定比例混合后加矿物油佐剂乳化制成。

【性状】乳白色均匀乳剂。

【作用与用途】用于预防鸡新城疫和 H9 亚型禽流感病毒引起的禽流感。接种后 14 日产生免疫力。免疫期为 6 个月。

【用法与用量】颈部皮下或肌内注射。4 周龄以内鸡，每只 0.25mL；4 周龄以上鸡，每只 0.5mL。

【注意事项】

① 本品不能冻结保存。

② 仅用于对健康鸡群进行免疫接种。

③ 用鸡新城疫活疫苗进行基础免疫后的鸡群，再接种本疫苗，可提高对鸡新城疫的免疫预防效果。

④ 疫苗使用前应充分摇匀，并使疫苗温度升至室温。

⑤ 如果疫苗出现明显的水、油分层应废弃。疫苗久置，在表面有少量白油，经振荡混匀后不影响使用。

⑥ 疫苗开启后，限当日用完。

⑦ 用过的疫苗瓶、器具和未用完的疫苗等应进行无害化处理。

⑧ 肉鸡屠宰前 21 日内禁止使用；其他鸡屠宰前 42 日内禁止使用。

【规格】①100mL/瓶；②250mL/瓶；③500mL/瓶。

【贮藏与有效期】2～8℃保存，有效期为18个月。

禽流感灭活疫苗（H5N2亚型，D7株）
Avian Influenza Vaccine, Inactivated（H5N2 Subtype, Strain D7）

本品系用 H5N2 亚型禽流感病毒弱毒株 D7 株接种易感鸡胚，收获感染鸡胚液，经甲醛溶液灭活后，加油佐剂乳化制成。

【性状】乳白色乳剂。

【作用与用途】用于预防由 H5 亚型禽流感病毒引起的鸭、鹅禽流感。雏鸭免疫期为 2 个月，雏鹅首免后 2～3 周加强免疫一次，免疫期为 3 个月；种鸭、种鹅加强接种 1 次，免疫期为 5 个月。

【用法与用量】皮下或肌内注射。4 周龄以内雏鸭、雏鹅，每羽接种 0.5mL，雏鹅 2～3 周后加强免疫 1 次；4 周龄以上鸭、鹅，每羽接种 1mL；种鸭、种鹅，建议开产前加强免疫 2 次。

【注意事项】

① 本品不能冻结保存。

② 疫苗使用前应充分摇匀，并使疫苗恢复至室温。

③ 如果疫苗出现明显的水、油分层不能使用，应废弃。疫苗久置，在表面有少量白油，经振荡混匀后不影响使用。

④ 接种后一般无明显不良反应，部分接种禽在接种后 1～2 日内可能出现轻微的减食现象，2 日后即可恢复。

⑤ 用过的疫苗瓶、器具和未用完的疫苗等应进行无害化处理。

⑥ 屠宰前 28 日内禁止使用。

【规格】①100mL/瓶；②250mL/瓶；③500mL/瓶。

【贮藏与有效期】2～8℃保存，有效期为18个月。

禽流感DNA疫苗（H5亚型，pH5-GD）
Avian Influenza DNA Vaccine（H5 Subtype, pH5-GD）

本品系用重组大肠杆菌 DH5α-pCAGGoptiHA5 株，通过发酵罐发酵增殖，收获菌体，将增殖的细菌裂解，提取和纯化质粒，溶于 PBS 缓冲液而制成。

【性状】无色透明液体。

【作用与用途】用于预防鸡的 H5 亚型禽流感。免疫期为 6 个月。

【用法与用量】腿部肌内注射。用禽流感 DNA 疫苗（H5 亚型，pH5-GD）稀释液将疫苗稀释至每羽份 0.2mL，10～35 日龄蛋鸡每只 0.2mL，肉鸡每只 0.4mL；36 日龄以上蛋鸡每只 0.4mL，肉鸡每只 0.8mL。首免后 21 日用相同剂量加强免疫一次。

【注意事项】

① 保存与运输时应在 2～8℃，避免阳光直射。

② 腿部肌内注射免疫应采用 5 号以下规格针头，以免回针时液体流出。

③ 疫苗不能与任何消毒剂接触。

④ 仅用于健康鸡群。

⑤ 用过的疫苗瓶、器具和未用完的疫苗等应进行无害化处理。

【规格】①3.75mL（250 羽份）/瓶；②7.5mL（500 羽份）/瓶；③15mL（1000 羽份）/瓶。

【贮藏与有效期】2～8℃保存，有效期为 12 个月。

禽流感病毒 H5 亚型灭活疫苗（D7 株＋rD8 株）
Avian Influenza Virus H5 Subtype Vaccine, Inactivated（Strain D7＋Strain rD8）

本品系用 H5N2 亚型禽流感病毒 D7 株和重组禽流感病毒 rD8 株分别接种易感鸡胚，收获感染鸡胚液，经甲醛溶液灭活后，加油佐剂乳化制成。

【性状】乳白色乳剂。

【作用与用途】用于预防由 H5 亚型禽流感病毒引起的禽流感。

【用法与用量】颈后背部皮下或肌内注射。2～5 周龄鸡，每只 0.3mL，5 周龄以上鸡，每只 0.5mL。4 周龄以内雏鸭、雏鹅，每羽接种 0.5mL，雏鹅 2～3 周后加强免疫 1 次；4 周龄以上鸭、鹅，每羽接种 1mL；种鸭、种鹅，建议开产前加强免疫 2 次。

【注意事项】

① 本品不能冻结保存。

② 疫苗使用前应充分摇匀，并使疫苗升至室温。

③ 如果疫苗出现明显的水、油分层，应废弃不予使用。疫苗久置，在表面有少量白油，经振荡混匀后不影响使用。

④ 接种后一般无明显不良反应，有的在接种后 1～2 日内可能有减食现象。

⑤ 用过的疫苗瓶、器具和未用完的疫苗等应进行无害化处理。

⑥ 上市前 28 日内禁止使用。

【规格】①100mL/瓶；②250mL/瓶；③500mL/瓶。

【贮藏与有效期】2～8℃保存，有效期为 18 个月。

禽流感（H9 亚型）灭活疫苗（NJ01 株）
Avian Influenza（Subtype H9） Vaccine, Inactivated（Strain NJ01）

本品系用 A 型禽流感 A/Duck/Nanjing/01/1999（H9N2）（简称 NJ01 株）接种易感鸡胚培养，收获感染鸡胚液，经甲醛溶液灭活后，与矿物油佐剂混合乳化制成。

【性状】乳白色乳剂。

【作用与用途】用于预防由 H9 亚型禽流感病毒引起的鸭、鸡禽流感。鸭：一次免疫，8～12 日龄免疫，免疫期为 3 周，3～5 周龄免疫，免疫期为 3 个月；两次免疫，8～12 日龄首次免疫，5 周龄二次免疫，免疫期为 5 个月。鸡：一次免疫，10～12 日龄免疫，免疫期为 6 周，3～5 周龄免疫，免疫期为 4 个月；两次免疫，10～12 日龄首次免疫，7 周龄二次免疫，免疫期为 6 个月。

【用法与用量】肌内或颈背部皮下注射。鸭：5 周龄以下，每只 0.3mL；5 周龄以上，每只 0.5mL；开产前 1～2 周，每只 0.8mL；以后每隔 5 个月加强免疫一次，每只 0.8mL。鸡：5 周龄以下，每只 0.3mL；5 周龄以上，每只 0.5mL；以后每隔 6 个月加强免疫一次，每只 0.5mL。

【注意事项】

① 仅用于接种健康鸭、鸡。

② 严防冻结与高温。

③ 使用前应使疫苗恢复至室温，并充分摇匀。

④ 使用前应认真检查疫苗，如发现破乳、变质等现象，不能使用。

⑤ 接种时，应执行常规无菌操作。

⑥ 疫苗瓶开启后，应于当日用完。

⑦ 用于肉鸭、肉鸡时，屠宰前 21 日内禁用。

【规格】①100mL/瓶；②250mL/瓶；③500mL/瓶。

【贮藏与有效期】2～8℃保存，有效期为 15 个月。

禽流感（H9 亚型）灭活疫苗（SS 株）
Avian Influenza（Subtype H9） Vaccine, Inactivated（Strain SS）

本品系用 A 型禽流感病毒 H9 亚型 A/Chicken/Guangdong/SS/94（H9N2）株（简称 SS 株）接种易感鸡胚培养，收获感染鸡胚液，经甲醛溶液灭活后，加油佐剂混合乳化制成。

【性状】乳白色乳剂。

【作用与用途】用于预防由 H9 亚型禽流感病毒引起的禽流感。接种后 21 日产生免疫力，免疫期为 6 个月。

【用法与用量】颈部皮下或肌内注射。5～15 日龄雏鸡，每只 0.25mL；15 日龄以上的鸡，每只 0.5mL。

【注意事项】

① 疫苗出现明显的水油分层后，不能使用，应废弃。疫苗久置后，在表面有少量白油，经振荡混匀后不影响使用效果。

② 接种时应采取常规无菌操作。

③ 疫苗瓶一旦开启，应于当日用完。

④ 屠宰前 28 日内禁止使用。

⑤ 用过的疫苗瓶、器具和未用完的疫苗等应进行无害化处理。

⑥ 接种后一般无明显不良反应，有的在接种后 1～2 日内可能有减食现象，对产蛋鸡的产蛋率稍有影响，几日内即可恢复。

【规格】①100mL/瓶；②250mL/瓶；③500mL/瓶。

【贮藏与有效期】2～8℃保存，有效期为 18 个月。

禽流感（H9 亚型）灭活疫苗（SZ 株）
Avian Influenza（Subtype H9） Vaccine, Inactivated（Strain SZ）

本品系用禽流感病毒 A/Chicken/Shandong/SZ/2008（H9N2）株（简称 SZ 株）接种易感鸡胚培养，收获感染鸡胚液，经甲醛溶液灭活后，加油佐剂乳化制成。

【性状】乳白色均匀乳剂。

【作用与用途】用于预防鸡 H9 亚型禽流感。

【用法与用量】皮下或肌内注射。2～5 周龄鸡，每只 0.3mL，免疫期为 4 个月；5 周龄以上鸡，每只 0.5mL，免疫期为 4 个月。

【注意事项】

① 仅供健康鸡只预防接种。

② 使用前须检查，如出现变色、破乳、破漏、混有异物等均不得使用。

③ 使用前应先将疫苗恢复至室温，并充分摇匀。

④ 一经开瓶启用，应尽快用完（限 24h 之内）。

⑤ 接种器具应无菌，注射部位应消毒。

⑥ 疫苗瓶及用过的注射器等，应进行无害化处理。

⑦ 疫苗运输及保存切勿冻结或高温。

⑧ 屠宰前 28 日内禁止使用。

【规格】①100mL/瓶；②250mL/瓶；③500mL/瓶。

【贮藏与有效期】2~8℃保存，有效期为 18 个月。

禽流感（H9 亚型）灭活疫苗（HN106 株）
Avian Influenza（H9 Subtype） Vaccine， Inactivated（Strain HN106）

本品系用 A 型禽流感病毒 A/Chicken/Henan/01/2006（H9N2 亚型）株（简称 HN106 株）接种易感鸡胚培养，收获感染鸡胚液，经甲醛溶液灭活后，与矿物油佐剂混合乳化制成。

【性状】乳白色乳剂。

【作用与用途】用于预防 H9 亚型禽流感病毒引起的禽流感。免疫期为 5 个月。

【用法与用量】颈部皮下或肌内注射。1~5 周龄鸡，每只 0.3mL；5 周龄以上鸡，每只 0.5mL。

【注意事项】

① 仅用于接种健康鸡。体质瘦弱、患有其他疾病者，禁止使用。

② 本品严禁冻结，破乳后切勿使用。

③ 使用前应先使疫苗温度升至室温，并充分摇匀。

④ 疫苗启封后，限当日用完。

⑤ 注射针头等用具，用前需消毒。

⑥ 用过的疫苗瓶、器具和未用完的疫苗等应进行无害化处理。

【规格】①100mL/瓶；②250mL/瓶；③500mL/瓶。

【贮藏与有效期】2~8℃保存，有效期为 12 个月。

禽流感（H9 亚型）灭活疫苗（HN03 株）
Avian Influenza（H9 Subtype） Vaccine, Inactivated（Strain HN03）

本品系用禽流感病毒 A/Chicken/Henan/03/2009/（H9N2）株（简称 HN03 株），接种易感鸡胚培养，收获感染胚液，经甲醛溶液灭活后，加矿物油佐剂混合乳化制成。

【性状】乳白色均匀乳剂。

【作用与用途】用于预防鸡 H9 亚型禽流感。免疫期为 4 个月。

【用法与用量】颈部皮下注射。7 日龄以上鸡，每只 0.3mL。

【注意事项】

① 仅用于接种健康鸡群。

② 严防冻结与日光直射。

③ 使用前应将疫苗温度升至室温，并将疫苗摇匀。

④ 遇有破乳分层、变质时，不得使用。

⑤ 疫苗开启后，限当日用完。

⑥ 屠宰前 28 日禁用。

⑦ 接种时，应执行常规无菌操作。

【规格】①100mL/瓶；②250mL/瓶；③300mL/瓶；④500mL/瓶。

【贮藏与有效期】2～8℃保存，有效期为 15 个月。

禽流感二价灭活疫苗（H5N1 Re-6 株+H9N2 Re-2 株）
Avian Influenza Bivalent Vaccine, Inactivated（H5N1 Strain Re-6+H9N2 Strain Re-2）

本品系用重组禽流感病毒 H5N1 亚型 Re-6 株和 H9N2 亚型 Re-2 株分别接种易感鸡胚培养，收获感染鸡胚液，经甲醛灭活后，加油佐剂混合乳化制成。

【性状】乳白色乳剂。

【作用与用途】用于预防由 H5 和 H9 亚型禽流感病毒引起的禽流感。免疫期为 5 个月。

【用法与用量】胸部肌内或颈部皮下注射。2～5 周龄鸡，每只 0.3mL；5 周龄以上鸡，每只 0.5mL。

【注意事项】

① 禽流感病毒感染鸡或健康状况异常的鸡切忌使用本品。

② 本品严禁冻结。

③ 本品若出现破损、异物或破乳分层等异常现象，切勿使用。

④ 使用前应将疫苗恢复至常温，并充分摇匀。

⑤ 接种时应使用灭菌器械，及时更换针头，最好 1 只鸡 1 个针头。

⑥ 疫苗启封后，限当日用完。

⑦ 屠宰前 28 日内禁止使用。

【规格】①50mL/瓶；②100mL/瓶；③250mL/瓶；④500mL/瓶。

【贮藏与有效期】2～8℃保存，有效期为 12 个月。

鸭病毒性肝炎二价（1 型+3 型）灭活疫苗（YB3 株+GD 株）
Duck Viral Hepatitis Bivalent（Serotype 1+Serotype 3）Vaccine, Inactivated（Strain YB3+Strain GD）

本品系用 1 型鸭甲型肝炎病毒（DHAV-1）（YB3 株）和 3 型鸭甲型肝炎病毒（DHAV-3）（GD 株）分别接种易感鸭胚培养，收获感染鸭胚的胚液和胚体，匀浆制成乳剂，经甲醛溶液灭活后，加油佐剂混合乳化制成。

【性状】灰白色均匀乳剂。久置后瓶底有黑褐色组织沉淀，摇匀后呈均匀乳剂，可见黑褐色组织微粒。

【作用与用途】用于预防 1 型和 3 型鸭甲型肝炎病毒引起的雏鸭病毒性肝炎。对种鸭进行免疫，免疫期为 5 个月，后代雏鸭的被动保护期为 16 日。对免疫种鸭的后代雏鸭进行免疫，保护期为 27 日。对无母源抗体雏鸭免疫，7 日产生免疫，保护期为 27 日。

【用法与用量】种鸭，产蛋前 30～35 日时，每只皮下或肌内注射 1.0mL，3 周后使用同剂量加强免疫一次。免疫种鸭的后代雏鸭，6～7 日龄时，每只皮下注射 0.5mL。无母源抗体雏鸭，1～2 日龄时，每只皮下注射 0.5mL。

【注意事项】

① 健康状况异常的鸭禁用。

② 疫苗恢复到室温、摇匀后使用。

③ 发现疫苗严重分层，以及瓶盖松脱、瓶身有裂纹等异常现象，切勿使用。

④ 接种时应执行常规无菌操作，应及时更换针头，最好1只禽1个针头。

⑤ 本品严禁冻结。

⑥ 疫苗启封后，限当日用完。

⑦ 屠宰前28日内禁止使用。

⑧ 用过的疫苗瓶、器具和未用完的疫苗等应进行无害化处理。

【规格】 ①100mL/瓶；②250mL/瓶。

【贮藏与有效期】 2~8℃避光保存，有效期为12个月。

鸭坦布苏病毒病灭活疫苗（HB株）
Duck Tembusu Virus Vaccine, Inactivated（Strain HB）

本品系用鸭坦布苏病毒（Duck Tembusu Virus）HB株（以下简称DTMUV-HB株）接种易感鸭胚培养，收获感染鸭胚尿囊液和胚体，匀浆，离心，收集上清液，经甲醛溶液灭活后，加矿物油佐剂混合乳化制成。

【性状】 乳白色均匀乳剂。

【作用与用途】 用于预防鸭坦布苏病毒病。免疫期为4个月。

【用法与用量】 颈部皮下或肌内注射。1~4周龄鸭，每只颈部皮下注射0.5mL；4周龄以上鸭，每只肌内注射1.0mL。首免后2周加强免疫1次，每只1.0mL。

【注意事项】

① 本品仅用于接种健康鸭。

② 本品严禁冻结或过热，疫苗使用前应先恢复至室温并充分摇匀。

③ 用前应仔细检查疫苗，如发现包装瓶破裂、无瓶签、疫苗中混有杂质和疫苗破乳等异常现象切勿使用。

④ 疫苗瓶一旦开启，限当日用完。

⑤ 注射用过的针头、注射器和疫苗瓶等用具，应做消毒等无害化处理。

⑥ 屠宰前28日内禁用。

【规格】 ①100mL/瓶；②250mL/瓶；③500mL/瓶。

【贮藏与有效期】 2~8℃保存，有效期为12个月。

鸭瘟、禽流感（H9亚型）二联灭活疫苗（AV1221株+D1株）
Duck Plague and Avian Influenza（Subtype H9） Vaccine, Inactivated（Strain AV1221+Strain D1）

本品系用鸭瘟病毒AV1221株和禽流感（H9亚型）病毒D1株，分别接种易感鸭胚和易感鸡胚培养，收获感染胚液，将两种病毒液分别超滤浓缩，经甲醛溶液灭活后，按一定比例混合，与矿物油佐剂混合乳化制成。

【性状】 乳白色均匀乳剂。

【作用与用途】 用于预防鸭瘟和鸭的H9亚型禽流感。雏鸭免疫期为3个月，成年鸭免疫期为 5 个月。

【用法与用量】皮下或肌内注射。2 月龄以上成年鸭，每只 0.5mL；10 日龄～2 月龄雏鸭，每只 0.5mL，2 周后加强免疫一次。

【注意事项】

① 本品对番鸭的免疫效力低。

② 疫苗恢复到室温并摇匀后使用。

③ 仅供健康鸭预防接种。

④ 发现疫苗严重分层、有结块或絮状物，以及瓶盖松脱、瓶身有裂纹等异常现象，切勿使用。

⑤ 接种时应执行常规无菌操作，应及时更换针头，最好 1 只鸭 1 个针头。

⑥ 本品严禁冻结，破乳后切勿使用。

⑦ 疫苗启封后，限当日用完。

⑧ 屠宰前 28 日内禁止使用。

⑨ 剩余疫苗、疫苗瓶及注射器具等应无害化处理。

【规格】①100mL/瓶；②250mL/瓶；③500mL/瓶。

【贮藏与有效期】2～8℃保存，有效期为 15 个月。

鸭坦布苏病毒病灭活疫苗（DF2 株）
Duck Tembusu Virus Vaccine, Inactivated（Strain DF2）

本品系用鸭坦布苏病毒（DF2 株）接种 BHK-21 细胞（仓鼠肾细胞）增殖病毒，收获细胞培养物，经甲醛灭活后与适宜佐剂混合制成。

【性状】乳白色均匀乳剂。

【作用与用途】用于预防由鸭坦布苏病毒引起的鸭坦布苏病毒病。免疫期为 4 个月。

【用法与用量】1～2 周龄雏鸭每只颈部皮下注射 0.5mL，首免后 2 周以相同免疫方式加强免疫一次；成年鸭每只肌内注射 1.0mL，首免后 2 周以相同免疫方式加强免疫一次，每只 1.0mL。

【注意事项】

① 仅用于健康鸭群。

② 使用前使疫苗恢复到室温并充分摇匀，疫苗瓶开封后，应于当日用完。

③ 疫苗在运输、保存、使用过程中应防止消毒剂和阳光照射，切忌冻结和高温。

④ 疫苗使用前应认真检查，如出现破乳、变色、包装瓶有裂纹等均不可使用。

⑤ 疫苗应在标明的有效期内使用。

⑥ 应对注射部位进行严格消毒。

⑦ 剩余的疫苗及用具，应经消毒处理后废弃。

【规格】①100mL/瓶；②250mL/瓶；③500mL/瓶。

【贮藏与有效期】2～8℃保存，有效期为 18 个月。

小鹅瘟灭活疫苗（TZ10 株）
Gosling Plague Vaccine, Inactivated（Strain TZ10）

本品系用小鹅瘟病毒 TZ10 株接种易感鹅胚培养，收获感染鹅胚尿囊液及胚体，经甲醛溶液灭活后，加矿物油佐剂混合乳化制成。

【性状】白色乳状液，静置后瓶底见少量沉淀。

【作用与用途】用于预防小鹅瘟。通过免疫种鹅，使雏鹅获得被动保护，免疫期为 5 个月。

【用法与用量】胸部肌内注射。种鹅开产前 5 周首免，每只 1.0mL，3 周后以相同剂量加强免疫一次。

【注意事项】

① 本品仅用于健康鹅的免疫接种。

② 用前须检查，如出现变色、破乳、破漏、混有异物等均不得使用。

③ 使用前疫苗应恢复至室温并充分摇匀。

④ 接种器具应无菌，注射部位应消毒。

⑤ 疫苗开启后限当日用完。

⑥ 剩余疫苗、疫苗瓶及注射器应做无害化处理。

⑦ 疫苗运输及保存切勿冻结和高温。

【规格】①100mL/瓶；②250mL/瓶；③500mL/瓶。

【贮藏与有效期】2~8℃保存，有效期为 12 个月。

鸭传染性浆膜炎、大肠杆菌病二联蜂胶灭活疫苗（WF 株+BZ 株）
Duck Infectious Serositis and Colibacillosis Propolis-adjuvant Vaccine, Inactivated（Strain WF+Strain BZ）

本品系用鸭疫里默氏杆菌 WF 株和大肠杆菌 BZ 株，分别接种于适宜培养基培养，菌液经浓缩后，将浓缩物经甲醛溶液灭活，两种菌液按一定比例混合，加蜂胶混合乳化制成。

【性状】乳黄色混悬液，久置底部有沉淀，振摇后呈均匀混悬液。

【作用与用途】用于预防由血清 1 型鸭疫里默氏杆菌引起的鸭传染性浆膜炎和 O78 血清型大肠杆菌引起的鸭大肠杆菌病。免疫期为 3 个月。

【用法与用量】颈部皮下注射。3~10 日龄鸭，每只注射 0.3mL。

【注意事项】

① 仅用于接种健康鸭。

② 疫苗使用前应认真检查，如出现破乳、变色、玻瓶有裂纹等均不可使用。

③ 疫苗应在标明的有效期内使用，使用前须摇匀，疫苗一旦开启应当时用完。

④ 切忌冻结和高温。

⑤ 本疫苗在疫区或非疫区均可使用，不受季节限制。

⑥ 注射疫苗后的用具瓶等消毒处理。

【规格】①20mL/瓶；②100mL/瓶；③250mL/瓶。

【贮藏与有效期】2~8℃保存，有效期为 12 个月。

鸭传染性浆膜炎、大肠杆菌病二联灭活疫苗（2 型 RA BYT06 株+O78 型 EC BYT01 株）
Infectious Serositis of Duck and Duck Escherichia coli Disease Vaccine, Inactivated（Serotype2，Strain RA BYT06+Serotype O78，Strain EC BYT01）

本品系用免疫原性良好的鸭疫里默氏杆菌血清 2 型 RA BYT06 株和鸭大肠杆菌 O78 型 EC BYT01 株，分别接种于适宜培养基培养，收获培养物，浓缩后经甲醛溶液灭活，以适当比例混合,与矿物油佐剂混合乳化制成。

【性状】 乳白色乳剂。

【作用与用途】 用于预防由血清2型鸭疫里默氏杆菌引起的鸭传染性浆膜炎和血清O78型鸭大肠杆菌引起的鸭大肠杆菌病。免疫期3个月。

【用法与用量】 颈部皮下注射。5~7日龄健康雏鸭,0.25mL/只。

【注意事项】

① 仅用于接种健康鸭。

② 使用前充分摇匀,并将疫苗恢复至室温;疫苗开启后,应限当日用完;使用洁净的或一次性注射器;一只鸭更换一个针头;不可与其他疫苗或抗生素混合使用。

③ 疫苗切勿冻结或长时间暴露在高温环境。

④ 用完的疫苗瓶和针头或者未用完的疫苗应做无害化处理。

⑤ 屠宰前21日禁止使用。

【规格】 ①20mL/瓶;②100mL/瓶;③250mL/瓶;④500mL/瓶。

【贮藏与有效期】 2~8℃保存,有效期为12个月。

鸭传染性浆膜炎、大肠杆菌病二联灭活疫苗
(1型 CZ12 株+O78 型 SH 株)
Duck infectious Serositic and Colibacillosis Vaccine,
Inactivate(Type 1 Strain CZ12+Type O78 Strain SH)

本品系用血清1型鸭疫里默氏杆菌CZ12株和血清O78型大肠杆菌SH株,分别接种于适宜培养基培养,将培养物经甲醛溶液灭活后,以适当比例均匀混合,再与矿物油佐剂乳化制成。

【性状】 乳白色均匀乳剂。

【作用与用途】 用于预防血清1型鸭疫里默氏杆菌引起的鸭传染性浆膜炎和血清O78型大肠杆菌引起的鸭大肠杆菌病,免疫期为2个月。

【用法与用量】 颈部皮下注射。3~7日龄雏鸭,每只0.3mL。

【注意事项】

① 仅用于接种健康鸭群。

② 切忌冻结,冻结过的疫苗严禁使用。

③ 使用前应将疫苗温度回升至室温,并将疫苗摇匀。

④ 遇有破乳分层、变质时,不能使用。

⑤ 疫苗开启后,限当日用完。

⑥ 接种时,应执行常规无菌操作。

【规格】 ①20mL/瓶;②40mL/瓶;③100mL/瓶;④250mL/瓶;⑤300mL/瓶;⑥500mL/瓶。

【贮藏与有效期】 在2~8℃保存,有效期为24个月。

鸭传染性浆膜炎二价灭活疫苗(1型 RAf63 株+2型 RAf34 株)
Duck Riemerella Anatipestifer Vaccine,
Inactivated(Type 1, Strain RAf63+Type 2, Strain RAf34)

本品系用鸭疫里默氏杆菌血清1型RAf63株和血清2型RAf34株分别接种于适宜培养

基培养，将培养物浓缩，经甲醛溶液灭活后，按适当比例与矿物油佐剂混合乳化制成。

【性状】乳白色均匀乳剂。

【作用与用途】用于预防由血清 1 型、2 型鸭疫里默氏杆菌引起的鸭传染性浆膜炎。免疫期为 2 个月。

【用法与用量】颈部背侧皮下注射。5～10 日龄健康雏鸭，每羽 0.3mL。

【注意事项】

① 严防冻结与高温。

② 免疫时，应采用常规无菌操作。

③ 仅用于健康雏鸭的免疫预防。

④ 使用前应认真检查疫苗，如发现破损、异物、破乳等异常现象切勿使用。

⑤ 使用前应将疫苗恢复至室温，并将疫苗充分摇匀，开封后限当日用完。

【规格】①100mL/瓶；②250mL/瓶；③500mL/瓶。

【贮藏与有效期】2～8℃保存，有效期为 12 个月。

鸭传染性浆膜炎二价灭活疫苗（1 型 SG4 株＋2 型 ZZY7 株）
Duck infectious Serositic Bivalent Vaccine, Inactivate（Type 1 Strain SG4＋Type 2 Strain ZZY7）

本品系用 1 型鸭疫里默氏杆菌 SG4 株和 2 型鸭疫里默氏杆菌 ZZY7 株，分别接种于适宜培养基培养，将培养物浓缩并经甲醛溶液灭活后，菌液按一定比例进行混合，与油佐剂乳化制成。

【性状】乳白色均匀乳剂。

【作用与用途】用于预防由血清 1 型和 2 型鸭疫里默氏杆菌引起的鸭传染性浆膜炎。免疫期为 6 周。

【用法与用量】颈部皮下注射。5～10 日龄健康雏鸭，每羽 0.25mL。

【注意事项】

① 仅用于接种健康鸭。

② 疫苗使用前应认真检查，如出现破乳、变色、瓶有裂纹等均不可使用。

③ 疫苗应在标明的有效期内使用。使用前必须摇匀，疫苗一旦开启应当时用完。

④ 切忌冻结和高温。

⑤ 注射疫苗后的器具应消毒处理。

【规格】①10mL/瓶；②20mL/瓶；③40mL/瓶；④100mL/瓶；⑤250mL/瓶。

【贮藏与有效期】2～8℃保存，有效期为 12 个月。

鸭传染性浆膜炎三价灭活疫苗
（1 型 ZJ01 株＋2 型 HN01 株＋7 型 YC03 株）
Duck Infectious Serositis Trivalent Vaccine, Inactivated （Type 1, Strain ZJ01＋Type 2, Strain HN01＋Type 7, Strain YC03）

本品系用鸭疫里默氏杆菌血清 1 型 ZJ01 株、血清 2 型 HN01 株、血清 7 型 YC03 株，分别接种适宜培养基培养，收获培养物，经甲醛溶液灭活、浓缩，按照一定比例混合后，加入矿物油佐剂乳化制成。

【性状】乳白色乳剂。

【作用与用途】用于预防由血清 1 型、血清 2 型、血清 7 型鸭疫里默氏杆菌引起的鸭传染性浆膜炎。免疫期为 3 个月。

【用法与用量】7～10 日龄雏鸭，颈部皮下注射，0.2mL/只。

【注意事项】

① 仅用于接种健康鸭。

② 本品严禁冻结。

③ 如出现破损、异物或破乳分层等异常现象，切勿使用。

④ 接种时，注射器具需经高压或煮沸消毒，注射部位应用碘酊消毒。

⑤ 用前摇匀，并使疫苗恢复至室温。疫苗一旦开启，限当日用完。

⑥ 一旦误将疫苗注射到人体内，应立即就医，并告知医生本品含有矿物油佐剂。

⑦ 用过的疫苗瓶、器具应消毒处理。

⑧ 严格按照说明书使用。

【规格】①20mL/瓶；②100mL/瓶；③250mL/瓶；④500mL/瓶。

【贮藏与有效期】2～8℃保存，有效期为 18 个月。

鸭传染性浆膜炎三价灭活疫苗
（1 型 YBRA01 株＋2 型 YBRA02 株＋4 型 YBRA04 株）
Infectious Serositis Trivalent Vaccine for Duck, Inactivated
（Serotype 1 Strain YBRA01＋Serotype 2 Strain YBRA02＋Serotype 4 Strain YBRA04）

本品系用鸭疫里默氏杆菌血清 1 型 YBRA01 株、血清 2 型 YBRA02 株、血清 4 型 YBRA04 株分别接种于适宜培养基培养，收获培养物，将培养物离心浓缩，经甲醛溶液灭活后，按适当比例混合，加入矿物油佐剂混合乳化制成。

【性状】本品为乳白色乳剂，剂型为油包水型。

【作用与用途】用于预防由血清 1 型、血清 2 型和血清 4 型鸭疫里默氏杆菌引起的鸭传染性浆膜炎。

【用法与用量】颈部皮下注射。3～7 日龄鸭，每只 0.3mL，免疫期为 4 个月；8 日龄及以上鸭，每只 0.5mL，免疫期为 6 个月。

【注意事项】

① 本疫苗只适用于健康鸭群。

② 使用前预温至 25℃左右，并充分摇匀。

③ 严禁冻结，分层、变色、变质应废弃，疫苗开启后限当日使用。

④ 注射器械应无菌，注射部位应消毒。

⑤ 出栏前 14 日内禁止使用。

⑥ 用过的疫苗瓶、器具和未用完的疫苗等应进行无害化处理。

⑦ 本疫苗只对由血清 1 型、血清 2 型和血清 4 型鸭疫里默氏杆菌引起的鸭传染性浆膜炎有预防作用，注射疫苗时要注意其它传染病的预防。

【规格】①100mL/瓶；②250mL/瓶；③300mL/瓶；④500mL/瓶。

【贮藏与有效期】2～8℃保存，有效期为 12 个月。

重组新城疫病毒灭活疫苗（A-Ⅶ株）
Recombinant Newcastle Disease Virus Vaccine, Inactivated（Strain A-Ⅶ）

本品系用重组新城疫病毒 A-Ⅶ 株接种鸡胚培养，收获感染鸡胚液，经甲醛溶液灭活后，加矿物油佐剂混合乳化制成。

【性状】乳白色乳剂。

【作用与用途】用于预防鸡、鹅的新城疫。3 周龄以内的鸡免疫期为 4 个月；3 周龄以上的鸡免疫期为 6 个月。鹅免疫期为 3 个月。

【用法与用量】颈部皮下或肌内注射。3 周龄以内鸡，每只 0.2mL；3 周龄以上的鸡，每只 0.5mL。4 周龄以下鹅，每只 0.5mL；4 周龄以上鹅，每只 1.5mL。

【注意事项】

① 本品仅在兽医指导下用于健康鸡、鹅的免疫接种。

② 用前须检查，如出现变色、破乳、破漏、混有异物等均不得使用。

③ 使用前，疫苗应恢复至室温，并充分摇匀。

④ 接种器具应无菌，注射部位应消毒。

⑤ 疫苗开启后限当日使用。

⑥ 剩余疫苗、疫苗瓶及注射器等，应进行无害化处理。

⑦ 疫苗运输及保存切勿冻结和高温。

⑧ 屠宰前 28 日内禁止使用。

【规格】①100mL/瓶；②250mL/瓶；③500mL/瓶。

【贮藏与有效期】2～8℃保存，有效期为 18 个月。

鸡新城疫灭活疫苗（La Sota 株）
Newcastle Disease Vaccine, Inactivated（Strain La Sota）

本品系用鸡新城疫病毒（La Sota 株）接种易感鸡胚，收获感染鸡胚液，经甲醛溶液灭活后，与 605 佐剂混合制成。

【性状】浅蓝色半透明液体。

【作用与用途】用于预防鸡新城疫。免疫期为 3 个月。

【用法与用量】颈部皮下或肌内注射。7～30 日龄鸡，每只 0.3mL；30 日龄以上鸡，每只 0.5mL。

【注意事项】

① 仅用于免疫接种健康鸡群。

② 使用前应仔细检查疫苗，如发现沉淀、混有异物等情况时，不能使用。

③ 使用前应将疫苗恢复至室温，并充分摇匀。

④ 疫苗启封后，限当日用完。

⑤ 注射针头等用具，用前需经严格消毒处理。

⑥ 用过的疫苗瓶、器具和未用完的疫苗等应进行无害化处理。

【规格】①100mL/瓶；②250mL/瓶；③500mL/瓶。

【贮藏与有效期】2～8℃保存，有效期为 18 个月。

鸡新城疫、禽流感（H9 亚型）二联灭活疫苗（La Sota 株+SY 株）

Newcastle Disease and Avian Influenza（H9 Subtype） Vaccine,
Inactivated（Strain La Sota+Strain SY）

本品系用鸡新城疫病毒 La Sota 株和 A 型禽流感病毒 A/Chicken/Shaanxi/SY/97（H9N2）株（简称 SY 株）分别接种易感鸡胚，收获感染胚液，超滤浓缩，经甲醛溶液灭活后，按一定比例混合，加油佐剂乳化制成。

【性状】 乳白色乳剂。

【作用与用途】 用于预防鸡新城疫和 H9 亚型禽流感。免疫期 4 个月。

【用法与用量】 颈部皮下或肌内注射。2～4 周龄雏鸡，每只 0.3mL；4 周龄以上鸡，每只 0.5mL。

【注意事项】

① 本品仅用于健康鸡群免疫接种。

② 严禁冻结。使用前仔细检查疫苗，如发现破乳、疫苗中混有异物等情况时，切勿使用。

③ 使用前应先使疫苗恢复到室温并充分摇匀。

④ 疫苗启封后，限当日用完。

⑤ 用过的疫苗瓶、器具和未用完的疫苗等应进行无害化处理。

⑥ 屠宰前 28 日内禁止使用。

【规格】 ①100mL/瓶；②250mL/瓶。

【贮藏与有效期】 2～8℃保存，有效期为 12 个月。

鸡新城疫、禽流感（H9 亚型）二联灭活疫苗（La Sota 株+HN106 株）

Newcastle Disease and Avian Influenza（H9 Subtype） Vaccine,
Inactivated（Strain La Sota+Strain HN106）

本品系用鸡新城疫病毒 La Sota 株和 A 型禽流感病毒 A/Chicken/Henan/01/2006（H9N2 亚型）株（简称 HN106 株）分别接种易感鸡胚培养，收获感染鸡胚液，浓缩，经甲醛溶液灭活后，按一定比例混合，加矿物油佐剂混合乳化制成。

【性状】 乳白色乳剂。

【作用与用途】 用于预防鸡新城疫和 H9 亚型禽流感病毒引起的禽流感。免疫期为 4 个月。

【用法与用量】 颈部皮下或肌内注射。1～5 周龄鸡，每只 0.3mL；5 周龄以上鸡，每只 0.5mL。

【注意事项】

① 仅用于接种健康鸡。体质瘦弱、患有其他疾病者，禁止使用。

② 本品严禁冻结，破乳后切勿使用。

③ 使用前应先使疫苗温度升至室温，并充分摇匀。

④ 疫苗启封后，限当日用完。

⑤ 注射针头等用具，用前需经消毒。

⑥ 用过的疫苗瓶、器具和未用完的疫苗等应进行无害化处理。

【规格】①100mL/瓶；②250mL/瓶；③300mL/瓶；④500mL/瓶。

【贮藏与有效期】2～8℃保存，有效期为 12 个月。

鸡新城疫、禽流感（H9 亚型）二联灭活疫苗（La Sota 株+SZ 株）
Newcastle Disease and Avian Influenza（Subtype H9） Vaccine, Inactivated（Strain La Sota+Strain SZ）

本品系用鸡新城疫病毒 La Sota 株和禽流感病毒 A/Chicken /Shandong/SZ/2008（H9N2）株（简称 SZ 株）分别接种易感鸡胚，收获感染鸡胚液，超滤浓缩，经甲醛溶液灭活后，按一定比例混合，加入矿物油佐剂混合乳化制成。

【性状】乳白色均匀乳剂。

【作用与用途】用于预防鸡新城疫和 H9 亚型禽流感。免疫期为 6 个月。

【用法与用量】皮下或肌内注射。14～35 日龄鸡，每只 0.15mL；35 日龄以上鸡，每只 0.3mL。

【注意事项】

① 仅供健康鸡只预防接种。

② 使用前须检查，如出现变色、破乳、破漏、混有异物等均不得使用。

③ 使用前应先将疫苗恢复至室温，并充分摇匀。

④ 一经开瓶启用，应尽快用完（限 24h 之内）。

⑤ 接种器具应无菌，注射部位应消毒。

⑥ 疫苗瓶及用过的注射器等，应进行无害化处理。

⑦ 疫苗运输及保存切勿冻结或过热。

⑧ 屠宰前 28 日内禁止使用。

【规格】①100mL/瓶；②250mL/瓶；③300mL/瓶；④500mL/瓶。

【贮藏与有效期】2～8℃保存，有效期为 18 个月。

鸡新城疫、禽流感（H9 亚型）二联灭活疫苗（La Sota 株+JD 株）
Newcastle Disease and Avian Influenza（Subtype H9） Vaccine, Inactivated（Strain La Sota+Strain JD）

本品系用鸡新城疫病毒 La Sota 株、A 型禽流感病毒 A/Chicken/Shandong/JD/2010（H9N2）株（简称 JD 株）分别接种易感鸡胚培养，收获感染鸡胚液，经甲醛溶液灭活后，按照一定比例与 605 佐剂混合制成。

【性状】浅蓝色透明液体。

【作用与用途】用于预防鸡新城疫和 H9 亚型禽流感。免疫期 4 个月。

【用法与用量】颈部皮下或肌内注射。1～4 周龄鸡，每只 0.3mL；4 周龄以上鸡，每只 0.5mL。

【注意事项】

① 仅用于接种健康鸡。

② 疫苗使用前应充分摇匀，使疫苗恢复至室温。

③ 疫苗开启后，应限当日用完。

④ 接种器具应无菌，注射部位应消毒。

⑤ 用过的疫苗瓶、器具和未用完的疫苗等应进行无害化处理。

【规格】①100mL/瓶；②250mL/瓶；③500mL/瓶。

【贮藏与有效期】2～8℃保存，有效期为18个月。

鸡新城疫、禽流感（H9亚型）二联灭活疫苗（N7a株+SZ株）
Newcastle Disease and Avian Influenza（Subtype H9） Vaccine, Inactivated（Strain N7a+Strain SZ）

本品系用鸡新城疫病毒N7a株、禽流感病毒A/Chicken/Shandong/SZ/2008（H9N2）株（简称SZ株）分别接种易感鸡胚，收获感染鸡胚液，经超滤浓缩、甲醛溶液灭活后，加油佐剂乳化制成。

【性状】乳白色均匀乳剂。

【作用与用途】用于预防鸡新城疫和H9亚型禽流感。注射后21日可产生免疫力，免疫期为6个月。

【用法与用量】皮下或肌内注射。7～28日龄鸡，每只0.15mL；28日龄以上鸡，每只0.3mL。

【注意事项】

① 仅用于接种健康鸡。

② 使用前应使疫苗恢复至室温。

③ 使用前和使用中应充分摇匀。

④ 疫苗开启后，限当日用完。

⑤ 本品严禁冻结，破乳后切勿使用。

⑥ 屠宰前28日内禁止使用。

⑦ 接种工作完毕，双手应立即洗净并消毒，用过的疫苗瓶、器具和未用完的疫苗等应进行无害化处理。

【规格】①100mL/瓶；②250mL/瓶；③300mL/瓶；④500mL/瓶。

【贮藏与有效期】2～8℃保存，有效期为18个月。

鸡新城疫、传染性支气管炎二联灭活疫苗（Clone30株+M41株）
Newcastle Disease and Infectious Bronchitis Vaccine, Inactivated（Strain Clone30+Strain M41）

本品系用鸡新城疫病毒Clone30株和鸡传染性支气管炎病毒M41株分别接种易感鸡胚培养，分别收获感染鸡胚液，经超滤浓缩、甲醛溶液灭活后，以适当比例混合，加矿物油佐剂混合乳化制成。

【性状】乳白色乳剂。

【作用与用途】用于预防鸡新城疫、鸡传染性支气管炎。免疫期为4个月。

【用法与用量】皮下或肌内注射，1～4周龄鸡，每只0.3mL；4周龄以上鸡，每只0.5mL。

【注意事项】

① 本品只用于健康鸡免疫接种。

② 使用前应使疫苗恢复至室温，用前充分振摇，用于接种的器具应清洁无菌。

③ 疫苗瓶开封后，限当日用完。

④ 接种过程中应采取常规无菌操作。

⑤ 疫苗严禁冻结，破乳后切勿使用。

⑥ 疫苗瓶和未用完的疫苗应作消毒处理。

【规格】 ①100mL/瓶；②250mL/瓶；③300mL/瓶；④500mL/瓶。

【贮藏与有效期】 2～8℃保存，有效期为12个月。

鸡新城疫、禽流感（H9亚型）二联灭活疫苗（La Sota株+SS株）
Newcastle Disease and Avian Influenza（H9 Subtype） Vaccine, Inactivated（Strain La Sota+Strain SS）

本品系用鸡新城疫病毒 La Sota 株和 A 型禽流感病毒 A/Chicken/Guangdong/SS/94（H9N2）株（简称 SS 株）分别接种易感鸡胚，收获感染鸡胚液，浓缩，经甲醛溶液灭活，与油佐剂混合乳化制成。

【性状】 乳白色乳剂。

【作用与用途】 用于预防鸡新城疫和 H9 亚型禽流感。免疫期为 6 个月。

【用法与用量】 4 周龄以内雏鸡，颈部皮下注射 0.25mL；4 周龄以上的鸡，肌内注射 0.5mL。

【注意事项】

① 本品不能冻结保存。开瓶后，限当日用完。

② 疫苗使用前应充分摇匀，并使疫苗温度升至室温。出现明显的水、油分层后，不能使用，应废弃。疫苗久置后，在表面有少量白油，经振荡混匀后不影响使用。

③ 接种时应做局部消毒处理。

④ 用过的疫苗瓶、器具和未用完的疫苗等应进行无害化处理。

⑤ 屠宰前 28 日禁止使用。

⑥ 接种后一般无明显反应，有的在注射后 1～2 日内可能有减食现象，对产蛋鸡产蛋率稍有影响，几日内即可恢复。

【规格】 ①250mL/瓶；②500mL/瓶。

【贮藏与有效期】 2～8℃保存，有效期为18个月。

鸡新城疫、传染性法氏囊病二联灭活疫苗（La Sota株+HQ株）
Newcastle Disease and Infectious Bursal Disease Vaccine, Inactivated（Strain La Sota+Strain HQ）

本品系用鸡新城疫病毒 La Sota 株接种易感鸡胚培养，用传染性法氏囊病病毒 HQ 株接种鸡胚源 DF-1 细胞系培养，分别收集胚液和细胞液，经超滤浓缩、甲醛溶液灭活后，加油佐剂乳化，混合制成。

【性状】 乳白色乳剂。

【作用与用途】 用于预防鸡新城疫、传染性法氏囊病。免疫期：2 周龄内雏鸡为 1.5 个月，2～4 周龄雏鸡为 2 个月，成年种鸡为 4 个月。

【用法与用量】颈部皮下或肌内注射。2 周龄内雏鸡每只 0.2mL，2～4 周龄雏鸡每只 0.3mL，开产前种鸡和产蛋种鸡每只 0.5mL。

【注意事项】

① 本品用于接种健康鸡。体质瘦弱、患有其他疾病者，不应使用。

② 使用前应仔细检查疫苗，如发现破乳、疫苗中混有异物等情况时，不能使用。

③ 使用前应先使疫苗恢复到常温并充分摇匀。

④ 疫苗启封后，限当日用完。

⑤ 本品不能冻结。

⑥ 注射针头等用具，用前需经消毒，注射部位应涂擦 5% 碘酒消毒。

【规格】①100mL/瓶；②250mL/瓶；③500mL/瓶。

【贮藏与有效期】2～8℃保存，有效期为 12 个月。

鸡新城疫、传染性法氏囊病二联灭活疫苗（A-Ⅶ株＋S-VP2 蛋白）
Newcastle Disease, Infectious Bursal Disease Vaccine, Inactivated（Strain A-Ⅶ＋Proteinum S-VP2）

本品系用重组新城疫病毒 A-Ⅶ 株接种易感鸡胚培养，收获感染胚液；用表达传染性法氏囊病病毒（IBDV）VP2 蛋白的大肠杆菌基因工程菌 *E.coli* BL21/pET28a-VP2 接种适宜培养基发酵培养，诱导表达，菌体破碎，离心，提纯；两种抗原分别经甲醛溶液灭活，按适当比例混合后，加矿物油佐剂混合乳化制成。

【性状】乳白色均匀乳剂。

【作用与用途】用于预防鸡新城疫、传染性法氏囊病。接种后 21 日产生免疫力。

【用法与用量】肌内或颈部皮下注射。7～21 日龄鸡，每只 0.25mL，免疫期为 4 个月；21 日龄以上鸡，每只 0.5mL，免疫期为 6 个月。

【注意事项】

① 切忌冻结，冻结过的疫苗严禁使用。

② 体质瘦弱、患有其他疾病的鸡，禁止使用。

③ 使用前，应仔细检查疫苗，如发现破乳、疫苗中混有异物等情况时，不能使用。

④ 使用前，应先使疫苗恢复至室温，并充分摇匀。

⑤ 疫苗开启后，限当日用完。

⑥ 接种时，应局部消毒处理。

⑦ 用过的疫苗瓶、器具和未用完的疫苗等应进行无害化处理。

⑧ 屠宰前 28 日内禁止使用。

【规格】①100mL/瓶；②250mL/瓶；③300mL/瓶；④500mL/瓶。

【贮藏与有效期】2～8℃保存，有效期为 24 个月。

鸡新城疫、传染性法氏囊病二联灭活疫苗（La Sota 株＋DF-1 细胞源，BJQ902 株）
Newcastle Disease, Infectious Bursal Disease Vaccine, Inactivated（Strain La Sota＋DF-1 Cell Source，Strain BJQ902）

本品系用鸡新城疫病毒（NDV）La Sota 株接种鸡胚培养，用鸡传染性法氏囊病病毒

（IBDV）BJQ902 株接种 DF-1 细胞系培养，收获感染胚液和细胞液，经超滤浓缩，用甲醛溶液灭活后，按一定比例混合，加入矿物油佐剂混合乳化制成。

【性状】 乳白色均匀乳剂。

【作用与用途】 用于预防鸡新城疫和鸡传染性法氏囊病。免疫接种后 14～21 日产生免疫力。免疫期，雏鸡为 3 个月，成年鸡为 6 个月。

【用法与用量】 颈部皮下或肌内注射。4 周龄以内的鸡，每只 0.3mL；4 周龄以上的鸡，每只 0.5mL。

【注意事项】

① 切忌冻结，冻结过的疫苗严禁使用。

② 仅用于接种健康鸡。

③ 使用前，应将疫苗恢复至室温，并充分摇匀。

④ 接种前、后的雏鸡应严格隔离饲养，降低饲养密度，尽量避免粪便污染饮水与饲料。

⑤ 疫苗开启后，限当日用完。

⑥ 接种时，应做局部消毒处理。

⑦ 用过的疫苗瓶、器具和未用完的疫苗等应进行无害化处理。

⑧ 用于肉鸡时，屠宰前 21 日内禁止使用；用于其他鸡时，屠宰前 42 日内禁止使用。

【规格】 ①100mL/瓶；②250mL/瓶；③500mL/瓶。

【贮藏与有效期】 2～8℃保存，有效期为 12 个月。

鸡新城疫、多杀性巴氏杆菌病二联灭活疫苗
（La Sota 株＋1502 株）
Newcastle Disease and *Pasteurella multocida* Vaccine,
Inactivated（Strain La Sota+Strain 1502）

本品系用鸡新城疫病毒 La Sota 株（CVCC AV1615）接种易感鸡胚培养，用禽多杀性巴氏杆菌 1502 株接种适宜培养基培养，分别收获感染鸡胚液和培养物，经甲醛溶液灭活、浓缩后等体积混合，再与矿物油佐剂混合乳化制成。

【性状】 乳白色均匀乳剂，久置后允许有少量沉淀，振摇后应呈均匀乳剂。

【作用与用途】 用于预防鸡新城疫和禽多杀性巴氏杆菌病（即禽霍乱）。免疫期为 6 个月。

【用法与用量】 颈部皮下注射。2 月龄以上的鸡，每只 1.0mL。

【注意事项】

① 仅用于接种健康鸡。

② 切忌冻结，冻结过的疫苗严禁使用。

③ 使用前，应将疫苗恢复至室温，并充分摇匀；开启后应于 24h 内用完。

④ 接种时，应做局部消毒处理。

⑤ 用过的疫苗瓶、器具和未用完的疫苗等应进行无害化处理。

⑥ 屠宰前 28 日内禁止使用。

【规格】 ①100mL/瓶；②250mL/瓶；③500mL/瓶。

【贮藏与有效期】 2～8℃保存，有效期为 12 个月。

鸡新城疫、禽流感（H9 亚型）、减蛋综合征三联灭活疫苗（La Sota 株+Re-9 株+京 911 株）

Newcastle Disease Avian Influenza（Subtype H9） and Egg drop syndrome Vaccine, Inactivated（Strain La Sota+Strain Re-9+Strain Jing 911）

本品系用鸡新城疫病毒 La Sota 株和重组禽流感（H9 亚型）病毒 Re-9 株分别接种鸡胚培养，用减蛋综合征病毒京 911 株接种鸭胚培养，分别收获感染病毒液，经浓缩后用甲醛溶液灭活，按一定比例混匀，加油佐剂乳化制成。

【性状】乳白色均匀乳剂。

【作用与用途】用于预防鸡新城疫、禽流感（H9 亚型）和减蛋综合征。免疫期为 5 个月。

【用法与用量】肌内注射。蛋鸡开产前 2～4 周，每只 0.5mL。

【注意事项】

① 本品严禁冻结。

② 在运输过程中避免阳光直射，收到疫苗后应立即妥善保存。

③ 本品如出现破损、异物或破乳分层等异常现象，禁用。

④ 疫苗使用前应充分摇匀，并使疫苗恢复到室温。

⑤ 建议在当地兽医指导下正确使用。

⑥ 本品仅用于接种健康鸡。

⑦ 疫苗启封后，限当日用完。

⑧ 屠宰前 28 日内禁止使用。

⑨ 用过的疫苗瓶、器具和未用完的疫苗等应进行无害化处理。

【规格】①100mL/瓶；②250mL/瓶；③500mL/瓶；④1000mL/瓶。

【贮藏与有效期】2～8℃保存，有效期为 12 个月。

鸡新城疫、传染性支气管炎、禽流感（H9 亚型）三联灭活疫苗（La Sota 株+M41 株+SS 株）

Newcastle Disease, Infectious Bronchitis and Avian influenza（H9 Subtype）Vaccine, Inactivated（Strain La Sota+Strain M41+Strain SS）

本品系用鸡新城疫病毒 La Sota 株、传染性支气管炎病毒 M41 株和禽流感病毒（H9N2 亚型）SS 株分别接种易感鸡胚，收获感染胚液，超滤浓缩，经甲醛溶液灭活后按一定比例混合，加油佐剂乳化制成。

【性状】乳白色乳剂。

【作用与用途】用于预防鸡新城疫、传染性支气管炎和 H9 亚型禽流感。免疫接种后 14～21 日产生免疫力，免疫期为 6 个月。

【用法与用量】颈部皮下或肌内注射。4 周龄以内鸡，每只 0.3mL；4 周龄以上鸡，每只 0.5mL。

【不良反应】接种后一般无明显不良反应，有的在接种后 1～2 日内可能有减食现象，对产蛋鸡的产蛋率稍有影响，几日内即可恢复。

【注意事项】

① 本品不能冻结保存。

② 仅对健康鸡群进行免疫接种。

③ 用鸡新城疫活疫苗及鸡传染性支气管炎活疫苗进行基础免疫后，再接种本疫苗，可提高对鸡新城疫及传染性支气管炎的免疫预防效果。

④ 疫苗使用前应充分摇匀，并使疫苗温度升至室温。

⑤ 如果疫苗出现明显的水、油分层不能使用，应废弃。疫苗久置，在表面有少量白油，经振荡混匀后不影响使用。

⑥ 接种后一般无明显不良反应，有的在接种后 1～2 日内可能有减食现象，对产蛋鸡的产蛋率稍有影响，几日内即可恢复。

⑦ 用过的疫苗瓶、器具和未用完的疫苗等应进行无害化处理。

【规格】 ①100mL/瓶；②250mL/瓶。

【贮藏与有效期】 2～8℃下保存，有效期为 18 个月。

鸡新城疫、传染性支气管炎、禽流感（H9 亚型）三联灭活疫苗（La Sota 株＋M41 株＋SS/94 株）

Newcastle Disease, Infectious Bronchitis and Avian Influenza（H9 Subtype）Vaccine, Inactivated（Strain La Sota＋Strain M41＋Strain SS/94）

本品系用鸡新城疫病毒 La Sota 株、鸡传染性支气管炎病毒 M41 株和 A 型禽流感病毒 A/Chicken/ Guangdong/SS/94（H9N2）株（简称 SS/94 株）分别接种易感鸡胚，收获感染鸡胚液，经甲醛溶液灭活、超滤浓缩后，按一定比例与油佐剂混合乳化制成。

【性状】 乳白色乳剂。

【作用与用途】 用于预防鸡新城疫、传染性支气管炎和 H9 亚型禽流感。免疫期为 4 个月。

【用法与用量】 颈部皮下或肌内注射。1～5 周龄鸡，0.3mL/只；5 周龄以上鸡，0.5mL/只；种鸡开产前 2～3 周接种，0.5mL/只。

【注意事项】

① 本品严禁冻结，在运输过程中应避免日光直射。

② 使用前应先放至室温，摇匀后使用。

③ 若出现破损、异物或破乳分层，切勿使用。

④ 体质瘦弱、患有其他疾病的鸡，禁止使用。

⑤ 疫苗开启后限当日用完，残留的疫苗应报废。

⑥ 接种时，应做局部消毒处理，且接种器具必须灭菌。

⑦ 接种本疫苗的种鸡的子代鸡具有较高的抗体水平，因此，应对子代鸡的有关免疫程序进行适当调整。建议免疫期内的种鸡的子代鸡于 10～14 日龄时初次进行鸡新城疫、鸡传染性支气管炎活疫苗接种。

【规格】 ①100mL/瓶；②250mL/瓶；③500mL/瓶。

【贮藏与有效期】 2～8℃保存，有效期为 12 个月。

鸡新城疫、传染性支气管炎、禽流感（H9 亚型）三联灭活疫苗（La Sota 株＋M41 株＋HZ 株）

Newcastle Disease, Infectious Bronchitis and Avian influenza（H9 Subtype）Vaccine, Inactivated（Strain La Sota+Strain M41+Strain HZ）

本品系用鸡新城疫病毒（NDV）La Sota 株、传染性支气管炎病毒（IBV）M41 株和禽流感病毒（AIV）H9 亚型 HZ 株分别接种易感鸡胚，培养后，收获鸡胚液，超滤浓缩，经甲醛溶液灭活后，按一定比例混合，加油佐剂乳化制成。

【性状】乳白色乳剂。

【作用与用途】用于预防鸡新城疫、传染性支气管炎和禽流感（H9 亚型）。免疫期为 4 个月。

【用法与用量】颈部皮下注射。14～35 日龄鸡，每只 0.3mL；35 日龄以上鸡，每只 0.5mL。

【注意事项】

① 仅对健康鸡群进行免疫接种。

② 使用前应充分摇匀，并使疫苗恢复到室温。

③ 疫苗开启后应于 24h 内用完。

④ 本品严禁冻结。

⑤ 疫苗中发现异物、破乳等情况不得使用。

⑥ 接种完毕，疫苗瓶及剩余的疫苗应进行燃烧或煮沸等无害化处理，严禁乱扔乱倒。

【规格】①100mL/瓶；②250mL/瓶；③500mL/瓶。

【贮藏与有效期】2～8℃保存，有效期为 12 个月。

鸡新城疫、传染性支气管炎、禽流感病毒（H9 亚型）三联灭活疫苗（La Sota 株＋M41 株＋HL 株）

Newcastle Disease Infectious Bronchitis and Avian Influenza（H9 subtype）Vaccine, Inactivated（Strain La Sota+Strain M41+Strain HL）

本品系用鸡新城疫病毒 La Sota 株、鸡传染性支气管炎病毒 M41 株和 A 型禽流感病毒 A/Chicken/Henan Luoyang/HL/2001（H9N2）株（简称 HL 株）分别接种易感鸡胚，收获感染胚液，浓缩，经甲醛溶液灭活，与油佐剂混合乳化制成。

【性状】乳白色均匀乳剂。

【作用与用途】用于预防鸡新城疫、鸡传染性支气管炎和 H9 亚型禽流感。免疫期为 4 个月。

【用法与用量】皮下或肌内注射。2～5 周龄鸡，每只 0.3mL；5 周龄以上鸡，每只 0.5mL。

【注意事项】

① 使用前和使用中应充分摇匀。

② 使用前应使疫苗温度升至室温。

③ 一经开瓶启用，应尽快用完（限当日用完）。

④ 本品严禁冻结，破乳后切勿使用。

⑤ 仅供健康鸡只预防接种。

⑥ 接种工作完毕，双手应立即洗净并消毒，疫苗瓶及剩余的疫苗，应燃烧或煮沸破坏，并做无害化处理。

【规格】①100mL/瓶；②250mL/瓶；③500mL/瓶。

【贮藏与有效期】2～8℃保存，有效期为18个月。

鸡新城疫、传染性支气管炎、禽流感（H9亚型）三联灭活疫苗（La Sota 株+M41 株+L 株）

Newcastle Disease, Infectious Bronchitis and Avain Influenza（H9 Subtype）Vaccine, Inactivated（Strain La Sota+Strain M41+Strain L）

本品系用鸡新城疫病毒 La Sota 株、鸡传染性支气管炎病毒 M41 株和 A 型禽流感病毒 A/Chicken/Shandong/1/2002（H9N2）株（简称 L 株）分别接种易感鸡胚，收获感染胚液，超滤浓缩后经甲醛溶液灭活，与油佐剂混合乳化制成。

【性状】乳白色乳剂，油包水型。

【作用与用途】用于预防鸡新城疫、传染性支气管炎和 H9 亚型禽流感病毒引起的禽流感。

【用法与用量】肌内或颈部皮下注射。雏鸡，7～14 日龄时首免，每只 0.3mL，21 日龄雏鸡免疫，每只 0.5mL，免疫期为 3 个月；母鸡在开产前 14～21 日免疫，每只 0.5mL，免疫期为 6 个月。

【注意事项】

① 本品用于接种健康鸡，体质瘦弱、患有其他疾病的鸡，禁止使用。

② 使用前应仔细检查，如发现包装瓶破裂、没有标签、疫苗中混有杂质、疫苗油相和水相严重分层等情况，都不能使用。

③ 使用前，应先使疫苗恢复到常温，并充分摇匀。

④ 疫苗包装启封后要防止污染，限 2h 内用完。

⑤ 本品不能冻结。

⑥ 注射本品用的针头、注射器等用具，用前需经高压或煮沸消毒。

⑦ 本品应与鸡新城疫、传染性支气管炎活疫苗结合使用，以提高细胞免疫与黏膜免疫。

【规格】①100mL/瓶；②250mL/瓶；③500mL/瓶。

【贮藏与有效期】2～8℃保存，有效期为12个月。

鸡新城疫、传染性支气管炎、禽流感（H9亚型）三联灭活疫苗（La Sota 株+M41 株+SY 株）

Newcastle Disease, Infectious Bronchitis and Avian Influenza（H9 Subtype）Vaccine, Inactivated（Strain La Sota+Strain M41+Strain SY）

本品系用鸡新城疫病毒 La Sota 株、传染性支气管炎病毒 M41 株和 A 型禽流感病毒 A/Chicken/Shaanxi/SY/97（H9N2）株（简称 SY 株）分别接种易感鸡胚，收获感染胚液，超滤浓缩，经甲醛溶液灭活后，按一定比例混合，加油佐剂乳化制成。

【性状】乳白色乳剂。

【作用与用途】用于预防鸡新城疫、传染性支气管炎和 H9 亚型禽流感。免疫期为 4

个月。

【用法与用量】颈部皮下或肌内注射。2～4 周龄雏鸡，每只 0.3mL；4 周龄以上鸡，每只 0.5mL。

【注意事项】

① 本品仅用于健康鸡群免疫接种。

② 用鸡新城疫活疫苗及鸡传染性支气管炎活疫苗进行基础免疫后，再接种本疫苗，可提高对鸡新城疫及传染性支气管炎的免疫预防效果。

③ 严禁冻结。使用前仔细检查疫苗，如发现破乳、疫苗中混有异物等情况时，切勿使用。

④ 使用前应先使疫苗恢复到室温并充分摇匀。

⑤ 疫苗启封后，限当日用完。

⑥ 用过的疫苗瓶、器具和未用完的疫苗等均应进行无害化处理。

⑦ 屠宰前 28 日内禁止使用。

【规格】①100mL/瓶；②250mL/瓶。

【贮藏与有效期】2～8℃保存，有效期为 12 个月。

鸡新城疫、传染性支气管炎、禽流感（H9 亚型）三联灭活疫苗（La Sota 株＋M41 株＋Re-9 株）
Newcastle Disease, Infectious Bronchitis and Avian Influenza（Subtype H9）Vaccine, Inactivated（Strain La Sota+Strain M41+Strain Re-9）

本品系用鸡新城疫病毒 La Sota 株、鸡传染性支气管炎病毒 M41 株和重组禽流感（H9 亚型）病毒 Re-9 株分别接种易感鸡胚，收获感染胚液，超滤浓缩，经甲醛溶液灭活后，按一定比例混合，加矿物油佐剂混合乳化制成。

【性状】乳白色均匀乳剂。

【作用与用途】用于预防鸡新城疫、鸡传染性支气管炎和 H9 亚型禽流感。免疫期为 6 个月。

【用法与用量】颈部皮下或肌内注射。2～5 周龄鸡，每只 0.3mL；5 周龄以上鸡，每只 0.5mL。

【注意事项】

① 仅用于接种健康鸡。

② 使用前须检查，如出现变色、破乳、破漏、混有异物等均不得使用。

③ 使用前应使疫苗恢复至室温，并充分摇匀。

④ 疫苗开启后限 24h 内用完。

⑤ 接种器具应无菌，注射部位应消毒。

⑥ 用过的疫苗瓶、器具和未用完的疫苗等应进行无害化处理。

⑦ 疫苗运输及保存切勿冻结或高温。

⑧ 屠宰前 28 日内禁止使用。

【规格】①100mL/瓶；②250mL/瓶；③300mL/瓶；④500mL/瓶。

【贮藏与有效期】2～8℃保存，有效期为 12 个月。

鸡新城疫、传染性支气管炎、禽流感（H9 亚型）三联灭活疫苗（N7a 株＋M41 株＋SZ 株）

Newcastle Disease, Infectious Bronchitis and Avian Influenza（Subtype H9）
Vaccine, Inactivated（Strain N7a+Strain M41+Strain SZ）

本品系用鸡新城疫病毒 N7a 株、鸡传染性支气管炎病毒 M41 株和禽流感（H9 亚型）病毒 A/Chicken/Shandong/SZ/2008（H9N2）株（简称 SZ 株）分别接种易感鸡胚培养，收获感染胚液，超滤浓缩，经甲醛溶液灭活后，按一定比例混合，加矿物油佐剂混合乳化制成。

【性状】乳白色均匀乳剂。

【作用与用途】用于预防鸡新城疫、鸡传染性支气管炎和 H9 亚型禽流感。注射后 21 日可产生免疫力，免疫期为 6 个月。

【用法与用量】皮下或肌内注射。2～5 周龄鸡，每只 0.3mL；5 周龄以上鸡，每只 0.5mL。

【注意事项】

① 本疫苗免疫前或免疫同时应使用鸡传染性支气管炎活疫苗作基础免疫。

② 仅用于接种健康鸡。

③ 使用前须检查，如出现变色、破乳、破漏、混有异物等均不得使用。

④ 使用前应使疫苗恢复至室温，并充分摇匀。

⑤ 疫苗开启后限 24h 内用完。

⑥ 接种器具应无菌，注射部位应消毒。

⑦ 用过的疫苗瓶、器具和未用完的疫苗等应进行无害化处理。

⑧ 疫苗运输及保存切勿冻结或高温，破乳后切勿使用。

⑨ 屠宰前 28 日内禁止使用。

【规格】①100mL/瓶；②250mL/瓶；③300mL/瓶；④500mL/瓶。

【贮藏与有效期】2～8℃保存，有效期为 18 个月。

鸡新城疫、传染性支气管炎、减蛋综合征三联灭活疫苗（La Sota 株＋M41 株＋HE02 株）

Newcastle Disease, Infectious Bronchitis and Egg Drop Syndrome Vaccine,
Inactivated（Strain La Sota+Strain M41+Strain HE02）

本品系用鸡新城疫病毒 La Sota 株、鸡传染性支气管炎病毒 M41 株和鸡减蛋综合征病毒 Chicken/China/Henan/02/2002 株（简称 HE02 株）分别接种易感鸡胚或鸭胚，收获感染胚液，浓缩，经甲醛溶液灭活后，按一定比例混合，加矿物油佐剂混合乳化制成。

【性状】乳白色乳剂。

【作用与用途】用于预防鸡新城疫、传染性支气管炎和减蛋综合征。免疫期为 5 个月。

【用法与用量】颈部皮下或肌内注射。开产前一个月左右蛋鸡或种鸡，每只 0.5mL。

【注意事项】

① 本品仅适用于接种健康鸡。体质瘦弱、患有其他疾病者，禁止使用。

② 本品不能冻结。使用前应仔细检查疫苗，如发现有破乳、疫苗中混有异物等情况时，不能使用。

③ 使用前应先使疫苗恢复至常温并充分摇匀。

④ 疫苗启封后，限当日用完。

⑤ 注射针头等用具，用前需经消毒，注射部位应消毒。

【规格】 ①100mL/瓶；②250mL/瓶；③500mL/瓶。

【贮藏与有效期】 2～8℃保存，有效期为 12 个月。

鸡新城疫、传染性支气管炎、减蛋综合征三联灭活疫苗（Clone30 株＋M41 株＋AV127 株）

Newcastle Disease, Infectious Bronchitis and Egg Drop Syndrome Vaccine,
Inactivated（Strain Clone30+Strain M41+Strain AV127）

本品系用鸡新城疫病毒 Clone30 株、鸡传染性支气管炎病毒（IBV）M41 株接种易感鸡胚培养，鸡减蛋综合征病毒 AV127 株接种易感鸭胚培养，分别收获感染胚液，经超滤浓缩、甲醛溶液灭活后，按一定比例混合，加入矿物油佐剂混合乳化制成。

【性状】 乳白色均匀乳剂。

【作用与用途】 用于预防鸡新城疫、鸡传染性支气管炎和鸡减蛋综合征。免疫期为 5 个月。

【用法用量】 皮下或肌内注射。开产前 2～4 周的蛋鸡及种鸡，每只 0.5mL。

【注意事项】

① 本品仅用于健康鸡免疫接种。

② 使用前应使疫苗恢复至室温；用前充分振摇；用于接种的器具应清洁无菌。

③ 疫苗瓶开封后，限当日用完。

④ 疫苗接种过程中应采取常规无菌操作。

⑤ 疫苗严禁冻结，破乳后切勿使用。

⑥ 疫苗瓶和未用完的疫苗应做消毒处理。

【规格】 ①100mL/瓶；②250mL/瓶；③500mL/瓶。

【贮藏与有效期】 2～8℃保存，有效期为 12 个月。

鸡新城疫、传染性支气管炎、传染性法氏囊病三联灭活疫苗（La Sota 株＋M41 株＋S-VP2 蛋白）

Newcastle Disease, Infectious Bronchitis and Infectious Bursal Disease Vaccine,
Inactivated（Strain La Sota+Strain M41+Proteinum S-VP2）

本品系用鸡新城疫病毒（NDV）La Sota 株、鸡传染性支气管炎病毒（IBV）M41 株分别接种易感鸡胚培养，收获感染胚液，超滤浓缩后，经甲醛溶液灭活；鸡传染性法氏囊病病毒（IBDV）系采用表达 IBDV VP2 蛋白的大肠杆菌基因工程菌 *E. coli* BL21/pET28a-VP2（简称 S-VP2 蛋白）经发酵培养，诱导表达，菌体破碎，离心去除菌体碎片，提纯，灭活残留细菌；将三种抗原按适当比例混合后，加矿物油佐剂混合乳化制成。

【性状】 红色混悬液，久置后，下层有易摇散的淡乳白色沉淀。

【作用与用途】用于预防鸡新城疫、鸡传染性支气管炎和鸡传染性法氏囊病。

【用法与用量】颈部皮下或肌内注射。7～14日龄鸡，每只0.3mL，免疫期为4个月；种鸡开产前14～28日免疫，每只0.5mL，免疫期为6个月。

【不良反应】一般无明显的不良反应。

【注意事项】

① 本疫苗免疫前或免疫同时应用鸡新城疫、鸡传染性支气管炎、鸡传染性法氏囊病活疫苗作基础免疫。

② 体质瘦弱、患有其它疾病的鸡，禁止使用。

③ 应仔细检查疫苗，如发现破乳、疫苗中混有异物等情况时，不能使用。

④ 使用前应先使疫苗恢复到常温并充分摇匀。

⑤ 疫苗启封后，限当日使用。

⑥ 本品不能冻结。

⑦ 注射器具，用前需经消毒，注射部位应涂擦5%碘酒消毒。

⑧ 剩余的疫苗及用具，应经无害化处理后废弃。

【规格】①100mL/瓶；②250mL/瓶；③500mL/瓶。

【贮藏与有效期】2～8℃保存，有效期为12个月。

鸡新城疫、传染性支气管炎、传染性法氏囊病三联灭活疫苗（La Sota 株+M41 株+HQ 株）

Newcastle Disease, Infectious Bronchitis and Infectious Bursal Disease Vaccine, Inactivated（Strain La Sota+Strain M41+Strain HQ）

本品系用鸡新城疫病毒La Sota株、传染性支气管炎病毒M41株分别接种鸡胚培养，传染性法氏囊病病毒HQ株接种DF-1细胞系培养，分别收获感染胚液和细胞液，经超滤浓缩，甲醛溶液灭活后，加入矿物油佐剂混合乳化制成。

【性状】乳白色乳剂。

【作用与用途】用于预防鸡新城疫、传染性支气管炎、传染性法氏囊病，免疫期2周龄内雏鸡为1.5个月；2～4周龄雏鸡为2个月；成年种鸡为4个月。

【用法与用量】颈部皮下或肌内注射。2周龄内雏鸡每只0.2mL；2～4周龄雏鸡每只0.3mL，开产前种鸡和产蛋种鸡每只0.5mL。

【注意事项】

① 本品用于接种健康鸡。体质瘦弱、患有其他疾病者，不应使用。

② 使用前应仔细检查疫苗，如发现破乳、疫苗中混有异物等情况时，不能使用。

③ 使用前应先使疫苗恢复到常温并充分摇匀。

④ 疫苗启封后，限当日用完。

⑤ 本品不能冻结。

⑥ 注射针头等用具，用前需经消毒，注射部位应涂擦5%碘酒消毒。

⑦ 用过的疫苗瓶、器具和未用完的疫苗等应进行无害化处理。

【规格】①100mL/瓶；②250mL/瓶；③500mL/瓶。

【贮藏与有效期】2～8℃保存，有效期为12个月。

鸡新城疫、禽流感（H9亚型）、传染性法氏囊病三联灭活疫苗（La Sota 株 + YBF003 株 + S-VP2 蛋白）

Combined Newcastle Disease, Avian Influenza（Subtype H9）and Infectious Bursal Disease Vaccine, Inactivated（Strain La Sota+Strain YBF003+Protein S-VP2）

　　本品系用鸡新城疫病毒（NDV）La Sota 株、A 型禽流感病毒（AIV）A/Chicken/Shandong/11/05（H9N2）株（简称 YBF003 株）分别接种易感鸡胚培养，收获感染胚液，超滤浓缩，甲醛溶液灭活；鸡传染性法氏囊病病毒（IBDV）系用表达 IBDV VP2 蛋白的大肠杆菌基因工程菌 *E.coli* BL21/pET28a-VP2 经过发酵培养，诱导表达，菌体破碎，离心去除菌体碎片，提纯，灭活残留细菌；将三种抗原按适当比例混合后，加矿物油佐剂混合乳化制成。

　　【性状】乳白色乳剂，剂型为油包水型。

　　【作用与用途】用于预防鸡新城疫、H9 亚型禽流感、传染性法氏囊病。接种后 21 日产生免疫力。

　　【用法与用量】肌内或颈部皮下注射。7～14 日龄雏鸡，每只 0.3mL，免疫期为 4 个月；14 日龄以上鸡，每只 0.5mL，免疫期为 6 个月。

　　【注意事项】

　　① 体质瘦弱、患有其它疾病的鸡，禁止使用。

　　② 使用前应仔细检查疫苗，如发现破乳、疫苗中混有异物等情况时，不能使用。

　　③ 使用前应先使疫苗恢复到常温并充分摇匀。

　　④ 疫苗启封后，限当日使用。

　　⑤ 本品不能冻结。

　　⑥ 注射器具，用前需经消毒，注射部位应涂擦 5% 碘酒消毒。

　　⑦ 用过的疫苗瓶、器具和未用完的疫苗，应经无害化处理后废弃。

　　【规格】①100mL/瓶；②250mL/瓶；③300mL/瓶；④500mL/瓶。

　　【贮藏与有效期】2～8℃ 保存，有效期为 24 个月。

鸡新城疫、禽流感（H9亚型）、传染性法氏囊病三联灭活疫苗（La Sota 株 + SZ 株 + rVP2 蛋白）

Newcastle Disease, Avian Influenza（Subtype H9）and Infectious Bursal Disease Vaccine, Inactivated（Strain La Sota+Strain SZ+Protein rVP2）

　　本品系用鸡新城疫病毒 La Sota 株、禽流感病毒 A/Chicken/Shandong/SZ/2008（H9N2）株（简称 SZ 株）分别接种易感鸡胚培养，收获感染鸡胚液，超滤浓缩，甲醛溶液灭活；鸡传染性法氏囊病病毒蛋白抗原系用表达鸡传染性法氏囊病病毒 VP2 蛋白（简称 rVP2 蛋白）的大肠杆菌基因工程菌 BL21（DE3）-VP2 株经过发酵培养，诱导表达，菌体破碎，离心去除菌体碎片，提纯，灭活残留细菌；将三种抗原按适当比例混合后，加矿物油佐剂混合乳化制成。

　　【性状】乳白色均匀乳剂。

　　【作用与用途】用于预防鸡新城疫、H9 亚型禽流感和传染性法氏囊病。7～14 日龄鸡，免疫期为 4 个月；14 日龄以上鸡，免疫期为 6 个月。

【用法与用量】皮下或肌内注射。7～14 日龄鸡，每只 0.3mL；14 日龄以上鸡，每只 0.5mL。

【注意事项】

① 仅用于接种健康鸡。

② 使用前应使疫苗恢复至室温。

③ 使用前和使用中应充分摇匀。

④ 疫苗开启后，限当日用完。

⑤ 本品严禁冻结，破乳后切勿使用。

⑥ 屠宰前 28 日内禁止使用。

⑦ 接种工作完毕，双手应立即洗净并消毒，用过的疫苗瓶、器具和未用完的疫苗等应进行无害化处理。

【规格】①100mL/瓶；②250mL/瓶；③300mL/瓶；④500mL/瓶。

【贮藏与有效期】2～8℃保存，有效期为 18 个月。

鸡新城疫、禽流感（H9 亚型）、禽腺病毒病（Ⅰ群 4 型）三联灭活疫苗（La Sota 株＋YBF13 株＋YBAV-4 株）

Combined Newcastle Disease， Avian Influenza（Subtype H9）and Fowl Adenoviruses Disease（Group Ⅰ Serotype 4） Vaccine, Inactivated（Strain La Sota+Strain YBF13+Strain YBAV-4）

本品系用鸡新城疫病毒 La Sota 株和 A 型禽流感病毒 H9 亚型 YBF13 株分别接种易感鸡胚，收获感染胚液；用Ⅰ群 4 型禽腺病毒 YBAV-4 株接种 LMH-C 细胞培养，收获细胞培养物；分别经超滤浓缩，用甲醛溶液灭活后，按适当比例混合，加油佐剂混合乳化制成。

【性状】乳白色均匀乳剂。

【作用与用途】用于预防鸡新城疫、H9 亚型禽流感和Ⅰ群 4 型禽腺病毒病。接种后 21 日产生免疫力。

【用法与用量】颈部皮下或肌内注射。3 周龄及以内鸡，每只 0.3mL，免疫期为 4 个月；3 周龄以上鸡，每只 0.5mL，免疫期为 6 个月。

【注意事项】

① 仅限于接种健康鸡。

② 使用前，应仔细检查疫苗，如出现变色、破乳、破漏、混有异物等均不得使用。

③ 使用前，应将疫苗恢复至室温，并充分摇匀。

④ 接种器具应无菌，注射部位应消毒。

⑤ 疫苗开启后，限当日用完。

⑥ 疫苗运输和使用过程中切勿冻结和高温。

⑦ 用过的疫苗瓶、器具和未用完的疫苗等应进行无害化处理。

⑧ 屠宰前 28 日内禁止使用。

【规格】①100mL/瓶；②250mL/瓶；③300mL/瓶；④500mL/瓶。

【贮藏与有效期】2～8℃保存，有效期为 24 个月。

鸡新城疫、禽流感（H9亚型）、禽腺病毒病（Ⅰ群4型）三联灭活苗（La Sota株+YT株+QD株）

Newcastle Disease, Avian Influenza（Subtype H9）and Fowl Adenovirus（Group Ⅰ Serotype4）Vaccine, Inactivated（Strain La Sota+Strain YT+Strain QD）

本品系用鸡新城疫病毒（NDV）La Sota株、H9亚型禽流感病毒（AIV）A/Chicken/shandong/YT/2010株（简称YT株）分别接种鸡胚培养，禽腺病毒FAdV/Chicken/Qingdao/QD/2014（Ⅰ群4型）（简称QD株）接种鸡肝癌细胞（LMH），分别收获感染胚液和细胞液，经超滤浓缩后，加入甲醛溶液灭活，然后按一定比例混合，加油佐剂乳化制成。

【性状】乳白色均匀乳剂。

【作用与用途】用于预防鸡新城疫、H9亚型禽流感和禽腺病毒病（Ⅰ群4型）。免疫接种后14~21日产生免疫力，免疫期为3个月。

【用法与用量】颈部皮下或肌内注射。1~4周龄的鸡，每只0.3mL，4周龄以上的鸡，每只0.5mL。

【注意事项】

① 仅用于接种健康鸡。

② 本品严禁冻结，破乳后切勿使用。

③ 疫苗使用前应充分摇匀，并使疫苗恢复至室温。

④ 疫苗启封后，限当日用完。

⑤ 注射针头等用具，用前需经消毒。

⑥ 用过的疫苗瓶、器具和未使用完的疫苗等应进行无害化处理。

【规格】①20mL/瓶；②100mL/瓶；③250mL/瓶；④500mL/瓶。

【贮藏与有效期】2~8℃保存，有效期为12个月。

鸡新城疫、传染性法氏囊病、禽流感（H9亚型）三联灭活疫苗（La Sota株+BJQ902株+WD株）

Newcastle Disease, Infectious Bursal Disease and Avian Influenza（H9 Subtype）Vaccine, Inactivated（Strain La Sota+ Strain BJQ902+ Strain WD）

本品系用鸡新城疫病毒（NDV）La Sota株及A型禽流感病毒（AIV）A/Chicken/Hebei/WD/98（H9N2）株（简称WD株）分别接种鸡胚培养，鸡传染性法氏囊病病毒（IBDV）BJQ902株接种DF-1细胞系培养，收获感染胚液和细胞液，经超滤浓缩，用甲醛溶液灭活后，按一定比例混合，加入油佐剂乳化制成。

【性状】乳白色均匀乳剂。

【作用与用途】用于预防鸡新城疫、传染性法氏囊病和H9亚型禽流感。免疫接种后14~21日产生免疫力。免疫期，雏鸡为2个月，成年鸡为6个月。

【用法与用量】颈部皮下或肌内注射。4周龄以内的鸡，每只0.3mL；4周龄以上的鸡，每只0.5mL。

【注意事项】

① 仅对健康鸡群进行免疫接种。

② 使用前，应先使疫苗恢复至室温，并充分摇匀。

③ 接种前、后的雏鸡应严格隔离饲养，降低饲养密度，尽量避免粪便污染饮水与饲料。

④ 开瓶后，限当日用完。

⑤ 接种时，应局部消毒处理。

⑥ 用过的疫苗瓶、器具和未用完的疫苗等应进行无害化处理。

⑦ 用于肉鸡时，屠宰前 21 日内禁止使用；用于其他鸡时，屠宰前 42 日内禁止使用。

【规格】①100mL/瓶；②250mL/瓶；③500mL/瓶。

【贮藏与有效期】2～8℃保存，有效期为 12 个月。

鸡新城疫、传染性法氏囊病、病毒性关节炎三联灭活疫苗（La Sota 株＋B87 株＋S1133 株）

Newcastle Disease, Infectious Bursal Disease, Viral Arthritis Vaccine, Inactiated（Strain La Sota+Strain B87+Strain S1133）

本品系用鸡新城疫病毒（NDV）La Sota 株接种鸡胚培养，收获感染胚液，用鸡传染性法氏囊病病毒（IBDV）B87 株接种 DF-1 细胞系培养，用禽呼肠孤病毒（REOV）S1133 株接种鸡胚成纤维细胞（CEF）或 DF-1 细胞系培养，收获病毒液，浓缩后，经甲醛溶液灭活，按一定比例混合，加油佐剂乳化制成。

【性状】均匀乳剂。

【作用与用途】用于预防鸡新城疫、鸡传染性法氏囊病和鸡病毒性关节炎。

【用法与用量】肌内注射，4 周龄以上的鸡，每只 0.5mL。为了获得良好的免疫效果，建议种鸡在 5～7 日龄和 4～5 周龄时分别用禽呼肠孤病毒活疫苗进行两次接种；在接种本品前 6～8 周时用鸡新城疫活疫苗和传染性法氏囊病活疫苗进行基础接种。

【注意事项】

① 本品只能免疫接种健康鸡群。

② 用 NDV、IBDV 和 REOV 活疫苗进行基础免疫后，再接种本品可提高免疫效果。

③ 免疫接种期间，尽量减少对鸡群的应激。

④ 疫苗不得冻结保存，使用前将疫苗温度升至室温，并充分摇匀。

⑤ 本品开启后，应于 24h 内用完。

⑥ 宰前 28 日内禁用。

【规格】①100mL/瓶；②250mL/瓶；③500mL/瓶。

【贮藏与有效期】2～8℃避光保存，有效期为 12 个月。

鸡新城疫、减蛋综合征、禽流感（H9 亚型）三联灭活疫苗（La Sota 株＋HSH23 株＋WD 株）

Newcastle Disease, Egg Drop Syndrome and Avian Influenza（H9 Subtype）Vaccine, Inactivated（Strain La Sota+Strain HSH23+Strain WD）

本品系用鸡新城疫病毒（NDV）La Sota 株及 A 型禽流感病毒（AIV）A/Chicken/He-bei/WD/98（H9N2）株（简称 WD 株）分别接种鸡胚培养，减蛋综合征病毒（EDSV）HSH23 株接种鸭胚培养，收获感染胚液，经浓缩，用甲醛溶液灭活后，按一定比例混合，加入油佐剂乳化制成。

【性状】乳白色均匀乳剂。

【作用与用途】用于预防鸡新城疫、减蛋综合征和 H9 亚型禽流感。免疫接种后 14～21 日产生免疫力。免疫期为 6 个月。

【用法与用量】颈部皮下或肌内注射。开产前（16～20 周龄）产蛋鸡，每只 0.5mL。

【注意事项】

① 仅对健康鸡群进行免疫接种。

② 用鸡新城疫活疫苗进行基础免疫后，再接种本疫苗，可提高对鸡新城疫的免疫预防效果。

③ 疫苗使用前应充分摇匀，并使疫苗恢复至室温。

④ 疫苗开启后应于 24h 内用完。

【规格】①100mL/瓶；②250mL/瓶；③500mL/瓶。

【贮藏与有效期】2～8℃保存，有效期为 18 个月。

鸡新城疫、传染性支气管炎、禽流感（H9 亚型）、传染性法氏囊病四联灭活疫苗（La Sota 株＋M41 株＋YBF003 株＋S-VP2 蛋白）

Newcastle Disease, Infectious Bronchitis, Avain Influenza（H9 Subtype） and Infectious Bursal Disease Vaccine, Inactivated（Strain La Sota＋Strain M41＋Strain YBF003＋Proteinum S-VP2）

本品系用鸡新城疫病毒 La Sota 株、传染性支气管炎病毒 M41 株、A 型禽流感病毒（AIV）A/Chicken/Shandong/11/05（H9N2）株（简称 YBF003 株）分别接种易感鸡胚培养，收获感染胚液，超滤浓缩后，经甲醛溶液灭活；鸡传染性法氏囊病病毒系用表达 IBDV VP2 蛋白的大肠杆菌基因工程菌 *E. coli* BL21/pET28a-VP-2（简称 S-VP2 蛋白）经过发酵培养，诱导表达，菌体破碎，离心去除菌体碎片，提纯，灭活残留细菌；将四种抗原按适当比例混合后，加矿物油佐剂混合乳化制成。

【性状】乳白色乳剂，剂型为油包水型。

【作用与用途】用于预防鸡新城疫、传染性支气管炎、H9 亚型禽流感、传染性法氏囊病。接种后 21 日产生免疫力。雏鸡免疫期为 4 个月，成年鸡免疫期为 6 个月。

【用法与用量】肌内或颈部皮下注射。7～14 日龄雏鸡，每只 0.3mL；14 日龄以上鸡，每只 0.5mL。

【注意事项】

① 本疫苗免疫前或免疫同时应用鸡新城疫、鸡传染性支气管炎活疫苗作基础免疫。

② 体质瘦弱、患有其它疾病的鸡，禁止使用。

③ 应仔细检查疫苗，如发现破乳、疫苗中混有异物等情况时，不能使用。

④ 使用前应先使疫苗恢复到常温并充分摇匀。

⑤ 疫苗启封后，限当日使用。

⑥ 本品不能冻结。

⑦ 注射器具，用前需经消毒，注射部位应涂擦 5% 碘酒消毒。

⑧ 用过的疫苗瓶、器具和未用完的疫苗，应经无害化处理后废弃。

【规格】①100mL/瓶；②250mL/瓶；③300mL/瓶；④500mL/瓶。

【贮藏与有效期】2～8℃保存，有效期为 24 个月。

鸡新城疫、传染性支气管炎、减蛋综合征、传染性法氏囊病 四联灭活疫苗（La Sota 株＋M41 株＋Z16 株＋HQ 株）

Newcastle Disease, Infectious Bronchitis, Egg Drop Syndrome and Infectious Bursal Disease Vaccine, Inactivated（Strain La Sota+Strain M41+Strain Z16+Strain HQ）

本品系用鸡新城疫病毒 La Sota 株、传染性支气管炎病毒 M41 株分别接种鸡胚培养，减蛋综合征病毒 Z16 株接种鸭胚培养，传染性法氏囊病病毒 HQ 株接种 DF-1 细胞系培养，分别收获感染胚液和细胞液，超滤浓缩，经甲醛溶液灭活后，加入矿物油佐剂混合乳化制成。

【性状】乳白色乳剂。

【作用与用途】用于预防鸡新城疫、传染性支气管炎、减蛋综合征和传染性法氏囊病。成年种鸡免疫期为 4 个月。

【用法与用量】颈部皮下或肌内注射。开产前 1 个月左右种鸡，每只 0.5mL。

【注意事项】

① 本品用于接种健康鸡。体质瘦弱、患有其他疾病者，不应使用。

② 使用前应仔细检查疫苗，如发现破乳、疫苗中混有异物等情况时，不能使用。

③ 使用前应先使疫苗恢复到常温并充分摇匀。

④ 疫苗启封后，限当日用完。

⑤ 本品不能冻结。

⑥ 注射针头等用具，用前需经消毒，注射部位应涂擦 5％碘酒消毒。

⑦ 用过的疫苗瓶、器具和未用完的疫苗等应进行无害化处理。

【规格】①100mL/瓶；②250mL/瓶；③500mL/瓶。

【贮藏与有效期】2～8℃保存，有效期为 12 个月。

鸡新城疫、传染性支气管炎、禽流感（H9 亚型）、传染性法氏囊病 四联灭活疫苗（La Sota 株＋M41 株＋SZ 株＋rVP2 蛋白）

Newcastle Disease, Infectious Bronchitis, Avian Influenza（Subtype H9） and Infectious Bursal Disease Vaccine, Inactivated（Strain La Sota+Strain M41+Strain SZ+Protein rVP2）

本品系用鸡新城疫病毒 La Sota 株、鸡传染性支气管炎病毒 M41 株和禽流感病毒 A/Chicken/Shandong/SZ/2008（H9N2）株（简称 SZ 株）分别接种易感鸡胚培养，收获感染胚液，超滤浓缩，甲醛溶液灭活；鸡传染性法氏囊病病毒蛋白抗原系用表达鸡传染性法氏囊病病毒 VP2 蛋白（简称 rVP2 蛋白）的大肠杆菌基因工程菌 BL21（DE3）-VP2 株经过发酵培养，诱导表达，菌体破碎，离心去除菌体碎片，提纯，灭活残留细菌；将四种抗原按适当比例混合后，加矿物油佐剂混合乳化制成。

【性状】乳白色均匀乳剂。

【作用与用途】用于预防鸡新城疫、传染性支气管炎、H9 亚型禽流感和传染性法氏囊病。7～14 日龄鸡，免疫期为 4 个月；14 日龄以上鸡，免疫期为 6 个月。

【用法与用量】皮下或肌内注射。7～14 日龄鸡，每只 0.3mL；14 日龄以上鸡，每只 0.5mL。

【注意事项】

① 本疫苗免疫前或免疫同时应使用鸡传染性支气管炎活疫苗作基础免疫。

② 使用前和使用中应充分摇匀。

③ 使用前应使疫苗恢复至室温。

④ 一经开瓶启用，应尽快用完（限 24h 之内）。

⑤ 本品严禁冻结，破乳后切勿使用。

⑥ 仅供健康鸡只预防接种。

⑦ 屠宰前 28 日内禁止使用。

⑧ 接种工作完毕，双手应立即洗净并消毒。

⑨ 用过的疫苗瓶、器具和未用完的疫苗等应进行无害化处理。

【规格】 ①100mL/瓶；②250mL/瓶；③300mL/瓶；④500mL/瓶。

【贮藏与有效期】 2～8℃保存，有效期为 18 个月。

鸡新城疫、传染性支气管炎、禽流感（H9 亚型）、传染性法氏囊病四联灭活疫苗（N7a 株＋M41 株＋SZ 株＋rVP2 蛋白）

Newcastle Disease, Infectious Bronchitis, Avian Influenza（Subtype H9） and Infectious Bursal Disease Vaccine, Inactivated（Strain N7a+ Strain M41+Strain SZ+Protein rVP2）

本品系用鸡新城疫病毒 N7a 株、鸡传染性支气管炎病毒 M41 株和禽流感（H9 亚型）病毒 A/Chicken/Shandong/SZ/2008（H9N2）株（简称 SZ 株）分别接种易感鸡胚培养，收获感染胚液，超滤浓缩，经甲醛溶液灭活后作为抗原；鸡传染性法氏囊病病毒蛋白抗原系用表达鸡传染性法氏囊病病毒 VP2 蛋白（简称 rVP2 蛋白）的重组大肠杆菌 BL21（DE3）-VP2 株经过发酵培养，诱导表达，菌体破碎，离心去除菌体碎片，提纯，灭活残留细菌后作为抗原；将四种抗原按适当比例混合后，加矿物油佐剂混合乳化制成。

【性状】 乳白色均匀乳剂。

【作用与用途】 用于预防鸡新城疫、传染性支气管炎、H9 亚型禽流感和传染性法氏囊病。7～14 日龄鸡，免疫期为 4 个月；14 日龄以上鸡，免疫期为 6 个月。

【用法与用量】 皮下或肌内注射。7～14 日龄鸡，每只 0.3mL；14 日龄以上鸡，每只 0.5mL。

【注意事项】

① 本疫苗免疫前或免疫同时应使用鸡传染性支气管炎活疫苗作基础免疫。

② 仅用于接种健康鸡。

③ 使用前须检查，如出现变色、破乳、破漏、混有异物等均不得使用。

④ 使用前应使疫苗恢复至室温，并充分摇匀。

⑤ 疫苗开启后限 24h 内用完。

⑥ 接种器具应无菌，注射部位应消毒。

⑦ 用过的疫苗瓶、器具和未用完的疫苗等应进行无害化处理。

⑧ 疫苗运输及保存切勿冻结或高温，破乳后切勿使用。

⑨ 屠宰前 28 日内禁止使用。

【规格】①100mL/瓶；②250mL/瓶；③300mL/瓶；④500mL/瓶。

【贮藏与有效期】2～8℃保存，有效期为 18 个月。

鸡新城疫、传染性支气管炎、减蛋综合征、禽流感（H9 亚型）四联灭活疫苗（La Sota 株＋M41 株＋AV127 株＋NJ02 株）

Newcastle Disease, Infectious Bronchitis, Egg Drop Syndrome and Avian Influenza（H9 Subtype） Vaccine, Inactivated（Strain La Sota+ Strain M41+Strain AV127+Strain NJ02）

本品系用鸡新城疫病毒 La Sota 株、鸡传染性支气管炎病毒 M41 株和禽流感病毒 A/Chicken/NanJing/02/2001（H9N2）株（简称 NJ02 株）分别接种健康易感鸡胚培养，减蛋综合征病毒 AV127 株接种健康易感鸭胚培养，收获感染胚液，超滤浓缩，经甲醛溶液灭活后，按一定比例混合，加油佐剂混合乳化制成。

【性状】乳白色乳剂

【作用与用途】用于预防鸡新城疫、传染性支气管炎、减蛋综合征及 H9 亚型禽流感。免疫期为 5 个月。

【用法与用量】颈背部皮下注射。开产前 2～4 周进行免疫，每只 0.5mL。

【注意事项】

① 仅用于接种健康鸡群。

② 严防冻结与高温。

③ 使用前应将疫苗温度升至室温，并将疫苗摇匀。

④ 遇有破乳、分层、变质时，不得使用。

⑤ 疫苗开启后，限当日用完。

⑥ 接种时，应执行常规无菌操作。

【规格】①100mL/瓶；②250mL/瓶；③300mL/瓶；④500mL/瓶。

【贮藏与有效期】2～8℃保存，有效期为 12 个月。

鸡新城疫、传染性支气管炎、减蛋综合征、禽流感（H9 亚型）四联灭活疫苗（La Sota 株＋M41 株＋HSH23 株＋WD 株）

Newcastle Disease, Infectious Bronchitis, Egg Drop Syndrome and Avian Influenza（H9 Subtype） Vaccine, Inactivated（Strain La Sota+Strain M41+Strain HSH23+Strain WD）

本品系用鸡新城疫病毒（NDV）La Sota 株、传染性支气管炎病毒（IBV）M41 株及 A 型禽流感病毒（AIV）A/Chicken/Hebei/WD/98（H9N2）株（简称 WD 株）分别接种鸡胚培养，减蛋综合征病毒（EDSV）HSH23 株接种鸭胚培养，收获感染胚液，经浓缩，用甲醛溶液灭活后，按一定比例混合，加入油佐剂乳化制成。

【性状】乳白色均匀乳剂。

【作用与用途】用于预防鸡新城疫、传染性支气管炎、减蛋综合征和 H9 亚型禽流感。免疫期为 6 个月。

【用法与用量】颈部皮下或肌内注射。开产前（16～20 周龄）产蛋鸡，每只 0.5mL。

【注意事项】

① 仅对健康鸡群进行免疫接种。

② 用鸡新城疫及传染性支气管炎活疫苗进行基础免疫后，再接种本疫苗，可提高对鸡新城疫及传染性支气管炎的免疫预防效果。

③ 疫苗使用前应充分摇匀，并使疫苗恢复至室温。

④ 疫苗开启后应限 24h 内用完。

【规格】 ①100mL/瓶；②250mL/瓶；③500mL/瓶。

【贮藏与有效期】 2～8℃保存，有效期为 18 个月。

鸡新城疫、传染性支气管炎、减蛋综合征、禽流感（H9 亚型）四联灭活疫苗（La Sota 株＋M41 株＋HE02 株＋HN106 株）

Newcastle Disease, Infectious Bronchitis, Egg Drop Syndrome and Avian Influenza（H9 Subtype） Vaccine, Inactivated （Strain La Sota+Strain M41+Strain HE02+Strain HN106）

本品系用鸡新城疫病毒 La Sota 株、鸡传染性支气管炎病毒 M41 株和禽流感病毒 HN106 株分别接种易感鸡胚，用鸡减蛋综合征病毒 HE02 株接种易感鸭胚，收获感染胚液，浓缩，用甲醛溶液灭活后，按一定比例混合，加矿物油佐剂混合乳化制成。

【性状】 乳白色乳剂。

【作用与用途】 用于预防鸡新城疫、传染性支气管炎、减蛋综合征和 H9 亚型禽流感。免疫期为 5 个月。

【用法与用量】 颈部皮下或肌内注射。开产前 2～4 周蛋鸡或种鸡，每只 0.5mL。

【注意事项】

① 仅用于接种健康鸡。

② 本品严禁冻结，破乳后切勿使用。

③ 使用前应先使疫苗恢复至常温并充分摇匀。

④ 疫苗启封后，限当日用完。

⑤ 注射针头等用具，用前需经消毒，注射部位应消毒。

⑥ 用过的疫苗瓶、器具和未用完的疫苗等应进行无害化处理。

【规格】 ①100mL/瓶；②250mL/瓶；③500mL/瓶。

【贮藏与有效期】 2～8℃保存，有效期为 12 个月。

鸡新城疫、传染性支气管炎、减蛋综合征、禽流感（H9 亚型）四联灭活疫苗（La Sota 株＋M41 株＋NE4 株＋YBF003 株）

Combined Newcastle Disease, Infectious Bronchitis, Egg Drop Syndrome and Avian Influenza（Subtype H9） Vaccine, Inactivated （Strain La Sota+Strain M41+Strain NE4+Strain YBF003）

本品系用鸡新城疫病毒（NDV）La Sota 株、传染性支气管炎病毒（IBV）M41 株和 A 型禽流感病毒（AIV）A/Chicken/Shandong/11/05（H9N2）株（简称 YBF003 株）分别接种易感鸡胚培养，减蛋综合征病毒（EDSV）NE4 株接种易感鸭胚培养，收获感染胚液，超滤浓缩，甲醛溶液灭活；将四种抗原按适当比例混合，加入矿物油佐剂乳化制成。

【性状】乳白色乳剂，剂型为油包水型。

【作用与用途】用于预防鸡新城疫、传染性支气管炎、减蛋综合征和 H9 亚型禽流感。接种后 21 日产生免疫力，免疫期为 6 个月。

【用法与用量】肌内或颈部皮下注射，开产前 14～21 日免疫，每只 0.5mL。

【注意事项】

① 本疫苗免疫前或免疫同时应用鸡新城疫、鸡传染性支气管炎活疫苗作基础免疫。

② 体质瘦弱、患有其它疾病的鸡，禁止使用。

③ 使用前应仔细检查疫苗，如发现破乳、疫苗中混有异物等情况时，不能使用。

④ 使用前应先使疫苗恢复到常温，并充分摇匀。

⑤ 疫苗启封后，限当日使用。

⑥ 本品不能冻结。

⑦ 注射器具，用前需经消毒，注射部位应涂擦 5％碘酒消毒。

⑧ 用过的疫苗瓶、器具和未用完的疫苗，应经无害化处理。

【规格】①100mL/瓶；②250mL/瓶；③300mL/瓶；④500mL/瓶。

【贮藏与有效期】2～8℃保存，有效期为 12 个月。

鸡新城疫、传染性支气管炎、减蛋综合征、禽流感（H9 亚型）四联灭活疫苗（La Sota 株＋M41 株＋K-11 株＋SS/94 株）

Combined Newcastle Disease, Infectious Bronchitis, Egg Drop Syndrome and Avian Influenza（Subtype H9） Vaccine, Inactivated（Strain La Sota+Strain M41+Strain K-11+Strain SS/94）

本品系用鸡新城疫病毒 La Sota 株、鸡传染性支气管炎病毒 M41 株、A 型禽流感病毒 H9 亚型 A/Chicken/Guangdong/SS/94（H9N2）株（简称 SS/94 株）分别接种易感鸡胚，用鸡减蛋综合征病毒 K-11 株接种易感鸭胚，收获感染胚液，经甲醛溶液灭活、超滤浓缩后，按一定比例与油佐剂混合乳化制成。

【性状】乳白色乳剂。

【作用与用途】用于预防鸡新城疫、传染性支气管炎、减蛋综合征和 H9 亚型禽流感病毒引起的禽流感。免疫期为 5 个月。

【用法与用量】颈部皮下或肌内注射。开产前 1 个月左右的产蛋鸡，每只 0.5mL。

【注意事项】

① 本品严禁冻结，在运输过程中应避免日光直射。

② 使用前应先放至室温，摇匀后使用。

③ 若出现破损、异物或破乳分层，切勿使用。

④ 体质瘦弱、患有其他疾病的鸡，禁止使用。

⑤ 疫苗开启后限当日用完，残留的疫苗应做无害化处理。

⑥ 接种时，应做局部消毒处理，且接种器具必须灭菌。

⑦ 接种本疫苗的种鸡的子代鸡具有较高的抗体水平，因此，应对子代鸡的有关免疫程序进行适当调整。建议免疫期内的种鸡的子代鸡于 10～14 日龄时初次进行鸡新城疫、鸡传染性支气管炎活疫苗接种。

【规格】①100mL/瓶；②250mL/瓶；③300mL/瓶；④500mL/瓶。

【贮藏与有效期】2~8℃保存，有效期为18个月。

鸡新城疫、传染性支气管炎、减蛋综合征、禽流感（H9亚型）四联灭活疫苗（La Sota 株＋M41 株＋HS25 株＋HZ 株）

Newcastle Disease, Infectious Bronchitis, Egg Drop Syndrome and Avian Influenza（H9 Subtype） Vaccine, Inactivated （Strain La Sota+Strain M41+Strain HS25+Strain HZ）

本品系用鸡新城疫病毒 La Sota 株、传染性支气管炎病毒 M41 株和 H9 亚型禽流感病毒 HZ 株分别接种易感鸡胚培养，用减蛋综合征病毒 HS25 株接种易感鸭胚培养，分别收获感染胚液，超滤浓缩，经甲醛溶液灭活后，按一定比例混合，加矿物油佐剂混合乳化制成。

【性状】乳白色乳剂。

【作用与用途】用于预防鸡新城疫、传染性支气管炎、减蛋综合征和 H9 亚型禽流感。免疫期为 4 个月。

【用法与用量】颈部皮下注射。开产前 2~3 周蛋鸡和种鸡，每只 0.5mL。

【注意事项】

① 仅用于接种健康鸡。

② 疫苗使用前应充分摇匀，并使疫苗恢复到室温。

③ 疫苗开启后应限 24h 内用完。

④ 本品严禁冻结。

⑤ 疫苗中发现异物、破乳等情况不得使用。

⑥ 用过的疫苗瓶、器具和未用完的疫苗等应进行无害化处理。

【规格】①100mL/瓶；②250mL/瓶；③500mL/瓶。

【贮藏与有效期】2~8℃保存，有效期为12个月。

鸡新城疫、传染性支气管炎、减蛋综合征、禽流感（H9亚型）四联灭活疫苗（La Sota 株＋M41 株＋AV-127 株＋S2 株）

Newcastle Disease, Infectious Bronchitis, Egg Drop Syndrome, Avian Influenza（H9 subtype） Vaccine, Inactivated （Strain La Sota+ Strain M41+Strain AV-127+Strain S2）

本品系用鸡新城疫病毒 La Sota 株、传染性支气管炎病毒 M41 株和禽流感病毒（H9 亚型）S2 株分别接种易感鸡胚，用减蛋综合征病毒 AV-127 株接种鸭胚，收获感染胚液，超滤浓缩，经甲醛溶液灭活后，按一定比例混合，加油佐剂混合乳化制成。

【性状】乳白色乳剂。

【作用与用途】用于预防鸡新城疫、传染性支气管炎、减蛋综合征和 H9 亚型禽流感。免疫接种后 14~21 日产生免疫力。

【用法与用量】颈部皮下或肌内注射。用于开产前 2~4 周的蛋鸡及种鸡，每只 0.5mL。

【注意事项】

① 仅供健康鸡的预防接种。

② 本品严禁冻结，应 2～8℃保存。

③ 使用前应将疫苗恢复至室温。

④ 本品如出现破损、异物或破乳分层等异常现象，切勿使用。

⑤ 一经开瓶启用，应限当日用完。

⑥ 接种工作完毕，应立即清洗并消毒双手，将疫苗瓶及剩余疫苗燃烧或煮沸，并做无害化处理。

【规格】①100mL/瓶；②250mL/瓶；③500mL/瓶。

【贮藏与有效期】2～8℃保存，有效期为 18 个月。

鸡新城疫、传染性支气管炎、减蛋综合征、传染性脑脊髓炎四联灭活疫苗
Newcastle Disease, Infectious Bronchitis, Egg Drop Syndrome and Avian Encephalomyelitis Vaccine, Inactivated

本品系用鸡新城疫病毒（NDV）La Sota 株、传染性支气管炎病毒（IBV）M41 株、减蛋综合征病毒（EDS76V）HSH23 株、传染性脑脊髓炎病毒（AEV）Van Roekel 株分别接种鸡胚或鸭胚培养，收获感染胚液，经浓缩后，用甲醛溶液灭活，然后按一定比例混合，加油佐剂乳化制成。

【性状】白色均匀乳剂。

【作用与用途】用于预防鸡新城疫、传染性支气管炎、减蛋综合征和传染性脑脊髓炎。免疫接种后 14～21 日产生免疫力。免疫持续期：鸡新城疫为 10 个月，减蛋综合征为 12 个月，传染性支气管炎和传染性脑脊髓炎为 7 个月。

【用法与用量】用于开产前（16～20 周龄）的种鸡，颈部皮下或肌内注射，每只 0.5mL。

【注意事项】

① 只能对健康鸡群进行免疫接种。

② 用鸡新城疫活疫苗进行基础免疫后，再接种本疫苗，可提高对鸡新城疫的免疫预防效果。

③ 疫苗使用前应充分摇匀，并使疫苗温度升到室温。

④ 疫苗开启后应于 24h 内用完。

【规格】①100mL/瓶；②250mL/瓶；③500mL/瓶。

【贮藏与有效期】2～8℃保存，有效期为 18 个月。

鸡新城疫、传染性支气管炎、传染性法氏囊病、病毒性关节炎四联灭活疫苗（La Sota 株＋M41 株＋S-VP2 蛋白＋AV2311 株）
Newcastle Disease, Infectious Bronchitis, Infectious Bursal Disease and Avian Viral Arthritis Vaccine, Inactivated
（Strain La Sota＋Strain M41＋Proteinum S-VP2＋Strain AV2311）

本品系用鸡新城疫病毒（NDV）La Sota 株、鸡传染性支气管炎病毒（IBV）M41 株分别接种易感鸡胚培养，收获感染胚液，超滤浓缩，甲醛溶液灭活；鸡传染性法氏囊病毒

（IBDV）VP2 蛋白系用表达鸡传染性法氏囊病病毒 VP2 蛋白的大肠杆菌基因工程菌 *E.coli* BL21/pET28a-VP2 经过发酵培养，诱导表达，菌体破碎，离心去除菌体碎片，提纯，灭活残留细菌；鸡病毒性关节炎病毒 AV2311 株接种鸡胚成纤维细胞培养，收获细胞培养物，超滤浓缩，甲醛溶液灭活；将四种抗原按适当比例混合后，加入矿物油佐剂混合乳化制成。

【性状】乳白色均匀乳剂。

【作用与用途】用于预防鸡新城疫、传染性支气管炎、传染性法氏囊病、病毒性关节炎。接种后 21 日产生免疫力。

【用法与用量】颈部皮下或肌内注射。7~14 日龄雏鸡，每只 0.3mL，免疫期为 4 个月；14 日龄以上鸡，每只 0.5mL，免疫期为 6 个月。

【注意事项】

① 本疫苗免疫前或免疫同时应用鸡新城疫、传染性支气管炎、传染性法氏囊病、病毒性关节炎活疫苗作基础免疫。

② 仅限于接种健康鸡。

③ 应仔细检查疫苗，如发现破乳、疫苗中混有异物等情况时，严禁使用。

④ 使用前应先使疫苗恢复至室温，并充分摇匀。

⑤ 疫苗启封后，限当日使用。

⑥ 本品不能冻结。

⑦ 注射器具，用前需经消毒，注射部位应涂擦 5% 碘酒消毒。

⑧ 用过的疫苗瓶、器具和未用完的疫苗等应进行无害化处理。

【规格】①100mL/瓶；②250mL/瓶；③300mL/瓶；④500mL/瓶。

【贮藏与有效期】2~8℃保存，有效期为 24 个月。

鸡大肠杆菌病蜂胶灭活疫苗
Avian Colibacillosis Vaccine in Propolis Emulsion, Inactivated

本品系用鸡大肠杆菌 EC24 株、EC30 株、EC45 株和 EC50 株分别接种于适宜培养基培养，分别收获培养物浓缩，经甲醛溶液灭活后，加蜂胶混合乳化制成。

【性状】乳黄色混悬液，久置底部有沉淀，振摇后呈均匀混悬液。

【作用与用途】用于预防由血清 O78、O111、O2、O5 型大肠杆菌引起的鸡大肠杆菌病。免疫期为 4 个月。

【用法与用量】颈部皮下注射。1 月龄以上健康鸡，每只 0.5mL。

【注意事项】

① 运输、贮存、使用过程中，应避免日光照射、高热或冷冻。

② 使用本品前应将疫苗温度升至室温，使用前和使用中充分摇匀。

③ 使用本苗前应了解鸡群健康状况，如感染其它疾病或处于潜伏期会影响疫苗使用效果。

④ 注射器、针头等用具使用前和使用中需进行消毒处理，注射过程中应注意更换无菌针头。

⑤ 本苗在疾病潜伏期和发病期慎用，如需使用必须在当地兽医正确指导下使用。

⑥ 注射完毕，疫苗包装废弃物应报废烧毁。

【规格】①100mL/瓶；②250mL/瓶；③500mL/瓶。

【贮藏与有效期】2~8℃保存，有效期 12 个月。

鸡多杀性巴氏杆菌病、大肠杆菌病二联蜂胶灭活疫苗
（A群BZ株＋O78型YT株）
Pasteurella multocida and Colibacillosis Propolis-Adjuvant Vaccine, Inactivated
（Group A BZ Strain＋Type O78 YT Strain）

本品系用免疫原性良好的禽多杀性巴氏杆菌和大肠杆菌分别接种于适宜的培养基，将培养物经浓缩后，用甲醛溶液灭活，再与蜂胶佐剂乳化制成。

【性状】乳黄色混悬液，久置后底部有沉淀为正常现象，振摇后即为均匀混悬液。

【作用与用途】用于预防鸡多杀性巴氏杆菌病（禽霍乱）和由O78血清型大肠杆菌引的鸡大肠杆菌病，免疫期4个月。

【用法与用量】1月龄以上鸡，颈部皮下注射0.5mL/羽。

【注意事项】

① 运输、贮存、使用过程中，应避免阳光照射、高温或冷冻。

② 使用前与使用中将疫苗充分摇匀，并将疫苗温度升至室温。本品应避光保存。

③ 使用本疫苗前应了解鸡群健康状况，如感染其它疾病或处于潜伏期会影响疫苗使用效果。

④ 注射器、针头等用具使用前需进行消毒处理。

⑤ 本苗在疾病潜伏期和发病期慎用。如需要使用必须在当地兽医正确指导下使用。

⑥ 注射完毕，疫苗包装废弃物应报废烧毁。

【规格】①20mL/瓶；②100mL/瓶；③250mL/瓶；④500mL/瓶。

【贮藏与有效期】2～8℃保存，有效期为12个月。

鸡传染性鼻炎二价灭活疫苗（A型221株＋C型H-18株）
Bivalent Coryza Vaccine（Type A Strain 211＋Type C Strain H-18）

本品系用副鸡禽杆菌A型（221株）和C型（H-18株）分别接种于适宜培养基培养，收获培养物，浓缩，经甲醛溶液灭活后，加氢氧化铝胶制成。

【性状】静置后，上层为无色澄明液体，下层为灰白色沉淀，振摇后呈均匀混悬液。

【作用与用途】用于预防由A型、C型副鸡禽杆菌引起的鸡传染性鼻炎。

【用法与用量】腿部肌内注射4～6周龄鸡，每只注射0.5mL。根据鸡场的情况，污染严重时每只注射1.0mL。14～16周龄时，加强接种1次。

【注意事项】

① 两次接种的时间间隔必须在10周以上。

② 接种时，应充分摇匀。

③ 疫苗开瓶后，应一次用完。

④ 用过的疫苗瓶、器具和未用完的疫苗等应进行无害化处理。

【规格】500mL/瓶。

【贮藏与有效期】2～8℃保存，有效期为12个月。

鸡传染性鼻炎（A型）灭活疫苗（QL-Apg-3株）
Infectious Coryza（Serotype A） Vaccine, Inactivated（Strain QL-Apg-3）

本品系用副鸡禽杆菌 QL-Apg-3 株接种于适宜培养基培养，收获培养物，经硫柳汞灭活、浓缩后，加入氢氧化铝胶制成。

【性状】静置后，上层为澄清液体，下层为灰白色沉淀，振摇后呈均匀混悬液。

【作用与用途】用于预防 A 型副鸡禽杆菌引起的鸡传染性鼻炎。4 周龄以上鸡初次免疫，免疫期为 4 个月，初免后 3 个月再加强免疫一次，免疫期为 18 个月。

【用法与用量】颈背部皮下注射。4 周龄以上鸡，每只 0.5mL；建议初免后 3 个月加强免疫一次，0.5mL/只。

【注意事项】

① 仅用于接种健康鸡。

② 疫苗启封后，限当日用完。

③ 切忌冻结，使用前将疫苗恢复至室温，并充分摇匀。

④ 注射器具应严格消毒，接种时应做局部消毒处理。

⑤ 用过的疫苗瓶、器具和未用完的疫苗应进行无害化处理。

【规格】①20mL/瓶；②100mL/瓶；③250mL/瓶；④500mL/瓶；⑤1000mL/瓶。

【贮藏与有效期】2~8℃保存，有效期为 18 个月。

鸡传染性鼻炎（A型、 C型）二价灭活疫苗（HN3株+ SD3株）
Coryza（Type A、 Type C） Bivalent Vaccine, Inactivated（Strain HN3+ Strain SD3）

本品系用副鸡禽杆菌 A 型 HN3 株和 C 型 SD3 株分别接种适宜培养基培养，收获培养物，浓缩，经硫柳汞灭活后，加矿物油佐剂混合乳化制成。

【性状】乳白色均匀乳剂。

【作用与用途】用于预防 A 型和 C 型副鸡禽杆菌引起的鸡传染性鼻炎。免疫期为 6 个月。

【用法与用量】皮下或肌内注射。8 周龄以上鸡，每只 0.5mL。

【注意事项】

① 切忌冻结，破乳后严禁使用。

② 仅用于接种健康鸡。

③ 使用前应将疫苗恢复至室温，并且充分摇匀。

④ 疫苗开启后限当日用完。

⑤ 接种时，应执行常规无菌操作。

⑥ 用过的疫苗瓶、器具和未用完的疫苗等应进行无害化处理。

【规格】①100mL/瓶；②250mL/瓶；③500mL/瓶。

【贮藏与有效期】2~8℃保存，有效期为 18 个月。

鸡传染性鼻炎（A型、 C型）二价灭活疫苗（YT株+JN株）
Coryza（Serotype A, Serotype C） Vaccine, Inactivated（Strain YT+Strain JN）

本品系用副鸡禽杆菌 A 型 YT 株和 C 型 JN 株分别接种于适宜培养基培养，收获培养物，用硫柳汞灭活后浓缩，加氢氧化铝胶制成。

【性状】 静置后，上层为澄清液体，下层为灰白色沉淀，振摇后呈均匀混悬液。

【作用与用途】 用于预防由 A 型和 C 型副鸡禽杆菌引起的鸡传染性鼻炎。一次免疫，免疫期为 4 个月，二次免疫，免疫期为 9 个月。

【用法与用量】 颈背部皮下注射。4 周龄以上鸡，每只 0.5mL；建议首免后 3 个月加强免疫 1 次，每只 0.5mL。

【注意事项】

① 仅适用于接种健康鸡。

② 疫苗启封后，限当日用完。

③ 切忌冻结，使用前应将疫苗温度恢复至室温，使用时应充分摇匀。

④ 注射器具应严格消毒，接种时注射部位应进行局部消毒处理。

⑤ 用过的疫苗瓶、注射器和未用完的疫苗等应进行无害化处理。

【规格】 ①20mL/瓶；②100mL/瓶；③250mL/瓶；④500mL/瓶。

【贮藏与有效期】 2~8℃保存，有效期为 15 个月。

鸡传染性鼻炎（A 型＋B 型＋C 型）三价灭活疫苗
Infectious Coryza Vaccine（Serotype A＋Serotype B＋Serotype C），Inactivated

本品系用副鸡禽杆菌（*Avibacterium paragallinarum*，Apg）A 型 C-Apg-8（CVCC254）株菌、B 型 Apg-BJ05 株菌和 C 型 Apg-668（CVCC256）株菌分别接种适宜培养基培养，收获的培养物经浓缩、甲醛溶液灭活后，加矿物油佐剂混合乳化制成。

【性状】 乳白色乳状液。

【作用与用途】 用于预防由 A 型、B 型和 C 型副鸡禽杆菌引起的鸡传染性鼻炎。二免后免疫期为 9 个月。

【用法与用量】 用于 42 日龄以上健康鸡，胸部肌内注射，0.5mL/只。建议在 110 日龄左右进行第二次免疫，剂量为 0.5mL/只。

【注意事项】

① 本品只用于接种健康鸡，健康状况异常的鸡禁用。

② 注射器具应灭菌，接种时应及时更换针头，最好 1 只鸡 1 个针头。

③ 本品不能冻结和加热。

④ 使用前应将疫苗恢复到常温并充分摇匀。

⑤ 疫苗启封后，限当日用完。

⑥ 屠宰前 28 日内禁止使用。

⑦ 用过的疫苗瓶、器具和未用完的疫苗等应进行无害化处理。

【规格】 ①20mL/瓶；②100mL/瓶；③250mL/瓶；④500mL/瓶。

【贮藏与有效期】 2~8℃保存，有效期为 12 个月。

鸡传染性法氏囊病灭活疫苗（rVP2 蛋白）
Chicken Infectious Bursal Disease Vaccine, Inactivated（Protein rVP2）

本品系用表达鸡传染性法氏囊病毒 VP2 基因的重组大肠杆菌 BL21（DE3）-VP2 株经过发酵培养、诱导表达、菌体破碎、离心去除菌体碎片、提纯、甲醛溶液灭活残留细菌后，加矿物油佐剂混合乳化制成。

【性状】乳白色均匀乳剂。

【作用与用途】用于预防鸡传染性法氏囊病。7～14 日龄鸡，免疫期为 4 个月；14 日龄以上鸡，免疫期为 6 个月。

【用法与用量】皮下或肌内注射。7～14 日龄鸡，每只 0.3mL；14 日龄以上鸡，每只 0.5mL。

【注意事项】

① 仅用于接种健康鸡。

② 使用前应使疫苗恢复至室温。

③ 使用前和使用中应充分摇匀。

④ 疫苗开启后，限当日用完。

⑤ 本品严禁冻结，破乳后切勿使用。

⑥ 屠宰前 28 日内禁止使用。

⑦ 接种工作完毕，双手应立即洗净并消毒，用过的疫苗瓶、器具和未用完的疫苗等应进行无害化处理。

【规格】①100mL/瓶；②250mL/瓶；③300mL/瓶；④500mL/瓶。

【贮藏与有效期】2～8℃保存，有效期为 18 个月。

鸡传染性法氏囊病免疫复合物疫苗（CF 株）
Infectious Bursal Disease Immune-complex Vaccine（Strain CF）

本品系用鸡传染性法氏囊病病毒 CF 株接种 SPF 鸡胚，收获感染鸡胚，将感染鸡胚研磨离心后，与适量的抗 IBDV 单特异性血清混合，然后加适宜保护剂混合，经冷冻真空干燥制成。

【性状】淡黄色或淡红色海绵状疏松团块，易与瓶壁脱离，加稀释液后迅速溶解。

【作用与用途】用于预防鸡传染性法氏囊病。

【用法与用量】用于 18 日龄鸡胚或 1 日龄鸡接种。将疫苗按瓶签注明羽份用无菌生理盐水稀释至 1 羽份/0.1mL。1 日龄鸡经颈部皮下注射，每只 0.1mL；18 日龄鸡胚经气室接种，每枚鸡胚 0.1mL。

【注意事项】

① 仅用于接种 18 日龄发育正常鸡胚或 1 日龄健康鸡。

② 疫苗稀释后，应放冷暗处，限 2h 内用完。

③ 用过的疫苗瓶、器具和未用完的疫苗等应进行无害化处理。

【规格】①500 羽份/瓶；②1000 羽份/瓶；③2000 羽份/瓶。

【贮藏与有效期】2～8℃保存，有效期为 24 个月。

鸡滑液支原体灭活疫苗（YBF-MS1 株）
Mycoplasma synoviae Vaccine, Inactivated（Strain YBF-MS1）

本品系用免疫原性良好的鸡滑液支原体 YBF-MS1 株接种适宜培养基，收获培养物，浓缩，用甲醛溶液灭活后，加矿物油佐剂混合乳化制成。

【性状】乳白色均匀乳剂。

【作用与用途】用于预防由鸡滑液支原体引起的鸡传染性滑膜炎。接种后28日产生免疫力，免疫期为6个月。

【用法与用量】颈部皮下注射。21日龄及以上鸡，每只0.5mL；种鸡及商品蛋鸡在开产前1个月加强免疫1次，每只0.5mL。

【注意事项】

① 切忌冻结，冻结过的疫苗禁止使用。

② 体质瘦弱、患有其他疾病的鸡，禁止使用。

③ 使用前，应仔细检查疫苗，如发现破乳、疫苗中混有异物等情况时，禁止使用。

④ 使用前，应将疫苗恢复至室温，并充分摇匀。

⑤ 疫苗开启后，限当日用完。

⑥ 接种时，应做局部消毒处理。

⑦ 用过的疫苗瓶、器具和未用完的疫苗等应进行无害化处理。

⑧ 屠宰前21日内禁止使用。

【规格】①100mL/瓶；②250mL/瓶；③300mL/瓶；④500mL/瓶。

【贮藏与有效期】2～8℃保存，有效期为24个月。

口蹄疫 O 型灭活疫苗（OHM/02 株）

Foot and Mouth Disease Vaccine, Inactivated（Type O, Strain OHM/02）

本品系用牛源口蹄疫O型病毒OHM/02株接种悬浮BHK 21细胞培养，收获细胞培养物，再经二乙烯亚胺（BEI）灭活后，按一定比例加入佐剂混合乳化制成。

【性状】淡粉红色或乳白色略带黏滞性乳剂。

【作用与用途】用于预防牛、羊O型口蹄疫。免疫期为6个月。

【用法与用量】肌内注射，牛每头2.0mL，羊每只1.0mL。

【注意事项】

① 疫苗应冷藏运输（但不得冻结），并尽快运往使用地点。运输和使用过程中避免日光直接照射。

② 使用前应仔细检查疫苗。疫苗中若有其他异物、瓶体有裂纹或封口不严、破乳、变质不得使用。使用时应将疫苗恢复至室温并充分摇匀。疫苗瓶开启后限当日用完。

③ 仅接种健康牛、羊。病畜、瘦弱动物、怀孕后期母畜及断奶前幼畜慎用。

④ 严格遵守操作规程。注射器具和注射部位应严格消毒，每头（只）更换一次针头。曾接触过病畜人员，在更换衣、帽、鞋和进行必要消毒之后，方可参与疫苗注射。

⑤ 疫苗对安全区、受威胁区、疫区牛、羊均可使用。疫苗注射应从安全区到受威胁区，最后再注射疫区内受威胁畜群。大量使用前，应先小试，确认安全后，再逐渐扩大使用范围。

⑥ 在非疫区，注苗后21日方可移动或调运。

⑦ 在紧急防疫中，除用本品紧急接种外，还应同时采用其他综合防制措施。

⑧ 个别牛出现严重过敏反应时，应及时使用肾上腺素等药物进行治疗，同时采用适当的辅助治疗措施。

⑨ 用过的疫苗瓶、器具和未用完的疫苗等应进行无害化处理。

【规格】①20mL/瓶；②50mL/瓶；③100mL/瓶。

【贮藏与有效期】2～8℃保存，有效期为12个月。

口蹄疫 O 型灭活疫苗（OS 株）
Foot and Mouth Disease Vaccine， Inactivited（TypeO， Strain OS）

本品系用口蹄疫 O 型病毒接种 BHK-21 细胞培养，收获细胞培养物，经二乙烯亚胺（BEI）灭活后，加矿物油佐剂混合乳化制成。

【性状】 略带黏滞性乳状液。

【作用与用途】 用于预防牛、羊、鹿和骆驼 O 型口蹄疫。免疫期为 4～6 个月。

【用法与用量】 肌内注射，牛、鹿和骆驼每头（峰）2mL，羊每只 1mL。

【注意事项】

① 疫苗应冷藏运输（但不得冻结），并尽快运往使用地点。运输和使用过程中避免日光直接照射。

② 使用前应仔细检查疫苗。疫苗中若有其他异物、瓶体有裂纹或封口不严、破乳、变质不得使用。使用时应将疫苗恢复至室温并充分摇匀。疫苗瓶开启后限当日用完。

③ 本疫苗仅接种健康牛、羊。病畜、瘦弱畜、怀孕后期母畜及断奶前幼畜慎用。

④ 严格遵守操作规程。注射器具和注射部位应严格消毒，每头（只）更换一次针头。曾接触过病畜人员，在更换衣、帽、鞋和进行必要消毒之后，方可参与疫苗注射。

⑤ 疫苗对安全区、受威胁区、疫区牛、羊均可使用。疫苗使用应从安全区到受威胁区，最后再注射疫区内受威胁畜群。大量使用前，应先小试，确认安全后，再逐渐扩大使用范围。

⑥ 在非疫区，注苗后 21 日方可移动或调运。

⑦ 在紧急防疫中，除用本品紧急接种外，还应同时采用其他综合防制措施。

⑧ 个别牛出现严重过敏反应时，应及时使用肾上腺素等药物进行抢救，同时采用适当的辅助治疗措施。

⑨ 用过的疫苗瓶、器具和未用完的疫苗进行消毒处理。

【规格】 ①20mL/瓶；②50mL/瓶；③100mL/瓶。

【贮藏与有效期】 2～8℃保存，有效期为 12 个月。

口蹄疫 O 型灭活疫苗（OJMS 株）
Foot and Mouth Disease（Type O） Vaccine, Inactivated（Strain OJMS）

本品系用口蹄疫病毒 O 型病毒接种 BHK-21 细胞培养，收获悬浮细胞培养物，经二乙烯亚胺（BEI）灭活，加矿物油佐剂混合乳化制成。

【性状】 淡粉红色或乳白色略带黏滞性乳状液。

【作用与用途】 用于预防牛、羊 O 型口蹄疫。免疫期为 6 个月。

【用法与用量】 肌内注射。牛每头 2.0mL，羊每只 1.0mL。

【注意事项】

① 疫苗应在 2～8℃冷藏运输，严防高温和阳光照射，严禁冻结。

② 本疫苗仅用于接种健康牛、羊。免疫前应了解接种动物品种、健康状况、免疫史及病史。接种时应使用灭菌器械，并注意对接种部位进行消毒。病畜、瘦弱畜、怀孕后期母畜（临产前 1.5 个月）及断奶前幼畜慎用。

③ 本品在使用前应仔细检查，如发现疫苗瓶破损、没有标签或标签不清楚，疫苗中混有杂质、已过有效期或未在规定条件下保存，均不能使用。

④ 接种前将疫苗充分摇匀，但不可剧烈振摇，防止产生气泡。

⑤ 预防接种时最好在气候适宜的季节，如需在炎热季节接种，应选在清晨或者傍晚进行。

⑥ 防疫人员应更换衣服、鞋帽并经消毒后，方可参与疫苗接种。

⑦ 首次使用本疫苗的地区，应选择一定数量动物［20～30 头（只）］进行小范围试用观察 3～6 日，确认安全后，方可扩大接种面，接种后应加强对接种动物的饲养管理和观察。

⑧ 为保证免疫效果以及免疫对象和人员的安全，应切实做好免疫对象的保定和解除。对怀孕母畜免疫时应注意防止流产。

⑨ 疫苗必须注入深层肌肉内，切不可注入脂肪层或皮下，以免影响免疫效果。

⑩ 接种过程中需做好记录，注明接种动物品种、大小、性别、数量及接种时间、疫苗批号、注射剂量等。

⑪ 疫苗瓶开启后限当日用完，超过 24h 不可再用。

⑫ 预防接种只是防制口蹄疫的重要措施之一，注射疫苗的同时还应加强消毒、隔离、封锁等其他综合防制措施。

⑬ 用过的疫苗瓶、剩余疫苗、器具等污染物必须进行无害化处理。

【规格】 ①20mL/瓶；②50mL/瓶；③100mL/瓶。

【贮藏与有效期】 2～8℃保存，有效期为 12 个月。

口蹄疫 O 型、亚洲 1 型二价灭活疫苗（OHM/02 株＋JSL 株）
Foot and Mouth Disease Bivalent Vaccine, Inactivated（Strain OHM/02＋Strain JSL）

本品系用牛源口蹄疫 O 型病毒 OHM/02 株和亚洲 1 型病毒 JSL 株分别接种无血清悬浮 BHK-21 细胞培养，纯化后收获细胞培养物，再分别经二乙烯亚胺（BEI）灭活后，加矿物油佐剂混合乳化制成。

【性状】 淡粉红色或乳白色略带黏滞性乳剂。

【作用与用途】 用于预防牛、羊 O 型和亚洲 1 型口蹄疫。免疫期为 6 个月。

【用法与用量】 肌内注射，牛每头 2mL，羊每只 1mL。

【注意事项】

① 疫苗应冷藏运输（但不得冻结），并尽快运往使用地点。运输和使用过程中避免日光直接照射。

② 使用前应仔细检查疫苗。疫苗中若有其他异物、瓶体有裂纹或封口不严、破乳、变质不得使用。使用时应将疫苗恢复至室温并充分摇匀。疫苗瓶开启后限当日用完。

③ 仅接种健康牛、羊。病畜、瘦弱畜、怀孕后期母畜及断奶前幼畜慎用。

④ 严格遵守操作规程。注射器具和注射部位应严格消毒，每头（只）更换一次针头。曾接触过病畜人员，在更换衣、帽、鞋和进行必要消毒之后，方可参与疫苗注射。

⑤ 疫苗对安全区、受威胁区、疫区牛、羊均可使用。疫苗使用应从安全区到受威胁区，最后再注射疫区内受威胁畜群。大量使用前，应先小试，确认安全后，再逐渐扩大使用范围。

⑥ 在非疫区，注苗后 21 日方可移动或调运。

⑦ 在紧急防疫中，除用本品紧急接种外，还应同时采用其他综合防制措施。

⑧ 个别牛出现严重过敏反应时，应及时使用肾上腺素等药物进行抢救，同时采用适当的辅助治疗措施。

⑨ 用过的疫苗瓶、器具和未用完的疫苗等应进行无害化处理。

⑩ 一般不良反应：注射部位肿胀，一过性体温反应，减食或停食 1～2 日，奶牛可出现一过性泌乳量减少，随着时间延长，症状逐渐减轻，直至消失。

⑪ 严重不良反应：因品种、个体的差异，个别牛接种后可能出现急性过敏反应，如焦躁不安、呼吸加快、肌肉震颤、可视黏膜充血、瘤胃臌气、鼻腔出血等，甚至因抢救不及时而死亡；少数怀孕母畜可能出现流产。

【规格】 ①20mL/瓶；②50mL/瓶；③100mL/瓶。

【贮藏与有效期】 2～8℃保存，有效期为 12 个月。

口蹄疫 O 型、亚洲 1 型二价灭活疫苗（OS 株＋JSL 株）
Foot and Mouth Disease Bivalent Vaccine, Inactivited
（TypeO, Strain OS+Asia-1, Strain JSL）

本品系用口蹄疫 O 型病毒、亚洲 1 型病毒分别接种 BHK-21 细胞培养，收获细胞培养物，分别经二乙烯亚胺（BEI）灭活后，加矿物油佐剂混合乳化制成。

【性状】 淡粉红色略带黏滞性乳状液。

【作用与用途】 用于预防牛、羊 O 型和亚洲 1 型口蹄疫。免疫期为 4～6 个月。

【用法与用量】 肌内注射，牛每头 2mL，羊每只 1mL。

【注意事项】

① 疫苗应冷藏运输（但不得冻结），并尽快运往使用地点。运输和使用过程中避免日光直接照射。

② 使用前应仔细检查疫苗。疫苗中若有其他异物、瓶体有裂纹或封口不严、破乳、变质不得使用。使用时应将疫苗恢复至室温并充分摇匀。疫苗瓶开启后限当日用完。

③ 本疫苗仅接种健康牛、羊。病畜、瘦弱畜、怀孕后期母畜及断奶前幼畜慎用。

④ 严格遵守操作规程。注射器具和注射部位应严格消毒，每头（只）更换一次针头。曾接触过病畜人员，在更换衣、帽、鞋和进行必要消毒之后，方可参与疫苗注射。

⑤ 疫苗对安全区、受威胁区、疫区牛、羊均可使用。疫苗使用应从安全区到受威胁区，最后再注射疫区内受威胁畜群。大量使用前，应先小试，确认安全后，再逐渐扩大使用范围。

⑥ 在非疫区，注苗后 21 日方可移动或调运。

⑦ 在紧急防疫中，除本品紧急接种外，还应同时采用其他综合防制措施。

⑧ 个别牛出现严重过敏反应时，应及时使用肾上腺素等药物进行抢救，同时采用适当的辅助治疗措施。

⑨ 用过的疫苗瓶、器具和未用完的疫苗进行消毒处理。

⑩ 一般不良反应：注射部位肿胀，一过性体温反应，减食或停食 1～2 日，奶牛可出现一过性泌乳量减少，随着时间延长，症状逐渐减轻，直至消失。严重不良反应：因品种、个体的差异，个别牛接种后可能出现急性过敏反应，如焦躁不安、呼吸加快、肌肉震颤、可视黏膜充血、瘤胃臌气、鼻腔出血等，甚至因抢救不及时而死亡；少数怀孕母畜可能出现流产。

【规格】 ①20mL/瓶；②50mL/瓶；③100mL/瓶。

【贮藏与有效期】 2～8℃保存，有效期为 12 个月。

口蹄疫 O 型、 A 型二价灭活疫苗（O/HB/HK/99 株＋AF/72 株）
Foot and Mouth Disease Bivalent Vaccine, Inactivated
（Type O of O/HB/HK/99 Strain, A of AF/72 Strain）

本品系用牛源 O 型口蹄疫病毒 O/HB/HK/99 株、牛源 A 型口蹄疫病毒 AF/72 株细胞毒，接种 BHK-21 细胞，通过浓缩培养法培养，收获细胞培养物，经二乙烯亚胺（BEI）灭活后，适当浓缩，加矿物油佐剂混合乳化制成。

【性状】 乳白色或淡粉红色黏滞性均匀乳液状。

【作用与用途】 用于预防牛 O 型、A 型引起的口蹄疫，免疫期为 6 个月。

【用法与用量】 肌内注射。每头牛 3mL。

【注意事项】

① 本品仅用于接种健康牛。接种前，应对牛进行检查，患病、瘦弱或临产畜不予注射。

② 在使用本品前应仔细检查，如发现疫苗瓶破损、封口不严、无标签或标签不清楚、疫苗有异物或变质、已过有效期或未在规定条件下保存的，均不能使用。

③ 疫苗应冷藏运输，但不得冻结。运输和使用过程中应避免日光直射。

④ 预防接种最好安排在气候适宜的季节，如需在炎热季节接种，应选在清晨或傍晚进行。

⑤ 首次使用本疫苗的地区，应选择一定数量（约 50 头）的牛，进行小范围试用观察。确认无不良反应后，方可扩大接种面。接种后，应加强饲养管理并详细观察。

⑥ 本疫苗适用于接种疫区、受威胁区、安全区的牛。接种时，应从安全区到受威胁区，最后再接种疫区内安全群和受威胁群。

⑦ 非疫区的牛，接种疫苗 21 日后，方可移动或调运。

⑧ 接种怀孕母牛时，保定和注射动作应轻柔，以免影响胎儿，防止因粗暴操作导致母畜流产。

⑨ 注射器具和注射部位应严格消毒。接种时，应执行常规无菌操作，一畜一针头。

⑩ 注射疫苗时，进针应达到适当的深度（肌肉内）。勿注入皮下或脂肪层，以免影响免疫效果。

⑪ 接种时，严格遵守操作规程，接种人员在更换衣服、鞋、帽和进行必要的消毒之后，方可参与疫苗的接种。

⑫ 接种时，需有专人做好记录，写明省（区）、县、乡（镇）、自然村、畜主姓名、家畜种类、家畜大小、家畜性别、接种头数和未接种头数。在安全区接种后，观察 7～10 日，并详细记载有关情况。

⑬ 疫苗在使用前和使用过程中，均应充分摇匀。疫苗瓶开封后，限当日用完。

⑭ 接种后的用具、疫苗瓶、包装物和未用完的疫苗等应集中进行消毒、销毁，不得乱弃，以免影响环境。

⑮ 由于口蹄疫的特殊性，特别忠告：接种疫苗只是消灭和预防该病的多项措施之一，在接种疫苗的同时还应对疫区采取封锁、隔离、消毒等综合防制措施，对非疫区也应进行综合防制。

【规格】 ①50mL/瓶；②100mL/瓶。

【贮藏与有效期】 2～8℃保存，有效期为 12 个月。

口蹄疫 O 型、A 型二价灭活疫苗
（OHM/02 株＋AKT-Ⅲ株）（悬浮培养工艺）

Foot and Mouth Disease Bivalent Vaccine, Inactivated（Type O, Strain OHM/02+
Type A, Strain AKT-Ⅲ）（Suspension Culture）

本品系用口蹄疫 O 型强毒 OHM/02 株、A 型Ⅲ系鼠化弱毒株（AKT-Ⅲ株）分别接种悬浮 BHK-21 细胞培养，收获细胞培养物，经二乙烯亚胺（BEI）灭活、浓缩后，按一定比例加入铝胶佐剂和油佐剂混合乳化制成。

【性状】乳白色或淡粉红色的黏滞性乳状液。

【作用与用途】用于预防牛、羊 O 型、A 型口蹄疫。免疫期为 6 个月。

【用法与用量】颈部肌内注射。牛每头 2.0mL，羊每只 1.0mL。

【注意事项】

① 严禁冻结。使用前应将疫苗恢复至室温并充分摇匀。

② 病牛慎用。

③ 接种时，应使用灭菌注射器械，并注意对注射部位进行消毒。

④ 大面积使用前，应先小面积试用，确认安全后，再逐渐扩大使用范围。

⑤ 在紧急防疫中，除用本品紧急接种外，还应同时采用其他综合防制措施。

⑥ 个别牛出现严重过敏反应时，应及时使用肾上腺素等药物进行治疗，同时采用适当的辅助治疗措施。

⑦ 在运输过程中应冷藏，防止阳光照射。

⑧ 用过的疫苗瓶、器具和未用完的疫苗应进行消毒等无害化处理。

【规格】①20mL/瓶；②50mL/瓶；③100mL/瓶。

【贮藏与有效期】2～8℃保存，有效期为 12 个月。

口蹄疫 O 型、A 型二价灭活疫苗
（O/MYA98/BY/2010 株＋Re-A/WH/09 株）

Foot and Mouth Disease Bivalent（Type O and A）Vaccine,
Inactivated（Strain O/MYA98/BY/2010+Strain Re-A/WH/09）

本品系用口蹄疫病毒 O 型 O/MYA98/BY/2010 株、重组 A 型 Re-A/WH/09 毒株分别接种 BHK-21 悬浮细胞，收获细胞培养物，分别经浓缩纯化、二乙烯亚胺（BEI）灭活后与 ISA206 佐剂按比例混合乳化制成疫苗。

【性状】乳白色略带黏滞性乳液。

【作用与用途】用于预防牛、羊 O 型和 A 型口蹄疫。免疫期为 6 个月。

【用法与用量】肌内注射。每头牛 1mL，每只羊 0.5mL。

【注意事项】

① 疫苗应在 2～8℃冷藏运输，不得冻结，并尽快运往使用地点。运输和使用过程中避免日光直射。

② 使用前应仔细检查疫苗。疫苗中若有其它异物、瓶体有裂纹或封口不严、破乳、变质不得使用。使用时应将疫苗恢复至室温并充分摇匀。疫苗瓶开启后限当日用完。

③ 本疫苗仅接种健康牛。病畜、瘦弱畜、怀孕后期母畜及断奶前幼畜慎用。

④ 严格遵守操作规程。注射器具和注射部位应严格消毒，每头更换 1 次针头。曾接触过病畜人员，在更换衣、帽、鞋和进行必要消毒之后，方可参与疫苗注射。

⑤ 疫苗对安全区、受威胁区、疫区牛均可使用。疫苗注射应从安全区到受威胁区，最后再注射疫区内受威胁畜群。大量使用前，应先小试，确认安全后，再逐渐扩大使用范围。

⑥ 在非疫区，注苗后 21 日方可移动或调运。

⑦ 在紧急防疫中，除用本品紧急接种外，还应同时采用其他综合防制措施。

⑧ 个别牛出现严重过敏反应时，应及时使用肾上腺素等药物进行抢救，同时采用适当的辅助治疗措施。

⑨ 用过的疫苗瓶、器具和未用完的疫苗进行消毒处理。

【规格】①20mL/瓶；②50mL/瓶；③100mL/瓶；④250mL/瓶。

【贮藏与有效期】2～8℃保存，有效期为 12 个月。

口蹄疫 O 型、 A 型二价灭活疫苗
（O/HB/HK/99 株＋AF/72 株，悬浮培养）
Foot and Mouth Disease Bivalent Vaccine, Inactivated
（Type O of O/HB/HK/99 Strain, Type A of AF/72 Strain, Suspension Culture）

本品系用牛源口蹄疫 O 型病毒 O/HB/HK/99 株、牛源口蹄疫 A 型病毒 AF/72 株细胞毒，分别接种悬浮 BHK-21 细胞培养，收获细胞培养物，经二乙烯亚胺（BEI）灭活后，适当浓缩，加矿物油佐剂混合乳化制成。

【性状】乳白色或淡粉红色黏滞性均匀乳状液。

【作用与用途】用于预防牛口蹄疫 O 型、A 型病毒引起的口蹄疫。免疫期为 6 个月。

【用法与用量】肌内注射。每头牛 2mL。

【注意事项】

① 本品仅用于接种健康牛。接种前，应对牛进行检查，患病、瘦弱或临产畜不予注射。

② 在使用本品前应仔细检查，如发现疫苗瓶破损、封口不严、无标签或标签不清楚，疫苗有异物或变质、已过有效期或未在规定条件下保存，均不能使用。

③ 疫苗应冷藏运输，但不得冻结。运输和使用过程中应避免日光直射。

④ 预防接种最好安排在气候适宜的季节，如需在炎热季节接种，应选在清晨或傍晚进行。

⑤ 首次使用本疫苗的地区，应选择一定数量（约 50 头）的牛，进行小范围试用观察。确认无不良反应后，方可扩大接种面。接种后，应加强饲养管理并详细观察。

⑥ 本疫苗适用于接种疫区、受威胁区、安全区的牛。接种时，应从安全区到受威胁区，最后再接种疫区内安全群和受威胁群。

⑦ 非疫区的牛，接种疫苗 21 日后，方可移动或调运。

⑧ 接种怀孕母牛时，保定和注射动作应轻柔，以免影响胎儿，防止因粗暴操作导致母畜流产。

⑨ 注射器具和注射部位应严格消毒。接种时，应执行常规无菌操作，一畜一针头。

⑩ 注射疫苗时，进针应达到适当的深度（肌肉内）。勿注入皮下或脂肪层，以免影响免疫效果。

⑪ 接种时，严格遵守操作规程，接种人员在更换衣服、鞋、帽和进行必要的消毒之后，方可参与疫苗的接种。

⑫ 接种时，需有专人做好记录，写明省（区）、县、乡（镇）、自然村、畜主姓名、家畜种类、家畜大小、家畜性别、接种头数和未接种头数等。在安全区接种后，观察 7～10 日，并详细记载有关情况。

⑬ 疫苗在使用前和使用过程中，均应充分摇匀。疫苗瓶开封后，限当日用完。

⑭ 接种后的用具、疫苗瓶、包装物和未用完的疫苗等应集中进行消毒、销毁，不得乱弃，以免影响环境。

⑮ 由于口蹄疫的特殊性，特别忠告：接种疫苗只是消灭和预防该病的多项措施之一，在接种疫苗的同时还应对疫区采取封锁、隔离、消毒等综合防制措施，对非疫区也应进行综合防制。

【规格】 ①20mL/瓶；②50mL/瓶；③100mL/瓶；④250mL/瓶。

【贮藏与有效期】 2～8℃保存，有效期为 12 个月。

口蹄疫 O 型、 A 型二价 3B 蛋白表位缺失灭活疫苗（O/rV-1 株＋A/rV-2 株）

Foot and Mouth Disease Type O and Type A Bivalent 3B Protein Epitopes Deletion Vaccine（Strain O/rV-1+ Strain A/rV-2）, Inactivated

本品系用口蹄疫 O 型标记病毒 O/rV-1 株和 A 型标记病毒 A/rV-2 株，分别接种 BHK-21 细胞悬浮培养，收获细胞培养物，经纯化、浓缩、二乙烯亚胺（BEI）灭活后，加入 ISA201VG 佐剂混合乳化制成。

【性状】 淡粉红色或乳白色略带黏滞性乳状液。

【作用与用途】 用于预防猪、牛的 O 型和 A 型口蹄疫。免疫期为 6 个月。疫苗多次免疫后不产生非结构蛋白 3B 抗体。

【用法与用量】 猪耳根后肌内注射。体重 10～25kg，每头 1mL（1/2 头份）；25kg 以上，每头 2mL（1 头份）。牛肌内注射，每头 2mL（1 头份）。

【注意事项】

① 疫苗应在 2～8℃条件下运输，严禁冻结。运输和使用过程中，应避免日光直接照射，使用前应将疫苗恢复至室温并充分摇匀。

② 注射前检查疫苗性状是否正常，并对免疫动物严格进行体态检查，对于患病畜、体弱畜、临产怀孕母畜、长途运输后处于应激状态动物应先隔离观察，待其恢复正常后再注射。注射器械、吸苗操作及注射部位均应严格消毒，保证一头动物更换一次针头；注射时，入针深度适中，确保疫苗注入肌肉（注射剂量大时应考虑使用肌肉内多点注射法）。

③ 疫苗接种必须由专业人员进行，防止打飞针。注苗人员要严把三关：免疫动物的体态检查、消毒及注射深度、接种后观察。

④ 疫苗在疫区使用时，必须遵守先接种安全区（群），然后接种受威胁区（群），最后接种疫区（群）的原则；并在注苗过程中，做好环境卫生消毒工作，注苗 21 日后方可进行调运。

⑤ 注射疫苗前必须对人员予以技术培训，严格遵守操作规程，曾接触过病畜的人员，在更换衣服、鞋、帽和进行必要的消毒之后，方可参与疫苗注射。

⑥ 疫苗在使用过程中做好各项记录工作。

⑦ 使用过的疫苗瓶、器具和未使用完的疫苗等污染物必须进行无害化处理。

⑧ 疫苗接种是防控口蹄疫措施之一，接种疫苗同时还应采取消毒、隔离、封锁等生物

安全防范措施。

⑨ 怀孕后期的母畜慎用。

⑩ 发生严重过敏反应时，可用肾上腺素或地塞米松脱敏施救。

【规格】 ①20mL/瓶；②50mL/瓶；③100mL/瓶；④250mL/瓶。

【贮藏与有效期】 2～8℃保存，有效期为 12 个月。

口蹄疫 O 型、A 型、亚洲 1 型三价灭活疫苗
（OHM/02 株＋AKT-Ⅲ株＋Asia1KZ/03 株）
Food and Mouth Disease Trivalent Vaccine, Inactivated
（Type O, StrainOHM/02, Type A, Strain AKT-Ⅲ and Type Asia1, Strain KZ/03）

本品系用口蹄疫 O 型强毒 OHM/02 株、A 型Ⅲ系鼠化弱毒株（AKT-Ⅲ株）和亚洲 1 型强毒 Asia1-KZ/03 株分别接种 BHK-21 细胞培养，收获细胞培养物，经浓缩、二乙烯亚胺（BEI）灭活后，按一定比例加入铝胶佐剂和油佐剂混合乳化制成。

【性状】 乳白色或淡红色均匀乳状液。

【作用与用途】 用于预防牛、羊 O 型、A 型和亚洲 1 型口蹄疫。免疫期为 6 个月。

【用法与用量】 颈部肌内注射。牛每头 3mL，羊每只 1.5mL。

【注意事项】

① 严禁冻结。使用前应将疫苗恢复至室温并充分摇匀。

② 病牛慎用。

③ 接种时，应使用灭菌注射器械，并注意对注射部位进行消毒。

④ 大面积使用前，应先小面积试用，确认安全后，再逐渐扩大使用范围。

⑤ 在紧急防疫中，除用本品紧急接种外，还应同时采用其他综合防制措施。

⑥ 个别牛出现严重过敏反应时，应及时使用肾上腺素等药物进行抢救，同时采用适当的辅助治疗措施。

⑦ 在运输过程中应冷藏，防止阳光照射。

⑧ 用过的疫苗瓶、器具和未用完的疫苗应进行消毒处理。

⑨ 一般不良反应：注射部位肿胀，一过性体温反应，减食或停食 1～2 日，奶牛可出现一过性泌乳量减少，随着时间延长，症状逐渐减轻，直至消失。严重不良反应：因品种、个体的差异，个别牛接种后可能出现急性过敏反应，如焦躁不安、呼吸加快、肌肉震颤、可视黏膜充血、瘤胃臌气、鼻腔出血等，甚至因抢救不及时而死亡；少数怀孕母牛可能出现流产。

【规格】 ①20mL/瓶；②50mL/瓶；③100mL/瓶。

【贮藏与有效期】 2～8℃保存，有效期为 12 个月。

口蹄疫 O 型、亚洲 1 型、A 型三价灭活疫苗（O/MYA98/
BY/2010 株＋Asia1/JSL/ZK/06 株＋Re-A/WH/09 株）
Foot and Mouth Disease Trivalent Vaccine, Inactivited
（Strain O/MYA98/BY/2010+Strain Asia1/JSL/ZK/06+Strain Re-A/WH/09）

本品系用口蹄疫病毒 O 型 O/MYA98/BY/2010 株、亚洲 1 型 Asia1/JSL/ZK/06 株、重组 A 型 Re-A/WH/09 毒株分别接种 BHK-21 悬浮细胞，收获细胞培养物，分别经浓缩纯

化、二乙烯亚胺（BEI）灭活后与ISA206佐剂按比例混合乳化制成疫苗。

【性状】 乳白色略带黏滞性乳状液。

【作用与用途】 用于预防牛、羊O型、亚洲1型和A型口蹄疫。免疫期为6个月。

【用法与用量】 肌内注射。每头牛1mL；每只羊0.5mL。

【注意事项】

① 疫苗应在2~8℃冷藏运输，不得冻结，并尽快运往使用地点。运输和使用过程中避免日光直射。

② 使用前应仔细检查疫苗。疫苗中若有其它异物、瓶体有裂纹或封口不严、破乳、变质不得使用。使用时应将疫苗恢复至室温并充分摇匀。疫苗瓶开启后限当日用完。

③ 本疫苗仅接种健康牛。病畜、瘦弱畜、怀孕后期母畜及断奶前幼畜慎用。

④ 严格遵守操作规程。注射器具和注射部位应严格消毒，每头更换1次针头。曾接触过病畜人员，在更换衣、帽、鞋和进行必要消毒之后，方可参与疫苗注射。

⑤ 疫苗对安全区、受威胁区、疫区牛均可使用。疫苗注射应从安全区到受威胁区，最后再注射疫区内受威胁畜群。大量使用前，应先小试，确认安全后，再逐渐扩大使用范围。

⑥ 在非疫区，注苗后21日方可移动或调运。

⑦ 在紧急防疫中，除用本品紧急接种外，还应同时采用其他综合防制措施。

⑧ 个别牛出现严重过敏反应时，应及时使用肾上腺素等药物进行抢救，同时采用适当的辅助治疗措施。

⑨ 用过的疫苗瓶、器具和未用完的疫苗进行消毒处理。

⑩ 正常反应：注射动物精神、食欲正常，注射局部无明显变化，泌乳正常，仅体温一过性升高，1日内恢复，无其他可见临床体征变化。一般不良反应：个别动物注射部位轻微肿胀、体温升高持续0.5~1℃、减食或停食1~2顿，奶牛可出现一过性泌乳量减少，随着时间延长，症状逐渐减轻、消失。严重不良反应：因品种、个体的差异，个别牛接种后可能会出现因过敏原引起的急性过敏反应，如焦躁不安、呼吸加快、肌肉震颤、可视黏膜充血、瘤胃膨气、鼻腔出血等，甚至因抢救不及时而死亡；少数怀孕母牛可能出现流产。

【规格】 ①20mL/瓶；②50mL/瓶；③100mL/瓶；④250mL/瓶。

【贮藏与有效期】 2~8℃保存，有效期为12个月。

口蹄疫O型、A型、亚洲1型三价灭活疫苗（OHM/02株+AKT-Ⅲ株+Asia 1 KZ/03株）（悬浮培养工艺）

Foot and Mouth Disease Tervalence Vaccine, Inactivated（Type O, StrainOHM/02+ Type A, Strain AKT-Ⅲ +Type Asia 1, Strain Asia 1 KZ/03）（Suspension Culture）

本品系用口蹄疫O型强毒OHM/02株、A型Ⅲ系鼠化弱毒株（AKT-Ⅲ株）和亚洲1型强毒Asia 1 KZ/03株分别接种悬浮BHK-21细胞培养，收获细胞培养物，经浓缩、二乙烯亚胺（BEI）灭活，按一定比例加入铝胶佐剂和油佐剂混合乳化制成。

【性状】 乳白色或淡粉红色的黏滞性乳状液。

【作用与用途】 用于预防牛、羊O型、A型和亚洲1型口蹄疫。免疫期为6个月。

【用法与用量】 颈部肌内注射。牛每头2.0mL，羊每只1.0mL。

【注意事项】

① 严禁冻结。使用前应将疫苗恢复至室温并充分摇匀。

② 病牛慎用。

③ 接种时，应使用灭菌注射器械，并注意对注射部位进行消毒。

④ 大面积使用前，应先小面积试用，确认安全后，再逐渐扩大使用范围。

⑤ 在紧急防疫中，除用本品紧急接种外，还应同时采用其他综合防制措施。

⑥ 个别牛出现严重过敏反应时，应及时使用肾上腺素等药物进行治疗，同时采用适当的辅助治疗措施。

⑦ 在运输过程中应冷藏，防止阳光照射。

⑧ 用过的疫苗瓶、器具和未用完的疫苗应进行消毒等无害化处理。

⑨ 一般不良反应：注射部位肿胀，一过性体温反应，减食或停食1～2日，奶牛可出现一过性泌乳量减少，随着时间延长，症状逐渐减轻，直至消失。严重不良反应：因品种、个体的差异，个别牛接种后可能出现急性过敏反应，如焦躁不安、呼吸加快、肌肉震颤、可视黏膜充血、瘤胃臌气、鼻腔出血等，甚至因抢救不及时而死亡；少数怀孕母牛可能出现流产。

【规格】①20mL/瓶；②50mL/瓶；③100mL/瓶。

【贮藏与有效期】2～8℃保存，有效期为12个月。

口蹄疫 O 型、 A 型、亚洲 1 型三价灭活疫苗（O/HB/HK/99 株＋AF/72 株＋Asia-1/XJ/KLMY/04 株，悬浮培养）

Foot and Mouth Disease Trivalent Vaccine, Inactivited（Type O of O/HB/HK/99 Strain, A of AF/72 Strain and Asia-1 of Asia-1/XJ/KLMY/04 Strain, Suspension Culture）

本品系用牛源口蹄疫 O 型病毒 O/HB/HK/99 株、牛源口蹄疫 A 型病毒 AF/72 株和牛源口蹄疫亚洲 1 型病毒 Asia-1/XJ/KLMY/04 株细胞毒，分别接种悬浮 BHK-21 细胞培养，收获细胞培养物，经二乙烯亚胺（BEI）灭活后，适当浓缩，加矿物油佐剂混合乳化制成。

【性状】乳白色或淡粉红色黏滞性均匀乳状液。

【作用与用途】用于预防牛口蹄疫 O 型、A 型和亚洲 1 型病毒引起的口蹄疫。免疫期为6个月。

【用法与用量】肌内注射。每头牛 2mL。

【注意事项】

① 本品仅用于接种健康牛。接种前，应对牛进行检查，患病、瘦弱或临产畜不予注射。

② 在使用本品前应仔细检查，如发现疫苗瓶破损、封口不严、无标签或标签不清楚，疫苗有异物或变质、已过有效期或未在规定条件下保存的，均不能使用。

③ 疫苗应冷藏运输，但不得冻结。运输和使用过程中应避免日光直射。

④ 预防接种最好安排在气候适宜的季节，如需在炎热季节接种，应选在清晨或傍晚进行。

⑤ 首次使用本疫苗的地区，应选择一定数量（约50头）的牛，进行小范围试用观察。确认无不良反应后，方可扩大接种面。接种后，应加强饲养管理并详细观察。

⑥ 本疫苗适用于接种疫区、受威胁区、安全区的牛。接种时，应从安全区到受威胁区，最后再接种疫区内安全群和受威胁群。

⑦ 非疫区的牛，接种疫苗 21 日后，方可移动或调运。

⑧ 接种怀孕母牛时，保定和注射动作应轻柔，以免影响胎儿，防止因粗暴操作导致母畜流产。

⑨ 注射器具和注射部位应严格消毒。接种时，应执行常规无菌操作，一畜一针头。

⑩ 注射疫苗时，进针应达到适当的深度（肌肉内）。勿注入皮下或脂肪层，以免影响免

疫效果。

⑪ 接种时，严格遵守操作规程，接种人员在更换衣服、鞋、帽和进行必要的消毒之后，方可参与疫苗的接种。

⑫ 接种时，需有专人做好记录，写明省（区）、县、乡（镇）、自然村、畜主姓名、家畜种类、家畜大小、家畜性别、接种头数和未接种头数等。在安全区接种后，观察 7～10 日，并详细记载有关情况。

⑬ 疫苗在使用前和使用过程中，均应充分摇匀。疫苗瓶开封后，限当日用完。

⑭ 接种后的用具、疫苗瓶、包装物和未用完的疫苗等应集中进行消毒、销毁，不得乱弃，以免影响环境。

⑮ 由于口蹄疫的特殊性，特别忠告：接种疫苗只是消灭和预防该病的多项措施之一，在接种疫苗的同时还应对疫区采取封锁、隔离、消毒等综合防制措施，对非疫区也应进行综合防制。

【规格】①20mL/瓶；②50mL/瓶；③100mL/瓶；④250mL/瓶。

【贮藏与有效期】2～8℃保存，有效期为 12 个月。

牛病毒性腹泻/黏膜病灭活疫苗（1 型，NM01 株）
Bovine Viral Diarrhea/Mucosal disease Vaccine, Inactived（Type 1, Strain NM01）

本品系用 1 型牛病毒性腹泻病毒 NM01 株接种牛肾细胞（MDBK 细胞）培养，收获细胞培养物，经二乙烯亚胺（BEI）灭活后，加 206 佐剂混合乳化制成。

【性状】乳白色或淡粉红色黏滞性均匀乳状液。

【作用与用途】用于预防牛病毒性腹泻/黏膜病。免疫期为 6 个月。

【用法与用量】肌内注射。3 月龄以上健康牛，每头接种 2.0mL，21 日后以相同剂量进行二免。

【注意事项】

① 本品仅用于接种健康牛。

② 本品在使用前应仔细检查，如发现瓶体破裂、没有瓶签、疫苗中混有杂质、疫苗油相和水相严重分层等不得使用。

③ 本品在保存期间应尽量避免摇动。

④ 本品严禁冷冻或过热，使用前应先使疫苗达到室温并充分摇匀。

⑤ 疫苗应冷藏运输，但不得冻结。运输和使用过程中应避免日光直射。

⑥ 注射本品用的针头、注射器等用具应无菌，注射部位严格消毒。

⑦ 疫苗开封后应于当日用完。

⑧ 剩余疫苗、疫苗瓶及注射器具等应无害化处理。

⑨ 怀孕后期或临产牛慎用。

⑩ 屠宰前 21 日禁用。

【规格】①20mL/瓶；②50mL/瓶；③100mL/瓶；④250mL/瓶；⑤500mL/瓶。

【贮藏与有效期】2～8℃保存，有效期为 12 个月。

牛口蹄疫 O 型病毒样颗粒疫苗
Bovine Foot-and-Mouth Disease Type O Virus-like Particle Vaccine

本品系用表达 O 型口蹄疫病毒 VP0、VP1 和 VP3 三种结构蛋白的重组大肠杆菌 BL21

（pSMK/O/VP0/VP1/VP3）接种适宜培养基培养并诱导表达，收获诱导表达后的菌体，经裂解及纯化，然后将目的蛋白用特异性蛋白酶酶切后，在一定条件下组装成口蹄疫病毒样颗粒，与佐剂混合乳化制成。

【性状】乳白色乳剂。

【作用与用途】用于预防牛 O 型口蹄疫。免疫期为 6 个月。

【用法与用量】肌内注射，每头注射 2.0mL。

【注意事项】

① 本疫苗仅用于接种健康牛。对怀孕前期和后期母牛、断奶前幼畜及长途运输后的牛暂不注射，待其恢复正常后方可注射。

② 疫苗应在 2～8℃条件下冷藏运输。运输和使用过程中避免日光直接照射。

③ 使用前应仔细检查疫苗。疫苗中若有异物、瓶体有裂纹或封口不严、破乳、变质、已过有效期或未在规定条件下保存的，均不得使用。使用前应将疫苗恢复至室温，摇匀后使用。疫苗瓶开启后限当日用完。

④ 严格遵守免疫注射操作规程。注射器具和注射部位应严格消毒，每头动物更换一次针头。曾接触过病畜的人员，在更换衣、帽、鞋和进行必要消毒之后，方可参与疫苗注射。

⑤ 应由经过培训的专业人员进行免疫注射。注射时，入针深度要适中，注射剂量要准确。

⑥ 疫苗对安全区、受威胁区、疫区牛均可使用。必须先注射安全区的牲畜，然后注射受威胁区的牲畜，最后再注射疫区内的牲畜。

⑦ 在非疫区，注射疫苗 21 日后方可移动或调运牲畜。

⑧ 注射疫苗后应注意观察注苗动物的反应，个别动物出现严重过敏反应时，应及时使用肾上腺素等药物进行抢救，同时采用适当的辅助治疗措施。

⑨ 对用过的疫苗瓶、器具和未用完的疫苗应收集后进行无害化处理，不得随意丢弃，避免污染环境。

⑩ 接种疫苗只是预防、控制口蹄疫的重要措施之一，同时还应采取消毒、隔离、封锁等其它综合防制措施。

【规格】①4mL/瓶；②10mL/瓶；③20mL/瓶；④40mL/瓶；⑤100mL/瓶；⑥250mL/瓶；⑦500mL/瓶。

【贮藏与有效期】2～8℃保存，有效期为 12 个月。

牛口蹄疫 O 型、亚洲 1 型二价合成肽疫苗（多肽 0501+0601）

Bovine Foot and Mouth Disease Type O and Asia 1 Bivalent Synthetic Peptide Vaccine（Peptide 0501+0601）

本品系采用固相肽合成法，在体外人工模拟牛口蹄疫 O 型病毒和亚洲 1 型病毒的 VP1 蛋白抗原氨基酸序列及 B 细胞抗原表位，并结合高效辅助 T 细胞表位，设计合成多肽，经纯化获得多肽抗原，与佐剂混合制成单相油乳剂疫苗。

【性状】乳白色黏滞性乳状液。

【作用与用途】用于预防牛 O 型、亚洲 1 型口蹄疫。免疫期为 6 个月。

【用法与用量】肌内注射。每头牛 1mL。

【注意事项】

① 疫苗应冷藏运输（但不得冻结），并尽快运往使用地点。运输和使用过程中避免日光直接照射。

② 使用前应仔细检查疫苗。疫苗中若有其他异物、瓶体有裂纹或封口不严、破乳、变质不得使用。使用时应将疫苗恢复至室温并充分摇匀。疫苗瓶开启后限当日用完。

③ 仅接种健康牛。病畜、瘦弱畜、怀孕后期母畜及断奶前幼畜慎用。

④ 严格遵守操作规程。注射器具和注射部位应严格消毒，每头更换一次针头。曾接触过病畜人员，在更换衣、帽、鞋和进行必要消毒之后，方可参与疫苗注射。

⑤ 疫苗对安全区、受威胁区、疫区牛均可使用。疫苗注射应从安全区到受威胁区，最后再注射疫区内受威胁畜群。大量使用前，应先小试，确认安全后，再逐渐扩大使用范围。

⑥ 在非疫区，注苗后 21 日方可移动或调运。

⑦ 在紧急防疫中，除用本品紧急接种外，还应同时采用其他综合防制措施。

⑧ 个别动物出现严重过敏反应时，应及时使用肾上腺素等药物进行抢救，同时采用适当的辅助治疗措施。

⑨ 用过的疫苗瓶、器具和未用完的疫苗等进行无害化处理。

【规格】 ①20mL/瓶；②50mL/瓶；③100mL/瓶。

【贮藏与有效期】 2~8℃保存，有效期为 12 个月。

牛口蹄疫 O 型、亚洲 1 型二价合成肽疫苗（多肽 7101+7301）
Bovine Foot and Mouth Disease Type O and
Asia 1 Synthetic Peptide Bivalent Vaccine（Peptide 7101+7301）

本品系用固相肽合成法人工分别合成口蹄疫病毒 O 型和亚洲 1 型主要抗原位点的多肽，同时连接人工合成的 Th 辅助抗原短肽，经环化后作为免疫原，加入矿物油佐剂乳化制成。

【性状】 乳白色略带黏滞性乳剂。

【作用与用途】 用于预防牛、羊 O 型和亚洲 1 型口蹄疫。免疫期为 6 个月。

【用法与用量】 肌内注射。牛每头 2mL，羊每只 1mL。

【不良反应】 一般不良反应：注射部位肿胀，一过性体温反应，减食或停食 1~2 日，奶牛可出现一过性泌乳量减少，随着时间延长，症状逐渐减轻，直至消失。严重不良反应：因品种、个体的差异，个别牛接种后可能出现急性过敏反应，如焦躁不安、呼吸加快、肌肉震颤、可视黏膜充血、瘤胃臌气、鼻腔出血等，甚至因抢救不及时而死亡；少数怀孕母牛可能出现流产。

【注意事项】

① 严禁冻结。使用前应将疫苗恢复至室温并充分摇匀。

② 病牛、病羊慎用。

③ 接种时，应使用灭菌注射器械，并注意对注射部位进行消毒。

④ 大面积使用前，应先小面积试用，确认安全后，再逐渐扩大试用范围。

⑤ 在紧急防疫中，除用本品紧急接种外，还应同时采用其他综合防控措施。

⑥ 个别牛出现严重过敏反应时，应及时使用肾上腺素等药物进行治疗，同时采用适当的辅助治疗措施。

⑦ 在运输过程中应冷藏，防止阳光照射。

⑧ 用过的疫苗瓶、器具和未用完的疫苗应进行消毒处理。

【规格】①50mL/瓶；②100mL/瓶。

【贮藏与有效期】2～8℃保存。有效期为 12 个月。

牛口蹄疫 O 型、A 型二价合成肽疫苗（多肽 0506+0708）
Bovine Foot and Mouth Disease Type O and A Bivalent Synthetic Peptide Vaccine（Peptide 0506+0708）

本品系采用固相肽合成法，根据牛口蹄疫 O 型病毒和 A 型病毒的 VP1 蛋白抗原氨基酸序列及 B 细胞抗原表位，并结合高效辅助性 T 细胞表位，设计合成多肽，经纯化获得多肽抗原，与油佐剂混合制成单相油乳剂疫苗。

【性状】乳白色黏滞性乳状液。

【作用与用途】用于预防牛 O 型、A 型口蹄疫。免疫期为 6 个月。

【用法与用量】肌内注射。每头牛 1.0mL。

【注意事项】

① 疫苗应冷藏运输（但不得冻结），并尽快运往使用地点。运输和使用过程中避免日光直接照射。

② 使用前应仔细检查疫苗。疫苗中若有其他异物、瓶体有裂纹或封口不严、破乳、变质不得使用。使用时应将疫苗恢复至室温并充分摇匀。疫苗瓶开启后限当日用完。

③ 本疫苗仅接种健康牛。病畜、瘦弱畜、怀孕后期母畜及断奶前幼畜慎用。

④ 严格遵守操作规程。注射器具和注射部位应严格消毒，每头更换一次针头。曾接触过病畜人员，在更换衣、帽、鞋和进行必要消毒之后，方可参与疫苗注射。

⑤ 疫苗对安全区、受威胁区、疫区牛均可使用。疫苗注射应从安全区到受威胁区，最后再注射疫区内受威胁畜群。大量使用前，应先小试，确认安全后，再逐渐扩大使用范围。

⑥ 在非疫区，注苗后 21 日方可移动或调运。

⑦ 在紧急防疫中，除用本品紧急接种外，还应同时采用其他综合防制措施。

⑧ 个别动物出现严重过敏反应时，应及时使用肾上腺素等药物进行抢救，同时采用适当的辅助治疗措施。

⑨ 用过的疫苗瓶、器具和未用完的疫苗等进行无害化处理。

【规格】①20mL/瓶；②50mL/瓶；③100mL/瓶；④250mL/瓶。

【贮藏与有效期】2～8℃保存，有效期为 12 个月。

牛传染性鼻气管炎灭活疫苗（C1 株）
Infectious Bovine Rhinotracheitis Vaccine, Inactivated（Strain C1）

本品系用牛传染性鼻气管炎病毒 C1 株接种 MDBK 细胞培养，收获细胞培养物，经甲醛溶液灭活后加入 603 佐剂混合制成。

【性状】乳白色或灰白色乳液。

【作用与用途】用于预防牛传染性鼻气管炎病。免疫期为 6 个月。

【用法与用量】肌内注射。每头牛 2.0mL，免疫后 21 日加强免疫 1 次。以后每隔 6 个月免疫 1 次，每次 2.0mL。

【注意事项】

① 本品应防热，避光，在冷藏（2～8℃）条件下保存、运输。

② 疫苗使用前应先恢复至室温并充分摇匀。

③ 病牛和临产母牛不宜接种。

④ 用过的疫苗瓶、器具和未用完的疫苗等应进行无害化处理。

【规格】 ①20mL/瓶；②100mL/瓶。

【贮藏与有效期】 2～8℃保存，有效期 24 个月。

牛曼氏杆菌病灭活疫苗（A1 型 M164 株）
Bovine Mannheimiosis Vaccine, Inactivated（TypeA1, Strain M164）

本品系用溶血性曼氏杆菌 A1 型 M164 株在 RPMI1640 培养基中培养，收获菌体及白细胞毒素经甲醛溶液灭活后，加入 605 佐剂混合而成。

【性状】 透明液体，久置底部有少量沉淀。

【作用与用途】 用于预防由血清 A1 型溶血性曼氏杆菌引起的牛曼氏杆菌病。免疫期为 6 个月。

【用法与用量】 颈部皮下注射。每头牛 2.0mL，免疫后 21 日以同样剂量加强免疫 1 次。建议以后每隔 6 个月免疫 1 次，每头牛 2.0mL。

【注意事项】

① 本品应避光，在 2～8℃冷藏条件下保存和运输。

② 疫苗使用前应充分摇匀。

③ 病牛和临产母牛不宜接种。

④ 用过的疫苗瓶、器具和未用完的疫苗等应进行无害化处理。

⑤ 疫苗注射后如出现过敏反应，应及时用肾上腺素或地塞米松脱敏。

【规格】 ①20mL/瓶；②100mL/瓶。

【贮藏与有效期】 2～8℃保存，有效期为 24 个月。

牛病毒性腹泻/黏膜病、牛传染性鼻气管炎二联灭活疫苗（1型， NM01 株＋LN01/08 株）
Bovine Viral Diarrhea/Mucosal Disease and Infectious Bovine Rhinotracheitis Vaccine, Inactivated（Type1, Strain NM01+Strain LN01/08）

本品系用 1 型牛病毒性腹泻病毒 NM01 株、牛传染性鼻气管炎病毒 LN01/08 株分别接种牛肾细胞（MDBK 细胞）培养，收获细胞培养物，分别经二乙烯亚胺（BEI）灭活后，按适当比例进行混合，加矿物油佐剂混合乳化制成。

【性状】 均匀乳状液。

【作用与用途】 用于预防牛病毒性腹泻/黏膜病和牛传染性鼻气管炎。免疫期为 6 个月。

【用法与用量】 肌内注射。3 月龄以上健康牛，每头接种 2.0mL（含 1 头份），首免后 21 日以相同剂量进行二免。

【不良反应】 接种后个别牛可能出现过敏反应，可用肾上腺素治疗。

【注意事项】

① 本品仅用于接种健康牛。

② 本品在使用前应仔细检查，如发现瓶体破裂、没有瓶签、疫苗中混有杂质、疫苗油相和水相严重分层等情况，均不能使用。

③ 本品严禁冷冻或过热，使用前应先使疫苗恢复到室温并充分摇匀。

④ 疫苗开封后应于当日用完。

⑤ 剩余疫苗、疫苗瓶及注射器具等应无害化处理。

【规格】①6mL/瓶；②10mL/瓶；③20mL/瓶；④50mL/瓶；⑤100mL/瓶；⑥250mL/瓶；⑦500mL/瓶。

【贮藏与有效期】2~8℃保存，有效期为18个月。

奶牛衣原体病灭活疫苗（SX5株）
Dairy Cattle Chlamydiosis Vaccine, Inactivated（Strain SX5）

本品系用奶牛源鹦鹉热衣原体 SX5 株接种易感鸡胚培养，收获死胚卵黄膜，研碎后加入 PBS，经甲醛溶液灭活，与 206 佐剂混合乳化制成。

【性状】乳白色乳剂。

【作用与用途】用于预防由鹦鹉热衣原体引起的奶牛衣原体病。犊奶牛免疫期为 4 个月，成年奶牛免疫期为 8 个月。

【用法与用量】肌内注射。犊奶牛在断奶后 1 个月内注射 2.0mL，成年适繁奶牛在配种前或配种后 1 个月内注射 5.0mL。

【注意事项】

① 仅用于接种健康牛。

② 疫苗严重分层、混有异物、疫苗瓶破裂、无标签者，禁止使用。

③ 疫苗使用前应先恢复至室温，并充分摇匀。

④ 疫苗瓶开封后，限当日用完。

⑤ 疫苗存放时不得冻结，在运送和使用过程中应避免高温和暴晒。

⑥ 接种后，个别牛可能出现体温升高、减食等反应，一般在 2 日内自行恢复，重者可注射抗过敏药物，并采取其它辅助治疗措施。

【规格】①50mL/瓶；②100mL/瓶。

【贮藏与有效期】2~8℃保存，有效期为 12 个月。

羊衣原体病基因工程亚单位疫苗
Chlamydia psittaci Recombinant Vaccine

本品系用基因工程菌种 *E.coli*-CpsMOMP 生产发酵，并提取纯化免疫抗原成分鹦鹉热衣原体主要外膜蛋白（MOMP），加矿物油佐剂混合乳化后制成。

【性状】乳白色乳剂。

【作用与用途】用于预防羊衣原体病。免疫期为 5 个月。

【用法与用量】颈部皮下注射。配种后 10 日左右母羊，每只母羊 2mL。

【注意事项】

① 健康状态异常的羊禁用。

② 本品仅用于预防羊鹦鹉热衣原体感染。

③ 本品严禁冷冻或过热，使用前应先使疫苗温度达到室温并充分摇匀。

④ 本品如出现破损、异物或破乳分层等异常现象切忌使用。

⑤ 本品一经使用，应在 24h 内用完。

⑥ 用过的疫苗瓶、器具和未用完的疫苗等均应进行无害化处理。

⑦ 与其它油佐剂疫苗一样，免疫后注射部位可能出现肿块，但在 3 日内可自行恢复，一般无其它不良反应。

【规格】 ①250mL/瓶；②500mL/瓶。

【贮藏与有效期】 2～8℃保存，有效期为 12 个月。

山羊传染性胸膜肺炎灭活疫苗（山羊支原体山羊肺炎亚种 M1601 株）
Contagious Caprine Pleuropneumonia Vaccine, Inactivated
（*Mycoplamsa capricolum subsp. capripneumoniae* Strain M1601）

本品系用山羊支原体山羊肺炎亚种 M1601 株接种适宜培养基培养，收集培养物后，经浓缩、离心、洗涤并测定蛋白浓度，适当稀释，用甲醛溶液灭活，按一定比例加 603 佐剂混合乳化制成。

【性状】 乳白色乳剂。

【作用与用途】 用于预防由山羊支原体山羊肺炎亚种引起的山羊传染性胸膜肺炎。免疫期为 6 个月。

【用法与用量】 颈部皮下注射。2 月龄及以上山羊（含怀孕母羊），每只 3mL。

【注意事项】

① 仅限于接种健康山羊。

② 使用前充分摇匀，并将疫苗恢复至室温；疫苗开启后，应限当日用完；使用洁净的或者一次性注射器；一个动物更换一个针头；不可与其它疫苗或抗生素混合使用。

③ 疫苗中混有异物、疫苗瓶破裂或无标签时，禁止使用。

④ 疫苗切勿冻结或长时间暴露在高温环境。

⑤ 用完的疫苗瓶、针头及未用完的疫苗等应做无害化处理。

⑥ 屠宰前 21 日内禁止使用。

⑦ 孕期内接种过本疫苗的母羊，所产羔羊 1 月龄以内可不需接种。

【规格】 ①50mL/瓶；②100mL/瓶。

【贮藏与有效期】 2～8℃保存，有效期为 12 个月。

山羊传染性胸膜肺炎灭活疫苗
（山羊支原体山羊肺炎亚种 C87001 株）
Caprine Infectious Pleuropneumonia Vaccine, Inactivated
（*Mycoplasma capricolum subsp. capripneumoniae* Strain C87001）

本品系用山羊支原体山羊肺炎亚种 C87001 株，接种适宜培养基，收获培养物，经浓缩、硫柳汞灭活后，加矿物油佐剂混合乳化制成。

【性状】 乳白色或淡黄色乳剂。

【作用与用途】 用于预防由山羊支原体山羊肺炎亚种引起的山羊传染性胸膜肺炎。免疫期为 12 个月。

【用法与用量】 颈部皮下或肌内注射。1 月龄及以上山羊，每只 2.0mL。

【注意事项】

① 仅用于接种健康山羊。

② 疫苗应冷藏运输（但不得冻结），运输和使用中应避免高温和阳光照射。

③ 使用前应将疫苗恢复至室温，用前应仔细检查疫苗，疫苗中若有其它异物、瓶体有裂纹或封口不严、破乳、变质不得使用。

④ 疫苗瓶开启后，限当日用完。

⑤ 用过的疫苗瓶、器具和未用完的疫苗等应进行无害化处理。

【规格】①20mL/瓶；②50mL/瓶；③100mL/瓶。

【贮藏与有效期】2～8℃保存，有效期为18个月。

猪口蹄疫 O 型灭活疫苗（O/MYA98/BY/2010 株）
Swine Foot and Mouth Disease Vaccine,
Inactivated（Type O，Strain O/MYA98/BY/2010）

本品系用口蹄疫 O 型病毒 O/MYA98/BY/2010 株接种悬浮培养 BHK-21 细胞繁殖病毒，收获病毒液，经纯化、浓缩、二乙烯亚胺（BEI）灭活后，加 Montanide ISA206 佐剂，按比例混合乳化制成。

【性状】乳白色略带黏滞性乳状液。

【作用与用途】用于预防猪 O 型口蹄疫。免疫期为 6 个月。

【用法与用量】耳根后肌内注射。每头注射 2.0mL。

【注意事项】

① 本疫苗仅接种健康猪。对病畜、瘦弱牲畜、怀孕前期和后期母畜、断奶前幼畜及长途运输后牲畜暂不注射，待牲畜恢复正常后方可注射。

② 疫苗应在 2～8℃冷藏运输。运输和使用过程中避免日光直接照射。

③ 使用前应仔细检查疫苗。疫苗中若有异物、瓶体有裂纹或封口不严、破乳、变质、已过有效期或未在规定条件下保存的，均不得使用。使用时应将疫苗恢复至室温并充分摇匀。疫苗瓶开启后限当日用完。

④ 严格遵守免疫注射操作规程。注射器具和注射部位应严格消毒，每头动物更换一次针头。曾接触过病畜的人员，在更换衣、帽、鞋和进行必要消毒之后，方可参与疫苗注射。

⑤ 应由经过培训的专业人员进行免疫注射。注射时，入针深度要适中，注射剂量要准确。

⑥ 疫苗对安全区、受威胁区、疫区猪均可使用。必须先注射安全区的牲畜，然后注射受威胁区的牲畜，最后再注射疫区内的牲畜。

⑦ 在非疫区，注射疫苗 21 日后方可移动或调运牲畜。

⑧ 注射疫苗后应注意观察注苗动物的反应，个别动物出现严重过敏反应时，应及时使用肾上腺素等药物进行抢救，同时采用适当的辅助治疗措施。

⑨ 对用过的疫苗瓶、器具和未用完的疫苗应收集后进行无害化处理，不得随意丢弃，避免污染环境。

⑩ 接种疫苗只是预防、控制口蹄疫的重要措施之一，同时还应采取消毒、隔离、封锁等其它综合防制措施。

⑪ 一般不良反应：注射部位肿胀，一过性体温反应，减食或停食 1～2 日，一般在注射疫苗后 3～5 日症状减轻，逐渐恢复正常。严重不良反应：因品种、个体的差异，个别动物接种后可能出现急性过敏反应，如焦躁不安、呼吸加快、肌肉震颤、可视黏膜充血、鼻腔出血等，抢救不及时可导致死亡；少数怀孕牲畜可能出现流产。

【规格】①20mL/瓶；②50mL/瓶；③100mL/瓶。

【贮藏与有效期】2～8℃保存，有效期为 12 个月。

猪口蹄疫 O 型灭活疫苗（O/Mya98/XJ/2010 株＋O/GX/09-7 株）
Swine Foot and Mouth Disease Vaccine, Inactivited（Type O）
（StrainO/Mya98/XJ/2010＋Strain O/GX/09-7）

本品系用猪口蹄疫 O 型病毒变异毒 O/GX/09-7 株和东南亚拓扑型缅甸-98 谱系 O/Mya98/XJ/2010 株分别接种转瓶或悬浮 BHK-21 细胞培养，收获细胞培养物，分别经浓缩、纯化、二乙烯亚胺（BEI）灭活后，加入矿物油佐剂混合乳化制成。

【性状】淡粉红色或乳白色略带黏滞性乳状液。

【作用与用途】用于预防猪 O 型口蹄疫。免疫期为 6 个月。

【用法与用量】耳根后肌内注射。体重 10～25kg 猪，每头 1mL（1/2 头份）；25kg 以上猪，每头 2ml（1 头份）。

【注意事项】

① 疫苗应在 2～8℃下冷藏运输，严禁冻结，运输和使用过程中，应避免日光直接照射，疫苗在使用前应将疫苗恢复至室温并充分摇匀。

② 注射前检查疫苗性状是否正常，并对猪只严格进行体态检查，对于患病、体弱猪及临产怀孕母猪和长途运输后处于应激状态猪只暂不注射，待其恢复正常后方可再注射。注射器械、吸苗操作及注射部位均应严格消毒，保证一头猪更换一次针头；注射时，入针深度适中，确实注入耳根后肌肉（剂量大时应考虑肌肉内多点注射法）。

③ 注射工作必须由专业人员进行，防止打飞针。注苗人员要严把三关：猪的体态检查、消毒及注射深度、注后观察。

④ 疫苗在疫区使用时，必须遵守先注射安全区（群），然后是受威胁区（群），最后是疫区（群）的原则；并在注苗过程中做好环境卫生消毒工作，注苗 21 日后方可进行调运。

⑤ 注射疫苗前必须对人员予以技术培训，严格遵守操作规程，曾接触过病猪的人员，在更换衣服、鞋、帽和进行必要的消毒之后，方可参与疫苗注射。25kg 以下仔猪注苗时，应提倡肌肉内分点注射法。

⑥ 疫苗在使用过程中做好各项登记记录工作。

⑦ 用过的疫苗瓶、器具和未用完的疫苗等污染物必须进行消毒处理或深埋。

⑧ 免疫注射是预防控制猪口蹄疫措施之一，免疫注射同时还应采取消毒、隔离、封锁等生物安全防范措施。

⑨ 怀孕后期的母畜慎用。

⑩ 当发生严重过敏反应时，可用肾上腺素或地塞米松脱敏施救。

【规格】①20mL/瓶；②50mL/瓶；③100mL/瓶。

【贮藏与有效期】2～8℃保存，有效期为 12 个月。

猪口蹄疫 O 型合成肽疫苗（多肽 98＋93）
Swine Foot and Mouth Disease
（Type O）Synthetic Peptide Vaccine（Peptide 98＋93）

本品系用固相肽合成法在体外分别人工合成含有口蹄疫病毒主要抗原位点的多肽 98 和

93，并分别连接人工合成的可激活辅助性 T 细胞的短肽，经环化后作为免疫原，加矿物油佐剂混合乳化制成。

【性状】 乳白色黏滞性乳状液体。

【作用与用途】 用于预防猪 O 型口蹄疫。免疫期为 6 个月。

【用法与用量】 耳根后肌内深层注射。每头 1mL。第 1 次接种后，间隔 4 周再接种 1 次，此后间隔 4~6 个月再加强接种 1 次。

【注意事项】

① 本品仅用于接种健康猪。

② 使用前应充分摇匀。

③ 本品严禁冻结，使用前应使疫苗达到室温。

④ 如出现疫苗瓶破损、含有异物或破乳分层等异常现象时，切勿使用。

⑤ 本品应在兽医指导下使用。

⑥ 疫苗开启后，限当日用完。

⑦ 接种后的用具、苗瓶、包装物和未用完的疫苗等应集中进行无害化处理，不得乱弃，以防污染环境。

⑧ 一般无可见不良反应。个别猪注射后可能会出现体温升高、减食或停食 1~2 日、注射部位肿胀，随着时间延长，症状逐渐减轻，直至消失。

【规格】 ①50mL/瓶；②100mL/瓶。

【贮藏与有效期】 2~8℃保存，有效期为 12 个月。

猪口蹄疫 O 型合成肽疫苗（多肽 2600+2700+2800）
Swine Foot and Mouth Disease Type O Synthetic Peptide Vaccine
（Peptides 2600+2700+2800）

本品系采用固相多肽合成技术，在体外人工合成口蹄疫病毒主要抗原位点并通过赖氨酸连接人工合成的可激活辅助性 T 细胞的短肽，以此形成的多肽 2600、2700、2800 作为免疫原，加入矿物油佐剂混合乳化制成。

【性状】 乳白色略带黏滞性乳状液。

【作用与用途】 用于预防猪 O 型口蹄疫。免疫期为 6 个月。

【用法与用量】 耳根后深层肌内注射。每头猪接种 1.0mL。首免后间隔 4 周再接种 1 次，此后每隔 4~6 个月加强免疫 1 次。

【注意事项】

① 本品仅用于接种健康猪。

② 使用前应充分摇匀。

③ 本品严禁冻结，使用前应使疫苗达到室温。

④ 如出现疫苗瓶破损、含有异物或破乳分层等异常现象时，切勿使用。

⑤ 疫苗开启后，限当日用完。

⑥ 用过的疫苗瓶、器具和未用完的疫苗等应进行无害化处理。

⑦ 屠宰前 28 日内禁止使用。

⑧ 个别猪注射后可能出现体温升高、减食或停食 1~2 日，随着时间延长，症状逐渐减轻，甚至消失。

【规格】 ①50mL/瓶；②100mL/瓶。

【贮藏与有效期】2～8℃保存，有效期为 12 个月。

猪口蹄疫 O 型合成肽疫苗（多肽 TC98+7309+TC07）
Swine Foot and Mouth Disease（Type O）Synthetic Peptide Vaccine（Peptide TC98+7309+TC07）

本品系用 Merrifield 固相合成技术人工合成含有口蹄疫病毒（O/XJ/10-11 株、OZK/93 株与 O/HB/07-4 株）主要抗原位点的多肽，同时连接人工合成的 Th 辅助抗原短肽，经环化后作为免疫原，加入矿物油佐剂混合乳化制成。

【性状】乳白色略带黏滞性乳剂。

【作用与用途】用于预防猪 O 型口蹄疫。免疫期为 6 个月。

【用法与用量】耳根后肌内注射。充分摇匀后，每头猪 1.0mL。建议第 1 次接种后，间隔 4 周再加强免疫一次。

【不良反应】一般无可见不良反应。个别猪注射后可能会出现体温升高、减食或停食 1～2 日、注射部位肿胀，随着时间延长，症状逐渐减轻，直至消失。

【注意事项】

① 本品仅用于接种健康猪。

② 运输过程需冷藏，防止阳光直射。

③ 本品严禁冻结，使用前应使疫苗恢复至室温并充分摇匀。

④ 如出现疫苗瓶破损、含有异物或破乳分层等异常现象时，切勿使用。

⑤ 注射疫苗前必须对人员予以技术培训，严格遵守操作规程，曾经接触过病猪的人员，在更换衣服、鞋、帽和进行必要的消毒后，方可参与疫苗注射。

⑥ 注射器具和注射部位应严格消毒。

⑦ 疫苗开启后，应一次用完。

⑧ 使用后的用具、疫苗瓶、包装物和未用完的疫苗等应进行无害化处理。

【规格】①50mL/瓶；②100mL/瓶。

【贮藏与有效期】2～8℃保存，有效期为 12 个月。

猪口蹄疫 O 型合成肽疫苗（多肽 0405+0457）
Swine Foot and Mouth Disease Type O Synthetic Peptide Vaccine（Peptide 0405+0457）

本品系采用固相多肽合成技术，人工模拟猪口蹄疫 O 型病毒的 VP1 抗原表位，化学合成多肽抗原 0405 和 0457，并与佐剂混合制成单相油乳剂疫苗。

【性状】乳白色黏滞性乳状液。

【作用与用途】用于预防猪 O 型口蹄疫。免疫期为 6 个月。

【用法与用量】耳根后深层肌内注射。每头猪 1.0mL。

【注意事项】

① 疫苗应冷藏运输（但不得冻结），并尽快运往使用地点。运输和使用过程中避免日光直接照射。

② 使用前应仔细检查疫苗。疫苗中若有其他异物、瓶体有裂纹或封口不严、破乳、变质不得使用。使用时应将疫苗恢复至室温并充分摇匀。疫苗瓶开启后限当日用完。

③ 本疫苗仅接种健康猪。病畜、瘦弱畜、怀孕后期母畜及断奶前幼畜慎用。

④ 严格遵守操作规程。注射器具和注射部位应严格消毒，每头更换一次针头。曾接触过病畜人员，在更换衣、帽、鞋和进行必要消毒之后，方可参与疫苗注射。

⑤ 疫苗对安全区、受威胁区、疫区猪均可使用。疫苗注射应从安全区到受威胁区，最后再注射疫区内受威胁畜群。大量使用前，应先小试，确认安全后，再逐渐扩大使用范围。

⑥ 在非疫区，注苗后 21 日方可移动或调运。

⑦ 在紧急防疫中，除用本品紧急接种外，还应同时采用其他综合防制措施。

⑧ 用过的疫苗瓶、器具和未用完的疫苗等应进行无害化处理。

【规格】 ①20mL/瓶；②50mL/瓶；③100mL/瓶。

【贮藏与有效期】 2～8℃保存，有效期为 12 个月。

猪口蹄疫 O 型病毒 3A3B 表位缺失灭活疫苗（O/rV-1 株）

Swine Foot and Mouth Disease Virus 3A3B Epitopes Deletion Vaccine（Type O, Strain O/rV-1）, Inactivated

本品系用口蹄疫 O 型 3A3B 表位缺失标记病毒 O/rV-1 株，接种 BHK-21 细胞悬浮培养，收获细胞培养物，经纯化、浓缩、二乙烯亚胺（BEI）灭活后，加入 ISA201VG 佐剂混合乳化制成。

【性状】 淡粉红色或乳白色略带黏滞性乳状液。

【作用与用途】 用于预防猪 O 型口蹄疫。免疫期为 6 个月。疫苗多次免疫猪后不产生非结构蛋白 3ABC 抗体。

【用法与用量】 耳根后肌内注射。体重 10～25kg 猪，每头 1.0mL（1/2 头份）；25kg 以上猪，每头 2.0mL（1 头份）。

【注意事项】

① 疫苗应在 2～8℃ 条件下运输，严禁冻结。运输和使用过程中，应避免日光直接照射，使用前应将疫苗恢复至室温并充分摇匀。

② 注射前检查疫苗性状是否正常，并对猪只严格进行体态检查，对于患病、体弱猪和临产怀孕母猪以及长途运输后处于应激状态猪只应先隔离观察，待其恢复正常后再注射。注射器械、吸苗操作及注射部位均应严格消毒，保证一头猪更换一次针头；注射时，入针深度适中，确保疫苗注入耳根后肌肉（注射剂量大时应考虑使用肌肉内多点注射法）。

③ 疫苗接种必须由专业人员进行，防止打飞针。注苗人员要严把三关：猪的体态检查、消毒及注射深度、接种后观察。

④ 疫苗在疫区使用时，必须遵守先接种安全区（群），然后接种受威胁区（群），最后接种疫区（群）的原则；并在注苗过程中做好环境卫生消毒工作，注苗 21 日后方可进行调运。

⑤ 注射疫苗前必须对人员予以技术培训，严格遵守操作规程，曾接触过病猪的人员，在更换衣服、鞋、帽和进行必要的消毒之后，方可参与疫苗注射。25kg 以下仔猪注苗时，应提倡肌肉内分点注射法。

⑥ 疫苗在使用过程中做好各项记录工作。

⑦ 使用过的疫苗瓶、器具和未使用完的疫苗等污染物必须进行无害化处理。

⑧ 疫苗接种是预防控制猪口蹄疫措施之一，接种疫苗同时还应采取消毒、隔离、封锁等生物安全防范措施。

⑨ 怀孕后期的母猪慎用。

⑩ 发生严重过敏反应时，可用肾上腺素或地塞米松脱敏施救。

【规格】 ①20mL/瓶；②50mL/瓶；③100mL/瓶。

【贮藏与有效期】 2~8℃保存，有效期为 12 个月。

猪口蹄疫 O 型、A 型二价灭活疫苗
（Re-O/MYA98/JSCZ/2013 株＋Re-A/WH/09 株）
Swine Foot and Mouth Disease Brivalent Vaccine, Inactivited
（Strain Re-O/MYA98/JSCZ/2013＋Strain Re-A/WH/09）

本品系用口蹄疫病毒重组 O 型 Re-O/MYA98/JSCZ/2013 株、重组 A 型 Re-A/WH/09 毒株分别接种 BHK-21 悬浮细胞，收获细胞培养物，分别经二乙烯亚胺（BEI）灭活、浓缩纯化后与矿物油佐剂按比例混合乳化制成疫苗。

【性状】 乳白色略带黏滞性乳状液。

【作用与用途】 用于预防猪 O 型、A 型口蹄疫。免疫期为 6 个月。

【用法与用量】 肌内注射。每头猪 2.0mL。

【注意事项】

① 疫苗应在 2~8℃冷藏运输，不得冻结，并尽快运往使用地点。运输和使用过程中避免日光直射。

② 使用前应仔细检查疫苗。疫苗中若有其他异物、瓶体有裂纹或封口不严、破乳、变质不得使用。使用时应将疫苗恢复至室温并充分摇匀。疫苗瓶开启后限当日用完。

③ 本疫苗仅接种健康猪。病畜、瘦弱畜、怀孕后期母畜及断奶前幼畜慎用。

④ 严格遵守操作规程。注射器具和注射部位应严格消毒，每头更换 1 次针头。曾接触过病畜人员，在更换衣、帽、鞋和进行必要消毒之后，方可参与疫苗注射。

⑤ 疫苗对安全区、受威胁区、疫区猪均可使用。疫苗注射应从安全区到受威胁区，最后再注射疫区内受威胁畜群。大量使用前，应先小试，确认安全后，再逐渐扩大使用范围。

⑥ 在非疫区，注苗后 21 日方可移动或调运。

⑦ 在紧急防疫中，除本品紧急接种外，还应同时采用其他综合防制措施。

⑧ 个别猪出现严重过敏反应时，应及时使用肾上腺素等药物进行抢救，同时采用适当的辅助治疗措施。

⑨ 用过的疫苗瓶、器具和未用完的疫苗进行消毒处理。

【规格】 ①20mL/瓶；②50mL/瓶；③100mL/瓶；④250mL/瓶。

【贮藏与有效期】 2~8℃保存，有效期为 12 个月。

猪链球菌病灭活疫苗（马链球菌兽疫亚种＋猪链球
菌 2 型＋猪链球菌 7 型）
Swine Streptococcosis Vaccine, Inactivated（*Streptococcus equi subsp. Zooepidemicus*＋ *Streptococcus suis* type 2＋ *Streptococcus suis* type 7）

本品系用马链球菌兽疫亚种 XS 株、猪链球菌血清 2 型 LT 株和猪链球菌血清 7 型 YZ 株，分别接种适宜培养基培养，收获培养物，经甲醛溶液灭活后，加油佐剂混合乳化制成。

【性状】 乳白色乳剂。

【作用与用途】用于预防由马链球菌兽疫亚种、猪链球菌血清 2 型、猪链球菌血清 7 型感染引起的猪链球菌病。免疫期为 6 个月。

【用法与用量】颈部肌内注射。按瓶签注明头份，每次均肌内注射 1 头份（2mL）。推荐免疫程序为：种公猪每半年接种 1 次；后备母猪在产前 8～9 周首免，3 周后二免，以后每胎产前 4～5 周免疫 1 次；仔猪在 4～5 周龄免疫 1 次。

【注意事项】

① 仅用于健康猪。

② 疫苗贮藏及运输过程中切勿冻结，长时间暴露于高温下会影响疫苗效力。

③ 使用前将疫苗恢复至室温，并充分摇匀。

④ 使用前应仔细检查包装，如发现破损、残缺、文字模糊、过期失效等，则禁止使用。

⑤ 注射器具应严格消毒，每头猪更换 1 次针头，接种部位严格消毒后进行深部肌内注射，若消毒不严或注入皮下易形成永久性肿包，并影响免疫效果。

⑥ 禁止与其他疫苗合用，接种同时不影响其它抗病毒类、抗生素类药物的使用。

⑦ 启封后应在 8h 内用完。

⑧ 屠宰前 1 个月禁用。

⑨ 疫苗注射后可能引起轻微体温反应，但不引起流产、死胎、畸形胎等不良反应，由于个体差异或者其它原因（如营养不良、体弱发病、潜伏感染、寄生虫感染、运输或环境应激、免疫功能减退等），个别猪在注射后可能出现过敏反应，可用抗过敏药物（如地塞米松、肾上腺素等）进行治疗，同时采用适当的辅助治疗措施。

【规格】①4mL/瓶；②6mL/瓶；③20mL/瓶；④50mL/瓶；⑤100mL/瓶。

【贮藏与有效期】2～8℃保存，有效期为 12 个月。

猪链球菌病蜂胶灭活疫苗（马链球菌兽疫亚种+猪链球菌 2 型）
Swine Streptococcosis Propolis-adjuvant Vaccine, Inactivated
(*Streptococcus equi subsp. Zooepidemicus*+ *Streptococcus suis* Type 2)

本品系用致病性马链球菌兽疫亚种（猪链球菌 C 群）BHZZ-L1 株和猪链球菌 2 型 BHZZ-L4 株分别接种适宜培养基培养，收获培养物，经甲醛溶液灭活后，加入蜂胶佐剂混合乳化制成。

【性状】乳黄色混悬液，久置后底部有沉淀，振摇后成均匀混悬液。

【作用与用途】用于预防马链球菌兽疫亚种和猪链球菌 2 型感染引起的猪链球菌病。

【用法与用量】颈部肌内注射。1～2 月龄健康仔猪，每只注射 2mL。免疫期为 6 个月。

【注意事项】

① 运输、贮存、使用过程中，应避免日光照射、高热或冷冻。

② 使用本品前应将疫苗温度升至室温；使用前和使用中应充分摇匀。

③ 使用本品前应了解猪群健康状况，如感染其它疾病或处于潜伏期会影响疫苗使用效果。

④ 注射器、针头等用具使用前和使用中需进行消毒处理，注射过程中应注意更换无菌针头。

⑤ 本苗在疾病潜伏期和发病期慎用。如需使用必须在当地兽医正确指导下使用。

⑥ 注射完毕，疫苗包装废弃物应做无害化处理。

【规格】①10mL/瓶；②20mL/瓶；③100mL/瓶。

【贮藏与有效期】2~8℃保存，有效期为 12 个月。

猪细小病毒灭活疫苗（YBF01 株）
Porcine Parvovirus Vaccine, Inactivated（Strain YBF01）

本品系用猪细小病毒 YBF01 株接种猪睾丸传代细胞（ST 细胞）培养，收获细胞培养物，经甲醛溶液灭活后，与油佐剂混合乳化制成。

【性状】乳白色乳剂。

【作用与用途】用于预防猪细小病毒病。免疫期为 6 个月。

【用法与用量】深部肌内注射。母猪于配种前 4~6 周首免，3 周后加强免疫 1 次，2mL/（头·次）；种公猪初次免疫同母猪，以后每隔 6 个月免疫 1 次，2mL/（头·次）。

【注意事项】

① 本品如发现破损、破乳分层等异常现象，切勿使用。

② 使用前应将疫苗恢复至室温并充分摇匀。

③ 疫苗启封后限 4h 内用完。

④ 严禁冻结和高温。

⑤ 注射器械用前应无菌，注射部位应严格消毒。

⑥ 用过的疫苗瓶、器具和开封过的疫苗等应进行消毒处理。

⑦ 本品只对由猪细小病毒引起的母猪繁殖障碍有效，对由其它疾病引起的母猪繁殖障碍没有预防作用。

【规格】①4mL/瓶；②20mL/瓶；③40mL/瓶；④100mL/瓶。

【贮藏与有效期】2~8℃保存，有效期为 24 个月。

猪细小病毒病灭活疫苗（NJ 株）
Porcine Parvovirus Vaccine, Inactivated（Strain NJ）

本品系用猪细小病毒 NJ 株接种 ST 细胞培养，收获培养物，经甲醛溶液灭活后，与矿物油佐剂混合乳化制成。

【性状】乳白色均匀乳剂。

【作用与用途】用于预防猪细小病毒病。免疫期为 6 个月。

【用法与用量】颈部肌内注射，每头份 2mL。推荐免疫程序为：后备母猪在配种前 1 个月（6~7 月龄）免疫 1 次；经产母猪每次配种前 3~4 周免疫 1 次；种公猪每年免疫 2 次。

【注意事项】

① 本品仅供健康猪使用。

② 疫苗严禁冻结、高温或日光直射。疫苗使用前应认真检查，如出现破乳、变色、疫苗瓶有裂纹等均不可使用。

③ 使用前疫苗恢复至室温并摇匀，疫苗一旦开启应限当日用完。

④ 怀孕母猪不宜使用。

⑤ 使用后的疫苗瓶、器具和未用完的疫苗应进行无害化处理。

【规格】①4mL/瓶；②10mL/瓶；③20mL/瓶；④50mL/瓶；⑤100mL/瓶。

【贮藏与有效期】2~8℃保存，有效期为 18 个月。

猪细小病毒病灭活疫苗（BJ-2 株）

Porcine Parvovirus Vaccine， Inactivated（Strain BJ-2）

本品系用猪细小病毒 BJ-2 株接种 ST 传代细胞培养，收获细胞培养物，经二乙烯亚胺（BEI）灭活后，加矿物油佐剂混合乳化制成。

【性状】 乳白色均匀乳剂。

【作用与用途】 用于预防猪细小病毒病。

【用法与用量】 颈部肌内注射。每头 2mL。推荐免疫程序为：初产母猪 4～6 月龄免疫 1 次，2～3 周后加强免疫 1 次；经产母猪于配种前 1 个月免疫 1 次，种公猪每 6 个月免疫 1 次。

【注意事项】

① 本品仅用于免疫接种健康猪。

② 用前须检查，如出现变色、破乳、破漏、混有异物等均不得使用。

③ 使用前疫苗应恢复至室温并充分摇匀。

④ 接种器具应无菌，注射部位应严格消毒。

⑤ 疫苗开启后限当日用完。

⑥ 剩余疫苗、疫苗瓶及注射器应做无害化处理。

⑦ 疫苗运输及保存切勿冻结和高温。

⑧ 怀孕母猪禁止使用。

【规格】 ①4mL/瓶；②20mL/瓶；③50mL/瓶；④100mL/瓶。

【贮藏与有效期】 2～8℃保存，有效期为 12 个月。

猪圆环病毒 2 型灭活疫苗（DBN-SX07 株）

Porcine Circovirus Vaccine Type 2, Inactivated（Strain DBN-SX07）

本品系用猪圆环病毒 2 型 DBN-SX07 株接种 PK-15A 细胞培养，收获细胞培养物，经 β-丙内酯灭活后，与矿物油佐剂混合乳化制成。

【性状】 均匀乳白色或淡粉红色乳剂。

【作用与用途】 用于预防由猪圆环病毒 2 型感染引起的疾病。免疫期为 4 个月。

【用法与用量】 颈部肌内注射。健康仔猪，14～21 日龄首免，间隔 14 日，加强免疫 1 次，每次每头 1.0mL。

【注意事项】

① 本品仅限于接种健康仔猪。

② 疫苗严禁冻结。

③ 疫苗使用前应平衡至室温并充分摇匀。

④ 疫苗开封后，限当日用完。

⑤ 剩余疫苗、疫苗瓶及注射器具等应无害化处理。

【规格】 ①20mL/瓶；②50mL/瓶；③100mL/瓶。

【贮藏与有效期】 2～8℃保存，有效期为 12 个月。

猪圆环病毒 2 型灭活疫苗（WH 株）

Porcine Circovirus type2 Vaccine, Inactivated（Strain WH）

本品系用猪圆环病毒 2 型 WH 株接种 PK-l5 细胞培养，收获细胞培养物，经二乙烯亚胺（BEI）灭活后，与矿物油佐剂混合乳化制成。

【性状】乳白色乳剂。

【作用与用途】用于预防由猪圆环病毒 2 型感染引起的疾病。免疫期为 3 个月。

【用法与用量】颈部肌内注射。每次每头 2mL。推荐免疫程序：仔猪在 21～28 日龄免疫，颈部肌内注射，2mL/头。

【注意事项】

① 仅用于健康猪。

② 疫苗贮藏及运输过程中切勿冻结，长时间暴露在高温下会影响疫苗效力，使用前使疫苗平衡至室温并充分摇匀。

③ 使用前应仔细检查包装，如发现破损、残缺、文字模糊、过期失效等，则禁止使用。

④ 注射器具应严格消毒，每头猪更换 1 次针头，接种部位严格消毒后进行深部肌内注射，若消毒不严或注入皮下易形成永久性肿包，并影响免疫效果。

⑤ 禁止与其他疫苗合用，接种同时不影响其它抗病毒类和抗生素类药物的使用。

⑥ 启封后应在 8h 内用完。

⑦ 屠宰前 1 个月禁用。

⑧ 疫苗注射后可能引起轻微体温反应，由于个体差异或者其它原因（如营养不良、体弱发病、潜伏感染、寄生虫感染、运输或环境应激、免疫功能减退等），个别猪在注射后可能出现过敏反应，可用抗过敏药物（如地塞米松、肾上腺素等）进行治疗，同时采用适当的辅助治疗措施。

【规格】①4mL/瓶；②6mL/瓶；③20mL/瓶；③50mL/瓶；④100mL/瓶。

【贮藏与有效期】2～8℃保存，有效期为 12 个月。

猪圆环病毒 2 型灭活疫苗（ZJ/C 株）

Porcine Cirovirus Type 2 Vaccine, Inactivated（Strain ZJ/C）

本品系用猪圆环病毒 2 型 ZJ/C 株接种 PK15-ZJU 克隆细胞培养，收获的细胞培养物经 β-丙内酯灭活后，与矿物油佐剂按一定比例混合乳化制成。

【性状】淡粉红色或淡黄色乳状液。

【作用与用途】用于预防由猪圆环病毒 2 型感染引起的疾病。免疫期为 4 个月。

【用法与用量】颈部肌内注射。14 日龄以上猪，每头 2.0mL。

【注意事项】

① 本品仅适用于健康猪群预防接种。

② 使用前应使疫苗温度升至室温，应充分摇匀。

③ 疫苗瓶开启后限当日用完。

④ 本品严禁冻结，破乳后切勿使用。

⑤ 疫苗瓶及剩余的疫苗应以燃烧或煮沸方式做无害化处理。

⑥ 猪只接种过程中出现过敏反应，可用肾上腺素救治。

【规格】①10mL/瓶；②20mL/瓶；③50mL/瓶；④100mL/瓶；⑤250mL/瓶。

【贮藏与有效期】2～8℃保存，有效期为 12 个月。

猪圆环病毒 2 型灭活疫苗（YZ 株）
Porcine Circovirus Type 2 Vaccine, Inactivated（Strain YZ）

本品系用猪圆环病毒 2 型 YZ 株接种于片状载体培养的 PK-15 细胞上，通过连续灌流的方式收获病毒细胞培养物，经二乙烯亚胺（BEI）灭活，与 ISA 206 VG 佐剂等量混合乳化制成。

【性状】乳白色或淡粉红色均匀乳状液。

【作用与用途】用于预防由猪圆环病毒 2 型感染引起的疾病。免疫期为 6 个月。

【用法与用量】颈部肌内注射。3～5 周龄仔猪，1.0mL/头，3 周后以相同方法加强免疫 1 次。

【注意事项】

① 本品仅用于健康猪免疫接种。

② 本品仅对由猪圆环病毒 2 型感染引起的疾病有预防作用。

③ 使用前需仔细检查包装，如发现破损、残缺、疫苗瓶有裂纹及混有异物等均不得使用。

④ 使用前疫苗应恢复至室温，并应充分摇匀。

⑤ 接种器具应无菌，注射部位应严格消毒。

⑥ 疫苗开启后限当日用完，剩余疫苗、疫苗瓶及注射器应做无害化处理。

⑦ 疫苗运输及保存切勿冻结和高温，发生破乳、变色现象应废弃。

【规格】①4mL/瓶；②10mL/瓶；③20mL/瓶；④50mL/瓶；⑤100mL/瓶；⑥250mL/瓶。

【贮藏与有效期】2～8℃保存，有效期为 12 个月。

猪圆环病毒 2 型灭活疫苗（SH 株，Ⅱ）
Porcine Circovirus Type 2 Vaccine, Inactivated（Strain SH，Ⅱ）

本品系用猪圆环病毒 2 型（PCV2）SH 株接种 PK15-B1 克隆细胞培养，收获细胞培养物，经 β-丙内酯灭活后，与缓释聚合物佐剂混合制成的水溶性灭活疫苗。

【性状】淡红色或灰白色均匀混悬液。

【作用与用途】用于预防由猪圆环病毒 2 型感染引起的疾病。免疫期为 4 个月。

【用法与用量】颈部肌内注射。14～21 日龄仔猪首免，1mL/头，间隔 3 周后以同样剂量加强免疫 1 次。母猪分娩前 40～45 日首免，4mL/头，间隔 3 周后以同样剂量加强免疫 1 次。

【注意事项】

① 使用前和使用中应充分摇匀。

② 使用前应使疫苗温度升至室温。

③ 一经开瓶启用，应尽快用完。

④ 仅供健康猪只预防接种。

⑤ 接种工作完毕，接种人员应立即洗净双手并消毒，疫苗瓶及剩余的疫苗，应以燃烧或煮沸破坏并做无害化处理。

【规格】①20mL/瓶；②40mL/瓶；③50mL/瓶；④100mL/瓶；⑤250mL/瓶。

【贮藏与有效期】2～8℃保存，有效期为 16 个月。

猪圆环病毒 2 型灭活疫苗（SD 株）
Porcine Circovirus Type 2 Vaccine, Inactivated（Strain SD）

本品系用猪圆环病毒 2 型（PCV2）SD 株接种 PK-15 细胞培养，收获细胞培养物，经 β-丙内酯灭活后，与矿物油佐剂混合乳化制成。

【性状】乳白色乳状液。

【作用与用途】用于预防由猪圆环病毒 2 型感染引起的疾病。免疫期为 4 个月。

【用法与用量】14～21 日龄健康仔猪，每头颈部肌内注射 2.0mL。

【注意事项】

① 仅用于健康仔猪。

② 疫苗贮藏及运输过程中切勿冻结，使用前使疫苗平衡至室温并充分摇匀。

③ 使用前应仔细检查包装，如发现破损、残缺、文字模糊、过期失效等，则禁止使用。

④ 注射器具应严格消毒，每头猪更换 1 次针头，接种部位严格消毒后进行深部肌内注射。

⑤ 禁止与其他疫苗合用，接种同时不影响其它抗病毒类和抗生素类药物的使用。

⑥ 启封后应在 8h 内用完。

⑦ 剩余疫苗、疫苗瓶及注射器具等应无害化处理。

【规格】①4mL/瓶；②10mL/瓶；③20mL/瓶；④40mL/瓶；⑤100mL/瓶。

【贮藏与有效期】2～8℃，有效期为 12 个月。

猪圆环病毒 2 型基因工程亚单位疫苗
Porcine Circovirus Type 2 Recombinant Subunit Vaccine

本品系用经剪接和修饰后的编码猪圆环病毒 2 型 Cap 蛋白基因，通过基因工程技术构建能表达 Cap 蛋白的大肠杆菌工程菌 $E. coli.$ BL21/pET28a PCV2 MNd X Cap，经发酵培养、诱导表达、菌体破碎、可溶性抗原蛋白分离纯化、甲醛溶液灭活后，加氢氧化铝胶制成。

【性状】本品静置后，上层为无色透明液体，下层为灰白色沉淀，振荡后呈灰白色均匀混悬液。

【作用与用途】用于预防由猪圆环病毒 2 型感染引起的疾病。免疫期为 4 个月。

【用法与用量】颈部肌内注射。仔猪：2～4 周龄免疫，2mL/头；母猪：配种前免疫，2mL/头；种公猪：每 4 个月免疫 1 次，2mL/（头·次）。

【注意事项】

① 本品仅用于接种健康猪群。

② 疫苗使用前应恢复至室温，充分摇匀后使用。

③ 疫苗启封后，限当日用完。

④ 疫苗严禁冻结。

⑤ 接种时，应执行常规无菌操作。

⑥ 用过的疫苗瓶、器具和未用完的疫苗等应进行无害化处理。

⑦ 本品应在兽医指导下使用。

【规格】①10mL/瓶；②20mL/瓶；③40mL/瓶；④100mL/瓶；⑤200mL/瓶。

【贮藏与有效期】2～8℃保存，有效期为18个月。

猪圆环病毒2型亚单位疫苗（重组杆状病毒OKM株）

Subunit Vaccine of Porcine Circovirus Type 2（Recombinant Baculovirus Strain OKM）

本品系用含猪圆环病毒2型（PCV2）ORF2基因的重组杆状病毒OKM株，接种Sf9细胞悬浮培养，获得Cap重组蛋白，经二乙烯亚胺（BEI）灭活后与羧基乙烯共聚物佐剂混合制成。

【性状】无色或微黄色半透明混悬液。

【作用与用途】用于预防由猪圆环病毒2型感染引起的疾病。免疫期为5个月。

【用法与用量】颈部肌内注射。14～21日龄仔猪，1.0mL/头。母猪配种前14～28日，2.0mL/头，分娩前28～35日可以同样剂量加强免疫1次。

【注意事项】

① 仅用于接种健康猪。

② 使用前恢复至室温，摇匀后使用。

③ 若出现破损、异物，切勿使用。

④ 用过的疫苗瓶、器具和未用完的疫苗等应进行无害化处理。

【规格】①10mL/瓶；②20mL/瓶；③40mL/瓶；④50mL/瓶；⑤100mL/瓶；⑥250mL/瓶；⑦500mL/瓶。

【贮藏与有效期】2～8℃保存，有效期为23个月。

猪圆环病毒2型杆状病毒载体灭活疫苗（CP08株）

Porcine Circovirus Type 2 Baculovirus Vector Vaccine, Inactivated（Strain CP08）

本品系用表达猪圆环病毒2型（PCV2）ORF2基因的重组杆状病毒CP08株，接种Sf9细胞，收获细胞培养物，经二乙烯亚胺（BEI）灭活后，加入适宜水溶性佐剂混合制成。

【性状】淡黄色或浅白色混悬液。

【作用与用途】用于预防由猪圆环病毒2型感染引起的疾病。免疫期为4个月。

【用法与用量】颈部肌内注射。每次每头1.0mL。仔猪在2～3周龄免疫1次；母猪配种前3～4周免疫1次，产前35～40日加强免疫1次。

【注意事项】

① 本品仅用于接种健康猪。

② 注意避光保存。

③ 使用前应仔细检查包装，如发现破损、残缺、疫苗瓶有裂纹等均不可使用。

④ 使用前应将疫苗恢复至室温，并充分摇匀。疫苗瓶一旦开启后，限4h内用完。

⑤ 接种用器具应无菌，注射部位应严格消毒。

⑥ 剩余疫苗及空瓶不得任意丢弃，须经加热或消毒等无害化处理后方可废弃。

【规格】①4mL/瓶；②10mL/瓶；③20mL/瓶；④50mL/瓶；④100mL/瓶。

【贮藏与有效期】2～8℃保存，有效期为24个月。

猪圆环病毒 2 型合成肽疫苗（多肽 0803+0806）

Porcine Cirovirus type 2 Synthetic Peptide Vaccine（Peptide 0803+0806）

本品系根据猪圆环病毒 2 型（PCV2）Cap 基因抗原表位设计的两个合成肽序列，采用 linker 结合高效辅助性 T 细胞表位，用固相载体方法分别合成 61 个和 65 个氨基酸的合成肽抗原 0803 和 0806，与佐剂混合制成油乳剂疫苗。

【性状】乳白色黏滞性乳状液。

【作用与用途】用于预防由猪圆环病毒 2 型感染引起的猪圆环病毒病。免疫期为 4 个月。

【用法与用量】颈部肌内注射。14～21 日龄仔猪首免，间隔 2 周后二免，每头 1mL。怀孕母猪分娩前 40～45 日首免，间隔 3 周后二免，每头 4mL。

【注意事项】

① 仅用于健康猪接种。

② 使用前应使疫苗温度升至室温，使用时应将疫苗充分摇匀。

③ 一经开瓶启用，应尽快用完。

④ 疫苗应冷藏运输（但不得冻结），运输和使用过程中避免日光直接照射。

⑤ 疫苗瓶及剩余的疫苗、器具进行无害化处理。

【规格】①20mL/瓶；②40mL/瓶；③50mL/瓶；④100mL/瓶；⑤250mL/瓶。

【贮藏与保存期】2～8℃保存，有效期为 15 个月。

猪圆环病毒 2 型、猪肺炎支原体二联灭活疫苗（SH 株+HN0613 株）

Porcine Circovirus Type 2 and *Mycoplasma hyopneumoniae* Vaccine，Inactivated（Strain SH+Strain HN0613）

本品系用猪圆环病毒 2 型 SH 株、肺炎支原体 HN0613 株分别接种 PK15-B1 克隆细胞和适宜培养基培养，收获培养物，经甲醛或硫柳汞灭活后，加入 GEL01 佐剂混合制成。

【性状】淡黄色水溶性混悬液，久置后底部有少量沉淀，振荡后呈均匀水溶性混悬液。

【作用与用途】用于预防猪圆环病毒病和猪支原体肺炎。免疫期为 4 个月。

【用法与用量】颈部肌内注射，2mL/头。仔猪 14～21 日龄首免，两周后以相同剂量加强免疫一次。

【注意事项】

① 仅用于接种健康猪。

② 疫苗严禁冻结，应避免高温或阳光直射。

③ 用前将疫苗恢复至室温，并充分摇匀。

④ 开瓶后应一次用完，剩余疫苗、疫苗瓶及注射器应做无害化处理。

⑤ 接种时，应执行常规无菌操作。

【规格】①10mL/瓶；②20mL/瓶；③40mL/瓶；④50mL/瓶；⑤100mL/瓶；⑥250mL/瓶。

【贮藏与有效期】2～8℃保存，有效期为 18 个月。

猪圆环病毒 2 型、猪肺炎支原体二联灭活疫苗（Cap 蛋白+SY 株）

Porcine Circovirus Type 2、 *Mycoplasma hyopneumoniae*
Vaccine, Inactivated（Proteinum Cap+Strain SY）

本品系用基因工程技术构建的表达猪圆环病毒 2 型 ORF2 基因的重组大肠杆菌（*E.coli*. BL21/pET32a PCV2 ORF2 株）接种适宜培养基，经发酵培养，诱导表达，蛋白分离纯化，甲醛灭活，制备猪圆环病毒 2 型 Cap 蛋白抗原；用猪肺炎支原体 SY 株接种适宜培养基培养，收获培养物，经二乙烯亚胺（BEI）灭活，制备猪肺炎支原体抗原。二者以适当比例混合，加入 603 佐剂制成疫苗。

【性状】 乳白色液体。

【作用与用途】 用于预防猪圆环病毒 2 型和猪肺炎支原体感染引起的疾病。免疫期为 5 个月。

【用法与用量】 颈部肌内注射，2.0mL/头份。仔猪 14～21 日龄首次免疫，间隔 14 日加强免疫一次。

【注意事项】

① 本品仅适用于健康猪群免疫接种。

② 使用前应将疫苗恢复至室温，并充分摇匀。

③ 疫苗切勿冻结保存或长时间暴露在高温环境下。

④ 注射部位碘酊消毒，用酒精棉脱碘。

⑤ 疫苗瓶开启后应当日用完。

⑥ 个别猪在注射后可能会出现过敏反应，应及时用抗过敏药物（如地塞米松、肾上腺素等）进行治疗。

【规格】 ①20mL/瓶；②50mL/瓶；③100mL/瓶；④500mL/瓶。

【贮藏与有效期】 2～8℃保存，有效期为 15 个月。

猪圆环病毒 2 型、猪肺炎支原体二联灭活疫苗（重组杆状病毒 CP08 株+JM 株）

Porcine Circovirus Type 2 and Swine *Mycoplasma hyopneumoniae*
Vaccine, Inactivated（Recombinant Baculovirus Strain CP08+Strain JM）

本品系用表达猪圆环病毒 2 型（PCV2）ORF2 基因的重组杆状病毒 CP08 株、猪肺炎支原体 JM 株，分别接种 Sf9 细胞和 CP5 培养基，收获培养物，重组杆状病毒经纯化、二乙烯亚胺（BEI）灭活，与浓缩、纯化并经硫柳汞灭活后的猪肺炎支原体 JM 株抗原以适当比例混合，加入适宜水溶性佐剂混合制成。

【性状】 淡黄色或浅白色混悬液。久置后瓶底有微量灰白色沉淀。

【作用与用途】 用于预防由猪圆环病毒感染引起的疾病和猪支原体肺炎。免疫期为 4 个月。

【用法与用量】 颈部肌内注射，每次每头 2.0mL。仔猪在 2～3 周龄免疫 1 次。

【注意事项】

① 切忌冻结，冻结过的疫苗严禁使用。

② 本品仅用于接种健康猪。

③ 注意避光保存。

④ 使用前应仔细检查包装，如发现破损、残缺、疫苗瓶有裂纹等均不可使用。

⑤ 使用前应将疫苗恢复至室温，并充分摇匀。疫苗瓶一旦开启后，限 4h 内用完。

⑥ 接种用器具应无菌、注射部位应严格消毒。

⑦ 用过的疫苗瓶、器具和未用完的疫苗等应进行无害化处理。

【规格】①4mL/瓶；②10mL/瓶；③20mL/瓶；④50mL/瓶；⑤100mL/瓶；⑥200mL/瓶；⑦250mL/瓶。

【贮藏与有效期】2~8℃保存，有效期为 24 个月。

猪圆环病毒 2 型、副猪嗜血杆菌二联灭活疫苗（SH 株+4 型 JS 株+5 型 ZJ 株）
Porcine Circovirus Type 2 and *Haemophilus parasuis* Vaccine, Inactivated（Strain SH+Serotype 4, Strain JS+Serotype 5, Strain ZJ）

本品系用猪圆环病毒 2 型 SH 株接种 PK15-B1 克隆细胞，用副猪嗜血杆菌 4 型 JS 株与 5 型 ZJ 株接种适宜培养基分别培养，收获培养物，分别经 β-丙内酯或甲醛溶液灭活后，与水佐剂混合制成。

【性状】淡黄色混悬液，久置后底部有少量沉淀。振荡后呈均匀混悬液。

【作用与用途】用于预防猪圆环病毒病和副猪嗜血杆菌 4 型、5 型引起的副猪嗜血杆菌病。免疫期 4 个月。

【用法与用量】颈部肌内注射。新生仔猪在 2~3 周龄首免，每头 2mL，3 周后相同剂量加强免疫 1 次；母猪在产前 6~7 周首免，每头 4mL，3 周后相同剂量加强免疫 1 次。

【注意事项】

① 仅用于接种健康猪。

② 疫苗切勿冻结或长时间暴露在高温环境。

③ 使用前充分摇匀，并将疫苗恢复至室温。

④ 开瓶启用后，应一次用完。

⑤ 用过的疫苗瓶、器具和未用完的疫苗等应进行无害化处理。

【规格】①20mL/瓶；②40mL/瓶；③100mL/瓶；④250mL/瓶。

【贮藏与有效期】2~8℃保存，有效期为 18 个月。

猪流感病毒 H1N1 亚型灭活疫苗（TJ 株）
Swine Influenza Virus Subtype H1N1Vaccine, Inactivated（Strain TJ）

本品系用猪流感病毒 H1N1 亚型 A/Swine/TianJin/01/2004（H1N1）株（简称 TJ 株）接种易感鸡胚培养，收获感染鸡胚液，经甲醛溶液灭活后，与油佐剂混合乳化制成。

【性状】乳白色或淡粉红色均匀乳状液。

【作用与用途】用于预防由流感病毒 H1N1 亚型引起的猪流感，免疫期为 4 个月。

【用法与用量】颈部肌内注射。每头 2mL（1 头份）。推荐免疫程序为：商品猪在 25~30 日龄时免疫，根据实际情况一个月后可加强免疫 1 次。种公猪每年春秋季各免疫 1 次；初产母猪在产前 8~9 周首免，4 周后二免，以后每胎产前 4~5 周免疫 1 次。

【注意事项】

① 本品仅用于接种健康猪。

② 用前须仔细检查包装，如发现破损、残缺、文字模糊、过期失效等，均不得使用。

③ 疫苗启封后应限 8h 内用完。

④ 禁止与其他疫苗合用，接种的同时不影响其他抗病毒类和抗生素类药物的使用。

⑤ 疫苗贮藏及运输过程中切勿冻结，严禁长时间暴露在高温下，使用前使疫苗平衡至室温并充分摇匀。

⑥ 注射器具应严格消毒，每头猪更换 1 次针头，接种部位应严格消毒后进行深部肌内注射，若消毒不严或注入皮下易形成永久性肿包，并影响免疫效果。

⑦ 屠宰前 1 个月禁用。

⑧ 不正确的注射方式可能使注射局部出现肿胀，短期内可消退。个别猪注射后一日有轻微体温反应变化，但不影响采食及生产性能，由于个体差异或者其他原因（如营养不良、体弱发病、潜伏感染、感染寄生虫、运输或环境应激、免疫功能减退等），个别猪在注射后可能出现过敏反应，可用抗过敏药物（如地塞米松、肾上腺素等）进行治疗，同时采用适当的辅助治疗措施。

【规格】 ①4mL/瓶；②6mL/瓶；③20mL/瓶；④50mL/瓶；⑤100mL/瓶；⑥200mL/瓶。

【贮藏与有效期】 2～8℃保存，有效期为 12 个月。

猪流感二价灭活疫苗（H1N1 LN 株＋H3N2 HLJ 株）
Swine Influenza Bivalent Vaccine, Inactivated（H1N1 Strain LN＋H3N2 Strain HLJ）

本品系用猪流感病毒 H1N1 亚型 LN 株和 H3N2 亚型 HLJ 株分别接种 MDCK 细胞培养，收获细胞培养物，经二乙烯亚胺（BEI）灭活后，加矿物油佐剂混合乳化制成。

【性状】 乳白色或略带淡粉红色的均匀乳剂。

【作用与用途】 用于预防 H1 亚型和 H3 亚型猪流感。免疫期为 6 个月。

【用法与用量】 颈部肌内注射。4 周龄以上健康猪，每头 2.0mL，首免后 14 日在另一侧颈部肌肉用相同剂量疫苗加强免疫 1 次。

【注意事项】

① 本品仅用于接种健康猪。

② 疫苗应低温 2～8℃条件下运输和保存，不可冻结。

③ 使用前应先使疫苗达到室温，并充分振摇。

④ 疫苗开封后限当日用完。

⑤ 当猪群存在传染病、营养不良、寄生虫感染、运输应激、环境应激等不适宜免疫的状况时则不宜进行疫苗的免疫接种。

⑥ 使用疫苗后如出现过敏现象，使用肾上腺素进行治疗。

⑦ 剩余疫苗、疫苗瓶及注射器具等应无害化处理。

【规格】 ①4mL/瓶；②10mL/瓶；③20mL/瓶；④50mL/瓶；⑤100mL/瓶；⑥250mL/瓶；⑦500mL/瓶。

【贮藏与有效期】 2～8℃保存，有效期为 18 个月。

猪支原体肺炎灭活疫苗（2020）
Swine Enzootic Pneumonia Vaccine, Inactivated（2020）

本品系用猪肺炎支原体 J 株接种适宜培养基培养，收获培养物经甲醛灭活后，加入 603 佐剂制成。

【性状】 乳白色至黄白色乳剂。

【作用与用途】 用于预防猪支原体肺炎。免疫期为 6 个月。

【用法与用量】 颈部肌内注射。每头份 2mL，7 日龄以上的健康仔猪、空怀母猪（包括哺乳母猪和后备猪）和种公猪注射 1 头份，两周后以相同剂量和方式进行二免，种猪每半年再加强免疫一次。

【注意事项】

① 仅用于接种健康猪。

② 疫苗切勿冻结保存或长时间暴露在高温环境下。

③ 使用前将疫苗恢复到室温，并充分摇匀。

④ 注射部位碘酊消毒，用酒精棉脱碘。

⑤ 开瓶后应一次用完，剩余疫苗、疫苗瓶及注射器应进行无害化处理。

⑥ 个别猪可能出现过敏反应，应注意观察并采取注射肾上腺素脱敏处理。

【规格】 ①20mL/瓶；②50mL/瓶；③100mL/瓶；④250mL/瓶。

【贮藏与有效期】 2~8℃保存，有效期为 24 个月。

猪支原体肺炎灭活疫苗（2015）
Mycoplasma hyopneumoniae Bacterin（2015）

本品系用猪肺炎支原体 P-5722-3 菌株接种适宜培养基培养，收获培养物，经二乙烯亚胺（BEI）灭活后，加入矿物油佐剂混合乳化制成。

【性状】 灰白色均匀乳剂，可能出现少许黑色沉淀。

【作用与用途】 用于预防猪支原体肺炎。

【用法与用量】 肌内注射，每头猪 1 头份（2mL）。两次免疫，间隔至少 2 周。建议首次接种在 1 周龄时进行，3 周龄时进行第 2 次接种。未曾接种过的妊娠母猪，在分娩前 6 周和前 2 周时各接种 1 次；曾经接种过的妊娠母猪，在分娩前 2 周时再接种 1 次；公猪，每隔半年接种 1 次。

【注意事项】

① 仅用于接种健康猪。

② 疫苗严禁冻结或长时间暴露于高温下。

③ 在贮藏过程中可能出现少许黑色沉淀，振摇后消失。使用前应充分摇匀。

④ 疫苗瓶开启后，应一次用完。

⑤ 接种时，应执行常规无菌操作。

⑥ 用过的疫苗瓶、器具和未用完的疫苗等应进行无害化处理。

⑦ 屠宰前 21 日内禁止使用。

⑧ 接种后，个别猪可能出现过敏反应，可用肾上腺素进行抢救，并采取适宜的辅助治疗措施。

【规格】 ①10 头份（20mL）/瓶；②50 头份（100mL）/瓶；③250 头份（500mL）/

瓶；④500 头份（1000mL）/瓶。

【贮藏与有效期】2~8℃保存，有效期为 24 个月。

猪支原体肺炎灭活疫苗（P-5722-3 株）
Mycoplasma hyopneumoniae Bacterin（Strain P-5722-3）

本品系用猪肺炎支原体 P-5722-3 株接种适宜培养基培养，收获培养物，经二乙烯亚胺（BEI）灭活后，加入矿物油佐剂混合乳化制成。

【性状】灰白色均匀乳剂，可能出现少许黑色沉淀。

【作用与用途】用于预防猪支原体肺炎。

【用法与用量】用于 1 周龄或 1 周龄以上猪肌内注射，每头 1 头份（2mL）。首次接种后，每隔半年加强接种 1 次。

【注意事项】

① 仅用于接种健康猪。

② 疫苗严禁冻结或长时间暴露于高温下。

③ 在贮藏过程中可能出现少许黑色沉淀，振摇后消失。使用前应充分摇匀。

④ 疫苗瓶开启后，应一次用完。

⑤ 接种时，应执行常规无菌操作。

⑥ 用过的疫苗瓶、器具和未用完的疫苗等应进行无害化处理。

⑦ 屠宰前 21 日内禁止使用。

⑧ 接种后，个别猪可能出现过敏反应，可用肾上腺素进行抢救，并采取适宜的辅助治疗措施。

【规格】①10 头份（20mL）/瓶；②50 头份（100mL）/瓶；③250 头份（500mL）/瓶；④500 头份（1000mL）/瓶。

【贮藏与有效期】2~8℃保存，有效期为 24 个月。

猪支原体肺炎灭活疫苗（DJ-166 株）
Swine Mycoplasma hyopneumoniae Vaccine, Inactivated（Strain DJ-166）

本品系用猪肺炎支原体 DJ-166 株接种适宜培养基培养，收获培养物，经浓缩、纯化后，用硫柳汞灭活，加入适宜佐剂混合乳化制成。

【性状】乳白色乳剂。久置后上层有少量油质，振摇后呈均匀乳状液。

【作用与用途】用于预防猪支原体肺炎（猪气喘病）。

【用法与用量】肌内注射。用于 2 周龄或以上猪，每头 2.0mL。首次接种后，每隔半年加强接种 1 次。

【注意事项】

① 仅用于接种健康猪。

② 疫苗应避光保存，严禁冻结或长时间暴露在高温下。

③ 疫苗使用前应恢复至室温，并充分摇匀。

④ 疫苗瓶开启后，限当日用完。

⑤ 剩余疫苗和用过的疫苗瓶应消毒无害化处理。

⑥ 一般无可见不良反应。个别猪接种疫苗后，体温可能会出现一过性升高或注射局部

轻微肿胀，1～3 日后恢复正常。

【规格】①20mL/瓶；②100mL/瓶；③200mL/瓶；④500mL/瓶。

【贮藏与有效期】2～8℃保存，有效期为 24 个月。

猪支原体肺炎灭活疫苗（CJ 株）

Swine Mycoplasma hyopneumoniae Vaccine, Inactivated（Strain CJ）

本品系用猪肺炎支原体 CJ 株接种适宜培养基培养，收获培养物，经甲醛溶液灭活后，加氢氧化铝胶制成。

【性状】静置后，上层为淡黄色澄明液体，下层为灰白色沉淀，振摇后呈均匀混悬液。

【作用与用途】用于预防猪支原体肺炎（猪气喘病）。免疫期为 4 个月。

【用法与用量】耳后颈部深层肌内注射。用于 1～3 周龄仔猪，首次免疫 1 头份（2mL），间隔 2 周加强免疫 1 头份（2mL）。

【注意事项】

① 仅用于接种健康猪。

② 使用前将疫苗恢复室温，并充分摇匀。

③ 疫苗瓶开封后应一次用完。

④ 使用无菌注射器材。

⑤ 疫苗应避光保存，切勿冻结。

⑥ 用过的疫苗瓶、器具和未用完的疫苗等应进行无害化处理。

【规格】①20mL/瓶；②50mL/瓶；③100mL/瓶；④250mL/瓶；⑤500mL/瓶。

【贮藏与有效期】2～8℃保存，有效期为 12 个月。

猪支原体肺炎灭活疫苗（SY 株）

Mycoplasma hyopneumoniae Vaccine, Inactivated（Strain SY）

本品系用猪肺炎支原体 SY 株，接种适宜培养基培养，收获培养物，经二乙烯亚胺（BEI）灭活后加入适宜佐剂，混合均匀制成。

【性状】乳白色乳剂，久置瓶底有少量菌体沉淀。

【作用与用途】用于预防猪支原体肺炎，免疫期为 5 个月。

【用法与用量】用于 14 日龄以上的健康猪，颈部肌内注射，2mL/头。

【不良反应】疫苗注射后可能引起一过性体温反应；个别猪在注射后可能会出现过敏反应，应及时用抗过敏药物（如地塞米松、肾上腺素等）进行治疗。

【注意事项】

① 注射前应将疫苗恢复至室温。

② 使用前充分摇匀。

③ 疫苗注射后，应注意观察，如出现过敏反应，应及时注射抗过敏药物。

【规格】①20mL/瓶；②100mL/瓶。

【贮藏与有效期】2～8℃保存，有效期 21 个月。

猪支原体肺炎灭活疫苗（NJ株）
Swine Enzootic Pneumonia Vaccine, Inactivated（Strain NJ）

本品系用猪肺炎支原体 NJ 株接种于 KM2 猪肺炎支原体肉汤培养基培养，收获培养物，加灭活剂灭活后，与矿物油佐剂混合乳化制成。

【性状】 油包水型。乳白色均匀乳状液。

【作用与用途】 用于预防猪支原体肺炎（猪气喘病）。免疫期为 6 个月。

【用法与用量】 肌内注射。7～56 日龄仔猪每头肌内注射 1 头份（1mL），14 日后再肌内注射 1 头份（1mL）。

【注意事项】

① 本品仅供健康猪使用。

② 疫苗严禁冻结，应避免高温或日光直射。

③ 疫苗瓶开启后，应一次用完。

④ 疫苗不可在屠宰前 1 月内使用。

⑤ 注射时，应执行常规无菌操作。

【规格】 ①10mL/瓶；②20mL/瓶；③50mL/瓶；④100mL/瓶；⑤250mL/瓶；⑥500mL/瓶。

【贮藏与有效期】 2～8℃保存，有效期为 18 个月。

猪支原体肺炎灭活疫苗（HN0613株）
Swine Mycoplasma hyopneumoniae Vaccine, Inactivated（Strain HN0613）

本品系用猪肺炎支原体 HN0613 株接种适宜培养基，收获培养物，经硫柳汞灭活后，加入水溶性佐剂 GEL01 混合制成。

【性状】 淡黄色水溶液，久置后会出现少量沉淀，振摇后呈均匀混悬液。

【作用与用途】 用于预防猪支原体肺炎，免疫期为 6 个月。

【用法与用量】 颈部肌内注射。14～21 日龄仔猪，2mL/头份。

【注意事项】

① 仅用于接种健康猪。

② 疫苗严禁冻结，应避免高温或阳光直射。

③ 用前将疫苗恢复至室温，并充分摇匀。

④ 开瓶后应一次用完，剩余疫苗、疫苗瓶及注射器应做无害化处理。

⑤ 接种时，应执行常规无菌操作。

【规格】 ①20mL/瓶；②40mL/瓶；③50mL/瓶；④100mL/瓶；⑤250mL/瓶。

【贮藏与有效期】 2～8℃保存，有效期为 18 个月。

猪繁殖与呼吸综合征灭活疫苗（M-2株）
Porcine Reproductive and Respiratory Syndrome Vaccine, Inactivated（M-2 Strain）

本品系用猪繁殖与呼吸综合征病毒 M-2 株接种 Marc-145 细胞进行培养，收获病毒培养物，经甲醛溶液灭活后，加入矿物油佐剂混合乳化制成。

【性状】 乳白色剂。

【作用与用途】用于预防猪繁殖与呼吸综合征。免疫期为 6 个月。

【用法与用量】后备母猪及公猪在 6～7 月龄或配种前 30 日进行间隔 21 日的 2 次免疫，每次深部肌内注射 2mL/头，以后每隔 6 个月接种 1 次，每次 2mL/头；经产母猪和成年公猪每 6 个月进行间隔 21 日的 2 次免疫，每次深部肌内注射 2mL/头；2 月龄内肉用猪进行间隔 21 日的 2 次免疫，每次深部肌内注射 2mL/头。

【注意事项】

① 本品尚无预防猪高致病性繁殖与呼吸综合征的试验依据。

② 疫苗使用前应了解当地确无疫病流行，被接种猪应健康，体质瘦弱、患有疾病者不得使用。

③ 疫苗使用前应认真检查，如出现破乳、变色、疫苗瓶有裂纹等均不得使用。

④ 疫苗应在标明的有效期内使用。使用前必须摇匀，疫苗瓶一旦开启，限 4h 内用完。

⑤ 切勿冻结和高热。

⑥ 怀孕母猪不宜使用。

⑦ 注射本疫苗时，有个别猪会发生体温反应，但不超过正常体温 1℃，24h 内恢复。

【规格】①4mL/瓶；②6mL/瓶；③20mL/瓶；④40mL/瓶；⑤100mL/瓶。

【贮藏与有效期】2～8℃保存，有效期为 12 个月。

猪传染性胸膜肺炎二价蜂胶灭活疫苗（1 型 CD 株＋7 型 BZ 株）
Swine Infectious Pleuropneumonia Propolis-adjuvant Vaccine,
Inactivated（Type1, Strain CD+Type7, Strain BZ）

本品系用猪胸膜肺炎放线杆菌血清 1 型 CD 菌株、血清 7 型 BZ 菌株，分别接种适宜培养基培养，收获培养物，经甲醛溶液灭活后，与蜂胶佐剂混合乳化制成。

【性状】乳黄色混悬液，久置底部有沉淀，振摇后成均匀混悬液。

【作用与用途】用于预防由血清 1 型、7 型猪胸膜肺炎放线杆菌引起的猪传染性胸膜肺炎。免疫期为 6 个月。

【用法与用量】颈部肌内注射。每头份 2mL。仔猪 35～42 日龄免疫接种。怀孕母猪在产前 6 周和 2 周各注射 1 次，每半年加强免疫 1 次。

【注意事项】

① 本品适用于接种健康猪。

② 疫苗切勿冻结，应在冷藏条件下运输。

③ 使用本品前应将疫苗温度平衡至室温，使用前和使用中应充分摇匀，开封后应尽快用完。

④ 注射器、针头等用具使用前和使用后需进行消毒处理，注射过程中应注意更换无菌针头。

【规格】①4mL/瓶；②10mL/瓶；③20mL/瓶；④100mL/瓶。

【贮藏与有效期】2～8℃保存，有效期为 12 个月。

猪传染性胃肠炎、猪流行性腹泻二联灭活疫苗（WH-1 株＋AJ1102 株）
Porcine Transmissible Gastroenteritis and Porcine Epidemic Diarrhoea
Vaccine, Inactivated（StrainWH-1+Strain AJ1102）

本品系用猪传染性胃肠炎病毒 WH-1 株和猪流行性腹泻病毒 AJ1102 株分别接种悬浮培

养的 ST 细胞和 Vero 细胞，收获细胞培养物，经甲醛灭活后按一定比例混合，加佐剂乳化制成。

【性状】 淡粉红色或乳白色乳剂。

【作用与用途】 用于预防猪传染性胃肠炎病毒和猪流行性腹泻病毒感染引起的猪腹泻。主动免疫持续期为 3 个月；仔猪被动免疫持续期为断奶后 1 周。

【用法与用量】 颈部肌内注射。推荐免疫程序为：母猪产前 4～5 周接种 1 头份（2.0mL）；新生仔猪于 3～5 日龄接种 0.5 头份（1.0mL）；其它日龄的猪每次接种 1 头份（2.0mL）。

【注意事项】

① 疫苗贮藏及运输过程中切勿冻结，长时间暴露在高温下会影响疫苗效力，使用前将疫苗平衡至室温并充分摇匀。

② 使用前应仔细检查包装，如发现破损、残缺、文字模糊、过期失效等，禁止使用。

③ 给妊娠母猪接种疫苗时，要适当保定，以免引起机械性流产。

④ 启封后应立即用完。

⑤ 屠宰前 1 个月禁用。

【规格】 ①4mL/瓶；②6mL/瓶；③20mL/瓶；④50mL/瓶；⑤100mL/瓶；⑥250mL/瓶。

【贮藏与有效期】 2～8℃保存，有效期为 18 个月。

猪链球菌病、副猪嗜血杆菌病二联灭活疫苗（LT 株+MD0322 株+SH0165 株）

Swine streptococcosis and *Haemophilus parasuis* Diseases Vaccine, Inactivated（Strain LT+Strain MD0322+Strain SH0165）

本品系用猪链球菌血清 2 型 LT 株和副猪嗜血杆菌血清 4 型 MD0322 株、血清 5 型 SH0165 株分别接种适宜培养基培养，将培养物经甲醛溶液灭活、浓缩，加入氢氧化铝胶制成。

【性状】 静置后，上层为澄明液体，下层有微黄色或灰白色沉淀，摇匀后呈均匀混悬液。

【作用与用途】 用于预防由猪链球菌 2 型感染引起的猪链球菌病和副猪嗜血杆菌 4 型、5 型感染引起的副猪嗜血杆菌病。免疫期为 6 个月。

【用法与用量】 使用前使疫苗平衡至室温并充分摇匀，颈部肌内注射。按瓶签注明头份，每次均肌内注射 1 头份（2.0mL）。推荐免疫程序为：种公猪每半年接种 1 次；后备母猪在产前 8～9 周首免，首免后 3 周二免，以后每胎产前 4～5 周免疫 1 次；仔猪在 2 周龄首免，首免后 3 周二免。

【注意事项】

① 仅用于健康猪。

② 疫苗贮藏及运输过程中切勿冻结，长时间暴露于高温下会影响疫苗效力，使用前使疫苗平衡至室温并充分摇匀。

③ 使用前应仔细检查包装，如发现破损、残缺、文字模糊、过期失效等，则禁止使用。

④ 注射器具应严格消毒，每头猪更换 1 次针头，接种部位严格消毒后进行深部肌内注射。

⑤ 启封后应在 4h 内用完。疫苗注射后可能引起轻微体温反应，但不引起流产、死胎、畸形胎等不良反应。

⑥ 剩余疫苗及用具，应消毒处理后废弃。

【规格】①4mL/瓶；②6mL/瓶；③20mL/瓶；④50mL/瓶；⑤100mL/瓶；⑥200mL/瓶。

【贮藏与有效期】2～8℃保存，有效期为18个月。

猪链球菌病、副猪嗜血杆菌病二联亚单位疫苗

Streptococcus suis, Haemophilus parasuis Combined Subunit Vaccine

本品系用重组大肠杆菌 BL21-HP1036、重组大肠杆菌 BL21-HP0197、重组大肠杆菌 BL21-06257 和重组大肠杆菌 BL21-palA 分别接种合成培养基，经发酵培养、诱导表达后，将菌体破碎裂解，离心去除菌体碎片，经甲醛溶液灭活残留细菌后，收获表达产物，与矿物油佐剂乳化制成。

【性状】乳白色乳剂。

【作用与用途】用于预防由猪链球菌 2 型、7 型感染引起的猪链球菌病和副猪嗜血杆菌 4 型、5 型感染引起的副猪嗜血杆菌病。免疫期为 5 个月。

【用法与用量】使用前使疫苗平衡至室温并充分摇匀，颈部肌内注射，每次每头猪均肌内注射 2mL。推荐免疫程序为：种公猪每半年接种 1 次；后备母猪在产前 8～9 周首免，3 周后二免，以后每胎产前 4～5 周免疫 1 次；仔猪在 2 周龄首次免疫，3 周后二免。

【不良反应】疫苗注射后可能引起轻微体温反应，但不引起流产、死胎、畸形胎等不良反应。由于个体差异或者其它原因（如营养不良、体弱发病、潜伏感染、寄生虫感染、运输或环境应激、免疫功能减退等），个别猪在注射后可能出现过敏反应，可用抗过敏药物（如地塞米松、肾上腺素等）进行治疗，同时采用适当的辅助治疗措施。

【注意事项】

① 仅用于健康猪。

② 疫苗贮藏及运输过程中切勿冻结，长时间暴露于高温下会影响疫苗效力，使用前使疫苗平衡至室温并充分摇匀。

③ 使用前应仔细检查包装，如发现破损、残缺、文字模糊、过期失效等，则禁止使用。

④ 注射器具应严格消毒，每头猪更换 1 次针头，接种部位严格消毒后进行深部肌内注射，若消毒不严或注入皮下易形成永久性肿包，并影响免疫效果。

⑤ 禁止与其他疫苗合用，接种同时不影响其它抗病毒类、抗生素类药物的使用。

⑥ 启封后应在 8h 内用完。

⑦ 屠宰前 1 个月禁用。

【规格】①4mL/瓶；②6mL/瓶；③20mL/瓶；④50mL/瓶；⑤100mL/瓶。

【贮藏与有效期】2～8℃保存，有效期为18个月。

猪瘟病毒 E2 蛋白重组杆状病毒灭活疫苗（Rb-03 株）

Classical Swine Fever Virus E2 Protein Recombinant Baculovirus
Vaccine, Inactivated（Strain Rb-03）

本品系用猪瘟病毒 E2 蛋白重组杆状病毒 Rb-03 株接种 High five 细胞培养，表达猪瘟病毒 E2 蛋白，去除细胞碎片，取含有猪瘟病毒 E2 蛋白的上清液，经二乙烯亚胺（BEI）灭活后，加 563VG 佐剂混合乳化制成。

【性状】乳白色或微黄色略带黏性均匀乳剂。

【作用与用途】用于预防猪瘟。断奶后无母源抗体仔猪免疫期为 6 个月。

【用法与用量】耳后颈部肌内注射。

① 不论猪只大小，每头 2mL。

② 妊娠母猪，在分娩前 35 日免疫一次，21 日后加强免疫一次。

③ 在没有猪瘟流行的地区，断奶后无母源抗体的仔猪，一免后 21 日加强免疫一次；母猪妊娠期间未免疫猪瘟病毒 E2 蛋白重组杆状病毒灭活疫苗（Rb-03 株）且有疫情威胁时所产仔猪在 21～30 日龄免疫一次，21 日后加强免疫一次；母猪妊娠期间免疫猪瘟病毒 E2 蛋白重组杆状病毒灭活疫苗（Rb-03 株）且有疫情威胁时所产仔猪可在 70～77 日龄免疫一次，21 日后加强免疫一次。

【注意事项】

① 仅用于健康易感猪群。

② 本品严禁冻结。

③ 疫苗开启后限当日用完。

④ 使用无菌的注射器进行接种。

⑤ 用过的疫苗瓶、器具和未用完的疫苗等应进行无害化处理。

【规格】①20mL/瓶；②50mL/瓶；③100mL/瓶；④250mL/瓶；⑤500mL/瓶。

【贮藏与有效期】2～8℃保存，有效期为 12 个月。

猪瘟病毒 E2 蛋白重组杆状病毒灭活疫苗（WH-09 株）
Classical Swine Fever Virus E2 Protein Recombinant Baculovirus Vaccine, Inactivated（Strain WH-09）

本品系用表达猪瘟病毒 E2 基因的重组杆状病毒 WH-09 株接种 Sf 9 细胞培养，收获含有猪瘟病毒 E2 蛋白的细胞培养物，经二乙烯亚胺（BEI）灭活后，加 GEL01 佐剂制成。

【性状】混悬液，久置可形成易摇散的沉淀。

【作用与用途】用于预防猪瘟。免疫期为 6 个月。

【用法与用量】耳后颈部肌内注射。使用前将疫苗恢复至室温并充分摇匀，每次 2mL（1 头份）。

推荐免疫程序为：母猪产前 6～7 周接种 2mL（1 头份），21 日后二免，所产仔猪在 6～7 周龄接种 2mL（1 头份），21 日后二免；无母源抗体仔猪 3～4 周龄接种 2mL（1 头份），21 日后二免。

【注意事项】

① 本疫苗仅用于接种健康猪。

② 使用前如发现包装破损、残缺、文字模糊、过期失效等，严禁使用。

③ 切勿冻结或长时间暴露于高温下。

④ 疫苗接种前应恢复至室温并充分摇匀，启封后一次用完。

⑤ 剩余疫苗及接种器具应做无害化处理。

【规格】①4mL/瓶；②6mL/瓶；③20mL/瓶；④50mL/瓶；⑤100mL/瓶；⑥250mL/瓶。

【贮藏与有效期】2～8℃保存，有效期为 18 个月。

猪萎缩性鼻炎灭活疫苗（TK-MB6 株＋TK-MD8 株）

Swine Atrophic Rhinitis Vaccine, Inactivated（Strain TK-MB6＋Strain TK-MD8）

本品系用支气管败血波氏杆菌 TK-MB6 株和 D 型多杀性巴氏杆菌 TK-MD8 株分别接种适宜培养基，收获培养物，经甲醛溶液灭活后，加入氢氧化铝胶混合制成。

【性状】 静置后，上层为淡黄色澄明液体，下层为灰白色沉淀，振摇后呈均匀混悬液。

【作用与用途】 用于预防由支气管败血波氏杆菌和多杀性巴氏杆菌引起的猪萎缩性鼻炎。免疫期为 3 个月。

【用法与用量】 耳后颈部肌内注射，2mL/头。怀孕母猪分娩前 5～6 周首免，21 日后二免；3～4 周龄仔猪首免，14 日后二免。

【注意事项】

① 仅用于接种健康猪。

② 运输过程需冷藏，防止阳光直射。

③ 本品严禁冻结，使用前应将疫苗恢复至室温，并充分混匀。

④ 疫苗开启后应 1 次用完。

⑤ 使用无菌的注射器进行接种。

⑥ 个别敏感猪可能会发生过敏反应，应用抗过敏药物进行治疗。

⑦ 使用后的疫苗瓶、器具和未用完的疫苗应进行无害化处理。

【规格】 ①20mL/瓶；②50mL/瓶；③100mL/瓶；④250mL/瓶

【贮藏与有效期】 2～8℃保存，有效期为 12 个月。

猪口蹄疫 O 型病毒样颗粒疫苗

Swine Foot-and-Mouth Disease Type O Virus-like Particle Vaccine

本品系用表达 O 型口蹄疫病毒 VP0、VP1 和 VP3 三种结构蛋白的重组大肠杆菌 BL21（pSMK/O/VP0/VP1/VP3）接种适宜培养基培养并诱导表达，收获诱导表达后的菌体，经裂解及纯化，然后将目的蛋白用特异性蛋白酶酶切后，在一定条件下组装成口蹄疫病毒样颗粒，与佐剂混合乳化制成。

【性状】 乳白色乳剂。

【作用与用途】 用于预防猪的 O 型口蹄疫。免疫期为 6 个月。

【用法与用量】 耳根后肌内注射，每头注射 2.0mL。

【注意事项】

① 本疫苗仅用于接种健康猪。对怀孕前期和后期母猪、断奶前仔猪及长途运输后的猪暂不注射，待其恢复正常后方可注射。

② 疫苗应在 2～8℃条件下冷藏运输。运输和使用过程中避免日光直接照射。

③ 使用前应仔细检查疫苗。疫苗中若有异物、瓶体有裂纹或封口不严、破乳、变质、已过有效期或未在规定条件下保存的，均不得使用。使用前应将疫苗恢复至室温，摇匀后使用。疫苗瓶开启后限当日用完。

④ 严格遵守免疫注射操作规程。注射器具和注射部位应严格消毒，每头动物更换一次针头。曾接触过病畜的人员，在更换衣、帽、鞋和进行必要消毒之后，方可参与疫苗注射。

⑤ 应由经过培训的专业人员进行免疫注射。注射时，入针深度要适中，注射剂量要准确。

⑥ 疫苗对安全区、受威胁区、疫区猪均可使用。必须先注射安全区的牲畜，然后注射受威胁区的牲畜，最后再注射疫区内的牲畜。

⑦ 在非疫区，注射疫苗 21 日后方可移动或调运牲畜。

⑧ 注射疫苗后应注意观察注苗动物的反应，个别动物出现严重过敏反应时，应及时使用肾上腺素等药物进行抢救，同时采用适当的辅助治疗措施。

⑨ 对用过的疫苗瓶、器具和未用完的疫苗应收集后进行无害化处理，不得随意丢弃，避免污染环境。

⑩ 接种疫苗只是预防、控制口蹄疫的重要措施之一，同时还应采取消毒、隔离、封锁等其它综合防制措施。

【规格】①4mL/瓶；②10mL/瓶；③20mL/瓶；④40mL/瓶；⑤100mL/瓶；⑥250mL/瓶；⑦500mL/瓶。

【贮藏与有效期】2~8℃保存，有效期为 12 个月。

猪口蹄疫 O 型、 A 型二价合成肽疫苗（多肽 2700+ 2800+MM13）
Swine Foot and Mouth Disease Type O and Type A Synthetic Peptide Vaccine（Peptides 2700+2800+MM13）

本品系采用固相肽合成法，在体外人工合成口蹄疫病毒主要抗原位点并通过赖氨酸连接可激活辅助性 T 细胞的短肽，以此形成的多肽 2700、2800、MM13 作为免疫原，加入矿物油佐剂混合乳化制成。

【性状】乳白色略带黏滞性乳状液。

【作用与用途】用于预防猪 O 型、A 型口蹄疫。免疫期为 6 个月。

【用法与用量】耳根后深层肌内注射。充分摇匀后，每头猪接种 1.0mL。

【注意事项】

① 本品仅用于接种健康猪。

② 使用前应充分摇匀。

③ 本品严禁冻结，使用前应使疫苗达到室温。

④ 如出现疫苗瓶破损、含有异物或破乳分层等异常现象时，切勿使用。

⑤ 疫苗开启后，限当日用完。

⑥ 用过的疫苗瓶、器具和未用完的疫苗等应进行无害化处理。

⑦ 屠宰前 28 日内禁用。

【规格】①50mL/瓶；②100mL/瓶。

【贮藏与有效期】2~8℃保存，有效期为 12 个月。

猪口蹄疫 O 型、 A 型二价灭活疫苗（OHM/02 株+AKT-Ⅲ株）
Swine Foot and Mouth Disease Bivalent Vaccine, inactivated（Type O, StrainOHM/02 and Type A, Strain AKT-Ⅲ）

本品系用口蹄疫 O 型病毒 OHM/02 株、A 型病毒Ⅲ系鼠化弱毒株（AKT-Ⅲ株）分别接种悬浮 BHK-21 细胞培养，收获细胞培养物，经二乙烯亚胺（BEI）灭活、浓缩后，加入矿物油佐剂混合乳化制成。

【性状】淡粉红色或乳白色略带黏滞性乳状液。

【作用与用途】用于预防猪 O 型和 A 型口蹄疫。免疫期为 6 个月。

【用法与用量】耳根后肌内注射，每头 2mL。

【注意事项】

① 疫苗应在 2～8℃下冷藏运输，严禁冻结，运输和使用过程中，应避免日光直接照射，疫苗在使用前应将疫苗恢复至室温并充分摇匀。

② 注射前检查疫苗性状是否正常，并对猪只严格进行体态检查，对于患病、体弱猪及临产怀孕母猪和长途运输后处于应激状态猪只暂不注射，待其恢复正常后方可再注射。注射器械、吸苗操作及注射部位均应严格消毒，保证一头猪更换一次针头；注射时，入针深度适中，确实注入耳根后肌肉（剂量大时应考虑肌肉内多点注射法）。

③ 注射工作必须由专业人员进行，防止打飞针。注苗人员要严把三关：猪的体态检查、消毒及注射深度、注后观察。

④ 疫苗在疫区使用时，必须遵守先接种安全区（群），然后接种受威胁区（群），最后再接种疫区（群）的原则；并在注苗过程中做好环境卫生消毒工作，注苗 21 日后方可进行调运。

⑤ 注射疫苗前必须对人员予以技术培训，严格遵守操作规程，曾接触过病猪的人员，在更换衣服、鞋、帽和进行必要的消毒之后，方可参与疫苗注射。25kg 以下仔猪注苗时，应提倡肌肉内分点注射法。

⑥ 疫苗在使用过程中做好各项登记记录工作。

⑦ 用过的疫苗瓶、器具和未完的疫苗等污染物必须进行消毒等无害化处理。

⑧ 免疫注射是预防控制猪口蹄疫措施之一，免疫注射同时还应采取消毒、隔离、封锁等生物安全防范措施。

⑨ 怀孕后期母猪慎用。

⑩ 发生严重过敏反应时，可用肾上腺素或地塞米松脱敏施救。

【规格】①20mL/瓶；②50mL/瓶；③100mL/瓶。

【贮藏与有效期】2～8℃保存，有效期为 18 个月。

猪口蹄疫 O 型、 A 型二价灭活疫苗（O/MYA98/BY/2010 株＋O/PanAsia/TZ/2011 株＋Re-A/WH/09 株）

Swine Foot and Mouth Disease Type O and A Bivalent Vaccine, Inactivited（Strain O/MYA98/BY/2010＋Strain O/PanAsia/TZ/2011＋Strain Re-A/WH/09）

本品系用口蹄疫病毒 O 型 O/MYA98/BY/2010 株、O/PanAsia/TZ/2011 株，A 型 Re-A/WH/09 株分别接种 BHK-21 悬浮细胞，收获病毒液，二乙烯亚胺（BEI）灭活，浓缩纯化后与 ISA206 佐剂按比例混合乳化制成。

【性状】乳白色略带黏滞性乳状液。

【作用与用途】用于预防猪 O 型、A 型口蹄疫。免疫期为 6 个月。

【用法与用量】耳根后肌内注射。每头注射 2.0mL。

【注意事项】

① 本疫苗仅接种健康猪。对病畜、瘦弱猪只、怀孕前期和后期母畜、断奶前幼畜及长途运输后的猪只暂不注射，待猪只恢复正常后方可注射。

② 疫苗应在 2～8℃条件下冷藏运输。运输和使用过程中避免日光直接照射。

③ 使用前应仔细检查疫苗。疫苗中若有异物、瓶体有裂纹或封口不严、破乳、变质、

已过有效期或未在规定条件下保存的，均不得使用。使用时应将疫苗恢复至室温并充分摇匀。疫苗瓶开启后限当日用完。

④ 严格遵守免疫注射操作规程。注射器具和注射部位应严格消毒，每头动物更换一次针头。曾接触过病畜的人员，在更换衣、帽、鞋和进行必要消毒之后，方可参与疫苗注射。

⑤ 应由经过培训的专业人员进行免疫注射。注射时，入针深度要适中，注射剂量要准确。

⑥ 疫苗对安全区、受威胁区、疫区猪均可使用。必须先注射安全区的猪只，然后注射受威胁区的猪只，最后再注射疫区内的猪只。

⑦ 在非疫区，注射疫苗 21 日后方可移动或调运猪只。

⑧ 注射疫苗后应注意观察猪只的反应，个别猪出现严重过敏反应时，应及时使用肾上腺素等药物进行抢救，同时采用适当的辅助治疗措施。

⑨ 对用过的疫苗瓶、器具和未用完的疫苗应收集后进行无害化处理，不得随意丢弃，避免污染环境。

⑩ 接种疫苗只是预防、控制口蹄疫的重要措施之一，同时还应采取消毒、隔离、封锁等其它综合防制措施。

【规格】①20mL/瓶；②50mL/瓶；③100mL/瓶。

【贮藏与有效期】2～8℃保存，有效期为 12 个月。

猪口蹄疫 O 型、 A 型二价合成肽疫苗（多肽 PO98+PA13）
Swine Foot and Mouth Disease Type O and Type A Bivalent Synthetic Peptide Vaccine（Peptide PO98+PA13）

本品系用固相肽合成法人工合成含有口蹄疫病毒主要抗原位点的多肽 PO98 和 PA13，并分别连接人工合成的可激活辅助性 T 细胞的短肽，经环化后作为免疫原，加矿物油佐剂混合乳化制成。

【性状】乳白色黏滞性乳状液。

【作用与用途】用于预防猪 O 型、A 型口蹄疫。免疫期为 6 个月。

【用法与用量】肌内注射，每头猪耳根后注射 1.0mL（1 头份）。首免后，间隔 4 周以同样方法再接种 1 次，此后每间隔 4～6 个月再以同样方法加强接种 1 次。

【注意事项】

① 本品仅用于接种健康猪。

② 使用前应充分摇匀。

③ 本品严禁冻结，使用前应使疫苗温度达到室温。

④ 如出现疫苗瓶破损、含有异物或破乳分层等异常现象时，切勿使用。

⑤ 本品应在兽医指导下使用。

⑥ 疫苗开启后，限当日使用。

⑦ 接种后的用具、苗瓶、包装物和未用完的疫苗等应集中进行处理，不得乱弃，以防污染环境。

【规格】①50mL/瓶；②100mL/瓶。

【贮藏与有效期】2～8℃保存，有效期为 12 个月。

猪伪狂犬病灭活疫苗（HN1201-ΔgE 株）

Swine Pseudorabies Vaccine, Inactivated（Strain HN1201-ΔgE）

本品系用经基因重组技术缺失 ΔgE 基因的猪伪狂犬病病毒 HN1201-ΔgE 株接种 PK-15 细胞培养，收获感染细胞培养物，经甲醛溶液灭活后，与适宜佐剂混合乳化制成。

【性状】乳白色略带黏滞性乳状液。

【作用与用途】用于预防猪伪狂犬病。免疫期为 4 个月。

【用法与用量】颈部肌内注射。断奶仔猪接种 1 次，种猪每 4 个月接种 1 次，2.0mL/头。

【注意事项】

① 仅用于接种健康猪。

② 疫苗严禁冻结，应避免接触高温或日光直射。

③ 应在使用前恢复至室温并充分摇匀。

④ 应对注射部位进行严格消毒。

⑤ 疫苗开启后应限当日用完。

⑥ 剩余的疫苗及用具，应经消毒处理后废弃。

【规格】①20mL/瓶；②40mL/瓶；③100mL/瓶。

【贮藏与有效期】2～8℃保存，有效期为 18 个月。

猪萎缩性鼻炎灭活疫苗（HN8 株+rPMT-N 蛋白+rPMT-C 蛋白）

Swine Atrophic Rhinitis Vaccine, Inactivated
（Strain HN8+Protein rPMT-N+Protein rPMT-C）

本品系用猪支气管败血波氏杆菌 HN8 株、表达 D 型多杀性巴氏杆菌 PMT 毒素的 *E. coli* BL21-PMTN 株和 *E. coli* BL21-PMTC 株分别接种适宜培养基培养，收获培养物，*E. coli* BL21-PMTN 株和 *E. coli* BL21-PMTC 株培养物经提取和纯化分别得到 rPMT-N 和 rPMT-C 蛋白液，支气管败血波氏杆菌 HN8 株培养物、rPMT-N 和 rPMT-C 蛋白液经甲醛溶液灭活后，加氢氧化铝胶混合制成。

【性状】静置后，上层为透明液体，下层为灰白色沉淀，振摇后呈灰白色均匀混悬液。

【作用与用途】用于预防猪萎缩性鼻炎。免疫期为 4 个月。

【用法与用量】颈部肌内注射。每头每次接种 1 头份（2mL）。推荐免疫程序：母猪妊娠后 30 日首次免疫，分娩前 3 周二次免疫；仔猪在 7～10 日龄首次免疫，2 周后二次免疫。

【注意事项】

① 仅用于接种健康猪。

② 疫苗贮藏及运输过程中切勿冻结和长时间暴露在高温环境下。

③ 使用前使疫苗平衡至室温并充分摇匀。

④ 使用前应仔细检查包装，如发现破损、标签残缺、文字模糊、过期失效等，应禁止使用。

⑤ 疫苗开启后限当日用完。

⑥ 用过的疫苗瓶、器具和未用完的疫苗等应进行无害化处理。

【规格】①20mL/瓶；②50mL/瓶；③100mL/瓶。

【贮藏与有效期】2～8℃保存，有效期为 18 个月。

猪细小病毒病灭活疫苗（CG-05 株）

Swine Parvovirus Vaccine, Inactivated（Strain CG-05）

本品系用猪细小病毒 Porcine parvovirus isolate/Guangdong/CG-05/01 株（简称 CG-05 株）接种猪睾丸传代细胞（ST 细胞）培养，收获病毒液，经甲醛溶液灭活后，加矿物油佐剂混合乳化制成。

【性状】乳白色乳状液。

【作用与用途】用于预防由猪细小病毒引起的猪细小病毒病。免疫期为 6 个月。

【用法与用量】颈部肌内注射，2mL/头。推荐免疫程序：后备种猪于 5 月龄至配种前 1 个月首免，15 日后再加强免疫 1 次；经产母猪于配种前 3～4 周免疫 1 次。

【注意事项】

① 本品仅用于健康猪的免疫接种。

② 使用前疫苗应恢复至室温并充分摇匀。

③ 使用前应认真检查疫苗，如出现变色、破乳、破漏、混有异物等均不可使用。

④ 在标明的有效期内使用疫苗，疫苗开启后应当日用完。

⑤ 接种器具应无菌，注射部位应严格消毒。

⑥ 剩余疫苗、疫苗瓶及注射器应做无害化处理。

⑦ 疫苗运输及保存切勿冻结和高温。

⑧ 怀孕母猪不宜使用。

【规格】①50mL/瓶；②100mL/瓶；③250mL/瓶；④300mL/瓶。

【贮藏与有效期】2～8℃保存，有效期为 12 个月。

猪细小病毒病灭活疫苗（SC1 株）

Porcine Parvovirus Disease Vaccine，Inactivated（Strain SC1）

本品系用猪细小病毒 SC1 株接种 ST 细胞，收获细胞培养产物，经甲醛灭活、浓缩，加油佐剂乳化而成。

【性状】乳白色乳剂。

【作用与用途】用于预防猪细小病毒病。免疫期为 6 个月。

【用法与用量】颈部肌内注射。后备母猪配种前 1 个半月接种 1 次，间隔 14 日再接种 1 次，2.0mL/次；经产母猪于产前 30 日接种 1 次，2.0mL。

【注意事项】

① 疫苗贮藏及运输过程中严防冻结。

② 使用前应仔细检查包装，如发现破损、标签残缺、文字模糊、过期失效和未在规定温度下保存等异常情况时则禁止使用。

③ 接种猪必须健康，凡体质瘦弱、有病、食欲不振及术后未愈者，严禁使用。

④ 注射器具应严格消毒。

⑤ 开启后 8h 内用完。

⑥ 废弃疫苗瓶及残余物应煮沸或焚烧处理。

⑦ 若发生过敏应激反应，用抗应激药物肾上腺素等皮质激素处理。

【规格】①4mL/瓶；②8mL/瓶；③20mL/瓶；④40mL/瓶；⑤100mL/瓶。

【贮藏与有效期】2～8℃保存，有效期为 18 个月。

猪流感二价灭活疫苗（H1N1 DBN-HB2 株+H3N2 DBN-HN3 株）

Swine Influenza Vaccine, Inactivated（Strain H1N1 DBN-HB2+Strain H3N2 DBN-HN3）

本品系用猪流感病毒 H1N1 DBN-HB2 株和 H3N2 DBN-HN3 株分别接种易感鸡胚，收获感染鸡胚尿囊液，超滤浓缩，经 β-丙内酯灭活，加矿物油佐剂混合乳化制成。

【性状】乳白色乳剂。

【作用与用途】用于预防由 H1 亚型和 H3 亚型猪流感病毒引起的猪流感，免疫期为 4 个月。

【用法与用量】颈部肌内注射。每头 2.0mL。4～6 周龄仔猪首免，2 周后二免；经产母猪在产前 5～6 周首免，2 周后加强免疫一次。

【注意事项】

① 仅用于接种健康猪。

② 疫苗应保存于 2～8℃，避免冻结。

③ 疫苗瓶开封后应限当日用完。

④ 使用前应使疫苗温度达到室温。使用前充分振摇。

⑤ 接种用器具应无菌，注射部位应严格消毒。

⑥ 对妊娠母猪进行接种时要注意保定，避免引起机械性流产。

⑦ 用过的疫苗瓶、器具和未用完的疫苗等应进行无害化处理。

【规格】①20mL/瓶；②50mL/瓶；③100mL/瓶；④250mL/瓶。

【贮藏与有效期】2～8℃保存，有效期为 12 个月。

猪流行性腹泻灭活疫苗（XJ-DB2 株）

Porcine Epidemic Diarrhea Vaccine, Inactivated（Strain XJ-DB2）

本品系用猪流行性腹泻病毒 XJ-DB2 株接种微载体悬浮培养的 Vero 细胞，收获病毒液，经浓缩、甲醛灭活，按一定比例与双相佐剂混合乳化制成。

【性状】乳白色黏滞性乳状液。

【作用与用途】用于预防猪流行性腹泻。仔猪主动免疫持续期为 5 个月，被动免疫持续期为断奶后 1 周。

【用法与用量】颈部肌内注射。妊娠母猪于产前 1 个月首免，2 周后二免，每次 2mL；1 月龄内仔猪接种 1mL；被动免疫的仔猪于断奶后 1 周内接种 1mL。

【注意事项】

① 仅用于健康猪的免疫。

② 严禁冻结。使用时应将疫苗恢复至室温并充分摇匀。

③ 疫苗在运输过程中防止高温和阳光照射。

④ 给妊娠母猪接种疫苗时要适当保定，以避免引起机械性流产。

⑤ 接种时，应使用灭菌注射器，并注意对注射部位消毒。

⑥ 用过的疫苗瓶、器具和未用完的疫苗应进行消毒处理。

【规格】①20mL/瓶；②50mL/瓶；③100mL/瓶；④500mL/瓶。

【贮藏与有效期】2～8℃保存，有效期为 18 个月。

猪链球菌病、传染性胸膜肺炎二联灭活疫苗
（2 型 ZY-2 株 + 1 型 SC 株）

Swine Streptococcosis and Infectious Pleuropneumonia Vaccine,
Inactivated（Type 2 Strain ZY-2+Type 1 Strain SC）

本品系用免疫原性良好的猪链球菌 2 型 ZY-2 株和猪胸膜肺炎放线杆菌 1 型 SC 株，分别接种于适宜培养基培养，收获培养物经甲醛溶液灭活，菌液按一定比例混合后，加入矿物油佐剂乳化制成。

【性状】 乳白色乳剂。

【作用与用途】 用于预防由猪链球菌 2 型引起的猪链球菌病和猪胸膜肺炎放线杆菌 1 型引起的猪传染性胸膜肺炎。免疫期为 4 个月。

【用法与用量】 肌内注射，每头份 2mL。健康仔猪 28～35 日龄进行免疫。

【注意事项】

① 未使用过本疫苗的地区，应先小范围试用，观察 3～5 日，证明确实安全后才能扩大使用。

② 紧急预防时应先在疫区周围使用，再到疫区使用。

③ 疫苗应恢复至常温使用，使用前及使用过程中均应充分摇匀。

④ 疫苗过期、变色或疫苗瓶破损均不得使用。

⑤ 针头、注射器应灭菌，注射部位应消毒，每头猪应更换针头。

⑥ 体弱猪及病猪不得使用本疫苗。

⑦ 疫苗开封后须 4h 内用完。

⑧ 用过的疫苗瓶、器具和未用完的疫苗等应进行无害化处理。

【规格】 ①10mL/瓶；②20mL/瓶；③40mL/瓶；④100mL/瓶；⑤200mL/瓶。

【贮藏与有效期】 2～8℃保存，有效期为 12 个月。

猪伪狂犬病 gE 基因缺失灭活疫苗（HNX-12 株）

Pseudorabies gE Deleted Vaccine, Inactivated（Strain HNX-12）

本品系用猪伪狂犬病病毒 gE 基因缺失株 HNX-12 株接种 BHK-21 细胞，收获细胞培养物，经二乙烯亚胺（BEI）灭活后，加适宜水佐剂混合制成。

【性状】 淡粉色或白色混悬液，久置可形成易摇散的沉淀。

【作用与用途】 用于预防猪伪狂犬病。免疫期为 4 个月。

【用法与用量】 颈部肌内注射。每头 2.0mL。28～35 日龄仔猪首免，14 日后二免。怀孕母猪产前 30～35 日首免，14 日后二免。其它日龄猪首免后 14 日加强免疫 1 次，以后每 4 个月免疫一次。

【注意事项】

① 仅用于健康猪。

② 疫苗贮藏及运输过程中切勿冻结，使用前疫苗应平衡至室温并充分摇匀。

③ 使用前应仔细检查包装，如发现破损、残缺、文字模糊、过期等，则禁止使用。

④ 注射器具应严格消毒，每头猪使用 1 个针头，接种部位严格消毒后进行深部肌内注射，若消毒不严或注入皮下易形成永久性肿包，将影响免疫效果。

⑤ 用过的疫苗瓶、器具和未用完的疫苗等应进行无害化处理。

【规格】①4mL/瓶；②6mL/瓶；③20mL/瓶；④50mL/瓶；⑤100mL/瓶；⑥250mL/瓶。

【贮藏与有效期】2～8℃保存，有效期为18个月。

副猪嗜血杆菌病二价灭活疫苗（1型LC株+5型LZ株）
Haemophilus parasuis Bivalent Vaccine, Inactivated
（Serotype 1, Strain LC+Serotype 5, Strain LZ）

本品系用副猪嗜血杆菌（HPS）1型LC株与5型LZ株分别接种适宜培养基培养，收获培养物，用甲醛溶液灭活后，加氢氧化铝胶制成。

【性状】静置后上层为淡黄色澄明液体，下层为灰白色沉淀物，振摇后呈均匀混悬液。

【作用与用途】用于预防血清1型和5型副猪嗜血杆菌引起的副猪嗜血杆菌病。免疫期为6个月。

【用法与用量】颈部肌内注射。仔猪：3～4周龄首免，每头2.0mL，3周后以相同剂量相同途径加强免疫1次；母猪：产前6～7周首免，每头2.0mL，3周后以相同剂量相同途径加强免疫1次；公猪：首免每头2.0mL，3周后以相同剂量相同途径加强免疫1次，以后每6个月免疫1次。

【注意事项】

① 疫苗在贮藏和运输过程中切忌冻结或曝晒，使用前使疫苗恢复至室温并充分摇匀。

② 使用前仔细检查包装，发现破损、残缺、文字模糊、过期失效等，应禁止使用。

③ 使用疫苗猪必须健康，瘦弱、体温或食欲不正常的猪不宜接种。

④ 接种时，应做局部消毒处理。

⑤ 开瓶后，限当日用完。

⑥ 用过的疫苗瓶、器具和未用完的疫苗等应进行无害化处理。

【规格】①4mL/瓶；②20mL/瓶；③100mL/瓶；④250mL/瓶。

【贮藏与有效期】2～8℃保存，有效期为12个月。

副猪嗜血杆菌病二价灭活疫苗（4型JS株+5型ZJ株）
Haemophilus parasuis Bivalent Vaccine, Inactivated
（Serotype 4, Strain JS+Serotype 5, Strain ZJ）

本品系用副猪嗜血杆菌血清4型JS株和血清5型ZJ株分别接种适宜培养基培养，收获培养物，经甲醛溶液灭活后，与水溶性佐剂混合制成。

【性状】灰白色混悬液，久置后底部有少量沉淀。振荡后呈均匀混悬液。

【作用与用途】用于预防由血清4型和血清5型副猪嗜血杆菌引起的副猪嗜血杆菌病。免疫期为6个月。

【用法与用量】颈部肌内注射。不论猪只大小，首免2mL/头，3周后二免2mL/头。推荐免疫程序为：后备母猪在产前8～9周首免，3周后二免，以后每胎产前4～5周免疫一次；仔猪在3～4周龄首免，3周后二免。

【注意事项】

① 本品仅用于接种健康猪。

② 用前应仔细检查包装，如发现破损、标签残缺、文字模糊、过期失效等，禁止使用。

③ 使用前应将疫苗恢复至室温，使用前充分摇匀。

④ 疫苗开启后限当日用完。

⑤ 接种器具应无菌，注射部位应严格消毒。

⑥ 疫苗运输及保存切勿冻结和长时间暴露在高温环境。

⑦ 用过的疫苗瓶、器具和未用完的疫苗等应进行无害化处理。

【规格】①4mL/瓶；②10mL/瓶；③20mL/瓶；④50mL/瓶；⑤100mL/瓶；⑥250mL/瓶。

【贮藏与有效期】2～8℃保存，有效期为 18 个月。

副猪嗜血杆菌病三价灭活疫苗
（4 型 H25 株＋5 型 H45 株＋12 型 H31 株）
Haemophilus parasuis Vaccine, Inactivated
（Serotype 4 Strain H25＋Serotype 5 Strain H45＋Serotype 12 Strain H31）

本品系用副猪嗜血杆菌血清 4 型 H25 株、血清 5 型 H45 株和血清 12 型 H31 菌株，分别接种适宜培养基，收获培养物，经浓缩处理，甲醛溶液灭活后与油佐剂混合乳化而制成。

【性状】乳白色的油乳剂。

【作用与用途】用于预防由血清 4 型、5 型和 12 型副猪嗜血杆菌引起的副猪嗜血杆菌病。免疫期为 4 个月。

【用法与用量】颈部肌内注射。3～5 周龄仔猪，每头 2.0mL；怀孕母猪在产前 6 周和 2 周各注射 1 次，每次每头 2.0mL。

【注意事项】

① 本品只用于接种健康猪。

② 疫苗贮藏及运输过程中切勿冻结，长时间暴露在高温下会影响疫苗效力，使用前使疫苗平衡至室温并充分摇匀，限当日用完。

③ 使用前应仔细检查包装，如发现破损、残缺、文字模糊、过期失效等，则禁止使用。

④ 针头、注射器应灭菌，注射部位应消毒，每头猪应更换针头。

⑤ 剩余疫苗、疫苗瓶、注射器具等应进行无害化处理。

【规格】①10mL/瓶；②20mL/瓶；③50mL/瓶；④100mL/瓶。

【贮藏与有效期】2～8℃保存，有效期为 12 个月。

副猪嗜血杆菌病三价灭活疫苗
（4 型 BJ02 株＋5 型 GS04 株＋13 型 HN02 株）
Haemophilus parasuis Bacterin Vaccine, Inactivated
（Type 4 Strain BJ02＋Type 5 Strain GS04＋Type 13 Strain HN02）

本品系用免疫原性良好的副猪嗜血杆菌 4 型 BJ02 株、5 型 GS04 株、13 型 HN02 株分别接种适宜培养基，收获培养物经甲醛灭活后加入 603 佐剂制成。

【性状】白色或灰白色乳剂，久置后有少量菌体沉淀，振摇后成均匀乳剂。

【作用与用途】用于预防由 4 型、5 型和 13 型副猪嗜血杆菌引起的副猪嗜血杆菌病。免疫期为 5 个月。

【用法与用量】颈部肌内注射，2mL/头。仔猪 2 周龄首免，3 周后加强免疫一次；母猪于产前 8～9 周首免，3 周后加强免疫一次，以后每隔 5 个月加强免疫一次。

【注意事项】

① 注射前应将疫苗恢复至室温。

② 使用前应充分摇匀。

③ 疫苗注射后，应注意观察，如出现过敏反应，应及时用抗过敏药物脱敏。

【规格】①20mL/瓶；②100mL/瓶。

【贮藏与有效期】2～8℃保存，有效期 21 个月。

副猪嗜血杆菌病三价灭活疫苗
（4 型 SH 株＋5 型 GD 株＋12 型 JS 株）
Haemophilus parasuis Vaccine, Inactivated
（Serotype 4 Strain SH＋Serotype 5 Strain GD＋Serotype 12 Strain JS）

本品系用副猪嗜血杆菌血清 4 型 SH 株、血清 5 型 GD 株和血清 12 型 JS 株分别接种适宜培养基培养，收获培养物，经甲醛灭活后，与铝胶佐剂混合制成。

【性状】静置后，上层为澄清液体，下层为灰白色沉淀，振摇后呈均匀混悬液。

【作用与用途】用于预防由血清 4 型、血清 5 型和血清 12 型副猪嗜血杆菌引起的副猪嗜血杆菌病。免疫期为 6 个月。

【用法与用量】颈部肌内注射。仔猪，2～3 周龄进行首免，2.0mL/头，3 周后以相同方法和剂量再对侧颈部肌肉处加强免疫一次。母猪，产前 5～6 周首免，2.0mL/头，3 周后以相同方法和剂量再对侧颈部肌肉处加强免疫一次。

【注意事项】

① 本品仅在兽医指导下用于健康猪。

② 用前须检查，如出现变色、破漏、混有异物等均不得使用。

③ 使用前疫苗应恢复至室温并充分摇匀。

④ 接种器具应无菌，注射部位应消毒。

⑤ 疫苗开启后限当日用完。

⑥ 剩余疫苗、疫苗瓶及注射器应做无害化处理。

⑦ 疫苗运输及保存过程中切勿冻结和高温。

【规格】①10mL/瓶；②20mL/瓶；③50mL/瓶；④100mL/瓶；⑤250mL/瓶。

【贮藏与有效期】2～8℃保存，有效期为 18 个月。

副猪嗜血杆菌病三价灭活疫苗
（4 型 H4L1 株＋5 型 H5L3 株＋12 型 H12L3 株）
Haemophilus parasuis Trivalent Vaccine, Inactivated
（Serotype 4, Strain H4L1＋Serotype 5, Strain H5L3＋Serotype 12, Strain H12L3）

本品系用副猪嗜血杆菌血清 4 型 H4L1 株、血清 5 型 H5L3 株和血清 12 型 H12L3 株分别接种适宜培养基培养，收获培养物，经甲醛灭活后，加适宜佐剂混合制成。

【性状】灰白色混悬液，久置底部有少量沉淀，振荡后呈均匀混悬液。

【作用与用途】用于预防由血清 4 型、血清 5 型和血清 12 型副猪嗜血杆菌引起的副猪嗜血杆菌病。免疫期为 6 个月。

【用法与用量】颈部肌内注射。按瓶签注明头份，不论猪只大小，每次均注射 1 头份

（2.0mL）。推荐免疫程序为：母猪在产前8~9周首免，3周后二免，以后每胎产前5~6周免疫一次；仔猪在3~4周龄首免，3周后再次免疫。

【注意事项】

① 仅用于接种健康动物。

② 疫苗切勿冻结或长时间暴露在高温环境；使用前应仔细检查包装，如发现破损、标签残缺、文字模糊、过期失效等，应禁止使用。

③ 使用前充分摇匀，并将疫苗恢复至室温；一旦打开应尽快用完；使用洁净的或一次性注射器；一个动物更换一个针头；不应与其他疫苗或抗生素混合使用。

④ 用完的疫苗瓶和针头或者未用完的疫苗应做无害化处理。

【规格】 ①10mL/瓶；②20mL/瓶；③40mL/瓶；④100mL/瓶；⑤250mL/瓶。

【贮藏与有效期】2~8℃保存，有效期为18个月。

副猪嗜血杆菌病四价蜂胶灭活疫苗
（4型 SD02 株＋5型 HN02 株＋12型 GZ01 株＋13型 JX03 株）

Haemophilus parasuis Propolis-adjuvant Vaccine, Inactivated（Serotype 4 Strain SD02+Serotype 5 Strain HN02+Serotype 12 Strain GZ01+Serotype 13 Strain JX03）

本品系用免疫原性良好的副猪嗜血杆菌血清4型 SD02 株、血清5型 HN02 株、血清12型 GZ01 株和血清13型 JX03 株分别接种适宜培养基，收获培养物经浓缩处理，经甲醛溶液灭活，按一定比例与蜂胶佐剂混合乳化制成。

【性状】乳黄色混悬液，久置底部有沉淀，振摇后呈均匀混悬液。

【作用与用途】用于预防由血清4型、5型、12型和13型副猪嗜血杆菌感染引起的副猪嗜血杆菌病。免疫期为4个月。

【用法与用量】使用前使疫苗平衡至室温并充分摇匀，颈部肌内注射。仔猪3~5周龄首免2.0mL/头，21日后以相同剂量和途径加强免疫2.0mL/头；怀孕母猪在分娩前6周和3周各注射1次，每次2.0mL/头；种公猪每6个月免疫1次，每次2.0mL/头。

【注意事项】

① 仅用于接种健康猪。

② 本疫苗贮藏及运输过程中切勿冻结或曝晒，使用前使疫苗平衡至室温并充分摇匀，启封后限8h内使用完。

③ 使用前应仔细检查包装，发现破损、残缺、文字模糊、过期失效等，则禁止使用。

④ 针头、注射器应严格灭菌，每头猪应更换一次针头，注射部位消毒后进行颈部肌内注射。

⑤ 剩余疫苗、疫苗瓶、注射器具等应进行无害化处理。

⑥ 禁止与其他疫苗混合使用。

【规格】 ①10mL/瓶；②20mL/瓶；③100mL/瓶；④250mL/瓶。

【贮藏与有效期】2~8℃保存，有效期为12个月。

仔猪大肠杆菌病基因工程灭活疫苗（GE-3株）

The Gene Engineering Vaccine Against
Colibacillus diarrhea of Piglet, Inactivated（Strain GE-3）

本品系用表达大肠杆菌纤毛 K88ac 与肠毒素 ST_1、LT_B 融合蛋白的基因工程菌 GE-3

株，接种适宜培养基培养，收获培养物，用甲醛溶液灭活后，加氢氧化铝胶制成。

【性状】静置后，上层为淡黄色澄清液体，下层为灰白色沉淀，振摇后呈均匀混悬液。

【作用与用途】用于预防由 K88 型大肠杆菌引起的新生仔猪腹泻。

【用法与用量】未经本疫苗免疫过的妊娠母猪分别于产前 30～35 日和 15～20 日各颈部肌内注射 1 次，5mL/头。以后产前 15～20 日注射 1 次，5mL/头。

【注意事项】

① 仅用于接种健康母猪。

② 本疫苗严禁冻结，使用前应恢复至室温（15～25℃），并充分摇匀后使用。

③ 体格瘦弱、体温和食欲不正常的妊娠母猪不宜使用。

④ 为确保免疫保护效果，应使仔猪吃足初乳。

⑤ 疫苗应避光保存，严禁长时间暴露在高温下。

⑥ 凡疫苗瓶破裂、瓶盖松脱及内含异物者，严禁使用。

⑦ 疫苗在开启后限当日用完。

【规格】①5mL/瓶；②10mL/瓶；③20mL/瓶；④50mL/瓶；⑤100mL/瓶。

【贮藏与有效期】2～8℃ 保存，有效期为 12 个月。

仔猪大肠杆菌病（K88+K99+987P）、产气荚膜梭菌病（C 型）二联灭活疫苗
Escherichia coli（K88+K99+987P） and Clostridium perfrigens（Type C） Vaccine for Newborn Piglets， Inactivated

本品系用含 K88、K99、987P 纤毛抗原的大肠杆菌和 C 型产气荚膜梭菌分别接种于适宜培养基培养，提取大肠杆菌纤毛抗原经苯酚溶液灭活后与经甲醛溶液灭活脱毒的 C 型产气荚膜梭菌培养上清浓缩物按比例混合，加适宜稳定剂，经冷冻真空干燥制成。

【性状】类白色或浅褐色海绵状疏松团块，易与瓶壁脱离，加氢氧化铝胶生理盐水稀释液后迅速溶解。

【作用与用途】用于预防仔猪大肠杆菌病（仔猪黄痢）和仔猪 C 型产气荚膜梭菌病（仔猪红痢）。

【用法与用量】肌内注射。按瓶签注明头份，将疫苗用氢氧化铝胶生理盐水稀释液稀释至 2mL/头份，充分摇匀。怀孕母猪在产前 40～45 日和 15～20 日各接种 1 次，每次每头接种 2mL。

【注意事项】

① 本品仅用于接种健康怀孕母猪。

② 疫苗使用前应认真检查，如出现失真空、疫苗瓶有裂纹等均不可使用。

③ 接种用器具应无菌，注射部位应严格消毒。

④ 疫苗应在标明的有效期内使用。稀释后充分摇匀，疫苗瓶一旦开启，限当日用完。

⑤ 用过的疫苗瓶、器具和未用完的疫苗等应进行无害化处理。

【规格】①1 头份/瓶；②2 头份/瓶。

【贮藏与有效期】2～8℃ 保存，有效期为 24 个月。

狂犬病灭活疫苗（PV2061 株）
Rabies Vaccine, Inactivated（Strain PV2061）

本品系用狂犬病固定病毒 PV2061 株接种 Vero 细胞，经细胞罐培养，收获病毒液，经

澄清、超滤，用 β-丙内酯灭活后，层析纯化，加氢氧化铝佐剂制造而成。

【性状】乳白色浑浊液体，久放能形成可摇散的沉淀。

【作用与用途】用于预防犬狂犬病。

【用法与用量】皮下或肌内注射。每只 1mL（头份）。未经免疫过疫苗的母犬子代，最早在 4 周龄进行首免；经免疫过疫苗的母犬子代，最早在 11 周龄进行首免。首免 14 日后，再用相同剂量加强免疫一次。以后每年免疫一次。

【注意事项】

① 疫苗请勿冻结。

② 使用前宜移至室温平衡，并充分摇匀。

③ 如瓶体有裂缝、标签不清或制品有异物不可使用。

④ 疫苗瓶一旦开启，应于 3h 内用完。

⑤ 接种怀孕母畜时，应采取适当的防护措施，防止流产。

⑥ 使用过的疫苗瓶、注射器应做消毒处理。

⑦ 接种后，在接种部位可摸到由佐剂引起的暂时性小结节。偶尔可能会出现过敏反应，可注射肾上腺素。

【规格】①1mL（1 头份）/瓶 ②5mL（5 头份）/瓶。

【贮藏与有效期】2～8℃保存，有效期为 24 个月。

狂犬病灭活疫苗（Flury 株）
Rabies Vaccine, Inactivated（Strain Flury）

本品系用经乳鼠和 BHK-21 细胞交叉传代后的狂犬病病毒 Flury 株（LEP）接种于 BHK-21 细胞培养，将细胞培养物经 β-丙内酯灭活后，加氢氧化铝胶制成。

【性状】淡红色至淡黄色混悬液。久置后，下层有乳白色沉淀。振摇后，沉淀可均匀分散。

【作用与用途】用于预防犬的狂犬病。免疫期为 12 个月。

【用法与用量】3 月龄以上犬，首次免疫每只肌内注射 1mL，免疫后 2～3 周，以相同剂量加强免疫 1 次；以后每年免疫 1 次。

【注意事项】

① 仅用于健康犬。

② 注射后可能出现过敏反应或出现注射肢的一过性跛行。

③ 切忌冻结，冻结的疫苗严禁使用。

④ 使用前，应先使疫苗恢复至室温，并充分摇匀。

⑤ 接种时，应做局部消毒处理。

⑥ 注苗后应注意观察，如出现过敏反应，应及时注射抗过敏药物。

⑦ 用过的疫苗瓶、器具和未用完的疫苗等应进行消毒和无害化处理。

【规格】①1mL/瓶；②2mL/瓶；③5mL/瓶；④10mL/瓶。

【贮藏与有效期】在 2～8℃保存，有效期为 24 个月。

狂犬病灭活疫苗（CVS-11 株）
Rabies Vaccine, Inactivated（Strain CVS-11）

本品系用狂犬病病毒 CVS-11 株接种 BHK-21 细胞系培养后，收获病毒液，经 β-丙内酯灭活后，加氢氧化铝胶制成。

【性状】淡粉红色混悬液，久置可形成易摇散的沉淀。

【作用与用途】用于预防犬狂犬病。免疫期为 12 个月。

【用法与用量】肌内注射。用于免疫 3 月龄以上犬，首免时需连续注射 2 次，每次 1 头份（1mL），间隔 14 日。以后每年免疫 1 次。

【注意事项】

① 孕犬以及经长途运输处于应激情况下的犬禁用本苗。

② 随意收购、未经检疫的犬慎用本苗。

③ 疫苗开瓶后一次用完。

④ 个别犬可能出现一过性的发热、嗜睡、缺乏食欲等，持续 1 至数日后可自行恢复。极个别体质过敏者可注射肾上腺素 0.1～0.5mL/只，或采取其他治疗措施。

【规格】1 头份/瓶。

【贮藏与有效期】2～8℃保存，有效期为 12 个月。

狂犬病灭活疫苗（CTN-1 株）
Rabies Vaccine, Inactivated（Strain CTN-1）

本品系用狂犬病毒 CTN-1 株接种 Vero 细胞进行微载体悬浮培养，收获病毒液，经浓缩、β-丙内酯灭活后，加氢氧化铝胶制成。

【性状】乳白色至淡红色液体，底部有白色沉淀，轻轻振摇，呈均匀悬液。

【作用与用途】用于预防犬狂犬病。

【用法与用量】肌内注射。适用于 3 月龄以上的健康犬。每只犬每次注射 1mL（1 头份），每年免疫 1 次。建议未免疫过狂犬病疫苗的犬首免时应连续接种 2 次，每次 1mL（头份），间隔 14～28 日，以后每年免疫一次。

【注意事项】

① 疫苗不可冻结。

② 疫苗仅用于接种健康犬。

③ 使用前应将疫苗放至室温，并充分摇匀。

④ 西林瓶剂型的疫苗应使用无菌注射器械进行接种，注射器剂型的疫苗应使用原注射器直接接种。

⑤ 疫苗开启后，应在 3h 内用完。

⑥ 疫苗接种时应采取相应的防护措施。

⑦ 用过的疫苗瓶、注射器和未用完的疫苗等应进行消毒处理。

⑧ 接种部位可能出现暂时性小结节，偶尔可能会出现全身过敏反应，此时应对症治疗。

【规格】①1 头份/瓶；②10 头份/瓶；③1 头份/注射器。

【贮藏与有效期】2～8℃保存，有效期为 24 个月。

狂犬病灭活疫苗（SAD 株）
Rabies Vaccine, Inactivated（Strain SAD）

本品系用狂犬病病毒 SAD 株接种 BSR 细胞系培养，收获细胞培养物，经甲醛溶液灭活后，加氢氧化铝佐剂混合制成。

【性状】红色混悬液，久置后，下层有易摇散的淡乳白色沉淀。

【作用与用途】用于预防犬的狂犬病，免疫期为 12 个月。

【用法与用量】适用于 3 月龄以上的犬，皮下或肌内注射，每只每次 1mL，建议在 3 月龄时进行首次免疫，疫苗首免后 14 日应加强免疫 1 次，以后每年加强免疫 1 次。

【注意事项】

① 本品切勿冻结。

② 仅用于接种健康犬。

③ 本品可在妊娠期间使用。

④ 使用前应将疫苗恢复至室温（15～25℃），并充分摇匀。

⑤ 疫苗瓶开启后，应在 3h 内用完。

⑥ 用过的疫苗瓶、器具和未用完的疫苗等应进行无害化处理。

【规格】①1mL/瓶；②5mL/瓶；③10mL/瓶。

【贮藏与有效期】2～8℃保存，有效期为 24 个月。

狂犬病灭活疫苗（dG 株）
Rabies Vaccine, Inactivated（Strain dG）

本品系用重组狂犬病病毒（dG 株）接种 BHK-21 细胞培养，收获细胞培养物，经 β-丙内酯灭活后，加入适宜佐剂混合制成。

【性状】淡黄色液体。

【作用与用途】用于预防犬的狂犬病，免疫期为 12 个月。

【用法与用量】皮下注射。3 月龄以上健康犬，每头 1.0mL；以后每年接种 1 次。

【注意事项】

① 接种后一般无明显不良反应，偶见注射部位肿胀，但 2 周内会恢复。

② 本品不宜冻结保存。

③ 使用前应充分摇匀并使疫苗达到室温（15～25℃）。

④ 用过的疫苗瓶、器具和未用完的疫苗等应进行无害化处理。

【规格】①1mL/瓶；②5mL/瓶；③20mL/瓶；④50mL/瓶。

【贮藏与有效期】2～8℃保存，有效期为 24 个月。

狂犬病灭活疫苗（PV/BHK-21 株）
Rabies Vaccine for Dogs, Inactivated（Strain PV/BHK-21）

本品系用狂犬病病毒固定毒 PV/BHK-21 株接种于 BHK-21 细胞悬浮培养，收获细胞培养物，经澄清、β-丙内酯灭活后，加入适宜的佐剂制成。

【性状】静置后，上层为淡红色液体，下层为白色沉淀，振摇后呈均匀混悬液。

【作用与用途】用于预防犬的狂犬病。接种后 14 日产生免疫力，免疫期为 12 个月。

【用法与用量】充分摇匀后，用于 3 月龄以上的犬肌内注射，每只 1 头份（1.0mL），建议在 3 月龄进行首次接种，以后每 12 个月以同样剂量接种 1 次。

【注意事项】

① 本品可用于 3 月龄以上健康犬。

② 疫苗使用前应将疫苗放至室温（15～25℃），用于接种的器具应清洁无菌。

③ 疫苗瓶身有裂纹，或液体有浑浊及有异物者均不可使用。

④ 犬接种后最好不要使之剧烈运动。

⑤ 用过的疫苗瓶、器具和未用完的疫苗等应进行无害化处理。

【规格】 ①1mL/瓶；②5mL/瓶；③10mL/瓶。

【贮藏与有效期】 2～8℃保存，有效期为 24 个月。

狂犬病灭活疫苗（r3G 株）
Rabies Vaccine, Inactivated（Strain r3G）

本品系用重组狂犬病病毒（r3G 株）接种 BHK-21 细胞，收获病毒液，经离心、过滤和 β-丙内酯灭活后，加入适宜佐剂混合制成。

【性状】 淡粉色液体，久置可形成易摇散的沉淀。

【作用与用途】 用于预防犬狂犬病。免疫期为 12 个月。

【用法与用量】 腿部肌内注射。3 月龄以上的犬，每只 1mL（含 1 头份）。接种后 30～60 日采血测定狂犬病病毒抗体，如抗体水平低于 0.5IU/mL，及时加强接种 1 次，以后每 12 个月接种 1 次。

【注意事项】

① 本疫苗仅用于接种健康犬。

② 使用前应充分摇匀并使疫苗恢复至室温（15～25℃）。

③ 疫苗开瓶后限 1 次用完。

④ 如果发现疫苗瓶有裂纹、标签不清、混浊或有异物均不可使用。

⑤ 如需接种怀孕犬应采取防护措施，以避免机械性流产。

⑥ 用过的疫苗瓶、器具和稀释后剩余的疫苗进行消毒处理。

【规格】 ①1mL/瓶；②2mL/瓶；③5mL/瓶；④10mL/瓶。

【贮藏与有效期】 2～8℃保存，有效期为 24 个月。

水貂病毒性肠炎灭活疫苗（MEV-RC1 株）
Mink Viral Enteritis Vaccine, Inactivated（Strain MEV-RC1）

本品系用水貂肠炎病毒 MEV-RC1 株接种 F81 细胞微载体悬浮培养，收获细胞培养物，经二乙烯亚胺（BEI）灭活后，加氢氧化铝胶制成。

【性状】 静置后，上层为粉红色液体，下层为淡粉红色沉淀，振摇后呈均匀混悬液。

【作用与用途】 用于预防水貂病毒性肠炎。免疫期为 6 个月。

【用法与用量】 后腿部皮下注射。分窝后 2～3 周每只水貂注射 1mL；种貂可在配种前 3 周加强免疫 1 次，每只 1mL。

【注意事项】

① 本品仅用于健康水貂。

② 本品应防止冻结，注射前摇匀。

③ 注射疫苗时，接种部位应严格消毒。

④ 疫苗一经开瓶，限当日用完。

⑤ 用过的疫苗瓶、器具和未用完的疫苗等应进行无害化处理。

【规格】 ①20mL/瓶；②30mL/瓶；③90mL/瓶；④250mL/瓶；⑤500mL/瓶。

【贮藏与有效期】2～8℃保存，有效期为 12 个月。

水貂肠炎病毒杆状病毒载体灭活疫苗（MEV-VP2 株）
Mink Enteritis Virus Baculovirus Vector Vaccine, Inactivated（Strain MEV-VP2）

本品系用表达水貂肠炎病毒 VP2 蛋白的重组杆状病毒 MEV-VP2 株接种 Sf9 细胞悬浮培养，收获细胞培养物，经二乙烯亚胺（BEI）灭活完全后，加氢氧化铝胶制成。

【性状】静置后，上层为澄清液体，下层有少量沉淀，振摇后呈均匀混悬液。

【作用与用途】用于预防水貂病毒性肠炎。免疫期为 6 个月。

【用法与用量】腿部皮下注射。49 日龄以上水貂，每只 1.0mL。

【注意事项】

① 仅适用于接种健康水貂。

② 疫苗启封后，限当日用完。

③ 切忌冻结，使用前将疫苗温度恢复至室温，并充分摇匀。

④ 注射器具应严格消毒，接种时应做局部消毒处理。

⑤ 用过的疫苗瓶、器具和未用完的疫苗等应进行无害化处理。

【规格】①10mL/瓶；②20mL/瓶；③30mL/瓶；④90mL/瓶；⑤250mL/瓶；⑥500mL/瓶；⑦1000mL/瓶。

【贮藏与有效期】2～8℃保存，有效期为 18 个月。

水貂出血性肺炎二价灭活疫苗（G 型 WD005 株+B 型 DL007 株）
Mink Hemorrhagic Pneumonia Bivalent Vaccine, Inactivated（Type G, Strain WD005+Type B, Strain DL007）

本品系用铜绿假单胞菌 G 型 WD005 株、B 型 DL007 株分别接种适宜培养基培养，收获培养物，经甲醛溶液灭活后离心，菌泥用灭菌生理盐水悬浮，按照一定比例混合均匀，加入氢氧化铝胶制成。

【性状】静置后，上层为澄明液体，下层为灰白色至淡粉红色沉淀，振摇后呈均匀混悬液。

【作用与用途】用于预防由 G 型、B 型铜绿假单胞菌引起的水貂出血性肺炎。免疫期为 6 个月。

【用法与用量】皮下注射。2 月龄以上水貂，每只 1.0mL。

【注意事项】

① 仅用于接种健康水貂。

② 切忌冻结，使用前应将疫苗恢复至室温，并充分摇匀。

③ 注射器具应严格消毒，接种时应做局部消毒处理，每只水貂更换一个针头。

④ 疫苗启封后，限当日用完。

⑤ 用过的疫苗瓶、器具和未用完的疫苗等应进行无害化处理。

⑥ 一般无可见的不良反应。接种后偶有个别水貂出现过敏反应，可立即注射肾上腺素或地塞米松进行救治。

【规格】①20mL/瓶；②100mL/瓶；③250mL/瓶；④500mL/瓶。

【贮藏与有效期】2～8℃保存，有效期为 12 个月。

水貂出血性肺炎二价灭活疫苗（G 型 DL15 株+B 型 JL08 株）
Mink Hemorrhagic Pneumonia Bivalent Vaccine,
Inactivated（Serotype G，Strain DL15+Serotype B，Strain JL08）

本品系用铜绿假单胞菌 G 型 DL15 株和 B 型 JL08 株分别接种适宜培养基培养，收获培养物，用甲醛溶液灭活后，加氢氧化铝胶浓缩，按比例混合制成。

【性状】静置后，上层为淡黄褐色澄明液体，下层为灰白色沉淀，振摇后呈均匀混悬液。

【作用与用途】用于预防 G 型、B 型铜绿假单胞菌引起的水貂出血性肺炎。免疫期为 5 个月。

【用法与用量】后肢内侧肌内注射。每年 7 月中下旬开始接种。每只水貂接种 1mL。

【注意事项】

① 仅用于接种 2 月龄以上健康水貂。

② 妊娠母貂禁用。

③ 用前应将疫苗充分摇匀，限当日用完。

④ 本品严禁冻结，在冷藏条件下运输和保存。

⑤ 注射时应使用灭菌器械，并且更换针头。

⑥ 注射完毕后，疫苗瓶和剩余的疫苗及用具应经消毒等无害化处理。

【规格】①40mL/瓶；②90mL/瓶；③250mL/瓶；④500mL/瓶。

【贮藏与有效期】2~8℃保存，有效期为 12 个月。

水貂出血性肺炎三价灭活疫苗
（G 型 RH01 株+B 型 PL03 株+C 型 RH12 株）
Mink Hemorrhagic Pneumonia Trivalent Vaccine, Inactivated
（Serotype G，Strain RH01+Serotype B，Strain PL03+Serotype C，Strain RH12）

本品系用铜绿假单胞菌 G 型 RH01 株、B 型 PL03 株、C 型 RH12 株分别接种适宜培养基培养，将培养物经甲醛溶液灭活后浓缩、重悬，按一定比例混合，加入氢氧化铝胶混合制成。

【性状】静置后，上层为澄清液体，下层为沉淀，振摇后呈均匀混悬液。

【作用与用途】用于预防由 G 型、B 型与 C 型铜绿假单胞菌引起的水貂出血性肺炎。免疫期为 6 个月。

【用法与用量】皮下注射。用于 2 月龄以上水貂，每只 1.0mL。

【注意事项】

① 本品仅用于接种 2 月龄以上健康水貂。

② 严禁冻结，使用前应先使疫苗恢复至室温并充分摇匀。疫苗开封后应当日用完。

③ 注射器具应严格消毒，接种时应做局部消毒处理，每只水貂更换一个针头。

④ 凡疫苗瓶破裂、瓶盖松脱及内含异物者，严禁使用。

⑤ 疫苗应冷藏运输，避免阳光照射。

⑥ 开封后剩余疫苗、用过的疫苗瓶及注射器具等应无害化处理。

⑦ 疫苗接种后如个别水貂出现过敏反应，可立即注射肾上腺素或地塞米松进行救治。

【规格】①10mL/瓶；②20mL/瓶；③50mL/瓶；④100mL/瓶；⑤250mL/瓶；⑥500mL/瓶。

【贮藏与有效期】2～8℃保存，有效期为 18 个月。

水貂出血性肺炎、多杀性巴氏杆菌病、肺炎克雷伯杆菌病
三联灭活疫苗（血清 G 型 DL1007 株＋RC1108 株＋ZC1108 株）

Mink Hemorrhagic Pneumonia, *Pasteurella multocida*, *Klebsiella pneumoniae* Tricombined
Vaccine, Inactivated（Serotype G Strain DL1007＋Strain RC1108＋Strain ZC1108）

本品系用铜绿假单胞菌血清 G 型 DL1007 株、多杀性巴氏杆菌 RC1108 株、肺炎克雷伯菌 ZC1108 株分别接种于适宜培养基培养，收获培养物，经甲醛溶液灭活后，以适当比例混合，加氢氧化铝胶制成。

【性状】本品静置后，上层为白色澄明液体，下层为灰白色沉淀，振摇后呈均匀混悬液。

【作用与用途】用于预防血清 G 型铜绿假单胞菌引起的水貂出血性肺炎、多杀性巴氏杆菌病、肺炎克雷伯杆菌病。免疫期为 6 个月。

【用法与用量】皮下注射。2 月龄以上水貂，每只 1.0mL。

【注意事项】

① 仅用于接种健康水貂。

② 使用前恢复至室温，摇匀后使用。

③ 若出现破损、异物，切勿使用。

④ 疫苗开启后限当日用完。

⑤ 接种时，应做局部消毒处理，接种器具必须灭菌。

⑥ 本品严禁高温贮存运输，运输过程中应在 2～8℃条件下，避免日光直射。

⑦ 用过的疫苗瓶、器具和未用完的疫苗等应进行无害化处理。

【规格】①20mL/瓶；②50mL/瓶；③100mL/瓶；④250mL/瓶；⑤500mL/瓶。

【贮藏与有效期】2～8℃保存，有效期为 12 个月。

兔出血症病毒杆状病毒载体灭活疫苗（BAC-VP60 株）

Rabbit Haemorrhagic Disease Virus Baculovirus Vector Vaccine,
Inactivated（Strain BAC-VP60）

本品系用重组兔出血症病毒 VP60 杆状病毒（BAC-VP60 株）接种于 Sf9 昆虫细胞培养，收获细胞培养物经甲醛溶液灭活后，加入氢氧化铝胶混合制成。

【性状】浅黄色均匀混悬液，静置后上层为浅黄色的澄清液体，下层有少量沉淀。

【作用与用途】用于预防兔出血症（兔瘟）。免疫期为 7 个月。

【用法与用量】颈部皮下注射。35 日龄及以上家兔，每只 1mL。

【不良反应】一般无可见的不良反应。

【注意事项】

① 本品只用于接种健康兔。

② 使用前应使疫苗达到室温并充分摇匀。

③ 注射器械及免疫部位必须严格消毒，以免造成感染。

④ 用过的疫苗瓶、器具、未用完的疫苗等应进行消毒处理。

⑤ 疫苗严禁冻结，应避免高温或日光直射。

【规格】①20mL/瓶；②30mL/瓶；③40mL/瓶；④100mL/瓶；⑤250mL/瓶。
【贮藏与有效期】2～8℃保存，有效期为 24 个月。

兔出血症病毒杆状病毒载体灭活疫苗（VP60 株）
Rabbit Haemorrhagic Disease Virus Baculovirus
Vector Vaccine, Inactivated（Strain VP60）

本品系用表达兔出血症病毒 VP60 蛋白的重组杆状病毒 VP60 株接种 Sf9 细胞悬浮培养，收获细胞培养物，经二乙烯亚胺（BEI）灭活完全后，加氢氧化铝胶制成。

【性状】静置后，上层为澄清液体，下层为白色沉淀，振摇后呈均匀混悬液。

【作用与用途】用于预防兔病毒性出血症（兔瘟）。免疫期为 6 个月。

【用法与用量】颈部皮下注射。35 日龄以上兔，每只 1.0mL。

【注意事项】
① 仅适用于接种健康兔。
② 疫苗启封后，限当日用完。
③ 切忌冻结，使用前将疫苗温度恢复至室温，并充分摇匀。
④ 注射器具应严格消毒，接种时应做局部消毒处理。
⑤ 用过的疫苗瓶、器具和未用完的疫苗等应进行无害化处理。

【规格】①20mL/瓶；②40mL/瓶；③100mL/瓶；④250mL/瓶；⑤500mL/瓶。
【贮藏与有效期】2～8℃保存，有效期为 18 个月。

兔出血症病毒杆状病毒载体灭活疫苗（RHDV-VP60 株）
Rabbit Hemorrhagic Disease Virus Baculovirus Vector
Vaccine, Inactivated（Strain RHDV-VP60）

本品系用表达兔出血症病毒（RHDV）VP60 蛋白的重组杆状病毒 RHDV-VP60 株接种 Sf9 细胞培养，收获细胞培养物，去除细胞碎片，经甲醛溶液灭活后，加氢氧化铝胶混合制成。

【性状】静置后，上层为无色澄明液体，下层为灰白色沉淀物，振摇后呈灰白色均匀混悬液。

【作用与用途】用于预防兔病毒性出血症（兔瘟）。免疫期为 6 个月。

【用法与用量】皮下注射。45 日龄以上兔，每只 1.0mL。

【注意事项】
① 仅用于接种 45 日龄以上健康兔，怀孕兔不宜接种。
② 使用前应将疫苗恢复至常温，并振荡均匀。
③ 接种疫苗时，应执行常规的无菌操作，及时更换针头。
④ 疫苗瓶开启后，限当日用完。
⑤ 本品严禁冻结，避免阳光直射与高温。
⑥ 用过的疫苗瓶、器具和未用完的疫苗等进行无害化处理。

【规格】①20mL/瓶；②50mL/瓶；③100mL/瓶；④250mL/瓶。
【贮藏与有效期】2～8℃保存，有效期为 18 个月。

兔出血症病毒杆状病毒载体灭活疫苗（re-BacVP60株）
Rabbit Hemorrhagic Disease Virus Baculovirus Vector Vaccine, Inactivated（Strain re-BacVP60）

本品系用表达兔出血症病毒 VP60 蛋白的重组杆状病毒 re-BacVP60 株，接种 Sf9 昆虫细胞，收获细胞培养物，经破碎、离心，收获重组 VP60 蛋白，经甲醛溶液灭活后，加氢氧化铝胶制成。

【性状】静置后，上层为无色透明液体，下层为灰白色沉淀，振荡后呈灰白色均匀混悬液。

【作用与用途】用于预防兔病毒性出血症（兔瘟）。免疫期为 6 个月。

【用法与用量】颈部皮下注射。45 日龄以上兔，每只 1.0mL，成年兔每 6 个月免疫 1 次。

【注意事项】

① 仅用于接种健康兔。

② 使用前，应将疫苗恢复至室温，并充分摇匀。

③ 疫苗开启后，限当日用完。

④ 切忌冻结，冻结过的疫苗严禁使用。

⑤ 接种时，应做局部消毒处理。

⑥ 用过的疫苗瓶、器具和未用完的疫苗等应进行无害化处理。

⑦ 屠宰前 14 日内禁止使用。

【规格】①10mL/瓶；②20mL/瓶；③40mL/瓶；④100mL/瓶；⑤200mL/瓶；⑥250mL/瓶；⑦300mL/瓶；⑧500mL/瓶。

【贮藏与有效期】2～8℃保存，有效期为 24 个月。

兔病毒性出血症、多杀性巴氏杆菌病二联灭活疫苗（AV-34株+QLT-1株）
Rabbit Viral Haemorrhagic Disease and *Pasteurella multocida* Vaccine, Inactivated（Strain AV-34+Strain QLT-1）

本品系用兔病毒性出血症病毒 AV-34 株、多杀性巴氏杆菌 QLT-1 株分别接种家兔和适宜培养基，分别收获感染兔的含毒组织（制成乳剂）和培养物，经甲醛溶液灭活后，将兔多杀性巴氏杆菌菌液浓缩，加入氢氧化铝胶，然后与兔病毒性出血症病毒液按适当比例混合制成。

【性状】静置后，上层为淡黄色的澄明液体，下层有少量沉淀，振摇后呈灰褐色均匀混悬液。

【作用与用途】用于预防兔病毒性出血症（兔瘟）和兔多杀性巴氏杆菌病（A 型）。免疫期为 6 个月。

【用法与用量】皮下注射。45 日龄以上兔，每只 1.0mL。

【注意事项】

① 仅用于接种健康兔，怀孕兔不宜注射。

② 切忌冻结，冻结的疫苗严禁使用。

③ 应使疫苗恢复至室温。使用时应充分摇匀。

④ 注射器械及接种部位必须严格消毒，以免造成感染。

⑤ 用过的疫苗瓶、器具和未用完的疫苗等进行消毒处理。

⑥ 注射本品后可能在注射部位形成约 0.5cm 大小硬结，3～4 周后会自然消失。

【规格】①10mL/瓶；②20mL/瓶；③100mL/瓶；④250mL/瓶。

【贮藏与有效期】2～8℃保存，有效期为 12 个月。

兔病毒性出血症、多杀性巴氏杆菌病二联灭活疫苗（LQ 株＋C51-17 株）

Rabbits Haemorrhagic Disease and *Pasteurella multocida* Vaccine, Inactivated（Strain LQ+Strain C51-17）

本品系用兔病毒性出血症病毒接种易感家兔，收获感染兔的肝、脾、肾等脏器，制成乳剂经甲醛溶液灭活；用 A 型多杀性巴氏杆菌接种适宜的培养基培养，收获培养物，经甲醛溶液灭活后，加铝胶佐剂浓缩；二者灭活液按一定比例混合制成。

【性状】本品静置后，上部为黄棕色澄明液体，下部为灰褐色沉淀，振摇后呈灰褐色均匀混悬液。

【作用与用途】用于预防兔病毒性出血症和兔多杀性巴氏杆菌病。免疫期为 6 个月。

【用法与用量】皮下注射。4 周龄以上兔，每只 1.0mL。

【注意事项】

① 仅用于接种健康兔，注射前应了解当地兔病的流行情况，病弱兔、怀孕 20 日龄母兔不宜注射。

② 注射本疫苗时，针头、注射器均应消毒，方能使用，每注射一只兔更换一根针头。

③ 本品应在规定条件下保存，严防冻结。冻结过的疫苗禁用。

④ 注射部位均应消毒后，方能注射。

⑤ 本品在使用前应仔细检查，如发现玻璃破裂，没有瓶签或瓶签不清楚或疫苗已过失效期或未在规定条件下保存者，都不能使用。

⑥ 用前应充分摇动疫苗并使其温度升至室温，使用中应不定期摇匀。开瓶后的疫苗应及时用完，未用完的疫苗不得再次使用。

⑦ 部分兔注射后可能出现一过性食欲减退的现象。

【规格】①10mL/瓶；②20mL/瓶；③100mL/瓶；④250mL/瓶。

【贮藏与有效期】2～8℃保存，有效期为 12 个月。

兔病毒性出血症、多杀性巴氏杆菌病二联蜂胶灭活疫苗（YT 株＋JN 株）

Rabbit Viral Hemorrhagic Disease and *Pasteurellosis multocida* Propolis-adjuvant Vaccine, Inactivated（Strain YT+Strain JN）

本品系用兔病毒性出血症病毒 YT 株接种健康易感兔，收获感染的兔肝脏组织制成混悬液经甲醛溶液灭活；用 A 型兔多杀性巴氏杆菌 JN 株接种适宜培养基培养，将培养物经甲醛溶液灭活；二者按一定比例混合，与蜂胶佐剂混合乳化制成。

【性状】灰褐色混悬液，久置底部有沉淀，振摇后呈均匀混悬液。

【作用与用途】用于预防兔病毒性出血症和兔 A 型多杀性巴氏杆菌病。免疫期为 6 个月。

【用法与用量】45 日龄以上家兔颈部皮下注射，每只 1.0mL。

【注意事项】

① 运输、贮存、使用过程中，应避免日光照射、高热或冷冻。

② 使用本品前应将疫苗温度升至室温，使用前和使用中应充分摇匀。

③ 使用本苗前应了解兔群健康状况，如感染其它疾病或处于潜伏期会影响疫苗使用效果。

④ 注射器、针头等用具使用前和使用中需进行消毒处理，注射过程中应注意更换无菌针头。

⑤ 本苗在疾病潜伏期和发病期慎用，如需使用必须在当地兽医正确指导下使用。

⑥ 注射完毕，疫苗包装废弃物应报废烧毁。

【规格】①10mL/瓶；②20mL/瓶；③100mL/瓶。

【贮藏与有效期】2～8℃保存，有效期为 12 个月。

兔病毒性出血症、多杀性巴氏杆菌病、产气荚膜梭菌病三联灭活疫苗（SD-1 株+QLT-1 株+LTS-1 株）

Combined Rabbit Viral Haemorrhagic Disease, *Pasteurella multocida* and *Clostridium perferingens* Vaccine, Inactivated（Strain SD-1+Strain QLT-1+Strain LTS-1）

本品系用兔病毒性出血症病毒 SD-1 株接种易感兔，兔多杀性巴氏杆菌 QLT-1 株和兔产气荚膜梭菌 LTS-1 株（A 型）分别接种适宜培养基，分别收获感染兔的含毒组织（制成乳剂）和培养物，经甲醛溶液灭活后，将兔多杀性巴氏杆菌和兔产气荚膜梭菌菌液分别浓缩，加入氢氧化铝胶后，与兔病毒性出血症病毒液按适当比例混合制成。

【性状】灰褐色均匀混悬液。静置后，上层为淡黄色的澄明液体，下层有部分沉淀。

【作用与用途】用于预防兔病毒性出血症（兔瘟）、多杀性巴氏杆菌病和兔产气荚膜梭菌病（A 型）。免疫期为 6 个月。

【用法与用量】皮下注射。45 日龄以上兔，每只 2.0mL。

【注意事项】

① 仅用于接种健康兔，怀孕兔不宜注射。

② 切忌冻结，冻结的疫苗严禁使用。

③ 应使疫苗恢复至室温。使用时应充分摇匀。

④ 注射器械及接种部位必须严格消毒，以免造成感染。

⑤ 用过的疫苗瓶、器具和未用完的疫苗等进行无害化处理。

⑥ 注射本品后可能在注射部位形成约 0.5cm 大小硬结，3～4 周后自然消失。

【规格】①10mL/瓶；②20mL/瓶；③100mL/瓶；④250mL/瓶。

【贮藏与有效期】2～8℃保存，有效期为 12 个月。

兔病毒性出血症、多杀性巴氏杆菌病、产气荚膜梭菌病（A 型）三联灭活疫苗（VP60 蛋白+SC0512 株+LY 株）

Rabbit Haemorrhagic Disease, *Pasteurella multocida* and *Clostridium perferingens*（Type A）Vaccine, Inactivated（Protein VP60+Strain SC0512+Strain LY）

本品系用表达兔出血症病毒衣壳蛋白 VP60 的重组杆状病毒 RHDV-VP60 株接种 Sf9 细

胞，兔多杀性巴氏杆菌 SC0512 株和兔产气荚膜梭菌（A 型）LY 株分别接种适宜培养基培养，分别收获 VP60 蛋白和培养物，经甲醛溶液灭活后，三种抗原按适当比例混合，加入氢氧化铝胶佐剂混合制成。

【性状】淡黄色均匀混悬液。久置后分层，振摇后呈均匀混悬液。

【作用与用途】用于预防兔病毒性出血症（兔瘟）、兔多杀性巴氏杆菌病和兔产气荚膜梭菌病（A 型）。免疫期为 6 个月。

【用法与用量】皮下注射。45 日龄以上兔，每只 2.0mL。

【注意事项】

① 仅用于接种 45 日龄以上健康兔，怀孕兔不宜接种。

② 使用前应将疫苗恢复至常温，并振荡均匀。

③ 接种疫苗时，应执行常规的无菌操作，及时更换针头。

④ 疫苗瓶开启后，限当日用完。

⑤ 本品严禁冻结，避免阳光直射与高温。

⑥ 用过的疫苗瓶、器具和未用完的疫苗等进行无害化处理。

【规格】①2mL/瓶；②20mL/瓶；③50mL/瓶；④100mL/瓶；⑤250mL/瓶。

【贮藏与有效期】2～8℃保存，有效期为 12 个月。

鳜传染性脾肾坏死病灭活疫苗（NH0618 株）
Mandarin Infectious Spleen and Kidney Necrosis Vaccine, Inactivated（Strain NH0618）

本品系用传染性脾肾坏死病毒 NH0618 株接种鳜仔鱼传代细胞（MFF-1），收获细胞培养物，经甲醛溶液灭活后，加矿物油佐剂混合乳化制成。

【性状】乳白色均匀乳剂。

【作用与用途】用于预防鳜传染性脾肾坏死病。免疫期为 6 个月。

【用法与用量】腹腔注射。20g 以上的鳜每尾注射 0.1mL。

【注意事项】

① 仅用于接种健康鳜。

② 疫苗贮藏及运输过程中切勿冻结，启封后应在 4h 内用完，长时间暴露在高温下会影响疫苗效力，使用前使疫苗恢复至室温并充分摇匀。

③ 使用前应仔细检查包装，如发现破损、残缺、文字模糊、过期失效等，则禁止使用。

④ 禁止与其他疫苗合用。

⑤ 疫苗使用前，鱼应停止喂饲 24h。注射接种时，建议戴上棉布手套抓鱼并轻拿轻放，尽量避免因操作不当造成鱼的损伤。接种时应避开阴雨闷热天气，以防止供氧不足造成鱼的死亡。

⑥ 应使用无菌的注射器。

⑦ 如意外将疫苗污染到人的眼、鼻、口中或注射到人体内时，应及时对患部采取消毒等措施。必要时，请医疗人员予以治疗。

⑧ 用过的疫苗瓶、器具和未用完的疫苗等应进行无害化处理。

【规格】①20mL/瓶；②50mL/瓶；③100mL/瓶；④250mL/瓶；⑤500mL/瓶。

【贮藏与有效期】2～8℃保存，有效期为 12 个月。

第二节 活疫苗

大菱鲆迟钝爱德华氏菌活疫苗（EIBAV1 株）
Turbot *Edwardsiella tarda* Vaccine, Live（Strain EIBAV1）

本品系用迟钝爱德华氏菌 EIBAV1 弱毒株接种于适宜培养基，收获培养物，加入适宜稳定剂，经冷冻真空干燥制成。

【性状】 灰白或微黄色疏松团块，易与瓶壁脱离，加入稀释液后迅速溶解。

【作用与用途】 用于预防由迟钝爱德华氏菌引起的大菱鲆腹水病。免疫期为 3 个月。

【用法与用量】 按照瓶签注明尾份，用无菌生理盐水将疫苗稀释成 10 尾份/mL，对 4～5 月龄健康大菱鲆（体重 30g 左右）每尾腹腔注射疫苗溶液 0.1mL，免疫结束后正常养殖。

【注意事项】

① 仅用于接种健康大菱鲆。

② 免疫接种前及接种后 10 日内不可使用抗生素。

③ 免疫前后 48h 禁食。

④ 用过的疫苗瓶、器具和未用完的疫苗等应进行无害化处理。

【规格】 ①2000 尾份/瓶；②3000 尾份/瓶；③5000 尾份/瓶；④6000 尾份/瓶；⑤10000 尾份/瓶。

【贮藏与有效期】 2～8℃保存，有效期为 9 个月；−15℃以下保存，有效期为 15 个月。

大菱鲆鳗弧菌基因工程活疫苗（MVAV6203 株）
Turbot *Vibrio angnillarum* Genetic Engineering Vaccine, Live（Strain MVAV6203）

本品系用鳗弧菌基因工程减毒菌（MVAV6203 株）接种于适宜培养基，收获培养物加入适宜冻干保护剂，经冷冻真空干燥制成。

【性状】 疏松团块，易与瓶壁脱离，加疫苗稀释液或无菌生理盐水后迅速溶解。

【作用与用途】 预防由 O1 血清型鳗弧菌导致的大菱鲆弧菌病。免疫期为 3 个月。

【用法与用量】 按照瓶签注明尾份，用疫苗稀释液或无菌生理盐水将疫苗稀释成 10 尾份/mL，对 4～5 月龄健康大菱鲆每尾腹腔注射疫苗溶液 0.1mL，免疫结束后正常养殖。

【注意事项】

① 仅用于接种健康大菱鲆。

② 免疫接种前后 10 日内不可使用抗生素。

③ 免疫前 48h 禁食。

④ 用过的疫苗瓶、器具、未用完的疫苗等应进行消毒。

【规格】 ①1000 尾份/瓶；②2000 尾份/瓶；③5000 尾份/瓶。

【贮藏与有效期】 −15℃以下保存，有效期为 15 个月。

禽流感、新城疫重组二联活疫苗（rLH5-6 株）
Avian Influenza and Newcastle Disease Recombinant Vaccine, Live（Strain rLH5-6）

本品系用表达 H5 亚型禽流感病毒 HA 基因的重组新城疫病毒 rLH5-6 株接种 SPF 鸡胚

培养，收获感染鸡胚尿囊液，加适宜稳定剂，经冷冻真空干燥制成。

【性状】 微黄色海绵状疏松团块，易与瓶壁脱落，加稀释液后迅速溶解。

【作用与用途】 用于预防鸡的 H5 亚型禽流感和新城疫。

【用法与用量】 滴鼻、点眼、肌内注射或饮水。首免建议用点眼、滴鼻或肌内注射，按瓶签注明的羽份，用生理盐水或其他稀释液适当稀释。每只点眼、滴鼻接种 0.05mL（含 1 羽份）或腿部肌内注射 0.2mL（含 1 羽份）。二免后加强免疫如采用饮水免疫途径，剂量应加倍。

推荐的免疫程序：新城疫母源抗体 HI 滴度降至 1∶16 以下或 2～3 周龄时首免（肉雏鸡可提前至 10～14 日），首免 3 周后加强免疫。以后每间隔 8～10 周或新城疫 HI 抗体滴度降至 1∶16 以下，肌内注射、点眼或饮水加强免疫一次。

【注意事项】

① 保存与运输时应低温、避光；疫苗稀释后，放冷暗处，应在 2h 内用完，且不能与任何消毒剂接触；剩余的稀释疫苗消毒后废弃。

② 滴鼻、点眼免疫时应确保足够 1 羽份疫苗液被吸收；肌内注射免疫应采用 7 号以下规格针头，以免回针时液体流出；饮水免疫时，忌用金属容器，饮用前应至少停水 4h。

③ 被免疫雏鸡应处于健康状态。如不能确保上呼吸道及消化道黏膜无其他病原感染或炎症反应，应在滴鼻、点眼免疫同时采用肌内注射免疫，每只鸡接种总量为 1 羽份。

④ 本疫苗接种之前及接种后 2 周内，应绝对避免其他任何形式新城疫疫苗的使用；与鸡传染性法氏囊病、传染性支气管炎等其他活疫苗的使用应相隔 5～7 日，以免影响免疫效果。

⑤ 应在当地兽医正确指导下使用。

【规格】 500 羽份/瓶。

【贮藏与有效期】 −20℃以下保存，有效期为 12 个月。

禽流感、新城疫重组二联活疫苗（rLH5-8 株）

Avian Influenza and Newcastle Disease Recombinant Vaccine, Live（Strain rLH5-8）

本品系用表达 H5 亚型禽流感病毒 HA 基因的重组新城疫病毒 rLH5-8 株接种 SPF 鸡胚培养，收获感染鸡胚尿囊液，加适宜稳定剂，经冷冻真空干燥制成。

【性状】 微黄色海绵状疏松团块，易与瓶壁脱落，加稀释液后迅速溶解。

【作用与用途】 用于预防鸡的 H5 亚型禽流感和新城疫。

【用法与用量】 滴鼻、点眼、肌内注射或饮水。首免时，建议用点眼、滴鼻或肌内注射，按瓶签注明的羽份，用生理盐水或其他稀释液适当稀释。每只点眼、滴鼻接种 0.05mL（含 1 羽份）或腿部肌内注射 0.2mL（含 1 羽份）。二免后加强免疫如采用饮水免疫途径，剂量应加倍。

推荐的免疫程序：新城疫母源抗体 HI 滴度降至 1∶16 以下或 2～3 周龄时首免（肉雏鸡可提前至 10～14 日），首免 3 周后加强免疫，以后每间隔 8～10 周或新城疫 HI 抗体滴度降至 1∶16 以下，肌内注射、点眼或饮水加强免疫一次。

【注意事项】

① 保存与运输时应低温、避光；疫苗稀释后，放冷暗处，应在 2h 内用完，且不能与任何消毒剂接触；剩余的稀释疫苗消毒后废弃。

② 滴鼻、点眼免疫时应确保足够 1 羽份疫苗液被吸收；肌内注射免疫应采用 7 号以下

规格针头，以免回针时液体流出；饮水免疫时，忌用金属容器，饮用前应至少停水 4h。

③ 被免疫雏鸡应处于健康状态。如不能确保上呼吸道及消化道黏膜无其他病原感染或炎症反应，应在滴鼻、点眼免疫同时采用肌内注射免疫，每只鸡接种总量为 1 羽份。

④ 本疫苗接种之前及接种后 2 周内，应绝对避免其他任何形式新城疫疫苗的使用；与鸡传染性法氏囊病、传染性支气管炎等其他活疫苗的使用应相隔 5～7 日，以免影响免疫效果。

⑤ 应在当地兽医正确指导下使用。

【规格】 ①500 羽份/瓶；②1000 羽份/瓶。

【贮藏与有效期】 －20℃以下保存，有效期为 12 个月。

鸡新城疫活疫苗（La Sota 株）
Newcastle Disease Vaccine, Live（Strain La Sota）

本品系用鸡新城疫病毒 La Sota 株接种 SPF 鸡胚培养，收获感染鸡胚的尿囊液，加适宜保护剂，经冷冻真空干燥制成。

【性状】 蓝色海绵状疏松团块，易与瓶壁脱离，加入稀释液后迅速溶解。

【作用与用途】 用于预防鸡新城疫。

【用法与用量】 用于 4 日龄以上鸡点眼或饮水接种。

点眼接种：将 1 滴疫苗悬液滴入鸡只眼中，待疫苗均匀布满整个眼以后，再放开鸡只。

饮水接种：稀释疫苗所需水量以能持续供应待免疫鸡群 1.5h 的饮水为宜。饮水接种时及饮水接种前、后 24h 内，在饮水中按 0.2%的比例添加脱脂奶粉，或添加其他疫苗稳定剂，有助于保证疫苗效果的发挥，并不得添加任何消毒剂。

【注意事项】

① 本品仅用于接种健康鸡。

② 请勿使用瓶盖已损坏的产品。

③ 接种之前方能稀释疫苗，疫苗一经稀释，应立即使用。

④ 每瓶疫苗一经打开，应一次用完。

⑤ 饮水接种前应事先停水 2h 左右，以使待免疫鸡群产生渴感。

⑥ 饮水接种时，水中必须不含氯等消毒剂，饮水要清洁，忌用金属容器。

⑦ 当接种完成后，未用完的疫苗和已使用过的疫苗瓶应按有关规定进行处理。

⑧ 请记录所使用疫苗之批号、有效期、接种日期、使用的鸡场及所发现的任何反应。

⑨ 鸡新城疫病毒能引起人眼持续 2～3 日的轻度炎症，在处理疫苗时应小心，避免接触人眼。

【规格】 ①1000 羽份/瓶；②2000 羽份/瓶。

【贮藏与有效期】 2～8℃避光保存，有效期为 18 个月。

新城疫活疫苗（V4/HB92 克隆株）
Newcastle Disease Vaccine, Live（Strain Cloned V4/HB92）

本品系用新城疫病毒 V4/HB92 克隆株接种 SPF 鸡胚培养，收获感染胚液，加入适宜稳定剂，经冷冻真空干燥制成。

【性状】 微黄色海绵状疏松团块，易与瓶壁脱离，加稀释液后迅速溶解。

【作用与用途】用于预防鸡新城疫，也可用于预防鸽、鹌鹑的新城疫。

【用法与用量】滴鼻或点眼、饮水。按瓶签注明羽份，用灭菌生理盐水或适宜的稀释液稀释。滴鼻或点眼免疫，每只 0.05mL；饮水免疫，剂量加倍。

【注意事项】

① 饮水免疫时忌用金属容器，所用水不得含有氯及其它消毒剂。饮水免疫前应停水 2～4h，保证每只鸡都能充分饮服。

② 疫苗应随配随用，稀释后的疫苗应放冷暗处，必须在 4h 内用完。

③ 本品包装箱和包装盒为一次性使用品，用完后须销毁，使用后的疫苗瓶、器具及剩余的疫苗必须灭菌或消毒后妥善处理。

【规格】①250 羽份/瓶；②500 羽份/瓶；③1000 羽份/瓶。

【贮藏与有效期】−15℃ 以下保存，有效期为 24 个月；2～8℃ 保存，有效期为 12 个月。

鸡新城疫活疫苗（VG/GA 株）
Newcastle Disease Vaccine, Live（Strain VG/GA）

本品系用鸡新城疫病毒 VG/GA 株接种 SPF 鸡胚培养，收获感染鸡胚液，加适宜稳定剂，经冷冻真空干燥制成。

【性状】微黄色海绵状疏松团块，易与瓶壁脱离，加入稀释液后迅速溶解。

【作用与用途】用于预防鸡新城疫。

【用法与用量】按瓶签注明羽份，用不含防腐剂或消毒剂的饮用水稀释疫苗。

个体接种：浸喙（仅用于 1 日龄雏鸡）、点眼。

群体接种：饮水（用于 4 日龄以上鸡群）、喷雾。

推荐接种程序：首次接种，最早可用于 1 日龄雏鸡；2 周后进行加强接种。

【注意事项】

① 仅用于接种健康鸡。

② 请勿使用瓶盖已破损的疫苗。

③ 稀释和接种时，应执行常规无菌操作。

④ 稀释疫苗的饮用水和盛放疫苗的器具必须清洁、不含防腐剂和消毒剂。

⑤ 疫苗瓶口一经开启，应当次用完。

⑥ 用过的疫苗瓶、器具和未用完的疫苗等应进行无害化处理。

⑦ 新城疫病毒能引起人眼持续 2～3 日的轻度炎症，处理疫苗时应小心，避免接触人眼。

【规格】①1000 羽份/瓶；②2000 羽份/瓶。

【贮藏与有效期】2～8℃ 保存，有效期为 16 个月。

鸡传染性法氏囊病活疫苗（B87 株+ CA 株+ CF 株）
Infectious Bursal Diserse Vaccine, Live (Strain B87+ Strain CA+ Strain CF)

本品系用鸡传染性法氏囊病病毒 B87 株、CA 株和 CF 株分别接种 SPF 鸡胚培养，收获感染鸡胚胚体和绒毛尿囊膜，研磨，混合后加适宜保护剂，经冷冻真空干燥制成。用于预防鸡传染性法氏囊病。

【性状】淡红色海绵状疏松团块，易与瓶壁脱离，加稀释液后迅速溶解。

【作用与用途】用于预防鸡传染性法氏囊病。

【用法与用量】滴鼻/点眼或饮水免疫。适用于各品种雏鸡。根据母源抗体水平，在 7～21 日龄进行免疫。按瓶签注明羽份，用灭菌生理盐水稀释疫苗。

滴鼻/点眼免疫：每只鸡滴鼻/点眼 1 滴（约 0.03mL）。

饮水免疫：其饮水量根据鸡龄大小而定。7～10 日龄每只鸡的饮水量为 5～10mL，10～21 日龄每只鸡为 10～20mL。应确保疫苗在 2h 内饮完。

【注意事项】

① 仅用于接种健康鸡。

② 疫苗稀释后，应放冷暗处，限 2h 内用完。

③ 饮水接种时，其水质应不含氯等消毒剂，饮水要清洁，忌用金属容器。

④ 饮水前应视地区、季节、饲料等情况，至少停水 4h。饮水器应置于不受日光照射、凉爽的地方。

⑤ 严防散毒，用过的疫苗瓶、器具和未用完的疫苗等应进行无害化处理。

【规格】①500 羽份/瓶；②1000 羽份/瓶；③2000 羽份/瓶。

【贮藏与有效期】－15℃以下保存，有效期为 24 个月；2～8℃保存，有效期为 18 个月。

鸡新城疫、传染性支气管炎二联活疫苗（La Sota 株+ B48 株）

Newcastle Disease and Infectious Bronchitis Vaccine, Live（Strain La Sota+ Strain B48）

本品系用鸡新城疫病毒 La Sota 株和传染性支气管炎病毒 B48 株分别接种 SPF 鸡胚培养，收获感染鸡胚的尿囊液，混合后，加适宜保护剂，经冷冻真空干燥制成。

【性状】蓝色海绵状疏松团块，易与瓶壁脱离，加入稀释液后迅速溶解。

【作用与用途】用于预防鸡新城疫、传染性支气管炎。

【用法与用量】用于 4 日龄以上鸡点眼或饮水接种。

点眼接种：将 1 滴疫苗悬液滴入鸡只眼中，待疫苗均匀布满整个眼以后，再放开鸡只。

饮水接种：稀释疫苗所需水量以能持续供应待免疫鸡群 1.5h 的饮水为宜。饮水接种时及饮水接种前、后 24h 内，在饮水中按 0.2％的比例添加脱脂奶粉，或添加其他疫苗稳定剂，有助于保证疫苗效果的发挥，并不得添加任何消毒剂。

【注意事项】

① 本品仅用于接种健康鸡。

② 请勿使用瓶盖已损坏的产品。

③ 接种之前方能稀释疫苗，疫苗一经稀释，应立即使用。

④ 每瓶疫苗一经打开，应一次用完。

⑤ 饮水接种前，应事先停水 2h 左右，以使待免疫鸡群产生渴感。

⑥ 饮水接种时，水中必须不含氯等消毒剂，饮水要清洁，忌用金属容器。

⑦ 当接种完成后未用完的疫苗和已使用过的疫苗瓶应按有关规定进行处理。

⑧ 请记录所使用疫苗之批号、有效期、接种日期、使用的鸡场及所发现的任何反应。

⑨ 新城疫病毒能引起人眼持续 2～3 日的轻度炎症，处理疫苗时应小心，避免接触人眼。

【规格】①1000 羽份/瓶；②2000 羽份/瓶。

【贮藏与有效期】2～8℃避光保存，有效期为 18 个月。

鸡新城疫、传染性法氏囊病二联活疫苗（La Sota 株+NF8 株）

Newcastle Disease and Infectious Bursal Disease
Vaccine, Live（Strain La Sota+Strain NF8）

本品系用鸡新城疫病毒 La Sota 株和鸡传染性法氏囊病病毒 NF8 株分别接种 SPF 鸡胚，收获感染鸡胚液和鸡胚组织，以一定比例混合，加适宜稳定剂后，经冷冻真空干燥制成。

【性状】淡红色或淡黄色疏松团块，易与瓶壁脱离，加稀释液后迅速溶解。

【作用与用途】用于预防鸡新城疫和鸡传染性法氏囊病。

【用法与用量】滴鼻、点眼或饮水接种。用于 7 日龄以上鸡。有母源抗体的雏鸡，可在 10~14 日龄时首次接种，间隔 1~2 周后进行第 2 次接种。

滴鼻、点眼接种：按瓶签注明羽份，用生理盐水适当稀释后，用滴管吸取疫苗，每只鸡点眼或滴鼻接种 1~2 滴（约 0.05mL）。

饮水免疫：按瓶签注明羽份，用饮用水适当稀释（如能加入 1%~2%脱脂鲜牛奶或 0.1%~0.2%脱脂奶粉，免疫效果更佳），每只鸡饮水接种 2 羽份。

【注意事项】

① 仅用于接种健康鸡群，体质瘦弱、患有疾病的鸡，禁止使用。

② 本品应冷藏运输。气温高于 10℃时，必须将疫苗放在装有冰块的冷藏容器内。严禁阳光照射和接触高温。

③ 使用前应仔细检查疫苗，如发现玻瓶破裂、没有瓶签或瓶签不清楚、疫苗中混有异物、已过有效期或未在规定条件下保存等情况时，不能使用。

④ 稀释后的疫苗应在 2h 内用完。

⑤ 接种用具须经灭菌处理。接种后的剩余疫苗、疫苗瓶、稀释和接种用具等应做消毒处理。

⑥ 饮水接种前，应停水适当时间。饮水接种时忌用金属容器，所用的水中应不含有游离氯或其他消毒剂。

【规格】①500 羽份/瓶；②1000 羽份/瓶。

【贮藏与有效期】2~8℃保存，有效期为 18 个月。

鸡新城疫、传染性支气管炎二联活疫苗（La Sota 株+LDT3-A 株）

Newcastle Disease and Infectious Bronchitis Vaccine,
Live（Strain La Sota+Strain LDT3-A）

本品系用鸡新城疫病毒 La Sota 株（CVCC AV 1615）和鸡传染性支气管炎病毒 LDT3-A 株分别接种 SPF 鸡胚培养，收获感染胚液，按一定比例混匀后，再加入适宜保护剂，经冷冻真空干燥而制成。

【性状】乳白色或黄白色海绵状疏松团块，易与瓶壁脱离，加稀释液后迅速溶解。

【作用与用途】用于免疫各种日龄的鸡，预防鸡新城疫和传染性支气管炎。

【用法与用量】

① 取少量预冷 2~8℃的无菌生理盐水加入疫苗瓶内，充分溶解疫苗。

② 将 2000 羽份疫苗稀释到总量为 60mL 无菌生理盐水中，1000 羽份疫苗稀释到总量为 30mL 无菌生理盐水中，500 羽份疫苗稀释到总量为 15mL 无菌生理盐水中，充分摇匀。

③ 用滴管吸取疫苗，每只鸡滴鼻接种 0.03mL（1 羽份）。

【注意事项】

① 仅接种健康鸡群。

② 疫苗稀释后置阴凉处，限 4h 内用完。

③ 滴鼻用滴管、瓶及其它器械事先消毒，免疫量应准确。

④ 使用后的疫苗瓶和相关器具应进行无害化处理。

【规格】①500 羽份/瓶；②1000 羽份/瓶；③2000 羽份/瓶。

【贮藏与有效期】—20℃以下保存，有效期为 12 个月。

鸡新城疫、传染性支气管炎二联活疫苗（La Sota 株＋QXL87 株）
Combined Newcastle Disease and Infectious Bronchitis Vaccine, Live（Strain La Sota+Strain QXL87）

本品系用鸡新城疫病毒弱毒 La Sota 株、鸡传染性支气管炎病毒弱毒 QXL87 株，分别接种 SPF 鸡胚，收获感染胚液，按一定比例混合后，加适宜稳定剂，经冷冻真空干燥制成。

【性状】微黄色海绵状疏松团块，易与瓶壁脱离，加稀释液后迅速溶解。

【作用与用途】用于预防鸡新城疫和鸡传染性支气管炎。免疫期为 3 个月。

【用法与用量】滴鼻或点眼接种。按瓶签注明羽份用无菌生理盐水或专用疫苗稀释液稀释疫苗，每只鸡滴鼻 1 羽份或点眼 1 羽份或滴鼻＋点眼 1 羽份。

【注意事项】

① 本品仅用于接种健康鸡群。

② 稀释液应置 2～8℃或阴凉处预冷，疫苗稀释后应在 4h 内用完。

③ 滴鼻或点眼用滴管、滴瓶及其它器械事先消毒，免疫量应准确。

④ 用过的疫苗瓶、器具和未用完的疫苗等应进行无害化处理。

【规格】①500 羽份/瓶；②1000 羽份/瓶；③2000 羽份/瓶。

【贮藏与有效期】—15℃以下保存，有效期为 24 个月。

鸡新城疫、传染性支气管炎二联活疫苗（ZM10 株＋H120 株）
Combined Newcastle Disease and Infectious Bronchitis Vaccine, Live（Strain ZM10+Strain H120）

本品系用鸡新城疫病毒 ZM10 株和传染性支气管炎病毒 H120 株分别接种 SPF 鸡胚培养，收获感染鸡胚液，加适宜稳定剂，经冷冻真空干燥制成。

【性状】乳白色海绵状疏松团块，易与瓶壁脱离，加稀释液后迅速溶解。

【作用与用途】用于预防鸡新城疫和鸡传染性支气管炎，免疫期为 2 个月。

【用法与用量】滴鼻接种，适用于 1 日龄及以上健康雏鸡。按瓶签注明羽份，用生理盐水或注射用水稀释，每只 1 滴（约 0.03mL）。

【注意事项】

① 仅用于接种健康鸡。

② 现配现用。疫苗稀释后，应放冷暗处，限 4h 内用完。

③ 用过的疫苗瓶、器具和未用完的疫苗等应进行无害化处理。

【规格】①500 羽份/瓶；②1000 羽份/瓶；③2000 羽份/瓶。

【贮藏与有效期】2～8℃保存，有效期为 24 个月。

鸡新城疫、传染性支气管炎二联耐热保护剂活疫苗
（La Sota 株＋H52 株）（2013）

Combined Newcastle Disease and Infectious Bronchitis Thermo-stable
Vaccine, Live（Strain La Sota+Strain H52）（2013）

本品系用鸡新城疫病毒 La Sota 株、鸡传染性支气管炎病毒 H52 株，分别接种 SPF 鸡胚培养，收获感染胚液，按一定比例混合后，加适宜耐热保护剂，经冷冻真空干燥制成。

【性状】本品为微黄色海绵状疏松团块，易与瓶壁脱离，加稀释液后迅速溶解。

【作用与用途】用于预防鸡新城疫和鸡传染性支气管炎。

【用法与用量】滴鼻或饮水免疫。适用于 21 日龄以上鸡。按瓶签注明羽份用生理盐水、注射用水或水质良好的冷开水稀释疫苗。

滴鼻接种：每只 1 滴（约 0.03mL）。

饮水接种：剂量加倍。其饮水量根据鸡龄大小而定。21～30 日龄鸡，每只 10～20mL；成年鸡，每只 20～30mL。

【注意事项】

① 仅用于接种健康鸡。

② 疫苗稀释后，应放冷暗处，限 4h 内用完。

③ 饮水接种时，忌用金属容器。饮水接种前 72h 内和接种后 24h 内，饮水中应不含消毒剂。饮水器应置于不受日光照射、凉爽的地方。

④ 用过的疫苗瓶、器具和未用完的疫苗等应进行无害化处理。

【规格】①500 羽份/瓶；②1000 羽份/瓶。

【贮藏与有效期】2～8℃保存，有效期为 24 个月。

鸡新城疫、传染性支气管炎二联耐热保护剂活疫苗
（La Sota 株＋H120 株）（2015）

Newcastle Disease and Infectious Bronchitis Thermo-stable
Vaccine, Live（Strain La Sota+Strain H120）（2015）

本品系用鸡新城疫病毒 La Sota 株（CVCC AV1615 株）、传染性支气管炎病毒 H120 株（CVCC AV1514 株），分别接种 SPF 鸡胚，收获感染胚液，以适当比例混合，加入适量特定配方耐热保护剂，经冷冻真空干燥制成。

【性状】微黄色海绵状疏松团块，易与瓶壁脱离，加稀释液后迅速溶解。

【作用与用途】用于预防鸡新城疫和传染性支气管炎。

【用法与用量】滴鼻、饮水。用于 7 日龄以上鸡。按瓶签注明羽份，用灭菌生理盐水或适宜的稀释液稀释。

滴鼻：每只滴鼻 1 滴（约 0.03mL）。

饮水：剂量加倍，其饮水量根据日龄大小而定，一般 5～10 日龄每只 5～10mL，20～30 日龄每只 10～20mL。

【注意事项】

① 稀释后应放冷暗处，应限 4h 内用完。

② 饮水免疫时忌用金属容器，饮用前至少停水 4h。

③ 用过的疫苗瓶、器具、未用完的疫苗等应进行消毒处理。

【规格】 ①500 羽份/瓶；②1000 羽份/瓶；③2000 羽份/瓶。

【贮藏与有效期】 2～8℃保存，有效期为 15 个月。

鸡新城疫、传染性支气管炎二联耐热保护剂活疫苗（La Sota 株+H52 株）（2016）
Newcastle Disease and Infectious Bronchitis Thermo-stable Vaccine, Live（Strain La Sota+Strain H52）（2016）

本品系用鸡新城疫病毒弱毒 La Sota 株、传染性支气管炎病毒弱毒 H52 株，分别接种 SPF 鸡胚，收获感染胚液，按适当的比例混合，加入适宜耐热保护剂，经冷冻真空干燥制成。

【性状】 本品为淡黄或微红色海绵状疏松团块，易与瓶壁脱离，加稀释液后迅速溶解。

【作用与用途】 用于预防鸡新城疫、鸡传染性支气管炎。

【用法与用量】 适用于 21 日龄以上鸡。按瓶签注明羽份，用灭菌生理盐水或适宜的稀释液稀释。滴鼻免疫，每只鸡滴鼻 1 滴（约 0.03mL）；饮水免疫，剂量加倍，其饮水量根据日龄大小而定，一般 20～30 日龄每只 10～20mL，成年鸡每只 20～30mL。

【注意事项】

① 稀释后，应放冷暗处，必须在 4h 内用完。

② 饮水免疫忌用金属容器，饮用前至少停水 4h。

③ 用过的疫苗瓶、器具、未用完的疫苗等应进行消毒处理。

【规格】 ①500 羽份/瓶；②1000 羽份/瓶；③2000 羽份/瓶。

【贮藏与有效期】 2～8℃保存，有效期为 24 个月。

鸡新城疫、传染性支气管炎二联耐热保护剂活疫苗（La Sota 株+H120 株）（2019）
Combined Newcastle Disease and Infectious Bronchitis Thermo-stable Vaccine, Live（Strain La Sota+Strain H120）（2019）

本品系用鸡新城疫病毒 La Sota 株（CVCC AV1615）和鸡传染性支气管炎病毒 H120 株（CVCC AV1514）分别接种 SPF 鸡胚培养，收获鸡胚尿囊液，按一定比例混合后，加适宜耐热保护剂，经冷冻真空干燥制成。

【性状】 微黄色海绵状疏松团块，易与瓶壁脱离，加稀释液后迅速溶解。

【作用与用途】 用于预防鸡新城疫和传染性支气管炎。

【用法和用量】 滴鼻或饮水接种。按瓶签注明羽份，用灭菌生理盐水、注射用水或水质良好的冷开水稀释疫苗。滴鼻接种，每只 1 滴（约 0.05mL）。饮水接种，剂量加倍。其饮水量根据鸡龄大小而定，5～10 日龄 5～10mL；20～30 日龄 10～20mL；成年鸡 20～30mL。

【注意事项】

① 稀释后，应放冷暗处，限 4h 内用完。

② 饮水接种时，忌用金属容器。饮用前应至少停水 2～4h。

③用过的疫苗瓶、器具和未用完的疫苗等应进行无害化处理。

【规格】①500 羽份/瓶；②1000 羽份/瓶；③2000 羽份/瓶。

【贮藏与有效期】2～8℃保存，有效期为 24 个月。

鸡传染性支气管炎活疫苗（B48 株）
Infectious Bronchitis Vaccine, Live（Strain B48）

本品系用鸡传染性支气管炎病毒 B48 株接种 SPF 鸡胚培养，收获感染鸡胚的尿囊液，加适宜保护剂，经冷冻真空干燥制成。

【性状】蓝色海绵状疏松团块，易与瓶壁脱离，加入稀释液后迅速溶解。

【作用与用途】用于预防鸡传染性支气管炎。

【用法与用量】用于 4 日龄以上鸡点眼或饮水接种。

点眼接种：将 1 滴疫苗悬液滴入鸡只眼中，待疫苗均匀布满整个眼以后，再放开鸡只。

饮水接种：稀释疫苗所需水量以能持续供应待免疫鸡群 1.5h 的饮水为宜。饮水接种时及饮水接种前、后 24h 内，在饮水中按 0.2％的比例添加脱脂奶粉，或添加其他疫苗稳定剂，有助于保证疫苗效果的发挥，不得添加任何消毒剂。

【注意事项】

① 本品仅用于接种健康鸡。

② 请勿使用瓶盖已损坏的产品。

③ 接种之前方能稀释疫苗，疫苗一经稀释，应立即使用。

④ 每瓶疫苗一经打开，应一次用完。

⑤ 饮水接种前，应事先停水 2h 左右，以使待免疫鸡群产生渴感。

⑥ 饮水接种时，水中必须不含氯等消毒剂，饮水要清洁，忌用金属容器。

⑦ 当接种完成后，未用完的疫苗和已使用过的疫苗瓶应按有关规定进行处理。

⑧ 请记录所使用疫苗之批号、有效期、接种日期、使用的鸡场及所发现的任何反应。

【规格】①1000 羽份/瓶；②2000 羽份/瓶。

【贮藏与有效期】2～8℃避光保存，有效期为 18 个月。

鸡传染性支气管炎活疫苗（LDT3-A 株）
Infectious Bronchitis Vaccine, Live（Strain LDT3-A）

本品系用鸡传染性支气管炎病毒弱毒 LDT3-A 株接种 SPF 鸡胚培养，收获感染鸡胚尿囊液，加适宜稳定剂，经冷冻真空干燥制成。

【性状】乳白色或黄白色海绵状疏松团块，易与瓶壁脱离，加稀释液后迅速溶解。

【作用与用途】用于预防传染性支气管炎。免疫期为 4 个月。

【用法与用量】

① 取少量预冷 2～8℃的无菌生理盐水加入疫苗瓶内，充分溶解疫苗。

② 将 2000 羽份疫苗稀释到总量为 60mL 无菌生理盐水中；1000 羽份疫苗稀释到总量为 30mL 无菌生理盐水中；500 羽份疫苗稀释到总量为 15mL 无菌生理盐水中；充分摇匀。

③ 用滴管吸取疫苗，每只鸡滴鼻接种 0.03mL（1 羽份）。

【注意事项】

① 仅接种健康鸡群。

② 疫苗稀释后置阴凉处，限 4h 内用完。

③ 滴鼻用滴管、滴瓶及其它器械事先消毒，免疫量应准确。

④ 使用后的疫苗瓶和相关器具应进行无害化处理。

【规格】①500 羽份/瓶；②1000 羽份/瓶；③2000 羽份/瓶。

【贮藏与有效期】-20℃以下保存，有效期为 9 个月。

鸡传染性支气管炎活疫苗（NNA 株）
Infectious Bronchitis Vaccine, Live (Strain NNA)

本品系用鸡传染性支气管炎病毒 NNA 株接种适龄 SPF 鸡胚培养，收获感染鸡胚液，混合并加入保护剂，经分装、冻干制成疫苗。

【性状】淡黄色海绵状疏松团块，易与瓶壁脱离，加稀释液后迅速溶解。

【作用与用途】用于预防鸡传染性支气管炎。免疫期为 2 个月。

【用法与用量】按瓶签注明羽份，用不含防腐剂或消毒剂的饮用水稀释疫苗。

个体接种：点眼；群体接种：饮水。

推荐接种程序：首次接种，最早可用于 7 日龄鸡。

【注意事项】

① 本品仅用于接种健康鸡。

② 请勿使用瓶盖已破损的疫苗。

③ 稀释和接种时，应执行常规无菌操作。

④ 稀释疫苗的饮水和盛放疫苗的器具必须清洁、不含防腐剂和消毒剂。

⑤ 疫苗瓶一经打开，应一次用完。

⑥ 用过的疫苗瓶、器具和未用完的疫苗等应进行无害化处理。

⑦ 本疫苗对于因呼吸型毒株引起的传染性支气管炎（M41 株）不能提供足够的免疫保护。

【规格】①1000 羽份/瓶；②2000 羽份/瓶。

【贮藏与有效期】2～8℃保存，有效期为 18 个月。

鸡传染性支气管炎活疫苗（FNO-E55 株）
Infectious Bronchitis Vaccine, Live（Strain FNO-E55）

本品系用鸡传染性支气管炎病毒 FNO-E55 株接种 SPF 鸡胚培养，收获感染鸡胚尿囊液加适宜稳定剂，经冷冻真空干燥制成。

【性状】乳白色或黄白色海绵状疏松团块，易与瓶壁脱离，加稀释液后迅速溶解。

【作用与用途】用于预防由 793/B 血清型鸡传染性支气管炎病毒引起的鸡传染性支气管炎。免疫期为 8 周。

【用法与用量】滴鼻或点眼。按瓶签注明羽份，取适量稀释液加入疫苗瓶内，充分溶解疫苗，用滴管吸取疫苗液，每只鸡接种 0.03mL（相当于 1 羽份）。

【注意事项】

① 仅接种 7 日龄以上健康鸡群。

② 疫苗稀释后，应置阴凉处，限 4h 内用完。

③ 滴鼻点眼用滴管、滴瓶及其他器械应事先消毒，免疫量应准确。

④ 用过的疫苗瓶、器具和未用完的疫苗应进行无害化处理。

【规格】①1000 羽份/瓶；②2000 羽份/瓶；③5000 羽份/瓶；④10000 羽份/瓶。

【贮藏与有效期】2～8℃保存，有效期为 9 个月；－15℃以下保存，有效期为 24 个月。

鸡病毒性关节炎活疫苗（ZJS 株）
Avian Viral Arthritis Vaccine, Live（Strain ZJS）

本品系用禽呼肠孤病毒弱毒（ZJS 株）接种 SPF 鸡胚成纤维细胞（CEF）培养，收获含毒培养液后加适宜稳定剂，经冷冻真空干燥制成。

【性状】微黄或微红色海绵状疏松团块，易与瓶壁脱离，加稀释液后迅速溶解。

【作用与用途】用于 5 日龄及以上鸡免疫，预防鸡病毒性关节炎。

【用法与用量】颈部皮下或肌内注射。按瓶签注明羽份，用鸡马立克氏病疫苗稀释液、无菌生理盐水或 PBS 稀释。每只接种 0.2mL。

【注意事项】

① 仅免疫接种健康鸡群，感染球虫、支原体、马立克氏病病毒等均可影响免疫效果。

② 不得与鸡马立克氏病或鸡传染性法氏囊病活疫苗同时使用，至少间隔 5 日。

③ 免疫接种期间，尽量减少对鸡群的应激。

④ 疫苗开启稀释后，应放在冷暗处，限 2h 内用完。

【规格】①250 羽份/瓶；②500 羽份/瓶；③1000 羽份/瓶；④1500 羽份/瓶；⑤2000 羽份/瓶。

【贮藏与有效期】－15℃以下保存，有效期为 18 个月。

鸡马立克氏病活疫苗（CVI988 株）
Marek's Disease Vaccine, Live（Strain CVI988）

本品系用鸡马立克氏病病毒 CVI988 株接种鸡胚成纤维细胞培养，收获感染细胞，加适宜冷冻保护剂制成。

【性状】均一的淡红色细胞悬液。

【作用与用途】用于预防鸡马立克氏病。

【用法与用量】

① 每 1000 羽份疫苗用 200mL 无菌稀释液稀释。

② 每次从液氮罐中取出 1 安瓿疫苗，置 27℃水中，使疫苗快速解冻。

③ 用无菌注射器将解冻的疫苗慢慢注入适量的稀释液中，通过旋转或倒转容器使疫苗液充分混匀，切勿剧烈振荡。

④ 对雏鸡颈背部皮下注射，每只 0.2mL，针头不可伤及颈部肌肉或骨头。

⑤ 疫苗稀释后应于 1h 内用完。

【注意事项】

① 本品仅用于健康鸡。

② 应将接种器械于 121℃高压灭菌至少 15min 或置沸水浴中消毒至少 20min。不要让接种器械接触化学消毒剂。

③ 在接种过程中或接种后，应避免使鸡群处于应激状态。

④ 疫苗开瓶后应一次用完。

⑤ 疫苗容器及未用完的疫苗要及时焚毁。

---

⑥ 屠宰前 21 日内禁止使用。

【规格】①1000 羽份/瓶（附稀释液 200mL）；②2000 羽份/瓶（附稀释液 400mL）。

【贮藏与有效期】液氮中保存，有效期为 18 个月。

鸡马立克氏病火鸡疱疹病毒活疫苗（FC-126 株）
Marek's Disease Vaccine, Live（Strain HVT FC-126）

本品系用鸡马立克氏病火鸡疱疹病毒 FC 126 株接种 SPF 鸡胚成纤维细胞培养，收获感染细胞，加入适宜保护剂，经冷冻真空干燥制成。

【性状】白色海绵状疏松团块，易与瓶壁脱离，加入稀释液后迅速溶解。

【作用与用途】用于预防鸡马立克氏病。

【用法与用量】颈部皮下注射，每只 0.2mL。适用于接种 1 日龄雏鸡。取下疫苗瓶和稀释液瓶上的小铝盖，用酒精棉球消毒稀释液瓶塞表面，待瓶塞表面酒精晾干后，将注射器针头插入稀释液瓶内，抽取 3mL 的稀释液注入疫苗瓶内。振摇疫苗瓶，直至疫苗成为混悬液，然后将混悬液抽至针筒内。将针筒内的混悬液注入稀释液瓶内，混合均匀后即可使用，不得添加任何消毒剂。

【注意事项】

① 本品仅用于接种健康鸡。接种后，在雏鸡未产生免疫力前，应避免将雏鸡暴露在易受感染的环境中。

② 请勿使用瓶盖已损坏的产品。

③ 接种之前方能稀释疫苗，疫苗一经稀释，应立即使用，并应在 1h 内用完。

④ 疫苗稀释液须贮存于室温下。在疫苗使用前，应先将稀释液冷藏至 2~8℃，在接种期间用冰浴将稀释后的疫苗悬液维持在此温度下。

⑤ 接种时，应执行常规无菌操作。

⑥ 当接种完成后，未用完的疫苗和已使用过的疫苗瓶应按有关规定进行处理。

⑦ 请记录所使用疫苗之批号、有效期、接种日期、使用的鸡场及所发现的任何反应。

⑧ 如接种人员误将本疫苗注入人体内，请立即向医生咨询和就诊，疫苗本身对人体没有危害。

【规格】①1000 羽份/瓶（附稀释液 200mL）；②2000 羽份/瓶（附稀释液 400mL）。

【贮藏与有效期】2~8℃避光保存，有效期为 24 个月。

鸡马立克氏病活疫苗（CVI988/Rispens 株）
Marek's Disease Vaccine, Live (Strain CVI988/Rispens)

本品系用鸡马立克氏病病毒Ⅰ型 CVI988/Rispens 株接种鸡胚成纤维细胞培养，收获感染细胞，加入适宜冷冻保护液制成。

【性状】淡粉色混悬液。

【作用与用途】用于预防鸡马立克氏病。接种后 7 日产生免疫力。

【用法与用量】颈背皮下注射。按瓶签注明羽份，用专用稀释液稀释，每只雏鸡颈背皮下注射 0.2mL（含 3000PFU）。

【注意事项】

① 防止早期强毒感染，本疫苗注射 1 周后产生免疫力，应采取有效措施防止在孵化室

和育雏室内发生早期强毒感染。

② 液氮检验。在疫苗运输或保存过程中，如液氮容器中液氮意外蒸发完，则疫苗失效，应予以废弃。疫苗生产厂家及经销和使用单位应指定专人检验补充液氮，以防意外事故发生。

③ 疫苗的验收。在收到长途运输之后的液氮罐时，应立即检查罐内的疫苗是否在液氮面之下，露出液氮面的疫苗应废弃。

④ 从液氮罐中取出本品时应戴手套，以防冻伤。取出的疫苗应立即放入 37℃温水中速融（不超过 1min）。用注射器从安瓿中吸出疫苗时，应使用 12 号或 16 号针头。所用注射器应无菌。

⑤ 本疫苗是细胞结合疫苗，速融后的疫苗为均匀混浊的淡粉色细胞悬液，如有少量细胞沉淀亦属正常，可轻摇安瓿，使沉淀悬浮。掰断安瓿瓶颈之前，轻弹顶部的疫苗，避免疫苗滞留在顶端。

⑥ 抽取疫苗前，应先将稀释液瓶内塞或内盖用 75％酒精消毒。重复抽取少量的稀释液到针筒中，用以洗涤安瓿，操作必须是缓慢温和的，以免内含疫苗病毒的细胞遭到破坏。

⑦ 疫苗现配现用，稀释后应在 1h 内用完。注射过程中应经常轻摇稀释的疫苗（避免产生泡沫），使细胞悬浮均匀。并使稀释后疫苗的温度维持在 23～27℃。

⑧ 严禁稀释液冻结和暴晒，与疫苗混合前，稀释液温度应达到 23～27℃。

⑨ 疫苗稀释时，严禁在稀释液中加入抗生素、维生素、其他疫苗或药物。

⑩ 在注射疫苗的过程中，严防注射器的连接管内有气泡或断液现象，保证每只雏鸡的接种量准确。

⑪ 疫苗接种 48h 之内不得在同一部位注射抗生素（如恩诺沙星）或其他药物等。

⑫ 用过的疫苗瓶、器具和未用完的疫苗等应进行无害化处理。

【规格】疫苗：①500 羽份/瓶；②1000 羽份/瓶；③1500 羽份/瓶；④2000 羽份/瓶。
稀释液：①100mL/瓶；②200mL/瓶；③300mL/瓶；④400mL/瓶。

【贮藏与有效期】液氮中保存，有效期为 24 个月。

鸡马立克氏病活疫苗（rMDV-MS-Δmeq 株）
Marek's Disease Vaccine， Live（Strain rMDV-MS-Δmeq）

本品系用鸡马立克氏病病毒 rMDV-MS-Δmeq 株接种鸡胚成纤维细胞（CEF）培养，收获感染细胞，加入适宜冷冻保护液制成。

【性状】淡红色或浅黄色悬液。

【作用与用途】用于预防鸡马立克氏病。接种后 7 日产生免疫力。

【用法与用量】颈背部皮下注射。从液氮中取出疫苗，置 30～37℃水浴中，使疫苗快速解冻，按瓶签注明的羽份，用疫苗稀释液将疫苗稀释为 1 羽份/0.2mL。每只鸡接种 0.2mL。

【注意事项】

① 疫苗应在液氮中保存及运输。

② 仅用于接种健康鸡。

③ 接种器械应经沸水消毒 20min，不可接触化学消毒剂。

④ 从液氮罐中取出本品时应戴手套，以防冻伤；取出后应迅速置 30～37℃温水中，待完全融化后应立即取出，加稀释液稀释，否则影响疫苗效力。

⑤ 稀释疫苗时，应通过旋转或倒转容器使疫苗充分混匀，切勿剧烈振荡，稀释液温度应为 20～22℃。

⑥ 接种过程中和接种后，应避免鸡群处于应激状态。

⑦ 稀释后，限 1h 内用完，接种期间应经常轻摇疫苗瓶使疫苗均匀。

⑧ 疫苗容器及未用完的疫苗等应进行无害化处理。

【规格】①200 羽份/瓶；②500 羽份/瓶；③1000 羽份/瓶；④1500 羽份/瓶；⑤2000 羽份/瓶。

【贮藏与有效期】液氮保存，有效期为 24 个月。

鸡马立克氏病活疫苗（CVTR 株）
Marek's Disease Vaccine, Live（Strain CVTR）

本品系用天然低毒力的鸡马立克氏病病毒（MDV）血清 I 型 CVTR 株接种 SPF 鸡胚成纤维细胞（CEF）培养，收获感染细胞，加入适宜冷冻保护液制成。

【性状】融化后为淡黄色或淡红色细胞悬液。

【作用与用途】用于预防鸡马立克氏病。

【用法与用量】颈背皮下注射。按瓶签注明羽份，加专用稀释液稀释，每羽 0.2mL。

【注意事项】

① 本疫苗注射 1 周后产生免疫力，应采取有效措施防止孵化室和育雏室内发生早期强毒感染。

② 在疫苗运输或保存过程中，如液氮容器中液氮意外蒸发完，则疫苗失效，应予废弃。疫苗生产厂家及经销和使用单位应指定专人检验补充液氮，以防意外事故。

③ 取出的疫苗应立即放入 37℃温水中速融（不超过 1min），用注射器从安瓿瓶中吸出疫苗时，必须使用 16 号或 18 号针头。

④ 疫苗现配现用，疫苗稀释液在使用前孵育至 25℃左右。稀释后限 1h 内用完，注射过程中应经常轻摇稀释的疫苗（避免产生泡沫），使细胞悬浮均匀。

⑤ 用过的疫苗瓶、器具和未用完的疫苗等应进行无害化处理。

⑥ 保存疫苗的液氮罐应在室温条件下，干燥通风良好的地点直立存放。

⑦ 从液氮罐中取出本品时应戴手套，以防冻伤。

【规格】①100 羽份/瓶；②250 羽份/瓶；③500 羽份/瓶；④1000 羽份/瓶；⑤2000 羽份/瓶。

【贮藏与有效期】液氮保存，有效期为 24 个月。

鸡马立克氏病基因缺失活疫苗（SC9-1 株）
Marek's Disease Gene Deleted Vaccine, Live（Strain SC9-1）

本品系用鸡马立克氏病血清 I 型病毒 *meq* 基因缺失株（SC9-1 株）接种 SPF 鸡胚成纤维细胞培养，收获感染细胞，加入适宜冷冻保护液制成。

【性状】淡红色或淡黄色混悬液。

【作用与用途】用于预防鸡马立克氏病（MD）。接种后 5 日产生免疫力。

【用法与用量】颈背部皮下注射。疫苗使用前用配套稀释液进行稀释，1 日龄健康雏鸡，每只接种 1 羽份（0.2mL）。

【注意事项】

① 仅用于接种健康鸡。

② 液氮检查：在运输或保存过程中，如果液氮容器中液氮意外蒸发完，则疫苗失效，应予以废弃。

③ 从液氮罐中取出本品时应戴手套，以防冻伤。取出的疫苗应立即放入 37℃ 温水中速融（不超过 1min）。用注射器从安瓿中吸出疫苗时，应使用 12 号或 16 号针头。所用注射器应无菌。

④ 本品是细胞结合疫苗，速融后的疫苗为均匀浑浊的淡黄色或黄红色细胞悬液，如有少量细胞沉淀亦属正常，可轻摇安瓿使沉淀悬浮。

⑤ 吸取前，应先将稀释液瓶塞用 75% 酒精消毒。重复抽取少量的稀释液到针筒中，用以洗涤安瓿，操作必须是缓慢温和的，以免内含疫苗病毒的细胞遭到破坏。

⑥ 现配现用，限 1h 内用完。注射过程中应经常轻摇稀释疫苗（避免产生泡沫），使细胞悬浮均匀。

⑦ 严禁稀释液冻结和暴晒。稀释时，严禁在稀释液中加入抗生素、维生素、其它疫苗或药物。

⑧ 接种后 48h 之内不得在同一部位注射抗生素或其它药物等。

⑨ 用过的疫苗瓶、器具和未用完的疫苗等应进行无害化处理。

【规格】①500 羽份/瓶；②1000 羽份/瓶；③1500 羽份/瓶；④2000 羽份/瓶。

【贮藏与有效期】液氮保存，有效期为 24 个月。

鸡马立克氏病Ⅰ型、Ⅲ型二价活疫苗（814 株＋HVT Fc-126 克隆株）
Marek's Disease Bivalent Vaccine, Live（Strain 814＋Clone Strain HVT Fc-126）

本品系用鸡马立克氏病病毒Ⅰ型毒株（814 株）和Ⅲ型毒株（HVT Fc-126 克隆株）分别接种鸡胚成纤维细胞（CEF）培养后，经消化、收获离心沉淀细胞，按一定比例混合，加入适宜冷冻保护液制成。

【性状】融化后为淡红色或淡黄色的细胞悬液。

【作用与用途】用于预防鸡马立克氏病。各种品种 1 日龄雏鸡均可使用。

【用法与用量】皮下注射。按瓶签注明的羽份，用专用稀释液稀释，每羽 0.2mL。

【注意事项】

① 必须在液氮中保存及运输。

② 从液氮中取出后迅速放于 38℃ 温水中，待完全融化后再取出，加稀释液稀释，否则影响疫苗效力。用注射器从安瓿中吸出疫苗时，必须使用 12 号或 16 号针头吸取疫苗。

③ 稀释好的疫苗必须在 1h 内用完。注射期间应经常摇动疫苗使其均匀。

【规格】①500 羽份/瓶；②1000 羽份/瓶；③1500 羽份/瓶；④2000 羽份/瓶。

【贮藏与有效期】液氮中保存，有效期为 24 个月。

鸡马立克氏病病毒、传染性法氏囊病病毒火鸡疱疹病毒载体重组病毒二联活疫苗（CVI988/Rispens 株＋vHVT-013-69 株）
Marek's Disease and Infectious Bursal Disease HVT Vector Vaccine,
Live (Strain CVI988/Rispens＋Strain vHVT-013-69)

本品系用鸡马立克氏病病毒 CVI988/Rispens 株、鸡传染性法氏囊病病毒火鸡疱疹病毒载体重组病毒 vHVT-013-69 株分别接种 SPF 鸡胚成纤维细胞（CEF）培养，收获细胞培养物，加入适宜冷冻保护剂制成。

【性状】 微黄或淡红色细胞悬液。

【作用与用途】 用于预防鸡马立克氏病和鸡传染性法氏囊病。

【用法与用量】

① 用于 1 日龄雏鸡免疫接种，经颈背部皮下注射，每只接种 0.2mL。

② 用于雏鸡皮下接种时，每 1000 羽份疫苗用 200mL 稀释液稀释。

③ 每次从液氮罐中取出 1 瓶疫苗，置 27℃水中快速解冻，再用无菌注射器将疫苗缓慢注入适量稀释液中稀释。通过旋转或倒置容器使疫苗充分混匀，但切勿剧烈振荡。

④ 对雏鸡颈背部皮下注射接种时，针头不可伤及其颈部肌肉或椎骨。

【注意事项】

① 仅用于接种健康雏鸡。

② 接种器械应于 121℃高压灭菌至少 15min 或置沸水浴中消毒至少 20min。接种器械不应接触化学消毒剂。

③ 疫苗稀释后，限 1h 内用完。

④ 在接种过程中或接种后，避免鸡群处于应激状态。

⑤ 屠宰前 21 日内禁止使用。

⑥ 用过的疫苗瓶、器具和未用完的疫苗等应进行无害化处理。

【规格】 ①1000 羽份/瓶；②2000 羽份/瓶。

【贮藏与有效期】 液氮保存，有效期为 36 个月。

鸡球虫病三价活疫苗（柔嫩艾美耳球虫 PTMZ 株+巨型艾美耳球虫 PMHY 株+堆型艾美耳球虫 PAHY 株）

Coccidiosis Trivalent Vaccine for Chickens, Live（Strain *E. tenella* PTMZ, +Strain*E. maxima* PMHY+Strain*E. acervulina* PAHY）

本品系用柔嫩艾美耳球虫梅州株早熟系（PTMZ 株）、巨型艾美耳球虫河源株早熟系（PMHY 株）和堆型艾美耳球虫河源株早熟系（PAHY 株）分别经口接种无球虫感染健康鸡，收获粪便中的卵囊，置 1‰氯胺 T 溶液中，在适宜温湿度条件下孵育获得孢子化卵囊，按适当比例混合制成。

【性状】 白色或类白色溶液，静置后底部有少量沉淀。

【作用与用途】 用于预防肉鸡球虫病。接种后 14 日开始产生免疫力，免疫力可持续至饲养期末。

【用法与用量】 饮水接种。3～7 日龄鸡饮水免疫 1 羽份。每瓶 1000 羽份（或 2000 羽份）的疫苗兑水 6L（或 12L），加入 50g/瓶或 100g/瓶的球虫病疫苗助悬剂，配成混悬液 1 瓶。供 1000 羽（或 2000 羽）雏鸡自由饮用，平均每只鸡饮用 6mL 球虫病疫苗混悬液，4～6h 饮用完毕。

【注意事项】

① 本品严禁冻结或在靠近热源的地方存放。仅用于接种健康雏鸡，使用时应充分摇匀。

② 对饲料中药物使用的要求：严禁在饲料中添加任何抗球虫药物。

③ 对扩栏与垫料管理的要求：a. 建议不要逐日扩栏，接种球虫病疫苗后第 7 日，将育雏面积"一步到位"地扩大到免疫接种后第 17 日所需的育雏面积，以利于鸡群获得均匀的重复感染机会；b. 接种球虫病疫苗后的第 8～16 日内不可更换垫料；c. 垫料的湿度以

25％～30％（用手抓起一把垫料时，手心有微潮的感觉）为宜。

④ 做好免疫抑制性疾病的预防和控制工作。许多免疫抑制性疾病如传染性法氏囊病、鸡马立克氏病、霉菌毒素中毒等，会严重影响抗球虫免疫力的建立，加重疫苗反应。应避免这些疾病对疫苗免疫效果的干扰。

⑤ 减少应激因素的影响。免疫接种球虫病疫苗后的第 12～14 日，是疫苗反应较强的阶段，在此期间应尽量避免断喙、注射其他疫苗和迁移鸡群。

⑥ 接种疫苗后 12～14 日，个别鸡只可能会出现排血便的现象，不需用药。如果出现严重血便或球虫病死鸡，则用磺胺喹噁啉或磺胺二甲嘧啶按推荐剂量投药 1～2 日，即可控制。

【规格】①1000 羽份/瓶；②2000 羽份/瓶。

【贮藏与有效期】2～8℃保存，有效期为 6 个月。

鸡球虫病三价活疫苗
Coccidiosis Trivalent Vaccine for Chickens, Live

本品系用鸡柔嫩艾美耳球虫早熟弱毒 LSEt 株、巨型艾美耳球虫自然弱毒 LSEm 株和堆型艾美耳球虫自然弱毒 LSEa 株分别经口接种 SPF 雏鸡，收获粪便中的卵囊，经次氯酸钠溶液消毒后，悬浮于重铬酸钾溶液中，在适宜条件下，获得孢子化卵囊，将 3 种卵囊按一定比例混合制成。

【作用与用途】用于预防鸡球虫病。接种 7 日后开始产生免疫力，免疫力可持续至饲养期末。

【用法与用量】10 日龄以内雏鸡，经口滴服或经饲料拌服，每只鸡 1 羽份。

【注意事项】

① 使用时应充分摇匀。

② 接种后的鸡群应经常接触原垫料。

③ 接种本品前 2 日至接种后 21 日内，禁止使用任何抗球虫药物。但是接种本疫苗后 10～14 日，部分鸡可能出现轻微的疫苗反应（如食少、轻度血便等），此时，可用 2～3 日预防量的抗球虫药。

④ 接种后 6～14 日内，垫料应保持适宜湿度（垫料湿度应控制在 20％～30％之间。如果是稻壳类垫料，手捏不出水，松手不全散开即为湿度适宜的标志）。

⑤ 切勿将疫苗冷冻或加热。

【规格】①500 羽份/瓶（5mL）；②1000 羽份/瓶（5mL）。

【贮藏与有效期】2～8℃保存，有效期为 6 个月。

鸡球虫病四价活疫苗（柔嫩艾美耳球虫 PTMZ 株+毒害艾美耳球虫 PNHZ 株+巨型艾美耳球虫 PMHY 株+堆型艾美耳球虫 PAHY 株）
Coccidiosis Quadrivalent Vaccine for Chickens, Live (*E. tenella* Strain PTMZ, *E. necatrix* Strain PNHZ, *E. maxima* Strain PMHY and *E. acervulina* Strain PAHY)

本品系用柔嫩艾美耳球虫梅州株早熟系（PTMZ 株）、毒害艾美耳球虫贺州株早熟系（PNHZ 株）、巨型艾美耳球虫河源株早熟系（PMHY 株）和堆型艾美耳球虫河源株早熟系（PAHY 株）分别经口接种健康鸡，收获粪便中的卵囊，离心洗涤，置 1％氯胺 T 溶液中，在适宜温湿度条件下孵育获得孢子化卵囊，按适当比例混合制成。

【性状】白色或类白色溶液，静置后底部有少量沉淀。

【作用与用途】用于预防鸡球虫病。接种后 14 日开始产生免疫力，免疫力可持续至饲养期末。

【用法与用量】饮水接种。用于 3~7 日龄鸡饮水免疫，每只鸡 1 羽份。每瓶 1000 羽份（或 2000 羽份）的疫苗兑水 6L（或 12L），加入 1 瓶 50g/瓶（或 1 瓶 100g/瓶）的球虫疫苗助悬剂，配成混悬液。供 1000 羽（或 2000 羽）雏鸡自由饮用，平均每羽鸡饮用 6mL 球虫疫苗混悬液，4~6h 饮用完毕。

【注意事项】

① 本品严禁冻结或在靠近热源的地方存放。

② 仅用于接种健康雏鸡，使用时应充分摇匀。

③ 对饲料中药物使用的要求：严禁在饲料中添加任何抗球虫药物。

④ 对扩栏与垫料管理的要求：a. 建议不要逐日扩栏，接种球虫疫苗后第 7 日，将育雏面积"一步到位"地扩大到免疫接种后第 17 日所需的育雏面积，以利于鸡群获得均匀的重复感染机会；b. 接种球虫疫苗后的第 8~16 日内不可更换垫料；c. 垫料的湿度以 25%~30%（用手抓起一把垫料时，手心有微潮的感觉）为宜。

⑤ 做好免疫抑制性疾病的预防和控制工作。许多免疫抑制性疾病如鸡传染性法氏囊病、鸡马立克氏病、霉菌毒素中毒等，会严重影响抗球虫免疫力的建立，加重疫苗的反应。应避免这些疾病对疫苗免疫效果的干扰。

⑥ 减少应激因素的影响。免疫接种球虫疫苗后的第 12~14 日，是疫苗反应较强的阶段，在此期间应尽量避免断喙、注射其它疫苗和迁移鸡群。

⑦ 接种疫苗后 12~14 日，个别鸡只可能会出现排血便的现象，不需用药。如果出现严重血便或球虫病死鸡，则用磺胺喹噁啉或磺胺二甲嘧啶按推荐剂量投药 1~2 日，即可控制。

【规格】①1000 羽份/瓶；②2000 羽份/瓶。

【贮藏与有效期】2~8℃保存，有效期为 7 个月。

鸡球虫病四价活疫苗（柔嫩艾美耳球虫 ETGZ 株+毒害艾美耳球虫 ENHZ 株+堆型艾美耳球虫 EAGZ 株+巨型艾美耳球虫 EMPY 株）

Coccidiosis Quadrivalent Vaccine for Chickens, Live (Strain *E. tenella* ETGZ, Strain *E. necatrix* ENHZ, Strain *E. acervulina* EAGZ, Strain *E. maxima* EMPY)

本品系用鸡柔嫩艾美耳球虫早熟减毒株（ETGZ 株）、毒害艾美耳球虫早熟减毒株（ENHZ 株）、堆型艾美耳球虫自然弱毒株（EAGZ 株）和巨型艾美耳球虫自然弱毒株（EMPY 株）分别经口接种无球虫感染健康鸡，收获粪便中卵囊，并用次氯酸钠消毒，于 1.2%氯胺 B 溶液中孢子化后，按适当比例混合而成。

【性状】透明无色液体，静置后瓶底有少许沉淀。

【作用与用途】用于预防柔嫩艾美耳球虫、堆型艾美耳球虫、巨型艾美耳球虫和毒害艾美耳球虫引起的鸡球虫病。免疫后 14 日产生免疫力，免疫期为 150 日。

【用法与用量】3~5 日龄鸡饮水免疫，每只鸡 1 羽份。每瓶助悬液（100mL/瓶）加入 3000mL 水，充分搅拌混匀后，加入 1 瓶球虫病疫苗（1000 羽/瓶），最后添加水至 4000mL 并搅拌均匀，配成疫苗混悬液，供 1000 只鸡自由饮用。

【注意事项】

① 疫苗严禁冷冻或在靠近热源的地方保存。

② 疫苗仅限于健康鸡只免疫，仅用于预防鸡球虫病，禁用于紧急接种或治疗鸡球虫病。

③ 疫苗接种前 24h 及接种后两周内不得使用抗球虫药物。

④ 疫苗使用前建议鸡群停水 2～4h，不同地区、不同季节及不同品种的鸡群可根据实际情况将停水时间及饮水免疫用水量适当调整，保证疫苗在 2～4h 饮尽即可。

⑤ 接种疫苗后 12～14 日，如果出现腹泻，甚至血痢等不良反应，可用磺胺喹噁啉或磺胺氯吡嗪钠按使用剂量使用 1～2 日，即可控制。

【规格】 1000 羽份/瓶。

【贮藏与有效期】 2～8℃保存，有效期为 8 个月。

禽脑脊髓炎、鸡痘二联活疫苗（YBF02 株+鹌鹑化弱毒株）
Combined Avian Encephalomyelitis and Avian Pox Vaccine, Live（Strain YBF02+Quail-Adapted Strain）

本品系用禽脑脊髓炎病毒弱毒 YBF02 株接种 SPF 鸡胚培养，收获感染鸡胚的脑、胃肠、胰脏与适量的胚液混合，匀浆冻融、离心后取上清液；用鸡痘病毒鹌鹑化弱毒株（CVCC AV1003）接种 SPF 鸡胚成纤维细胞培养，收获病毒培养物。将禽脑脊髓炎病毒液与鸡痘病毒液按一定比例混合后，加适宜稳定剂，经冷冻真空干燥制成。

【性状】 海绵状疏松团块，易与瓶壁脱离，加稀释液后迅速溶解。

【作用与用途】 用于预防禽脑脊髓炎和鸡痘。免疫后 21 日可产生免疫力，免疫期为 12 个月。

【用法与用量】 翅内侧无血管处皮下刺种。按瓶签注明羽份，用灭菌生理盐水稀释疫苗，用刺种针蘸取稀释的疫苗，12～14 周龄鸡，刺种 1 针，每只 1 羽份。

【注意事项】

① 本品仅用于接种健康鸡群。

② 应冷藏保存和运输，严禁高温与阳光照射。

③ 适用于接种 12～14 周龄鸡，开产前一个月内或产蛋鸡禁止使用。

④ 应用灭菌生理盐水稀释。

⑤ 疫苗稀释后，限 4h 内用完。

⑥ 接种时，应做局部消毒处理。

⑦ 用过的疫苗瓶、器具和未用完的疫苗等应进行无害化处理。

⑧ 接种后 7 日，检查刺种部位是否发痘结痂，刺种部位无结痂发痘者，应重新补刺。

【规格】 ①100 羽份/瓶；②250 羽份/瓶；③500 羽份/瓶；④1000 羽份/瓶；⑤2000 羽份/瓶。

【贮藏与有效期】 －15℃以下保存，有效期为 24 个月。

鸡传染性法氏囊病活疫苗（B87 株，泡腾片）
Infectious Bursal Disease Vaccine（B87 Strain, Effervescent Tablet）

本品系用鸡传染性法氏囊病病毒 B87 株接种 SPF 鸡胚，收获感染鸡胚，匀浆，加入适宜稳定剂，经冷冻真空干燥，再混合泡腾剂压片制成。

【性状】 淡蓝色片剂，放入水中迅速崩解为蓝色溶液。

【作用与用途】 用于预防鸡传染性法氏囊病。免疫期为 2 个月。

【用法与用量】用于雏鸡的饮水免疫，每只 1 羽份。一般依母源抗体水平，在 7～21 日龄使用，必要时可在 1～3 周后加强免疫 1 次。

免疫时将疫苗用 20℃左右冷开水按计算好的饮水量进行溶解（计算方法见表 17-1），将盛有疫苗的容器分散放在鸡群中；刚开始供饮的几分钟内，频繁驱动鸡群，以使每只鸡都可饮用到足够的疫苗；饮完含疫苗水 30min 后，随机抽取 20 只检查喙、舌和嗉囊，观察染色情况；饮完含疫苗水 1h 后，方可供给正常饮水和饲料。

表 17-1　鸡群饮水免疫饮水量的计算方法

日龄	蛋鸡、种鸡/(mL/羽)	肉鸡/(mL/羽)
5～15	5～10	5～10
16～30	10～20	10～20
31～60	20～30	20～40

【注意事项】
① 疫苗仅用于健康鸡群。
② 饮水接种前应先给鸡群断水 2～3h。
③ 接种前，饮水中不能添加任何消毒剂，饮水要清洁，忌用金属容器。
④ 用过的包装、器具和未用完的疫苗等应进行无害化处理。

【规格】①500 羽份/片；②1000 羽份/片；③2000 羽份/片。

【贮藏与有效期】2～8℃保存，有效期为 12 个月。

鸭病毒性肝炎活疫苗（CH60 株）
Duck Viral Hepatitis Vaccine, Living（Strain CH60）

本品系用血清Ⅰ型鸭病毒性肝炎鸡胚化弱毒（CH60）株，接种 SPF 鸡胚，收获感染的鸡胚尿囊液、胚体、羊水及绒毛尿囊膜混合研磨，加适宜稳定剂，经冷冻真空干燥制成。

【性状】淡红色海绵状疏松团块，易与瓶壁脱离，加稀释液后迅速溶解。

【作用与用途】预防血清Ⅰ型鸭肝炎病毒引起的鸭病毒性肝炎。免疫注射 1 周龄以内雏鸭，3～5 天产生部分免疫力，7 天产生良好免疫力，免疫期为 1 个月以上（有母源抗体的雏鸭，最佳免疫时间为 1 日龄）；免疫注射产蛋前成年种鸭可为其子代雏鸭提供鸭病毒性肝炎母源抗体保护，注射后 14 天其子代雏鸭可获得良好被动免疫保护。成年种鸭免疫期为 6个月。

【用法与用量】按瓶签注明羽份，用生理盐水稀释，①雏鸭：1～7 日龄鸭腿部肌内注射 0.25mL（1 羽份）（有母源抗体的雏鸭，最佳免疫时间为 1 日龄）；②22～24 周龄种鸭（产蛋前 1 周），鸭腿部肌内注射 1mL（1 羽份）。

【注意事项】
① 使用前应仔细检查，疫苗瓶是否有真空，疫苗有无霉变。
② 被接种的鸭应健康无病。体质瘦弱、患有其他疾病者不应使用。
③ 注射针头等用具，用前需经消毒，注射部位应涂擦 5%碘酒消毒。
④ 疫苗稀释后应放冷暗处，必须在 4h 内用完。

【规格】①200 羽份/瓶；②500 羽份/瓶；③1000 羽份/瓶。

【贮藏及保存期】0℃以下保存，有效期为 18 个月；4～10℃保存，有效期为 12 个月。

番鸭呼肠孤病毒病活疫苗（CA 株）
Muscovy Duck Reovirusis Vaccine, Live（Strain CA）

本品系用番鸭呼肠孤病毒弱毒 CA 株，接种 SPF 鸡胚成纤维细胞，收获细胞培养物，加适宜冻干保护剂经冷冻真空干燥制成。

【性状】微黄色海绵状疏松团块，易与瓶壁脱离，加 Hank's 液或生理盐水后迅速溶解，呈均匀的悬液。

【作用与用途】用于预防番鸭呼肠孤病毒病。疫苗免疫后 7 日，产生免疫力。

【用法与用量】1 日龄免疫，每羽番鸭腿部肌内注射 1 羽份。番鸭出生后免疫 1 次即可。

【注意事项】

① 疫苗在运输、保存、使用过程中应防止高温和阳光照射，避免接触消毒剂。

② 疫苗稀释后限 4h 内使用。

③ 应对注射部位进行严格消毒。

④ 用过的疫苗瓶、器具和未用完的疫苗等应进行无害化处理。

【规格】①250 羽份/瓶；②500 羽份/瓶；③1000 羽份/瓶。

【贮藏与有效期】—15℃以下保存，有效期为 18 个月。

鸭坦布苏病毒病活疫苗（WF100 株）
Duck Tembusu Virus Disease Vaccine, Live（Strain WF100）

本品系用鸭坦布苏病毒 WF100 株接种鸡胚成纤维细胞（CEF）培养，收获细胞培养物，加入适宜稳定剂，经冷冻真空干燥制成。

【性状】淡黄色海绵状疏松团块，易与瓶壁脱离，加稀释液后迅速溶解。

【作用与用途】用于预防鸭坦布苏病毒病。雏鸭免疫期为 5 个月，产蛋鸭免疫期为 4 个月。

【用法与用量】肌内注射。按瓶签注明羽份，将疫苗用灭菌生理盐水稀释至每 0.5mL 含 1 羽份，每只 0.5mL。推荐免疫程序为：雏鸭 5～7 日龄初免，初免后 2 周加强免疫一次；产蛋鸭在开产前 1～2 周免疫一次。

【注意事项】

① 仅用于健康鸭。

② 疫苗稀释后充分摇匀，接种过程中应随时摇匀。

③ 稀释液温度应控制在室温以下，疫苗稀释后限 1h 内用完。

④ 注射器具应严格消毒，接种时应做局部消毒处理。

⑤ 运输时应避光，在冷藏条件下运输。

⑥ 用过的疫苗瓶、器具和未用完的疫苗等应进行无害化处理。

【规格】①100 羽份/瓶；②200 羽份/瓶；③500 羽份/瓶；④1000 羽份/瓶；⑤2000 羽份/瓶。

【贮藏与有效期】—15℃以下保存，有效期为 18 个月。

鸭坦布苏病毒病活疫苗（FX2010-180P 株）
Duck Tembusu Viral Disease Vaccine, Live（Strain FX2010-180P）

本品系用鸭坦布苏病毒 FX2010-180P 株接种 SPF 鸡胚成纤维细胞培养，收获感染细胞培养液，离心取上清，加入适量蔗糖明胶保护剂，经冷冻真空干燥制成。

【性状】淡黄色海绵状疏松团块，易与瓶壁脱离，加稀释液后迅速溶解。

【作用与用途】用于预防鸭坦布苏病毒病。免疫期为 6 个月。

【用法与用量】肌内注射。按瓶签注明羽份，用灭菌生理盐水将疫苗稀释成每 0.2mL 含 1 羽份，21 日龄及 21 日龄以上鸭，每羽注射 0.2mL。

【注意事项】

① 疫苗在运输、保存、使用过程中应防止高温和阳光照射。

② 疫苗使用前应认真检查，如出现包装瓶有裂纹等均不可使用。

③ 疫苗应在标明的有效期内使用。

④ 使用前将疫苗稀释液注入疫苗瓶中，反复抽吸混匀。

⑤ 疫苗瓶开封后，室温条件下，应于 8h 内用完。

⑥ 剩余的疫苗及用具，应经消毒处理后废弃。

【规格】①200 羽份/瓶；②300 羽份/瓶；③500 羽份/瓶；④1000 羽份/瓶；⑤2000 羽份/瓶。

【贮藏与有效期】—15℃以下保存，有效期为 24 个月。

番鸭细小病毒病、小鹅瘟二联活疫苗（P1 株+D 株）
The Muscovy Duck Parvovirusis and Goslings Plague Vaccine, Live (Strain P1+Strain D)

本品系用番鸭细小病毒弱毒 P1 株和番鸭小鹅瘟病毒弱毒 D 株分别接种番鸭胚成纤维细胞培养，收获细胞毒液，混合后，加适宜保护剂，经冷冻真空干燥制成。

【性状】海绵状疏松团块，易与瓶壁脱离，加 Hank's 液或生理盐水后迅速溶解，呈均匀的悬液。

【作用与用途】用于预防番鸭细小病毒病（亦称番鸭"三周病"）和番鸭小鹅瘟。疫苗免疫后 7 日，产生免疫力。

【用法与用量】腿部肌内注射。按瓶签注明羽份，用无菌生理盐水稀释，1~2 日龄番鸭，每羽 0.2mL（含 1 羽份）。出壳后免疫 1 次即可。

【注意事项】

① 疫苗应冷藏保存和运输。严禁高温与阳光照射。

② 疫苗稀释后应放冷暗处，限 4h 内用完。

③ 接种时，应做局部消毒处理。

④ 用过的疫苗瓶、器具和未用完的疫苗等应进行无害化处理。

【规格】①250 羽份/瓶；②500 羽份/瓶；③1000 羽份/瓶。

【贮藏与有效期】—15℃以下保存，有效期为 36 个月。

猪瘟活疫苗（传代细胞源）
Classical Swine Fever Vaccine, Live (Cell Line Origin)

本品系用猪瘟病毒兔化弱毒株（CVCC AV1412）接种易感传代细胞培养，收获培养物，加适宜稳定剂，经冷冻真空干燥制成。

【性状】淡黄色海绵状疏松团块，易与瓶壁脱离，加稀释液后迅速溶解。

【作用与用途】用于预防猪瘟。断奶后无母源抗体仔猪的免疫期为 12 个月。

【用法与用量】肌内或皮下注射。

① 按瓶签注明头份，用灭菌生理盐水稀释成 1 头份/mL，每头 1.0mL。

② 在没有猪瘟流行的地区，断奶后无母源抗体的仔猪，接种 1 次即可。有疫情威胁时，仔猪可在 21～30 日龄和 65 日龄左右各接种 1 次。

【注意事项】

① 本品仅用于健康猪只。

② 接种后应注意观察，如出现过敏反应，应及时注射抗过敏药物治疗。

③ 疫苗应在 8℃以下的冷藏条件下运输。

④ 使用单位收到冷藏包装的疫苗后，如保存环境超过 8℃而在 25℃以下时，从接到疫苗时算起，应限 10 日内用完。

⑤ 使用单位所在地区的气温在 25℃以上时，如无冷藏条件，应采用冰瓶领取疫苗，随领随用。

⑥ 疫苗稀释后，如气温在 15℃以下，6h 内用完；如气温在 15～25℃，则应在 3h 内用完。

⑦ 接种时，应做局部消毒处理。每接种 1 头猪更换 1 支针头。

⑧ 用过的疫苗瓶、器具和稀释后剩余的疫苗等应进行无害化处理。

【规格】①10 头份/瓶；②20 头份/瓶；③40 头份/瓶；④50 头份/瓶；⑤100 头份/瓶。

【贮藏与有效期】－15℃以下避光保存，有效期为 18 个月。

猪瘟活疫苗（C 株，悬浮培养）
Classical Swine Fever Vaccine, Live (Strain C, Suspension Culture)

本品系用猪瘟兔化弱毒株（C 株）传代细胞毒接种生物反应器微载体悬浮培养的牛睾丸（BT）传代细胞，收获感染细胞培养物，加入适宜保护剂，经冷冻真空干燥制成。

【性状】白色或黄白色海绵状疏松团块，易与瓶壁脱离，加稀释液后迅速溶解。

【作用与用途】用于预防猪瘟。断奶后无母源抗体仔猪的免疫期为 12 个月。

【用法与用量】肌内或皮下注射。按标签注明头份，用灭菌生理盐水将疫苗稀释成 1 头份/mL，每头 1.0mL。推荐免疫程序：在没有猪瘟流行的地区，断奶后无母源抗体的仔猪，接种 1 次即可。有疫情威胁时，仔猪可在 21～30 日龄和 65 日龄左右各接种 1 次。

【注意事项】

① 本品仅用于健康猪只。

② 接种后应注意观察，如出现过敏反应，应及时注射抗过敏药物治疗。

③ 疫苗稀释后应充分摇匀，限 1 次用完。

④ 应使用灭菌注射器进行接种。

⑤ 注射部位应严格消毒。

⑥ 每接种 1 头猪更换 1 支针头。

⑦ 使用后的疫苗瓶、器具和未用完的疫苗等应进行无害化处理。

【规格】①5 头份/瓶；②10 头份/瓶；③20 头份/瓶；④50 头份/瓶；⑤100 头份/瓶。

【贮藏与有效期】2～8℃保存，有效期为 18 个月。

猪瘟活疫苗（C 株，PK/WRL 传代细胞源）
Classical Swine Fever Vaccine, Live (C Strain, PK/WRL Cell Line Origin)

本品系用猪瘟病毒兔化弱毒株（C 株，PK/WRL 传代细胞源）接种易感猪肾传代细胞

（PK/WRL 细胞）进行悬浮培养，收获培养物，按一定比例加适宜稳定剂，经冷冻真空干燥制成。

【性状】 海绵状疏松团块，加稀释液后迅速溶解。

【作用与用途】 用于预防猪瘟。接种后 3 日产生免疫力。免疫期为 7 个月。

【用法与用量】 肌内注射。按瓶签注明头份，用稀释液稀释成 1 头份/mL，每头 1.0mL。

在没有猪瘟流行的地区，断奶后无猪瘟母源抗体的仔猪，接种 1 次即可。有疫情威胁时，在兽医指导下根据抗体监测结果可在首免之后加强免疫 1 次。

【注意事项】

① 应在 2~8℃冷藏运输，运输和使用过程中，应避免阳光照射。

② 接种时，应做局部消毒处理。

③ 用过的疫苗瓶、器具和未用完的疫苗等应进行无害化处理。

④ 用稀释液无菌稀释后，室温下当天用完。

【规格】 ①10 头份/瓶；②25 头份/瓶；③50 头份/瓶；④100 头份/瓶。

【贮藏与有效期】 2~8℃保存，有效期为 24 个月。

猪支原体肺炎活疫苗（RM48 株）
Mycoplasma hyopneumoniae Vaccine, Live (Strain RM48)

本品系用猪肺炎支原体 RM48 株接种 LPS 培养基，收获培养物，加入适宜的稳定剂，经冷冻真空干燥制成。

【性状】 灰白色或淡黄色海绵状疏松团块，易与瓶壁脱离，加稀释液后迅速溶解。

【作用与用途】 用于预防猪肺炎支原体引起的猪气喘病。免疫期为 6 个月。

【用法与用量】

① 胸腔接种。30 日龄以上的健康猪，用灭菌 PBS（0.01mol/L，pH7.2）按瓶签注明头份稀释成 1 头份/mL，由右侧肩胛后缘约 2cm 肋间隙进针，每头猪胸腔内注射疫苗 1mL。

② 鼻腔接种。断奶前后健康仔猪，用灭菌 PBS（0.01mol/L，pH7.2）按瓶签注明头份稀释成 1 头份/mL，在猪吸气时将疫苗喷射入鼻腔深部，每头猪接种疫苗 2mL。

【注意事项】

① 疫苗接种前 3 日，接种后两周内应停用除青霉素、链霉素和磺胺类以外的用于治疗支原体病的药物。

② 本疫苗仅用于健康猪，疫苗稀释后 2h 内用完。

③ 采用胸腔接种时，应严格注意猪体表的消毒，每头猪更换 1 针头。

④ 如果胸腔接种后出现过敏反应，应立即注射肾上腺素，改为鼻腔内接种。

【规格】 ①2 头份/瓶；②4 头份/瓶；③10 头份/瓶；④20 头份/瓶。

【贮藏与有效期】 −15℃以下保存，有效期为 18 个月；2~8℃保存，有效期为 6 个月。

猪繁殖与呼吸综合征嵌合病毒活疫苗（PC 株）
Porcine Reproductive and Respiratory Syndrome Chimera Virus Vaccine, Live（Strain PC）

本品系利用反向遗传技术将猪繁殖与呼吸综合征病毒（SP 株）和高致病性猪繁殖与呼

吸综合征病毒（GD 株）重组成疫苗株（PC 株），接种 Marc-145 细胞培养，收获感染细胞培养液，加入适宜保护剂，经冷冻真空干燥制成。

【性状】 乳白色或淡黄色海绵状疏松团块，易与瓶壁分离，加稀释液后迅速溶解。

【作用与用途】 用于预防高致病性猪繁殖与呼吸综合征。免疫期为 4 个月。

【用法与用量】 断奶仔猪颈部肌内注射。按瓶签注明头份，用无菌生理盐水将疫苗稀释成 1 头份/mL，每头接种 1.0mL。

【注意事项】

① 本品仅用于接种健康猪。

② 疫苗在运输、保存、使用过程中应避免高温、消毒剂和阳光照射。

③ 接种时，应做局部消毒处理。

④ 稀释后，应避免高温，限 1h 内用完。

⑤ 用过的疫苗瓶、器具和未用完的疫苗等应进行无害化处理。

【规格】 ①5 头份/瓶；②10 头份/瓶；③20 头份/瓶；④50 头份/瓶。

【贮藏与有效期】 －15℃以下保存，有效期为 18 个月。

高致病性猪繁殖与呼吸综合征活疫苗（JXA1-R 株）

Highly Pathogenic Porcine Reproductive and Respiratory Syndrome Vaccine, Live （Strain JXA1-R）

本品系用高致病性猪繁殖与呼吸综合征病毒 NVDC-JXA1 株经传代致弱的 JXA1-R 株接种 Marc-145 细胞培养，收获感染细胞培养液，加入适量蔗糖脱脂乳保护剂，经冷冻真空干燥制成。

【性状】 淡黄色海绵状疏松团块，易与瓶壁脱离，加稀释液后迅速溶解。

【作用与用途】 用于预防高致病性猪繁殖与呼吸综合征（即高致病性猪蓝耳病）。免疫期为 4 个月。

【用法与用量】 耳根后部肌内注射。按瓶签注明头份，用灭菌生理盐水稀释，仔猪断奶前后接种，母猪配种前接种，每头 1 头份。

【注意事项】

① 初次应用本品的猪场，应先做小群试验。

② 阴性猪群、种公猪和妊娠母猪禁用。

③ 本品仅用于接种健康猪。

④ 本品不应用于紧急免疫接种。

⑤ 疫苗在运输、保存、使用过程中应避免高温、消毒剂和阳光照射。

⑥ 接种用器具应无菌，注射部位应严格消毒。

⑦ 疫苗稀释后应避免高温，限 1h 内用完。

⑧ 偶尔可能引起过敏反应，可用抗组胺药（肾上腺素等）治疗。

⑨ 剩余的疫苗及用具，应经消毒处理后废弃。

⑩ 屠宰前 30 日禁用。

【规格】 ①10 头份/瓶；②20 头份/瓶；③50 头份/瓶。

【贮藏与有效期】 －15℃以下保存，有效期为 18 个月。

高致病性猪繁殖与呼吸综合征活疫苗（HuN4-F112 株）

Highly Pathogenic Porcine Reproductive and Respiratory Syndrome Vaccine, Live （Strain HuN4-F112）

本品系用高致病性猪繁殖与呼吸综合征病毒 HuN4 株经细胞传代致弱的 HuN4-F112 株，接种 Marc-145 细胞，经培养，收获感染细胞培养液，加入适量明胶蔗糖冻干保护剂，经冷冻真空干燥制成。

【性状】 微黄色海绵状疏松团块，易与瓶壁分离，加稀释液后迅速溶解。

【作用与用途】 用于预防高致病性猪繁殖与呼吸综合征（即高致病性猪蓝耳病）。免疫持续期为 4 个月。

【用法与用量】 颈部肌内注射。按瓶签注明头份，用无菌生理盐水将疫苗稀释成每头份 1mL，每头接种 1mL。

【注意事项】

① 本品只用于接种 3 周龄以上健康猪。

② 本品与猪瘟疫苗应相隔至少 1 周使用。

③ 阴性猪群、种猪和怀孕母猪禁用。

④ 疫苗在运输、保存、使用过程中应避免高温、消毒剂和阳光照射。

⑤ 疫苗稀释后应避免高温，限 1h 用完。

⑥ 接种后，个别猪偶尔可能出现过敏现象，可使用抗过敏药物进行治疗。

⑦ 接种用器具应无菌，注射部位应严格消毒。

⑧ 剩余疫苗、疫苗瓶及使用过的注射器具等应进行消毒处理。

⑨ 屠宰前 21 日禁用。

【规格】 ①5 头份/瓶；②10 头份/瓶；③20 头份/瓶；④30 头份/瓶。

【贮藏与有效期】 -20℃以下保存，有效期为 18 个月。

高致病性猪繁殖与呼吸综合征活疫苗（TJM-F92 株）

Highly Pathogenic Porcine Reproductive and Respiratory Syndrome Vaccine, Live （Strain TJM-F92）

本品系用高致病性猪繁殖与呼吸综合征病毒 TJ 株经细胞传代致弱的 TJM-F92 株接种 Marc-145 细胞培养，收获感染细胞培养液，加入适宜耐热保护剂，经冷冻真空干燥制成。

【性状】 乳白色疏松团块，易与瓶壁脱离，加稀释液后迅速溶解。

【作用与用途】 用于预防高致病性猪繁殖与呼吸综合征（即高致病性猪蓝耳病）。

【用法与用量】 颈部肌内注射。按标签注明头份，用无菌生理盐水将疫苗稀释成每头份 1mL，每头接种 1mL。

【注意事项】

① 仅用于接种 4 周龄以上健康猪。

② 阴性猪群、种猪和怀孕母猪禁用。

③ 屠宰前 30 日禁用。

④ 疫苗经稀释后充分摇匀，限 1 次用完。

⑤ 应使用无菌注射器进行接种。

⑥ 注射部位应严格消毒。

⑦ 使用后的疫苗瓶和相关器具应严格消毒。

⑧ 应在兽医的指导下使用。

⑨ 接种后个别猪可能出现过敏反应，可使用肾上腺素进行治疗。

【规格】 ①10 头份/瓶；②20 头份/瓶；③50 头份/瓶。

【贮藏与有效期】 2～8℃保存，有效期为 18 个月。

高致病性猪繁殖与呼吸综合征活疫苗（GDr180 株）

Highly Pathogenic Porcine Reproductive and Respiratory Syndrome Vaccine, Live（Strain GDr180）

本品系用高致病性猪繁殖与呼吸综合征病毒强毒 GD 株经传代致弱的 GDr180 株接种 Marc-145 细胞培养，收获感染细胞培养液，加入适宜稳定剂，经冷冻真空干燥制成。

【性状】 灰白色或淡黄色海绵状疏松团块，易与瓶壁脱离，加稀释液后迅速溶解。

【作用与用途】 用于预防高致病性猪繁殖与呼吸综合征（即高致病性猪蓝耳病）。免疫期为 6 个月。

【用法与用量】 颈部肌内注射。按瓶签注明头份，用无菌生理盐水稀释，仔猪断奶前后接种，母猪配种前接种，每头 1 头份。

【注意事项】

① 初次应用本品的大型猪场，应先做小群试验。

② 阴性猪群、种公猪和怀孕母猪禁用。

③ 本品仅用于接种 4 周龄以上健康猪。

④ 接种用器具应无菌，注射部位应严格消毒。

⑤ 疫苗稀释后应避免高温，限 1h 内用完。

⑥ 偶尔可能引起过敏反应，可用抗组胺药（肾上腺素等）治疗。

【规格】 ①10 头份/瓶；②20 头份/瓶；③50 头份/瓶。

【贮藏与有效期】 -15℃以下保存，有效期为 18 个月。

高致病性猪繁殖与呼吸综合征活疫苗（TJM-F92 株，悬浮培养）

Highly Pathogenic Porcine Reproductive and Respiratory Syndrome Vaccine, Live （Strain TJM-F92, Suspension Culture）

本品系用高致病性猪繁殖与呼吸综合征病毒 TJ 株经细胞传代致弱的 TJM-F92 株接种生物反应器微载体悬浮培养的 Marc-145 细胞，收获感染细胞培养液，加入适宜耐热保护剂，经冷冻真空干燥制成。

【性状】 白色海绵状疏松团块，易与瓶壁分离，加稀释液后迅速溶解。

【作用与用途】 用于预防高致病性猪繁殖与呼吸综合征（即高致病性猪蓝耳病）。免疫期为 6 个月。

【用法与用量】 颈部肌内注射。按标签注明头份，用灭菌生理盐水将疫苗稀释成 1 头份/mL，每头接种 1.0mL。

【注意事项】

① 仅用于接种 4 周龄以上健康猪。

② 阴性猪群、种猪和怀孕母猪禁用。

③ 屠宰前 30 日禁用。

④ 疫苗经稀释后充分摇匀，限 1 次用完。

⑤ 应使用无菌注射器进行接种。

⑥ 注射部位应严格消毒。

⑦ 使用后的疫苗瓶和相关器具应严格消毒。

⑧ 应在兽医指导下使用。

【规格】①5 头份/瓶；②10 头份/瓶；③20 头份/瓶；④50 头份/瓶；⑤100 头份/瓶。

【贮藏与有效期】2～8℃保存，有效期为 18 个月。

高致病性猪繁殖与呼吸综合征耐热保护剂活疫苗（JXA1-R 株）
Highly Pathogenic Porcine Reproductive and Respiratory Syndrome Thermo-stable Vaccine, Live（Strain JXA1-R）

本品系用高致病性猪繁殖与呼吸综合征病毒 NVDC-JXA1 株经传代致弱的 JXA1-R 株接种微载体悬浮培养的 Marc-145 细胞，经生物反应器悬浮培养生产工艺进行病毒培养，收获感染细胞培养液，过滤处理后加入适量耐热保护剂，冷冻真空干燥制成。

【性状】微黄色海绵状疏松团块，易与瓶壁脱离，加稀释液后迅速溶解。

【作用与用途】用于预防高致病性猪繁殖与呼吸综合征（即高致病性猪蓝耳病）。免疫期为 4 个月。

【用法与用量】耳根后部肌内注射。按瓶签注明头份，用灭菌生理盐水稀释，仔猪断奶前后接种，母猪配种前接种，每头 1 头份。

【注意事项】

① 初次应用本品的猪场，应先做小群试验。

② 阴性猪群、种公猪和妊娠母猪禁用。

③ 本品仅用于接种健康猪。

④ 本品不应用于紧急免疫接种。

⑤ 疫苗在运输、保存、使用过程中应防止高温、消毒剂和阳光照射。

⑥ 接种用器具应无菌，注射部位应严格消毒。

⑦ 疫苗稀释后应避免高温，限 1h 内用完。

⑧ 偶尔可能引起过敏反应，可用抗组胺药（肾上腺素等）治疗。

⑨ 剩余的疫苗及用具，应经消毒处理后废弃。

⑩ 屠宰前 30 日禁用。

【规格】①10 头份/瓶；②20 头份/瓶；③50 头份/瓶；④100 头份/瓶。

【贮藏与有效期】2～8℃保存，有效期为 18 个月。

高致病性猪繁殖与呼吸综合征、猪瘟二联活疫苗（TJM-F92 株+C 株）
Highly Pathogenic Porcine Reproductive and Respiratory Syndrome, Classical Swine Fever Vaccine, Live（Strain TJM-F92+Strain C）

本品系用高致病性猪繁殖与呼吸综合征病毒 TJM-F92 弱毒株和猪瘟病毒兔化弱毒株（C 株）分别接种 Marc-145 细胞和牛睾丸（BT）传代细胞培养，收获细胞培养物按适当比例混合，加耐热保护剂，经冷冻真空干燥制成。

【性状】白色或黄白色海绵状疏松团块，易与瓶壁分离，加稀释液后迅速溶解。

【作用与用途】用于预防高致病性猪繁殖与呼吸综合征（即高致病性猪蓝耳病）和猪瘟。免疫期为 6 个月。

【用法与用量】颈部肌内注射。按标签注明头份，用灭菌生理盐水将疫苗稀释成 1 头份/mL，接种 4 周龄以上猪，每头 1.0mL。

【注意事项】
① 仅用于接种 4 周龄以上健康猪。
② 疫苗经稀释后应充分摇匀，限 1 次用完。
③ 应使用灭菌注射器进行接种。
④ 注射部位应严格消毒。
⑤ 用过的疫苗瓶、器具和未用完的疫苗等应进行无害化处理。
⑥ 屠宰前 30 日内禁用。
⑦ 高致病性猪繁殖与呼吸综合征阴性猪群、种猪和怀孕母猪禁用。

【规格】①5 头份/瓶；②10 头份/瓶；③20 头份/瓶；④50 头份/瓶。

【贮藏与有效期】2～8℃保存，有效期为 18 个月。

高致病性猪繁殖与呼吸综合征、伪狂犬病二联活疫苗（TJM-F92 株＋Bartha-K61 株）

Highly Pathogenic Porcine Reproductive and Respiratory Syndrome, Pseudorabies Vaccine, Live（Strain TJM-F92+Strain Bartha-K61）

本品系用高致病性猪繁殖与呼吸综合征弱毒 TJM-F92 株和伪狂犬病弱毒 Bartha-K61 株分别接种 Marc-145 细胞和猪睾丸细胞（ST 细胞）进行培养，收获感染细胞培养物，按适当比例混合，加入适宜冻干保护剂，经冷冻真空干燥制成。

【性状】白色或黄白色海绵状疏松团块，易与瓶壁分离，加稀释液后迅速溶解。

【作用与用途】用于预防高致病性猪繁殖与呼吸综合征（即高致病性猪蓝耳病）和伪狂犬病。免疫期为 6 个月。

【用法与用量】颈部肌内注射 4 周龄以上猪。按标签注明头份，稀释成 1 头份/mL，每头接种 1mL。

【注意事项】
① 仅用于健康猪。
② 疫苗经稀释后充分摇匀，限 1 次用完。
③ 应使用无菌注射器进行接种。
④ 注射部位应严格消毒。
⑤ 用过的疫苗瓶、器具和未用完的疫苗等应进行无害化处理。
⑥ 屠宰前 30 日禁用。
⑦ 阴性猪群、种猪和怀孕母猪禁用。

【规格】①5 头份/瓶；②10 头份/瓶；③20 头份/瓶；④50 头份/瓶。

【贮藏与有效期】2～8℃保存，有效期为 18 个月。

猪传染性胃肠炎、猪流行性腹泻二联活疫苗（HB08 株+ZJ08 株）

Porcine Transmissible Gastroenteritis and Porcine Epidemic Diarrhea Vaccine, Live
（Strain HB08+ Strain ZJ08）

本品系用猪传染性胃肠炎病毒 HB08 株接种 ST 细胞培养，猪流行性腹泻病毒 ZJ08 株接种 Vero 细胞培养，分别收获细胞培养物，按照一定比例混合，加适宜稳定剂，经冷冻真空干燥制成。

【性状】 淡黄色或淡粉色海绵状疏松团块，易与瓶壁脱离，加稀释液后迅速溶解。

【作用与用途】 用于预防由猪传染性胃肠炎病毒和猪流行性腹泻病毒感染引起的猪腹泻。主动免疫持续期为 6 个月；仔猪被动免疫持续期至出生后 35 日。

【用法与用量】 肌内注射。按瓶签注明的头份，用灭菌生理盐水稀释成每头份 1.0mL。妊娠母猪于产仔前 3～4 周，肌内注射疫苗 2 头份（2.0mL/头）；免疫母猪所产的仔猪，于断奶后 1 周内肌内注射疫苗 1 头份（1.0mL/头）；未免疫母猪所产的仔猪，于 3～5 日龄肌内注射疫苗 1 头份（1.0mL/头）。

【注意事项】

① 须冷藏运输与保存。

② 疫苗稀释后应立即使用。

③ 免疫所用器具均应使用前消毒，用过的疫苗瓶及器具应及时消毒处理。

【规格】 ①5 头份/瓶；②10 头份/瓶；③20 头份/瓶。

【贮藏与有效期】 -20℃以下保存，有效期为 18 个月。

猪传染性胃肠炎、猪流行性腹泻二联活疫苗（WH-1R 株+AJ1102-R 株）

Porcine Transmissible Gastroenteritis and Porcine Epidemic Diarrhoea Vaccine, live
（Strain WH-1R+Strain AJ1102-R）

本品系用猪传染性胃肠炎病毒 WH-1R 株和猪流行性腹泻病毒 AJ1102-R 株分别接种 ST 细胞和 Vero 细胞，收获细胞培养物，按一定比例混合，加入适当稳定剂，经冷冻真空干燥制成。

【性状】 淡红色、淡黄色或乳白色海绵状疏松团块，加无菌 PBS（0.01mol/L，pH 值 7.2～7.4）后迅速溶解。

【作用与用途】 用于预防猪传染性胃肠炎病毒和猪流行性腹泻病毒感染引起的猪腹泻。主动免疫持续期为 6 个月；仔猪被动免疫持续期为断奶后 1 周。

【用法与用量】 按瓶签注明头份，用无菌 PBS（0.01mol/L，pH7.2～7.4）将疫苗稀释为 1 头份/mL，颈部肌内注射。推荐免疫程序为：母猪产前 4～5 周接种 2 头份，免疫母猪所产仔猪于断奶后 7～10 日接种 1 头份。非免疫母猪所产仔猪于 3 日龄时接种 1 头份。其它日龄的猪每次接种 1 头份。

【注意事项】

① 本品仅用于接种健康猪。

② 疫苗在运输、保存、使用过程中应防止高温、接触消毒剂和阳光照射。

③ 使用前应仔细检查包装，如发现破损、残缺、文字模糊、过期失效等，禁止使用。

④ 给妊娠母猪接种疫苗时，要适当保定，以免引起机械性流产。

⑤ 使用无菌 PBS（0.01mol/L，pH 7.2～7.4）稀释疫苗，并充分摇匀，使用前应使疫苗充分溶解；疫苗稀释后应避免高温，限 2h 内用完。

⑥ 注射时，接种用器具应无菌，注射部位应严格消毒。

⑦ 剩余疫苗、疫苗瓶及使用过的注射器具等应进行消毒处理。

⑧ 请将本品放在儿童不易接触的地方。

【规格】①4 头份/瓶；②10 头份/瓶；③20 头份/瓶；④50 头份/瓶。

【贮藏与有效期】－15℃以下保存，有效期为 18 个月。

猪传染性胃肠炎、猪流行性腹泻二联活疫苗（SCJY-1 株＋SCSZ-1 株）

Porcine Transmissible Gastroenteritis and Porcine Epidemic Diarrhea Vaccine, Live（Strain SCJY-1＋Strain SCSZ-1）

本品系用猪传染性胃肠炎病毒 SCJY-1 株接种 ST 细胞、猪流行性腹泻病毒 SCSZ-1 株接种 Vero 细胞并进行微载体悬浮培养，分别收获细胞培养物，按一定比例混匀后加入适当的冻干保护剂，经冷冻真空干燥制成。

【性状】黄白色海绵状疏松团块，易与瓶壁脱离，加稀释液后迅速溶解。

【作用与用途】用于预防猪传染性胃肠炎病毒和猪流行性腹泻病毒感染引起的腹泻。主动免疫接种 14 日后产生免疫力，免疫持续期为 4 个月；仔猪被动免疫持续期至断奶后 7 日。

【用法与用量】按瓶签注明头份，用专用稀释液将疫苗稀释成每头份 1.0mL，经颈部肌内注射接种。妊娠母猪于产仔前 21～28 日接种疫苗 1.0mL；免疫母猪所产仔猪于断奶后 7～14 日接种疫苗 1.0mL；未免疫母猪所产仔猪 3 日龄以内接种疫苗 1.0mL。

【注意事项】

① 本产品仅用于预防猪传染性胃肠炎病毒及猪流行性腹泻病毒引起的腹泻，对于细菌、寄生虫和其他病毒等因素引起的腹泻无效。

② 疫苗运输过程中应防止高温和阳光直射。

③ 妊娠母猪接种疫苗时要适当保定，以免引起机械性流产。

④ 疫苗稀释后，限当日内用完。

⑤ 免疫前进行抗体监测，尽量在抗体水平较低（猪传染性胃肠炎病毒及猪流行性腹泻病毒中和抗体效价不高于 1∶4）的情况下使用。

【规格】①1 头份/瓶；②5 头份/瓶；③10 头份/瓶；④20 头份/瓶；⑤40 头份/瓶。

【贮藏与有效期】2～8℃保存，有效期为 18 个月。

猪传染性胃肠炎、猪流行性腹泻二联活疫苗（SD/L 株＋LW/L 株）

Transmissible Gastroenteritis and Porcine Epidemic Diarrhea Vaccine, Live（Strain SD/L and Strain LW/L）

本品系用猪传染性胃肠炎病毒 SD/L 株接种 ST 细胞、猪流行性腹泻病毒 LW/L 株接种 Vero 细胞，分别培养，收获细胞培养物，混合后加适宜冻干保护剂，经冷冻真空干燥制成。

【性状】海绵状疏松团块，易与瓶壁脱离，加稀释液后迅速溶解。

【作用与用途】用于预防猪传染性胃肠炎和猪流行性腹泻。免疫期为 6 个月。

【用法与用量】肌内接种。按瓶签注明头份，将疫苗用灭菌生理盐水或适宜稀释液稀释。妊娠母猪于产仔前 40 日左右接种，1 头份/头，20～28 日后二免，1 头份/头；其所生仔猪于断奶后 7～10 日内接种疫苗，1 头份/头，间隔 14 日二免。

【注意事项】

① 本品仅用于接种健康猪。

② 妊娠母猪接种疫苗时要进行适当保定，以避免引起机械性流产。

③ 疫苗稀释后限 1h 内用完。

④ 接种用器具应无菌，注射部位应严格消毒。

⑤ 疫苗在运输、保存、使用过程中应防止高温、消毒剂和阳光照射。

⑥ 剩余的疫苗及用具，应经无害化处理后废弃。

【规格】①2 头份/瓶；②5 头份/瓶；③10 头份/瓶；④20 头份/瓶；⑤50 头份/瓶。

【贮藏与有效期】2～8℃保存，有效期为 18 个月。

猪传染性胃肠炎、猪流行性腹泻、猪轮状病毒（G5 型）三联活疫苗（弱毒华毒株＋弱毒 CV777 株＋NX 株）

Swine Transmissible Gastroenteritis, Porcine Epidemic Diarrhea and Porcine Rotavirus（G5 type）Vaccine, live（Strain huadu＋Strain CV777＋Strain NX）

本品系用猪传染性胃肠炎病毒弱毒华毒株、猪流行性腹泻病毒弱毒 CV777 株及猪轮状病毒 NX 株（G5 型），分别接种 ST、Vero、Marc-145 细胞培养，收获细胞培养物，按一定比例混匀，加入适当的冻干稳定剂，经冷冻真空干燥制成。

【性状】黄白色或微粉色海绵状疏松团块，易与瓶壁脱离，加稀释液后迅速溶解。

【作用与用途】用于预防猪传染性胃肠炎、猪流行性腹泻和猪轮状病毒（G5 型）的感染。免疫持续期为 6 个月，仔猪被动免疫持续期至断奶后 7 日。

【用法与用量】后海穴位（尾根与肛门中间凹陷的小窝部位）接种。按瓶签注明头份，用无菌生理盐水将疫苗稀释成 1mL/头份，经后海穴位（尾根与肛门中间凹陷的小窝部位）接种，3 日龄仔猪进针深度为 0.5cm，随猪龄增大而加深，成年猪为 4cm。妊娠母猪于产仔前 40 日接种，20 日后二免，每次 1mL；免疫母猪所生仔猪于断奶后 7～10 日接种疫苗 1mL；未免疫母猪所产仔猪 3 日龄接种 1mL。

【注意事项】

① 本品仅用于预防猪传染性胃肠炎病毒、猪流行性腹泻病毒和猪轮状病毒三种病毒引起的猪只腹泻，对于细菌、寄生虫和其他因素引起的腹泻无效。

② 免疫前进行抗体监测，尽量在抗体水平较低 [TGE、PED 中和抗体效价不高于 1:4，猪轮状病毒（PoRV）中和抗体效价不高于 1:8] 的情况下使用。

③ 疫苗运输过程中应防止高温和阳光照射。

④ 妊娠母猪接种疫苗时要适当保定，以免引起机械性流产。

⑤ 疫苗稀释后，限 1h 内用完。

⑥ 后海穴位接种时，针头保持与脊柱平行或稍偏上，以免将疫苗注入直肠内。

【规格】①1 头份/瓶；②2 头份/瓶；③5 头份/瓶；④10 头份/瓶。

【贮藏与有效期】－20℃以下保存，有效期为 24 个月。

猪链球菌病活疫苗（SS2-RD 株）
Swine Streptococcosis Vaccine, Live（Strain SS2-RD）

本品系用免疫原性良好的猪链球菌 2 型 SS2-RD 株接种含 3‰新生牛血清改良培养基发酵培养，收获培养物添加适宜稳定剂，经冷冻真空干燥制成。

【性状】淡棕色海绵状疏松团块，易与瓶壁脱离，加稀释液后迅速溶解。

【作用与用途】用于预防猪链球菌 2 型引起的猪链球菌病，免疫期为 6 个月。

【用法与用量】颈部肌内注射。按瓶签注明头份用 20%氢氧化铝胶生理盐水进行稀释，接种 1 月龄左右的健康猪，每头 1 头份。

【注意事项】

① 仅用于健康猪。

② 疫苗在运输、保存、使用过程中应防止高温、消毒剂和阳光照射。

③ 应使用无菌注射器进行接种。

④ 应对注射部位进行严格消毒。

⑤ 禁止与其它活疫苗同时使用，禁止接种前后 7 天内使用抗生素类药物。

⑥ 疫苗稀释后充分摇匀，限 2h 内用完。

⑦ 用过的疫苗瓶、器具和未用完的疫苗等应进行无害化处理。

【规格】①5 头份/瓶；②10 头份/瓶；③20 头份/瓶。

【贮藏与有效期】−15℃以下保存，有效期为 15 个月。

猪伪狂犬病耐热保护剂活疫苗（HB2000 株）
Swine Pseudorabies Thermo-stable Vaccine, Live（Strain HB2000）

本品系用猪伪狂犬病病毒（PRV）HB2000 株（缺失基因 TK、gI、gE），接种 Marc-145 细胞培养，收获感染细胞培养物，加适宜耐热保护剂，经冷冻真空干燥制成。

【性状】淡黄色或乳白色海绵状疏松团块，加稀释液后迅速溶解。

【作用与用途】用于预防猪伪狂犬病，免疫期为 6 个月。

【用法与用量】颈部肌内注射或滴鼻。按瓶签注明头份，用稀释液稀释为 1 头份/mL，每头猪 1.0mL。

推荐免疫程序：PRV 抗体阴性猪，在出生后 1 日内滴鼻或颈部肌内注射；具有 PRV 母源抗体的仔猪，在 45 日龄颈部肌内注射；经产母猪产前 1 个月颈部肌内注射；后备母猪 6 月龄颈部肌内注射，产前 1 个月加强免疫 1 次。

【注意事项】

① 本品仅用于接种健康猪。

② 疫苗稀释后限 4h 内用完。

③ 用过的疫苗瓶、器具和未用完的疫苗等应进行无害化处理。

【规格】①10 头份/瓶；②20 头份/瓶；③50 头份/瓶。

【贮藏与有效期】2～8℃保存，有效期为 24 个月。

猪伪狂犬病耐热保护剂活疫苗（C 株）
Swine Pseudorabies Thermo-tolerant Stabilizer Vaccine, Live（Strain C）

本品系用猪伪狂犬病病毒（C 株）接种 ST 细胞进行培养，收获培养物，加适宜耐热保护剂，经冷冻真空干燥制成。

【性状】 淡黄色海绵状疏松团块，易与瓶壁脱离，加稀释液后迅速溶解。

【作用与用途】 用于预防猪伪狂犬病。免疫期为 6 个月。

【用法与用量】 颈部肌内注射。按瓶签注明头份，用稀释液稀释成 1 头份/mL。仔猪在 3～4 周龄免疫 1 头份；母猪在配种前 1 个月内免疫 1 头份；在产前 6～7 周加强免疫 1 头份；种公猪每隔 6 个月免疫 1 头份。

【注意事项】

① 本品仅用于接种健康猪。

② 稀释后，限 4h 内用完。

③ 接种时，应做局部消毒处理。

④ 在保存及运输过程中，忌阳光照射和高热。

⑤ 用过的疫苗瓶、器具和未用完的疫苗等应进行无害化处理。

【规格】 ①10 头份/瓶；②20 头份/瓶；③50 头份/瓶；④100 头份/瓶。

【贮藏与有效期】 2～8℃保存，有效期为 24 个月。

猪伪狂犬病活疫苗（Bartha-K61 株，传代细胞源）
Swine Pseudorabies Vaccine, Live (Strain Bartha-K61, Cell Line Origin)

本品系用伪狂犬病病毒 Bartha-K61 株接种猪睾丸（ST）传代细胞培养，收获细胞培养物，加适宜稳定剂，经冷冻真空干燥制成。

【性状】 海绵状疏松团块，易与瓶壁脱离，加稀释液后迅速溶解。

【作用与用途】 用于预防猪伪狂犬病。

【用法与用量】 肌内注射。按瓶签注明头份，用灭菌生理盐水稀释成 1 头份/mL，每头 1.0mL。

仔猪 3～4 周龄首免，1 个月后加强免疫 1 次；后备母猪配种前 3～4 周免疫 1 次；妊娠母猪分娩前 3～4 周或每 4 个月免疫 1 次；种公猪每 4 个月免疫 1 次。

【注意事项】

① 本品仅用于健康猪。

② 疫苗应在 8℃ 以下的冷藏条件运输。

③ 疫苗稀释后应放在冷暗处保存，并限 4h 内用完。

④ 接种时应做局部消毒处理，每接种 1 头猪更换 1 支针头。

⑤ 接种后应注意观察，如出现过敏反应，应及时注射肾上腺素治疗。

⑥ 用过的疫苗瓶、器具和稀释后剩余的疫苗等应进行无害化处理。

【规格】 ①10 头份/瓶；②20 头份/瓶；③40 头份/瓶；④50 头份/瓶；⑤100 头份/瓶。

【贮藏与有效期】 −20℃以下避光保存，有效期为 18 个月。

猪乙型脑炎活疫苗（传代细胞源，SA14-14-2 株）
Swine Epidemic Encephalitis Vaccine, Live（Cell Line Origin, Strain SA14-142）

本品系用乙型脑炎病毒减毒株 SA14-14-2 株接种 Vero 细胞单层培养，收获细胞培养物，加入适宜保护剂经冷冻真空干燥制成。

【性状】 淡红色或乳白色疏松团块，加疫苗稀释液后迅速溶解成粉红色透明液体。

【作用与用途】用于预防猪乙型脑炎。对种母猪的免疫期为 9 个月，对种公猪的免疫期为 6 个月。

【用法与用量】肌内注射。按瓶签注明头份，用疫苗稀释液稀释成每头份 1mL。6～7 月龄后备种母猪和种公猪配种前 20～30 日注射 1mL 或选择在 4～5 月份（蚊蝇孳生季节前）注射 1mL，热带地区每半年注射 1mL。

【注意事项】

① 本疫苗仅用于种母猪和种公猪免疫。

② 疫苗在运输、保存、使用过程中应防止高温和阳光照射，使用本疫苗前应仔细检查包装，如发现破损、标签不清、过期或失真空等现象时禁止使用。

③ 被接种猪必须健康，如体质瘦弱、有病、食欲不振者均不应注射。

④ 免疫所用器具均应事先消毒，每注射 1 头猪必须更换 1 次消毒过的针头。

⑤ 用过的疫苗瓶、器具和未用完的疫苗应进行无害化处理。

⑥ 本疫苗必须使用疫苗稀释液稀释，应随用随稀释，并保证在疫苗稀释后于冰浴条件下 2h 之内或室温条件下 1h 之内用完。

【规格】①10 头份/瓶；②20 头份/瓶。

【贮藏与有效期】−15℃以下保存，有效期为 18 个月；2～8℃保存，有效期为 12 个月。

仔猪副伤寒耐热保护剂活疫苗（CVCC79500 株）
Paratyphus Thermo-stable Vaccine for Piglets, Live（Strain CVCC79500）

本品系用猪霍乱沙门菌 C500 弱毒株（CVCC79500）接种合成培养基，将培养物离心，收获沉淀菌体，加适宜耐热保护剂，经冷冻真空干燥制成。

【性状】灰白色海绵状疏松团块，易与瓶壁脱离，加稀释液后迅速溶解。

【作用与用途】用于预防仔猪副伤寒。

【用法与用量】口服或耳后浅层肌内注射。适用于 30 日龄以上哺乳或断乳健康仔猪。

口服法：按瓶签注明头份，临用前用冷开水稀释，每头份 5.0～10.0mL，给猪灌服，或稀释后均匀地拌入少量新鲜冷饲料中，让猪自行采食。

注射法：按瓶签注明头份，用 20% 氢氧化铝胶生理盐水稀释成 1 头份/mL。耳后浅层肌内注射，每头 1.0mL。

【注意事项】

① 疫苗稀释后，限 4h 内用完。用时要随时振摇均匀。

② 体弱有病的猪不宜接种。

③ 对经常发生仔猪副伤寒的猪场和地区，为了提高免疫效果，可在断乳前、后各接种 1 次，间隔 21～28 日。

④ 口服时，最好在喂食前服用，以使每头猪都能吃到。

⑤ 注射时，应做局部消毒处理。

⑥ 用过的疫苗瓶、器具和未用完的疫苗等应进行无害化处理。

⑦ 注射接种后，个别仔猪会出现体温升高、颤抖、呕吐和减食等症状，一般 1～2 日后自行消失，重者可注射肾上腺素抢救。口服接种时无上述反应或反应轻微。

【规格】①10 头份/瓶；②20 头份/瓶；③30 头份/瓶；④40 头份/瓶；⑤50 头份/瓶；⑥100 头份/瓶。

【贮藏与有效期】2～8℃保存，有效期为 24 个月。

小反刍兽疫活疫苗（Clone9 株）
Peste Des Petits Ruminants Vaccine, Live（Strain Clone9）

本品系用小反刍兽疫弱毒 Clone9 株接种 Vero 细胞，收获细胞培养物，加适宜稳定剂经冷冻真空干燥制成。

【性状】乳白色或淡黄色海绵状疏松团块，易与瓶壁脱离，加稀释液后迅速溶解。

【作用与用途】用于预防羊的小反刍兽疫。免疫持续期为 36 个月。

【用法与用量】按瓶签注明头份，用灭菌生理盐水稀释为每毫升含 1 头份，每只羊颈部皮下注射 1mL。

【注意事项】

① 稀释后的疫苗应避免阳光直射，气温过高时在接种过程中应冷水浴保存，稀释后的疫苗应限 3h 内用完。

② 用过的疫苗瓶、剩余疫苗及接种用注射器均应消毒处理。

③ 仅用于接种健康动物。

④ 怀孕母羊接种疫苗时，保定动作应轻柔，避免因保定不当引起流产。

⑤ 接种后个别羊可能出现过敏反应，一般无可见不良反应。

【规格】①50 头份/瓶；②100 头份/瓶。

【贮藏与有效期】置－20℃以下保存，有效期为 24 个月。

小反刍兽疫、山羊痘二联活疫苗（Clone9 株＋AV41 株）
Peste Des Petits Ruminants and Goat Pox Vaccine, live（Strain Clone9＋Strain AV41）

本品系用小反刍兽疫病毒 Clone9 弱毒株接种 Vero 细胞；山羊痘病毒 AV41 株弱毒株接种山羊肾细胞，分别收获细胞培养物，将培养物以适当比例混合，加入适宜冻干保护剂制成。

【性状】乳白色或淡黄色海绵状疏松团块，易与瓶壁脱离，加稀释液后迅速溶解。

【作用与用途】用于预防羊的小反刍兽疫、山羊痘及绵羊痘。免疫持续期为 12 个月。

【用法与用量】按瓶签注明头份，用灭菌生理盐水稀释为每 0.5mL 含 1 头份，每只羊皮内注射 0.5mL。最小免疫月龄为 1 月龄。

【注意事项】

① 稀释后的疫苗应避免阳光直射，气温过高时在接种过程中应冷水浴保存，稀释后的疫苗应限 3h 内用完。

② 用过的疫苗瓶、剩余疫苗及接种用注射器均应消毒处理。

③ 仅用于接种健康动物。

④ 怀孕母羊接种疫苗时，保定动作应轻柔，避免因保定不当引起流产。

【规格】①25 头份/瓶；②50 头份/瓶；③100 头份/瓶。

【贮藏与有效期】－20℃保存，有效期为 24 个月。

水貂犬瘟热活疫苗（CDV3-CL 株）
Mink Canine Distemper Vaccine, Live（Strain CDV3-CL）

本品系用犬瘟热病毒弱毒 CDV3-CL 株接种 Vero 细胞培养，收获感染细胞培养物，加适宜稳定剂，经冷冻真空干燥制成。

【性状】微黄白色海绵状疏松团块，易与瓶壁脱离，加稀释液后迅速溶解。

【作用与用途】用于预防水貂、狐狸犬瘟热。免疫期均为 6 个月。

【用法与用量】皮下接种。按瓶签注明头份，用灭菌注射用水或适宜的稀释液稀释成每头份 1.0mL。水貂、狐狸在断乳 14～21 日后或种兽配种前 30～60 日接种疫苗。水貂每只 1.0mL，狐狸每只 3.0mL。

【注意事项】

① 疫苗在运输时应避光，在冷藏条件下运输。

② 疫苗不能与防腐消毒成分接触。

③ 疫苗溶解后应及时注射。

④ 疫苗瓶和未用完的疫苗应做消毒处理。

⑤ 疫苗瓶破裂、透气者不得使用。

⑥ 疫苗接种后发生过敏反应，可立即皮下或肌内注射盐酸肾上腺素 0.5～1.0mL 抢救，并采取适当的辅助治疗措施。

⑦ 仅用于健康动物接种；如果动物处于某些传染病潜伏期、营养不良、有寄生虫感染、处于环境应激状态下或存在免疫抑制，均可能引起免疫失败。

【规格】①15 头份/瓶；②50 头份/瓶；③100 头份/瓶。

【贮藏与有效期】－20℃ 以下保存，有效期为 12 个月。

水貂犬瘟热、病毒性肠炎二联活疫苗（CL08+NA04 株）
Mink Distemper and Viral Enteritis Vaccine, Live（Strain CL08+Strain NA04）

本品系用犬瘟热病毒 CL08 株和猫泛白细胞减少症病毒 NA04 株分别接种 Vero 细胞和 F81-KL 细胞培养，收获细胞培养物按适当比例混合，加适宜冻干保护剂，经冷冻真空干燥制成。

【性状】微黄白色海绵状疏松团块，易与瓶壁分离，加稀释液后迅速溶解。

【作用与用途】用于预防水貂犬瘟热、病毒性肠炎。犬瘟热在疫苗接种后 14 日开始产生免疫力，病毒性肠炎在疫苗接种后 7 日开始产生免疫力，免疫期均为 6 个月。

【用法与用量】腿部肌内注射。按瓶签注明头份，用灭菌生理盐水将疫苗稀释成 1 头份/mL，接种 9～10 周龄水貂，每只 1.0mL。

【注意事项】

① 初次应用本品的貂场，应先做小群试验。

② 本品仅用于接种健康水貂。

③ 怀孕水貂禁用。

④ 疫苗在运输、保存、使用过程中应防止高温、消毒剂和阳光照射。

⑤ 接种用器具应无菌，注射部位应严格消毒。

⑥ 疫苗稀释后应避免高温，限 3h 内用完。

⑦ 本品按照推荐的途径和剂量使用，一般无可见的不良反应。

⑧ 疫苗瓶和未用完的疫苗应做消毒处理。

【规格】①30 头份/瓶；②50 头份/瓶；③100 头份/瓶。

【贮藏与有效期】2～8℃ 保存，有效期为 15 个月。

水貂犬瘟热、病毒性肠炎二联活疫苗（JTM 株+JLM 株）
Mink Distemper and Mink Viral Enteritis Vaccine, Live（Strain JTM+Strain JLM）

本品系用水貂犬瘟热病毒 JTM 株和水貂病毒性肠炎病毒 JLM 株分别接种非洲绿猴肾细胞（Vero 细胞）和猫肾细胞（CRFK 细胞）进行培养，收获感染细胞培养物，按适当比例混合，加入适宜稳定剂，经冷冻真空干燥制成。

【性状】海绵状疏松团块，易与瓶壁分离，加稀释液后迅速溶解。

【作用与用途】用于预防水貂犬瘟热和水貂病毒性肠炎。免疫期为 6 个月。

【用法与用量】按标签注明头份，将疫苗用稀释液稀释至 1 头份/mL，每只水貂背部皮下接种 1mL。接种分窝 2～3 周（7～8 周龄）后的健康水貂，种貂可在配种前 3 周加强免疫一次。

【注意事项】

① 仅用于接种健康水貂。

② 疫苗经稀释后充分摇匀，限 1 次用完。

③ 应使用无菌注射器进行接种。

④ 注射部位应严格消毒。

⑤ 使用后的疫苗瓶和相关器具应严格消毒。

⑥ 未使用完的疫苗应及时销毁。

【规格】①5 头份/瓶；②10 头份/瓶；③20 头份/瓶；④50 头份/瓶；⑤100 头份/瓶。

【贮藏与有效期】2～8℃保存，有效期为 18 个月。

犬瘟热、细小病毒病二联活疫苗（BJ/120 株+FJ/58 株）
Canine Distemper and Parvovirus Vaccine, Live（Strain BJ/120+Strain FJ/58）

本品系用犬瘟热病毒（CDV）BJ/120 弱毒株和犬细小病毒（CPV）FJ/58 弱毒株分别接种 Vero 和 DK 细胞培养，收获细胞培养物，加适宜稳定剂，经冷冻真空干燥制成。

【性状】微黄白色海绵状疏松团块，易与瓶壁脱离，加稀释液后迅速溶解。

【作用与用途】用于预防犬瘟热和犬细小病毒病，免疫期为 6 个月。

【用法与用量】用于 2 月龄或 2 月龄以上犬。按瓶签注明头份，用灭菌生理盐水稀释，每只肌内注射 1 头份（1.0mL）。

【注意事项】

① 本品仅用于接种健康动物。使用过免疫血清的动物，需隔 1～2 周后，再使用本疫苗，否则将影响免疫效果。

② 稀释后充分摇匀，接种过程中也应随时摇匀疫苗，已稀释的疫苗须在 2h 内用完。

③ 注射部位应做消毒处理。

④ 注射疫苗期间动物应避免调动、运输和饲养突变等以免引起应激反应，导致免疫失败，并严格防止与发病动物接触。

⑤ 用过的疫苗瓶、器具和未用完的疫苗等应进行无害化处理。

【规格】1 头份/瓶。

【贮藏与有效期】2～8℃保存，有效期为 12 个月。

犬瘟热活疫苗（CDV-11 株）
Canine Distemper Vaccine, Live（Strain CDV-11）

本品系用犬瘟热病毒 CDV-11 株接种 Vero 细胞微载体悬浮培养，收获细胞培养物，加适宜稳定剂，经冷冻真空干燥制成。

【性状】 微黄白色海绵状疏松团块，易与瓶壁脱离，加稀释液后迅速溶解。

【作用与用途】 用于预防狐狸犬瘟热，免疫期为 6 个月。

【用法与用量】 按瓶签注明头份，用注射用生理盐水稀释，每只肌内注射 1mL（含 1 头份）。新生狐狸初免 1 个月后加强免疫一次。

【注意事项】

① 本品仅用于接种健康狐狸。使用过免疫血清的动物，需隔 1~2 周后，再使用本疫苗，否则将影响免疫效果。

② 稀释后充分摇匀，接种过程中也应随时摇匀疫苗，已稀释的疫苗须在 2h 内用完。

③ 注射部位应做消毒处理，使用过的器具和疫苗瓶也需做消毒处理。

④ 注射疫苗期间动物应避免调动、运输和饲养条件突然改变等，以免引起应激反应，导致免疫失败；并严格防止与发病动物接触。

⑤ 接种疫苗后可能有极个别的动物会发生过敏反应。接种前备好盐酸肾上腺素注射液，发生过敏反应时及时进行解救。

【规格】 ①1 头份/瓶；②2 头份/瓶；③10 头份/瓶；④30 头份/瓶。

【贮藏与有效期】 −15℃以下保存，有效期为 18 个月。

犬瘟热、犬副流感、犬腺病毒与犬细小病毒病四联活疫苗
Canine Distemper, Parainfluenza, Adenovirus and Parvovirus Vaccine for Dogs, Live

本品系用犬瘟热病毒、犬副流感病毒、犬腺病毒和犬细小病毒弱毒株，接种易感细胞培养，收获细胞培养物，按一定比例混合后加适量抗生素与稳定剂，经冷冻真空干燥制成。

【性状】 微黄白色海绵状疏松团块，易与瓶壁脱离，加稀释液后，迅速溶解成粉红色澄清液体。

【作用与用途】 用于预防犬瘟热、犬副流感、犬腺病毒与犬细小病毒病。免疫期为 12 个月。

【用法与用量】 肌内注射。用注射用水稀释成每头份 2.0mL。对断奶幼犬以 21 日的间隔连续接种 3 次，每次 2.0mL；对成年犬每年接种 2 次，间隔 21 日，每次 2.0mL。

【注意事项】

① 仅用于非食用犬的预防接种，不能用于已发生疫情时的紧急接种与治疗。孕犬禁用。

② 使用过免疫血清的犬，需隔 7~14 日后再接种本疫苗。

③ 使用无菌注射器具进行接种。

④ 稀释后，应立即注射。

⑤ 接种期间应避免调动、运输和饲养管理条件骤变，并禁止与病犬接触。

⑥ 接种后，如发生过敏反应，应立即肌内注射盐酸肾上腺素注射液 0.5~1.0mL。

⑦ 用过的疫苗瓶、器具和未用完的疫苗等应进行无害化处理。

【规格】 1 头份/瓶。

【贮藏与有效期】2～8℃保存，有效期为 9 个月；－20℃以下保存，有效期为 12 个月。

狐狸脑炎活疫苗（CAV-2RZ 株）
Fox Encephalitis Vaccine, Live（Strain CAV-2RZ）

本品系用犬腺病毒-Ⅱ型弱毒 CAV-2RZ 株接种犬肾传代细胞（MDCK）培养，收获细胞培养物，加入适宜稳定剂，经冷冻真空干燥制成。

【性状】微黄白色海绵状疏松团块，易与瓶壁脱离，加稀释液后迅速溶解。

【作用与用途】用于预防狐狸脑炎。免疫期为 6 个月。

【用法与用量】肌内注射。按瓶签注明的头份，将疫苗用灭菌生理盐水稀释至 1 头份/mL，每只 1 头份（1mL）。推荐免疫程序为：仔狐在断乳后 14～21 日初免，初免后 21 日加强免疫 1 次；种狐配种前 30～60 日加强免疫 1 次。

【注意事项】

① 本疫苗仅用于健康狐狸免疫。

② 稀释后充分摇匀，接种过程中也应随时摇匀疫苗，已稀释的疫苗限 2h 内用完。

③ 注射部位应做消毒处理。

④ 注射疫苗期间动物应避免调动、运输和饲养条件突然改变等，以免引起应激反应，导致免疫失败，并严格防止与发病动物接触。

⑤ 接种疫苗后可能有极个别的动物会发生过敏反应。接种前备好盐酸肾上腺素注射液，发生过敏反应时及时进行救治。

⑥ 用过的疫苗瓶、器具和未用完的疫苗等应进行无害化处理。

【规格】①1 头份/瓶；②5 头份/瓶；③10 头份/瓶；④30 头份/瓶；⑤50 头份/瓶；⑥90 头份/瓶；⑦100 头份/瓶。

【贮藏与有效期】－15℃以下保存，有效期为 18 个月。

狐狸脑炎活疫苗（CAV-2C 株）
Fox Encephalitis Vaccine, Live （Strain CAV-2C）

本品系用犬腺病毒-Ⅱ型弱毒 CAV-2C 株接种犬肾传代细胞（MDCK）培养，收获感染细胞培养液，加保护剂经真空冷冻干燥制成。

【性状】微黄白色海绵状疏松团块，易与瓶壁脱离，稀释后为粉红色液体。

【作用与用途】用于预防狐狸脑炎。免疫期为 6 个月。

【用法与用量】按标签注明头份，用灭菌注射用水稀释至每头份/mL，皮下接种。每只 1 头份（1mL）。仔狐狸在断乳 21 日后或种狐狸配种前 30～60 日接种。

【注意事项】

① 疫苗在运输时应避光，在冷冻条件下运输。

② 疫苗不能与防腐消毒成分接触。

③ 疫苗稀释后限当日内用完，注射前须将本品摇匀后使用。

④ 疫苗瓶和未用完的疫苗应做消毒处理。

【规格】①5 头份/瓶；②20 头份/瓶；③30 头份/瓶；④50 头份/瓶。

【贮藏与有效期】－20℃以下保存，有效期为 12 个月。

布氏菌病活疫苗（A19-ΔVirB12株）
Brucellosis Vaccine, Live（Strain A19-ΔVirB12）

本品系用布鲁氏菌弱毒 A19-ΔVirB12 株接种适宜培养基培养，收获培养物，经浓缩，加适宜稳定剂，经冷冻真空干燥制成。

【性状】 微黄色海绵状疏松团块，易与瓶壁脱离，加稀释液后迅速溶解。

【作用与用途】 用于预防牛布鲁氏菌病。疫苗接种后 15～180 日采用 ELISA 方法可区分本疫苗免疫与野毒感染。免疫期为 12 个月。

【用法与用量】 按标签注明头份，用灭菌生理盐水稀释为每毫升含 1 头份，建议 3～8 月龄牛皮下注射 1mL/头。以后可根据牛群布鲁氏菌病流行情况决定是否再进行接种。

【注意事项】
① 仅用于健康动物，但不能用于孕畜及种公畜。
② 运输过程需冷藏，防止阳光直射。
③ 疫苗开启后，限当日使用。
④ 接种时，应做局部消毒处理。
⑤ 使用无菌注射器进行接种。
⑥ 用过的疫苗瓶、器具和未用完的疫苗等应进行无害化处理。
⑦ 本品对人有一定的致病力，工作人员大量接触可引起感染。使用时，要注意个人防护。

【规格】 ①2 头份/瓶；②5 头份/瓶；③10 头份/瓶；④20 头份/瓶；⑤40 头份/瓶；⑥80 头份/瓶。

【贮藏与有效期】 2～8℃或－15℃以下保存，有效期为 12 个月。

第三节　诊断制品

禽白血病病毒 ELISA 抗原检测试剂盒
Avian Leukosis ELISA Antigen Test Kit

本品系用禽白血病病毒 P27 蛋白单克隆抗体包被酶联反应板与酶标抗体、阴性对照品、阳性对照品、浓缩洗涤液、底物 A 液、底物 B 液和终止液等组装而成。

【性状】 试剂盒的外包装应洁净、无破损，标签应符合国家有关规定，内包装应无破损、无裂痕、无渗漏，品名、批号、保存条件、有效期和合格证应清晰。

（1）包被板（96 孔板）　表面光洁、无裂痕、无异物，装量为 5 块或 1 块。
（2）阴性对照　无色或淡黄色液体，有少量悬浮物，装量为 2mL/瓶，1 瓶。
（3）阳性对照　无色澄清溶液，无沉淀物，装量为 2mL/瓶，1 瓶。
（4）酶标抗体　澄清、淡黄色溶液，无沉淀物，装量为 50mL/瓶，1 瓶。
（5）底物 A 液　澄清溶液，无沉淀物，装量为 25mL/瓶，1 瓶。
（6）底物 B 液　无色或淡黄色澄清溶液，无沉淀物，装量为 25mL/瓶，1 瓶。
（7）25 倍浓缩洗涤液　无色澄清溶液，无沉淀物，装量为 50mL/瓶，1 瓶。
（8）终止液　无色澄清溶液，无沉淀物，装量为 50mL/瓶，1 瓶。

【作用与用途】 用于检测禽白血病病毒 P27 蛋白。

【用法与判定】

1. 用法

（1）样品处理

① 蛋清。取全蛋，破碎后用微量移液器吸取蛋清直接进行检测。

② 泄殖腔拭子。取棉签于待检鸡只泄殖腔取样后，放入 1mL PBS （0.01mol/L，pH 值 7.4）中，−20℃以下冰箱中冻融一次，恢复室温后用于检测。

③ 胎粪。无需稀释，可以直接用于检测，若样品中含有沉淀或杂质，需进行低速离心后再用于检测。

（2）检测步骤　酶联反应板上对照和待测样品添加模式如图 17-1 所示。

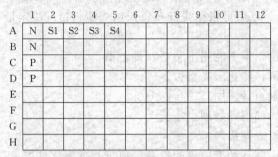

图 17-1　酶联反应板上对照和待测样品添加模式
（N 表示加阴性对照；P 表示加阳性对照；S1、S2、S3、S4 等表示加各种被检样品）

① 将处理好的样品加入包被板，100μL/孔，同时选 4 孔作阴、阳性对照（各 2 孔）。

② 将酶联反应板加盖或封膜，在室温（23～27℃）下孵育 60min。

③ 甩去孔内液体，用洗涤工作液洗涤酶联反应板，300μL/孔，洗涤 3 次，拍干。

④ 加入酶标抗体，100μL/孔。

⑤ 将酶联反应板加盖或封膜，在室温（23～27℃）下孵育 60min。

⑥ 洗涤，方法同③。

⑦ 将底物 A 液与底物 B 液按 1∶1 混合，加入孔中，100μL/孔。

⑧ 将酶联反应板加盖或封膜，室温孵育 15min。

⑨ 加终止液，100μL/孔，并轻轻振荡混匀。

⑩ 在酶标仪上读取 OD_{650nm} 值（应在加终止液后 15min 内完成读数）。

⑪ 计算公式：　　　　　　　　　$S/P 值 = (SC - NC)/(PC - NC)$

式中，NC 为阴性对照与抗体反应孔 OD_{650nm} 均值；PC 为阳性对照与抗体反应孔 OD_{650nm} 均值；SC 为被检样品与抗体反应孔 OD_{650nm} 值。

2. 判定

① NC 值＜0.200 且 0.500＜PC 值≤2.000，试验结果才有效。否则，应进行重复试验。

② 当 S/P 值＜0.17 时，判定样品为阴性；当 S/P 值≥0.17，判定样品为阳性。

【注意事项】

① 本品仅供体外检测使用。

② 不同批号试剂盒中的组分不可混用。

③ 勿使用过期的试剂盒，已开封的组分应在有效期内使用。

④ 在每次使用时，酶联反应板上均应分别设立阳性对照和阴性对照各 2 孔。

⑤ 使用蒸馏水、去离子水或纯水稀释洗涤液。

⑥ 试剂盒各组分在使用前应预先平衡至室温。

⑦ 未使用的酶联反应板应放回铝箔袋并封口，2~8℃保存。

⑧ 应避免使用金属类物质盛装和搅拌试剂。

⑨ 浓缩洗涤液在低温（2~8℃）储存时可能出现结晶，须室温完全溶解混匀后使用。

⑩ 勿将底物溶液暴露于强光下。

⑪ 本品终止液为硫酸，避免同眼、皮肤接触。

⑫ 移液系统应保证准确清洁，应提供准确溶液体积的同时不造成交叉污染。

⑬ 样本的运输须按国家的有关规定进行。

【规格与包装】 ①96 孔/（1 块·盒）；②480 孔/（5 块·盒）。

【贮存与有效期】 2~8℃保存，有效期为 12 个月。

禽白血病病毒群特异抗原检测试纸条
Colloidal Gold Strips to Detect Avian leukosis Virus Group Specific Antigen

本品系用抗禽白血病病毒群特异性抗原 p27 蛋白单克隆抗体 3D5 株和羊抗鼠 IgG 分别包被在硝酸纤维素（NC）膜上，与胶体金标记的抗禽白血病病毒群特异性抗原 p27 蛋白单克隆抗体 2E5 株金垫、样品垫、吸水垫和 PVC 板等组装而成。

【性状】 包装盒应无破损，无渗漏。其中：

（1）试纸条 包装应封闭良好，内附干燥剂一包；试纸条塑料外壳应无破损、表面光洁，样品孔和检测窗口应清洁、无异物，检测窗口应位置适中，C、T 标识清晰；装量为 1条/袋，50 袋/盒。

（2）样品稀释液 无色或淡黄色澄清液体，装量为 50mL/瓶，1 瓶/盒。

【作用与用途】 用于检测蛋清、泄殖腔拭子和胎粪中禽白血病病毒群特异抗原。

【用法与判定】

1. 用法

（1）样品处理

① 蛋清。取全蛋，破碎后取蛋清，置−18℃以下冻融 1 次，用吸管吸取蛋清直接进行检测。

② 泄殖腔拭子。用医用棉签于待检鸡只泄殖腔取样后，放入 1mL 样品稀释液中，置−18℃以下冻融 1 次，恢复至室温（15~25℃）后，剧烈振荡 1min，挤出棉签中的液体，弃棉签。液体置 2~8℃，以 12000r/min 离心 1min，取上清直接进行检测。

③ 胎粪样品。用医用棉签取待检鸡只胎粪，放入 1mL 样品稀释液中，置−18℃以下冻融 1 次，恢复至室温（15~25℃）后，剧烈振荡 1min，挤出棉签中的液体，弃棉签。液体置 2~8℃，以 12000r/min 离心 1min，取上清直接进行检测。

（2）操作步骤

① 从包装袋中取出试纸条，样品孔（S）、检测窗口朝上平放在桌面上。

② 用吸管吸取待检样品，缓慢逐滴滴加 3~4 滴（约 100μL）到样品孔（S）中，加样后开始计时。

③ 仔细观察测试区窗口中 T 线（检测线）和 C 线（质控线）显色反应。

④ 静置 5~10min 后观察结果。

2. 判定

① 在试纸条上出现两条紫红色条带（T 线和 C 线），判为阳性［见图 17-2(a)］。

② 在试纸条上仅出现一条紫红色条带（C线），判为阴性 [见图 17-2(b)]。

③ 在试纸条上 C 线处不出现紫红色条带，判为无效 [见图 17-2(c)、(d)]。

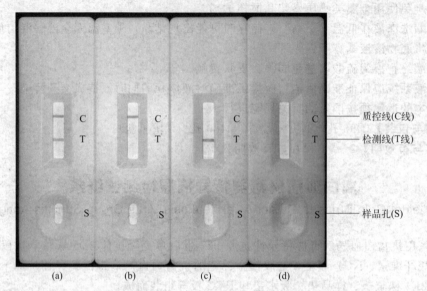

图 17-2　禽白血病病毒群特异抗原检测试纸条检测结果判定示意图

【注意事项】

① 试纸条应在 2～8℃进行运输和贮存，严禁受潮。

② 在检测样品之前，所有的试剂应恢复至室温（15～25℃）。

③ 试纸条的包装袋如有破损，请勿使用。包装袋打开后，应尽快使用。

④ 不能重复使用试纸条。

⑤ 滴加到样品孔中的样品量不能超过 4 滴，应逐滴加入样品孔中。

⑥ 测试样品来自动物，可能有潜在感染性，应做好生物安全防护。

⑦ 试验完毕后，使用过的试纸条、样品和试剂应进行无害化处理。

【规格】 50 袋/盒。

【贮藏与有效期】 2～8℃保存，有效期为 15 个月。

禽白血病病毒 ELISA 群特异抗原检测试剂盒
Avian Leukosis Virus ELISA Group Specific Antigen Test Kit

本品系用抗禽白血病病毒群特异性抗原 p27 蛋白单克隆抗体包被酶联反应板与阳性抗原对照、阴性抗原对照、10 倍浓缩洗涤液、酶标抗体、底物溶液和终止液等组装而成。

【性状】 试剂盒应无破损、无裂痕、无渗漏。

（1）包被板（96 孔板）　包装袋封闭良好，表面光洁、无裂纹，包被板孔底清洁透明、无异物，装量为 5 块/盒。

（2）阳性抗原对照　无色澄清液体，无沉淀物，装量为 2.0mL/管，1 管/盒。

（3）阴性抗原对照　无色澄清液体，无沉淀物，装量为 2.0mL/管，1 管/盒。

（4）10 倍浓缩洗涤液　无色澄清液体，装量为 250mL/瓶，1 瓶/盒。

（5）酶标抗体　淡黄色澄清液体，无沉淀物，装量为 50mL/瓶，1 瓶/盒。

（6）底物溶液　无色或淡蓝色澄清液体，无沉淀物，装量为 50mL/瓶，1 瓶/盒。

（7）终止液　无色澄清液体，无沉淀物，装量为 50mL/瓶，1 瓶/盒。

【作用与用途】用于检测禽白血病病毒 p27 群特异抗原。

【用法与判定】

1. 样品处理

（1）蛋清　取全蛋，破碎后取蛋清，置－20℃以下冻融 1 次，用微量移液器吸取蛋清直接进行检测。

（2）泄殖腔拭子　用无菌棉签于待检鸡只泄殖腔取样后，放入 1mL PBS（0.01mol/L，pH 值 7.4）中，置－20℃以下冻融 1 次，恢复室温后，剧烈振荡 1min，挤出棉签中的液体，弃棉签。液体在 2～8℃下，以 12000r/min 离心 1min，取上清直接进行检测。

（3）病毒培养液　取病毒培养液，以 8000r/min 离心 10min，取上清直接进行检测。

2. 用法

① 使用前所有试剂应恢复至室温（15～25℃）。试剂应轻轻地旋转或振荡予以混合。

② 取出包被板（根据样品多少可拆开分次使用），将 10 倍浓缩洗涤液用双蒸水稀释 10 倍后备用。

③ 包被板上对照和待检样品添加如图 17-3 所示。

	1	2	3	4	5	6	7	8	9	10	11	12
A	N	S1	S2	S3	S4							
B	N											
C	P											
D	P											
E												
F												
G												
H												

图 17-3　包被板上对照和待检样品添加示意图

（P 表示阳性抗原对照；N 表示阴性抗原对照；S1、S2、S3、S4 等表示待检样品）

④ 加入处理好的待检样品，100μL/孔，同时设阴、阳性抗原对照（各 2 孔），100μL/孔，在 37℃下孵育 1h。

⑤ 甩去孔内液体，用稀释好的洗涤液洗涤包被板，300μL/孔，洗涤 4 次，拍干。

⑥ 加入酶标抗体，100μL/孔，在 37℃下孵育 1h。

⑦ 洗涤，方法同⑤。

⑧ 加入底物溶液，100μL/孔，在室温（15～25℃）下、避光孵育 15min。

⑨ 加入终止液 100μL/孔，轻微振荡混合均匀后，在 450nm 的波长下读数（应在加入终止液后 15min 内完成读数），并记录结果。

⑩ 计算公式：

$$S/P\text{值}=\frac{\text{待检样品 }OD_{450nm}\text{ 值}-\text{阴性抗原对照平均 }OD_{450nm}\text{ 值}}{\text{阳性抗原对照平均 }OD_{450nm}\text{ 值}-\text{阴性抗原对照平均 }OD_{450nm}\text{ 值}}$$

3. 判定

① 试验结果有效的条件：阳性抗原对照孔的平均 OD_{450nm} 值＞0.20，阴性抗原对照孔的平均 OD_{450nm} 值＜0.10。

② 检测样品 S/P 值≥0.155 时，判定为阳性样品；检测样品 S/P 值＜0.155 时，判定为阴性样品。

【注意事项】

① 仅供用于体外检测。

② 不同批号的试剂盒内的试剂组分不能混用；不同试剂在使用时，应防止交叉污染。

③ 使用前，应将试剂盒中的各液体成分充分摇匀，平衡至室温。

④ 稀释 10 倍浓缩洗涤液时，如有结晶，置 37℃ 下使其溶解后再使用，不影响试剂盒的检测效果。

⑤ 包被板拆封后未使用，应放回铝箔袋并封口，2～8℃保存，应避免受潮，试剂盒使用完毕后应置 2～8℃保存。

⑥ 应避免使用金属类器物盛装或搅拌试剂。

⑦ 勿将底物溶液暴露于强光下。

⑧ 本品终止液为硫酸，避免同眼、皮肤接触。如接触，应用清水迅速冲洗接触部位。

⑨ 应严格按照试剂盒说明书进行操作，严格遵守各操作步骤规定的时间和温度。

⑩ 移液系统应保证准确清洁，应在提供准确液体体积的同时防止交叉污染。

⑪ 样本的运输，须按国家的有关规定进行。

【规格】 480 孔/盒。

【贮藏与有效期】 2～8℃保存，有效期为 9 个月。

鸡传染性支气管炎病毒（M41 株）血凝抑制试验抗原、阳性血清与阴性血清

Infectious Bronchitis Virus（Strain M41）Hemagglutination Inhibition Test Antigen, Positive Sera and Negative Sera

抗原系用鸡传染性支气管炎病毒（IBV）M41 株接种易感鸡胚培养，收获感染胚液，经浓缩后，用 A 型产气荚膜梭菌滤液处理制成。用于鸡传染性支气管炎病毒（M41 株）灭活疫苗血清学效力检验及免疫检测。

阳性血清系用 IBV M41 株接种 SPF 鸡，采血、分离血清制成。用于鸡传染性支气管炎病毒（M41 株）血凝抑制试验阳性对照。

阴性血清系采自 SPF 鸡血、分离血清制成。用于鸡传染性支气管炎病毒（M41 株）血凝抑制试验阴性对照。

【性状】 抗原为白色混浊液体，底部有少量沉淀；阳性血清及阴性血清为淡黄色或淡红色澄明液体，无沉淀。

【用法与判定】

1. 材料

（1）96 孔 V 形微量反应板、单道及多道微量移液器、吸头、加样容器、吸管、烧杯等。

（2）HA 缓冲液　将 5.96g HEPES、8.19g 氯化钠、0.15g 氯化钙依次溶解于 1000mL 双蒸水中，用 0.1mol/L 氢氧化钠溶液或盐酸溶液调至 pH 为 6.5，用 0.2μm 微孔滤器滤过，分装，置 2～8℃保存备用。

（3）生理盐水　取 9g 氯化钠溶解于 1000mL 蒸馏水中，即成。

（4）1％鸡红细胞悬液　采集公鸡血液（加入阿氏液抗凝），加入生理盐水，离心，洗涤 5 次，最后用 HA 缓冲液将红细胞稀释至 1％（体积分数）。

（5）25％高岭土悬液　取高岭土 25g，加水至 100mL，再加入 0.1mol/L 盐酸溶液 250mL，摇匀，静置 60min，弃上清，用去离子水反复洗涤至中性，置 37℃，直至水分完

全蒸发，用pH7.2 PBS（0.01mol/L）配成25%悬液，置2~8℃保存备用。

2. 操作术式

（1）HA试验操作方法

① 在96孔微量板上，从第1孔至第12孔，用移液器每孔加入HA缓冲液25μL。

② 取25μL抗原，从第1孔起，依次做2倍系列稀释至第12孔，混合，弃去25μL。

③ 每孔加入25μL HA缓冲液。

④ 每孔加入25μL 1%鸡红细胞悬液，每块板上设稀释液和红细胞悬液对照孔。

⑤ 将微量板置振荡器上振荡30s，置2~8℃作用45min，判定结果。

⑥ 结果判定：将微量板倾斜45°。对照孔的红细胞应完全沉淀到孔底中心，呈泪珠样流淌，阳性孔的红细胞则均匀分布于孔底或呈锯齿样凝集。使红细胞完全凝集的最大稀释倍数为该抗原的HA效价。

（2）HI试验操作方法

① 处理待检血清。取0.1mL血清，加入0.3mL 25%高岭土悬液，混匀，置37℃ 60min，以6000r/min离心15min，取上清，即为1：4稀释的待检血清。

② 配制工作抗原。如果抗原凝集效价测定结果为1：256（举例），则4个HA单位为1：64（256÷4＝64），这时可将抗原用HA缓冲液稀释64倍，即成4 HA单位的工作抗原液。

③ 在96孔微量板上，每行从第2孔开始，每孔加入25μL HA缓冲液，直至第12孔。

④ 分别在第1、第2、第12孔中加入处理过的待检血清25μL。

⑤ 用移液器从第2孔起做2倍系列稀释，直至第10孔（血清稀释倍数从第1孔的1：4、第2孔的1：8…至第10孔的1：2048），弃去25μL。

⑥ 向第1~11孔中加入25μL 4 HA单位的工作抗原液，在微量振荡器上振荡30s，室温下作用30min。

⑦ 每孔加入25μL 1%鸡红细胞悬液，振荡30s，放2~8℃下反应30~45min，判定结果。

⑧ 判定：判定时将微量板倾斜45°。只有当抗原对照孔（第11孔）中红细胞完全凝集、血清对照孔（第12孔）中的红细胞完全沉淀时，当阴性血清HI抗体效价不高于1：8、阳性血清HI抗体效价与已知效价相比误差不高于1个滴度时，试验方为成立。若红细胞沉淀呈泪珠样流淌，判为HI阳性；若红细胞在孔底均匀分布或呈锯齿状凝集，判为HI阴性。以完全抑制红细胞凝集的最高血清稀释倍数作为待检血清的HI抗体效价。

【注意事项】

① 对HA和HI试验结果影响因素很多，应严格按照试验程序进行操作，尤其应注意试验温度和作用时间。

② 准确配制1%鸡红细胞悬液，使用时应充分摇匀。

③ 准确配制4 HA单位的工作抗原液，使用前需进行滴定，配制好的工作抗原液应在2h内用完。

④ 本抗原未经灭活，使用应按实验室生物安全有关规定进行操作，用完的器皿、吸头等应彻底消毒。

【规格】①0.5mL/瓶；②1mL/瓶。

【贮藏与有效期】抗原在2~8℃或－25℃以下保存，有效期为21个月；血清在－25℃以下保存，有效期为18个月。

鸡传染性支气管炎病毒 ELISA 抗体检测试剂盒

Infectious Bronchitis Virus ELISA Antibody Test Kit

本试剂盒系用大肠杆菌表达的鸡传染性支气管炎病毒重组 N160 蛋白包被酶联反应板（抗原包被板），与阳性对照血清、阴性对照血清、样品稀释液、10 倍浓缩洗涤液、兔抗鸡 IgG 酶标抗体、底物溶液和终止液等组分组装而成。

【性状】试剂盒应无破损、无裂痕、无渗漏。其中：

（1）抗原包被板　铝箔袋封闭良好，表面光洁、无裂纹，包被板板底清洁、透明、无异物，装量为 1 块/盒或 5 块/盒。

（2）阳性对照血清　无色或淡黄色澄清液体，装量为 1mL/管 或 3mL/管，1 管/盒。

（3）阴性对照血清　无色或淡黄色澄清液体，装量为 1mL/管 或 3mL/管，1 管/盒。

（4）样品稀释液　无色澄清液体，装量为 50mL/瓶 或 250mL/瓶，1 瓶/盒。

（5）10 倍浓缩洗涤液　无色澄清液体，装量为 15mL/瓶 或 75mL/瓶，1 瓶/盒。

（6）兔抗鸡 IgG 酶标抗体　无色或淡黄色澄清液体，装量为 10mL/瓶 或 50mL/瓶，1 瓶/盒。

（7）底物溶液　无色或淡蓝色澄清液体，装量为 10mL/瓶 或 50mL/瓶，1 瓶/盒。

（8）终止液　无色澄清液体，装量为 10mL/瓶 或 50mL/瓶，1 瓶/盒。

【作用与用途】用于检测鸡血清中鸡传染性支气管炎病毒抗体。

【用法与判定】

1. 材料准备

（1）试剂的准备　用前将所有的试剂和样品恢复至室温（15～25℃），试剂应轻轻地旋转或振荡予以混合。

（2）洗涤液的配制　将 1 份 10 倍浓缩洗涤液加入 9 份双蒸水中，混匀。配制好的洗涤液，应在 3 日内用完。

（3）待检血清的稀释　用样品稀释液将待检血清按 1：500 进行稀释。

2. 操作步骤

（1）加样　根据待检样品数量，取可拆卸包被板，平放桌面，每孔加入稀释好的待检血清 100μL，同时设阳性对照血清和阴性对照血清各 2 孔。包被板上对照样品和待检样品添加位置如图 17-4 所示。

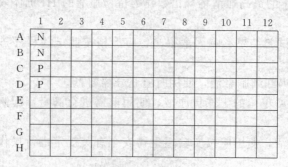

图 17-4　对照样品和待检样品添加示意图

（P 为阳性对照血清；N 为阴性对照血清；其余孔为待检样品）

（2）孵育　置 25℃温箱孵育 45min。

（3）洗涤　甩去孔内液体，加入洗涤液，250μL/孔，洗涤 3 次，每次静置 3min，甩去孔内液体，拍干。

（4）二抗孵育　加入兔抗鸡 IgG 酶标抗体，$100\mu L$/孔，置 25℃温箱孵育 30min。

（5）洗涤　方法同（3）。

（6）显色　加入底物溶液，$100\mu L$/孔，置室温（15～25℃）避光孵育 5min。

（7）终止　加入终止液，$100\mu L$/孔，轻微振荡混合均匀。

（8）读数　在加入终止液后 15min 内，将包被板置于酶标仪中，在波长为 630nm 下读取 OD_{630nm} 值。

（9）S/P 值计算　按照以下计算公式，计算 S/P 值。

$$S/P\ 值=\frac{待检样品\ OD_{630nm}\ 值-阴性对照血清\ OD_{630nm}\ 平均值}{阳性对照血清\ OD_{630nm}\ 平均值-阴性对照血清\ OD_{630nm}\ 平均值}$$

3. 试验成立的条件

阳性对照血清 OD_{630nm} 值均＞0.3，阴性对照血清 OD_{630nm} 值均＜0.10，试验方可成立。

4. 判定

待检样品 S/P 值＞0.2 时，判为阳性；待检样品 S/P 值≤0.2 时，判为阴性。

【注意事项】

① 试剂盒应 2～8℃运输及保存。

② 贮藏时，所有的板条一定要用封口膜密封，防止潮气对包被板的损伤。

③ 仔细阅读说明书。

④ 不要使底物溶液接触强光和氧化物。所有试剂取出后，均不得再加回瓶中。

⑤ 不要使用过期的组分或者不同批次试剂混合使用。

⑥ 稀释 10 倍浓缩洗涤液时，如发现结晶，置 37℃使其溶解后再使用。

⑦ 注意加样和洗涤过程，以确保试验的准确度，严禁用嘴吸液。

⑧ 待检血清发生腐败时勿用于检测。

⑨ 检验用器皿必须清洁，操作过程避免与金属类器物接触。

⑩ 应严格按照试剂盒说明书进行操作，严格遵守各操作步骤规定的时间和温度。

⑪ 操作过程中使用手套，所有的废液要经过无害化处理和净化。

【规格】①1 块板（96 孔）/盒；②5 块板（480 孔）/盒。

【贮藏与有效期】2～8℃保存，有效期为 12 个月。

鸡传染性法氏囊病病毒 ELISA 抗体检测试剂盒
Infectious Bursal Disease Virus ELISA Antibody Test Kit

本品系由用灭活纯化的鸡传染性法氏囊病病毒包被的酶联反应板（包被板）与阳性对照血清、阴性对照血清、样品稀释液、10 倍浓缩洗涤液、兔抗鸡 IgG 酶标抗体、底物溶液及终止液等组分组装而成。

【性状】试剂盒应无破损、无裂痕、无渗漏。其中：

（1）包被板（96 孔板）　铝箔袋封闭良好，表面光洁、无裂纹，包被板板底清洁、透明、无异物，装量为 1 块或 5 块。

（2）阳性对照血清　淡黄色澄清液体，装量为 2mL/管，1 管/盒。

（3）阴性对照血清　淡黄色澄清液体，装量为 2mL/管，1 管/盒。

（4）样品稀释液　无色或淡黄色澄清液体，装量为 250mL/瓶，1 瓶/盒。

（5）10 倍浓缩洗涤液　无色澄清液体，装量为 250mL/瓶，1 瓶/盒。

（6）兔抗鸡 IgG 酶标抗体　淡黄色澄清液体，装量为 50mL/瓶，1 瓶/盒。

（7）底物溶液　无色或淡蓝色澄清液体，装量为 50mL/瓶，1 瓶/盒。

（8）终止液　无色澄清液体，装量为 50mL/瓶，1 瓶/盒。

【作用与用途】 用于检测鸡血清中鸡传染性法氏囊病病毒抗体。

【用法与判定】

1. 材料准备

（1）试剂的准备　用前将所有的试剂和待检血清恢复至室温（15～25℃），试剂应轻轻地旋转或振荡予以混合。

（2）洗涤液的配制　取 1 份 10 倍浓缩洗涤液加入 9 份双蒸水中，混匀。配制好的液体，应在 3 日内用完。

（3）待检血清的处理　用样品稀释液将待检血清样品按 1∶500（体积分数）进行稀释。

2. 操作步骤

（1）加样　根据样品数量，取可拆卸包被板，每孔加入稀释好的待检血清 100μL，同时设阳性对照血清和阴性对照血清各 2 孔。包被板上的样品添加位置如图 17-5 所示。

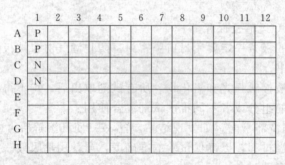

图 17-5　样品添加位置示意图

（P 表示阳性对照血清；N 表示阴性对照血清；其余为待检血清样品）

（2）孵育　置 37℃孵育 1h。

（3）洗涤　弃去孔中液体，每孔加入洗涤液 300μL，孵育 3min，弃去洗涤液，洗涤 4 次，每次拍干。

（4）加入酶标抗体　每孔加入兔抗鸡 IgG 酶标抗体（1∶5000）100μL。

（5）孵育　置 37℃孵育 1h。

（6）洗涤　方法同（3）。

（7）显色　每孔加入底物溶液 100μL，置室温（15～25℃）避光孵育 10min。

（8）终止　每孔加入终止液（2mol/L 硫酸溶液）100μL，轻微振荡混合均匀后，在波长为 450nm 下读取 OD_{450nm} 值（应在加入终止液后 5min 内完成读数）。

（9）计算　按下式计算 S/P 值。

$$S/P\ 值 = \frac{待检样品\ OD_{450nm}\ 值 - 阴性对照血清平均\ OD_{450nm}\ 值}{阳性对照血清平均\ OD_{450nm}\ 值 - 阴性对照血清平均\ OD_{450nm}\ 值}$$

3. 判定

（1）试验成立的条件　阳性对照血清 OD_{450nm} 值均＞0.8，阴性对照血清 OD_{450nm} 值均＜0.10，则判为试验成立。

（2）试验结果判定　检测样品 S/P 值≥0.28 时，判为阳性；S/P 值＜0.28 时，判为阴性。

【注意事项】

① 试剂盒应在 2~8℃运输及保存。

② 贮藏时，所有的板条一定要用封口膜密封，防止潮气对包被板的损伤。否则，不得使用。

③ 不要使底物溶液接触强光和氧化物。所有试剂取出后，均不得再加回瓶中。

④ 仔细阅读说明书。

⑤ 不要使用过期的成分或者不同批次试剂混合使用。

⑥ 稀释 10 倍浓缩洗涤液时，如发现结晶，置 37℃使其溶解后再使用。

⑦ 注意加样和洗涤过程，应确保试验的准确度，严禁用嘴吸液。

⑧ 被检血清发生腐败时勿用于检测。

⑨ 检验用器皿必须清洁，操作过程避免与金属类器物接触。

⑩ 应严格按照试剂盒说明书进行操作，严格遵守各操作步骤规定的时间和温度。

⑪ 操作过程中使用手套，终止液是硫酸，具有腐蚀性，使用时要小心。所有的废液要经过处理和净化。

【规格】 ①96 孔/盒；②480 孔/盒。

【贮藏与有效期】 2~8℃保存，有效期为 12 个月。

鸡毒支原体 ELISA 抗体检测试剂盒
Mycoplasma gallisepticum ELISA Antibody Test Kit

本品系由纯化的重组鸡毒支原体 PvpA 蛋白包被的 96 孔酶标板、酶结合物（100 倍）、阳性对照血清、阴性对照血清、样品稀释粉、浓缩洗涤液（10 倍）、底物 A 液、底物 B 液和终止液组装而成。

【性状】 试剂盒的外包装应洁净、无破损，内包装应无破损、无裂痕、无渗漏，产品名称、批号、有效期清晰。其中：

(1) 抗原包被板 铝箔袋应密封良好，内装 1 块 96 孔抗原包被板和 1 包干燥剂，抗原包被板应无裂纹。

(2) 阳性对照血清 应为淡黄色澄清液体，装量 1.2mL/瓶，1 瓶/盒。

(3) 阴性对照血清 应为淡黄色澄清液体，装量 1.2mL/瓶，1 瓶/盒。

(4) 样品稀释粉 应为白色均匀粉末，装量 0.50g/包，5 包/盒。

(5) 酶结合物（100 倍） 应为无色澄清液体，装量 0.12mL/瓶，1 瓶/盒。

(6) 浓缩洗涤液（10 倍） 应为无色澄清液体，装量 25mL/瓶，1 瓶/盒。

(7) 底物 A 液 应为无色澄清液体，装量 6.0mL/瓶，1 瓶/盒。

(8) 底物 B 液 应为无色澄清液体，装量 6.0mL/瓶，1 瓶/盒。

(9) 终止液 应为无色澄清液体，装量 6.0mL/瓶，1 瓶/盒。

【作用与用途】 用于检测鸡血清中的鸡毒支原体抗体。

【用法与判定】

1. 用法

(1) 样品准备 取鸡全血，待血液凝固后，以 3000r/min 离心 10min，收集上清。也可采集血液，待凝固后自然析出血清，要求血清清亮，无溶血。

(2) 配液（应现用现配）

① 洗涤液的配制。将浓缩洗涤液（10 倍）恢复至室温，并摇动使沉淀溶解（可在 37℃

水浴中加热溶解 5～10min）。然后使用去离子水或蒸馏水稀释 10 倍。

② 样品稀释液的配制。将样品稀释粉倒至 15mL 离心管中，加入 PBS 溶液（pH 7.2）10mL，充分混匀，4℃存放，备用。

③ 酶结合物的配制。用 PBS 溶液（pH 7.2）将酶结合物（100 倍）进行 1∶100 稀释。

（3）样品稀释　用样品稀释液将所有待检血清、阳性对照血清和阴性对照血清进行 1∶500 稀释。

（4）样品检测

① 准备。使用前将试剂盒恢复至室温。液体试剂应轻轻振荡混匀。

② 编号。取出抗原包被板（根据样品多少，可拆开分多次使用），在记录本上记录样品的位置。

③ 加样。将阳性对照血清、阴性对照血清和待检血清依次加入抗原包被板，每孔 100μL，每次检测阳性对照血清、阴性对照血清各加 2 孔，待检血清做 1 个重复。轻轻混匀孔中样品（勿溢出），用封板膜封好，置 37℃孵育 1h。

④ 洗板。弃去孔中液体，每孔加入稀释好的洗涤液 300μL，浸泡 3min，弃去洗涤液。重复洗板 4 次，最后一次洗涤后弃去洗涤液，并在吸水纸上拍干。

⑤ 加酶。每孔加入稀释好的酶结合物 100μL，用封板膜封好，置 37℃孵育 1h。

⑥ 洗板。弃去孔中液体，重复步骤④。

⑦ 显色。将底物 A 液和底物 B 液按 1∶1 比例混合后，每孔加入混合液 100μL。盖上封板膜，置 37℃避光显色 10min。

⑧ 终止。每孔加入终止液 50μL（10min 内测定结果）。

⑨ 测定。设定酶标仪波长于 450nm 处，用空白孔调零后测定各孔 OD 值。

2. 判定

（1）试验有效性判定　阴性对照 OD_{450nm} 平均值（$NC\bar{x}$）≤0.15，且阳性对照 OD_{450nm} 平均值（$PC\bar{x}$）减去阴性对照 OD_{450nm} 平均值（$NC\bar{x}$）≥0.15，判定试验有效。

（2）试验结果判定　当样品 S/P≥0.67，判为阳性；S/P<0.67，判为阴性。

$$S/P = \frac{\text{样品平均吸光值} - NC\bar{x}}{PC\bar{x} - NC\bar{x}}$$

【注意事项】

① 试剂盒严禁冻结。

② 试剂盒使用前，各试剂和血清样品应恢复至室温，使用后放回 2～8℃保存。未用完的酶标板条须与干燥剂一起用自封袋密封，置 2～8℃保存。

③ 不同批次的试剂盒组分不得混用，不同试剂使用时应防止交叉污染。

④ 底物和终止液不能暴露于强光下或接触抗氧化剂。

⑤ 使用终止液及底物 B 液时应注意安全，避免直接接触，如溅到皮肤、眼睛上，应立即用大量清水冲洗。

⑥ 所有血清样品应全部稀释完成后，再加到抗原包被板上，以保持反应条件尽可能一致。

⑦ 浓缩洗涤液如有结晶，应 37℃水浴使其溶解后再使用。

⑧ 移液时，应尽量准确，防止气泡产生。

⑨ 所有废弃物应进行无害化处理。

【规格】96 孔/板，1 板/盒。

【贮藏与有效期】2～8℃保存，有效期为 12 个月。

禽流感病毒 H7 亚型荧光 RT-PCR 检测试剂盒

Avian Influenza Virus SubtypeH7Real-time RT-PCR Detection Ki

本品系用禽流感病毒 H7 亚型的血凝素（HA）基因保守区设计合成的一对特异性引物和一条特异性荧光标记探针组成的荧光 RT-PCR 反应液，以体外转录的禽流感病毒 H7 亚型血凝素 RNA 为阳性对照，以健康鸡肝脏制备的悬液为阴性对照，与酶混合物及 RNA 提取部分（Buffer A、Buffer B、Buffer C 及吸附柱和收集管）等组分组装而成。用于检测咽喉/泄殖腔拭子、肝脏、脾脏、肺脏、肾脏中的禽流感病毒 H7 亚型核酸。

【性状】试剂盒的外包装应无破损，内包装应无破损、无裂痕、无渗漏，品名、批号、保存条件、有效期等应清晰。其中：

（1）禽流感病毒 H7 亚型荧光 RT-PCR 检测试剂盒-A 盒

① Buffer A。无色透明澄清液体，装量为 25mL/瓶，1 瓶。

② Buffer B。无色透明澄清液体，装量为 60mL/瓶，1 瓶。

③ Buffer C。无色透明澄清液体，装量为 1250μL/管，2 管。

④ RNase-Free 吸附柱和收集管。管壁无色透明、无杂质，数量为 50 套。

（2）禽流感病毒 H7 亚型荧光 RT-PCR 检测试剂盒-B 盒

① 荧光 RT-PCR 反应液。无色透明澄清液体，装量为 750μL/管，1 管。

② 酶混合物。无色透明黏稠液体，装量为 50μL/管，1 管。

③ 阴性对照。褐色悬液，装量为 1000μL/管，1 管。

④ 阳性对照。无色透明液体，装量为 1000μL/管，1 管。

【用法与判定】

1. 用法

（1）样品的采集、处理和保存 采样过程中样本不得交叉污染，采样及样品预处理过程中须戴一次性手套。

① 采样工具。棉拭子、剪刀、镊子、研钵、采样管（1.5mL 离心管或其他规格）、采样袋。上述取样工具必须经（121±2）℃，15min 高压灭菌并烘干或经 160℃ 干烤 2h。

② 样品采集。

a. 拭子样品。采集咽喉拭子、泄殖腔拭子。采集方法如下：

取咽喉拭子时将拭子深入喉头口及上颚裂来回刮 2～3 次并旋转，取分泌液；取泄殖腔拭子时将拭子深入泄殖腔旋转一圈并沾取少量粪便。

将采样后的拭子分别放入盛有 1.0mL PBS（含青霉素和链霉素）的采样管中，编号。

b. 肝脏、脾脏、肺脏、肾脏样品。用无菌剪、镊采集待检脏器，装入无菌采样袋或其它灭菌容器，编号。

③ 样品贮运。样品采集后，放入密闭的塑料袋内（一个采样点的样品放一个塑料袋），置保温箱中加冰、密封，24h 内送实验室。

④ 样品处理。

a. 拭子样品。样品在混匀器上充分混合后，将拭子中的液体挤出，3000r/min 离心 5min，吸取上清液 1mL 转入无菌的 1.5mL 离心管中备用。

b. 组织脏器样品。用无菌的剪刀和镊子剪取待检样品 2.0g 于研钵中充分研磨，再加 10.0mL PBS（含青霉素和链霉素）混匀，3000r/min 离心 5min，4℃，取上清液 1mL 转入无菌的 1.5mL 离心管中，编号备用。

⑤ 样品存放。采集或处理好的样品在 2～8℃条件下保存应不超过 24h；若需长期保存，须放置−80℃冰箱，但应避免反复冻融（冻融不超过 3 次）。

（2）操作步骤

① 具病毒 RNA 的提取（使用 A 盒）。

a. 待检样品、阳性对照和阴性对照的份数总和用 n 表示，取 n 个灭菌的 1.5mL 离心管，逐管编号。

b. 每管加入 Buffer A 500μL。

c. 每管分别加入已处理的待检样品、阳性对照、阴性对照各 200μL，充分混匀，室温放置 10min。

d. 取与上述离心管等量的 RNase-Free 吸附柱和收集管，编号。将离心管中的溶液转移至 RNase-Free 吸附柱，（为避免堵塞吸附柱，尽量不要吸悬浮杂质）。

e. 13000r/min 室温离心 30s。

f. 弃去收集管液体，将吸附柱放回收集管中。

g. 吸附柱内加入 600μL Buffer B，13000r/min 离心 30s。

h. 弃去收集管液体，将吸附柱放回收集管中。

i. 重复步骤 g、h。

j. 13000r/min 空柱离心 2min，去除残留液。

k. 将每个吸附柱分别移入新的 1.5mL 离心管中，向柱中央加入 50μL Buffer C，室温静置 1min，13000r/min 离心 30s，离心管中液体即为模板 RNA。获得的 RNA 溶液，冰上保存备用（注意提取的 RNA 须在 2h 内进行 RT-PCR 扩增，若需长期保存须放置−80℃冰箱，但应避免反复冻融）。

② 荧光 RT-PCR 扩增（使用 B 盒）。

a. 扩增试剂准备。从试剂盒中取出荧光 RT-PCR 反应液、酶混合物，室温融化后，2000r/min 离心 5s。设所需 PCR 管数为 n（n＝样本数＋1 管阴性对照＋1 管阳性对照），每个测试反应体系需要 15μL 荧光 RT-PCR 反应液和 1.0μL 酶混合物。计算好各试剂的使用量，加入一适当体积小管中，充分混合均匀后，向每个 PCR 管中各分装 15μL。

b. 分别向上述 PCR 管中加入样本核酸提取中制备的 RNA 溶液各 10μL，盖紧管盖，500r/min 离心 30s。

c. 将加样后的 PCR 管放入荧光 PCR 检测仪内，做好标记。反应参数设置：

第一阶段，反转录 42℃/30min；

第二阶段，预变性 92℃/2min；

第三阶段，92℃/10s，45℃/30s，72℃/60s 共 5 个循环。

第四阶段，92℃/15s，53℃/10s，60℃/30s 共 40 个循环。荧光收集在第四阶段每次循环的 60℃延伸时进行。

2. 结果判定

（1）结果分析条件的设定　阈值设定原则：根据仪器噪声情况进行调整，以阈值线刚好超过阴性对照品扩增曲线的最高点为准。对于多通道荧光 PCR 仪，选定 FAM（465-510）检测通道读取检测结果，ABI 仪器选择 FAM 无荧光淬灭基团。

（2）质控标准

① 阴性对照无 Ct/Cp 值并且无扩增曲线。

② 阳性对照的 Ct/Cp 值应小于等于 28，并出现典型的扩增曲线。

③ 如阴性和阳性对照不满足以上条件，此次实验视为无效。

（3）试验结果判定

① 阴性：无 Ct/Cp 值，无特征性扩增曲线，表明样品为阴性。

② 阳性：Ct/Cp 值≤30.0，且出现典型的扩增曲线，表示样品为阳性。

③ Ct/Cp 值＞30.0，且出现典型的扩增曲线的样品建议复验。复验仍出现上述结果的，判为阳性，否则判为阴性。

【注意事项】

① 实验室应至少分三个区：样品处理区、反应混合物配制区和检测区。

② 各区物品均为专用，不得交叉使用，避免污染。检测结束后，应立即对工作台进行清洁。

③ Buffer A 有很强的腐蚀性，切勿沾到皮肤或衣服上，否则应立即用大量清水冲洗并擦干。

④ 在整个检测过程中应注意避免交叉污染。提取核酸时应用灭菌的镊子夹取离心管；离心管开盖时，应避免样品粘在手上或溅出，否则要立即更换手套。

⑤ 反应液在使用前要彻底融化，并将反应液与酶混合物瞬时离心将液体甩至管底。分装反应液时，应尽量避免产生气泡。上机前注意检查各反应管是否盖紧，以免荧光物质泄露污染仪器。

⑥ 阳性对照在吸取前应在微量漩涡振荡器上剧烈振荡 1～2s。

⑦ 试剂盒中各组分应避免反复冻融。

⑧ 对样品及其废弃物的操作应严格遵守生物安全规定。

⑨ 本试剂盒仅供兽医及相关专业人士使用。

【规格】48 个检测/盒。

【贮藏与有效期】剂盒 A 中的组分室温下保存，试剂盒 B 中的组分－20℃以下保存，有效期为 12 个月。

禽流感病毒 H5 亚型（Re-11 株）血凝抑制试验抗原、阳性血清与阴性血清

Avian Influenza Virus H5 Subtype（Strain Re-11） Hemagglutination Inhibition Test Antigen, Positive Sera and Negative Sera

抗原系用重组禽流感病毒 H5N1 亚型 Re-11 株接种 SPF 鸡胚，收获感染鸡胚液，经甲醛溶液灭活、浓缩后，加适宜冻干保护剂冻干制成。用于血凝抑制（HI）试验检测禽流感病毒 H5 亚型（2.3.4.4d 分支）抗体。

阳性血清系用禽流感病毒 H5 亚型灭活疫苗免疫 SPF 鸡/SPF 鸭或抗体阴性鸭/抗体阴性鹅，采血、分离血清，加适宜冻干保护剂冻干制成。用于禽流感病毒 H5 亚型（2.3.4.4d 分支）HI 试验阳性对照。

阴性血清系采自 SPF 鸡/SPF 鸭或抗体阴性鸭/抗体阴性鹅血，分离血清，加适宜冻干保护剂冻干制成。用于禽流感病毒 H5 亚型 HI 试验阴性对照。

【性状】抗原为白色或淡黄色海绵状疏松团块；阳性血清和阴性血清为微黄色或淡红色海绵状疏松团块。易与瓶壁脱离，加稀释液后迅速溶解。

【用法与判定】

1. 材料

（1）96 孔 V 形（90 度）微量反应板、单道及多道微量移液器（配有吸头）、加样槽、

吸管、烧杯等。

（2）pH 值 7.0～7.2，0.01mol/L 的 PBS　按照如下方法配制或购买商品化产品，PBS 一经使用，于 2～8℃ 保存不超过 3 周。

PBS 配制方法：称量氯化钠 80g、氯化钾 2g、十二水磷酸氢二钠 36.3g、磷酸二氢钾 2.4g，溶解于双蒸水中，并定容至 10L，用氢氧化钠或盐酸调 pH 值至 7.0～7.2，最后 121℃ 灭菌 30min 或过滤后使用。

（3）阿氏（Alsevers）液　称葡萄糖 2.05g、柠檬酸钠 0.8g、柠檬酸 0.055g、氯化钠 0.42g，加蒸馏水至 100mL，加热溶解后调 pH 值至 6.1，69kPa 15min 高压灭菌，2～8℃ 保存备用。

（4）1% 鸡红细胞悬液　采取 2～4 只 2～6 月龄 SPF 鸡的血液，与等量阿氏液混合，然后用 PBS（0.01mol/L，pH 值 7.0～7.2）洗涤 3～4 次，每次以 1500r/min 离心 5～10min，将沉积的红细胞用 PBS 配制成 1% 悬液。

（5）抗原溶解　冻干的抗原和血清均按瓶签上规格标注的量，用 PBS 溶解。

2. 操作术式

（1）血凝（HA）试验

① 在 V 形微量反应板中，每孔加 0.025mL PBS。

② 第 1 孔加 0.025mL 抗原，反复抽打 3～5 次混匀。

③ 从第 1 孔吸取 0.025mL 抗原加入第 2 孔，混匀后吸取 0.025mL 加入第 3 孔，如此进行 2 倍系列稀释至第 11 孔，从第 11 孔吸取 0.025mL 弃去。

④ 每孔加 0.025mL PBS。

⑤ 每孔加入 0.025mL 1% 鸡红细胞悬液。

⑥ 结果判定。将反应板在振荡器上振荡 1～2min 或轻扣反应板混合反应物，置室温 20～30min 或置 2～8℃ 45～60min，当对照孔的红细胞呈显著纽扣状时判定结果。以使红细胞完全凝集的最高稀释度作为判定终点。

（2）血凝抑制（HI）试验（鸭、鹅血清在检测血清时需要进行预处理，参考方法见注意事项）

① 根据 HA 试验测定的效价，如果抗原凝集价测定结果为 1:1024（举例），4 个血凝单位（即 4HAU）=1024/4=256（即 1:256）。取 PBS 9.0mL，加抗原 1.0mL，即成 1:10 稀释，将 1:10 稀释液 1.0mL 加入 24.6mL PBS 中，使最终浓度为 1:256。

② 4 个血凝单位检测。检查 4HAU 的血凝效价是否准确，应将配制的 1:256 稀释液进行系列稀释，使最终稀释度为 1:2、1:3、1:4、1:5、1:6 和 1:7。然后，从每一稀释度中取 0.025mL，加入 PBS 0.025mL，再加入 1% 鸡红细胞悬液 0.025mL，混匀。将血凝板置室温 20～40min 或置 2～8℃ 40～60min，如果配制的抗原液为 4HAU，则 1:4 稀释度将给出凝集终点；如果 4HAU 高于 4 个单位，可能 1:5 或 1:6 为终点；如果较低，可能 1:2 或 1:3 为终点。应根据检验结果将抗原稀释度做适当调整，使工作液确为 4HAU。

③ 第 2～11 孔加入 0.025mL PBS，第 12 孔加入 0.05mL PBS。

④ 第 1、2 孔加入 0.025mL 血清；第 2 孔血清与 PBS 充分混匀后吸 0.025mL 于第 3 孔，依次 2 倍系列稀释至第 10 孔，从第 10 孔吸取 0.025mL 弃去。

⑤ 第 1～11 孔均加入 0.025mL 的 4HAU 抗原，在室温（20～25℃）下静置至少 20min 或 2～8℃ 至少 60min。

⑥ 每孔加入 0.025mL 1% 的鸡红细胞悬液，振荡混匀，在室温（20～25℃）下静置 20～40min 或 2～8℃ 40～60min，对照孔红细胞呈显著纽扣状时判定结果。

3. 结果判定

以完全抑制 4HAU 抗原的最高血清稀释倍数判为该血清的 HI 抗体效价。检测鸡血清时，当阳性对照血清的 HI 抗体效价与已知抗体效价误差不超过 1 个滴度，阴性对照血清抗体效价不高于 1∶4 时，试验方可成立。被检血清 HI 抗体效价不高于 1∶8 判为阴性，不低于 1∶16 判为阳性。检测鸭和鹅血清时，当阳性对照血清的 HI 抗体效价与已知抗体效价误差不超过 1 个滴度，阴性对照血清效价不高于 1∶10 时，试验方可成立。被检血清 HI 抗体效价不高于 1∶10 判为阴性，高于 1∶10（不含 1∶10）判为阳性。

【注意事项】

① HA 和 HI 试验影响因素甚多，应严格控制试验条件。每加一试剂或样品后需更换吸头，同时应严格控制作用温度和时间。

② 准确配制红细胞悬液，使用时应随时振摇。

③ 用 pH7.0~7.2 的 PBS（0.01mol/L）作为稀释液。

④ 抗原和阴、阳性血清若有污染，应废弃。

⑤ 准确配制 4HAU 抗原，使用前需进行滴定，滴定好的抗原应在 2h 内用完。

⑥ 抗原和血清按规定保存。冻干试剂应按规定的体积用 PBS 溶解。溶解后 2~8℃保存不超过 1 个月。

⑦ 同一亚型不同毒株的 HI 试验抗原，若抗原性存在差异，则检测同一血清的 HI 抗体效价不同。

⑧ 鸭、鹅血清一般需进行非特异性凝集抑制素的处理，并分别以鸭、鹅阳性血清、阴性血清作为 HI 试验对照血清。处理参考如下方法，可根据本实验室实际情况选择使用。

胰酶-加热-高碘酸盐法：

a. 取 0.3mL 血清，加 0.15mL 胰酶溶液（8mg/mL：200mg 的 P-250 胰酶溶解于 25mL 的 0.01mol/L、pH7.0~7.2 的 PBS 中，混匀，过滤除菌，分装并在 −15℃以下保存，保存期 6 个月），混匀后，在 56℃水浴灭活 30min 后冷却至室温。

b. 再加入 0.9mL 高碘酸钾（将 230mg 的高碘酸钾用 0.01mol/L、pH7.0~7.2 的 PBS 定容至 100mL，过滤除菌后避光室温保存，保存期 1 周），混合，室温孵育 15min。

c. 再加入 0.9mL 的丙三醇盐溶液（1mL 的丙三醇加入 99mL 的 0.01mol/L、pH7.0~7.2 的 PBS 中，混匀，过滤除菌，室温保存），混合，室温孵育 15min。

d. 最后加入 0.75mL 生理盐水，混匀，置 4℃保存备用。处理后的血清最终为 10 倍稀释的血清。

受体破坏酶（RDE）处理法：

a. 1 体积血清（50μL），加 4 体积 RDE（200μL），37℃水浴 18h（过夜）。

b. 再加入 5 体积（250μL）的 1.5%浓度的柠檬酸钠，混匀，置 56℃水浴 30min（以破坏残余的 RDE 活性）。

c. 将 1 体积的 50%的红细胞加入 10 体积 RDE 处理的血清中（50μL 红细胞＋500μL 血清），振荡混匀后 4℃放置 1h，这期间可轻轻摇匀悬浮红细胞数次。

d. 1000g 离心 10min，小心吸取上层上清，用于检测。处理后的血清最终为 10 倍稀释的血清。

【规格】 ①1mL/瓶；②2mL/瓶。

【贮藏与有效期】 −15℃以下保存，有效期为 24 个月。

禽流感病毒 H5 亚型（Re-12 株）血凝抑制试验抗原、阳性血清与阴性血清

Avian Influenza Virus H5 Subtype（Strain Re-12）Hemagglutination Inhibition Test Antigen, Positive Sera and Negative Sera

抗原系用重组禽流感病毒 H5N1 亚型 Re-12 株接种 SPF 鸡胚，收获感染鸡胚液，经甲醛溶液灭活、浓缩后，加适宜冻干保护剂冻干制成。用于血凝抑制（HI）试验检测禽流感病毒 H5 亚型（2.3.2.1d 分支）抗体。

阳性血清系用禽流感病毒 H5 亚型灭活疫苗免疫 SPF 鸡/SPF 鸭或抗体阴性鸭/抗体阴性鹅，采血、分离血清，加适宜冻干保护剂冻干制成。用于禽流感病毒 H5 亚型（2.3.2.1d 分支）HI 试验阳性对照。

阴性血清系采自 SPF 鸡/SPF 鸭或抗体阴性鸭/抗体阴性鹅血，分离血清，加适宜冻干保护剂冻干制成。用于禽流感病毒 H5 亚型 HI 试验阴性对照。

【性状】抗原为白色或淡黄色海绵状疏松团块；阳性血清和阴性血清为微黄色或淡红色海绵状疏松团块。易与瓶壁脱离，加稀释液后迅速溶解。

【用法与判定】

1. 材料

（1）96 孔 V 形（90 度）微量反应板、单道及多道微量移液器（配有吸头）、加样槽、吸管、烧杯等。

（2）pH7.0～7.2 0.01mol/L PBS　按照如下方法配制或购买商品化产品，PBS 一经使用，于 2～8℃保存不超过 3 周。PBS 配制方法：称量氯化钠 80g、氯化钾 2g、十二水磷酸氢二钠 36.3g、磷酸二氢钾 2.4g，溶解于双蒸水中，并定容至 10L，用氢氧化钠或盐酸调 pH 值至 7.0～7.2，最后 121℃灭菌 30min 或过滤后使用。

（3）阿氏（Alsevers）液　称葡萄糖 2.05g、柠檬酸钠 0.8g、柠檬酸 0.055g、氯化钠 0.42g，加蒸馏水至 100mL，加热溶解后调 pH 值至 6.1，69kPa 15min 高压灭菌，2～8℃保存备用。

（4）1%鸡红细胞悬液　采取 2～4 只 2～6 月龄 SPF 鸡的血液，与等量阿氏液混合，然后用 PBS（0.01mol/L，pH7.0～7.2）洗涤 3～4 次，每次以 1500r/min 离心 5～10min，将沉积的红细胞用 PBS 配制成 1%悬液。

（5）抗原溶解　冻干的抗原和血清均按瓶签规格标注的量，用 PBS 溶解。

2. 操作术式

（1）血凝（HA）试验

① 水在 V 形微量反应板中，每孔加 0.025mL PBS。

② 第 1 孔加 0.025mL 抗原，反复抽打 3～5 次混匀。

③ 从第 1 孔吸取 0.025mL 抗原加入第 2 孔，混匀后吸取 0.025mL 加入第 3 孔，如此进行 2 倍系列稀释至第 11 孔，从第 11 孔吸取 0.025mL 弃去。

④ 每孔加 0.025mL PBS。

⑤ 每孔加入 0.025mL 1%鸡红细胞悬液。

⑥ 结果判定。将反应板在振荡器上振荡 1～2min 或轻扣反应板混合反应物，置室温 20～30min 或置 2～8℃ 45～60min，当对照孔的红细胞呈显著纽扣状时判定结果。以使红细胞完全凝集的最高稀释度作为判定终点。

（2）血凝抑制（HI）试验（鸭、鹅血清的在检测时需要进行预处理，参考方法见注意事项）

① 根据 HA 试验测定的效价，如果抗原凝集价测定结果为 1∶1024（举例），4 个血凝单位（即 4HAU）＝1024/4＝256（即 1∶256）。取 PBS 9.0mL，加抗原 1.0mL，即成 1∶10 稀释，将 1∶10 稀释液 1.0mL 加入 24.6mL PBS 中，使最终浓度为 1∶256。

② 4 个血凝单位检测。检查 4HAU 的血凝效价是否准确，应将配制的 1∶256 稀释液分别进行系列稀释，使最终稀释度为 1∶2、1∶3、1∶4、1∶5、1∶6 和 1∶7。然后，从每一稀释度中取 0.025mL，加入 PBS 0.025mL，再加入 1% 鸡红细胞悬液 0.025mL，混匀。将血凝板置室温 20～40min 或置 2～8℃ 40～60min，如果配制的抗原液为 4HAU，则 1∶4 稀释度将给出凝集终点；如果 4HAU 高于 4 个单位，可能 1∶5 或 1∶6 为终点；如果较低，可能 1∶2 或 1∶3 为终点。应根据检验结果将抗原稀释度做适当调整，使工作液确为 4HAU。

③ 第 2～11 孔加入 0.025mL PBS，第 12 孔加入 0.05mL PBS。

④ 第 1～2 孔加入 0.025mL 血清，第 2 孔血清与 PBS 充分混匀后吸 0.025mL 于第 3 孔，依次 2 倍系列稀释至第 10 孔，从第 10 孔吸取 0.025mL 弃去。

⑤ 第 1～11 孔均加入 0.025mL 的 4HAU 抗原，在室温（20～25℃）下静置至少 20min 或 2～8℃ 至少 60min。

⑥ 每孔加入 0.025mL 1% 的鸡红细胞悬液，振荡混匀，在室温（20～25℃）下静置 20～40min 或 2～8℃ 40～60min，对照孔红细胞呈显著纽扣状时判定结果。

3. 结果判定

以完全抑制 4HAU 抗原的最高血清稀释倍数判为该血清的 HI 抗体效价。检测鸡血清时，当阳性对照血清的 HI 抗体效价与已知抗体效价误差不超过 1 个滴度，阴性对照血清抗体效价不高于 1∶4 时，试验方可成立；被检血清 HI 抗体效价不高于 1∶8 判为阴性，不低于 1∶16 判为阳性。检测鸭和鹅血清时，当阳性对照血清的 HI 抗体效价与已知抗体效价误差不超过 1 个滴度，阴性对照血清抗体效价不高于 1∶10 时，试验方可成立；被检血清 HI 抗体效价不高于 1∶10 判为阴性；高于 1∶10（不含 1∶10）判为阳性。

【注意事项】

① HA 和 HI 试验影响因素甚多，应严格控制试验条件。每加一试剂或样品后需更换吸头，同时应严格控制作用温度和时间。

② 准确配制红细胞悬液，使用时应随时振摇。

③ 用 pH7.0～7.2 的 PBS（0.01mol/L）作为稀释液。

④ 抗原和阴、阳性血清若有污染，应废弃。

⑤ 准确配制 4HAU 抗原，使用前需进行滴定，滴定好的抗原应在 2h 内用完。

⑥ 抗原和血清按规定保存。冻干试剂应按规定的体积用 PBS 溶解。溶解后 2～8℃ 保存不超过 1 个月。

⑦ 同一亚型不同毒株的 HI 试验抗原，若抗原性存在差异，则检测同一血清的 HI 抗体效价不同。

⑧ 鸭、鹅血清一般需进行非特异性凝集抑制素的处理，并分别以鸭、鹅阳性血清、阴性血清作为 HI 试验对照血清。处理参考如下方法，可根据本实验室实际情况选择使用。

胰酶-加热-高碘酸盐法：

a. 取 0.3mL 血清，加 0.15mL 胰酶溶液（8mg/mL：200mg 的 P-250 胰酶溶解于 25mL 的 0.01mol/L、pH7.0～7.2 的 PBS 中，混匀，过滤除菌，分装并在 −15℃ 以下保

存，保存期 6 个月），混匀后，在 56℃水浴灭活 30min 后冷却至室温。

b. 再加入 0.9mL 高碘酸钾（将 230mg 的高碘酸钾用 0.01mol/L、pH7.0～7.2 的 PBS 定容至 100mL，过滤除菌后避光室温保存，保存期 1 周），混合，室温孵育 15min。

c. 再加入 0.9mL 的丙三醇盐溶液（1mL 的丙三醇加入 99mL 的 0.01mol/L、pH7.0～7.2 的 PBS 中，混匀，过滤除菌，室温保存），混合，室温孵育 15min。

d. 最后加入 0.75mL 生理盐水，混匀，置 4℃保存备用。处理后的血清最终为 10 倍稀释的血清。

受体破坏酶（RDE）处理法：

a. 1 体积血清（50μL），加 4 体积 RDE（200μL），37℃水浴 18h（过夜）。

b. 再加入 5 体积（250μL）的 1.5% 的柠檬酸钠，混匀，置 56℃水浴 30min（以破坏残余的 RDE 活性）。

c. 将 1 体积的 50% 的红细胞加入 10 体积 RDE 处理的血清中（50μL 红细胞＋500μL 血清），振荡混匀后 4℃放置 1h，期间可轻轻摇匀悬浮红细胞数次。

d. 1000g 离心 10min，小心吸取上层上清，用于检测。处理后的血清最终为 10 倍稀释的血清。

【规格】①1mL/瓶；②2mL/瓶。

【贮藏与有效期】—15℃以下保存，有效期为 24 个月。

禽流感病毒 H7 亚型（H7-Re2 株）血凝抑制试验抗原、阳性血清与阴性血清

Avian Influenza Virus H7 Subtype（Strain H7-Re2） Hemagglutination Inhibition Test Antigen, Positive Sera and Negative Sera

抗原系用重组禽流感病毒 H7N9 亚型 H7-Re2 株接种 SPF 鸡胚，收获感染鸡胚液，经甲醛溶液灭活、浓缩后，加适宜冻干保护剂冻干制成。用于血凝抑制（HI）试验检测禽流感病毒 H7 亚型（H7-Re2 株）抗体。

阳性血清系用禽流感病毒 H7 亚型灭活疫苗免疫 SPF 鸡/SPF 鸭或抗体阴性鸭/抗体阴性鹅，采血，分离血清，加适宜冻干保护剂冻干制成。用于禽流感病毒 H7 亚型（H7-Re2 株）HI 试验阳性对照。

阴性血清系采自 SPF 鸡/SPF 鸭或抗体阴性鸭/抗体阴性鹅血，分离血清，加适宜冻干保护剂冻干制成。用于禽流感病毒 H7 亚型 HI 试验阴性对照。

【性状】抗原为白色或淡黄色海绵状疏松团块；阳性血清和阴性血清为微黄色或淡红色海绵状疏松团块。易与瓶壁脱离，加稀释液后迅速溶解。

【用法与判定】

1. 材料

（1）96 孔 V 形（90 度）微量反应板、单道及多道微量移液器（配有吸头）、加样槽、吸管、烧杯等。

（2）pH7.0～7.2 0.01mol/L PBS　按照如下方法配制或购买商品化产品，PBS 一经使用，于 2～8℃保存不超过 3 周。PBS 配制方法：称量氯化钠 80g、氯化钾 2g、十二水磷酸氢二钠 36.3g、磷酸二氢钾 2.4g，溶解于双蒸水中，并定容至 10L，用氢氧化钠或盐酸调 pH 值至 7.0～7.2，最后 121℃灭菌 30min 或过滤后使用。

（3）阿氏（Alsevers）液　称葡萄糖 2.05g、柠檬酸钠 0.8g、柠檬酸 0.055g、氯化钠

0.42g，加蒸馏水至100mL，加热溶解后调pH值至6.1，69kPa 15min高压灭菌，2～8℃保存备用。

（4）1%鸡红细胞悬液　采取2～4只2～6月龄SPF鸡的血液，与等量阿氏液混合，然后用PBS（0.01mol/L，pH值7.0～7.2）洗涤3～4次，每次以1500r/min离心5～10min，将沉积的红细胞用PBS配制成1%悬液。

（5）抗原溶解　冻干的抗原和血清均按瓶签规格标注的量，用PBS溶解。

2. 操作式式

（1）血凝（HA）试验

① 在V形微量反应板中，每孔加0.025mL PBS。

② 第1孔加0.025mL抗原，反复抽打3～5次混匀。

③ 从第1孔吸取0.025mL抗原加入第2孔，混匀后吸取0.025mL加入第3孔，如此进行2倍系列稀释至第11孔，从第11孔吸取0.025mL弃去。

④ 每孔加0.025mL PBS。

⑤ 每孔加入0.025mL 1%鸡红细胞悬液。

⑥ 结果判定。将反应板在振荡器上振荡1～2min或轻扣反应板混合反应物，置室温20～30min或置2～8℃ 45～60min，当对照孔的红细胞呈显著纽扣状时判定结果。以使红细胞完全凝集的最高稀释度作为判定终点。

（2）血凝抑制（HI）试验（鸭、鹅血清在检测时需要进行预处理，参考方法见注意事项）

① 根据HA试验测定的效价，如果抗原凝集价测定结果为1∶1024（举例），4个血凝单位（即4HAU）＝1024/4＝256（即1∶256）。取PBS 9.0mL，加抗原1.0mL，即成1∶10稀释，将1∶10稀释液1.0mL加入24.6mL PBS中，使最终浓度为1∶256。

② 4个血凝单位检测。检查4HAU的血凝效价是否准确，应将配制的1∶256稀释液进行系列稀释，使最终稀释度为1∶2、1∶3、1∶4、1∶5、1∶6和1∶7。然后，从每一稀释度中取0.025mL，加入PBS 0.025mL，再加入1%鸡红细胞悬液0.025mL，混匀。将血凝板置室温20～40min或置2～8℃ 40～60min，如果配制的抗原液为4HAU，则1∶4稀释度将给出凝集终点；如果4HAU高于4个单位，可能1∶5或1∶6为终点；如果较低，可能1∶2或1∶3为终点。应根据检验结果将抗原稀释度做适当调整，使工作液确为4HAU。

③ 第2～11孔加入0.025mL PBS，第12孔加入0.05mL PBS。

④ 第1～2孔加入0.025mL血清，第2孔血清与PBS充分混匀后吸0.025mL于第3孔，依次2倍系列稀释至第10孔，从第10孔吸取0.025mL弃去。

⑤ 第1～11孔均加入0.025mL的4HAU抗原，在室温（20～25℃）下静置至少20min或2～8℃至少60min。

⑥ 每孔加入0.025mL 1%的鸡红细胞悬液，振荡混匀，在室温（20～25℃）下静置20～40min或2～8℃ 40～60min，对照孔红细胞呈显著纽扣状时判定结果。

3. 结果判定

以完全抑制4HAU抗原的最高血清稀释倍数判为该血清的HI抗体效价。测定鸡血清时，当阳性对照血清的HI抗体效价与已知抗体效价误差不超过1个滴度，阴性对照血清抗体效价不高于1∶4时，试验方可成立；被检血清HI抗体效价不高于1∶8判为阴性，不低于1∶16判为阳性。检测鸭和鹅血清时，当阳性对照血清的HI抗体效价与已知抗体效价误差不超过1个滴度，阴性对照血清抗体效价不高于1∶10时，试验方可成立；被检血清HI抗体效价不高于1∶10判为阴性，高于1∶10（不含1∶10）判为阳性。

【注意事项】

① HA 和 HI 试验影响因素甚多，应严格控制试验条件。每加一试剂或样品后需更换吸头，同时应严格控制作用温度和时间。

② 准确配制红细胞悬液，使用时应随时振摇。

③ 用 pH7.0～7.2 的 PBS（0.01mol/L）作为稀释液。

④ 抗原和阴、阳性血清若有污染，应废弃。

⑤ 准确配制 4HAU 抗原，使用前需进行滴定，滴定好的抗原应在 2h 内用完。

⑥ 抗原和血清按规定保存。冻干试剂应按规定的体积用 PBS 溶解。溶解后 2～8℃保存不超过 1 个月。

⑦ 同一亚型不同毒株的 HI 试验抗原，若抗原性存在差异，则检测同一血清的 HI 抗体效价不同。

⑧ 鸭、鹅血清一般需进行非特异性凝集抑制素的处理，并分别以鸭、鹅阳性血清、阴性血清作为 HI 试验对照血清。处理参考如下方法，可根据本实验室实际情况选择使用。

胰酶-加热-高碘酸盐法：

a. 取 0.3mL 血清，加 0.15mL 胰酶溶液（8mg/mL：200mg 的 P-250 胰酶溶解于 25mL 的 0.01mol/L、pH7.0～7.2 的 PBS 中，混匀，过滤除菌，分装并在 −15℃以下保存，保存期 6 个月），混匀后，在 56℃水浴灭活 30min 后冷却至室温。

b. 再加入 0.9mL 高碘酸钾（将 230mg 的高碘酸钾用 0.01mol/L、pH 7.0～7.2 的 PBS 定容至 100mL，过滤除菌后避光室温保存，保存期 1 周），混合，室温孵育 15min。

c. 再加入 0.9mL 的丙三醇盐溶液（1mL 的丙三醇加入 99mL 的 0.01mol/L、pH7.0～7.2 的 PBS 中，混匀，过滤除菌，室温保存），混合，室温孵育 15min。

d. 最后加入 0.75mL 生理盐水，混匀，置 4℃保存备用。处理后的血清最终为 10 倍稀释的血清。

受体破坏酶（RDE）处理法：

a. 1 体积血清（50μL），加 4 体积 RDE（200μL），37℃水浴 18h（过夜）。

b. 再加入 5 体积（250μL）的 1.5% 的柠檬酸钠，混匀，置 56℃水浴 30min（以破坏残余的 RDE 活性）。

c. 将 1 体积的 50% 的红细胞加入 10 体积 RDE 处理的血清中（50μL 红细胞＋500μL 血清），振荡混匀后 4℃放置 1h，这期间可轻轻摇匀悬浮红细胞数次。

d. 1000g 离心 10min，小心吸取上层上清，用于检测。处理后的血清最终为 10 倍稀释的血清。

【规格】 ①1mL/瓶；②2mL/瓶。

【贮藏与有效期】 −15℃以下保存，有效期为 24 个月。

禽流感病毒 H7 亚型（H7-Re3 株）血凝抑制试验抗原、阳性血清与阴性血清

Avian Influenza Virus（H7 Subtype, Strain H7-Re3） Hemagglutination Inhibition Test Antigen, Positive Sera and Negative Sera

抗原系用重组禽流感病毒 H7N9 亚型 H7-Re3 株接种 SPF 鸡胚，收获感染鸡胚液，经 β-丙内酯溶液灭活、浓缩后，加适宜冻干保护剂冻干制成。用于血凝抑制（HI）试验检测禽流感病毒 H7 亚型（H7-Re3 株）抗体。

阳性血清系用禽流感病毒 H7 亚型灭活疫苗免疫 SPF 鸡/SPF 鸭或抗体阴性鸭，采血、分离血清，加适宜冻干保护剂冻干制成。用于禽流感病毒 H7 亚型（H7-Re3 株）HI 试验阳性对照。

阴性血清系采自 SPF 鸡/SPF 鸭或抗体阴性鸭血，分离血清，加适宜冻干保护剂冻干制成。用于禽流感病毒 HI 试验阴性对照。

【性状】抗原为白色或淡黄色海绵状疏松团块；阳性血清和阴性血清为微黄色或淡红色海绵状疏松团块。易与瓶壁脱离，加稀释液后迅速溶解。

【用法与判定】

1. 材料

（1）96 孔 V 形（90 度）微量反应板、单道及多道微量移液器（配有吸头）、加样槽、吸管、烧杯等。

（2）pH7.0～7.2 0.01mol/L PBS　按照如下方法配制或购买商品化产品，PBS 一经使用，于 2～8℃保存不超过 3 周。PBS 配制方法：称量氯化钠 80g、氯化钾 2g、十二水磷酸氢二钠 36.3g、磷酸二氢钾 2.4g，溶解于双蒸水中，并定容 10L，用氢氧化钠或盐酸调 pH 至 7.0～7.2，最后 121℃灭菌 30min 或过滤后使用。

（3）阿氏（Alsevers）液　称葡萄糖 2.05g、柠檬酸钠 0.8g、柠檬酸 0.055g、氯化钠 0.42g，加蒸馏水至 100mL，加热溶解后调 pH 值至 6.1，69kPa 15min 高压灭菌，2～8℃保存备用。

（4）1% 鸡红细胞悬液　采取 2～4 只 2～6 月龄 SPF 鸡的血液，与等量阿氏液混合，然后用 PBS（0.01mol/L，pH7.0～7.2）洗涤 3～4 次，每次以 1500r/min 离心 5～10min，将沉积的红细胞用 PBS 配制成 1% 悬液。

（5）抗原溶解　冻干的抗原和血清均按瓶签规格标注的量，用 PBS 溶解。

2. 操作术式

（1）血凝（HA）试验

① 在 V 形微量反应板中，每孔加 0.025mL PBS。

② 第 1 孔加 0.025mL 抗原，反复抽打 3～5 次混匀。

③ 从第 1 孔吸取 0.025mL 抗原加入第 2 孔，混匀后吸取 0.025mL 加入第 3 孔，如此进行 2 倍系列稀释至第 11 孔，从第 11 孔吸取 0.025mL 弃去。

④ 每孔加 0.025mL PBS。

⑤ 每孔加入 0.025mL 1% 鸡红细胞悬液。

⑥ 结果判定。将反应板在振荡器上振荡 1～2min 或轻扣反应板混合反应物，置室温 20～30min 或置 2～8℃ 45～60min，当对照孔的红细胞呈显著纽扣状时判定结果。判定时，将反应板倾斜 60°，观察红细胞有无泪珠状流淌，完全无泪珠样流淌（100% 凝集）的最高稀释倍数判为血凝效价。

（2）血凝抑制（HI）试验（鸭、鹅血清，必要时需要进行预处理，参考方法见注意事项）

① 根据 HA 试验测定的效价，如果抗原凝集价测定结果为 1∶1024（举例），4 个血凝单位（即 4HAU）= 1024/4 = 256（即 1∶256）。取 PBS 9.0mL，加抗原 1.0mL，即成 1∶10 稀释，将 1∶10 稀释液 1.0mL 加入到 24.6 mL PBS 中，使最终浓度为 1∶256。

② 4 个血凝单位检测。检查 4HAU 的血凝效价是否准确，应将配制的 1∶256 稀释液进行系列稀释，使最终稀释度为 1∶2、1∶3、1∶4、1∶5、1∶6 和 1∶7。然后，从每一稀释度中取 0.025mL，加入 PBS 0.025mL，再加入 1% 鸡红细胞悬液 0.025mL，混匀。

将血凝板置室温 20～40min 或置 2～8℃ 40～60min，如果配制的抗原液为 4HAU，则 1∶4 稀释度将给出凝集终点；如果 4HAU 高于 4 个单位，可能 1∶5 或 1∶6 为终点；如果较低，可能 1∶2 或 1∶3 为终点。应根据检验结果将抗原稀释度做适当调整，使工作液确为 4HAU。

③ 第 2～11 孔加入 0.025mL PBS，第 12 孔加入 0.05mL PBS。

④ 第 1～2 孔加入 0.025mL 血清，第 2 孔血清与 PBS 充分混匀后吸 0.025mL 于第 3 孔，依次 2 倍系列稀释至第 10 孔，从第 10 孔吸取 0.025mL 弃去。

⑤ 第 1～11 孔均加入 0.025mL 的 4HAU 抗原，在室温（20～25℃）下静置至少 20min 或 2～8℃ 至少 60min。

⑥ 每孔加入 0.025mL 1% 的鸡红细胞悬液，振荡混匀，在室温（20～25℃）下静置 20～40min 或 2～8℃ 40～60min，对照孔红细胞呈显著纽扣状时判定结果。

3. 结果判定

以完全抑制 4HAU 抗原的最高血清稀释倍数判为该血清的 HI 抗体效价。当阳性对照血清的 HI 抗体效价与已知抗体效价误差不超过 1 个滴度，鸡阴性对照血清抗体效价不高于 1∶4（若用处理后的鸭阴性血清，则抗体效价应低于 1∶10）时，试验方可成立。检测鸡血清时，被检血清 HI 抗体效价不高于 1∶8 判为阴性，不低于 1∶16 判为阳性；检测处理后的鸭和鹅血清时，被检血清 HI 抗体效价低于 1∶10 判为阴性，不低于 1∶10 判为阳性。

【注意事项】

① HA 和 HI 试验影响因素甚多，应严格控制试验条件。每加一试剂或样品后需更换吸头，同时应严格控制作用温度和时间。

② 准确配制红细胞悬液，使用时应随时振摇。

③ 用 pH7.0～7.2 的 PBS（0.01mol/L）作为稀释液。

④ 抗原和阴、阳性血清若有污染，应废弃。

⑤ 准确配制 4HAU 抗原，使用前需进行滴定，滴定好的抗原应在 2h 内用完。

⑥ 抗原和血清按规定保存。冻干试剂应按规定的体积用 PBS 溶解。溶解后 2～8℃ 保存不超过 1 个月。

⑦ 同一亚型不同毒株的 HI 试验抗原，若抗原性存在差异，则检测同一血清的 HI 抗体效价不同。

⑧ 鸭、鹅血清一般需进行非特异性凝集抑制素的处理，并以鸭阳性血清作为 HI 试验阳性对照血清。处理参考如下方法，可根据本实验室实际情况选择使用。

胰酶-加热-高碘酸盐法：

a. 取 0.3mL 血清，加 0.15mL 胰酶溶液（8mg/mL：200mg 的 P-250 胰酶溶解于 25mL 的 0.01mol/L、pH7.0～7.2 的 PBS 中，混匀，过滤除菌，分装并在 -15℃ 以下保存，保存期 6 个月），混匀后，在 56℃ 水浴灭活 30min 后冷却至室温。

b. 再加入 0.9mL 高碘酸钾（将 230mg 的高碘酸钾用 0.01mol/L、pH 7.0～7.2 的 PBS 定容至 100mL，过滤除菌后避光室温保存，保存期 1 周），混合，室温孵育 15min。

c. 再加入 0.9mL 的丙三醇盐溶液（1mL 的丙三醇加入 99mL 的 0.01mol/L、pH7.0～7.2 的 PBS 中，混匀，过滤除菌，室温保存），混合，室温孵育 15min。

d. 最后加入 0.75mL 生理盐水，混匀，置 4℃ 保存备用。处理后的血清最终为 10 倍稀释的血清。

受体破坏酶（RDE）处理法：

a. 取 1 体积血清（50μL），加 4 体积 RDE（200μL），37℃ 水浴 18h（过夜）。

b. 再加入 5 体积（250μL）的 1.5％的柠檬酸钠，混匀，置 56℃水浴 30min（以破坏残余的 RDE 活性）。

c. 将 1 体积的 50％的红细胞加入 10 体积 RDE 处理的血清中（50μL 红细胞＋500μL 血清），振荡混匀后 4℃放置 1h，这期间可轻轻摇匀悬浮红细胞数次。

d. 然后 1000g 离心 10min，小心吸取上层上清，用于检测。处理后的血清最终为 10 倍稀释的血清。

【规格】 ①1mL/瓶；②2mL/瓶。

【贮藏与有效期】 −15℃以下保存，有效期为 24 个月。

鸭坦布苏病毒血凝抑制试验抗原、阳性血清与阴性血清
Duck Tembusu Virus Antigen, Positive Sera and Negative Sera for Hemagglutination Inhibition

本抗原系用鸭坦布苏病毒（Duck Tembusu Virus）HB 株（以下简称 DTMUV-HB 株）脑内接种乳鼠培养，收获感染脑组织，匀浆，蔗糖-丙酮处理，经甲醛灭活后，加冻干保护剂，真空冷冻干燥制成。用于鸭坦布苏病毒 HI 抗体的检测。

阳性血清系由鸭坦布苏病毒（HB 株）人工感染鸭，采集血液，分离血清制成；阴性血清系采集鸭坦布苏病毒抗体阴性鸭的血液，分离血清制成。阴、阳性血清用于鸭坦布苏病毒血凝抑制试验参照血清。

【性状】 抗原为乳白色海绵状疏松团块，溶解后为澄明液体；阴、阳性血清为黄色澄明液体。

【用法与判定】

1. HA 效价测定

（1）试剂配制

① BABS。牛血清白蛋白 0.1g、硼酸氯化钠溶液 100mL，充分溶解混匀后，2～8℃保存备用。

② 硼酸氯化钠溶液。硼酸 4.42g、氯化钠 8.77g、氢氧化钠 0.96g、去离子水 1000mL，充分溶解混匀后，调 pH 值为 9.0，2～8℃保存备用。

③ 鹅红细胞悬液配制。

a. VAD 溶液。氯化钠 8.77g、十二水合磷酸氢二钠 11.1g、二水合磷酸二氢钠 24.96g、去离子水 1000mL，充分溶解混匀后，2～8℃保存备用。

b. 鹅红细胞的制备。健康 2～36 月龄鹅 2～4 只，翅下静脉采血，按 1∶1 加入阿氏液抗凝。以 1500r/min 离心 5min，去除阿氏液及白细胞。用 PBS 洗涤红细胞 2 次，每次以 1500r/min 离心 10min，弃上清，加入浓红细胞体积 10 倍以上的 PBS 摇匀，2～8℃静置存放，使用前配制成工作浓度。保存时间不超过 10 日。

c. 10％工作浓度的鹅红细胞悬液配制。静置存放的鹅红细胞使用前弃去上清，重新加入 PBS 摇匀，以 1500r/min 离心 15min，用 PBS 配制成 10％红细胞悬液，2～8℃存放。保存时间不超过 48h。

d. 0.33％工作浓度的鹅红细胞悬液配制。静置存放的鹅红细胞使用前弃去上清，重新加入 PBS 摇匀，以 1500r/min 离心 15min，用 VAD 溶液配制成 0.33％浓度的红细胞悬液。2～8℃存放，保存时间不超过 48h。

（2）HA 效价测定。取出鸭坦布苏病毒血凝抑制试验抗原样品，加入 1mL BABS 复原，

待抗原完全溶解成澄明液体后，进行 HA 效价测定。采用 96 孔 U 形微量板进行试验，反应总体积为 $100\mu L$。从第 1 孔至第 12 孔，用移液器每孔加入 BABS $50\mu L$，吸取被检样品 $50\mu L$，从第 1 孔起，依次做 2 倍系列稀释，至第 11 孔，弃去移液器内 $50\mu L$ 液体，第 12 孔为不加样的红细胞对照孔，然后每孔加入 0.33% 的鹅红细胞。立即在微量板振摇器上摇匀，放入湿盒，置 37℃ 作用 60min，观察凝集反应。具体操作方法见表 17-2。当对照孔中的红细胞呈显著纽扣状时判定结果。以使红细胞完全凝集的最高稀释度作为判定终点。

表 17-2　HA 效价测定操作术式　　　　　　　　　　　　　　单位：μL

项目	孔数											红细胞对照
	1	2	3	4	5	6	7	8	9	10	11	
稀释倍数	2	4	8	16	32	64	128	256	512	1024	2048	
稀释液量	50	50	50	50	50	50	50	50	50	50	50	50
抗原量	50	50	50	50	50	50	50	50	50	50	50 弃去	—
0.33%红细胞量	50	50	50	50	50	50	50	50	50	50	50	50

2. HI 效价测定

(1) 4HA 单位工作抗原液的制备　根据测定的血凝抑制试验抗原的 HA 效价，用 BABS 配制 4 个血凝单位（4HAU）的抗原。血凝效价除以 8 为抗原的预稀释倍数。举例如下：抗原的 HA 效价为 1：128，稀释倍数为 128/8＝16，16 倍稀释，即 1mL 的抗原液加入 15mL BABS 进行稀释。抗原配制完成应重新进行标定。

(2) HI 试验的操作方法　应用 96 孔 U 形微量板进行试验，反应总体积为 $100\mu L$。按表 17-3，用 BABS 将血清做 2 倍系列稀释，加入 $25\mu L$ 4HAU 工作抗原，充分振摇后，置于湿盒内 2～8℃ 作用 16～28h。取出，室温放置 30～60min 后，加入 0.33% 的鹅红细胞，混匀，放入湿盒，置 37℃ 作用 60min，观察凝集反应。试验设阴、阳性血清对照，处理后的血清样品对照及红细胞对照。具体操作方法见表 17-3。结果判定：以阳性对照血清出现明显的血凝抑制现象开始判定，当对照阴、阳性血清的 HI 抗体效价与已知效价相差不超过 1 个滴度时，试验结果成立。以使红细胞凝集被完全抑制的血清最高稀释度作为判定终点。待检血清的 HI 抗体效价低于 1：10 判为阴性，HI 抗体效价等于 1：10 判为可疑，HI 抗体效价不低于 1：20 判为阳性。

表 17-3　HI 试验操作术式　　　　　　　　　　　　　　单位：μL

项目	孔数								红细胞对照	血清对照
	1	2	3	4	5	6	7	8…		
稀释倍数	5	10	20	40	80	160	320	640		
稀释液量	/	25	25	25	25	25	25	25	50	25
被检血清量	50	25	25	25	25	25	25	25 弃去—		25
4HAU 抗原量	25	25	25	25	25	25	25	25	—	—
0.33%红细胞量	50	50	50	50	50	50	50	50	50	50

　　附：血清处理

　　① 25% 白陶土配制。白陶土 25g、硼酸氯化钠溶液 100mL，充分摇匀，2～8℃ 保存备用。

　　② 取血清 $100\mu L$，加入 $400\mu L$ 25% 白陶土。

　　③ 剧烈振荡血清-白陶土混合物，每 5min 振荡一次，共 20min。

　　④ 1000g 离心，20min。

⑤ 加入 100μL 10％鹅红细胞悬液。

⑥ 每隔 5min 轻轻摇动上层清液，使红细胞保持悬浮状态，共 20min。

⑦ 800g 离心 10min，红细胞沉积于白陶土上层。

⑧ 将上清液移入新管中，此液体视为 1∶5 稀释的待检血清。

【注意事项】

① 血凝和血凝抑制试验简单快速，但影响因素甚多，应严格控制试验条件，包括鹅红细胞悬液和抗原工作浓度、稀释液 pH 值、作用温度和时间。

② 如果需要缩短检测时间，将"加入 4HA 单位工作抗原后置 2～8℃作用 16～28h"改为"于 37℃作用 2h"，继续下一步试验。

③ 待检血清中可能含有禽流感病毒等病原微生物，操作人员应戴乳胶手套、口罩等防护用品。试验完成后，剩余的血清样本、4HA 单位工作抗原、用过的吸头和血凝板等应统一按照实验室生物安全的有关规定进行保存或无害化处理。

【规格】1mL/瓶。

【贮藏与有效期】抗原－20℃以下保存，有效期为 12 个月；阴、阳性血清－20℃以下保存，有效期为 24 个月。

鸭坦布苏病毒 ELISA 抗体检测试剂盒
Duck Tembusu Virus ELISA Antibody Test Kit

本品系用灭活纯化的鸭坦布苏病毒（FX2010 株）包被 96 孔酶联反应板（抗原包被板），与阳性对照血清、阴性对照血清、样品稀释液、10 倍浓缩洗涤液、单克隆抗体、羊抗鼠酶标抗体、TMB 底物溶液、终止液和封板膜等成分组装而成。

【性状】外包装完好、无变形、组分齐全、无破损、无渗漏、标签字迹清晰。其中：

（1）抗原包被板　包装袋封闭良好，拆开包装后，包被板应无磨损和变形，孔底部应清洁、透明或有固形物样保护剂，96 孔/块，1 块/盒。

（2）阳性对照血清　无色或淡黄色澄清透明液体，装量 1mL/管，1 管/盒。

（3）阴性对照血清　无色或淡黄色澄清透明液体，装量 1mL/管，1 管/盒。

（4）样品稀释液　无色或淡黄色澄清透明的液体，装量 12mL/瓶，1 瓶/盒。

（5）10 倍浓缩洗涤液　无色澄清透明液体，装量 20mL/瓶，2 瓶/盒。

（6）单克隆抗体　无色或淡黄色澄清透明液体，装量 12mL/瓶，1 瓶/盒。

（7）羊抗鼠酶标抗体　无色或淡黄色澄清透明液体，装量 12mL/瓶，1 瓶/盒。

（8）TMB 底物溶液　无色或微蓝色澄清透明液体，装量 12mL/瓶，1 瓶/盒。

（9）终止液　无色澄清透明液体，装量 6mL/瓶，1 瓶/盒。

（10）封板膜　白色或淡黄色，揭开有黏性，无破损，3 张/盒。

【作用与用途】用于检测鸭血清中的鸭坦布苏病毒抗体。

【用法与判定】

1. 用法

（1）试剂准备　使用前，将试剂盒中的抗原包被板、样品稀释液、10 倍浓缩洗涤液、阳性对照血清、阴性对照血清、单克隆抗体、羊抗鼠酶标抗体、TMB 底物溶液和终止液等恢复至室温（20～25℃）并混匀待用。10 倍浓缩洗涤液在使用前用去离子水或蒸馏水稀释 10 倍。阴性和阳性对照血清不需要稀释。

（2）样品准备　将待测血清用样品稀释液按 1∶10 稀释后进行测定；若测定待测血清的

抗体滴度，则先用样品稀释液按1:5稀释血清后，再进行2倍倍比稀释，对各稀释度进行测定。

（3）操作步骤

① 加样与孵育。取抗原包被板，分别将阴性对照血清、阳性对照血清和稀释好的待检血清加入抗原包被板孔中，阴性和阳性对照血清各2孔，0.1mL/孔。轻轻振匀孔中样品，用封板膜密封包被板，置37℃孵育1h。

② 洗涤。去除封板膜，弃去孔中液体，每孔加入0.3mL洗涤液，作用3min，弃去洗涤液，重复洗涤3次。

③ 与单克隆抗体作用。每孔加入单克隆抗体0.1mL，用封板膜密封包被板，置37℃孵育1h。

④ 洗涤。按②中方法洗涤。

⑤ 与酶标抗体作用。每孔加入羊抗鼠酶标抗体0.1mL，用封板膜密封包被板，置37℃孵育1h。

⑥ 洗涤。按②中方法洗涤。

⑦ 显色。每孔中加入TMB底物溶液0.1mL，轻摇2s，室温（20～25℃）下避光显色10min。

⑧ 终止。每孔加入终止液0.05mL，置酶标仪上测定各孔OD_{450nm}值。

2. 判定

（1）结果有效性　当阴性对照孔OD_{450nm}平均值≥0.8，且阳性对照孔的阻断率（PI）≥50%，判定检测结果有效。

（2）阻断率的计算　阻断率（PI）用以下公式计算：

$$PI=(1-样品孔平均OD_{450nm}值/阴性对照孔平均OD_{450nm}值)×100\%$$

（3）结果判定

当PI≥18.4%，样品判为鸭坦布苏病毒抗体阳性；

当PI≤12.6%，样品判为鸭坦布苏病毒抗体阴性；

当12.6%＜PI＜18.4%，样品判为可疑；应再重复检测1次，若PI仍＜18.4%，则样品判为鸭坦布苏病毒抗体阴性。

ELISA判定为阳性的血清样品最高稀释倍数，即为该血清样品的ELISA抗体滴度。

【注意事项】

① 所有的试剂应在2～8℃贮存，使用前恢复至室温，使用后放回2～8℃下贮存。

② 被检血清发生严重溶血或腐败时勿用于检测。

③ 不同批号的试剂盒组分不得混用，不同试剂使用时应防止交叉污染。

④ 待检血清较多时，应先稀释完所有待检血清，再加入抗原包被板上，使反应时间一致。

⑤ TMB底物溶液和终止液对皮肤有刺激性，且不能暴露于强光下或接触氧化剂。

⑥ 稀释10倍浓缩洗涤液时若发现有结晶，应在室温或者放置28～37℃水浴条件下10～15min，待结晶溶解后使用。

⑦ 所有的废弃液应在丢弃前合理处理，以免污染环境。

⑧ 操作过程中的洗涤液体积为0.3mL/孔，洗涤作用时间为3min/次，重复洗涤次数为3次，必须精准。

【规格】96孔/板×1板/盒。

【贮藏与有效期】2～8℃保存，有效期为12个月。

猪链球菌 2 型 ELISA 抗体检测试剂盒
ELISA Kit to Detect the Antibody against *Streptococcus suis* Type 2

本品系由用纯化的猪链球菌 2 型荚膜多糖包被的酶联反应板、阳性对照血清、阴性对照血清、羊抗猪酶标二抗、脱脂奶粉、稀释液 A、底物液 A、底物液 B、20 倍浓缩洗涤液、终止液及血清稀释板等组装而成。

【性状】 试剂盒的外包装应洁净、无破损，标签应符合国家有关规定，内包装应无破损、无裂痕、无渗漏，品名、批号、保存条件、有效期应清晰。其中：

(1) 猪链球菌 2 型抗原包被板（96 孔板） 包装膜封闭良好，包被板孔底清洁透明、无异物，96 孔/块，2 块/盒。

(2) 猪链球菌 2 型阳性对照血清 橙黄或淡黄色液体，无臭、无味，有少量悬浮物，装量 1mL/管，1 管/盒。

(3) 猪链球菌 2 型阴性对照血清 橙黄或淡黄色液体，无臭、无味，有少量悬浮物，装量 1mL/管，1 管/盒。

(4) 羊抗猪酶标二抗 无色澄清液体，无臭、无味，无沉淀物，装量 20mL/瓶，1 瓶/盒。

(5) 脱脂奶粉 淡黄色均匀粉末，装量 2.5g/管，1 管/盒。

(6) 稀释液 A 无色液体，无臭、无味，装量 50mL/瓶，1 瓶/盒。

(7) 底物液 A 无色澄清液体，无臭、无味，无沉淀物，装量 10mL/瓶，1 瓶/盒。

(8) 底物液 B 无色澄清液体，无臭、无味，无沉淀物，装量 10mL/瓶，1 瓶/盒。

(9) 20 倍浓缩洗涤液 无色澄清液体，装量 30mL/瓶，1 瓶/盒。

(10) 终止液 无色澄清液体，无臭、无味，无沉淀物，装量 10mL/瓶，1 瓶/盒。

(11) 血清稀释板（96 孔板） 孔底清洁透明、无异物，96 孔/块，2 块/盒。

【作用与用途】 用于检测猪链球菌 2 型血清抗体。

【用法与判定】

1. 用法

(1) 样品准备 取动物全血，待血液凝固后，以 4000r/min 离心 10min，收集上清。也可采集血液，待凝固后自然析出血清，要求血清清亮，无溶血。

(2) 洗涤液的配制 使用前，将 20 倍浓缩洗涤液恢复至室温，并摇动使沉淀溶解（最好在 37℃ 水浴中加热 5～10min），然后用蒸馏水做 20 倍稀释，混匀，置 2～8℃ 保存，可保存 7 日。

(3) 样品稀释液的配制 将脱脂奶粉 2.5g 溶于 50mL 稀释液 A 中，作为待检血清和对照血清的稀释液。

(4) 待检血清和对照血清的稀释 将待检血清在血清稀释板中用样品稀释液按 1∶40 的比例稀释（195μL 样品稀释液中加 5μL 待检血清）。阳性和阴性对照用样品稀释液按 1∶40 稀释（234μL 样品稀释液中加 6μL 对照血清，吹打均匀，各设 2 孔）。

(5) 操作步骤

① 取抗原包被板（根据样品多少，可拆开分次使用），每孔加入稀释好的洗涤液 200μL，静置 3min 后，弃去洗涤液，并在吸水纸上拍干，共计洗涤 2 次。再将稀释好的待检血清、阴性对照血清和阳性对照血清各取 100μL 加入抗原包被板孔中。待检血清设 1 孔，阴性对照和阳性对照各设 2 孔。轻轻振匀孔中样品（勿溢出），置 37℃ 下温育 30min。

② 弃去孔中的溶液，每孔加入稀释好的洗涤液 200μL，静置 3min 后，弃去洗涤液，并

在吸水纸上拍干，重复洗板 5 次。

③ 每孔加入羊抗猪酶标二抗 100μL，置 37℃下温育 30min。

④ 洗涤 5 次，方法同②。

⑤ 每孔先加 1 滴底物液 A（约 50μL）、再加 1 滴底物液 B（约 50μL），混匀，室温避光显色 10min。

⑥ 每孔加 1 滴终止液（约 50μL），10min 内测定结果。

2. 判定

在酶标仪上测各孔 OD_{630nm} 值，试验成立的条件是：阳性对照孔 OD_{630nm} 值均应≥0.8，且<2.0；阴性对照孔 OD_{630nm} 值均应<0.3。

如果样品 OD_{630nm} 值≥0.35，判为阳性；如果样品 OD_{630nm} 值<0.35，则判为阴性。

【注意事项】

① 未使用的抗原包被板封口膜切记不要撕开。

② 试剂盒使用前各试剂应恢复至室温，使用后放回 2～8℃保存。

③ 不同批号的试剂盒组分不得混用，不同试剂使用时应防止试剂交叉污染。

④ 底物液 B 不要暴露于强光下接触氧化剂。

⑤ 待检血清样品数量较多时，应先使用血清稀释板稀释完所有要检测血清，再将稀释好的血清转移到抗原包被板，使反应时间一致。

⑥ 浓缩洗涤液用蒸馏水稀释，如果发现有结晶加热使其溶解后再使用。

⑦ 在操作过程中移液时，切忌将气泡加入抗原包被板孔中。

⑧ 严格按照操作说明书可以获得最好的结果。

【规格】 2 块（192 孔）/盒。

【贮藏与有效期】 2～8℃保存，有效期为 9 个月。

猪链球菌 2、7、9 型 PCR 检测试剂盒
Streptococcus suis Serotypes（2,7,9） PCR Testing Kit

本品系由针对猪链球菌 2、7、9 型各设计的一对特异性引物混合成的 PCR 预混液和阳性对照、阴性对照组分组成。

【性状】 试剂盒外包装应洁净、无破损，说明书内容应清晰可读，内包装应无破损、无裂痕、无渗漏，品名、批号、保存条件、有效期清晰。其中：

（1）PCR 预混液　淡紫色均匀透明液体，装量为 900μL/管，1 管/盒。

（2）阳性对照　无色透明液体，装量为 100μL/管，1 管/盒。

（3）阴性对照　无色透明液体，装量为 100μL/管，1 管/盒。

【作用与用途】 用于 2、7、9 型猪链球菌的筛查。

【用法与判定】

1. 用法

（1）样品采集及处理

① 活猪的扁桃体样品。用开口器给猪开口，用灭菌的棉拭子（长约 30cm）采集活猪的扁桃体拭子并随即置于 2mL THB 培养基中，37℃振荡培养 6h 后用于检测。

② 病死猪的组织样品。无菌采集死亡猪的肝、脾、肺、肾和淋巴结等组织及心血样品，脑膜炎病例还可采集脑脊液、脑组织等样品。低温 4～8℃运至实验室后，立即取无菌棉签于待检猪组织取样后，置于 2mL THB 培养基中，37℃振荡培养 6h 后用于检测。

③ 屠宰场健康猪的扁桃体样品采集。无菌采集屠宰猪的扁桃体，低温 4~8℃ 运至实验室后，立即取无菌棉签于待检扁桃体取样后，置于 2mL THB 培养基中，37℃ 振荡培养 6h 后用于检测。

④ 屠宰场肺部急性病变猪的样品采集。无菌采集屠宰猪的肺脏，低温 4~8℃ 运至实验室后，立即取无菌棉签于待检肺脏取样后，置于 2mL THB 培养基中，37℃ 振荡培养 6h 后用于检测。

（2）操作步骤

① PCR 反应体系。取 18μL PCR 预混液于 PCR 管中，加入 2μL 待检样品，每份总反应体积为 20μL。阴阳性对照分别加入 2μL 试剂盒中的阴阳性对照，做好标记。在 PCR 仪上进行扩增。

② 反应程序为：94℃ 预变性 10min；94℃ 变性 30s、60℃ 退火 60s、72℃ 延伸 90s，共 35 个循环；最后 72℃ 延伸 10min。

③ 电泳。称取 1g 琼脂糖放于 100mL 1 倍的 TAE 电泳缓冲液中，于微波炉中溶解，待温度冷却至 50℃ 左右，再加入 10μL 染色液混匀。在电泳槽内放好梳子，倒入琼脂糖凝胶，待凝固后将 10μL PCR 产物点样于琼脂糖凝胶孔中，以 100V 电压电泳 30min，紫外灯下观察结果。

2. 判定

① 当阳性对照仅同时出现 363bp、609bp、809bp 三条目的条带，阴性对照无任何条带时，试验成立。否则需进行重检。

② 当电泳图出现大小为 363bp 条带时，判为 2 型猪链球菌；当电泳图出现大小为 609bp 条带时，判为 7 型猪链球菌；当电泳图出现大小为 809bp 条带时，判为 9 型猪链球菌。

【注意事项】

① 本试剂盒 PCR 产物电泳前不需加 Loading Buffer，可直接电泳后在紫外灯下观察。

② 所有试剂应在规定的温度储存。使用前应完全融化，充分振荡混匀，以 8000r/min 离心 20s，吸取液体时移液器吸头尽量在液体表面层吸取，避免试剂盒不同组分间交叉污染，使用后应立即放回 -20℃ 以下保存。

③ 不同批次试剂盒之间的组分不得混用。

④ 勿使用过期的试剂盒，已开封的试剂盒应在有效期内使用。

⑤ 所有试剂避免反复冻融。

⑥ PCR 产物电泳的电压和电流不应过高，以免阳性对照目的条带分离不明显。

⑦ 所有 PCR 物品均应合理处理，以免对环境造成污染。

⑧ 严格按照使用说明书进行操作。

⑨ 用本试剂盒检测阳性后，应用血清学方法进行确认。

【规格】50 次/盒。

【贮藏与有效期】-20℃ 以下保存，有效期为 12 个月。

猪流感病毒（H1 亚型） ELISA 抗体检测试剂盒
ELISA Kit for Swine Influenza Virus（H1 Subtype） Antibody Detection

本试剂盒系由用 H1 亚型猪流感病毒血凝素（HA）基因的原核表达产物包被的酶联反应板、阴性对照血清、阳性对照血清、羊抗猪酶标二抗、样品稀释液、底物液 A、底物液 B、20 倍浓缩洗涤液、终止液、血清稀释板组装而成。

【性状】 试剂盒的外包装应洁净、无破损，内包装应无破损、无裂痕、无渗漏，品名、批号、保存条件、有效期清晰。其中：

（1）猪流感病毒（H1 亚型）ELISA 抗原包被板　包装膜封闭良好，孔底清洁透明、无异物，96 孔/块，2 块/盒。

（2）猪流感病毒（H1 亚型）阴性对照血清　淡黄或淡红色液体，无臭、无味，有时有少量悬浮物，装量为 2mL/管，2 管/盒。

（3）猪流感病毒（H1 亚型）阳性对照血清　淡黄或淡红色液体，无臭、无味，有时有少量悬浮物，装量为 2mL/管，2 管/盒。

（4）羊抗猪酶标二抗　无色澄清液体，无臭、无味，无沉淀物，装量为 20mL/瓶，1 瓶/盒。

（5）样品稀释液　无色液体，无臭、无味，有时有少量沉淀物，装量为 50mL/瓶，1 瓶/盒。

（6）底物液 A　无色澄清液体，无臭、无味，无沉淀物，装量为 10mL/瓶，1 瓶/盒。

（7）底物液 B　无色澄清液体，无臭、无味，无沉淀物，装量为 10mL/瓶，1 瓶/盒。

（8）20 倍浓缩洗涤液　无色澄清液体，无臭、无味，无沉淀物，装量为 30mL/瓶，1 瓶/盒。

（9）终止液　无色澄清液体，无臭、无味，无沉淀物，装量为 10mL/瓶，1 瓶/盒。

（10）血清稀释板　孔底清洁透明、无异物，96 孔/块，2 块/盒。

【作用与用途】 用于检测 H1 亚型猪流感病毒血清抗体。

【用法与判定】

1. 用法

（1）样品准备　取动物全血，待血液凝固后，以 4000r/min 离心 10min，收集上清。也可采集血液，待凝固后自然析出血清。要求血清清亮，无溶血。

（2）洗涤液配制　使用前，将 20 倍浓缩洗涤液恢复至室温（20～25℃），并摇动使沉淀溶解（最好在 37℃ 水浴锅中加热 5～10min），然后用蒸馏水做 20 倍稀释（例如：每两块板用 30mL 20 倍浓缩洗涤液加上 570mL 蒸馏水），混匀后即可使用。稀释好的洗涤液在 2～8℃ 可存放 7 日。

（3）样品稀释　在血清稀释板中用样品稀释液按 1：40 的比例稀释待检血清（例如：195μL 样品稀释液中加 5μL 待检血清）。

（4）对照不需要稀释，直接使用。

（5）操作步骤

① 取抗原包被板（根据样品多少，可拆开分次使用），先用洗涤液洗板 1 次，再将稀释好的待检血清取 100μL 加入抗原包被板孔中。同时设 2 孔阴性对照、2 孔阳性对照及 1 孔空白对照，轻轻振匀孔中样品（勿溢出），置 37℃ 下孵育 30min。

② 甩掉反应孔中的溶液，每孔用约 200μL 洗涤液洗涤 5 次，每次静置 3min 后倒掉洗涤液，并在干净的吸水纸上拍干。

③ 每个反应孔加羊抗猪酶标二抗 100μL，置 37℃ 下孵育 30min。

④ 洗涤 5 次，方法同②。

⑤ 每个反应孔加底物液 A 和底物液 B 各 1 滴（约 50μL），混匀，室温避光显色 10min。

⑥ 每个反应孔加终止液一滴（约 50μL），混匀后 15min 内测定结果。

2. 判定

以空白对照孔调零，在酶标仪上测各孔 OD_{630nm} 值。试验成立的条件是 2 个阳性对照孔的 OD_{630nm} 值相差应 <0.3，阳性对照孔 OD_{630nm} 值均应 ≥0.8，且 <2.0；阴性对照孔 OD_{630nm} 值均应 <0.2。如果 S≥P×0.25，判为阳性；如果 S<P×0.25，则判为阴性（S：

样品测定孔 OD_{630nm} 值；P：阳性对照孔平均 OD_{630nm} 值）。

【注意事项】

① 试剂盒使用前各试剂应平衡至室温，使用完后放回 $2\sim8℃$。

② 不同批号试剂盒的试剂组分不得混用，使用时应防止试剂交叉污染。

③ 底物液和终止液不要暴露于强光下或接触氧化剂。

④ 未使用的包被板切勿撕开上面的锡箔纸。

⑤ 待检血清样品数量较多时，应先使用血清稀释板稀释完所有待检血清，再将稀释好的血清转移到抗原包被板，尽可能使反应时间一致。

⑥ 20 倍浓缩洗涤液用蒸馏水稀释，如果发现有结晶，应先使其溶解后再使用。

⑦ 在操作过程中移液时，尽量避免将气泡加入检测板孔中。

⑧ 严格按照操作说明书操作。

【规格】192 孔/盒。

【贮藏与有效期】$2\sim8℃$保存，有效期 6 个月。

猪口蹄疫 O 型抗体检测试纸条
Swine Foot and Mouth Disease Type O Antibody Test Strip

本品系用胶体金标记猪 O 型口蹄疫病毒主要结构蛋白 VP1 上的中和表位肽，结合现代生物学膜免疫层析技术，通过特定的生产工艺组装而成。

【性状】胶体金试纸条外周由配套的白色塑料卡紧密包裹，外观均匀一致，试纸条具有加样孔及显色观察窗。卡内紧夹着宽度一致的试纸条，NC 膜无损伤，塑料卡板严实。

【作用与用途】用于猪 O 型口蹄疫抗体的快速检测。

【用法与判定】

1. 用法

撕开铝箔袋，将检测卡平放桌面上，用 0.9% 的生理盐水作 1：100 稀释的待检猪血清 $150\mu L$，滴入试纸条的加样孔（S）中，静置 $5\sim10min$ 后判定结果。

2. 结果判定

（1）试剂有效　在质控线（C）处出现紫红色线，说明本试剂有效。

（2）阴性　仅在质控线（C）处出现一条紫红色线，而检测线（T）处不出现色线（图 17-6）。

（3）阳性　在质控线（C）和检测线（T）处出现两条紫红色线（检测线和质控线），而且检测线颜色深度与抗体滴度高低在一定范围内成正比，抗体滴度越高检测线颜色越深（图 17-6）。

【注意事项】

① 正确处理所有生物材料，其可能为潜在的传染源。

② 操作前先认真阅读说明书全部内容。

③ 每支试纸条只能使用 1 次，不能重复使用。

④ 请在有效期内使用，不要将不同批次的试剂和试纸混用。

⑤ 避免交叉污染，以免影响检测结果。

⑥ 污染、破损或视窗区有划痕的试纸不能使用。

⑦ 撕开铝箔袋取出试纸条后应立即使用，防止试纸条受潮。

⑧ 检测时试纸条不显示任何色线，表明操作有误或试纸条失效。

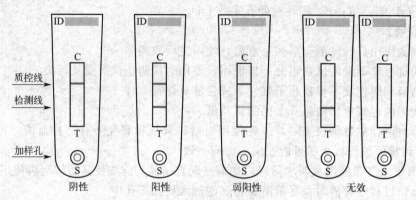

质控线→
检测线→
加样孔→

阴性　　　阳性　　　弱阳性　　　无效

图 17-6　猪口蹄疫 O 型抗体测试纸条判定结果示意图

⑨ 用过的试纸、器械及被检样品应做无害化处理。

【规格】2 条/包。

【贮藏与有效期】室温保存，有效期为 12 个月。

猪口蹄疫病毒 O 型 VP1 合成肽 ELISA 抗体检测试剂盒

ELISA Kit for Detection of Antibodies Against Synthetic peptide of Swine FMDV O Serotype VP1

本试剂盒系由用人工合成的口蹄疫病毒 O 型 VP1 结构蛋白的 5 条多肽作为合成肽包被抗原制成的聚苯乙烯酶联反应板（抗原包被板）、阳性对照血清、阴性对照血清、兔抗猪酶标二抗、样品稀释液、底物液 A、底物液 B、终止液、20 倍浓缩洗涤液及血清稀释板组装而成。

【性状】试剂盒的外包装应洁净、无破损，内包装应无破损、无裂痕、无渗漏，品名、批号、保存条件、有效期清晰。其中：

（1）抗原包被板（96 孔）　系用铝箔纸包装，铝箔纸封闭完好，包被板孔底清洁透明、无异物，装量 2 块/盒。

（2）阳性对照血清　澄清蓝紫色溶液，有时有少量悬浮物，装量 1mL/管×1 管。

（3）阴性对照血清　澄清蓝紫色溶液，有时有少量悬浮物，装量 1.5mL/管×1 管。

（4）兔抗猪酶标二抗　澄清淡黄色液体，有时有少量悬浮物，装量 12mL/瓶×2 瓶。

（5）样品稀释液　澄清蓝紫色溶液，有时有少量悬浮物，装量 24mL/瓶×1 瓶。

（6）20 倍浓缩洗涤液　无色透明液体，无沉淀物，装量 50mL/瓶×2 瓶。

（7）底物液 A　无色透明溶液，无沉淀物，装量 12mL/瓶×1 瓶。

（8）底物液 B　无色透明溶液，无沉淀物，装量 12mL/瓶×1 瓶。

（9）终止液　无色透明溶液，无沉淀物，装量 12mL/瓶×1 瓶。

（10）血清稀释板（96 孔）　孔底清洁透明、无异物，装量 2 块/盒。

【作用与用途】用于检测猪血清中口蹄疫病毒 O 型 VP1 结构蛋白抗体。

【用法与判定】

1. 用法

（1）样品制备　取动物全血，待血液凝固后，以 3500r/min 离心 10min，收集上清，也可采集血液，待凝固后自然析出血清，要求血清清亮，无溶血。

（2）洗涤液配制　使用前，将 20 倍浓缩洗涤液恢复至室温，如果有沉淀，37℃水浴使其溶解，然后用去离子水稀释 20 倍备用。

（3）样品稀释　在血清稀释板中按 1∶20 的比例稀释待检血清，阴、阳性对照血清已稀释，可直接使用。

（4）操作步骤

① 加样。取抗原包被板，将稀释好的待检血清、阴性对照和阳性对照加入抗原包被板中，100.0μL/孔。每份待检血清设 1 孔，阴性对照和阳性对照各设 2 孔，加样过程时间跨度应尽量短。酶标板上对照和待检血清添加模式如图 17-7 所示。

	1	2	3	4	5	6	7	8	9	10	11	12
A	S1											
B	S2											
C	S3											
D	S4											
E												P
F												P
G												N
H												N

图 17-7　猪口蹄疫病毒 O 型 VP1 合成肽 ELISA 抗体检测试验加样示意图

（N 表示加阴性对照血清；P 表示加阳性对照血清；S1、S2、S3、S4 等表示加各待检血清）

② 温育。振荡混匀（勿溢出），置 37℃温箱内孵育 30min。

③ 洗板。弃去反应液，每孔加入洗涤液 300.0μL，浸泡 15s，甩弃洗液。连续洗板 5 次后拍干。

④ 加酶。各孔加入兔抗猪酶标二抗 100.0μL。

⑤ 温育。置 37℃温箱内孵育 30min。

⑥ 洗板。弃去反应液，每孔加入洗涤液 300.0μL，浸泡 15s，甩弃洗涤液。连续洗板 5 次后拍干。

⑦ 显色。各孔加入 100.0μL 底物工作液（将底物液 A 和底物液 B 等量混合即为底物工作液，现用现配），振荡混匀，置 37℃温箱内避光反应 15min。

⑧ 终止。各孔加入显色终止液 50.0μL，振荡混匀终止反应，15min 内测定结果。

2. 判定

在酶标仪上测各孔 OD_{450nm} 值。

（1）试验成立的条件　阳性对照孔 OD_{450nm} 值应介于 0.9～1.9 之间，且阳性对照各孔 OD_{450nm} 值相差应≤0.3，阴性对照孔 OD_{450nm} 值均应≤0.15。

（2）临界值（Cut-off 值）＝阳性对照孔 OD_{450nm} 均值×0.17。

（3）待检血清测定 OD_{450nm} 值≥临界值者，判为阳性；待检血清测定 OD_{450nm} 值<临界值者，判为阴性。

（4）本试剂盒与猪口蹄疫病毒非结构蛋白抗体酶联免疫吸附试验诊断试剂盒联合使用时，按下列标准进行最终判定（表 17-4）。

表 17-4　两试剂盒联合使用判定标准

综合诊断		猪口蹄疫病毒 O 型 VP1 合成肽 ELISA 抗体检测试剂盒结果	
		阳性	阴性
猪口蹄疫病毒非结构蛋白抗体酶联免疫吸附试验诊断试剂盒结果	阳性	感染动物	感染动物
	阴性	疫苗接种动物	正常动物

【注意事项】

① 将试剂盒从冷藏环境中取出，置室温平衡 30min 后使用，液体试剂用前混匀。洗涤液若有结晶析出，轻微加热溶解后不影响使用。

② 不同厂家、不同批号、不同品种试剂不能混用。

③ 严格按说明书操作，并控制反应温度及反应时间。反应液需用微量加样器加注，微量加样器应定期校准。

④ 若包被板开封后不能一次用完，应将剩余板条和干燥剂放入塑封袋内封好，置 2～8℃并限一周内用完。

⑤ 所有待检血清、废液、阴阳性对照血清等均按传染性污染物处理，121℃高压蒸汽灭菌 30min 或用 5.0g/L 次氯酸钠消毒剂处理 30min 后废弃。

⑥ 待检血清要求。待检血清按常规方法采集，避免溶血或长菌。冰冻待检血清应避免反复冻融，出现混浊或沉淀应离心或过滤澄清后再检测。

【规格】 192 孔/盒。

【贮藏与有效期】 2～8℃保存，有效期为 12 个月。

猪繁殖与呼吸综合征病毒 ELISA 抗体检测试剂盒
ELISA kit to Detect the Antibody against Porcine Reproductive and Respiratory Syndrome Virus

本试剂盒系由用重组大肠杆菌表达的猪繁殖与呼吸综合征病毒 N 蛋白包被的抗原包被板、阳性对照血清、阴性对照血清、羊抗猪酶标二抗、样品稀释液、20 倍浓缩洗涤液、底物液 A、底物液 B、终止液和血清稀释板等组成。

【性状】 试剂盒的外包装应洁净、无破损，标签应符合国家有关规定，内包装应无破损、无裂痕、无渗漏，品名、批号、保存条件、有效期清晰。其中：

（1）抗原包被板　包装膜封闭良好，包被板孔底清洁、无异物。96 孔/板，2 板/盒。

（2）阳性对照血清　无色或淡黄色液体，有时有少量悬浮物。装量 1mL/管，1 管/盒。

（3）阴性对照血清　无色或淡黄色液体，有时有少量悬浮物。装量 1mL/管，1 管/盒。

（4）羊抗猪酶标二抗　无色澄清溶液，无沉淀物。装量 20mL/瓶，1 瓶/盒。

（5）样品稀释液　无色溶液，有时有少量悬浮物。装量 50mL/瓶，1 瓶/盒。

（6）底物液 A　无色澄清溶液，无沉淀物。装量 10mL/瓶，1 瓶/盒。

（7）底物液 B　无色澄清溶液，无沉淀物。装量 10mL/瓶，1 瓶/盒。

（8）终止液　无色澄清溶液，无沉淀物。装量 10mL/瓶，1 瓶/盒。

（9）20 倍浓缩洗涤液　无色溶液，有时有少量沉淀物。装量 30mL/瓶，1 瓶/盒。

（10）血清稀释板　孔底清洁、无异物。96 孔/板，2 板/盒。

【作用与用途】 用于检测猪繁殖与呼吸综合征病毒 N 蛋白抗体。

【用法与判定】

1. 用法

（1）样品准备　取动物全血，待血液凝固后，以 4000r/min 离心 10min，收集血清；或待血液凝固后自然析出血清，再收集血清。血清应清亮，无溶血。

（2）洗涤液配制　使用前，将 20 倍浓缩洗涤液恢复至室温（20～25℃），并摇动使沉淀溶解（最好在 37℃水浴中加热 5～10min），然后用蒸馏水做 20 倍稀释，混匀，置 2～8℃保存，可保存 7 日。

（3）待检血清和对照血清的稀释　将待检血清在血清稀释板中按 1：40 稀释（如 195μL 样品稀释液中加 5μL 待检血清），阳性和阴性对照血清在血清稀释板中按 1：4 稀释（如 165μL 样品稀释液中加 55μL 对照血清）。

（4）操作步骤

① 取抗原包被板（根据样品多少，可拆开分次使用），每孔加入稀释好的洗涤液 200μL，静置 3min，弃去洗涤液，并在吸水纸上拍干，共计洗涤 2 次。再将稀释好的待检血清、阴性对照血清和阳性对照血清各取 100μL 加至抗原包被板中，待检血清设 1 孔，阴性、阳性对照血清各设 2 孔。轻轻振匀孔中样品，置 37℃温育 30min。

② 洗涤。弃去板孔中的溶液，每孔加入稀释好的洗涤液 200μL，静置 3min，弃去洗涤液，并在吸水纸上拍干，重复洗板 5 次。

③ 加入二抗。每孔加羊抗猪酶标二抗 100μL，置 37℃温育 30min。

④ 洗涤。方法同②。

⑤ 显色。每孔先加入 1 滴底物液 A（约 50μL），再加入 1 滴底物液 B（约 50μL），混匀，置室温避光显色 10min。

⑥ 终止反应。每孔加入 1 滴终止液（约 50μL），混匀，10min 内测定结果。

2. 判定

在酶标仪上测各孔 OD_{630nm} 值。试验成立的条件是：阳性对照孔 OD_{630nm} 值均应≥1.0，且＜3.0，阴性对照孔 OD_{630nm} 值均应＜0.2。计算样品的 KQ 值。

$$KQ = \frac{样品\ OD_{630nm}\ 值}{阳性对照\ OD_{630nm}\ 值平均值} \times 100$$

若 KQ≥20，判为猪繁殖与呼吸综合征病毒抗体阳性；若 KQ＜20，判为猪繁殖与呼吸综合征病毒抗体阴性。

【注意事项】

① 试剂盒使用前各试剂应恢复至室温，使用后放回 2～8℃保存。

② 不同批号的试剂盒组分不得混用，不同试剂使用时应防止交叉污染。

③ 底物液 B 和终止液不能暴露于强光下或接触氧化剂。

④ 待检血清样品数量较多时，应先使用血清稀释板稀释完所有要检测血清，再将稀释好的血清转移到抗原包被板上，使反应时间一致。

⑤ 浓缩洗涤液用蒸馏水稀释时，如发现有结晶，应 37℃水浴加热使其溶解后再使用。

⑥ 在操作过程中移液时，切忌将气泡加入抗原包被板孔中。

⑦ 应严格按照说明书各操作步骤规定的时间和温度进行操作。

【规格】192 孔/盒。

【贮藏与有效期】2～8℃保存，有效期为 10 个月。

猪瘟病毒间接 ELISA 抗体检测试剂盒
Indirect ELISA kit to Detect Antibody against Classical Swine Fever Virus

本试剂盒以杆状病毒表达并纯化的猪瘟病毒 E2 蛋白作为包被抗原，与辣根过氧化物酶标记的兔抗猪二抗、底物溶液、终止液、稀释液及 20 倍浓缩洗涤液组装而成。

【性状】试剂盒的外包装应无破损，标签符合国家有关规定，内包装应无破损、无裂痕、无渗漏，品名、批号、保存条件、保存期等清晰。其中：

（1）抗原包被板　96 孔/板×2 板或 5 板，铝箔袋真空包装，孔底无色透明、无杂质。

（2）稀释液 100mL/瓶或 200mL/瓶×1 瓶，淡黄色透明澄清液体。

（3）标准阳性对照血清 40μL/支或 100μL/支×1 支，澄清，浅黄色液体。

（4）标准阴性对照血清 40μL/支或 100μL/支×1 支，澄清，浅黄色液体。

（5）20 倍浓缩洗涤液 30mL/瓶或 100mL/瓶×1 瓶，无色透明液体。

（6）酶标二抗 300μL/支或 700μL/支×1 支，无色透明液体。

（7）底物溶液 A 12mL/瓶或 30mL/瓶×1 瓶，棕色瓶装，内装溶液为无色、透明。

（8）底物溶液 B 12mL/瓶或 30mL/瓶×1 瓶，棕色瓶装，内装溶液为无色、透明。

（9）终止液 25mL/瓶或 60mL/瓶×1 瓶，无色透明液体，有酸性刺激性气味。

（10）血清稀释板 96 孔/板×2 板或 5 板，孔底无色透明、无杂质。

【作用与用途】用于检测猪血清中的猪瘟抗体。

【用法与判定】

1. 用法

（1）样品准备 取动物全血，待血液凝固后，以 4000r/min 离心 10min，收集上清。也可采集血液，待凝固后自然析出血清。血清应清亮，无溶血。

（2）洗涤液的配制 使用前，将浓缩的洗涤液恢复至室温（20～25℃），并摇动，使结晶溶解（最好在 37℃水浴中加热 5～10min），然后用去离子水做 1∶20 稀释，混匀即可。

（3）待检血清和对照血清的稀释 在血清稀释板中将待检血清、标准阴性对照血清和标准阳性对照血清做 1∶50 稀释，其中标准阴、阳性对照血清各加 2 孔。加入血清后充分混匀。（推荐稀释方法：在血清稀释板中加入稀释液，245μL/孔。将待检血清按顺序加入血清稀释板中，5μL/孔。标准阳性对照血清和标准阴性对照血清加入血清稀释板的相应位置，5μL/孔。）

（4）操作步骤

① 在 ELISA 反应板中加入稀释液，50μL/孔。

② 将稀释好的待检血清、标准阴性对照血清和标准阳性对照血清按顺序加入 ELISA 板中，50μL/孔。每个样本换一个吸头。加样时应尽量避免起泡及液体溅出，避免样本间相互污染。加样结束后，将 ELISA 反应板放到 37℃培养箱中，反应 1h。

③ 取出反应板，弃去反应液，每孔加入 300μL 洗涤液，室温放置 3min，弃去洗涤液，重复 3 次；或者用自动洗板机洗板 3 次。

④ 用稀释液按 1∶100 比例稀释酶标二抗，100μL/孔。加样结束后，将 ELISA 反应板放到 37℃培养箱中，反应 1h。

⑤ 重复③步骤。

⑥ 将底物溶液 A 和 B 按等体积进行混合，混合后立即加入 ELISA 反应板中，100μL/孔，室温避光显色 10min。

⑦ 每个反应孔加入 100μL 终止液，避免出现气泡。10min 内测定结果。

⑧ 酶标仪上读取 450nm 吸光值，620nm 作为背景参考波长。样本 OD 值 ＝ OD_{450nm} － OD_{620nm}。

⑨ 试验成立条件。当标准阳性对照 OD 值在 1.0～3.5 范围内，标准阴性对照 IE 值≤8% 时，试验成立。否则，应重新检测。

⑩ 计算方法。

$$标准阳性对照平均 OD 值 ＝ \frac{阳性对照孔 1 OD 值 ＋ 阳性对照孔 2 OD 值}{2}$$

$$标准阴性对照平均 OD 值 ＝ \frac{阴性对照孔 1 OD 值 ＋ 阴性对照孔 2 OD 值}{2}$$

$$IE = \frac{样本\ OD\ 值}{标准阳性对照平均\ OD\ 值} \times 100\%$$

2. 结果判定

当血清样本的 IE 值≥10%时，为猪瘟抗体阳性。

当血清样本的 IE 值≤8%时，为猪瘟抗体阴性。

当血清样本的 IE 值在 8%～10%之间时，为可疑。可在数日后重新采样检测，如仍在此范围，判为阴性。

【注意事项】

① 本试剂盒与猪源牛病毒性腹泻/黏膜病阳性血清存在一定的交叉反应。

② 所有操作应严格遵守生物安全规定。

③ 用于加样的移液器应进行校准，以免误差过大影响检测结果。

④ 应确保血清样本的质量，避免使用严重溶血样品和脂状样品；避免血清样本反复冻融；血清样本储存在 2～8℃不能超过 5 天，长期保存应放在−20℃；如血清样本出现混浊或絮状物，应离心沉淀后再取上清进行检测。

⑤ 20 倍浓缩洗涤液在低温保存时可能会产生白色结晶，应加热使其溶解后再使用。

⑥ 底物溶液对眼睛、皮肤以及呼吸道有刺激作用，使用过程中应穿戴相应的防护用具，防止接触和吸入。

⑦ 终止液为 1mol/L HCl，具有腐蚀作用，避免接触眼睛和皮肤。

⑧ 底物溶液应避光保存，避免与氧化剂接触，盛装底物溶液的容器应保持干净。

⑨ 所有试剂一律于 2～8℃保存，使用前恢复至室温。

⑩ 所有用过的材料应进行无害化处理。

⑪ 操作过程中应避免试剂和样本之间的相互污染。

⑫ 试剂盒应在保存期内使用，避免不同批次的试剂盒混用。

⑬ 严格按照说明书进行操作，确保洗板充分，计时准确。

⑭ 配制试剂所用的水应为蒸馏水或去离子水。

⑮ 没有用完的 ELISA 板应放在密封袋中，于 2～8℃保存。血清稀释板只能使用一次，没用完的血清稀释板应将用过的孔充分洗涤拍干，并进行标记，避免下次检测时发生混淆。

⑯ 在进行多个 ELISA 反应板检测时，反应板不能叠放在 37℃培养箱中，以免导致各反应板受热不均。37℃反应时，反应板可平放于湿盒内或加封板膜后直接平放于培养箱中，但不能采用密封袋，以免导致受热不均。

【规格】①2 板/盒；②5 板/盒。

【贮藏与有效期】2～8℃保存，有效期为 9 个月。

猪瘟病毒阻断 ELISA 抗体检测试剂盒（2019）
Blocking ELISA kit to Detect Antibody against Classical swine fever Virus（2019）

本品是由猪瘟病毒 E2 蛋白包被的抗原包被板、阳性对照、阴性对照、酶标试剂、样品稀释液、20 倍浓缩洗涤液、底物溶液和终止液组装而成。

【性状】试剂盒的外包装应洁净、无破损；内包装应无破损、无裂痕、无渗漏，产品名称、批号、保存条件、有效期清晰。其中：

（1）抗原包被板　铝箔袋包装，包装袋应密封良好。1 块/盒（96 孔/块），内附干燥剂 1 包。

（2）阳性对照　红色透明液体。装量 0.5mL/瓶，1 瓶/盒。

（3）阴性对照　无色透明液体。装量 0.5mL/瓶，1 瓶/盒。

（4）酶标试剂　红色透明液体。装量 12mL/瓶，1 瓶/盒。

（5）样品稀释液　绿色透明液体。装量 12mL/瓶，1 瓶/盒。

（6）20 倍浓缩洗涤液　无色透明液体。装量 50mL/瓶，1 瓶/盒。

（7）底物溶液 A 液　无色透明液体。装量 6mL/瓶，1 瓶/盒。

（8）底物溶液 B 液　无色透明液体。装量 6mL/瓶，1 瓶/盒。

（9）终止液　无色透明液体。装量 6mL/瓶，1 瓶/盒。

【作用与用途】用于检测猪血清中的猪瘟病毒抗体。

【用法与判定】

1. 预备步骤

（1）平衡　将试剂盒从冷藏环境中取出，置室温平衡 30min 后使用。试验前将液体试剂轻轻振荡混匀，使用后立即密封放回 2～8℃保存。

（2）配液　将 20 倍浓缩洗涤液用蒸馏水或去离子水 20 倍稀释后备用。

2. 操作步骤

（1）编号　将样品对应微孔板按序编号，每板应设阴性对照（NC）和阳性对照（PC）各 2 孔、空白对照 1 孔。

（2）加稀释液　每孔加入样品稀释液 50μL，空白孔除外。

（3）加样　分别在相应孔中加入待测样品或阴、阳性对照各 50μL。

（4）温育　盖封板膜后，置 37℃温育 30min。

（5）洗板　小心揭掉封板膜，洗板（下列方法任选其一）。

① 机洗。洗板机洗涤 5 遍，最后一次尽量扣干。

② 手洗。弃去反应液，每孔加入稀释后的洗液 300μL，浸泡 30s，甩弃洗液。如此反复连续洗板 5 次，最后一次尽量扣干。

（6）加酶　空白孔除外，每孔加入酶标试剂 100μL。

（7）温育　盖封板膜后，置 37℃温育 30min。

（8）洗板　小心揭掉封板膜，洗板（下列方法任选其一）。

① 机洗。洗板机洗涤 5 遍，最后一次尽量扣干。

② 手洗。弃去反应液，每孔加入稀释后的洗液 300μL，浸泡 30s，甩弃洗液。如此反复连续洗板 5 次，最后一次尽量扣干。

（9）显色　每孔依次加底物溶液 A、B 液各 50μL，轻轻振荡混匀，37℃避光温育 15min。

（10）终止　每孔加终止液 50μL，轻轻振荡混匀，10min 内测定结果。

（11）测定

① 单波长测定。设定酶标仪波长于 450nm 处，用空白孔调零后测定各孔 OD 值。

② 双波长测定（不设空白孔，推荐使用）。设定双波长 450nm/600～650nm，直接测定各孔 OD 值。

3. 结果判定

（1）试验有效性判定　阴性对照 OD 值均应≥1.0，阳性对照 OD 值均应≤0.3。

（2）阻断率计算　阻断率＝[（NC 均值－样品 OD 值)/NC 均值]×100%。

（3）判定　样品阻断率≤30%者为猪瘟病毒抗体阴性。样品阻断率≥40%者为猪瘟病毒抗体阳性。如果被测样品阻断率在 30%～40%之间，结果判为可疑。

【注意事项】

① 所有标本、废液、阳性对照等均按传染性污染物处理（对照血清已进行灭活处理），121℃高压蒸汽灭菌 30min 或用 5.0g/L 次氯酸钠等消毒剂处理 30min 后废弃。

② 检测标本尽量避免反复冻融、溶血或长菌，否则可能影响检测结果。

③ 不同批号、不同品种试剂不得混用；过期试剂不得使用；封板膜不得重复使用。

④ 各种试剂使用前请混匀；部分溶液（如洗液等）如有结晶析出，轻微加热或摇匀溶解后不影响使用。

⑤ 请严格按说明书操作，严格控制反应时间和反应温度。

⑥ 包被板开封后不能一次用完时，将剩余板条和干燥剂同时放入自封袋内封好，置 2～8℃可短期保存。

⑦ 避免在有挥发性物质及次氯酸类消毒剂（如 84 消毒液）的环境下操作。

⑧ 为保证加样量的精准请使用微量移液器操作，并定期校准。加入不同样品或不同试剂组分时，应注意更换吸头和加样槽，以免出现交叉污染。

⑨ 手工洗板一定要注满洗液，以免未洗掉的游离酶影响试验结果。机洗时注意洗板机洗液头是否通畅，以免洗、吸头堵塞造成洗板不彻底影响试验结果。

⑩ 显色时请按照次序先加底物溶液 A 液，再加底物溶液 B 液，以免影响试验结果。

⑪ 终止液为稀硫酸，使用时必须注意安全。

⑫ 结果判定必须以酶标仪读数为准，并在终止后 10min 内读数以保证结果准确。读取结果时，应保持酶标板底面洁净，且孔内无气泡。不要触碰孔底部的外壁，指印或划痕都可能影响板孔的读值。

⑬ 本试剂盒与 BVDV（牛病毒性腹泻病毒）阳性血清存在极弱交叉反应（其特异性不低于 90％）。

【规格】 1块/盒（96孔/块）。

【贮藏与有效期】 2～8℃保存，有效期为 12 个月。

猪瘟病毒阻断 ELISA 抗体检测试剂盒（2020）

Blocking ELISA Kit For Classical Swine Fever Virus Antibodies（2020）

本品由猪瘟抗原包被板、阳性血清、阴性血清、酶标记物、样品稀释液、20 倍浓缩洗涤液、底物液 A、底物液 B、终止液及血清稀释板组成。

【性状】 试剂盒的外包装应洁净、无破损，标签应符合国家有关规定，内包装应无破损、无裂痕、无渗漏，品名、批号、保存条件、有效期清晰。其中：

（1）猪瘟抗原包被板 包装膜封闭良好，包被板孔底清洁、无异物，96孔/块，2块/盒或 5 块/盒。

（2）阳性血清 无色或淡黄色液体，有时有少量悬浮物，装量 1mL/管或 2mL/管，1管/盒。

（3）阴性血清 无色或淡黄色液体，有时有少量悬浮物，装量 1mL/管或 2mL/管，1管/盒。

（4）酶标记物 无色澄清溶液，有时有少量悬浮物，装量 20mL/瓶或 50mL/瓶，1瓶/盒。

（5）样品稀释液 无色溶液，装量 40mL/瓶或 100mL/瓶，1瓶/盒。

（6）底物液 A 无色澄清溶液，无沉淀物，装量 10mL/瓶或 25mL/瓶，1瓶/盒。

（7）底物液 B 无色澄清溶液，无沉淀物，装量 10mL/瓶或 25mL/瓶，1瓶/盒。

(8) 终止液　无色澄清溶液，无沉淀物，装量 10mL/瓶或 25mL/瓶，1 瓶/盒。

(9) 20 倍浓缩洗涤液　无色溶液，有时有少量沉淀物，装量 30mL/瓶或 75mL/瓶，1 瓶/盒。

(10) 血清稀释板　孔底清洁、无异物，96 孔/块，2 块/盒或 5 块/盒。

(11) 封板膜　2 张或 5 张。

(12) 说明书　1 份。

【作用与用途】适用于检测血清样品中的猪瘟病毒抗体。

【用法与判定】

1. 用法

(1) 样品准备　取动物全血，待血液凝固后，4000r/min 离心 10min，收集上清。或采集血液，待凝固后自然析出血清。血清应清亮，无溶血。

(2) 1 倍洗涤液配制　使用前，浓缩的洗涤液应恢复至 20~25℃，然后用蒸馏水或去离子水做 20 倍稀释，混匀，置 2~8℃下可存放 7 日。

(3) 待检血清和试剂盒阴阳性血清的稀释　在血清稀释板上用样品稀释液 2 倍稀释待检血清和阴阳性血清（例如：60μL 样品稀释液中加 60μL 待检血清），阴阳性血清各设 2 孔，振动混匀（勿溢出）。

(4) 操作步骤

① 取抗原包被板（根据样品多少，可拆开分次使用），每孔加入 1 倍洗涤液 200μL，重复洗涤 2 次，最后一次在吸水材料上拍干。

② 将血清稀释板上稀释好的样品，按照相同的布局取 100μL 加入抗原包被孔中，用封板膜覆盖包被板，置 37℃下温育 2h。

③ 弃去板孔中的溶液，每孔加入 1 倍洗涤液 200μL，重复洗涤 5 次，最后一次在吸水材料上拍干。

④ 每孔加酶标记物 100μL，置 37℃下温育 30min。

⑤ 重复洗涤 5 次，方法同③。

⑥ 反应板先加底物液 A，50μL/孔，再加底物液 B，50μL/孔，混匀，20~25℃避光显色 10min。

⑦ 反应板加入终止液，50μL/孔，10min 内测定 OD_{630nm} 吸光值。

2. 判定

(1) 成立条件　在酶标仪上测各孔 OD_{630nm} 值，试验成立的条件是阴性血清孔平均 OD_{630nm} 值应＞0.50，阳性血清孔的阻断率应＞50%。

(2) 结果判定　S 为样品 OD_{630nm} 值，N 为阴性血清孔平均 OD_{630nm} 值。阻断率（PI）＝$(1-S/N) \times 100\%$。若被检样品的阻断率小于或等于 30% 判为阴性；若被检样品的阻断率大于或等于 40% 判为阳性；若被检样品的阻断率在 30%~40% 之间判为可疑。

【注意事项】

① 若试剂盒阴阳性血清、酶标记物出现少量悬浮物，属正常现象。

② 试剂盒使用前各组分应恢复至 20~25℃，用完后放回 2~8℃保存。

③ 请在试剂盒规定的有效期内使用；禁止非同批试剂盒混用。

④ 没有用完的微孔板应贮存在密封塑料袋内，于 2~8℃存放。

⑤ 避免 TMB（底物液 B）暴露于强光下，避免接触氧化剂。

⑥ 先使用血清稀释板稀释完所有的待检血清，再将稀释好的血清转移到抗原包被板上，使反应时间一致。

⑦ 浓缩洗涤液用蒸馏水或去离子水稀释，如果发现有结晶，加热使其溶解后再使用。

⑧ 严格按照操作程序，仔细地吸液、计时，充分洗涤，对于获得精确的结果是非常必要的。

【规格】 ①2 块/盒；②5 块/盒。

【贮藏与有效期】 2～8℃保存，有效期为 12 个月。

猪瘟病毒化学发光 ELISA 抗体检测试剂盒
CLIA ELISA Kit to Detect Antibody against Classical Swine Fever Virus

本试剂盒系由用杆状病毒表达并纯化的猪瘟病毒 E2 蛋白作为包被抗原制成的聚苯乙烯发光板（简称抗原包被板）、辣根过氧化物酶标记的猪瘟病毒单克隆抗体（简称酶结合物）、校准品 1～校准品 6、发光底物 A、发光底物 B、25 倍浓缩洗涤液等组装而成。

【性状】 试剂盒的外包装应洁净、无破损，内包装应无破损、无渗漏，标识清晰。

（1）抗原包被板 应密封良好，内置干燥剂，包被板孔底清洁、无异物，数量为 1 块或 2 块或 5 块。

（2）酶结合物 应为红色澄清液体，装量为 6mL 或 12mL 或 30mL。

（3）校准品 1～校准品 6 应为淡黄色澄清液体，每个校准品分别装量为 0.5mL 或 1mL 或 2.5mL。

（4）25 倍浓缩洗涤液 应为无色澄清液体或有少量晶体，装量为 30mL 或 60mL 或 60mL×3 瓶。

（5）发光底物 A 应为无色澄清液体，装量为 6mL 或 12mL 或 30mL。

（6）发光底物 B 应为无色澄清液体，装量为 6mL 或 12mL 或 30mL。

（7）自封袋 应洁净，无破损，数量为 1 个。

（8）血清稀释板 孔底应无色透明、无异物，数量为 1 个或 2 个或 5 个。

（9）封板膜 应洁净，无破损，数量为 1 张或 2 张或 5 张。

【作用与用途】 用于检测猪血清中的猪瘟病毒抗体。

【用法与判定】

1. 用法

（1）平衡 使用前，将试剂盒从冷藏柜中取出，平衡至室温后使用，校准品 1～校准品 6 用前轻轻旋转或振荡混匀。

（2）洗涤工作液配制 将浓缩洗涤液用蒸馏水或去离子水 25 倍稀释备用。

（3）操作步骤

① 加样。取出抗原包被板。每次试验需设置系列校准品 6 孔。首先在血清稀释板上依次加入校准品 1～校准品 6 各 60μL，其余各孔依次加入待检样品各 60μL，再向以上各孔均加入 60μL 酶结合物，振荡混匀；每孔吸取 100μL 转移至抗原包被板对应孔内。

② 孵育。置 37℃恒温培养箱内孵育 30min±1min。

③ 洗板。取出反应板，弃去反应液，每孔加入 300μL 洗涤液，静置 30s，弃去洗涤液，重复 5 次；或者用自动洗板机洗板 5 次。最后一次洗涤液弃去后，将孔中残留的洗涤液在吸水纸上拍干。

④ 加入发光底物、测定。每孔加入 50μL 的发光底物 A 和 50μL 的发光底物 B，振荡混匀（也可发光底物 A、B 等比例混匀后，每孔加 100μL），15～25℃避光静置 5min，15min 内用化学发光仪测定发光值。

2. 判定

(1) 校准曲线的绘制 以校准品 1~校准品 6 的发光值为纵坐标，对应的抗体剂量值（0NCU/mL、10NCU/mL、20NCU/mL、40NCU/mL、100NCU/mL、200NCU/mL）为横坐标，通过 ELISACalc 软件绘制校准品的四参数拟合曲线（如图 17-8）。

(2) 试验成立条件 校准品 1~校准品 6 对应的抗体剂量值与发光值经校准曲线拟合，当校准曲线的相关系数 $r^2 \geqslant 0.99$ 时，试验成立。否则，应重新检测。

(3) 判定标准 若样品的抗体剂量值 < 20NCU/mL，则判定为阴性；若样品的抗体剂量值 ≥ 20NCU/mL，则样品判定为阳性。

【注意事项】

① 为使试验获得正确结果，请在试验前仔细阅读说明书。

② 25 倍浓缩洗涤液在低温保存时可能会产生白色结晶，应加热使其溶解后再使用。

③ 所有试剂使用前恢复至室温（15~25℃），以免温度过低影响抗原抗体反应。

④ 试验前应用温度计检查温箱温度，温度过高或过低都会对发光值产生影响。

⑤ 包被板反应时严禁堆叠放置，应该平铺且板间有空隙，不要离温箱壁太近。反应板可用封板膜进行覆盖，但不能采用密封袋，以免导致受热不均。

⑥ 用于加样的移液器应进行校准，以免误差过大影响检测结果。

【规格】 ①96 孔/盒；②192 孔/盒；③480 孔/盒。

【贮藏与有效期】 2~8℃保存，有效期为 12 个月。

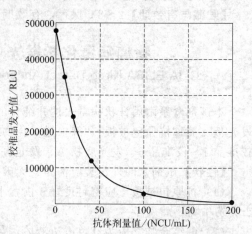

图 17-8 猪瘟病毒化学发光 ELISA 抗体检测试剂盒校准曲线

猪肺炎支原体 ELISA 抗体检测试剂盒

Mycoplasma hyopneumoniae ELISA Antibody Test Kit

本品系用大肠杆菌表达的猪肺炎支原体 P46 蛋白经过纯化后包被酶标板，与阳性对照血清、阴性对照血清、样品稀释液、酶结合物（兔抗猪 IgG 酶标二抗）、酶稀释液、10 倍浓缩洗涤液、底物 A 液、底物 B 液和终止液组装而成。

【性状】试剂盒的外包装应洁净、无破损，内包装应无破损、无裂痕、无渗漏，品名、批号、保存条件和有效期清晰。

(1) 包被板 包装袋封闭良好，包被板表面光洁、无裂纹、无异物，96 孔/板，5 板/盒。

(2) 阴性对照血清 红色澄明液体，装量为 4.0mL/瓶，1 瓶/盒。

(3) 阳性对照血清 红色澄明液体，装量为 4.0mL/瓶，1 瓶/盒。

(4) 样品稀释液 红色澄明或半透明液体，装量为 200mL/瓶，1 瓶/盒。

(5) 酶结合物 无色或淡黄色澄明液体，装量为 1.0mL/瓶，1 瓶/盒。

(6) 酶稀释液 微黄色澄明液体，装量为 100mL/瓶，1 瓶/盒。

(7) 10 倍浓缩洗涤液 无色澄明液体或底部有结晶析出，装量为 200mL/瓶，1 瓶/盒。

(8) 底物 A 液 无色澄明液体，装量 100mL/瓶，1 瓶/盒。

（9）底物 B 液　无色澄明液体，装量 1.0mL/瓶，1 瓶/盒。

（10）终止液　无色澄明液体，装量 50mL/瓶，1 瓶/盒。

【作用与用途】用于检测猪血清中的猪肺炎支原体抗体。

【用法与判定】

1. 用法

（1）样品准备　取动物全血，待血液凝固后，以 3000r/min 离心 10min，收集血清。也可采集血液，待凝固后自然析出血清，要求血清清亮，无溶血。

（2）洗涤液配制　使用前，10 倍浓缩洗涤液应恢复至室温，并摇动使沉淀溶解（最好在 37℃ 水浴中加热溶解 5～10min）。然后使用蒸馏水或去离子水做 10 倍稀释（如：10.0mL 浓缩洗涤液加入 90.0mL 水）。

（3）样品稀释　用样品稀释液将待检血清进行 40 倍稀释（如 10.0μL 样品加入 390.0μL 样品稀释液）。**注意：不要稀释对照血清。**取每个样品后都要更换吸头，准确记录每个样品在板上的位置。

（4）酶结合物工作液配制　酶结合物和酶稀释液应在使用前恢复至室温。使用前将酶结合物用酶稀释液 2000 倍稀释（如 5.0μL 酶结合物加入 10.0mL 酶稀释液）。

（5）操作步骤

① 使用前将试剂盒恢复至室温。试剂应轻轻旋转或振荡予以混合。

② 取抗原包被板（根据样品多少，可拆开分多次使用），记录样品的位置。

③ 将阳性对照血清、阴性对照血清和稀释好的待检血清依次加入抗原包被板，每样 2 孔，每孔 100μL，轻轻混匀孔中样品（勿溢出），用封板膜封好，置 37℃ 温育 30min。

④ 弃去孔中液体，每孔加入稀释好的洗涤液 350μL，静置 3min 后，弃去洗涤液，重复洗板 3 次，并在吸水纸上拍干。

⑤ 每孔加入酶结合物工作液 100μL，用封板膜封好，置 37℃ 温育 60min。

⑥ 弃去孔中液体，洗涤 3 次，方法同④。

⑦ 将底物 A 液和底物 B 液按 80：1 比例混合后，每孔 100μL。盖好封板膜，置 37℃ 避光显色 15min。

⑧ 每孔加入终止液 50μL，10min 内测定结果。

2. 判定

在酶标仪上测定各孔 OD_{450nm} 值。试验成立条件是：阳性对照平均值（$PC\bar{x}$）减去阴性对照平均值（$NC\bar{x}$）必须 ≥0.150；阴性对照平均值（$NC\bar{x}$）必须 ≤0.150。猪肺炎支原体抗体是否存在是由样品 A（OD_{450nm}）平均值与阳性对照平均值的比值决定。样品的相对抗体水平可以通过样品与阳性对照的比值（S/P）来决定。如果样品 S/P<0.35，判为阴性；如果样品 0.35≤S/P≤0.45，判为可疑；如果样品 S/P>0.45，判为阳性。

其中，S/P 值为样品的相对抗体水平，计算公式为：

$$S/P \text{值} = \frac{\text{样品平均吸光值} - NC\bar{x}}{PC\bar{x} - NC\bar{x}}$$

【注意事项】

① 试剂盒严禁冻结。

② 试剂盒使用前，各试剂和血清样品应平衡至室温，使用后放回 2～8℃ 保存。未用完的酶标板条须与干燥剂一起用自封袋密封，置 2～8℃ 保存。

③ 不同批次的试剂盒组分不得混用，不同试剂使用时应防止交叉污染。

④ 底物和终止液不能暴露于强光下或接触抗氧化剂。

⑤ 使用终止液及底物 B 液时应注意安全，避免直接接触，如溅到皮肤、眼睛上，应立即用大量清水冲洗。

⑥ 试剂盒的某些成分含有防腐剂叠氮化钠。处理时需要用大量的水冲洗以免形成叠氮化铜或叠氮化铅，它们在受压时可以爆炸。

⑦ 在检测血清样品时，应稀释完所有血清样品，再加到抗原包被板上，使反应试剂一致。

⑧ 稀释 10 倍浓缩洗涤液时，如发现有结晶，应加热使其溶解后再使用。

⑨ 移液时，应尽量准确，防止气泡产生。

⑩ 严格按照操作程序，仔细地吸液和洗涤，保持精确和准确。

⑪ 一旦开始试验，完成所有步骤，不要中断。

⑫ 所有的废弃物在丢弃前应进行无害化处理。

【规格】5 板（480 孔）/盒。

【贮藏与有效期】2～8℃保存，有效期为 6 个月。

猪肺炎支原体 ELISA 抗体（sIgA）检测试剂盒

The ELISA Kit for Detection of sIgA-Antibody against Mycoplasma hyopneumoniae

猪肺炎支原体 ELISA 抗体（sIgA）检测试剂盒由抗原包被板、阳性对照、阴性对照、HRP 标记羊抗猪 IgA（10 倍）、浓缩洗涤液（10 倍）、底物液 A、底物液 B、终止液组成。

【性状】试剂盒包装应密封完好、组分齐全、无破损、无渗漏，标签完整，生产批号、有效期标记清晰。其中：

（1）抗原包被板　包装袋封闭良好，孔底清洁透明、无异物，96 孔/块，1 块/盒。

（2）阳性对照　无色透明液体，装量 1mL/管，2 管/盒。

（3）阴性对照　无色透明液体，装量 1mL/管，2 管/盒。

（4）HRP 标记羊抗猪 IgA（10 倍）　无色透明液体，装量 1.2mL/管，1 管/盒。

（5）浓缩洗涤液（10 倍）　无色透明液体，装量 30mL/瓶，2 瓶/盒。

（6）底物液 A　无色透明液体，装量 1mL/管，1 管/盒。

（7）底物液 B　无色透明液体，装量 15mL/瓶，1 瓶/盒。

（8）终止液　无色透明液体，装量 10mL/瓶，1 瓶/盒。

【作用与用途】用于检测猪呼吸道分泌物中猪肺炎支原体 sIgA 抗体。

【用法与判定】

1. 试剂准备

（1）所有的试剂应在检验前室温（15～25℃）放置 30min，使所有试剂恢复至室温（15～25℃）。

（2）1 倍洗涤液配制　浓缩洗涤液（10 倍）应恢复至室温，如有沉淀可在 37℃温浴 5～10min，用灭菌纯水做 10 倍稀释，即为 1 倍洗涤液，2～8℃保存 7 日。

（3）对照品　在使用前 30min 使其恢复至室温，备用。

（4）HRP 标记羊抗猪 IgA 稀释　在使用前使其恢复至室温，用 1 倍洗涤液做 10 倍稀释，备用。

（5）底物显色液　在使用前使其恢复至室温，按照底物液 A 与底物液 B 体积比为 1∶40 进行混合，备用。

2. ELISA 操作方法

① 取抗原包被板，记录样品位置；根据样品多少，包被板可拆分使用。如果只用部分

板条，将剩余板条取下装于自封袋中，置 2～8℃保存。

② 加 100μL 阴性对照，每次检测加 2 孔。

③ 加 100μL 阳性对照，每次检测加 2 孔。

④ 在剩余的样品孔中依次加入 100μL 待检样品，置 37℃温育 120min。

⑤ 弃去板孔中的液体，加入 1 倍洗涤液，250μL/孔，洗涤 5 次，每次静置 5min 后甩掉孔内液体。加入酶标抗体前，避免孔壁变干。最后一次甩干后，在吸水材料上用力拍干，去掉剩余的液体。

⑥ 每孔加入 100μL 稀释好的 HRP 标记羊抗猪 IgA，置 37℃温育 60min。

⑦ 重复步骤⑤。

⑧ 每孔加入 100μL 底物显色液，37℃温育避光显色 7min。

⑨ 每孔加入 50μL 终止液，终止反应。

⑩ 用酶标仪测量和记录样品和对照的 OD_{450nm} 值。

3. 结果判定

试验成立的条件是：$1.2 \leqslant$ 阳性对照孔 OD_{450nm} 值 $\leqslant 2.0$，同时，$0.05 \leqslant$ 阴性对照孔 OD_{450nm} 值 $\leqslant 0.25$。计算 S/P 值＝（样品 OD_{450nm} 值－阴性对照 OD_{450nm} 平均值）/（阳性对照 OD_{450nm} 平均值－阴性对照 OD_{450nm} 平均值），当待检样品的 S/P 值 < 0.15 时为阴性，当待检样品的 S/P 值 > 0.20 时为阳性，当待检样品的 S/P 值介于 0.15 与 0.20 之间时为可疑。

【注意事项】

① 试剂盒使用前各试剂应平衡至室温（15～25℃）。

② 不同批号试剂盒的试剂组分不得混用，使用试剂时应防止试剂污染。

③ 抗原包被板拆封后避免受潮或沾水（每次将剩余的抗原包被板用封口袋密封后，置 2～8℃保存）。

④ 待检样品数量较多时，应使用八或十二通道微量移液器，将稀释好的样品转移到抗原包被板，以缩短加样时间。

⑤ 洗涤液用蒸馏水或去离子水稀释，如果发现有结晶应加热使其溶解后再使用。

⑥ 加入底物显色液后严格按照 37℃避光温育 7min 进行显色。

【规格】96 孔/盒。

【贮藏与有效期】2～8℃保存，有效期为 10 个月。

猪肺炎支原体等温扩增检测试剂盒
Isothermal Amplification Kit for *Mycoplasma hyopneumoniae*

本品系由扩增试剂混合物、甜菜碱溶液、阳性对照品、阴性对照品和显色液组装制成。

【性状】外包装应洁净、无破损，内包装应无破损、无裂痕、无渗漏，标签应符合国家有关规定。

（1）扩增试剂混合物　海绵状疏松团块，易与瓶壁脱离，加入双蒸水并振摇后应溶解，呈无色透明液体，1 瓶/盒。

（2）甜菜碱溶液　无色透明液体，装量为 0.45mL/管，1 管/盒。

（3）阳性对照品　无色透明液体，装量为 0.1mL/管，1 管/盒。

（4）阴性对照品　无色透明液体，装量为 0.1mL/管，1 管/盒。

（5）显色液　褐色透明液体，装量为 0.06mL/管，1 管/盒。

【作用与用途】用于检测猪呼吸道分泌物中的猪肺炎支原体核酸。

【用法与判定】

1. 待检样品制备

用无菌棉签采集猪鼻拭子、咽拭子，置无菌螺口离心管中，加盖密封，2～8℃保存应不超过 24h，−20℃以下可长期保存但应避免反复冻融。向离心管中加入 1mL 双蒸水，充分振荡后，取出棉签。将离心管置水浴中加热煮沸 10min，冷却至室温，液体即可作为待检样品使用，−20℃保存，备用。核酸提取液和质粒不需要上述处理，可直接作为待检样品使用。

2. 扩增反应

将甜菜碱溶液加至扩增试剂混合物中，溶解后混匀，加至反应管中，每管 0.02mL。再向反应管中分别加入阳性对照品、阴性对照品和待检样品各 0.01mL，在反应管盖的内侧加入显色液 2μL。盖上反应管盖，注意切勿使显色液脱落。置恒温加热器中，（63±1）℃反应 1h。

3. 结果判定

反应结束后，将管盖上的显色剂甩至管底部的反应液中，反应 30s 后，观察颜色变化。加阳性对照品的管应显绿色，加阴性对照品的管应显紫色，试验结果成立。样本反应液如呈绿色，则判为阳性；如呈紫色，则判定为阴性。

【注意事项】

① 各步骤分区进行。

② 所有耗材须经 DEPC 水处理，并高压灭菌。

③ 应确保反应成分混匀并沉于管底，避免产生气泡。

④ 试验完毕后，应用 10％次氯酸或 70％酒精处理工作台和移液器。

【规格】 24 份/盒。

【贮藏与有效期】 2～8℃避光保存，有效期为 12 个月。

猪圆环病毒 2 型 ELISA 抗体检测试剂盒（2016）

ELISA Kit for Detection of the Antibody against Porcine Circovirus type 2（2016）

本品系用纯化的猪圆环病毒 2 型核衣壳蛋白（PCV2 Cap 蛋白）单克隆抗体和纯化 PCV2 Cap 蛋白包被酶联反应板，配以阳性对照血清、阴性对照血清、小鼠抗猪 IgG 酶标二抗、样品稀释液、10 倍浓缩洗涤液、底物 A 液、底物 B 液及终止液组装而成。

【性状】 包装应密封完好、无破损、无裂痕、无渗漏，品名、批号、保存条件、有效期等应清晰。其中：

（1）抗原包被板　铝箔袋包装，包装袋应封闭良好，包被板孔底应清洁透明，96 孔/块，1 块/盒。

（2）阳性对照血清　无色或淡红色或淡黄色液体，装量 1mL/管，1 管/盒。

（3）阴性对照血清　无色或淡红色或淡黄色液体，装量 1mL/管，1 管/盒。

（4）小鼠抗猪 IgG 酶标二抗　无色或淡黄色液体，装量 10mL/瓶，1 瓶/盒。

（5）样品稀释液　无色透明液体，装量 20mL/瓶，1 瓶/盒。

（6）底物 A 液　无色透明液体，装量 5mL/瓶，1 瓶/盒。

（7）底物 B 液　无色透明液体，装量 5mL/瓶，1 瓶/盒。

（8）终止液　无色透明液体，装量 5mL/瓶，1 瓶/盒。

（9）10 倍浓缩洗涤液　无色透明液体，装量 30mL/瓶，1 瓶/盒。

【作用与用途】 用于猪血清中猪圆环病毒 2 型（PCV2）的抗体检测。

【用法与判定】

1. 用法

（1）样品准备 取动物全血，待血液凝固后，以 3000r/min 离心 10min，收集上清。也可采集血液，待凝固后自然析出血清。将血清经 56℃灭活 30min，血清应清亮，无溶血。

（2）洗涤液配制 使用前将浓缩洗涤液恢复室温（20～25℃），并摇动，使沉淀溶解（最好在 37℃水浴中加热 5～10min），然后用蒸馏水做 10 倍稀释，混匀，置 2～8℃，可保存 7 日。

（3）待检血清的稀释 用样品稀释液将待检血清做 1：100 稀释。

（4）操作步骤

① 取出抗原包被板（根据样品多少，可拆开分次使用），将稀释好的待检血清、阴性对照血清和阳性对照血清各取 $100\mu L$ 加至抗原包被板中，每样各设 1 孔。轻轻振匀孔中样品（勿溢出），置 37℃避光孵育 45min。

② 弃去板孔中的溶液，用洗涤液洗板 3 次，200～300μL/孔，每次静置 3min 后倒掉，在干净的吸水纸上拍干。

③ 每个反应孔中加小鼠抗猪 IgG 酶标二抗 $100\mu L$，置 37℃避光孵育 45min。

④ 弃去板孔中的溶液，洗涤 5 次，方法同②。

⑤ 等体积混合底物 A 液、底物 B 液，混匀，每个反应孔中加 $100\mu L$，37℃避光显色 10min。

⑥ 每个反应孔中加终止液 $50\mu L$，10min 内测定结果。

⑦ 使用酶标仪读取各孔 OD_{450nm} 值。

2. 判定

（1）试验成立条件 阳性对照孔 OD_{450nm} 值应≥0.6，阴性对照孔 OD_{450nm} 值应<0.2。

（2）S/P 值的计算 S/P 值＝（待检样品 OD_{450nm} 值－阴性对照 OD_{450nm} 值）/（阳性对照 OD_{450nm} 值－阴性对照 OD_{450nm} 值）。

（3）结果判定 S/P 值≥0.34，判为阳性；0.28≤S/P 值<0.34，判为可疑；S/P 值<0.28，判为阴性。（注：可疑区间的样品重复检测 1 次，如样品 S/P 值仍在可疑区间内，判为阴性。）

【注意事项】

① 试剂盒使用前各试剂应平衡至室温，使用完后置 2～8℃保存。

② 请在试剂盒规定的有效期内使用。

③ 不同批号的试剂盒组分不得混用，使用试剂时应防止试剂污染。

④ 抗原包被板拆封后避免受潮或沾水。

⑤ 小鼠抗猪 IgG 酶标二抗和底物 B 液不要暴露在强光下或接触氧化剂，并尽量避光。

⑥ 样品中不能含有叠氮化钠等抑制辣根过氧化物酶活性的物质并避免含有悬浮纤维蛋白或聚集物。新鲜样品可于 2～8℃保存 7 日，长期保存应于－20℃以下条件保存，并避免反复冻融。

⑦ 使用前需将样品平衡至室温，并充分混匀。

⑧ 每个血清样品 1 个吸头，避免样品交叉污染。

⑨ 待检血清样品数量较多时，应尽量缩短加样时间。

⑩ 在操作过程中，尽量避免将气泡加入检测板孔中。

⑪ 应严格遵守各操作步骤规定的时间和温度。

⑫ 终止液为 1mol/L 硫酸溶液，应避免与眼、皮肤接触。

【规格】96 孔/盒。

【贮藏与有效期】2~8℃保存，有效期为 12 个月。

猪圆环病毒 2 型阻断 ELISA 抗体检测试剂盒
Porcine Circovirus Type 2 Blocking ELISA Antibody Test Kit

本品系用大肠杆菌表达的猪圆环病毒 2 型（PCV2）Cap 蛋白作为抗原包被 96 孔酶标板（即抗原包被板），配以酶标抗体、样品稀释液、浓缩洗涤液（10 倍）、阳性对照血清、阴性对照血清、TMB 底物液和终止液组装制成。

【性状】试剂盒应密封完好、组分齐全、无破损、无渗漏。其中：

（1）抗原包被板 96 孔酶标板，锡箔纸包装，封闭完好，包被板孔底清洁透明，无裂痕，2 块/盒。

（2）酶标抗体 无色或淡黄色透明液体，装量 22mL，1 瓶/盒。

（3）样品稀释液 无色透明液体，或有少量沉淀物，装量 15 mL，1 瓶/盒。

（4）浓缩洗涤液（10 倍）无色透明液体，装量 80mL，1 瓶/盒。

（5）阳性对照血清 淡黄色或无色液体，或有少量悬浮物，装量 1mL，1 瓶/盒。

（6）阴性对照血清 淡黄色或无色液体，或有少量悬浮物，装量 1mL，1 瓶/盒。

（7）TMB 底物液 无色透明液体，装量 22mL，1 瓶/盒。

（8）终止液 无色澄明液体，装量 15mL，1 瓶/盒。

【作用与用途】用于检测血清中 PCV2 抗体。

【用法与判定】

1. 用法

（1）材料准备 微量移液器或连续移液器（用于吸取不同体积的液体）、微量移液器吸头、用于稀释洗涤液的 500mL 量筒、去离子水、酶联读数仪。

（2）血清样品制备 取猪全血，待血液凝固后以 4000r/min 离心 10min，收集上清。要求血清清亮，无溶血。

（3）操作步骤 使用前应将所有试剂恢复至室温（15~25℃）。将各试剂轻轻旋转或振荡，使之混匀。

① 洗涤液配制。将 10 倍浓缩洗涤液恢复至室温，并摇动使沉淀溶解（最好在 37℃ 水浴锅中加热 5~10min），然后用去离子水做 10 倍稀释（如：每块板用 20mL 的 10 倍浓缩洗涤液加上 180mL 去离子水），混匀，稀释好的洗涤液在 2~8℃ 可以存放 7 日。

② 取出抗原包被板并在记录表上标好被检样品（$YP_{1\sim n}$）的位置（根据样品多少，抗原包被板可拆开分次使用）（图 17-9）。

	1	2	3	4	5	6	7	8	9	10	11	12
A	−	−	YP_{13}	YP_{21}	YP_{29}							
B	+	+	YP_{14}	YP_{22}	YP_{30}							
C	YP_1	YP_7	YP_{15}	YP_{23}	YP_{31}							
D	YP_2	YP_8	YP_{16}	YP_{24}	YP_{32}							
E	YP_3	YP_9	YP_{17}	YP_{25}	YP_{33}							
F	YP_4	YP_{10}	YP_{18}	YP_{26}	YP_{34}							
G	YP_5	YP_{11}	YP_{19}	YP_{27}	YP_{35}							
H	YP_6	YP_{12}	YP_{20}	YP_{28}	YP_{36}							

图 17-9 酶联反应板上对照和待测样品添加模式图

③ 用血清稀释液在稀释板内将待检血清做 1:1 稀释，即每孔先加 $50\mu L$ 样品稀释液，再加 $50\mu L$ 待检血清，吸取每份样品时均应换用不同吸头，振荡混匀后，加入 $YP_{1\sim n}$ 位置各孔。检测敏感性检验和特异性检验质控样品时，按此同样方法稀释样品。

④ 分别将 $100\mu L$ 阴性血清对照加入 A1 和 A2 孔；将 $100\mu L$ 阳性血清对照加入 B1 和 B2 孔。吸取不同对照血清时需要更换吸头，阴性对照和阳性对照不用稀释。

⑤ 轻轻振微量反应板（孔中样品勿溢出），用封条封闭，置 37℃ 孵育 2h。

⑥ 洗涤。弃去孔中液体，每孔加入洗涤液约 $300\mu L$，放置 3min，弃去孔中洗涤液，重复 5 次。每次洗涤后甩去孔中液体，最后一次甩掉后，在吸水材料（如吸水纸）上用力扣板，吸去剩余的液体，但应避免孔壁变干。

⑦ 每孔加入 $100\mu L$ 酶标抗体，37℃ 孵育 30min。

⑧ 洗涤。同⑥。

⑨ 每孔加入 $100\mu L$ TMB 底物液，37℃ 避光孵育 $10\sim15$min，至阴性对照显蓝色，阳性对照基本不显色，每孔加入 $50\mu L$ 终止液。

⑩ 酶联仪在波长为 450nm 读数，尽量 15min 内完成。

⑪ 结果计算。

阴性对照平均 OD_{450nm} 值 = (A1 孔 OD_{450nm} 值 + A2 孔 OD_{450nm} 值)/2

阳性对照平均 OD_{450nm} 值 = (B1 孔 OD_{450nm} 值 + B2 孔 OD_{450nm} 值)/2

样品阻断率的计算：阻断率 = (阴性对照平均 OD_{450nm} 值 − 样品 OD_{450nm} 值)/阴性对照平均 OD_{450nm} 值 ×100%

2. 结果判定

阴性对照平均 OD_{450nm} 值大于 0.7，阳性对照平均 OD_{450nm} 值小于 0.4 时，试验条件成立。当阻断率 ≥38% 判为阳性，阻断率 ≤30% 判为阴性，30% < 阻断率 < 38% 判为可疑，对可疑样品重新检测一次，阻断率低于 38%，判为阴性。

【注意事项】

① 所有的试剂应在 2~8℃ 保存。使用前恢复到室温，使用后放回 2~8℃。

② 操作过程中的移液、操作时间和洗涤必须精确。

③ 注意防止试剂盒成分受到污染。

④ TMB 底物液和终止液不要暴露于强光下或接触氧化剂。注意 TMB 底物液和终止液对皮肤有刺激性。

⑤ 待检血清样品数量较多时，应先使用血清稀释板稀释完所有待检血清，再将稀释好的血清转移到抗原包被板，尽可能使反应时间一致。

⑥ 10 倍浓缩洗涤液用去离子水稀释，如果发现有结晶，应先使其溶解后再使用。

⑦ 不要使用超过有效期限的试剂，不同批次试剂盒的成分不要混用。

⑧ 所有试验材料、废弃液在丢弃前，应进行合理的处理，以免病毒扩散、污染环境。

【规格】96 孔/块，2 块/盒。

【贮藏与有效期】2~8℃ 保存，有效期为 12 个月。

猪圆环病毒 2 型 ELISA 抗体检测试剂盒（2021）

PCV2 Antibody Test Kit, ELISA（2021）

本品系用大肠杆菌工程菌 *E. coli* BL21/pET28a PCV2 MNd X Cap 表达的猪圆环病毒 2 型（PCV2）Cap 蛋白，经纯化后作为抗原，包被 ELISA 板，加上阳性对照血清、阴性对照血清、样品稀释液、酶标记结合物、洗涤液、底物溶液 A、底物溶液 B 和终止液组装制成。

【性状】试剂盒外包装洁净、无破损，内包装应无破损、无裂痕、无渗漏。

（1）包被板　外包装应无破损、漏气等现象，板孔底清洁透明无异物。装量为 2 块/盒。

（2）阴性对照血清　微黄色或淡红色透明液体，装量为 1mL/瓶，2 瓶/盒。

（3）阳性对照血清　微黄色或淡红色透明液体，装量为 1mL/瓶，2 瓶/盒。

（4）酶标记结合物　微黄色透明液体，装量为 12mL/瓶，2 瓶/盒。

（5）样品稀释液　微黄色透明液体，装量为 50mL/瓶，1 瓶/盒。

（6）洗涤液　无色透明液体，装量为 12mL/瓶，2 瓶/盒。

（7）底物溶液 A　无色透明液体，装量为 12mL/瓶，2 瓶/盒。

（8）底物溶液 B　无色透明液体，装量为 8mL/瓶，2 瓶/盒。

（9）终止液　无色透明液体，装量为 12mL/瓶，2 瓶/盒。

（10）样品稀释板　孔底清洁透明、无异物，装量为 2 块/盒。

【作用与用途】用于检测猪血清中的猪圆环病毒 2 型抗体。

【用法与判定】

1. 用法

① 使用前将试剂盒恢复至室温（15～25℃），避免阳光直射。

② 用样品稀释液将待检血清做 1∶800 稀释，两步稀释：取待检血清 2.5μL 和样品稀释液 97.5μL 混匀，再取混匀液 6μL 和样品稀释液 114μL。

③ 加 100μL 阴性对照血清至 A1 和 B1 孔中（见图 17-10）。

④ 加 100μL 阳性对照血清至 C1 和 D1 孔中（见图 17-10）。

⑤ 加 100μL 稀释好的待检血清至包被板的其余孔中，每份待检血清加 1 孔，并做好标记。

⑥ 轻摇包被板混匀，装入密封袋，37℃放置 30min。

	1	2	3	4	5	6	7	8	9	10	11	12
A	阴性对照血清											
B	阴性对照血清											
C	阳性对照血清											
D	阳性对照血清											
E												
F												
G												
H												

图 17-10　加样示意图

⑦ 向包被板孔中加入洗涤液 50μL，甩掉包被板孔中的溶液，每孔加 300μL 蒸馏水反复洗涤 5 次，洗涤结束后在吸水纸上拍干。

⑧ 向包被板孔中加入酶标记结合物 100μL，装入密封袋，37℃放置 30min。

⑨ 重复步骤⑦。

⑩ 向包被板孔中加入底物溶液 A 100μL、底物溶液 B 50μL，轻轻摇匀，37℃反应 10min（避光）。

⑪ 向包被板孔中加入终止液 100μL，终止反应。

⑫ 将包被板置于酶标仪上，读取 450nm 波长下的光吸收值。

2. 判定

（1）试验成立条件　阳性对照血清 OD_{450nm} 平均值应≥0.60，且 2 份阳性对照血清

OD_{450nm} 值相差应≤0.30；阴性对照血清 OD_{450nm} 平均值应<0.10，试验成立，否则无效。

（2）计算方法　阴性对照血清平均值＝（A1 孔 OD_{450nm} 值＋B1 孔 OD_{450nm} 值）/2；阳性对照血清平均值＝（C1 孔 OD_{450nm} 值＋D1 孔 OD_{450nm} 值）/2。

（3）S/P 值的计算　S/P 值＝（待检血清 OD_{450nm} 值－阴性对照 OD_{450nm} 平均值）/（阳性对照 OD_{450nm} 平均值－阴性对照 OD_{450nm} 平均值）。

（4）结果判定　S/P 值≥0.25 时判为阳性；0.20<S/P 值<0.25 时判为可疑；S/P 值≤0.20 时判为阴性。

【注意事项】

① 必须严格按照试剂盒的用法与判定进行操作。

② 本品仅用于检测猪圆环病毒 2 型抗体，试剂盒中的组分不可作他用。

③ 使用前应将试剂盒恢复至室温（15～25℃），避免阳光直射。

④ 试剂盒必须在 2～8℃保存，未使用完的包被板及试剂应尽快放入 2～8℃保存。

⑤ 终止液应避免与皮肤直接接触。

⑥ 试验废弃物应按照相关管理规定妥善处理。

【规格】192 孔/盒。

【贮藏与有效期】2～8℃保存，有效期为 12 个月。

猪圆环病毒 2 型 cELISA 抗体检测试剂盒
cELISA Kit For Detection of Porcine Circovirus Type 2 Antibodies

本品系由用纯化的猪圆环病毒 2 型多克隆抗体和灭活的猪圆环病毒 2 型 LG 株包被的酶联反应板（包被板）与阴性对照血清、阳性对照血清、酶标抗体、样品稀释液、10 倍浓缩洗涤液、底物显色液 A、底物显色液 B 及终止液组装而成。

【性状】试剂盒应无破损、无裂痕、无渗漏。其中：

（1）包被板（96 孔/块）　包装袋应封闭良好，表面光洁、无裂纹，包被板板底清洁、透明、无异物，装量为 1 块/盒。

（2）阴性对照血清　无色或淡黄色澄清液体，装量为 1mL/管，1 管/盒。

（3）阳性对照血清　无色或淡黄色澄清液体，装量为 1mL/管，1 管/盒。

（4）酶标抗体　无色或淡黄色澄清液体，装量为 7mL/瓶，1 瓶/盒。

（5）样品稀释液　无色或淡黄色澄清液体，装量为 20mL/瓶，1 瓶/盒。

（6）10 倍浓缩洗涤液　无色澄清液体，装量为 50mL/瓶，1 瓶/盒。

（7）底物显色液 A　无色澄清液体，装量为 13mL/瓶，1 瓶/盒。

（8）底物显色液 B　淡绿色澄清液体，装量为 1mL/瓶，1 瓶/盒。

（9）终止液　无色澄清液体，装量为 7mL/瓶，1 瓶/盒。

【作用与用途】用于检测猪血清中猪圆环病毒 2 型抗体。

【用法与判定】

1. 用法

（1）试剂的准备　用前将所有的试剂和待检血清恢复至 18～25℃，试剂应轻轻地旋转或振荡予以混合。

（2）洗涤液的配制　取 1 份 10 倍浓缩洗涤液加入 9 份双蒸水中，混匀。配制好的液体，应在 3 日内用完。

（3）待检血清的稀释　用样品稀释液将待检血清按照 1∶100（体积分数）稀释。

（4）洗涤　根据样品数量，取可拆卸包被板，每孔加入洗涤液 $300\mu L$，置 $18\sim25℃$ 孵育 $5min$，弃去洗涤液，拍干。

（5）加样　每孔加入稀释好的待检血清 $100\mu L$，同时设阴性对照血清和阳性对照血清各 2 孔。

（6）孵育　将包被板密封后，置 $37℃$ 孵育 $60min$。

（7）加入酶标抗体　取出包被板，每孔中加入酶标抗体 $50\mu L$。

（8）孵育　将包被板密封后，置 $37℃$ 孵育 $60min$。

（9）洗涤　取出包被板，弃去孔中液体，每孔加入洗涤液 $300\mu L$，置 $18\sim25℃$ 孵育 $5min$，弃去洗涤液，洗涤 3 次，每次拍干。

（10）底物溶液的配制　将底物显色液 A 和底物显色液 B 按照 19∶1 混匀后使用，$5min$ 内用完。

（11）显色　每孔加入底物溶液 $100\mu L$，置 $18\sim25℃$ 避光孵育 $20min$。

（12）终止　每孔加入终止液 $50\mu L$，轻微振荡混匀后，在波长为 $405nm$ 下读取 OD_{405nm} 值（应在加入终止液后 $5min$ 内完成读数）。

（13）计算　按下式计算 S/N 值。

$$S/N=\frac{被检血清样品\ OD_{405nm}\ 值}{阴性对照血清平均\ OD_{405nm}\ 值}\times100\%$$

2. 判定

（1）试验成立的条件　$3.0\geqslant$ 阴性对照血清平均 OD_{405nm} 值 $\geqslant2.3$，阳性对照血清平均 OD_{405nm} 值 <0.3，判为试验成立。

（2）结果判定　被检血清样品 S/N 值 $\leqslant55\%$ 时，判为阳性；被检血清样品 S/N 值 $\geqslant65\%$，判为阴性；$55\%<$ 被检血清样品 S/N 值 $<65\%$ 时，判为可疑，应重复试验，若仍为可疑，判为阴性。

【注意事项】

① 试剂盒应在 $2\sim8℃$ 运输及保存。

② 贮藏时，所有的板条一定要用封口膜密封，防止潮气对包被板的损伤，否则不得使用。

③ 仔细阅读说明书。

④ 所有试剂取出后，均不得再加回瓶中。

⑤ 不要使底物溶液接触强光和氧化物。

⑥ 10 倍浓缩洗涤液如发现结晶，置 $37℃$ 使其溶解后再使用。

⑦ 不要使用过期的成分或者不同批次试剂混合使用。

⑧ 检验用器皿必须清洁，操作过程避免与金属类器物接触。

⑨ 被检血清发生变质时勿用于检测。

⑩ 注意加样和洗涤过程，应确保试验的准确度，严禁用嘴吸液。

⑪ 应严格按照试剂盒说明书进行操作，严格遵守各操作步骤规定的时间和温度。

⑫ 操作过程中应戴手套，所有废液应经无害化处理。

【规格】1 个 96 孔板/盒。

【贮藏与有效期】$2\sim8℃$ 保存，有效期为 12 个月。

猪圆环病毒 2 型 ELISA 抗体检测试剂盒（2018）
Porcine Circovirus 2 ELISA Antibody Test Kit（2018）

本品系由用重组大肠杆菌表达的猪圆环病毒 2 型衣壳蛋白（Cap 蛋白）包被的酶标板、

辣根过氧化物酶（HRP）标记的抗猪圆环病毒 2 型单克隆抗体、阳性对照血清、阴性对照血清、20 倍浓缩洗涤液、显色剂 A 液、显色剂 B 液、终止液组装而成。

【性状】 试剂盒的外包装盒应洁净完好无损，印刷文字和图案正确。喷码的产品批号、保存条件和有效期标示正确无误。内包装无破损、无裂痕、无渗漏，组分完整齐全，标签位置正确。其中：

（1）抗原包被板　系用铝箔袋包装，包装袋封闭良好，96 孔/块，1 块/盒，内附干燥剂 1 包。

（2）阳性对照血清　棕红色澄清、透明液体，装量 1mL/瓶，1 瓶/盒。

（3）阴性对照血清　澄清、透明液体，装量 1mL/瓶，1 瓶/盒。

（4）酶标试剂　粉红色澄清、透明液体，装量 6mL/瓶，1 瓶/盒。

（5）20 倍浓缩洗涤液　澄清、透明液体，装量 30mL/瓶，1 瓶/盒。

（6）显色剂 A 液　澄清、透明液体，装量 6mL/瓶，1 瓶/盒。

（7）显色剂 B 液　澄清、透明液体，装量 6mL/瓶，1 瓶/盒。

（8）终止液　澄清、透明液体，装量 6mL/瓶，1 瓶/盒。

【作用与用途】 用于检测猪血清中的猪圆环病毒 2 型抗体。

【用法与判定】

1. 预备步骤

（1）所有试剂使用前应平衡至室温（约 30min），试验前将液体试剂轻轻振荡混匀，使用后立即密封放回 2~8℃保存。

（2）洗涤液配制　将 20 倍浓缩洗涤液用蒸馏水或去离子水稀释 20 倍。

2. 操作步骤

（1）编号　将样品对应微孔板按序编号，每板设阴性对照 3 孔、阳性对照 2 孔和空白对照 1 孔。

（2）加样　分别在相应孔中加入待测样品或阴、阳性对照各 50μL。

（3）加酶　每孔加入酶标试剂 50μL，空白孔除外，轻轻振荡混匀。

（4）温育　用封板膜封板后置 37℃温育 30min。

（5）洗板　小心揭掉封板膜，用洗板机洗涤 5 遍，最后一次尽量扣干。

（6）显色　每孔加入显色剂 A、B 液各 50μL，轻轻振荡混匀，37℃避光显色 15min。

（7）测定　每孔加终止液 50μL，轻轻振荡混匀，10min 内测定结果。设定酶标仪波长于 450nm 处，用空白孔调零点后测定各孔 OD_{450nm} 值。

3. 结果判定

① 阳性对照孔 OD_{450nm} 均值≤0.1，阴性对照孔 OD_{450nm} 均值≥0.8，否则试验无效。

② 若有 1 孔阴性对照 OD_{450nm} 值小于 0.8 应舍弃，若 2 孔或 2 孔以上阴性对照 OD_{450nm} 值小于 0.8，应重复试验。

③ 阻断率＝[（阴性对照 OD_{450nm} 均值－样品 OD_{450nm} 值)/阴性对照 OD_{450nm} 均值]×100%

④ 阴性判定：样品阻断率≤60%者，判为 PCV2 抗体阴性。

⑤ 阳性判定：样品阻断率≥70%者，判为 PCV2 抗体阳性。

⑥ 如被测样品阻断率在 60%~70%之间，结果判为可疑，需对该血清样品重新检测，若仍在可疑区间内，应判为阴性。

【注意事项】

① 本品仅用于体外诊断，操作应按说明书严格进行。

② 避免在有挥发性物质及次氯酸类消毒剂（如 84 消毒液）的环境下操作。

③ 未用完的微孔板条须与干燥剂一起用自封袋密封 2～8℃保存。过期试剂请勿使用。

④ 加液时必须用移液器，并经常校对移液器的准确性。加入不同样品或不同试剂组分时，应更换移液器吸头和加样槽，以防出现交叉污染。

⑤ 洗涤时各孔均需加满洗液，防止孔内有游离酶不能洗净。使用洗板机应设定 30～60s 浸泡时间。在洗板结束后，必须立即进行下一步，不可使酶标板干燥。避免长时间的中断试验步骤，以确保每孔试验条件的均一。

⑥ 结果判定必须以酶标仪读数为准。读取结果时，应擦干酶标板底部，且孔内不能有气泡。不要触碰孔底部的外壁，指印或划痕都可能影响板孔的读值。

⑦ 所用样品、废液和废弃物都应按传染物处理。终止液为硫酸，使用时必须注意安全。

⑧ 显色时必须先加显色剂 A 液后加显色剂 B 液，以免显色过低。

【规格】96 孔/块/盒。

【贮藏与有效期】2～8℃保存，有效期为 12 个月。

猪乙型脑炎病毒 ELISA 抗体检测试剂盒
ELISA kit to Detect the Antibody against Swine Japanese Encephalitis Virus

本品系由用灭活的乙型脑炎病毒（SA14-14-2 株）包被的酶标板、阳性对照血清、阴性对照血清、羊抗猪酶标二抗、样品稀释液、20 倍浓缩洗涤液、底物液 A、底物液 B、终止液和血清稀释板组装而成。

【性状】试剂盒的外包装应洁净、无破损；内包装应无破损、无裂痕、无渗漏，品名、批号、保存条件、有效期清晰。其中：

（1）猪乙型脑炎病毒 ELISA 抗原包被板（96 孔板） 封闭良好，包被板孔底清洁、无异物，96 孔/板，2 板/盒。

（2）猪乙型脑炎病毒阳性对照血清 无色或淡黄色液体，有时有少量悬浮物，装量 1mL/管，1 管/盒。

（3）猪乙型脑炎病毒阴性对照血清 无色或淡黄色液体，有时有少量悬浮物，装量 1mL/管，1 管/盒。

（4）羊抗猪酶标二抗 无色溶液，有时有少量沉淀物，装量 20mL/瓶，1 瓶/盒。

（5）样品稀释液 无色溶液，有时有少量沉淀物，装量 50mL/瓶，1 瓶/盒。

（6）20 倍浓缩洗涤液 无色溶液，有时有少量沉淀物，装量 30mL/瓶，1 瓶/盒。

（7）底物液 A 无色溶液，无沉淀物，装量 10mL/瓶，1 瓶/盒。

（8）底物液 B 无色溶液，无沉淀物，装量 10mL/瓶，1 瓶/盒。

（9）终止液 无色溶液，无沉淀物，装量 10mL/瓶，1 瓶/盒。

（10）血清稀释板 透明塑料板，孔底清洁、无异物，96 孔/板，2 板/盒。

【作用与用途】用于检测猪乙型脑炎病毒抗体。

【用法与判定】

1. 用法

（1）样品准备 取动物全血，按常规方法制备血清，血清应清亮、无溶血。

（2）洗涤液配制 使用前，将浓缩的洗涤液从试剂盒中取出，平衡至室温（15～25℃），并摇动，使沉淀溶解；或在 37℃水浴中加热 5～10min，并摇动，使沉淀溶解。待完全溶解后，用去离子水做 20 倍稀释（例如：570mL 的去离子水中加 30mL 的 20 倍浓缩洗涤液），混匀，2～8℃可存放 7 日。

（3）待检血清和对照血清的稀释　将待检血清在血清稀释板中按 1：40 稀释（例如：195μL 样品稀释液中加 5μL 待检血清），对照血清在血清稀释板中按 1：4 稀释（例如：180μL 样品稀释液中加 60μL 对照血清）。

（4）操作步骤

① 取抗原包被板（根据样品多少，可拆开分次使用），每孔加入稀释好的洗涤液 200μL，静置 3min 后倒掉，在吸水纸上拍干，共计洗涤 1 次。将稀释好的待检血清、阴性对照血清和阳性对照血清各取 100μL 加至抗原包被板中，待检血清设 1 孔，阴、阳性对照各设 2 孔。轻轻振匀孔中样品，置 37℃下温育 30min。

② 弃去板孔中的溶液，每孔加入稀释好的洗涤液 200μL，静置 3min 后倒掉，再在吸水纸上拍干，共计洗涤 5 次。

③ 每孔加羊抗猪酶标二抗 100μL，置 37℃下温育 30min。

④ 弃去板孔中的溶液，方法同②，共计洗涤 5 次。

⑤ 每个反应孔加入底物液 A 50μL、底物液 B 50μL，混匀，置室温（15～25℃）下避光显色 10min。

⑥ 待显色完成后每个反应孔加入终止液 50μL，10min 内测定结果。

2. 判定

在酶标仪上读取各孔 OD_{630nm} 值。试验成立的条件是：阳性对照孔 OD_{630nm} 值均应≥1.0 且≤2.0，阴性对照孔 OD_{630nm} 值均应＜0.2。计算样品的 S/P 值。

$$S/P = \frac{样品\ OD_{630nm}\ 值}{阳性对照孔\ OD_{630nm}\ 值平均值}$$

S 为样品 OD_{630nm} 值，P 为阳性对照 OD_{630nm} 平均值，计算 S/P 值。若 S/P 值≥0.21，判为猪乙型脑炎病毒抗体阳性；若 S/P 值＜0.21，判为猪乙型脑炎病毒抗体阴性。

【注意事项】

① 试剂盒使用前各试剂应放置室温（15～25℃）30min，使用后放回 2～8℃保存。

② 不同批号的试剂盒组分不得混用，不同试剂使用时应防止交叉污染。

③ 底物液和终止液不能暴露于强光下或接触氧化剂。

④ 待检血清数量较多时，应先稀释完所有待检血清，再加到抗原包被板上，使反应时间一致。

⑤ 稀释 20 倍浓缩洗涤液时，如发现有结晶，应加热使其溶解后再使用。

⑥ 移液时，应尽量准确，防止产生气泡。

⑦ 应严格按照各操作步骤规定的时间和温度进行操作。

【规格】 192 孔/盒。

【贮藏与有效期】 2～8℃保存，有效期为 10 个月。

猪轮状病毒胶体金检测试纸条
Porcine Rotavirus Colloidal Gold Test Strips

本品由猪轮状病毒胶体金检测试纸条、样品处理管（含样品处理液）和样品采集棉拭子组成。其中猪轮状病毒胶体金检测试纸条检测线包被猪轮状病毒单克隆抗体，对照线包被羊抗鼠多克隆抗体，金标垫包被胶体金标记的另一猪轮状病毒单克隆抗体，样品处理管内的样品处理液为磷酸盐缓冲液。

【性状】 外包装盒应完好无损，内组分完整齐全。其中：

（1）试纸条 外表无瑕疵，无划痕；上下底片咬合紧密，无歪曲变形；检测窗口位置适中，且 C、T 标示清晰。装量为 1 条/包×10 包/盒。

（2）样品处理管 外观无破损，无裂缝，应装有滤芯和采样勺；样品处理液为无色澄清液体。装量为 1.0mL/管，10 管/盒。

（3）样品采集棉拭子 外观无破损，无裂缝。装量为 10 根/盒。

【作用与用途】 用于检测猪肛拭子、粪便、小肠内容物和病毒培养物等样品中的猪轮状病毒。

【用法与判定】

1. 样品处理

（1）猪肛拭子、粪便、小肠内容物 旋开滴管，取出采样勺，从粪便或小肠内容物中采集样本（约 100mg）插入样品处理管中，或使用样品采集棉拭子将采集的猪肛拭子插入样品处理管中，紧靠管内壁旋转多次使样品充分溶解在样品处理液中。

（2）液体样品 将液体样品与样品处理液按 1:1 体积混合，置于样品处理管中。

2. 加样与结果判定

（1）加样 掰断样品处理管盖上的封口柱子，将处理好的样品加入试纸条加样孔（约 4 滴）。

（2）结果判定 室温下水平静置，10min 内判定结果。对照线、检测线均显色，判为阳性，见图 17-11（a）；仅对照线显色，判为阴性，见图 17-11（b）；对照线不显色，判为无效结果，见图 17-11（c）。

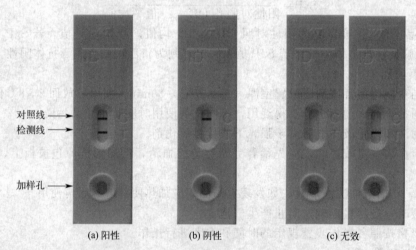

对照线 →　检测线 →　加样孔 →

(a) 阳性　　(b) 阴性　　(c) 无效

图 17-11 猪轮状病毒胶体金检测试纸条结果判定示意图

【注意事项】

① 本品仅用于兽医诊断使用，操作应按说明书严格进行。请勿使用过期、损坏的产品，各个组分不能重复使用。

② 本品在 2～30℃ 干燥的环境保存，不可日晒；在室温条件下进行试验。暴露于湿度较大环境下会影响检测结果。

③ 不要使用放置时间过长、长菌、有异味的样品，以避免因样品污染、长菌而造成的非特异反应。

④ 样品采集或处理不当可能导致假阴性结果。

⑤ 由于阳性样品的强度不同，检测线（T 线）可显现出颜色深浅不一致的现象。

⑥ 当样品过于黏稠或检测线（T 线）显色强度极高导致对照线（C 线）显色弱或不显色时，应将样品稀释后重检。

⑦ 所用样品、废液和废弃物均应按传染物处理，注意操作的生物安全性。铝箔袋内干燥剂不可内服。

【规格】 1 条/包×10 包/盒。

【贮藏与有效期】 2～30℃保存，有效期为 24 个月。

猪流行性腹泻病毒胶体金检测试纸条（2018）
Porcine Epidemic Diarrhea Virus Colloidal Gold Test Strips（2018）

本品由猪流行性腹泻病毒胶体金检测试纸条、样品处理管（含样品处理液）和样品采集棉拭子组成。其中猪流行性腹泻病毒胶体金检测试纸条检测线包被猪流行性腹泻病毒单克隆抗体，对照线包被羊抗鼠多克隆抗体，金标垫包被胶体金标记的另一猪流行性腹泻病毒单克隆抗体，样品处理管内的样品处理液为含裂解液的磷酸盐缓冲液。

【性状】 外包装盒应完好无损，其中：

（1）试纸条　外表无瑕疵，无划痕；上下底片咬合紧密，无歪曲变形；检测窗口位置适中，且 C、T 标示清晰。装量为 1 条/包，10 包/盒。

（2）样品处理管　外观无破损，无裂缝，应装有滤芯和采样勺；样品处理液为无色澄清液体。装量为 1.0mL/管，10 管/盒。

（3）样品采集棉拭子　外观无破损，无裂缝。装量为 10 根/盒。

【作用与用途】 用于检测猪肛拭子、粪便、小肠内容物和病毒培养物等样品中的猪流行性腹泻病毒。

【用法与判定】

1. 样品处理

（1）猪肛拭子、粪便、小肠内容物　使用样品采集棉拭子或样品处理管中的采样勺将采集的猪肛拭子、粪便或小肠内容物插入样品处理管中，紧靠管内壁旋转多次使样品充分溶解在样品处理液中。

（2）液体样品　将液体样品与样品处理液按 1∶1 体积混合，置于样品处理管中。

2. 加样

掰断样品处理管盖上的封口柱子，将处理好的样品加入试纸条加样孔（约 4 滴）。

3. 结果判定

室温下水平静置，10min 内判定结果。对照线和检测线均显色，判为阳性，见图 17-12（a）；仅对照线显色，判为阴性，见图 17-12（b）；对照线不显色，判为无效结果，见图 17-12（c）。

【注意事项】

① 本品仅用于兽医诊断使用，操作应按说明书严格进行。请勿使用过期、损坏的产品，各个组分不能重复使用。

② 本品在常温（不超过 30℃）干燥的环境保存，在室温条件下进行试验。暴露于湿度较大环境下会影响检测结果。

③ 不要使用放置时间过长、长菌、有异味的样品，以避免因样品污染而造成的非特异反应。

④ 样品采集或处理不当可能导致假阴性结果。

⑤ 由于阳性样品的强度不同，检测线可显现出颜色深浅不一致的现象。

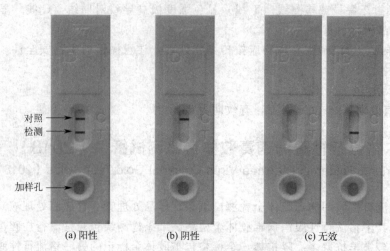

对照 →
检测 →

加样孔 →

(a) 阳性　　　　　　　(b) 阴性　　　　　　　(c) 无效

图 17-12　猪流行性腹泻病毒胶体金检测试纸条（2018）判定结果示意图

⑥ 当样品过于黏稠或 T 线显色强度极高导致 C 线显色弱或不显色时，将样品稀释后重检。

⑦ 所用样品、废液和废弃物均应进行无害化处理。铝箔袋内干燥剂不可内服。

【规格】10 条/盒。

【贮藏与有效期】常温（不超过 30℃）保存，有效期为 24 个月。

猪流行性腹泻病毒胶体金检测试纸条（2020）
Porcine Epidemic Diarrhea Virus Colloidal Gold Test Strip（2020）

本品由猪流行性腹泻病毒胶体金检测试纸条、样品处理液、吸管和样品收集棉签组成。试纸条由样品垫、金标垫、硝酸纤维素膜、吸水垫和 PVC 底板组装制成。金标垫为胶体金标记的抗猪流行性腹泻病毒单克隆抗体 Mab-N-3♯，检测线为抗猪流行性腹泻病毒单克隆抗体 Mab-N-12♯，质控线为羊抗小鼠 IgG，样品处理液为 PBS 缓冲液。

【性状】外观应密闭完好，无变形，组分齐全，无破损，无渗漏，标签字迹清晰。其中：

（1）猪流行性腹泻病毒胶体金检测试纸条　包装应密封良好，内含试纸条 1 个，干燥剂 1 包；试纸条的塑料外壳应无破损、无裂痕；1 条/袋，10 袋/盒。

（2）样品处理液　透明液体，1mL/管，10 管/盒。

（3）样品收集棉签　干净、无污染物附着，1 个/袋，10 袋/盒。

（4）吸管　干净、无污染物附着，10 个/袋，1 袋/盒。

【作用与用途】用于猪流行性腹泻病毒抗原的检测。

【用法与判定】

1. 用法

（1）样品处理

① 用样品收集棉签采集猪肛门棉拭子或猪粪便棉拭子（取样量见图 17-13），收集后的样本尽快地进行检测。

② 将采样的棉签插入样品管（含有 1.0mL 样品处理液），充分搅拌 10～15s 后取出，来回振

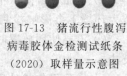

过少　合适　合适　过多

图 17-13　猪流行性腹泻病毒胶体金检测试纸条（2020）取样量示意图

荡混匀，使样品溶解并与样品处理液充分混合，之后静置1min，使没溶解的样本沉淀。

（2）操作步骤　将密封的试纸条取出，放到干燥平稳的桌面上，用吸管吸取适量上清液，缓慢滴加6～7滴到样品孔中（100～150μL）。加样完成后10～20min观察结果。

2. 判定

① 在试纸条上出现两条红色条带（T：检测线，C：质控线），判为阳性［见图17-14(a)］。

② 在试纸条上仅出现一条红色条带（C：质控线），判为阴性［见图17-14(b)］。

③ 在试纸条质控线处不出现红色条带，判为无效［见图17-14(c)］。

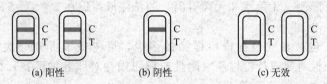

图 17-14　猪流行性腹泻病毒胶体金检测试纸条（2020）结果判定示意图

【注意事项】

① 包装破损、过有效期的，请勿使用。

② 试纸条贮藏与运输过程中不可冷冻，避免阳光直晒。

③ 撕开铝箔袋取出试纸条后应立即使用，防止试纸条受潮。

④ 请勿混用不同批次的样品处理液，且禁止重复使用试纸条。

⑤ 用过的试纸条及被检样品等应做无害化处理。

【规格】10头份/盒。

【贮藏与有效期】2～28℃阴凉干燥处保存，有效期为24个月。

猪伪狂犬病毒 gB 竞争 ELISA 抗体检测试剂盒
Pseudorabies Virus gB Glycoprotein Antibody Detection of Competitive ELISA Kit

本试剂盒系由用大肠杆菌表达的猪伪狂犬病毒 gB 重组蛋白作为包被抗原制成的聚苯乙烯酶联反应板（简称抗原包被板）、辣根过氧化物酶标记的抗猪伪狂犬病毒单克隆抗体（简称酶结合物）、阳性对照、阴性对照、25 倍浓缩洗涤液、显色液 A 液、显色液 B 液和终止液等组装而成。

【性状】试剂盒的外包装应洁净、无破损，内包装应无破损、无渗漏，标识清晰。

（1）抗原包被板（96 孔板）密封良好，包被板孔底清洁澄清、无异物，数量为 2 块或 5 块。

（2）酶结合物　红色澄清液体，装量为 12mL 或 30mL。

（3）阳性对照　红色澄清液体，装量为 1.2mL 或 3mL。

（4）阴性对照　绿色澄清液体，装量为 1.2mL 或 3mL。

（5）25 倍浓缩洗涤液　无色澄清液体或有少量晶体，装量为 25mL 或 60mL。

（6）显色液 A 液　无色澄清液体，装量为 12mL 或 30mL。

（7）显色液 B 液　无色澄清液体，装量为 12mL 或 30mL。

（8）终止液　无色澄清液体，装量为 12mL 或 25mL。

（9）封板膜　洁净，无破损，数量为 4 张或 10 张。

（10）自封袋　洁净，无破损，数量为 1 个。

（11）加样槽　洁净，无破损，数量为 2 个或 5 个。

【作用与用途】 用于检测猪血清中的猪伪狂犬病毒 gB 抗体。

【用法与判定】

1. 用法

（1）平衡　将试剂盒从冷藏环境中取出，置室温平衡至 15～25℃ 后使用，液体试剂用前轻轻旋转或振荡混匀。

（2）洗涤工作液配制　估算洗板所需要的洗涤液的体积。使用前浓缩洗涤液用蒸馏水或去离子水 25 倍稀释（1 份浓缩洗涤液加 24 份水，如：20mL 浓缩洗涤液加入 480mL 蒸馏水）。在无菌条件下配制（无菌水和无菌容器）的洗涤液可以在 2～8℃ 条件下保存 7 日。

（3）操作步骤

① 加样。取出包被板（根据待检样品的多少，可将板条拆开分次使用），每孔加入 25μL 阴性对照、阳性对照或待检样品（阴性对照、阳性对照各加两孔，待检样品各一孔），再加入 50μL 酶结合物，振荡混匀。

② 温育。贴上封板膜在 37℃ 条件下温育 30min±1min。

③ 洗板。将各孔的液体弃入废液筒，用 280μL±20μL 洗涤液洗涤板孔，共洗涤 5 次。每次洗涤后应弃去孔内的液体。在最后一次洗涤液弃去后，将孔中残留的洗涤液在吸水纸上拍干。

④ 显色。每孔加入 100μL 显色液（显色液 A、B 液等比例混匀后加 100μL）。

⑤ 温育。贴上封板膜，在 37℃ 条件下温育 15min±1min。

⑥ 终止。每孔加入 50μL 终止液，终止反应。

⑦ 测定。测定并且记录样本和对照的 OD_{450nm} 值。

2. 判定

（1）试验成立的条件　阴性对照平均值 NC $\bar{x}$＝（NC1＋NC2）/2

阳性对照平均值 PC $\bar{x}$＝（PC1＋PC2）/2

试验成立判断标准　PC $\bar{x}$＜0.30；NC $\bar{x}$＞0.80。

（2）结果判定　PI 值的计算：PI＝（NC $\bar{x}$－S）/（NC $\bar{x}$－PC $\bar{x}$），其中 S 代表样本 OD_{450nm} 平均值。

若 PI 值≥0.4，应判定为抗体阳性；若 PI 值＜0.4，应判定为抗体阴性。

【注意事项】

① 为使试验获得正确结果，试验前要仔细阅读说明书。

② 本试剂盒配备的浓缩洗涤液在低温下放置，可能有无机盐结晶，建议室温放置。如果室温过低有结晶，80℃ 水浴 30min 可溶解。

③ 所有试剂使用前恢复至室温（15～25℃），以免温度过低影响抗原抗体反应。

④ 试验前应用温度计检查温箱温度，温度过高或过低影响 OD_{450nm} 值高低。

⑤ 包被板反应时严禁堆叠放置，应该平铺且板间有空隙，不要离温箱壁太近。

⑥ 试验所用移液器及设备应定期校准。

【规格】 ①2×96T/盒；②5×96T/盒。

【贮藏与有效期】 2～8℃ 保存，有效期为 12 个月。

猪传染性胃肠炎病毒胶体金检测试纸条（2020.05）
Transmissible Gastroenteritis Virus Colloidal Gold Test Strips（2020.05）

本制品包含猪传染性胃肠炎病毒胶体金检测试纸条、样品处理管（含样品处理液）和样品采集棉拭。其中猪传染性胃肠炎病毒胶体金检测试纸条金标原料为胶体金标记的猪传染性胃肠炎病毒单克隆抗体 3D2，检测线和对照线分别包被猪传染性胃肠炎病毒单克隆抗体 4B4 和羊抗鼠多克隆抗体，样品处理液为磷酸盐缓冲液。

【性状】 外包装盒应完好无损，印刷文字和图案正确，喷码的产品批号、有效期正确无误，内组分完整齐全，标签位置正确。其中：

（1）试纸条　外表无瑕疵，无划痕；上下底片咬合紧密，无歪曲变形；检测窗口位置适中，且 C、T 标示清晰。装量为 1 条/包，10 条/盒（或 20 条/盒或 50 条/盒）。

（2）样品处理管　外观无破损，无裂缝，应装有滤芯和采样勺；样品处理液为无色澄清液体。装量为 1.0mL/管，10 管/盒（或 20 管/盒或 50 管/盒）。

（3）样品采集棉拭　外观无破损，无裂缝。装量为 10 根/盒（或 20 根/盒或 50 根/盒）。

【作用与用途】 用于检测猪肛拭子、粪便、小肠内容物和病毒培养物等样品中的猪传染性胃肠炎病毒。

【用法与判定】

1. 用法

（1）样品处理

① 猪肛拭子、粪便、小肠内容物。使用样品采集棉拭或采样勺将采集的猪肛拭子、粪便或小肠内容物插入样品处理管中，紧靠管内壁旋转多次使样品充分溶解在样品处理液中。

② 病毒培养物。将病毒培养物与样品处理液按 1∶1 体积混合，置于样品处理管中。

（2）加样　掰断样品处理管盖上的封口柱子，将处理好的样品加入试纸条加样孔（4 滴，共约 100μL）。室温下水平静置，10min 内判定结果。

2. 结果判定

对照线和检测线均显色，判为阳性，见图 17-15（a）；仅对照线显色，判为阴性，见图 17-15（b）；对照线不显色，判为无效结果，见图 17-15（c）。

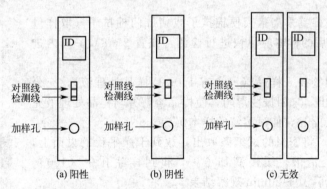

图 17-15　猪传染性胃肠炎病毒胶体金检测试纸条（2020.05）结果判定示意图

【注意事项】

① 本品仅用于兽医诊断使用，操作应按说明书严格进行。请勿使用过期、损坏的产品，各个组分不能重复使用。

② 本品在 2～30℃ 干燥的环境保存，在室温条件下进行试验。暴露于湿度较大环境下会影响检测结果。

③ 不要使用放置时间过长、长菌、有异味的样品，以避免因样品污染而造成的非特异反应。

④ 样品采集或处理不当可能导致假阴性结果。

⑤ 由于阳性样品的强度不同，检测线可显现出颜色深浅不一致的现象。

⑥ 当样品过于黏稠或 T 线显色强度极高导致 C 线显色弱或不显色时，将样品稀释后重检。

⑦ 所用样品、废液和废弃物均应进行无害化处理。铝箔袋内干燥剂不可内服。

【规格】 ①10 条/盒；②20 条/盒；③50 条/盒。

【贮藏与有效期】 2～30℃保存，有效期为 24 个月。

猪传染性胃肠炎病毒胶体金检测试纸条（2020.12）

Porcine Transmissible Gastroenteritis Virus Colloidal Gold Test Strips（2020.12）

本品由猪传染性胃肠炎病毒胶体金检测试纸条、样品处理液、吸管和样品收集棉签组成。试纸条由样品垫、金标垫、硝酸纤维素膜、吸水垫和 PVC 底板组装制成。金标垫为胶体金标记抗猪传染性胃肠炎病毒单克隆抗体 Mab-N-10♯；检测线为抗猪传染性胃肠炎病毒单克隆抗体 Mab-N-17♯；质控线为羊抗小鼠 IgG；样品处理液为 PBS 缓冲液。

【性状】 外观应密闭完好，无变形，组分齐全，无破损，无渗漏，标签字迹清晰。其中：

（1）猪传染性胃肠炎病毒胶体金检测试纸条　包装应密封良好，内含试纸条 1 个，干燥剂 1 包；试纸条的塑料外壳应无破损、无裂痕；1 条/袋，10 袋/盒。

（2）样品处理液　透明液体，1mL/管，10 管/盒。

（3）样品收集棉签　干净、无污染物附着，1 个/袋，10 袋/盒。

（4）吸管　干净、无污染物附着，10 个/袋，1 袋/盒。

【作用与用途】 用于腹泻猪粪便样品中的猪传染性胃肠炎病毒抗原的检测。

【用法与判定】

1. 用法

（1）样品处理

① 用样品收集棉签采集猪粪便棉拭子或猪肛门棉拭子（取样量见图 17-16），收集后的样本应尽快进行检测，或置 2～8℃一周内进行检测。

② 将采样的棉签插入样品管（含有 1.0mL 样品处理液），充分搅拌 10～15s 后取出，来回振荡混匀，使样品溶解并与样品处理液充分混合，之后静置 1min，使没溶解的样本沉淀。

（2）操作步骤　将密封的试纸条取出，放到干燥平稳的桌面上，用吸管吸取适量上清液，缓慢滴加 6～7 滴到样品孔中（100～150μL）。加样完成后 10～20min 观察结果。

2. 判定

① 在试纸条上出现两条红色条带（T：检测线，C：质控线），判为阳性 [见图 17-17(a)]。

② 在试纸条上仅出现一条红色条带（C：质控线），判为阴性 [见图 17-17(b)]。

③ 在试纸条质控线处不出现红色条带，判为无效结果 [见图 17-17(c)]，样品应重检。

【注意事项】

① 包装破损、过有效期的，请勿使用。

② 试纸条贮藏与运输过程中不可冷冻，避免阳光直晒。

③ 撕开铝箔袋取出试纸条后应立即使用，防止试纸条受潮。

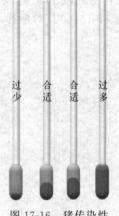

过少　合适　合适　过多

图 17-16　猪传染性胃肠炎病毒胶体金检测试纸条取样量示意图

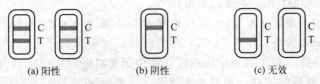

图 17-17　猪传染性胃肠炎病毒胶体金检测试纸条（2020.12）结果判定示意图

④ 请勿混用不同批次的样品处理液，且禁止重复使用试纸条。

⑤ 用过的试纸条及被检样品等应做无害化处理。

【规格】10 头份/盒。

【贮藏与有效期】2～28℃阴凉干燥处保存，有效期为 24 个月。

副猪嗜血杆菌病间接血凝试验抗原、阳性血清与阴性血清
Haemophilus parasuis Antigen, Positive and Negative Sera for Indirect Haemagglutination Test

抗原系采用基因工程菌原核表达得到副猪嗜血杆菌 OppA 重组蛋白，经镍离子亲和层析纯化后，致敏戊二醛-鞣酸化处理的绵羊红细胞，经冷冻真空干燥制成。用于间接血凝试验检测副猪嗜血杆菌抗体。

阳性血清系用副猪嗜血杆菌 OppA 重组蛋白抗原经免疫健康家兔后，采血、分离血清制成；阴性血清系采集健康猪血清制成。用于副猪嗜血杆菌病间接血凝试验的阳性对照和阴性对照。

【性状】抗原为褐色疏松团块，加稀释液（每瓶 10mL）后，应迅速溶解呈均匀混悬液，无自凝现象；阳性血清、阴性血清均为乳白色或粉色疏松团块，加稀释液后迅速溶解。稀释液为无色或淡黄色澄清溶液，无沉淀物。

【用法与判定】

1. 用法

（1）抗原稀释　用稀释液将每瓶抗原稀释至 10mL。

（2）阴性血清、阳性血清稀释　用稀释液将冻干阴、阳性血清稀释成 1mL。

（3）加样和稀释　取 96 孔 V 形微量反应板，每孔加稀释液 25μL。取待检血清 25μL，加入第 1 孔中，与稀释液混匀后，吸取 25μL，加于第 2 孔中，依次做 2 倍系列稀释至所需稀释度。每个反应板上均设立阴、阳性及抗原对照，阳性血清、阴性血清（各 25μL）均做 2 倍系列稀释至第 7 孔后弃去 25μL，第 8 孔设为抗原对照。

（4）加抗原　每孔加入抗原 25μL，将反应板置微型振荡器上振荡 1～2min，直至红细胞分布均匀。加盖后，置 37℃作用 2～3h，观察结果。

2. 判定

以呈现"＋＋"血凝反应的血清最高稀释度作为间接血凝抗体效价。血凝反应强度表示如下：

"＋＋＋＋"红细胞全部凝集，形成一层均匀膜，布满整个孔底。

"＋＋＋"红细胞在孔底形成一层薄膜，面积比前者略小。

"＋＋"红细胞在孔底形成薄膜凝集，边缘松散或呈锯齿状。

"＋"红细胞在孔底呈稀薄、散在、少量凝集，孔底有小圆点。

"±"红细胞沉于孔底，但周围不光滑或中心有空斑。

"一"红细胞完全沉于孔底，呈光滑的圆点。

当阳性血清效价不低于 1:128、阴性血清效价不高于 1:2、抗原对照无自凝现象时，试验成立。待检血清效价不低于 1:8 时，判为阳性；效价不高于 1:2 时，判为阴性；介于二者之间时，判为可疑。对可疑血清应重检，结果仍为可疑时，则应判为阳性。

【注意事项】稀释后的抗原，不得在冻结保存后再使用。

【规格】血凝试验抗原、阳性血清和阴性血清均为 1mL/瓶。

【贮藏与有效期】2～8℃保存，有效期为 12 个月。

非洲猪瘟病毒荧光 PCR 检测试剂盒（2019.01）
African Swine Fever Virus Real-time PCR Detection Kit（2019.01）

本品系用非洲猪瘟病毒 VP72 基因设计合成的一对特异性引物和一条特异性荧光标记探针组成的荧光 PCR 反应液，以携带非洲猪瘟病毒 VP72 基因的质粒 pMD20-T-VP72 为阳性对照，以 DEPC 处理水为阴性对照，以 Taq 酶及 DNA 提取试剂等组分组装而成。

【性状】试剂盒的外包装应无破损，印刷文字和图案正确；产品批号、保存条件和有效期标示正确无误。内包装应无破损、无裂痕、无渗漏，品名、批号、保存条件、有效期等清晰。其中：

（1）非洲猪瘟病毒荧光 PCR 检测试剂盒-A 盒

① Buffer A。无色透明澄清液体，装量为 25 mL/瓶，1 瓶。

② Buffer B。无色透明澄清液体，装量为 60 mL/瓶，1 瓶。

③ Buffer C。无色透明澄清液体，装量为 1250μL/管，2 管。

④ DNase-Free 吸附柱和收集管。管壁无色透明、无杂质，数量为 50 套。

（2）非洲猪瘟病毒荧光 PCR 检测试剂盒-B 盒

① 荧光 PCR 反应液。无色透明澄清液体，装量为 1000μL/管，1 管。

② Taq 酶。无色透明黏稠液体，装量为 30μL/管，1 管。

③ 阴性对照。无色透明液体，装量为 1000μL/管，1 管。

④ 阳性对照。无色透明液体，装量为 1000μL/管，1 管。

【作用与用途】用于血液、血球粉、淋巴结、脾脏、扁桃体中非洲猪瘟病毒核酸的检测。

【用法与判定】

1. 用法

（1）样品处理　血液样品直接用；淋巴结、脾脏、扁桃体样品，用无菌的剪刀和镊子剪取待检样品 2.0g 于研钵中充分研磨，再加 10.0mL PBS（pH 7.2，含 1 万单位青霉素和 1 万单位链霉素）混匀（样品不足 2.0g 按 1:5 比例加 PBS），对处理的待检样品置 70℃，30min 灭活后，3000r/min，4℃离心 5min，取上清液，编号备用；血球粉处理同上，只不过省掉研磨步骤。

（2）样品存放　采集或处理好的样品在 2～8℃条件下保存应不超过 24h；若需长期保存，须放置−80℃冰箱，但应避免反复冻融（冻融不超过 3 次）。

（3）操作步骤

① 病毒 DNA 的提取（使用 A 盒）

a. 待检样品、阳性对照和阴性对照的份数总和用 n 表示，取 n 个灭菌的 1.5mL 离心管，逐管编号。

b. 每管加入 Buffer A 500μL。

c. 每管分别加入已处理的待检样品、阳性对照、阴性对照各 $200\mu L$，充分混匀，室温放置 10min。

d. 取与上述离心管等量的 DNase-Free 吸附柱和收集管，编号。将离心管中的溶液转移至 DNase-Free 吸附柱（为避免堵塞吸附柱，尽量不要吸悬浮杂质）。

e. 13000r/min 室温离心 30s。

f. 弃去收集管液体，将吸附柱放回收集管中。

g. 吸附柱内加入 $600\mu L$ Buffer B，13000r/min 离心 30s。

h. 弃去收集管液体，将吸附柱放回收集管中。

i. 重复步骤 g 和 h。

j. 13000r/min 空柱离心 2min，去除残留液。

k. 将每个吸附柱分别移入新的 1.5mL 离心管中，向柱中央加入 $50\mu L$ Buffer C，室温静置 1min，13000r/min 离心 30s，离心管中液体即为模板 DNA。获得的 DNA 溶液，冰上保存备用（注意提取的 DNA 须在 2h 内进行 PCR 扩增，若需长期保存须放置 $-80℃$ 冰箱，但应避免反复冻融）。

② 荧光 PCR 扩增（使用 B 盒）

a. 从试剂盒中取出荧光 PCR 反应液、Taq 酶，室温融化后，2000r/min 离心 5s。设所需 PCR 管数为 n（n＝样本数＋1 管阴性对照＋1 管阳性对照），每个测试反应体系需要 $20\mu L$ 荧光 PCR 反应液和 $0.5\mu L$ Taq 酶。计算好各试剂的使用量，加入一适当体积小管中，充分混合均匀后，向每个 PCR 管中各分装 $20\mu L$。

b. 分别向上述 PCR 管中加入制备好的 DNA 溶液各 $5\mu L$，盖紧管盖，500r/min 离心 30s。

c. 将加样后的 PCR 管放入荧光 PCR 检测仪内，做好标记。反应参数设置：

第一阶段，预变性 $95℃/3min$。

第二阶段，$95℃/15s$，$52℃/10s$，$60℃/35s$ 共 45 个循环。荧光收集在第二阶段每次循环的 $60℃$ 延伸时进行。

2. 判定

(1) 结果分析条件的设定　阈值设定原则：根据仪器噪声情况进行调整，以阈值线刚好超过阴性对照品扩增曲线的最高点为准。对于多通道荧光 PCR 仪，选定 FAM（465-510）检测通道读取检测结果，ABI 仪器选择 FAM 无荧光淬灭基团。

(2) 质控标准

① 阴性对照无 Ct 值并且无扩增曲线。

② 阳性对照的 Ct 值应小于等于 28，并出现典型的扩增曲线。

③ 如阴性和阳性对照不满足以上条件，此次试验视为无效。

(3) 结果判定

① 阴性：无 Ct 值，且无特征性扩增曲线，表明样品为阴性。

② 阳性：Ct 值≤38.0，且出现典型的扩增曲线，表示样品为阳性。

③ Ct 值＞38.0，且出现典型的扩增曲线的样品建议复验。复验仍出现上述结果的，判为阳性，否则判为阴性。

【注意事项】

① 实验室应至少分三个区：样品处理区、反应混合物配制区和检测区。

② 各区物品均为专用，不得交叉使用，避免污染。检测结束后，应立即对工作台进行清洁。

③ Buffer A 有很强的腐蚀性，切勿沾到皮肤或衣服上，否则应立即用大量清水冲洗并擦干。

④ 在整个检测过程中应注意避免交叉污染：提取核酸时应用灭菌的镊子夹取离心管；对离心管开盖时应避免粘在手上或溅出，否则要立即更换手套。

⑤ 反应液在使用前要彻底融化，并将反应液与 Taq 酶瞬时离心将液体甩至管底。分装反应液时，应尽量避免产生气泡。上机前注意检查各反应管是否盖紧，以免荧光物质泄露污染仪器。

⑥ 阳性对照在吸取前应在微量漩涡振荡器上剧烈振荡 1～2s。

⑦ 试剂盒中各组分应避免反复冻融。

⑧ 对样品及其废弃物的操作应严格遵守生物安全规定。

⑨ 本试剂盒仅供兽医及相关专业人士使用。

【规格】 48 检测/盒。

【贮藏与有效期】非洲猪瘟病毒荧光 PCR 检测试剂盒的 A 盒室温保存，B 盒在 $-20℃$ 保存，有效期为 12 个月。

非洲猪瘟病毒荧光 PCR 检测试剂盒（2019.04）
African Swine Fever Virus Real-time PCR Detection Kit（2019.04）

本品系采用荧光 PCR 技术，由含针对非洲猪瘟病毒 B646L 基因序列的特异性引物和探针的荧光 PCR 预混液、阳性对照和阴性对照及说明书组装而成。

【性状】 试剂盒外包装应洁净、无破损，内包装应无破损、无裂痕、无渗漏，品名、批号、保存条件、有效期清晰，使用说明书内容应清晰可读。其中：

（1）荧光 PCR 预混液　均匀澄清液体，装量为 $900\mu L$/管，1 管/盒。

（2）阳性对照　无色透明液体，装量为 $100\mu L$/管，1 管/盒。

（3）阴性对照　无色透明液体，装量为 $100\mu L$/管，1 管/盒。

【作用与用途】 用于全血、血清、淋巴结、脾脏、肾脏、扁桃体、肺、肌肉、环境样品等样品中非洲猪瘟病毒核酸的检测。

【用法与判定】

1. 用法

（1）样品采集

① 活猪样品。无菌采集抗凝血或血清 5mL。

② 病死猪剖检样品或屠宰场剖检样品。无菌采集死猪的脾、肺、肾、扁桃体、淋巴结、肌肉等组织样品。2～8℃ 低温运至实验室用于检测。

③ 病猪污染的周边环境。采集与病猪相关场所的粪便、饲料、污水样品。2～8℃ 低温运至实验室用于检测。

（2）样品处理方法

① 脾、肺、肾等组织样品处理方法。取适当大小的组织块放入盛有 PBS 缓冲液的研磨管中，6000r/min 振荡研磨 45s，制成约 10% 的组织匀浆液，5000r/min 离心 5min，取 $200\mu L$ 上清液进行核酸提取。

② 粪便、饲料样品处理方法。取适量的粪便、饲料放入盛有 PBS 缓冲液的研磨管中，6000r/min 振荡研磨 45s，制成约 10% 的匀浆液，5000r/min 离心 5min，取 $200\mu L$ 上清液进行核酸提取。

③ 污水样品处理方法。直接取 200μL 污水进行核酸提取。

（3）样品核酸提取 采用 DNA 提取试剂盒或自动核酸提取仪提取各类样品中的核酸。低温保存待检。

（4）PCR 扩增 将试剂盒置室温使荧光 PCR 预混液、阴性对照和阳性对照完全溶解，并混匀。取 18μL 荧光 PCR 预混液至每个反应管内，然后加 2μL 所提取的样品核酸，每个反应总体积为 20μL。每次检测应设立阳性对照和阴性对照。在荧光 PCR 仪上进行扩增检测。

（5）反应程序 37℃ 孵育 2min，95℃ 预变性 5min；95℃ 变性 15s，58℃ 退火延伸 1min，45 个循环，在每一循环的 58℃ 时收集 FAM 荧光信号。

2. 结果判定

① 阳性对照的 Ct 值应＜30 且出现特异性扩增曲线，阴性对照应无 Ct 值或 Ct 值≥40 且无特异性扩增曲线，试验结果有效；否则应重新进行试验。

② 被检样品 Ct 值＜40 且出现特异性扩增曲线，判为阳性；当无 Ct 值或 Ct 值≥40，判为阴性。

【注意事项】

① PCR 检测的每一步都应在专门区域或地点进行。

② 使用前应将荧光 PCR 预混液、阴性对照和阳性对照完全融化，充分振荡混匀，瞬时离心，尽量吸取液体上层。

③ 试剂盒不同组分间不得交叉，防止污染。

④ 避免反复冻融。

⑤ PCR 产物均应合理处理，以免造成污染。

⑥ 严格按照使用说明书进行操作。

⑦ 按要求贮藏，冷链运输；并在有效期内使用。

【规格】 50 次/盒。

【贮藏与有效期】 −20℃ 以下保存，有效期为 12 个月。

非洲猪瘟病毒荧光等温扩增检测试剂盒
African Swine Fever Virus Real-time isothermal amplification Detection Kit

本品系用非洲猪瘟病毒 VP72 基因设计合成的三对特异性引物组成的荧光等温扩增反应液，以携带非洲猪瘟病毒 VP72 基因的质粒 pMD20-T-VP72 为阳性对照，以 DEPC 处理水为阴性对照，以 Bst DNA 聚合酶及矿物油组装而成。

【性状】 试剂盒的外包装应无破损，印刷文字和图案正确；产品批号、保存条件和有效期标示正确无误。内包装应无破损、无裂痕、无渗漏，品名、批号、保存条件、有效期等清晰。

其中：

（1）荧光等温扩增反应液 无色透明澄清液体，装量为 1100μL/管，共 1 管。

（2）Bst DNA 聚合酶 无色透明黏稠液体，装量为 50μL/管，共 1 管。

（3）阴性对照 无色透明液体，装量为 1000μL/管，共 1 管。

（4）阳性对照 无色透明液体，装量为 200μL/管，共 1 管。

（5）矿物油 无色透明黏稠液体，装量为 1000μL/管，共 1 管。

【作用与用途】 用于血液、血细胞粉、淋巴结、脾脏、扁桃体、肌肉中非洲猪瘟病毒核酸的检测。

【用法与判定】

1. 用法

（1）样品处理　血液样品，用双蒸水做1：5稀释后备用；淋巴结、脾脏、扁桃体、肌肉样品，用无菌的剪刀和镊子剪取待检样品2.0g于研钵中充分研磨，再加10.0 mL PBS（pH 7.2，含1万单位青霉素和1万单位链霉素）混匀（样品不足2.0g按1：5比例加PBS），3 000r/min，4℃离心5min，取上清液，编号备用；血细胞粉处理同上，只不过省掉研磨步骤。

（2）样品存放　采集或处理好的样品在2～8℃条件下保存应不超过24h；若需长期保存，须放置−80℃冰箱，但应避免反复冻融（冻融不超过3次）。

（3）操作步骤

① 反应预混液的配制。按照表17-5配制反应预混液（注：配制和分装反应预混液时应在冰盒上进行）。按照$n+2$管配制（n=样品数）。

表17-5　反应预混液的配制

序号	组分	1头份样品的量/μL	$(n+2)$头份样品的量/μL
1	荧光等温扩增反应液	22	$22\times(n+2)$
2	Bst DNA聚合酶	1.0	$1.0\times(n+2)$

② 反应预混液分装。取$n+2$个0.2mL PCR管，将配制的反应预混液涡旋混匀，瞬时离心后，按每管23μL分装于PCR管内。

③ 每管加入20μL矿物油。

④ 加样。向对应的PCR管底部加入上述处理的样品2.0μL。同时，向阳性对照管内加入2.0μL阳性对照，向阴性对照管内加入2.0μL DEPC水。盖紧管盖，瞬时离心，转移至检测区。

⑤ 检测。将离心后的PCR管放入检测仪内（专用配套仪器或普通的荧光PCR仪均可），设定好被检样品（S）、阳性对照（PC）、阴性对照（NC）的位置。

反应参数设置：采用64℃ 60min，每分钟采集一次FAM通道荧光信号，共采集60次。

2. 判定

（1）结果分析条件的设定　阈值设定原则：根据仪器噪声情况进行调整，以阈值线刚好超过阴性对照品扩增曲线的最高点为准。

（2）质控标准

① 阴性对照无Tt值并且无扩增曲线即S型扩增曲线。

② 阳性对照的Tt值应小于或等于45，并出现典型的扩增曲线。

③ 如阴性和阳性对照不满足以上条件，此次试验视为无效。

（3）结果判定

① 阴性：无Tt值，且无特征性扩增曲线，表明样品为阴性。

② 阳性：Tt值≤45，且出现典型的扩增曲线，表示样品为阳性。

③ Tt值>45，且出现典型的扩增曲线的样品建议复验，复验仍出现上述结果的，判为阳性，否则判为阴性。

④ 出现Tt值但无特征性扩增曲线的样品，判定为阴性。

【注意事项】

① 试验前请仔细阅读本试剂盒说明书，请严格按照操作步骤进行检测。反应液在使用

前要彻底融化。分装反应液时，应尽量避免产生气泡。上机前注意检查各反应管是否盖紧，以免交叉污染。阳性对照在吸取前应瞬时离心后使用。

② 本试剂盒需－20℃保存，并在有效期内使用。试剂盒中各组分应避免反复冻融。

③ 鉴于 ASF（非洲猪瘟）为一类检疫性疫病，上述操作应在相关生物安全设施内进行。对样品及其废弃物的操作应严格遵守生物安全规定。

④ 扩增完的 PCR 管切勿打开，以防污染。

⑤ 本试剂盒仅供兽医诊断使用。

【规格】48 检测/盒。

【贮藏与有效期】－20℃保存，有效期为 12 个月。

非洲猪瘟病毒荧光 PCR 检测试剂盒（2019）
African Swine Fever Virus Real Time PCR Detection Kit（2019.12）

本试剂盒系由消化液、DNA 结合液、DNA 洗涤液、DNA 洗脱液、蛋白酶 K、无菌无核酸酶水、PCR 扩增反应液、实时荧光混合液、阳性对照、阴性对照、DNA 吸附柱和收集管组装而成。

【性状】外观应密闭完好，无变形，组分齐全，无破损，无渗漏，标签字迹清晰。其中：

（1）消化液　淡黄色澄清液体，装量为 11mL/瓶，1 瓶/盒。

（2）DNA 结合液　无色澄清液体，装量为 11mL/瓶，1 瓶/盒。

（3）DNA 洗涤液　无色澄清液体，装量为 52mL/瓶，1 瓶/盒。

（4）DNA 洗脱液　无色澄清液体，装量为 4mL/瓶，1 瓶/盒。

（5）蛋白酶 K　无色澄清液体，装量为 1.1mL/管，1 管/盒。

（6）无菌无核酸酶水　无色澄清液体，装量为 600μL/管，1 管/盒。

（7）PCR 扩增反应液　无色澄清液体，装量为 600μL/管，1 管/盒。

（8）实时荧光混合液　淡棕色液体，无沉淀，装量为 155μL/管，1 管/盒。

（9）阳性对照　淡黄色澄清液体，装量为 600μL/管，1 管/盒。

（10）阴性对照　淡黄色液体，有少量沉淀，装量为 600μL/管，1 管/盒。

（11）DNA 吸附柱和收集管　外观透亮、完整、无破损，离心柱层析膜乳白色无杂质，装量为 50 套/袋，1 袋/盒。

【作用与用途】用于猪全血、血清、脾脏、淋巴结、肌肉等组织样品及粪便样品中非洲猪瘟病毒 DNA 的检测。

【用法与判定】

1. 用法

（1）样品采集

① 活猪样品。无菌采集并用 EDTA 抗凝血，或采血后按常规方法分离血清。

② 病死猪或屠宰猪样品。无菌采集脾脏、淋巴结、肌肉等组织样品。

③ 病猪所处环境样品。采集粪便样品。

（2）样品保存　所有待检样品在 2～8℃保存应不超过 24h；在－20℃保存应不超过 6 个月；长期保存时，以－70℃以下为宜。

（3）样品运输　样品一定要放置在有干冰或冰块的冷藏包中，保持全程冷链运输。要求在运输至实验室时，干冰仍覆盖标本或冰块仍未完全融化。

（4）样品处理

① 抗凝血和血清处理。取抗凝血或血清 200μL，置 1.5mL 灭菌离心管中。

② 组织样品处理。分别从待检组织三个不同的部位称取样品约 1g，用手术剪剪碎混匀，再取 0.05g 于研磨器中研磨，加入 1.5mL 生理盐水继续研磨，待匀浆后转至 1.5mL 灭菌离心管中，8000r/min 离心 2min，取上清液 200μL，置 1.5mL 灭菌离心管中。

③ 粪便样品处理。取 0.3g 样品于研磨器中研磨，加入 1.5mL 生理盐水继续研磨，待匀浆后转至 1.5mL 灭菌离心管中，8000r/min 离心 2min，取上清液 200μL，置 1.5mL 灭菌离心管中。

④ 阳性对照处理。取阳性对照 200μL，置 1.5mL 灭菌离心管中。

⑤ 阴性对照处理。取阴性对照 200μL，置 1.5mL 灭菌离心管中。

（5）病毒 DNA 的提取

① 取已处理的样品、阴性对照和阳性对照，分别加入 200μL 消化液和 20μL 蛋白酶 K，振荡混匀后，置 56℃水浴中消化，每 5min 涡旋振荡一次，共消化 15min。

② 从水浴锅中取出样品管，降至室温后，加入 200μL DNA 结合液，颠倒混匀，将全部液体移入吸附柱中（吸附柱要套上收集管，吸取液体时尽量不要吸到悬浮杂质，以免离心时堵塞吸附柱），室温静置 3min，10000r/min 离心 30s。

③ 弃去收集管中液体，加入 500μL DNA 洗涤液，10000r/min 离心 30s。

④ 重复步骤③。

⑤ 弃去收集管中液体，10000r/min 空柱离心 1min，以除去残留的 DNA 洗涤液。

⑥ 将吸附柱放入新的 1.5mL 离心管中，向柱中央加入 DNA 洗脱液 50μL，室温放置 2min，10000r/min 离心 30s，离心管中液体即为模板 DNA。

（6）实时荧光 PCR 操作

① 反应体系配制。设被检样品、阴性对照和阳性对照的份数总和为 n，按如下反应体系配制：

无菌无核酸酶水	$6.4 \times (n+1)\mu L$
PCR 扩增反应液	$10 \times (n+1)\mu L$
实时荧光混合液	$2.6 \times (n+1)\mu L$
合计：	$19 \times (n+1)\mu L$

将以上配制的反应体系充分混匀后，分装至每个反应管中各 19μL。分别取模板 DNA 1μL，加入相应反应管中，盖紧管盖后 5000r/min 离心 30s。

② 扩增。将反应管放入荧光 PCR 仪内，记录样本摆放顺序。反应参数为 95℃预变性 2min；95℃变性 5s，58℃退火延伸 15s，共 40 个循环，荧光收集设置在每次循环的退火延伸结束时进行（报告基团 "FAM"，淬灭基团 "NONE"）。

2. 判定

（1）结果分析条件设定　阈值设定原则：阈值线超过阴性对照扩增曲线的最高点，且相交于阳性对照扩增曲线进入指数增长期的拐点，或根据仪器噪声情况进行调整。每个样品反应管内的荧光信号到达设定的阈值时所经历的循环数即为 Ct 值。

（2）结果成立条件　阳性对照 Ct 值＜30 并出现特异的扩增曲线，阴性对照无 Ct 值且无特异的扩增曲线，试验结果成立。

（3）结果判定

① 被检样品 Ct 值≤35 并出现特异的扩增曲线，判为非洲猪瘟病毒核酸阳性。

② 被检样品无 Ct 值或 Ct 值≥40 且无特异的扩增曲线，判为非洲猪瘟病毒核酸阴性。

③ 被检样品 35＜Ct 值＜40 并出现特异的扩增曲线，判为非洲猪瘟病毒核酸疑似，对疑似样品，需重新取样提取 DNA，按双倍模板量（即 2μL DNA）进行复检，Ct 值＜40 并出现特异的扩增曲线判为阳性，否则判为阴性。

【注意事项】

① 所有试剂应在规定的温度下保存。

② 实验室应分配液区、模板提取区和扩增区。工作流程顺序为配液区→模板提取区→扩增区。各区器材试剂专用，不可跨区使用。试验结束后立即用 1％次氯酸钠或 75％酒精或紫外灯消毒工作台。

③ PCR 扩增反应液应置于冰盒上使用，其余冷冻保存的试剂使用前应室温融化，再 8000r/min 离心 15s，使液体全部沉于管底。用完所有试剂立即放回原处。

④ 离心管、吸头等在试验前应全部高压灭菌。用灭菌的镊子夹取离心管，打开和盖上离心管盖时避免手和手套接触离心管口，若离心管开盖时有液体沾在手上或溅出，应立即更换手套。

⑤ 提取的样品，短期内使用放置于 2～8℃或冰上，长期应在－70℃以下保存，但仍以新鲜提取的样品效果最好。

⑥ 反应体系在特定配液区配制，配制和分装反应体系时应尽量避免产生气泡，上机前，5000r/min 离心 30s，检查各反应管是否盖紧，以免荧光物质泄露污染仪器，整个试验过程应严格控制污染。

⑦ 严格遵守操作说明可以获得最好的结果。操作过程中移液、定时、转速等全部参数必须精确。

⑧ 注意防止试剂盒组分受污染。不要使用超过有效期限的试剂，不同批次试剂盒之间的组分不要混用。

⑨ 所有用于检测的废弃物品均应放入含消毒液的废物缸内，高压灭菌处理。

【规格】 50 份/盒。

【贮藏与有效期】 蛋白酶 K、无菌无核酸酶水、PCR 扩增反应液、实时荧光混合液、阳性对照和阴性对照－20℃以下保存，其他组分室温保存，有效期为 9 个月。

非洲猪瘟病毒荧光 PCR 核酸检测试剂盒
African Swine Fever Virus Nucleic Acid Fluorescence PCR Detection Kit

本品系以非洲猪瘟病毒 VP72 基因为目标片段设计合成的一对特异性引物和一条特异性荧光探针组成的荧光 PCR 反应液，以携带上述目标片段的重组质粒 pMD18-T-VP72 为阳性对照，以 SPF 猪血清作为阴性对照及样品裂解液组装而成。

【性状】 试剂盒的外包装应洁净、无破损、无漏液，内包装应无破损、保存条件、有效期清晰；试剂盒中组分标签及说明书内容应清晰可读；试剂盒样品裂解液、荧光 PCR 反应液、阴性对照、阳性对照应齐全，说明书内的名称和数量一致。其中：

（1）样品裂解液 无色、无沉淀物的透明液体，装量为 4mL/管，共 3 管。

（2）荧光 PCR 反应液 无色、无沉淀物的透明液体，装量为 1.2mL/管，共 1 管。

（3）阴性对照 淡黄色、微浑浊液体，装量为 500μL/管，共 1 管。

（4）阳性对照 无色、无沉淀物的透明液体，装量为 500μL/管，共 1 管。

【作用与用途】 用于猪全血、血清、淋巴结、脾脏、肌肉等样本中的非洲猪瘟病毒的检测。

【用法与判定】

1. 用法

（1）样品处理

① 全血及液体样本。直接使用商品化 EDTA 抗凝管采血，取动物新鲜血液或其他液体样本 200μL 备用。

② 组织样本。取脾脏、淋巴结、肌肉等组织约 1g，使用高压灭菌（121℃，20min）的剪刀剪碎后，取 0.1g 放入研钵或组织匀浆机中，随后加入 1.5mL 生理盐水进行匀浆，将此样本转移至 1.5mL 离心管中，8000g 离心 2min，取上清液备用。

（2）核酸提取

① 取需要数量的离心管（需设置阳性对照及阴性对照），均加入样品裂解液 190μL。

② 分别加入采集的待检样品（全血、组织样本等）、阳性对照、阴性对照各 10μL，涡旋仪涡旋混匀 10s，充分混匀。

③ 瞬时离心 5s，取上清液备用。

（3）PCR 操作步骤

试剂准备区：

① 取出试剂盒，从中取出试验所需试剂，融化混匀并瞬时离心 5s 以去除管壁附着的液体。

② 在各 PCR 管中分别加入 20μL 荧光 PCR 反应液，转移至样本准备区。

样本准备区：

③ 分别加入（2）中③步骤获得的上清液 5μL，瞬时离心 5s，转移至扩增区。

扩增区：

④ 将各 PCR 管放置在仪器样品槽相应位置，并记录放置顺序。

⑤ 按表 17-6 设置仪器核酸扩增相关参数，进行 PCR 扩增。

表 17-6　非洲猪瘟病毒核酸扩增相关参数

项目		25μL 反应体系	
信号通道		FAM 通道采集荧光信号	
	阶段	条件	循环数
PCR 反应条件	预变性	95℃；3min	1
	PCR 扩增	95℃：10s	40
		60℃：20s	

2. 结果判定

（1）试验成立条件

① 阳性对照。Ct 值≤30，有明显指数增长，呈典型的 S 形曲线。

② 阴性对照。Ct 值＞38 或无 Ct 值，无明显指数增长期和平台期。

（2）判定标准

① 阳性。样本检测结果 Ct 值≤35，有明显指数增长，表明样本中检测出该病毒。

② 可疑。样本检测结果 Ct 值在 35～38 范围，应对样本进行复检。如重复实验结果 Ct 值仍在 35～38 范围，有明显指数增长，则判定为阳性，否则为阴性。

③ 阴性。样本检测结果 Ct 值＞38 或无 Ct 值，表明样本中未检测出该病毒。

【注意事项】

① 试验前请仔细阅读本试剂盒说明书，严格按操作步骤执行。

② 所有试剂应在规定的温度储存，详细信息见试剂标签。

③ 样本预处理应在生物安全柜内进行，试验后对所有样本、使用的材料进行高温灭菌处理。

④ 为了避免交叉污染，请尽可能在无核酸酶的环境下操作，并将试验过程分区进行（试剂准备区、样本制备区、扩增区等）。

⑤ 配制 PCR 反应体系时应尽量避免气泡产生，扩增前应检查反应管是否盖紧，以免反应液泄漏污染仪器。

⑥ 本试剂盒可搭配标准核酸提取纯化方法进行样品检测，Ct 值等判定参数不变。

⑦ 为保证试验结果准确，样品应为新鲜采集，2~8℃运输，长途运输请使用干冰。

⑧ 所有试剂应避免反复冻融。

【规格】48 头份/盒。

【贮藏与有效期】-20℃冷冻避光贮藏，有效期为 12 个月。

非洲猪瘟病毒荧光 PCR 核酸检测试剂盒
African swine Fever Virus (ASFV) PCR Nucleic Acid Diagnostic Kit

本品系用针对非洲猪瘟病毒 p72 基因设计、合成的特异性的上、下游引物及探针，并配以 PCR 反应液、酶混合液、阳性对照、阴性对照成分组装制成。

【性状】试剂盒的外包装应洁净、无破损，标签应符合国家有关规定，内包装应无破损、无裂痕、无渗漏，品名、批号、保存条件、有效期和合格证清晰。

(1) 阳性对照　无色透明液体，无沉淀，无污物，装量 250μL/管，1 管/盒。

(2) 阴性对照　无色透明液体，无沉淀，无污物，装量 250μL/管，1 管/盒。

(3) PCR 反应液　无色透明液体，无沉淀，无污物，装量 850μL/管，1 管/盒。

(4) 酶混合液　无色透明液体，无沉淀，无污物，装量 150μL/管，1 管/盒。

【作用与用途】本试剂盒可用于血液、脾脏、肝脏、淋巴结、扁桃体、肾脏、肌肉、环境样品等样品中非洲猪瘟病毒核酸的检测。

【用法与判定】

1. 用法

(1) 样品采集

① 活猪样品。无菌采集抗凝血或血清 5mL。

② 病死猪剖检样品或屠宰场剖检样品。无菌采集死猪的脾、肺、肾、扁桃体、淋巴结、肌肉等组织样品。2~8℃低温运至实验室用于检测。

③ 病猪污染的周边环境。采集与病猪相关场所的粪便、饲料、污水样品。2~8℃低温运至实验室用于检测。

(2) 样品保存　采集的样品在 2~8℃保存应不超过 24h，-70℃条件下保存，避免反复冻融。

(3) 样品运输　泡沫箱加冰袋后密封进行运输。包装和运输应符合农业农村部《高致病性动物病原微生物菌（毒）种或者样本运输包装规范》和交通运输部门关于危险品运输管理的有关规定。

(4) 样品处理

① 血液样品处理。抗凝血样品置于离心管中，8000r/min 离心 2min 取上层血浆，编号待检。非抗凝血样品置于离心管中，待凝固后，8000r/min 离心 2min 取 200μL 上层血清，编号待检。

② 组织样品处理。取适量脾脏、肝脏、淋巴结、扁桃体、肌肉等组织，置于研磨器或研磨管中研磨，再加适量生理盐水混匀，制成约 10% 的组织匀浆，8000r/min 离心 2min，取 200μL 上清于 RNase/DNase-free 无菌离心管中，编号备用。

③ 环境样品处理

a. 粪便、饲料样品处理方法。取适量的粪便、饲料放入盛有 PBS 缓冲液的研磨管中研磨混匀，制成约 10% 的匀浆液，8000r/min 离心 2min，取 200μL 上清于 RNase/DNase-free 无菌离心管中，编号备用。

b. 污水样品处理方法。直接取 200μL 污水进行核酸提取。

（5）病毒核酸的提取　用磁珠法或柱式法进行 DNA 核酸提取。

（6）荧光 PCR 反应

① 从试剂盒中取出荧光 PCR 反应液、酶混合液，室温融化后，2000r/min 离心 5s。设被检样品、阳性对照和阴性对照总和为 n，则反应体系配制如表 17-7 所示。

表 17-7　荧光 PCR 反应体系配制

试剂	体系
PCR 反应液	$17 \times (n+1)\mu L$
酶混合液	$3 \times (n+1)\mu L$

② 在新的 RNase/DNase-free 1.5mL 离心管中加入上表试剂，充分混匀后瞬时离心。按照 20μL/管分装量将试剂分装至荧光 PCR 反应管。

③ 在上述制备好的荧光 PCR 反应管中分别加入阴性对照、阳性对照各 5μL，处理好的待测核酸各 5μL，终体积 25μL/管，盖好荧光 PCR 反应管盖，混匀后瞬时离心，转移到荧光 PCR 仪器上。

④ 将 PCR 反应管放置在荧光 PCR 仪样品槽中，在荧光 PCR 仪上运行（表 17-8）。

表 17-8　荧光 PCR 反应程序

步骤	条件	循环数
UNG 处理	50℃，2min	1
预变性	95℃，3min	1
预扩增	95℃，8s；55℃，8s	5
PCR 扩增	95℃，8s；55℃，8s	40

荧光通道选择 FAM，在 PCR 扩增阶段每个循环的 55℃ 时采集荧光信号。设置扩增体系为 25μL，同时要选择 passive reference 和 quencher 为 none 的模式。［注：若荧光 PCR 仪（如 ABI7500）按说明书中的反应程序设置后因持温时间短无法运行，可将预扩增和 PCR 扩增条件变更为 95℃，5s 和 55℃，30s］

2. 结果判定

（1）试验有效性判定　阳性对照有典型扩增曲线且 Ct 值≤30，且阴性对照无 Ct 值或无扩增曲线，线形为直线或轻微斜线，无指数增长期。则判定试验结果有效。否则，此次试验视为无效。

（2）样品判定

① 阳性。样本检测结果 Ct 值≤35 且有明显指数增长期，判定检出非洲猪瘟病毒核酸。

② 可疑。样本检测结果 Ct 值在 35～38 范围内。此时应对样本进行重复检测，如果重复实验结果 Ct 值仍在 35～38 范围内，有明显指数增长期，则判定为阳性，否则为阴性。

③ 阴性。样本检测结果 Ct 值＞38 或无 Ct 值，判定未检出非洲猪瘟病毒核酸。

【注意事项】

① 试验前请仔细阅读本试剂盒说明书，严格按照操作步骤执行，在操作过程中对时间、试剂体积等精确控制可以获得最好的结果。

② 实验室应严格按照有关规定分区管理，依照配液区→模板提取区→扩增区→分析区顺序进行基因检测。各区间人员、器材、试剂及空气流向应有严格要求。

③ 核酸提取有关耗材确保洁净、无 DNase/RNase，提取过程尽量低温、快速，完成后进入下一步试验或冷冻保存。

④ 对于顶部采光仪器要带新的一次性 PE 手套对荧光 PCR 管封盖，对于底部采光仪器要避免徒手或使用过的手套接触荧光 PCR 管底，检测过程中使用不带荧光物质一次性乳胶手套。

⑤ 冻存试剂使用前应于室温下完全融化，瞬时离心使液体完全沉于管底。避免反复冻融，以免影响试剂性能。

⑥ 样品、阳性对照等在使用后及时封盖，避免组分间及气溶胶等的污染造成假阳性。

⑦ 扩增产物禁止开盖，试验产生的废弃物应及时收集，远离 PCR 实验室进行无害化处理。

【规格】 50 头份/盒。

【贮藏与有效期】 置−20℃以下避光保存，有效期 12 个月。

非洲猪瘟病毒荧光 PCR 检测试剂盒（2021.04）
Real-time PCR Diagnostic Kit for African Swine Fever（2021.04）

本试剂盒系由荧光 PCR 反应液、引物探针混合物、无菌无核酸酶水、阳性对照、阴性对照组装而成。

【性状】 试剂盒应无破损、无裂痕、无渗漏。其中：

（1）荧光 PCR 反应液　无色澄清液体，装量为 110μL（220μL、550μL）/管，1 管/盒。

（2）引物探针混合物　淡红色澄清液体，装量为 35μL（70μL、150μL）/管，1 管/盒。

（3）无菌无核酸酶水　无色澄清液体，装量为 100μL（200μL、500μL）/管，1 管/盒。

（4）阳性对照　无色澄清液体，装量为 20μL（30μL、40μL）/管，1 管/盒。

（5）阴性对照　无色澄清液体，装量为 20μL（30μL、40μL）/管，1 管/盒。

【作用与用途】 用于猪脾脏、淋巴结、肉品、血液及血液制品中非洲猪瘟病毒核酸的检测。

【用法与判定】

1. 用法

（1）样品处理　以下样品处理后置 60℃灭活 30min。

① 组织样品。取 100～200mg 待检组织样品（脾脏、淋巴结、肉品），用研钵充分研磨后，加入 PBS（pH7.2）1mL，混匀；或者加入 1mL PBS（pH7.2）和磁珠后用组织匀浆仪匀浆处理。然后以 10000r/min 离心 3min，吸取上清 200μL，置于 1.5mL 离心管中，编号备用。

② 血液。采集抗凝血，吸取 200μL，置 1.5mL 离心管中，编号备用。

③ 血液制品。取 100～200mg 待检血液制品（如血浆蛋白粉），置于 1.5mL 离心管中，加入 PBS（pH7.2）1mL，充分混匀振荡后，以 10000r/min 离心 3min，吸取上清 200μL，置于 1.5mL 离心管中，编号备用。

（2）样品存放　采集或处理好的样品在 2~8℃保存应不超过 24h；若需长期保存，须放置 -70℃ 以下冰箱，并应避免反复冻融。

（3）DNA 提取　用商品化试剂盒按其说明书，对处理好的样品提取 DNA。

（4）荧光 PCR 反应体系的配制　取出试剂盒中的各组分，置室温（15~25℃）融化后瞬时离心，备用。每次检验设阴、阳性对照。设待检样品、阳性对照和阴性对照的样品总份数为 n，按如下反应体系配制：

荧光 PCR 反应液	$10\mu L \times (n+1)$
引物探针混合物	$2.5\mu L \times (n+1)$
无菌无核酸酶水	$4.5\mu L \times (n+1)$
总量	$17\mu L \times (n+1)$

将以上配制的反应体系充分混匀后，分装至反应管中，每管 $17\mu L$。分别取 DNA 样品 $3\mu L$ 加入相应反应管中，盖紧管盖后瞬时离心。

（5）荧光 PCR 反应条件

第一阶段：95℃ 20s。

第二阶段：95℃ 1s、60℃ 20s，共 40 个扩增循环。

对于 ABI 荧光 PCR 仪，选择 FAM 通道读取检测结果，淬灭基团选择"MGB"；对于其他品牌的荧光 PCR 仪，选定 FAM 通道读取检测结果，淬灭基团选择"None"。

2. 试验成立条件

阳性对照 Ct 值＜35 并出现典型的扩增曲线，阴性对照无 Ct 值并且无特异性扩增曲线，则判为试验成立。

3. 判定

待检样品 Ct 值≤36 并出现典型的扩增曲线，判为阳性；待检样品无 Ct 值并且无特异性扩增曲线，判为阴性；36＜Ct 值≤40 并出现典型的扩增曲线，判为疑似。对疑似样品，模板量加倍（即 $6\mu L$ DNA）进行复检（无菌无核酸酶水减至 $1.5\mu L$，其它体系不变），Ct 值≤40 并出现典型的扩增曲线判为阳性，无 Ct 值并且无特异性扩增曲线则判为阴性。

【注意事项】

① 试剂盒应在 -20℃ 以下保存和运输。

② 本试剂盒仅用于体外检测使用，操作人员必须经过培训，试剂盒使用前请仔细阅读说明书全文。

③ 不要使用过期组分或者不同批次组分混合使用。

④ 使用时尽量避免反复冻融，如冻融，应不超过 3 次。

⑤ 样品采集和处理过程应戴一次性手套，并及时更换，样品间严禁交叉污染。

⑥ 荧光 PCR 实验严格分区操作，各区应有专用的手套、移液器等，不得交叉使用，避免污染；工作人员应遵循单方向工作原则，各工作区相对隔离。

⑦ 进行荧光 PCR 实验的工作桌面及相关物品应定期用 1% 次氯酸钠、75% 酒精、1mol/L 盐酸依次灭菌和消毒，或定期用紫外灯灭菌和消毒。

⑧ 测试样品时，应做好生物安全防护。

⑨ 试验完毕后，使用过的试剂盒、样品和试剂应进行无害化处理。

【规格】①10 份/盒；②20 份/盒；③50 份/盒。

【贮藏与有效期】 -20℃ 以下保存，有效期为 12 个月。

非洲猪瘟病毒 ELISA 抗体检测试剂盒
African Swine Fever Virus Antibody ELISA Test Kit

本品系用杆状病毒表达的非洲猪瘟病毒重组 P30 蛋白包被酶标板，与阳性对照血清、阴性对照血清、酶标抗体、样品稀释液、10 倍洗涤液、TMB 底物液、终止液、封板膜组装而成。

【性状】试剂盒应密封完好，组分齐全，无破损、无裂痕、无渗漏，品名、批号、保存条件、有效期等应清晰，其中：

（1）抗原包被板 铝箔袋包装封闭完好，孔底光洁、透明、无裂纹，96 孔/块，装量应为 1 块/盒、2 块/盒或 5 块/盒。

（2）阳性对照血清 淡红色澄清液体，装量应为 1mL/瓶、3mL/瓶或 7mL/瓶，1 瓶/盒。

（3）阴性对照血清 蓝色澄清液体，装量应为 1mL/瓶、3mL/瓶或 7mL/瓶，1 瓶/盒。

（4）酶标抗体 蓝绿色澄清液体，装量应为 15mL/瓶、30mL/瓶或 70mL/瓶，1 瓶/盒。

（5）样品稀释液 淡红色澄清液体，装量应为 30mL/瓶、60mL/瓶或 180mL/瓶，1 瓶/盒。

（6）10 倍洗涤液 无色透明液体，2～8℃保存有少量晶体析出，微热融化，装量应为 60mL/瓶、125mL/瓶或 240mL/瓶，1 瓶/盒。

（7）TMB 底物液 棕色瓶装，无色澄清透明液体，装量应为 15mL/瓶、30mL/瓶或 70mL/瓶，1 瓶/盒。

（8）终止液 无色透明液体，装量应为 10mL/瓶、20mL/瓶或 40mL/瓶，1 瓶/盒。

（9）封板膜 洁净，无破损，1 张/盒、2 张/盒或 5 张/盒。

【作用与用途】用于检测猪血清、血浆中的非洲猪瘟病毒抗体。

【用法与判定】

1. 用法

（1）1 倍洗涤液的配制 10 倍洗涤液使用超纯水进行 10 倍稀释，如配制 100mL 1 倍洗涤液需 10mL 10 倍洗涤液加 90mL 超纯水（dH₂O）。稀释后的洗涤液置 2～8℃可保存 7 日。

（2）样品准备

① 尽量使用新鲜采集的血清或血浆样品。

② 不能用于检测严重污染或严重溶血的样品。

③ 如果血清或血浆样品浑浊，需离心后取上清进行检测。

④ 检测样品可在 2～8℃保存 5 日，长时间保存需要转移至−20℃或更低温环境中。

（3）样品稀释 取样品进行 50 倍稀释。在稀释板中每孔加入样品稀释液 245μL，各相应孔分别加入血清或血浆样品 5μL，充分混匀。禁止稀释阳性对照血清（PC）与阴性对照血清（NC）。

（4）操作步骤

① 将所有组分从试剂盒中取出，在恒温箱 [（25±3）℃] 中放置至少 60min。

② 向抗原包被板孔中加入稀释后的样品 100μL。

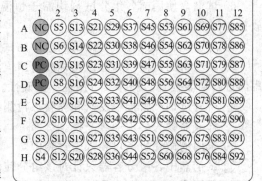

图 17-18 微孔板加样位置示例图

③ 参照微孔板加样位置示例图（图 17-18）向指定孔中分别加入未稀释的阴性对照血清（NC）和阳性对照血清（PC）100μL，各 2 孔。

④ 盖上封板膜，25℃±3℃下孵育 30min±2min。

⑤ 用 ELISA 洗板机或微量移液器洗板，弃去孔中液体，每孔加入 1 倍洗涤液 300μL，洗涤 3 次。最后一次洗涤后将酶标板在吸水纸上轻轻拍干，严禁各步骤之间孔板出现干燥情况。

⑥ 每孔加入酶标抗体 100μL。

警告：倒出瓶的酶标抗体禁止再次装入瓶中，以防止 HRP 酶受污染而使其活性降低。

⑦ 盖上封板膜，25℃±3℃下孵育 30min±2min。

⑧ 重复步骤⑤。

⑨ 每孔中加入 TMB 底物液 100μL。

⑩ 盖上封板膜，25℃±3℃下孵育 15min±1min。

⑪ 每孔中加入终止液 50μL，终止酶促反应。

⑫ 用酶标仪测定 450nm 波长处吸光度值。

2. 判定

（1）计算方法

$$NC\ OD_{450nm}\ 均值 = \frac{NC1 + NC2}{2}$$

$$PC\ OD_{450nm}\ 均值 = \frac{PC1 + PC2}{2}$$

$$S/P = \frac{样品 OD_{450nm}\ 值 - NC\ OD_{450nm}\ 均值}{PC\ OD_{450nm}\ 均值 - NC\ OD_{450nm}\ 均值}$$

（2）试验成立条件　阳性对照 OD_{450nm} 平均值 ＞0.85；阴性对照 OD_{450nm} 平均值 ＜0.15；该检验结果判为有效。如果检测结果不在界定范围则需要重新进行检测。

（3）判定标准

① 当样品 S/P 值≥0.4，判为阳性。

② 样品 0.3＜S/P 值＜0.4，判为可疑。可疑样品建议重检，二次可疑判为阳性。

③ 当样品 S/P 值≤0.3，判为阴性。

【注意事项】

① 试剂盒贮藏条件为 2～8℃。开启前应确认其批号及有效期。

② 过期产品请勿使用，不同批号的试剂盒组分禁止混用。

③ 试剂盒使用前各组分试剂均需于恒温箱 [（25±3)℃] 中放置至少 60min，使用后放置 2～8℃保存。

④ 应避免检测过程中污染试剂盒中的试剂。

⑤ 试验所用仪器（如：微量移液器、恒温培养箱、ELISA 洗板机、酶标仪）需要在使用前进行功能检查，确保其可用性、准确性。

⑥ 所有试剂严禁接触皮肤和黏膜。检测结束后所用耗材需按国家规定进行无害化处理。

⑦ 移液器吸头必须一次一换。

⑧ 未用的微孔板条可装入密封袋中 2～8℃保存。

⑨ 试剂盒中各组分容器只针对该组分使用，不可二次利用。

【规格】①96 孔/盒；②192 孔/盒；③480 孔/盒。

【贮藏与有效期】2～8℃保存，有效期为 12 个月。

非洲猪瘟病毒荧光微球检测试纸条
The Fluorescent Microsphere Detection Strips of African Swine Fever Virus

本试剂盒系由试剂卡、样品工作液、组织处理液、巴氏吸管和说明书组装而成。采用镧系（Eu^{3+}）荧光微球标记一株非洲猪瘟病毒 P30 蛋白单抗（P30-1），喷涂于标物垫，另一株非洲猪瘟病毒 P30 蛋白单抗（P30-2）包被在试剂卡的检测线（T 线）上。在质控线（C 线）上包被山羊抗鼠 IgG 抗体。当加入被测样本后，T 线夹心捕获被测样本中结合了荧光标记单抗（P30-1）的抗原，形成"P30-1 单抗-非洲猪瘟 P30 抗原-P30-2 单抗"免疫复合物；荧光标记的 P30-1 单抗与山羊抗鼠 IgG 抗体反应形成 C 线。经高敏荧光分析仪检测 T线、C 线上的镧系（Eu^{3+}）荧光值，并计算 T/C 值，当 C 线成立（出现荧光值）时，仪器读取到的 T/C 值则为样品的检测值，检测值与抗原含量呈正相关。

【性状】试剂盒的外包装应洁净、无破损，内包装应无破损、无裂痕、无渗漏。

（1）试剂卡　应洁净、无破损，可视窗内无异物，1 份/袋，20 袋（50 袋）/盒。

（2）样品工作液　应为无色透明液体，装量为 3mL（6mL）/瓶，1 瓶/盒。

（3）组织处理液　应为无色透明液体，装量为 30mL（60mL）/瓶，1 瓶/盒。

（4）巴氏吸管　应洁净、无破损，无异物，25 支（55 支）/盒。

【作用与用途】用于检测猪全血、血清、血浆中的非洲猪瘟病毒抗原。

【用法与判定】

1. 用法

（1）准备

① 试剂卡、样品工作液和被测样品恢复至室温。

注意：确保恢复至 20～35℃；试剂卡拆封后请于 5min 内使用。

② 开机：长按高敏荧光分析仪电源键（灯亮）。

③ 下载安装软件（手机扫描说明书文末二维码安装）。

④ 开启软件，手机扫描试剂盒上二维码。

⑤ 选择本批次试剂盒的识别码项目。电脑检测需手工输入试剂盒识别码。

⑥ 按样品名称或编码在试剂卡上做好相对应的编号（推荐：按序列号编码并有序排列）。

（2）高敏荧光分析仪技术参数

① 基本参数

a. 主机外形尺寸：150mm×95mm×55mm。

b. 主机净重：≤0.6kg。

c. 激发波长：400nm±5％。

d. 发射波长：615nm±3nm。

② 工作条件

a. 电源：充电器或 USB。

b. 供电参数：DC 5V-1A。

c. 环境温度：5～40℃。

d. 相对湿度：≤80％。

e. 远离高强度电磁场干扰源。

f. 避免强光直射。

（3）样品处理　全血需经过抗凝处理，血清、血浆无需处理。

（4）加样　用移液器取 40μL 样品（巴氏吸管 2 滴），加到对应样品编号的试剂卡加样孔中，30s 后加入 60μL（样品工作液滴瓶 2 滴）样品工作液，水平静置 15min 后检测。注意：当检测溶血或黏稠样本时如果影响层析速度或滞留深红血色，请在加样 5min 内追加 60μL（样品工作液滴瓶 2 滴）样品工作液至加样孔中。

（5）检测　将反应 15min 的试剂卡插入高敏荧光分析仪，填写对应的样本编号后，点击"检测"，手机/电脑即时显示检测结果。

（6）批量检测　检测样品量大时，设计依次加样和静置反应时间保持间隔时间相对一致，即可实现连续、高通量检测（200 份/h）。选择"递增"检测模式，即可自动有序给出检测结果。可免去逐份填写检测样品名称的繁琐过程。

2. 判定

检测值<12 为阴性；检测值≥16 为阳性；12≤检测值<16 为可疑，可疑样品建议复测，二次可疑判为阳性。

【注意事项】

① 试验前检查铝箔袋是否破损，如破损不能使用，以免影响检测结果。

② 不同批号的试剂组分和标准曲线不得混用。标准曲线是经精确检测计算溯源设定。

③ 最合适的检测环境温度为 20～35℃。静置反应过程需避强光照射。

④ 铝箔袋打开后请立即使用，以免环境湿度影响检测试纸条的使用效果。

⑤ 本试剂盒为筛查试剂盒，检测结果仅提供兽医临床诊断参考。如检测结果出现"无效"，请复检。

⑥ 建议加样前采用漩涡振荡或移液器反复吹吸混匀样品，以避免检测样本不均匀，引起检测误差。

⑦ 请仔细阅读高敏荧光分析仪说明书，掌握检测操作方法。

⑧ 检测样品都应严格按照规定处理。操作者戴一次性手套，穿工作服，检测完成后做好场所消毒。

【规格】　①20 份/盒；②50 份/盒。

【贮藏与有效期】　常温运输，2～8℃保存，有效期为 12 个月。

非洲猪瘟病毒荧光 PCR 检测试剂盒（2021.08）
Real-time PCR Kit for Detection of African Swine Fever Virus（2021.08）

本试剂盒根据非洲猪瘟病毒的 p72 基因保守区设计特异性引物和探针，采用 TaqMan 探针技术，由样品裂解液、PCR 反应液、DNA 酶混合液、阳性对照、阴性对照、内标组成。

【性状】试剂盒的外包装应洁净、无破损，内包装应密封完好、无破损、无渗漏；品名、批号、保存条件、有效期标注清晰。其中：

（1）样品裂解液　无色液体，装量为 1.5mL/管×2 管或 1.5mL/管×4 管。

（2）PCR 反应液　无色液体，装量为 950μL/管×1 管或 950μL/管×2 管。

（3）DNA 酶混合液　无色液体，装量为 50μL/管×1 管或 100μL/管×1 管。

（4）阳性对照　无色液体，装量为 100μL/管×1 管或 200μL/管×1 管。

（5）阴性对照　无色液体，装量为 100μL/管×1 管或 200μL/管×1 管。

（6）内标　无色液体，装量为 50μL/管×1 管或 100μL/管×1 管。

【作用与用途】用于猪血清、血浆、脾脏、淋巴结、扁桃体等样本中的非洲猪瘟病毒核酸检测。

【用法与判定】

1. 用法

（1）样本处理

① 组织样品预处理。取 1g 组织病料于研磨器具中，加入无菌生理盐水 5mL，样品取样量重量和体积比为 1/5（g/mL），研磨匀浆后将组织悬液转移至无菌离心管，3000r/min 离心 2min，取上清待用。

② 血液样品预处理。血清、血浆无需预处理，保存待用；严重溶血的血清、血浆和其它复杂样品类型建议使用商品化病毒核酸提取试剂盒进行 DNA 的提取和纯化。

（2）核酸提取（直接裂解法） 吸取样品裂解液 100μL 于 1.5mL 离心管中，加入经预处理的组织匀浆上清或血清、血浆等样品 20μL，充分混匀后 95℃ 处理 10min，然后 12000r/min 离心 1min，取上清作为模板进行扩增。注意裂解上清应尽快进行后续试验。样本也可以使用商业化病毒核酸提取试剂盒进行 DNA 的提取和纯化。

（3）反应体系配制

① 取出包装盒中的各组分（酶除外），室温放置，待其温度平衡至室温，混匀后瞬时离心备用。

② 在灭菌的 1.5mL 离心管中制备符合试验样本数量（包括阳性对照、阴性对照）的 PCR 混合液（至少额外多制备一个反应的量）。单反应按表 17-9 比例配制，充分混匀成 PCR 混合液，瞬时离心备用。

表 17-9 非洲猪瘟病毒 PCR 检测单反应配制比例

配制步骤	试剂组分	每反应加入体积/μL
1	PCR 反应液	37.5
2	DNA 酶混合液	2
3	内标	0.5

③ 根据待测样本、阴性对照、阳性对照的数量准备反应管，向每个反应管加入 PCR 混合液 40μL。

④ 吸取已处理的样本 DNA、阴性对照、阳性对照各 10μL 加入对应反应管，盖好管盖。

（4）PCR 扩增

① 将 PCR 反应管放入扩增仪样品槽，按对应顺序设置阴性对照、阳性对照及待测样本名称。

② 设置反应体系为 50μL，选择 FAM 通道检测 ASFV 核酸，选择 HEX 通道检测内标，反应程序如表 17-10。

表 17-10 PCR 扩增反应程序

步骤	温度	时间	循环数
Taq 酶活化	95℃	2min	1
变性	95℃	3s	40
退火，延伸，荧光采集	60℃	20s	

2. 判定

（1）试验成立条件 阴、阳性对照 HEX 检测通道 Ct 值≤35，且均出现典型的扩增曲线；阴性对照 FAM 通道无 Ct 值显示且无典型扩增曲线；阳性对照 FAM 通道 Ct 值≤30，且出现典型的扩增曲线。以上要求需要在同一次试验中同时满足，否则本次试验无效，需重新进行。

（2）结果判定　阈值线依据仪器噪声情况进行调整，以刚好超过阴性对照品扩增曲线的最高点为准。根据扩增 Ct 值与扩增曲线进行结果判定。

① HEX 通道 Ct 值≤35，且有明显扩增曲线，对样本进行结果判定：

a. FAM 通道 Ct 值≤35，且有明显扩增曲线，该样品判为阳性；

b. 35＜FAM 通道 Ct 值＜40，该样品判为可疑，可疑的样品复检一次，根据复检结果进行判定，如仍为可疑，则判为阳性；

c. FAM 通道无 Ct 值，且无明显扩增曲线，则判为阴性。

② 如出现其它情形该样本判为无效结果，需重复检验。

【注意事项】

① 试验前请熟悉和掌握需使用的各种仪器的操作方法和注意事项，对每次试验进行质量控制。

② 实验室管理应严格按照 PCR 基因扩增实验室的管理规范，试验人员必须进行专业培训，试验过程严格分区进行，所用消耗品应灭菌后一次性使用，试验操作的每个阶段使用专用的仪器和设备，各区各阶段用品不能交叉使用。

③ 所有的试剂在使用前，均需在室温下充分融化、混匀后使用，使用完后放回－15℃以下。

④ 不同批号试剂盒的试剂组分不得混用，使用试剂时应防止试剂交叉污染。

⑤ 在操作过程中移液时，尽量避免将气泡加入检测孔中。

⑥ 试剂盒中各组分应避免反复冻融。

⑦ 对样品及其废弃物的操作应严格遵守生物安全规定。

⑧ 本试剂盒仅供兽医及相关专业人士使用。

【规格】　①25 检测/盒；②50 检测/盒。

【贮藏与有效期】　－15℃以下避光保存，有效期为 12 个月。

蓝舌病病毒核酸荧光 RT-PCR 检测试剂盒
Bluetongue Virus Real-time Fluorescence RT-PCR Detection kit

本品系由针对蓝舌病病毒 NS1 基因的一对特异引物、一条特异荧光探针和 RNA 提取液 A、RNA 提取液 B、RNA 提取液 C、洗脱液、5 倍 RT 反应液、2 倍 PCR 反应液、反转录酶、用蓝舌病病毒 BTV-5 株制备的阳性对照、阴性对照（DEPC 水）组装制成。

【性状】外观应密封完好、无变形、组分齐全、无破损、无渗漏、标签字迹清晰。其中：

（1）RNA 提取液 A　粉红色有刺激性透明液体，装量为 30mL/瓶，1 瓶。

（2）RNA 提取液 B　无色透明挥发性液体，装量为 10mL/瓶，1 瓶。

（3）RNA 提取液 C　无色透明挥发性液体，装量为 20mL/瓶，1 瓶。

（4）洗脱液　无色无味透明液体，无沉淀，装量为 1.2mL/瓶，1 瓶。

（5）5 倍 RT 反应液　无色无味透明液体，装量为 $120\mu L$/管，1 管。

（6）2 倍 PCR 反应液　无色无味透明液体，装量为 $375\mu L$/管，1 管。

（7）反转录酶　无色无味油性液体，装量为 $30\mu L$/管，1 管。

（8）NS1-1 上游引物　无色无味透明液体，装量为 $90\mu L$/管，1 管。

（9）NS1-2 下游引物　无色无味透明液体，装量为 $30\mu L$/管，1 管。

（10）荧光探针　粉红色无味透明液体，装量为 $30\mu L$/管，1 管。

（11）阳性对照　无色无味透明液体，装量为 $10\mu L$/管，1 管。

（12）阴性对照　无色无味透明液体，装量为 1mL/管，1 管。

【作用与用途】 用于牛、羊动物血液样品中蓝舌病病毒核酸的检测。

【用法与判定】

① 取 DEPC 水处理过的 1.5mL 离心管，加入 $200\mu L$ 待检血液样品，再加入 1mL RNA 提取液 A，混匀，在室温下放置 5min，以 12000r/min 离心 10min。

② 取上清，加于另一 DEPC 水处理过的 1.5mL 离心管中，再加入 $200\mu L$ RNA 提取液 B，混匀，在室温下放置 3min，12000r/min 离心 10min。

③ 取上清，加于另一 DEPC 水处理过的 1.5mL 离心管中，再加 $500\mu L$ RNA 提取液 C，翻转混匀，在 $-20℃$ 下沉淀 20min，以 12000r/min 离心 10min，弃上清。

④ 向沉淀中加入 $30\mu L$ 洗脱液，使之溶解。

⑤ 取 $9\mu L$ 上述提取物，加于 DEPC 水处理过的 PCR 管中，$97℃$ 预变性 5min，冰上放置 5min。同时，取阳性对照（在 $70℃$ 下放置 5min）和阴性对照各 $9\mu L$，分别加入 DEPC 水处理过的 PCR 管中，不需预变性，冰上放置 5min。

⑥ 加入 5 倍 RT 反应液 $4\mu L$、NS1-1 上游引物 $2\mu L$、反转录酶 $1\mu L$、DEPC 水 $4\mu L$，确保反应成分混匀并集于管底，$42℃$ 反转录 30min，$85℃$ 反转录酶失活 5s。

⑦ 各取上一步产物 $2\mu L$，加于 DEPC 处理过的 PCR 管中，再加入 2 倍 PCR 反应液 $12.5\mu L$、NS1-1 上游引物 $1\mu L$、NS1-2 下游引物 $1\mu L$、荧光探针 $1\mu L$、DEPC 水 $7.5\mu L$，确保反应成分混匀并集于管底。

⑧ 置荧光定量 PCR 仪中扩增，循环参数为：$95℃$ 预变性 10s；$95℃$ 变性 5s、$52℃$ 退火 20s，共 45 个循环。于每一循环退火结束时收集 FAM 荧光信号。

⑨ 结果判定。扩增曲线不呈 S 形或无 Ct 值，则可判为阴性；扩增曲线呈 S 形，Ct 值 $<$ 42，则判为阳性；如果 $42\leqslant$ Ct 值 <45，则判为试验灰度区，需重复试验一次，若重复试验结果扩增曲线呈 S 形且 Ct 值 <40，则可判为阳性；否则判为阴性。阳性对照应为阳性，阴性对照应为阴性。

【注意事项】

① 试验人员须经专业培训，试验过程应严格分区进行（样品制备区、扩增和产物分析区等）。

② 试验过程中穿工作服，戴一次性手套，使用自卸管移液器。

③ 试剂使用前应完全解冻，但应避免反复冻融。

④ 探针使用过程中应注意避光。

⑤ 所用耗材须经 DEPC 水处理，并高压灭菌。

⑥ 应确保反应成分混匀并沉于管底，避免产生气泡。

⑦ 样品制备区所用过的吸头应打入盛有消毒剂的容器中，并与废弃物一起灭菌后方可丢弃，不再使用的样品和反应管也应集中密封、灭菌后方可丢弃。

⑧ 试验完毕后，应用 10% 次氯酸或 70% 酒精或紫外线灯处理工作台和移液器。

⑨ 应定期校验移液器及荧光 PCR 仪。

⑩ 本试剂盒内的阳性对照和检测样品均应视为具有传染性物质，其操作和处理均需符合相关法规要求。

【规格】 30 头份/盒。

【贮藏与有效期】 RNA 制备盒中的提取液 A 在 $2\sim8℃$ 下保存，提取液 B、提取液 C、洗脱液在常温下保存，有效期为 6 月。核酸检测盒中的 2 倍 PCR 反应液在 $2\sim8℃$ 下保存，阳性对照在−70℃以下保存，其他组分在−20℃以下保存，有效期为 6 个月。

蓝舌病病毒核酸 RT-PCR 检测试剂盒
Bluetongue Virus RT-PCR Detection Kit

本品系由针对蓝舌病病毒 NS1 基因的一对特异引物和 RNA 提取液 A、RNA 提取液 B、RNA 提取液 C、洗脱液、5 倍 RT 反应液、2 倍 PCR 反应液、反转录酶、用蓝舌病病毒 BTV-5 株制备的阳性对照、阴性对照（DEPC 水）组装制成。

【性状】外观应密封完好、无变形、组分齐全、无破损、无渗漏、标签字迹清晰。其中：

（1）RNA 提取液 A　粉红色有刺激性透明液体，装量为 30mL/瓶，1 瓶。

（2）RNA 提取液 B　无色透明挥发性液体，装量为 10mL/瓶，1 瓶。

（3）RNA 提取液 C　无色透明挥发性液体，装量为 20mL/瓶，1 瓶。

（4）洗脱液　无色无味透明液体，无沉淀，装量为 1.2mL/瓶，1 瓶。

（5）5 倍 RT 反应液　无色无味透明液体，装量为 120μL/管，1 管。

（6）2 倍 PCR 反应液　无色无味透明液体，装量为 375μL/管，1 管。

（7）反转录酶　无色无味油性液体，装量为 30μL/管，1 管。

（8）NS1-1 上游引物　无色无味透明液体，装量为 90μL/管，1 管。

（9）NS1-2 下游引物　无色无味透明液体，装量为 30μL/管，1 管。

（10）阳性对照　无色无味透明液体，装量为 10μL/管，1 管。

（11）阴性对照　无色无味透明液体，装量为 1mL/管，1 管。

【作用与用途】用于牛、羊动物血液样品中蓝舌病病毒核酸的检测。

【用法与判定】

① 取 DEPC 水处理过的 1.5mL 离心管，加入 200μL 待检血液样品，再加入 1mL RNA 提取液 A，混匀，在室温下放置 5min，以 12000r/min 离心 10min。

② 取上清，加于另一 DEPC 水处理过的 1.5mL 离心管中，再加入 200μL RNA 提取液 B，混匀，在室温下放置 3min，以 12000r/min 离心 10min。

③ 取上清，加于另一 DEPC 水处理过的 1.5mL 离心管中，再加入 500μL RNA 提取液 C，翻转混匀，在−20℃下沉淀 20min，以 12000r/min 离心 10min，弃上清。

④ 向沉淀中加入 30μL 洗脱液，使之溶解。

⑤ 取 9μL 上述提取物，加于 DEPC 水处理过的 PCR 管中，97℃预变性 5min，冰上放置 5min。

⑥ 加入 5 倍 RT 反应液 4μL、NS1-1 上游引物 2μL、反转录酶 1μL、DEPC 水 4μL，确保反应成分混匀并集于管底，42℃反转录 30min，85℃反转录酶失活 5s。

⑦ 各取上一步产物 2μL，加于 DEPC 水处理过的 PCR 管中，再加入 2 倍 PCR 反应液 12.5μL、NS1-1 上游引物 1μL、NS1-2 下游引物 1μL、DEPC 水 8.5μL，确保反应成分混匀并集于管底。

⑧ 置 PCR 仪中扩增，循环参数为：95℃预变性 10s；95℃变性 5s、52℃退火 20s、72℃延伸 20s，共 45 个循环。

⑨ 取 5μL PCR 产物，置 2%～2.5% 琼脂糖凝胶孔中电泳检测。

⑩ 结果判定。当出现约 121bp 的目的条带时，判为阳性，不出现条带时判为阴性。

【注意事项】

① 试验人员须经专业培训，试验过程应严格分区进行（样品制备区、扩增和产物分析区等）。

② 试验过程中请穿工作服，戴一次性手套，使用自卸管移液器。

③ 试剂使用前应完全解冻，但应避免反复冻融。

④ 所用耗材须经 DEPC 水处理，并高压灭菌。

⑤ 应确保反应成分混匀并沉于管底，避免产生气泡。

⑥ 样品制备区所用过的吸头应打入盛有消毒剂的容器中，并与废弃物一起灭菌后方可丢弃，不再使用的样品和反应管也应集中密封、灭菌后方可丢弃。

⑦ 试验完毕后，应用 10% 次氯酸或 70% 酒精或紫外线灯处理工作台和移液器。

⑧ 应定期校验移液器及 PCR 仪。

⑨ 溴化乙锭溶液（凝胶中染料）具有致癌性，应小心操作。若沾到皮肤或衣物上，应立即用大量清水冲洗。

⑩ 本试剂盒内的阳性对照和待检样品均应视为具有传染性物质，其操作和处理均需符合相关法规要求。

【规格】30 头份/盒。

【贮藏与有效期】RNA 制备盒中的提取液 A 在 2~8℃ 下保存，提取液 B、提取液 C、洗脱液在常温下保存，有效期为 6 个月。核酸检测盒中的 2 倍 PCR 反应液在 2~8℃ 下保存，阳性对照在 -70℃ 以下保存，其他组分在 -20℃ 以下保存，有效期为 6 个月。

绵羊肺炎支原体 ELISA 抗体检测试剂盒
Mycoplasma. ovipneumoniae Antibody Detection ELISA Kit

本品系由浓缩、灭活的绵羊肺炎支原体抗原包被的酶联反应板、阳性对照血清、阴性对照血清、兔抗羊 IgG-辣根过氧化物酶结合物、浓缩洗涤液、血清稀释液、底物溶液 A、底物溶液 B、终止液及血清稀释板组装而成。

【性状】试剂盒的外包装应洁净、无破损，标签应符合国家有关规定，内包装应无破损、无裂迹、无渗漏。品名、批号、保存条件、有效期清晰。其中：

（1）绵羊肺炎支原体抗原包被板（96 孔）　封口膜封闭良好，包被板孔底清洁透明、无异物，装量为 1 块。

（2）阳性对照血清　橙黄或淡黄色透明液体，无臭、无味，有少量悬浮物，装量为 0.1mL/瓶×1 瓶。

（3）阴性对照血清　橙黄或淡黄色透明液体，无臭、无味，有少量悬浮物，装量为 0.1mL/瓶×1 瓶。

（4）兔抗羊 IgG-辣根过氧化物酶结合物　无色透明液体，无臭、无味，无沉淀物，装量为 10 mL/瓶×1 瓶。

（5）浓缩洗涤液　无色透明液体，无臭、无味，无沉淀物，装量为 50mL/瓶×1 瓶。

（6）血清稀释液　无色液体，无臭、无味，无沉淀物，装量为 50mL/瓶×1 瓶。

（7）底物溶液 A　无色透明液体，无臭、无味，无沉淀物，装量为 10mL/瓶×1 瓶。

（8）底物溶液 B　无色透明液体，无臭、无味，无沉淀物，装量为 1mL/瓶×1 瓶。

（9）终止液　无色透明液体，无臭、无味，无沉淀物，装量为 10mL/瓶×1 瓶。

（10）血清稀释板（96 孔）　透明塑料板，1 块/盒。

【作用与用途】用于绵羊血清中绵羊肺炎支原体抗体的检测。

【用法与判定】

1. 用法

（1）样品准备　取动物全血，待血液凝固后，以 4000r/min 离心 10min，收集上清。要求血清清亮，无溶血。

（2）洗涤液配制 使用前，浓缩的洗涤液应恢复至室温（20～25℃），并摇动使沉淀溶解（最好在 37℃ 水浴 5～10min），然后用去离子水做 25 倍稀释（如：50mL 浓缩洗涤液加上 1200 mL 去离子水），混匀。

（3）待检血清和对照血清稀释 待检血清和对照血清在血清稀释板中按 1：64 的比例稀释（如：315μL 血清稀释液中加 5μL 样品或对照血清）。

（4）操作步骤

① 取抗原包被板（根据样品多少，可拆开分多次使用），先用洗涤液洗板 1 次，再将稀释好的待检血清和对照血清各取 50μL 加入抗原包被板相应孔中，每份待检血清加 2 孔，阴性对照和阳性对照各 2 孔，轻轻振匀孔中样品（勿溢出），置 37℃ 温箱内孵育 1h。

② 弃去孔中液体，用洗涤液洗涤 4 次，300μL/孔，在吸水纸上拍干。

③ 每孔加兔抗羊 IgG-辣根过氧化物酶结合物 50μL，置湿盒中 37℃ 温箱内孵育 1h。

④ 弃去孔中液体，用洗涤液洗涤 4 次，方法同②。

⑤ 每孔加新配制的底物溶液 50μL（底物溶液的配制：临用前将 15μL 底物溶液 B 加入 10mL 底物溶液 A 中混匀），置 37℃ 温箱内避光反应 10～15min。

⑥ 每孔加终止液 50μL，混匀后 10min 内测定结果。

2. 判定

在酶标仪上测各孔 OD_{490nm} 值。试验成立的条件是：阳性对照孔 OD_{490nm} 值均应 $\geqslant 0.6$ 且 $\leqslant 2.0$，阴性对照孔 OD_{490nm} 值均应 $\leqslant 0.2$。

按下列公式计算 S/N：

$$S/N = \frac{被检血清 2 孔的平均 OD_{490nm} 值}{阴性对照血清 2 孔的平均 OD_{490nm} 值}$$

如果样品 S/N$\geqslant$3，判为阳性；如果 S/N$\leqslant$2.5，判为阴性，S/N 介于 2.5 和 3 之间者为可疑，应重测，重测后 S/N$\geqslant$3 判为阳性，S/N$<$3 判为阴性。

【注意事项】

① 试剂盒应 2～8℃ 冷藏运输。

② 试剂盒使用前各试剂应恢复至室温，使用完后置 2～8℃ 保存。

③ 不同批号的试剂盒组分不得混用，使用试剂时应防止试剂污染。

④ 底物溶液和终止液不要暴露于强光下或接触氧化剂。底物溶液如出现颜色变化，应弃之不用。

⑤ 未使用的抗原包被板切记不要撕开上面的封口膜。

⑥ 待检血清样品数量较多时，应先使用血清稀释板稀释完所有血清样品，再将稀释好的血清转移到抗原包被板中，使反应时间一致。

⑦ 25 倍浓缩洗涤液用去离子水稀释，如果发现有结晶应加热使其溶解后再使用。

⑧ 在操作过程中，尽量避免将气泡加入检测板孔中。

⑨ 严格按照试剂盒使用说明书操作。

【规格】 96 孔/盒。

【贮藏与有效期】 2～8℃ 避光保存，有效期为 6 个月。

山羊传染性胸膜肺炎间接血凝试验抗原、阳性血清与阴性血清
Contagious Caprinae Pleuropneumonia Antigen, Positive Sera and Negative Sera for Indirect Haemagglutination Test

抗原系用山羊支原体山羊肺炎亚种 M1601 株，接种适宜培养基培养，收获培养物，经

离心收集上清，用醇-酚方法提取多糖抗原并纯化后，致敏戊二醛-鞣酸化处理的绵羊红细胞，经冷冻真空干燥制成。用于间接血凝试验检测山羊传染性胸膜肺炎抗体。

阳性血清系用山羊支原体山羊肺炎亚种 M1601 株抗原经免疫健康家兔制成；阴性血清系采集健康山羊血清制成。用于山羊传染性胸膜肺炎间接血凝试验对照。

【性状】抗原为褐色疏松团块，加稀释液（每瓶 10mL）后，应迅速溶解呈均匀混悬液，无自凝现象；阴、阳性血清为乳白色或粉色疏松团块，加稀释液后迅速溶解。

【用法与判定】

1. 用法

（1）抗原稀释　用稀释液将每瓶抗原稀释至 10mL。

（2）阴性、阳性血清稀释　用稀释液将冻干阴、阳性血清稀释成 1mL。

（3）加样和稀释　取 96 孔 V 形微量反应板，每孔加稀释液 25μL。取待检血清 25μL，加入第 1 孔中，与稀释液混匀后，吸取 25μL，加于第 2 孔中，依次做 2 倍系列稀释至所需稀释度。每个反应板上均设立阴、阳性及抗原对照，阳性血清、阴性血清（各 25μL）均做 2 倍系列稀释至第 8 孔，抗原对照设 4 孔。

（4）加抗原　每孔加入抗原 25μL，将反应板置微型振荡器上振荡 1～2min，直至红细胞分布均匀。加盖后，置 37℃作用 2～3h，观察结果。

2. 判定

以呈现"＋＋"血凝反应的血清最高稀释度作为间接血凝抗体效价。血凝反应强度表示如下：

"＋＋＋＋"　红细胞全部凝集，形成一层均匀膜，布满整个孔底。

"＋＋＋"　红细胞在孔底形成一层薄膜，面积比前者略小。

"＋＋"　红细胞在孔底形成薄膜凝集，边缘松散或呈锯齿状。

"＋"　红细胞在孔底呈稀薄、散在、少量凝集，孔底有小圆点。

"±"　红细胞沉于孔底，但周围不光滑或中心有空斑。

"－"　红细胞完全沉于孔底，呈光滑的圆点。

当阳性血清效价不低于 1∶128、阴性血清效价不高于 1∶2、抗原对照无自凝现象时，试验成立。待检血清效价不低于 1∶8 时，判为阳性；效价不高于 1∶2 时，判为阴性；介于二者之间时，判为可疑。对可疑血清应复检，仍为可疑时，判为阳性。

【注意事项】稀释后的抗原，不得在冻结保存后再使用。

【规格】1mL/瓶。

【贮藏与有效期】2～8℃保存，有效期为 12 个月。

山羊支原体山羊肺炎亚种抗体检测试纸条
Contagious caprine pleuropneumonia antibody detect strips

本品系由山羊支原体山羊肺炎亚种抗体检测试纸条、一次性卫生手套和说明书装盒组装而成。其中山羊支原体山羊肺炎亚种抗体检测试纸条检测线（T线）包被山羊支原体山羊肺炎亚种 P20 重组蛋白、对照线（C线）包被山羊抗兔 IgG、金垫包被胶体金标记兔抗山羊 IgG。

【性状】

（1）组分检查　检测试纸条各组分齐全：检测卡、滴管、干燥剂。

（2）外观要求　外包装印刷准确，完好无损；检测试纸条包装紧密，无漏气；试纸条点样孔及视窗应清洁、无灰尘异物附着。

【作用与用途】用于检测山羊血清中山羊传染性胸膜肺炎抗体。

【用法与判定】

1. 用法

① 采用全血分离血清（以 2000～3000r/min 离心 5～15min，或 2～8℃过夜自然析出）作为检测样本。

② 撕开铝箔包装袋，取出检测卡，放于平整、干净的台面上。

③ 采用配套滴管吸取已采集的样本，缓慢、逐滴地准确滴加 3 滴到有"S"标记的加样孔内，见图 17-19。

④ 样品滴加操作完成后，室温下放置 5～10min，判定检测结果。

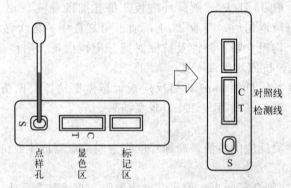

图 17-19　山羊支原体山羊肺炎亚种抗体检测试纸条加样示意图

2. 判定

（1）阳性（＋）　质控线（C线）显色，检测线（T线）肉眼可见，无论颜色深浅均判为阳性［图 17-20(a)］。

（2）阴性（－）　质控线（C线）显色，检测线（T线）不显色，判为阴性［图 17-20(b)］。

（3）无效　质控线（C线）不显色，无论检测线（T线）是否显色，该检测试纸条均判为无效［图 17-20(c)］。

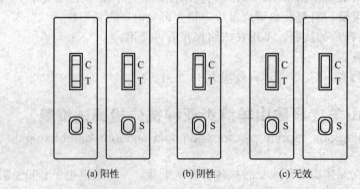

(a) 阳性　　　　　(b) 阴性　　　　　(c) 无效

图 17-20　山羊支原体山羊肺炎亚种抗体检测试纸条结果判定

【注意事项】

① 试验前检查铝箔袋是否破损，如破损则不能使用，以免影响检测结果。

② 铝箔袋打开后请立即使用以免环境湿度影响检测试纸条的使用效果。

③ 本试纸条不可重复使用。

④ 试验完毕后，试纸条和滴管需进行收集处理。

【规格】40 份/盒。

【贮藏与有效期】4～30℃保存，有效期为 16 个月。

牛分枝杆菌 MPB70/83 抗体检测试纸条

Colloidal Gold Strips to Detect the Antibody against *Mycobacterium bovis* MPB70/83

本品由牛分枝杆菌 MPB70/83 抗体检测试纸条和塑料吸头组成。试纸条由 PVC 底板、样品垫、金标垫、硝酸纤维素膜和吸水垫组成。金标垫为胶体金标记的牛分枝杆菌 MPB83 蛋白，检测线为牛分枝杆菌 MPB70 蛋白，质控线为兔抗 MPB83 多克隆抗体。

【性状】包装应密封完好、组分齐全、无破损、无渗漏。其中牛分枝杆菌 MPB70/83 抗体检测试纸条包装封闭良好，内附干燥剂一包；试纸条的塑料外壳应无破损；装量为 1 份/袋，50 袋/盒。塑料吸头应无破损，装量为 1 个/袋（与试纸条同袋），50 袋/盒。

【作用与用途】用于检测牛血清中牛分枝杆菌 MPB70 和 MPB83 的特异性抗体，对牛结核病进行辅助诊断。

【用法与判定】

1. 用法

(1) 样品处理　取动物全血，待血液凝固后，以 4000r/min 离心 5min，收集上清。也可采集血液，待凝固后自然析出血清。

(2) 操作步骤　取待检样品 70～100μL（滴管 2～3 滴），缓慢滴加到样品孔中，试纸条上将有红色条带移动。如果 1min 以后仍然没有条带移动，向样品孔中再加入 1 滴待检样品。10～30min 内观察结果。

2. 判定

① 在试纸条上出现两条红色条带（T：检测线，C：质控线），判为阳性 [见图 17-21(a)]。

② 在试纸条上仅出现一条红色条带（C：质控线），判为阴性 [见图 17-21(b)]。

③ 在对照带处不出现红色条带，判为无效 [见图 17-21(c) 和图 17-21(d)]。

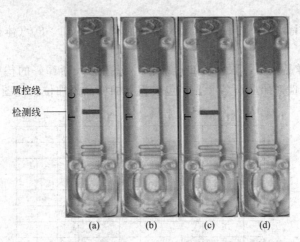

图 17-21　牛分枝杆菌 MPB70/83 抗体检测试纸条结果

【注意事项】

① 如果试纸条的密封袋有破损，请勿使用。

② 试验时，请勿饮食和吸烟。

③ 处理样品时，请戴保护手套。试验完毕，充分洗手。

④ 试验完毕后，请将试纸条充分消毒或焚烧处理。

【规格】 50 头份/盒。

【贮藏与有效期】 2～8℃保存，有效期为 12 个月。

牛支原体 ELISA 抗体检测试剂盒
Mycoplasma bovis Antibody Detection ELISA Kit

本试剂盒系由用牛支原体重组蛋白 P32 包被的酶联反应板（包被板）与阴性对照血清、阳性对照血清、样品稀释液、10 倍洗涤液、兔抗牛 IgG 酶标抗体、底物显色液及终止液等组分组装而成。

【性状】 试剂盒应无破损、无裂痕、无渗漏。其中：

（1）包被板（96 孔/块）　铝箔袋封闭良好，无裂纹，孔底清洁、透明、无异物，装量为 1 块/盒。

（2）阴性对照血清　无色或淡黄色澄清液体，装量为 1mL/管，1 管/盒。

（3）阳性对照血清　无色或淡黄色澄清液体，装量为 1mL/管，1 管/盒。

（4）样品稀释液　无色澄清液体，装量为 50mL/瓶，1 瓶/盒。

（5）10 倍洗涤液　无色澄清液体，装量为 30mL/瓶，1 瓶/盒。

（6）兔抗牛 IgG 酶标抗体　无色或淡黄色澄清液体，装量为 12mL/瓶，1 瓶/盒。

（7）底物显色液　无色或淡蓝色澄清液体，装量为 12mL/瓶，1 瓶/盒。

（8）终止液　无色澄清液体，装量为 6mL/瓶，1 瓶/盒。

【作用与用途】 用于检测牛血清中的牛支原体抗体。

【用法与判定】

1. 用法

（1）试剂的准备　所有的试剂在使用前，必须恢复至室温（15～25℃）。

（2）洗涤液的配制　取 1 份 10 倍洗涤液加入 9 份去离子水中，混匀。配好的液体，应在 3 日内用完。

（3）待检血清的稀释　用样品稀释液将待检血清样品按 1：80（体积分数）稀释。

（4）操作步骤

① 加样。根据样品数量，取可拆卸包被板，每孔加入稀释好的待检血清 100μL，同时设阳性对照血清和阴性对照血清各 2 孔。包被板上的样品添加位置如图 17-22 所示。

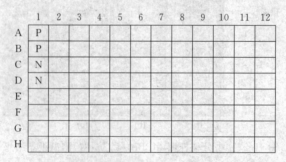

图 17-22　牛支原体 ELISA 抗体检测样品添加位置示意图
（P 为阳性对照血清；N 为阴性对照血清；其余孔为待检血清样品）

② 孵育。置 37℃孵育 1h。

③ 洗涤。弃去孔内液体，每孔加入稀释好的洗涤液 $300\mu L$，振荡洗涤，重复 3 次，每次均拍干。

④ 二抗孵育。向孔中加入兔抗牛 IgG 酶标抗体 $100\mu L$，置 $37^{\circ}C$ 孵育 1h。

⑤ 洗涤。同③项。

⑥ 显色。每孔加入底物显色液 $100\mu L$，置室温（$15\sim25^{\circ}C$）避光孵育 9min。

⑦ 终止。每孔加入终止液 $50\mu L$，轻微振荡混合均匀。

⑧ 读数。在加入终止液 15min 内，将包被板置于酶标仪中，在波长为 450nm 下读取 OD_{450nm} 值。

⑨ S/P 值计算。按照以下计算公式，计算 S/P 值。

$$S/P\ 值 = \frac{样品\ OD_{450nm}\ 值 - 阴性对照血清\ OD_{450nm}\ 均值}{阳性对照血清\ OD_{450nm}\ 均值 - 阴性对照血清\ OD_{450nm}\ 均值}$$

2. 判定标准

（1）试验成立的条件　阳性对照血清 OD_{450nm} 值均 $\geqslant 0.8$，阴性对照血清 OD_{450nm} 值均 < 0.1，则判为试验成立。

（2）判定　待检样品 S/P 值 $\geqslant 0.418$ 时，判为阳性；待检样品 S/P 值 < 0.418 时，判为阴性。

【注意事项】

① 试剂盒应在 $2\sim8^{\circ}C$ 运输及保存。

② 所有的板条一定要用封口膜密封，防止潮气对包被板的损伤，否则，不得使用。

③ 不要使底物显色液接触强光和氧化物，取出后，不得再加回瓶中。

④ 仔细阅读说明书。

⑤ 不要使用过期的成分或者不同批次试剂混合使用。

⑥ 10 倍洗涤液如出现结晶，可置 $37^{\circ}C$ 加热使其溶解后再使用。

⑦ 注意加样和洗涤过程，应确保试验的准确度，严禁用嘴吸液。

⑧ 被检血清发生腐败时勿用于检测。

⑨ 检验用器皿必须清洁，操作过程避免与金属类器物接触。

⑩ 在加样时，应使各孔的加样时间差别小于 5min，以保证各孔反应时间一致。

⑪ 操作过程中使用手套，终止液是 2mol/L 的硫酸，如接触，应用清水迅速冲洗接触部位。

【规格】96 孔/盒。

【贮藏与有效期】$2\sim8^{\circ}C$ 保存，有效期为 9 个月。

牛结核病 γ-干扰素 ELISA 检测试剂盒
Bovine Tuberculosis IFN-γ ELISA Test Kit

本品系由鼠抗牛 γ-干扰素重组蛋白单克隆抗体包被板（简称"单抗包被板"）与牛结核菌素、禽结核菌素、阳性对照牛 γ-干扰素重组蛋白（简称"阳性对照"）、阴性对照血浆（简称"阴性对照"）、兔抗牛 γ-干扰素多克隆抗体、羊抗兔酶标二抗、20 倍浓缩洗涤液、底物溶液 A、底物溶液 B 和终止液等组装而成。

【性状】试剂盒应无破损、无裂迹、无渗漏。其中：

（1）单抗包被板　包装封闭良好，孔底清洁无异物，96 孔/块，2 块/盒。

（2）牛结核菌素　淡黄色或无色液体，装量 1.2mL/管，1 管/盒。

（3）禽结核菌素　淡黄色或无色液体，装量 1.2mL/管，1 管/盒。

（4）阳性对照　无色液体，有时有少量悬浮物或沉淀物，装量 1mL/管，1 管/盒。

（5）阴性对照　橙黄或淡黄色液体，有时有少量悬浮物或沉淀物，装量 1mL/管，1 管/盒。

（6）兔抗牛 γ-干扰素多克隆抗体　无色液体，装量 20mL/瓶，1 瓶/盒。

（7）羊抗兔酶标二抗　无色液体，装量 20mL/瓶，1 瓶/盒。

（8）20 倍浓缩洗涤液　无色溶液，有时有少量结晶或沉淀，装量 45mL/瓶，1 瓶/盒。

（9）底物溶液 A　无色澄清溶液，装量 10mL/瓶，1 瓶/盒。

（10）底物溶液 B　无色澄清溶液，装量 10mL/瓶，1 瓶/盒。

（11）终止液　无色澄清溶液，10mL/瓶，1 瓶/盒。

【作用与用途】用于牛结核病的辅助诊断。

【用法与判定】

1. 样本制备

（1）采血　无菌采集牛结核病阳性或阴性牛全血 5mL，用肝素钠抗凝，室温条件下 36h 内送达实验室进行刺激培养。培养试验开始前准备无菌清洁的 2mL 平底离心管和无菌 PBS。

（2）血液分装　分装前应将装有抗凝血的采血管上下轻轻颠倒 5～10 次，充分混匀血液样本。将每份抗凝血加入 3 个 2mL 离心管中，1mL/管。

（3）抗原刺激　将牛结核菌素（bPPD）、禽结核菌素（aPPD）工作液（2 种刺激抗原）和 PBS（无刺激抗原对照）各 100μL 分别按无菌操作加入（2）项中的 3 支离心管中。盖严，轻轻摇动离心管，使血液与刺激抗原或 PBS 充分混合，置 37℃ 培养箱中培养 16～20h，取上清，得到该头牛的 3 份待检样本，即 2 种抗原刺激的血液培养上清和 PBS 血液培养上清。

（4）样本贮存　如果不立即检测上述血液培养上清，可收集后低温保存，检测时先将样本恢复至室温。上清在 2～8℃ 可保存 7 日，在 −20℃ 以下可保存 3 个月。

2. 试剂配制（临用前配制）

（1）PBS（0.01mol/L，pH7.4）　称取氯化钠 8g、氯化钾 0.2g、磷酸氢二钠（含 12 个结晶水）2.9g、磷酸二氢钾 0.2g，加蒸馏水 800mL 溶解，用 1mol/L 的氢氧化钠溶液和 1mol/L 的盐酸溶液调 pH 值至 7.4，加蒸馏水定容至 1000mL，经 121℃ 高压灭菌 20min，冷却备用。

（2）结核菌素工作液配制　使用前，将牛结核菌素（bPPD）和禽结核菌素（aPPD）做 5 倍稀释，即结核菌素与无菌 PBS 按 1∶4 比例混合。

（3）洗涤液配制　使用前，将 20 倍浓缩洗涤液恢复至室温（20～25℃），并摇动混匀（也可在 37℃ 水浴中加热 5～10min），然后用蒸馏水做 20 倍稀释，混匀，置 2～8℃，可保存 7 日。

3. 操作步骤

① 取出单抗包被板，平衡至室温（根据样本多少，可拆开分次使用），按样本布局表 17-11（以 90 份样本为例）加入刺激后的血液培养上清样本，100μL/孔；另外设阳性对照（PC）、阴性对照（NC）各 2 孔，100μL/孔。置 37℃ 孵育 45min。

表 17-11　样本布局表

编号	1	2	3	4	5	6	7	8	9	10	11	12
A	S1bPPD	S1aPPD	S1PBS	S2bPPD	S2aPPD	S2PBS	S3bPPD	S3aPPD	S3PBS	S4bPPD	S4aPPD	S4PBS
B	S5bPPD	S5aPPD	S5PBS	S6bPPD	S6aPPD	S6PBS	S7bPPD	S7aPPD	S7PBS	S8bPPD	S8aPPD	S8PBS
C	S9bPPD	S9aPPD	S9PBS	S10bPPD	S10aPPD	S10PBS	S11bPPD	S11aPPD	S11PBS	S12bPPD	S12aPPD	S12PBS

编号	1	2	3	4	5	6	7	8	9	10	11	12
D	S13bPPD	S13aPPD	S13PBS	S14bPPD	S14aPPD	S14PBS	S15bPPD	S15aPPD	S15PBS	S16bPPD	S16aPPD	S16PBS
E	S17bPPD	S17aPPD	S17PBS	S18bPPD	S18aPPD	S18PBS	S19bPPD	S19aPPD	S19PBS	S20bPPD	S20aPPD	S20PBS
F	S21bPPD	S21aPPD	S21PBS	S22bPPD	S22aPPD	S22PBS	S23bPPD	S23aPPD	S23PBS	S24bPPD	S24aPPD	S24PBS
G	S25bPPD	S25aPPD	S25PBS	S26bPPD	S26aPPD	S26PBS	S27bPPD	S27aPPD	S27PBS	S28bPPD	S28aPPD	S28PBS
H	S29bPPD	S29aPPD	S29PBS	S30bPPD	S30aPPD	S30PBS	—	—	PC	PC	NC	NC

注："S1~S30" 表示 "样本编号 1~30"，每头待检动物包括三份样本，即牛结核菌素培养上清（简称 bPPD），禽结核菌素培养上清（简称 aPPD），PBS 培养上清（简称 PBS）；"PC" 表示 "阳性对照"；"NC" 表示 "阴性对照"；"—" 表示 "不加样"。

② 甩掉板孔中的液体，用洗涤液洗板 3 次，300μL/孔，每次静置 1min 后倒掉，最后一次拍干。

③ 加入兔抗牛 γ-干扰素多克隆抗体，100μL/孔，置 37℃ 孵育 30min。

④ 洗板 3 次，方法同②。

⑤ 加入羊抗兔酶标二抗，100μL/孔，置 37℃ 孵育 30min。

⑥ 洗板 5 次，方法同②。

⑦ 每孔先加入 50μL 底物溶液 A，再加入 50μL 底物溶液 B，混匀，置室温避光显色 10min。

⑧ 每孔加入 50μL 终止液，10min 内在酶标仪上测定各孔 OD_{630nm} 值。

4. 结果判定

① 试验成立的条件：阳性对照（PC）的 OD_{630nm} 值均应 ≥1.0，阴性对照（NC）的 OD_{630nm} 值均应 <0.2。

② bPPD 血液培养上清孔 OD_{630nm} 值记作 OD_{bPPD}，aPPD 血液培养上清孔 OD_{630nm} 值记作 OD_{aPPD}，PBS 血液培养上清孔 OD_{630nm} 值记作 OD_{PBS}。计算 OD_{bPPD}、OD_{aPPD} 及 OD_{PBS} 之间的差值；$OD_{bPPD}-OD_{PBS} \geq 0.2$ 且 $OD_{bPPD}-OD_{aPPD} \geq 0.2$ 判为牛结核病阳性；其它情形均判为牛结核病阴性。

【注意事项】

① 试剂使用前应恢复至室温，液体试剂应充分摇匀，用后放 2~8℃ 保存。

② 20 倍浓缩洗涤液使用前务必摇匀使盐沉淀充分溶解。

③ 酶标板拆封后应避免受潮。

④ 底物溶液和终止液不能暴露于强光下或接触氧化剂。

⑤ 不同批号试剂盒的试剂组分不能混用。

⑥ 试验完毕，应将相关材料高压消毒后再按实验室常规废弃物处理。

【规格】192 孔/盒。

【贮藏与有效期】2~8℃ 保存，有效期为 10 个月。

牛结核病 IFN-γ 夹心 ELISA 检测试剂盒
Bovine Tuberculosis IFN-γ Sandwich ELISA Test Kit

本品系由鼠抗牛 IFN-γ 单克隆抗体包被的 96 孔酶标板（简称单抗包被板）、100 倍 HRP-抗牛 IFN-γ 单抗、提纯牛型结核菌素（简称 PPDB 3000）、提纯禽型结核菌素（简称 PPDA2500）、阳性对照、阴性对照、样品稀释液、酶标抗体稀释液、20 倍浓缩洗涤液、底物显色溶液、终止液等组分组装而成。

【性状】试剂盒的外包装应清洁、无破损，内包装应无破损、无裂迹、无渗漏，品名、批号、保存条件、有效期清晰。其中：

(1) 单抗包被板　包装袋封闭良好，孔底清洁透明，96孔/块，1块（或2块或5块或10块）/盒。

(2) 100倍HRP-抗牛IFN-γ单抗　棕色瓶装，淡黄色澄明液体，装量为0.2mL/支或0.4mL/支或1mL/支或2mL/支，1支/盒。

(3) PPDB 3000　淡黄色或无色澄明液体，装量为0.5mL/瓶或1mL/瓶或2.5mL/瓶或5mL/瓶，1瓶/盒。

(4) PPDA 2500　淡黄色或无色澄明液体，装量为0.5mL/瓶或1mL/瓶或2.5mL/瓶或5mL/瓶，1瓶/盒。

(5) 阳性对照　淡黄色或无色澄明液体，装量为0.5mL/瓶或1mL/瓶或2.5mL/瓶或5mL/瓶，1瓶/盒。

(6) 阴性对照　淡黄色或无色澄明液体，装量为0.5mL/瓶或1mL/瓶或2.5mL/瓶或5mL/瓶，1瓶/盒。

(7) 样品稀释液　无色澄明液体，装量为6mL/瓶或12mL/瓶或30mL/瓶或60mL/瓶，1瓶/盒。

(8) 酶标抗体稀释液　无色澄明液体，装量为12mL/瓶或25mL/瓶或60mL/瓶或120mL/瓶，1瓶/盒。

(9) 20倍浓缩洗涤液　无色澄明液体，装量为15mL/瓶或30mL/瓶或75mL/瓶或150mL/瓶，1瓶/盒。

(10) 底物显色溶液　棕色瓶装，无色澄明液体，装量为12mL/瓶或25mL/瓶或60mL/瓶或120mL/瓶，1瓶/盒。

(11) 终止液　无色澄明液体，装量为6mL/瓶或12mL/瓶或30mL/瓶或60mL/瓶，1瓶/盒。

【作用与用途】用于检测牛血浆中的IFN-γ，用于牛结核病的辅助诊断。

【用法与判定】

1. 用法

(1) 样品准备　无菌采集实验牛颈静脉血放于肝素锂抗凝采血管，轻轻颠倒混匀后，分装至24孔细胞培养，分装至3个细胞培养孔，每孔1.5mL；然后将PPDB 3000和PPDA 2500分别用无菌PBS（0.01mol/L，pH7.2～7.4）稀释10倍（1mL PPDB 3000或PPDA 2500加入9mL PBS），分别加入100μL 10倍稀释后的PPDB、PPDA和PBS，轻轻振荡混匀，置37℃、含5%CO_2培养箱中培养24h，收集上清，备用。吸取抗凝血或刺激原至24孔细胞培养板的推荐操作如表17-12。

表17-12　24孔细胞培养板操作样本布局

编号	A	B	C	D	E	F
1	1号牛 PPDB	1号牛 PPDA	1号牛 PBS	2号牛 PPDB	2号牛 PPDA	2号牛 PBS
2	3号牛 PPDB	3号牛 PPDA	3号牛 PBS	4号牛 PPDB	4号牛 PPDA	4号牛 PBS
3	5号牛 PPDB	5号牛 PPDA	5号牛 PBS	6号牛 PPDB	6号牛 PPDA	6号牛 PBS
4	7号牛 PPDB	7号牛 PPDA	7号牛 PBS	8号牛 PPDB	8号牛 PPDA	8号牛 PBS

注：表中PPDB为PPDB 3000的缩写代号；PPDA为PPDA 2500的缩写代号。

(2) 试剂盒准备

① 将试剂盒中溶液（100倍HRP-抗牛IFN-γ单抗、阳性对照和阴性对照除外）从2～

8℃取出后恢复至室温。

② 1 倍洗涤液的配制。使用前，将 20 倍洗涤液恢复至室温，（可在 37℃ 水浴中加热 5～10min 使结晶溶解），然后用双蒸水做 20 倍稀释（10mL 20 倍浓缩洗涤液加入 190mL 双蒸水），充分混匀。

③ 加样。取单抗包被板（根据样品多少，可拆开分次使用），每孔先加入 50μL 样品稀释液，再分别加入 50μL 检测样品（包括 PPDB、PPDA 和 PBS 刺激样品，及阴、阳性对照）充分混匀，封板，22～25℃ 避光反应 60min。取出反应板，弃去反应液，每孔加入 250μL 1 倍洗涤液，洗涤 6 次，最后 1 次轻轻拍干。加样操作如表 17-13 所示。

表 17-13　单抗包被板加样示意表

样品	PPDB	PPDA	PBS	
1	1-PPDB	1-PPDA	1-PBS	阳性对照
				阴性对照
2	2-PPDB	2-PPDA	2-PBS	
3	3-PPDB	3-PPDA	3-PBS	
4	4-PPDB	4-PPDA	4-PBS	
5	5-PPDB	5-PPDA	5-PBS	
6	6-PPDB	6-PPDA	6-PBS	
7	7-PPDB	7-PPDA	7-PBS	
8	8-PPDB	8-PPDA	8-PBS	

注：表中 PPDB 为 PPDB 3000 的缩写代号；PPDA 为 PPDA 2500 的缩写代号。

④ 加入酶标抗体。用酶标抗体稀释液 100 倍稀释 100 倍 HRP-抗牛 IFN-γ 单抗（现配现用，1mL 100 倍 HRP-抗牛 IFN-γ 单抗加入 99mL 酶标抗体稀释液），100μL/孔，22～25℃ 避光反应 60min。取出反应板，弃去反应液，每孔加入 250μL 1 倍洗涤液，洗涤 6 次，最后 1 次轻轻拍干。

⑤ 显色与终止。加入底物显色液，100μL/孔，从加入第 1 孔即开始计时，22～25℃ 避光反应 30min。按底物显色液加入顺序，向各孔依次加入 50μL 终止液，轻轻混匀，10min 内用酶标仪测定 OD_{450nm} 值。

2. 结果判定

(1) 试验成立条件　阴性对照 OD_{450nm} 值 ≤0.15，阳性对照 OD_{450nm} 值 ≥1.0。

(2) 判定方法　PPDB 3000、PPDA 2500 和 PBS 刺激样品的 OD_{450nm} 值分别记作 OD_{450nm} 值(PPDB)、OD_{450nm} 值(PPDA)、OD_{450nm} 值(PBS)。当 OD_{450nm} 值(PPDB) − OD_{450nm} 值(PBS) ≥0.1，且 OD_{450nm} 值(PPDB) − OD_{450nm} 值(PPDA) ≥0.1 时，则判为牛结核病阳性；当 OD_{450nm} 值(PPDB) − OD_{450nm} 值(PBS) <0.1，或 OD_{450nm} 值(PPDB) − OD_{450nm} 值(PPDA) <0.1 时，则判为牛结核病阴性。

【注意事项】

① 本试剂盒仅供体外检测使用。

② 严格按照说明书操作，不同批号组分不得混用。

③ 所有试剂一律于 2～8℃ 保存，使用前恢复至室温（100 倍 HRP-抗牛 IFN-γ 单抗、阳性对照和阴性对照除外）。单抗包被板开封后如未用完，板条应装入密封袋中保存。

④ 样品若在 5 日内进行检测可储存于 2～8℃，否则应保存于 −20℃ 以下，避免反复冻融。冷冻样品试验前需融化并摇匀。

⑤ 加样时应尽量避免起泡及液体溅出，避免样本间相互污染。

⑥ 底物溶液应避光保存，避免与氧化剂接触，盛装底物溶液的容器应保持干净。

⑦ 终止液为 1mol/L 的盐酸溶液,具有腐蚀作用,避免接触眼睛和皮肤。

⑧ 试验过程中注意生物安全,相应材料使用完毕后应进行无害化处理。

【规格】 ①96 孔/盒;②192 孔/盒;③480 孔/盒;④960 孔/盒。

【贮藏与有效期】 2~8℃保存,有效期为 12 个月。

牛支原体环介导等温扩增检测试剂盒
Loop-mediated Isothermal Amplification Detection Kit for Mycoplasma bovis

本品系由扩增试剂混合物、甜菜碱溶液、阳性对照品、阴性对照品和显色液等成分组装制成。

【性状】 外包装应洁净、无破损,内包装应无破损、无裂痕、无渗漏,标签应符合国家有关规定。

(1)扩增试剂混合物 海绵状疏松团块,易与瓶壁脱离,加入双蒸水并振摇后应溶解,呈无色透明液体,1 瓶/盒。

(2)甜菜碱溶液 无色透明液体,装量为 0.45mL/管,1 管/盒。

(3)阳性对照品 无色透明液体,装量为 0.1mL/管,1 管/盒。

(4)阴性对照品 无色透明液体,装量为 0.1mL/管,1 管/盒。

(5)显色液 褐色透明液体,装量为 0.06mL/管,1 管/盒。

【作用与用途】 用于牛呼吸道分泌物中牛支原体核酸的检测。

【用法与判定】

1. 模板制备

用无菌棉签采集牛鼻拭子、咽拭子,置无菌螺口离心管中,加盖密封,2~8℃保存应不超过 24h,−20℃以下可保存 3 个月,但应避免反复冻融。向离心管中加入 1mL 双蒸水,充分振荡后,取出棉签。将离心管置水浴中加热煮沸 10min,冷却至室温,液体即可作为模板使用,−20℃保存,备用。核酸提取液或质粒不需要上述处理,可直接作为模板使用。

2. 扩增反应

将甜菜碱溶液加至扩增试剂混合物中,溶解后混匀,加至反应管中,每管 0.02mL。再向反应管中分别加入模板、阳性对照品或阴性对照品各 0.01mL,在反应管盖的内侧加入显色液 2μL。盖上反应管盖,注意切勿使显色液脱落。置恒温加热器中,(63±1)℃反应 1h。

3. 结果判定

反应结束后,将管盖上的显色剂甩至管底部的反应液中,反应 30s 后,观察颜色变化。加阳性对照品的管应呈绿色,加阴性对照品的管应呈紫色,则试验成立。样本反应液如呈绿色,则判为阳性;如呈紫色,则判定为阴性。

【注意事项】

① 各步骤分区进行。

② 所有耗材须经 DEPC 水处理,并高压灭菌。

③ 应确保反应成分混匀并沉于管底,避免产生气泡。

④ 试验完毕后,应用 10%次氯酸或 70%酒精处理工作台和移液器。

【规格】 24 份/盒。

【贮藏与有效期】 2~8℃避光保存,有效期为 9 个月。

牛病毒性腹泻病毒 1 型荧光抗体
Bovine Viral Diarrhea Virus Type 1 Fluorescence Antibody

本品系用一株稳定分泌牛病毒性腹泻病毒 1 型（BVDV1）E2 蛋白单克隆抗体的杂交瘤细胞 BV1 株，腹腔接种 BALB/c 小鼠，制备腹水，用辛酸-硫酸铵法提纯抗体，与异硫氰酸荧光素（FITC）结合，制成牛病毒性腹泻病毒 1 型荧光抗体。

【性状】澄清液体，无沉淀物。

【作用与用途】用于牛病毒性腹泻病毒 1 型抗原的检测。

【用法与判定】

1. 用法

以 96 孔细胞培养板检测为例。

① 取出待检细胞单层培养板，弃去细胞培养液，用 PBST（含 0.5‰ Tween-20 的 PBS，0.01mol/L，pH7.2）洗涤 2 次，200μL/孔，室温静置 2～5min 后弃液。置于干净的吸水纸上吸干。

② 待检孔中加入 4% 甲醛固定液，100μL/孔，（25±1）℃作用 10min。

③ 重复①。

④ 待检孔中加入 0.5% Triton X-100，200μL/孔，（25±1）℃作用 10min。

⑤ 重复①。

⑥ 避光条件下，待检孔中加入用含 1% BSA 的 PBS 进行 200～400 倍稀释的荧光抗体，100μL/孔，37℃湿盒作用 45～60min。

⑦ 重复①。

⑧ 置荧光显微镜下，用蓝色激发光放大 100～200 倍观察。

2. 判定

① 当阳性对照孔出现典型的特异性绿色荧光，阴性对照孔未出现特异性绿色荧光时，试验成立。否则，判试验无结果。

② 如待检细胞孔出现特异性绿色荧光，判为 BVDV1 阳性（参见图 17-23）。否则，判为阴性。

【注意事项】

① 本品仅供体外诊断使用。

② 试剂稀释后应于 2～8℃避光保存，限当日用完。

③ 试剂盒应在规定的有效期内使用。

【规格】①0.5mL/管；②1.0mL/管；③2.0mL/管。

【贮藏与有效期】2～8℃避光保存，有效期为 12 个月。

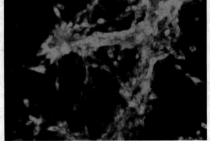

图 17-23　BVDV1 NM01 株感染 MDBK 细胞 FA 染色（100×）

布鲁氏菌 cELISA 抗体检测试剂盒
cELISA Kit for Detection of *Brucella* Antibody

本品系用纯化的布鲁氏菌 sLPS 抗原制备抗原包被板，与强阳性对照血清、弱阳性对照血清、阴性对照血清、单克隆抗体、HRP 标记山羊抗鼠 IgG、PBS-Tween 洗涤液（20 倍）、底物显色液、终止液及封板膜组装而成。

【性状】试剂盒包装应完好，组分齐全，无破损，无渗漏，其中：

（1）抗原包被板　包装袋封闭良好，孔底清洁透明、无异物，96孔/块，1块（或5块）/盒。

（2）强阳性对照血清　橙黄或淡黄色透明液体，装量100μL/管或300μL/管，1管/盒。

（3）弱阳性对照血清　橙黄或淡黄色透明液体，装量100μL/管或300μL/管，1管/盒。

（4）阴性对照血清　橙黄或淡黄色透明液体，装量100μL/管或300μL/管，1管/盒。

（5）单克隆抗体　白色疏松团块，1瓶（或5瓶）/盒。

（6）HRP标记山羊抗鼠IgG　无色透明液体，装量12mL/瓶或60mL/瓶，1瓶/盒。

（7）PBS-Tween洗涤液（20倍）　无色透明液体，装量20mL/瓶或100mL/瓶，1瓶/盒。

（8）底物显色液　无色透明液体，装量12mL/瓶或60mL/瓶，1瓶/盒。

（9）终止液　无色透明液体，装量6mL/瓶或30mL/瓶，1瓶/盒。

（10）封板膜　2张（或10张）/盒。

【作用与用途】用于检测光滑型牛、羊布鲁氏菌血清抗体。

【用法与判定】

1. 试剂配制

（1）所有的试剂应在检验前室温下放置30min，使所用试剂恢复至室温。

（2）1倍PBS-Tween洗涤液配制　PBS-Tween洗涤液（20倍）应恢复至室温（18～25℃），如有沉淀可在37℃温浴5～10min，用灭菌纯化水做20倍稀释，即为pH值7.4的1倍PBS-Tween洗涤液，2～8℃可保存7日。

（3）样品稀释液为1倍PBS-Tween洗涤液。

（4）对照血清　使用前30min使各对照血清恢复至室温，用1倍PBS-Tween洗涤液将强阳性对照血清、弱阳性对照血清、阴性对照血清按所需量做10倍稀释，室温下备用。

（5）被检血清稀释　被检血清用1倍PBS-Tween洗涤液做10倍稀释，室温放置备用。

（6）HRP标记山羊抗鼠IgG　使用前30min使其恢复至室温备用。

（7）单克隆抗体配制　用1倍PBS-Tween洗涤液6mL溶解冷冻干燥单克隆抗体，使用前30min放置于室温下备用。

（8）底物显色液　使用前30min放置于室温下备用。

2. cELISA方法

① 取抗原包被板（根据样品多少，可拆开分次使用），加入1倍PBS-Tween洗涤液，每孔200μL，洗板4次，每次3min。弃去洗涤液，取10倍稀释的待检血清50μL，加入抗原包被板1孔中，立即加入稀释的单克隆抗体溶液50μL，轻轻振匀孔中样品（勿溢出），室温放置45min。同时设强阳性血清对照、弱阳性血清对照、阴性血清对照和无血清空白对照（1倍PBS-Tween洗涤液）各2孔。

② 弃去板中液体，用1倍PBS-Tween洗涤液每孔200μL，洗板4次，每次3min。

③ 每孔加HRP标记山羊抗鼠IgG 100μL，室温放置45min。

④ 用1倍PBS-Tween洗涤液洗板4次，方法②。

⑤ 每孔加底物显色液100μL，室温下避光显色10min。

⑥ 每孔加终止液50μL，15min内用酶标仪测定并记录各孔在450nm波长处的吸光度（OD）值。

3. 结果判定

判定标准：抑制率（PI）≥30%判为阳性，抑制率（PI）＜30%判为阴性。

抑制率公式：抑制率（PI）＝（空白对照 OD_{450nm} －检测样品 OD_{450nm}）/空白对照 OD_{450nm} ×100％。

各对照的测定值在如下范围内时，试验有效：

① 无血清空白对照 OD_{450nm} 为 0.75～2.0；

② 强阳性对照血清抑制率（PI）为 80％～100％；

③ 弱阳性对照血清抑制率（PI）为 35％～65％；

④ 阴性对照血清抑制率（PI）为 －15％～15％。

【注意事项】

① 试剂盒使用前各组分应室温平衡 30min，使用后即放回 2～8℃。

② 不同批号试剂盒的试剂组分不得混用，使用过程中，各试剂组分应避免交叉污染。

③ 底物显色液避免暴露于强光下和接触氧化剂。

④ 终止液中含有硫酸，使用时注意不要接触到身体、衣物。

⑤ 强阳性对照血清、弱阳性对照血清、阴性对照血清及 HRP 标记山羊抗鼠 IgG 在使用前先要低速（500～1000r/min）离心 3～5s，使其集中于管底。

⑥ 抗原包被板拆封后应避免受潮或沾水（每次将剩余的抗原包被板用封口袋扎紧后尽快置于 2～8℃）。

⑦ 待检血清样品数量较多时，应采用血清稀释板，先稀释所有待检测血清，再将稀释好的血清转移到反应板。操作过程应使各孔的反应时间一致。

⑧ PBS-Tween 洗涤液（20 倍）用灭菌纯化水稀释。如果发现有结晶，37℃温浴 5～10min 后再使用。

⑨ 在操作过程中移液时，应避免气泡产生。

⑩ 严格按照操作说明书要求进行。操作过程中移液、定时和洗涤等过程必须精确。

【规格】①1 块板（96 孔）/盒；②5 块板（480 孔）/盒。

【贮藏与有效期】2～8℃保存，有效期为 6 个月。

布鲁氏菌竞争 ELISA 抗体检测试剂盒
Brucella Competitive ELISA Antibody Detection Kit

本品系用纯化的光滑型布鲁氏菌 LPS 抗原制备抗原包被板，并与单克隆抗体、阳性对照血清、阴性对照血清、羊抗鼠酶标抗体、羊抗鼠酶标抗体稀释液、样品稀释液、20 倍洗涤液、底物溶液、终止液及血清稀释板等组装而成。

【性状】试剂盒包装应完好，组分齐全，无破损，无渗漏，其中：

(1) 抗原包被板　包装袋封闭良好，孔底清洁透明、无异物，96 孔/块，1 块（或 2 块或 5 块或 10 块）/盒。

(2) 单克隆抗体 4C3　淡黄色澄明液体，装量为 120μL/管或 240μL/管或 600μL/管或 1200μL/管。

(3) 阳性对照血清　橙黄或淡黄色澄明液体，装量 20μL/管或 40μL/管或 100μL/管或 200μL/管，1 管/盒。

(4) 阴性对照血清　橙黄或淡黄色澄明液体，装量 20μL/管或 40μL/管或 100μL/管或 200μL/管，1 管/盒。

(5) 羊抗鼠酶标抗体　橙黄色澄明液体，装量 150μL/管或 300μL/管或 750μL/管或 1500μL/管，1 管/盒。

(6) 羊抗鼠酶标抗体稀释液　淡黄色澄明液体，装量 15mL/瓶或 30mL/瓶或 75mL/瓶或 150mL/瓶，1 瓶/盒。

(7) 样品稀释液　无色澄明液体，装量为 30mL/瓶或 60mL/瓶或 150mL/瓶或 300mL/瓶，1 瓶/盒。

(8) 20 倍洗涤液　无色澄明液体，装量 15mL/瓶或 30mL/瓶或 75mL/瓶或 150mL/瓶，1 瓶/盒。

(9) 底物溶液 A　棕色瓶装，无色澄明液体，装量 6mL/瓶或 12mL/瓶或 30mL/瓶或 60mL/瓶，1 瓶/盒。

(10) 底物溶液 B　棕色瓶装，无色澄明液体，装量 6mL/瓶或 12mL/瓶或 30mL/瓶或 60mL/瓶，1 瓶/盒。

(11) 终止液　无色澄明液体，装量 12mL/瓶或 24mL/瓶或 60mL/瓶或 120mL/瓶，1 瓶/盒。

(12) 血清稀释板　孔底无色透明、无杂质，数量为 1 块或 2 块或 5 块或 10 块。

【作用与用途】用于检测牛、羊血清中的光滑型布鲁氏菌抗体。

【用法与判定】

1. 用法

(1) 样品处理　取动物全血，待血液凝固后，分离血清，血清应清亮，无溶血。

(2) 1 倍洗涤液的配制　使用前，将 20 倍洗涤液恢复至室温（20～25℃），并摇动，使结晶溶解（可在 37℃ 水浴中加热 5～10min），然后用去离子水做 1∶20 稀释，充分混匀。

(3) 待检血清和对照血清的稀释　在血清稀释板中将待检血清、阴性对照血清和阳性对照血清用样品稀释液做 1∶20 稀释。

(4) 单克隆抗体的稀释　用样品稀释液按 1∶50 稀释，充分混匀。

(5) 操作步骤

① 加样。取抗原包被板（根据样品多少，可拆开分次使用），以 1 倍洗涤液 300μL/孔洗板 1 次，弃去洗涤液。将稀释好的待检血清、阳性对照血清和阴性对照血清分别加入抗原包被板中，50μL/孔，其中阳性对照血清和阴性对照血清各加 2 孔（孔 1、孔 2）。加样结束后，加入已稀释好的单克隆抗体，每孔 50μL，振荡混匀 5min。37℃ 作用 30min 后取出反应板，弃去反应液，每孔加入 300μL 1 倍洗涤液，洗涤 3 次后甩干。

② 加酶标抗体　将羊抗鼠酶标抗体用羊抗鼠酶标抗体稀释液做 1∶100 稀释后，每孔加入 100μL，37℃ 作用 30min。按①中的方法洗涤 3 次，甩干。

③ 显色与终止。将底物溶液 A 和 B 按 1∶1 混合后，立即加入反应板中，100μL/孔，室温避光显色 15min 后，每孔加 50μL 终止液终止反应。

2. 结果判定

反应终止后，15min 内用酶标仪测定 OD_{450nm} 值。

(1) 计算公式　抑制率(PI) = (阴性对照 OD_{450nm} − 检测样品 OD_{450nm})/阴性对照 OD_{450nm} × 100%。

(2) 试验成立条件　2 个阴性对照血清重复测定孔的平均 OD_{450nm} 应≥2.0；2 个阳性对照血清重复测定孔的平均 OD_{450nm} 应<0.2，且 PI 平均值应≥90% 时，试验成立。

(3) 结果判定

① 当血清样本的 PI≥30% 时，为布鲁氏菌抗体阳性；

② 当血清样本的 PI<30% 时，为布鲁氏菌抗体阴性。

【注意事项】

① 严格按照说明书操作，不同批号组分不得混用。

② 所有试剂一律于 2~8℃保存，使用前应在室温平衡 15~30min 后方可使用，抗原包被板开封后如未用完，板条应装入密封袋中保存。

③ 血清稀释板只能使用 1 次，未用完的血清稀释板应将用过的孔充分洗涤拍干，并进行标记，避免下次检测时发生混淆。

④ 加样时应尽量避免起泡及液体溅出，避免样本间相互污染。

⑤ 底物溶液应避光保存，避免与氧化剂接触，盛装底物溶液的容器应保持干净。

⑥ 终止液为 1mol/L 的盐酸溶液，具有腐蚀作用，避免接触眼睛和皮肤。

【规格】 ①96 孔/盒；②192 孔/盒；③480 孔/盒；④960 孔/盒。

【贮藏与有效期】 2~8℃保存，有效期为 12 个月。

牛布鲁氏菌间接 ELISA 抗体检测试剂盒
Bovine *Brucellosis* Indirect ELISA Antibody Test Kit

本品系用纯化的光滑型布鲁氏菌 LPS 抗原制备抗原包被板，与阳性对照血清、阴性对照血清、样品稀释液、20 倍洗涤液、HRP 标记兔抗牛 IgG、HRP 标记兔抗牛 IgG 稀释液、底物溶液、终止液及血清稀释板组装而成。

【性状】 试剂盒包装应完好，组分齐全，无破损，无渗漏。其中：

(1) 抗原包被板　包装袋封闭良好，孔底清洁透明、无异物，96 孔/块，1 块/盒或 2 块/盒或 5 块/盒或 10 块/盒。

(2) 样品稀释液　无色透明液体，装量为 30mL/瓶或 60mL/瓶或 150mL/瓶或 300mL/瓶，1 瓶/盒。

(3) 阳性对照血清　橙黄或淡黄色澄清液体，装量 20μL/管或 40μL/管或 100μL/管或 200μL/管，1 管/盒。

(4) 阴性对照血清　橙黄或淡黄色澄清液体，装量 20μL/管或 40μL/管或 100μL/管或 200μL/管，1 管/盒。

(5) 20 倍洗涤液　无色透明液体，装量 15mL/瓶或 30mL/瓶或 75mL/瓶或 150mL/瓶，1 瓶/盒。

(6) HRP 标记兔抗牛 IgG　橙黄色澄明液体，装量 75μL/管或 150μL/管或 375μL/管或 750μL/管，1 管/盒。

(7) HRP 标记兔抗牛 IgG 稀释液　淡黄色澄明液体，装量 15mL/瓶或 30mL/瓶或 75mL/瓶或 150mL/瓶，1 瓶/盒。

(8) 底物溶液 A　棕色瓶装，无色透明液体，装量 6mL/瓶或 12mL/瓶或 30mL/瓶或 60mL/瓶，1 瓶/盒。

(9) 底物溶液 B　棕色瓶装，无色透明液体，装量 6mL/瓶或 12mL/瓶或 30mL/瓶或 60mL/瓶，1 瓶/盒。

(10) 终止液　无色透明液体，装量 12mL/瓶或 25mL/瓶或 60mL/瓶或 120mL/瓶，1 瓶/盒。

(11) 血清稀释板　孔底无色透明，无杂质，96 孔/块，1 块/盒或 2 块/盒或 5 块/盒或 10 块/盒。

【作用与用途】 用于检测牛血清中的光滑型布鲁氏菌抗体。

【用法与判定】

1. 用法

(1) 样品处理　取动物全血，分离血清，血清应清亮，无溶血。

(2) 1倍洗涤液的配制　使用前，将20倍洗涤液恢复至室温（20～25℃），并摇动，使结晶溶解（可在37℃水浴中加热5～10min），然后用纯化水做1∶20稀释，充分混匀。

(3) 待检血清和对照血清的稀释　在血清稀释板中将待检血清、阴性对照血清和阳性对照血清用样品稀释液做1∶50稀释。

(4) 操作步骤

① 加样。取抗原包被板（根据样品多少，可拆开分次使用），以1倍洗涤液每孔300μL洗板1次，弃去洗涤液。将稀释好的待检血清、阳性对照血清和阴性对照血清分别加入抗原包被板相应孔中，每孔100μL，每份待检血清加样1孔，阳性对照血清和阴性对照血清各加2孔（孔1、孔2）。加样结束后，37℃作用30min。取出反应板，弃去反应液，每孔加入1倍洗涤液300μL，洗涤3次，最后1次甩干或拍干。

② 加酶标抗体。将HRP标记兔抗牛IgG用HRP标记兔抗牛IgG稀释液做1∶200稀释后，每孔加入100μL，37℃作用30min。按①中的方法洗涤3次，甩干。

③ 显色。将底物溶液A和B按1∶1混合后，立即加入反应板中，每孔100μL，室温避光显色15min。

④ 终止。每孔加入终止液50μL，终止反应。

2. 结果判定

反应终止后，15min内用酶标仪测定OD_{450nm}值。

(1) 计算方法

$$\text{阳性对照平均 }OD_{450nm}\text{ 值}=\frac{\text{阳性对照孔 1 }OD_{450nm}+\text{阳性对照孔 2}OD_{450nm}}{2}$$

$$\text{阴性对照平均 }OD_{450nm}\text{ 值}=\frac{\text{阴性对照孔 1 }OD_{450nm}+\text{阴性对照孔 2 }OD_{450nm}}{2}$$

$$S/P=\frac{\text{样本 }OD_{450}\text{ nm 值}}{\text{阳性对照平均 }OD_{450nm}\text{ 值}}\times100\%$$

(2) 实验成立条件　当阳性对照平均$OD_{450nm}\geqslant0.8$，阴性对照平均$OD_{450nm}<0.1$且阴性对照平均OD_{450nm}/阳性对照平均$OD_{450nm}\times100\%<10\%$时，试验成立。

(3) 结果判定

① 当血清样本的S/P值$\geqslant20\%$时，为牛布鲁氏菌抗体阳性；

② 当血清样本的S/P值$<20\%$时，为牛布鲁氏菌抗体阴性。

【注意事项】

① 严格按照说明书操作，不同批号组分不得混用。

② 所有试剂一律于2～8℃保存，使用前应在室温平衡15～30min后方可使用，抗原包被板开封后如未用完，板条应装入密封袋中保存。

③ 血清稀释板只能使用1次，未用完的血清稀释板应将用过的孔充分洗涤拍干，并进行标记，避免下次检测时发生混淆。

④ 加样时应尽量避免起泡及液体溅出，避免样本间相互污染。

⑤ 底物溶液应避光保存，避免与氧化剂接触，盛装底物溶液的容器应保持干净。

⑥ 终止液为1mol/L的盐酸溶液，具有腐蚀作用，避免接触眼睛和皮肤。

【规格】 ①96孔/盒；②192孔/盒；③480孔/盒；④960孔/盒。

【贮藏与有效期】2~8℃保存，有效期为 12 个月。

布鲁氏菌抗体检测试纸条
Brucella Antibody Test Strip

本品由布鲁氏菌抗体检测试纸条和塑料吸头组成。试纸条由 PVC（聚氯乙烯）底板、样品垫、金标垫、硝酸纤维素膜和吸水垫组成。金标垫为胶体金标记的光滑型布鲁氏菌 S2 株脂多糖（LPS）和胶体金标记的鼠源抗 Flag 标签的单克隆抗体；检测线为布鲁氏菌单克隆抗体 2C7；质控线为羊抗鼠 IgG 抗体。

【性状】试纸条应外包装密封良好。打开密封包装，试纸条的上下盖板应无脏污、无破损，试纸条放置在板中的正确位置，无偏移；塑料吸头应无破损。每袋内含试纸条 1 个，塑料吸头 1 支，干燥剂 1 包；10 袋（20 袋）/盒。

【作用与用途】用于检测牛、羊血清中的光滑型布鲁氏菌抗体。

【用法与判定】

1. 用法

（1）样本处理　取动物全血，分离血清，血清应清亮，无溶血。

（2）操作步骤　从包装铝箔袋中取出检测卡，将其置于干净平坦的台面上，用滴管垂直滴加 2 滴血清（80~100μL）于加样孔内。检测结果应在 2~5min 内读取。

2. 结果判定

① 仅质控区（C）出现一条紫红色条带，在检测区（T）内无紫红色条带出现，判为阳性（如图 17-24 阳性条带所示）。

② 出现两条紫红色条带，一条位于检测区（T）内，另一条位于质控区（C）内，判为阴性（如图 17-24 阴性条带所示）。

③ 质控区（C）未出现紫红色条带，判为无效（如图 17-24 无效条带所示）。

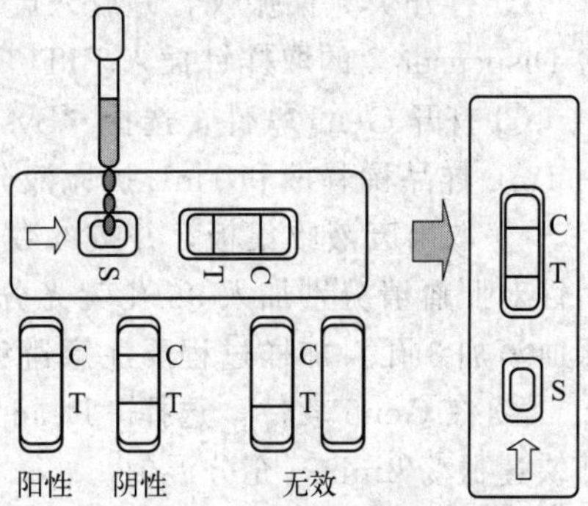

图 17-24　布鲁氏菌抗体检测试纸条检测结果判定示意图

【注意事项】

① 本试纸条仅供体外检测使用。

② 包装破损、过有效期的试纸条请勿使用。

③ 本试纸条不可重复使用，在使用过程中请做好个人防护措施。

④ 试验完毕后，试纸条和塑料吸头需进行无害化处理。

【规格】①10 条/盒；②20 条/盒。

【贮藏与有效期】4~37℃避光保存，有效期为 9 个月。

布鲁氏菌荧光偏振抗体检测试剂盒
Brucella Fluorescence Polarisation Assay Antibody Test Kit

本品系用异硫氰荧光素（FITC）标记的光滑型布鲁氏菌 S2 株脂多糖（LPS）的小分子量片段 OPS（平均 2.2×10^4）为抗原，与阳性对照血清、阴性对照血清、5 倍样品稀释液组装而成。

【性状】试剂盒包装应完好,组分齐全,无破损,无渗漏,其中:

(1) FITC 标记抗原 无色透明液体,装量 2.5mL/瓶或 5mL/瓶或 10mL/瓶或 20mL/瓶,1 瓶/盒。

(2) 阳性对照血清 橙黄或淡黄色澄清液体,装量 0.5mL/管或 1mL/管,1 管/盒。

(3) 阴性对照血清 橙黄或淡黄色澄清液体,装量 1mL/管,1 管或 2 管/盒。

(4) 5 倍样品稀释液 无色透明液体,装量为 20mL/瓶或 50mL/瓶或 100mL/瓶,1 瓶/盒。

【作用与用途】用于检测牛、羊血清中的光滑型布鲁氏菌抗体。

【用法与判定】

1. 用法

(1) 样品处理 取动物全血,分离血清,血清应清亮,无溶血。

(2) 5 倍样品稀释液的配制 使用前,将 5 倍样品稀释液恢复至室温(20~25℃),并摇动(若有结晶可在 37℃水浴中加热 5~10min)。然后用去离子水做 1:5 稀释,充分混匀。

(3) 荧光偏振仪参数设置 打开 Gen5 软件,新建试验,选择"Procedure"模块,设置试验程序;选择"Plate Layout"模块,设置 96 孔荧光分析板样品分布,包括 3 个阴性对照孔、1 个阳性对照孔以及待检样品孔;选择"Data Reduction"模块,设置 Cutoff,即 ΔmP 不低于 20mP 时为阳性;ΔmP 低于 20mP 时为阴性。

(4) 操作步骤

① 打开荧光偏振仪,先放入废液收集板,将 Dispenser 1 的取样针插入样品稀释液中,将 Dispenser 2 的取样针插入 FITC 标记抗原液中。

② 打开 Gen5 软件,选择"System"-"Reader Control"-"Synergy 2"-"Dispenser",用 1mL 样品稀释液和 1mL 抗原液分别注满 Dispenser 1 和 Dispenser 2 的管路。

③ 取出废液收集板,并按参数设置中的样品分布加样,将待检血清、阳性对照血清和阴性对照血清分别加入 96 孔荧光分析板中,20μL/孔,其中阳性对照血清加 1 孔和阴性对照血清加 3 孔。加样过程要注意避免产生气泡。然后将已加样的荧光分析板放入仪器。

④ 在 Gen5 软件,选择"Read Plate",仪器开始检测。每孔自动加 180μL 样品稀释液并快速振荡 2min,充分混匀。

⑤ 静置 1min,仪器自动读取每孔空白值。

⑥ 每孔自动加入 10μL 荧光标记抗原并快速振荡 2min,充分混匀。

⑦ 静置 1min,仪器自动读取每孔 FP 值并计算 ΔmP。

⑧ 检测完毕后,取出荧光分析板,在 Gen5 软件中再次选择"System"-"Reader Control"-"Synergy 2"-"Dispenser",将 Dispenser 1 和 Dispenser 2 的管路中的样品稀释液和抗原液分别回收后,关闭仪器。

2. 结果判定

(1) 计算公式

$$\Delta mP = (样品 FP 值 - 阴性对照平均 FP 值)$$

(2) 试验成立条件 3 个阴性对照血清孔的 FP 值均应 <170mP,且 ΔmP 的绝对值均 <10mP;1 个阳性对照血清孔的 FP 值 ≥200mP,试验成立。

(3) 结果判定标准

① 当血清样品的 ΔmP ≥20mP 时,为布鲁氏菌病抗体阳性;

② 当血清样品的 ΔmP <20mP 时,为布鲁氏菌病抗体阴性。

【注意事项】

① 严格按照说明书操作,不同批号组分不得混用。

② 所有试剂一律于 2～8℃保存，使用前应在室温平衡 15～30min 后方可使用。

③ 加样时应尽量避免起泡及液体溅出，避免样本间相互污染。

④ 用法与判定中使用的荧光偏振仪型号为 BioTek Synergy2，使用其他型号荧光偏振仪时可参考上述操作步骤进行相应设置。

【规格】①250 个反应/盒；②500 个反应/盒；③1000 个反应/盒；④2000 个反应/盒。

【贮藏与有效期】2～8℃保存，有效期为 12 个月。

口蹄疫病毒非结构蛋白 2C3AB 抗体检测试纸条
Foot and Mouth Disease Virus Non-structure Proteins 2C3AB Antibodies Test Strip

本品系利用大肠杆菌表达的口蹄疫病毒非结构蛋白 2C3AB 和兔抗 2C3AB 蛋白多抗，结合免疫层析胶体金标记技术制成。

【性状】试纸条外包锡箔袋应封闭良好，每包 1 条，包装内附 1 包干燥剂；白色或微黄色 PVC 试纸卡，塑料外壳应无破损，正面一大孔一小孔，外露 NC 膜面和样品垫面呈白色，平整；卡上标有"C""T"和"S"字样。

【作用与用途】用于检测口蹄疫病毒非结构蛋白 2C3AB 抗体。

【用法与判定】

1. 用法

（1）待检样品的处理　采集动物全血，37℃放置 0.5～1h，以 3000r/min 离心 10min，取上层血清置合适的无菌器皿中。

（2）样品检测　待检样品、试纸条置 15～25℃平衡。沿锡箔袋切口处撕开，将试纸卡平放桌面上，在试纸卡的 S 加样孔中小心滴入 70μL 血清，当液体全部浸湿硝酸纤维素膜后，20min 内判定结果（图 17-25）。

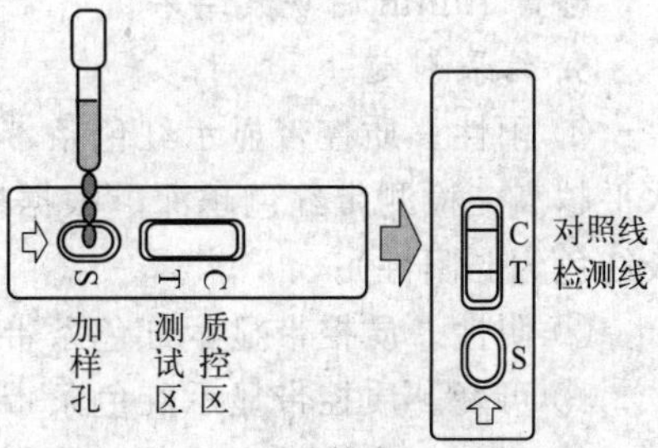

2. 结果判定

① 当 C 质控带与 T 检测带都出现清晰可见红色条带判为阳性。

② 当 C 质控带仅出现清晰可见红色条带，而 T 检测带不出现判为阴性。

③ 当 C 质控带出现一条清晰可见的红色条带，而 T 检测带出现一条颜色很浅的带，为可疑，再重复检测 1 次，仍为若隐若现的红色带，则判定为可疑。

④ 当 C 质控带不出现红色条带，判为检测结果无效。

图 17-25　口蹄疫病毒非结构蛋白 2C3AB 抗体检测示意图

【注意事项】

① 本品仅用于检测牛、羊和猪血清中的口蹄疫病毒非结构蛋白 2C3AB 抗体，也可用于口蹄疫感染和免疫鉴别诊断（但对于多次免疫口蹄疫灭活疫苗的血清有可能会影响检测结果）。

② 试纸条应 2～8℃冷藏运输。

③ 严格遵守有关生物安全规定。

④ 操作含活病毒的血清时，应在生物安全三级（P3）实验室进行测定。

⑤ 确保试纸条密封，干燥保存，严防受潮和冰冻。

⑥ 严格按说明书操作，特别注意控制反应时间。由于层析膜在湿润时显色相对清晰，

同时固相的免疫学反应需要一定时间，因此从样品液体全部浸湿硝酸纤维素膜计时，20min内观察结果。

⑦ 试验废料、废水等应做无害化处理。

【规格】1 条/包，20 包/盒。

【贮藏与有效期】2～8℃避光保存，有效期为 6 个月。

口蹄疫 O 型病毒抗体胶体金检测试纸条
Colloidal Gold immunochromatographic Strip for detection of FMDV O serology

本品系采用口蹄疫 O/GD/NX/92 和 O/HN/ZK/93 抗原，利用双抗原夹心法和胶体金免疫层析技术，制备的口蹄疫 O 型病毒抗体胶体金检测试纸条。

【性状】试纸条长应不大于 80mm，宽不小于 2.5mm，且外观平整、材料粘贴牢固，无破损。【作用与用途】用于猪、牛和羊血清中口蹄疫 O 型病毒抗体快速检测。

【用法与判定】

1. 血清稀释

取待检血清 50μL 加入离心管，用血清稀释液倍比稀释至 1：16（或 10μL 待检血清加入血清稀释液 150μL，直接稀释至 1：16），充分混匀。

2. 样品检测

取出检测试纸条，将标志线端插入到稀释好的血清样品中，注意将试纸条完全插入待检样品中，样品液面不可超过标志线；观察液体全部浸湿硝酸纤维素膜后，取出平放于桌面上，静置 10min 后观察结果。

3. 结果判定

① 阳性。质控带显示红色条带，检测带显示红色条带（血清中的口蹄疫 O 型病毒抗体水平越高，检测带红色越深。根据检测带红色的深浅不同，深红色为强阳性，红色为阳性，淡红色为弱阳性）。

② 阴性。质控带显示红色条带，检测带不显色。

③ 可疑。质控带显示红色条带，检测带显示若隐若现条带。

④ 无效。质控带不显色，检测带显示红色条带或不显色。

【诊断参考标准】

① 待检血清在 1：16 稀释度时，试纸条显示阳性结果，说明血清中口蹄疫 O 型病毒抗体阳性。

② 待检血清在 1：16 稀释度时，试纸条显示可疑或阴性结果，说明血清口蹄疫 O 型病毒抗体阴性。

【注意事项】

① 待检血清全部浸湿硝酸纤维素膜后 10min 作为结果判定的最佳时间。

② 待检样品的稀释只能使用试剂盒中的血清稀释液，不能用纯净水、磷酸缓冲液或生理盐水等溶液替代。

③ 应在有效期内使用，不要将不同批次试纸条与试剂混用。

④ 用过的试纸条、器械与被检样品应做无害化处理。

⑤ 试纸条与血清稀释液均应放置 2～8℃干燥保存，切勿使其受潮或冰冻。

⑥ 因为个体对颜色感知能力的不同，试纸条显色评价带有一定的主观性。显色判定中出现的"淡红色条带"为肉眼明确可见，显示微弱红色的条带。"若隐若现条带"为肉眼隐

约可见，相对模糊，主观无法确定是否显色的条带。

【规格】①25 条/盒；②50 条/盒；③100 条/盒；④200 条/盒。

【贮藏与有效期】2～8℃干燥密封贮存，有效期为 6 个月（切勿使其受潮或冰冻）。

口蹄疫病毒 O 型竞争 ELISA 抗体检测试剂盒
Competitive ELISA Diagnostic Kit for Antibodies of Serotype O
Foot-and-mouth Disease Virus

本试剂盒系用口蹄疫 O 型病毒（O/MYA98/BY/2010 株）兔抗血清包被酶标板，捕获口蹄疫 O 型病毒灭活抗原，制备成酶标反应板；用 HRP 标记口蹄疫 O 型病毒特异性单克隆抗体，制备成 O 型酶标抗体工作液；再配备阴阳性血清、样品稀释液、底物溶液、终止液及 25 倍浓缩洗涤液，组装成口蹄疫病毒 O 型竞争 ELISA 抗体检测试剂盒。

【性状】试剂盒应密封完好，组分齐全，无破损，无渗漏。其中：

（1）酶标反应板　96 孔微孔板，孔底光洁、透明、无裂纹，铝箔袋包装密封完好，装量为 2 块/盒或 5 块/盒，1 盒。

（2）阳性血清　呈淡黄色澄清液体，装量为 500μL/管，1 管。

（3）阴性血清　呈淡黄色澄清液体，装量为 500μL/管，1 管。

（4）O 型酶标抗体工作液　呈橙色澄清液体，装量为 12mL/瓶或 30mL/瓶，1 瓶。

（5）样品稀释液　呈澄清透明液体，装量为 15mL/瓶或 37mL/瓶，1 瓶。

（6）25 倍浓缩洗涤液　呈无色、透明溶液（2～8℃保存时有结晶析出，微热融化），装量为 30mL/瓶或 60mL/瓶，1 瓶。

（7）底物溶液　棕色瓶装，呈无色、透明液体，装量为 12mL/瓶或 30mL/瓶，1 瓶。

（8）终止液　呈无色、透明液体，装量为 12mL/瓶或 30mL/瓶，1 瓶。

【作用与用途】用于检测牛、羊、猪等动物血清中口蹄疫 O 型病毒抗体。

【用法与判定】

1. 用法

（1）试剂准备（现用现配）　1 倍洗涤液，用去离子水稀释试剂盒配备的 25 倍浓缩液。

（2）操作步骤

① 根据不同的需要进行布局，选择下两图中的一种布局来设定相应的检测目的。图 17-26 为抗体测定检测 10 份样品布局；图 17-27 为抗体测定检测 20 份样品布局。

	1	2	3	4	5	6	7	8	9	10	11	12
A	S1 1：8	S2	S3	S4	S5	S6	S7	S8	S9	S10	+1：32	−1：8
B	1：16										1：64	1：16
C	1：32										1：128	1：32
D	1：64										1：256	1：64
E	1：128										1：512	
F	1：256										1：1024	对
G	1：512										1：2048	照
H	1：1024										1：4096	

＋ 阳性血清；− 阴性血清

图 17-26　检测 10 份血清样品布局图

	1	2	3	4	5	6	7	8	9	10	11	12
A	S1 1∶8	S2	S3	S4	S5	S6	S7	S8	S9	S10	+1∶32	−1∶8
B	1∶16										1∶64	1∶16
C	1∶32										1∶128	1∶32
D	1∶64										1∶256	1∶64
E	S11 1∶8	S12	S13	S14	S15	S16	S17	S18	S19	S20	1∶512	
F	1∶16										1∶1024	对
G	1∶32										1∶2048	照
H	1∶64										1∶4096	

＋　阳性血清；－　阴性血清

图 17-27　检测 20 份血清样品布局图

② 稀释血清。建议在血清稀释板上按照试验要求稀释血清，之后整体移至酶标反应板中。

在血清稀释板中，以 60μL/孔的量用样品稀释液 2 倍连续稀释血清，被检血清在第 1～10 列从 1∶4（即 A1～A10 孔，90μL 样品稀释液加 30μL 被检血清）稀释至 1∶512；在第 11 列稀释阳性对照血清，方法同稀释待检血清；在第 12 列稀释阴性对照血清，从 A12～D12，方法同稀释待检血清；E12～H12 为空白对照（仅为样品稀释液）。

本方法是竞争 ELISA 方法，当稀释血清移至反应板后，再加入等量的酶标抗体工作液，此时血清的稀释度加倍，被检血清稀释梯度从 1∶8 到 1∶1024，由于阳性对照血清已经预先做了 1∶4 倍稀释，其稀释梯度从 1∶32 到 1∶4096。

③ 加样。将稀释板内血清整体平移至酶标反应板中，每孔 50μL；随后给所有反应孔加 50μL O 型酶标抗体工作液，轻轻振荡，37℃反应 30min。

④ 洗涤。取出酶标反应板，将其甩干，用洗涤液洗涤 3～5 次，300μL/孔，在吸水纸上甩干。

⑤ 显色。每孔加入底物溶液 50μL，于 37℃温箱静置避光反应（12±1）min。

⑥ 读值。在酶标仪 OD_{450nm} 波长处，测定酶标板的每孔光吸收值。

（3）试验认可标准　酶标抗体对照孔的 OD_{450nm} 值应≥1.0；阴性对照血清抗体效价应小于 1∶8；阳性对照抗体效价应在 1∶512～1∶2048 滴度范围内。

（4）结果计算　在酶标仪 OD_{450nm} 波长处，测定酶标板的每孔光吸收值，求出 O 型酶标抗体对照孔的平均 OD_{450nm} 值。

（5）血清抗体效价的判定　以 O 型酶标抗体对照平均 OD_{450nm} 值的 60% 为临界值，被检血清 OD_{450nm} 值大于临界值的孔为阴性孔，小于等于临界值的孔为阳性孔。某份血清系列稀释中，阳性孔的最高稀释倍数为被检血清的抗体效价。若临界值处于两个稀释孔 OD_{450nm} 值之间，抗体效价取相邻阳性孔和阴性孔稀释倍数的对数中间值，如处于 1∶64（log10 的对数值为 1.8）与 1∶128（log10 的对数值为 2.1）之间，则判定该份血清的抗体效价为 1∶90（log10 的对数值为 1.95）。

2. 判定

① 当被检血清效价大于等于 1∶64 时，为口蹄疫 O 型抗体阳性。

② 当被检血清效价小于等于 1∶32 时，为口蹄疫 O 型抗体阴性。

③ 当被检血清效价介于 1∶32～1∶64 时，为可疑，需重新测定。若仍在此范围，则判为阴性。

【注意事项】

① 认真阅读并遵循说明书。

② 处理样品和操作试剂盒的地方禁止饮食和吸烟。

③ 底物溶液和终止液对皮肤有刺激性，需小心操作。

④ 避免底物溶液被强光照射，或接触到氧化剂。

⑤ 本试剂盒所有试剂一律 2～8℃保存。所有试剂使用前恢复至室温 20～25℃；使用后再放回 2～8℃。

⑥ 小心操作防止试剂盒成分被污染。

⑦ 用过的材料在弃去前要进行无害化处理。

⑧ 不要使用过期的试剂盒组分；禁止非同批试剂盒组分混用。

⑨ 若酶标反应板上的封口膜已损坏或膨胀，请勿使用。

⑩ 严格按照操作程序，仔细地吸液、计时、充分洗涤，保持精确和准确，这样将获得最佳检测结果。

【规格】 ①2×96 孔/盒；②5×96 孔/盒。

【贮藏与有效期】 2～8℃保存，有效期为 12 个月。

口蹄疫 A 型病毒抗体胶体金检测试纸条

Colloidal Gold immunochromatographic Strip for detection of FMDV A serology

本品系采用口蹄疫 AF/72 抗原，利用胶体金免疫层析技术，制备而成。

【性状】试纸条长应不大于 80mm，宽不小于 2.5mm，且外观平整、材料粘贴牢固，无破损。血清稀释液 50mL/瓶，无色、透明澄清液体。

【作用与用途】用于猪、牛和羊血清中口蹄疫 A 型病毒抗体检测。

【用法与判定】

1. 用法

（1）血清稀释　取待检血清 50μL 加入离心管，用稀释液倍比稀释至 1∶16（或 10μL 待检血清加入稀释液 150μL，直接稀释至 1∶16）。

（2）样品检测　取出检测试纸条，手握红色手柄端，将标志"MAX"线端插入到稀释好的血清样品中，注意将试纸条完全插入待检样品中，样品液面不可超过标志线；观察液体全部浸湿硝酸纤维素膜后，取出平放于桌面上，静置 10min 后观察结果。

2. 判定

① 在试纸条上出现两条红色条带（T：检测线，C：质控线），判为阳性 [见图 17-28（a）]。

② 在试纸条上仅出现一条红色条带（C：质控线），判为阴性 [见图 17-28（b）]。

③ 在试纸条质控线处不出现红色条带，判为无效 [见图 17-28（c）]。

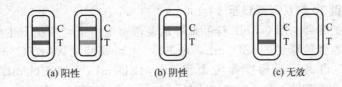

图 17-28　口蹄疫 A 型病毒抗体胶体金检测试纸条结果判定示意图

【注意事项】

① 待检血清全部浸湿硝酸纤维素膜后 10min 作为结果判定的最佳时间。

② 待检样品的稀释只能使用试剂盒中的血清稀释液，不能用纯净水、磷酸缓冲液或生理盐水等溶液替代。

③ 应在有效期内使用，不要将不同批次试纸条与血清稀释液混用。

④ 用过的试纸条、器械与被检样品应做无害化处理。

⑤ 试纸条与血清稀释液均应放置 2～8℃干燥保存，切勿使其受潮或冰冻。

【规格】①25 条/盒；②50 条/盒；③100 条/盒；④200 条/盒。

【贮藏与有效期】2～8℃避光保存，有效期为 6 个月。

狂犬病病毒 ELISA 抗体检测试剂盒
ELISA Kit For Rabies Virus Antibodies

本品系用狂犬病病毒抗原包被酶标板，配以参考血清、质控阳性血清、质控阴性血清、羊抗犬 IgG 酶标抗体、样品稀释液、酶标抗体稀释液、20 倍浓缩洗涤液、底物 A 液、底物 B 液及终止液组装而成。

【性状】试剂盒的外包装应洁净、无破损，标签应符合国家有关规定，内包装应无破损、无裂痕、无渗漏，品名、批号、保存条件、有效期和合格证清晰。

(1) 抗原包被板　96 孔塑制微孔板，1 板/盒，无色透明，干燥，无杂质吸附。

(2) 羊抗犬 IgG 酶标抗体　无色或淡黄色透明液体，0.5mL/瓶，1 瓶/盒。

(3) 质控阴性血清（冻干）　疏松状淡黄色团块，1 瓶/盒。

(4) 质控阳性血清（冻干）　疏松状淡黄色团块，1 瓶/盒。

(5) 参考血清（冻干）　疏松状淡黄色团块，1 瓶/盒。

(6) 样品稀释液　无色或淡黄色透明液体，30mL/瓶，1 瓶/盒。

(7) 酶标抗体稀释液　无色或淡黄色透明液体，20mL/瓶，1 瓶/盒。

(8) 20 倍浓缩洗涤液　无色透明液体，20mL/瓶，1 瓶/盒。

(9) 底物 A 液　无色透明液体，7mL/瓶，1 瓶/盒。

(10) 底物 B 液　无色透明液体，7mL/瓶，1 瓶/盒。

(11) 终止液　无色透明液体，7mL/瓶，1 瓶/盒。

【作用与用途】用于酶联免疫吸附试验，检测犬血清中的狂犬病病毒 IgG 抗体。

【用法与判定】

1. 需要自备的材料

去离子水或生理盐水、可调移液器、1000mL 的量筒、酶标仪、37℃温箱。

2. 预备步骤

(1) 做好质控血清、参考血清（或 OIE 狂犬病阳性参考血清）和待检样品的版面布置和记录。

(2) 质控阳性血清、质控阴性血清的稀释　用 0.5mL 样品稀释液复溶质控阳性血清和质控阴性血清，并做 10 倍系列稀释至 1∶100。

(3) 参考血清的稀释　用 0.5mL 样品稀释液复溶参考血清，按照下述稀释方法得到标准曲线，先将参考血清稀释至 0.4EU/mL，再进行 1∶10 稀释至 0.04 EU/mL，在此基础上进行 2 倍稀释，即得到下述梯度参考血清：0.04EU/mL、0.02EU/mL、0.01EU/mL、0.005 EU/mL、0.0025EU/mL、0.00125EU/mL、0.000625EU/mL（如使用参考血清为 OIE 狂犬病阳性参考血清，按上述稀释方法稀释至 0.04IU/mL、0.02IU/mL、0.01IU/mL、0.005 IU/mL、0.0025IU/mL、0.00125IU/mL、0.000625IU/mL）。

(4) 待检血清稀释　将待检血清 10 倍系列稀释至 1∶100。

3. 检测步骤

(1) 对照血清和样品的加样　将稀释好的不同效价的参考血清、质控阴性血清、质控阳性血清和待检样品按照版面布置加入板孔内，100μL/孔，对照血清和样品分别做 2 孔重复。

（2）孵育 37℃恒温培养箱内孵育 30min。

（3）洗板 用去离子水将浓缩洗涤液进行 20 倍稀释备用，弃掉板孔内液体，加洗涤液，200μL/孔，洗涤 5 次，甩干。

（4）加酶标抗体 用酶标抗体稀释液按照 1∶100 稀释酶标抗体，100μL/孔。

（5）孵育 37℃恒温培养箱内孵育 60min。

（6）洗板 弃掉孔内液体，加洗涤液，200μL/孔，洗涤 5 次，甩干。

（7）显色 底物 A、B 液等体积混合，每孔加 100μL。

（8）孵育 37℃恒温培养箱内避光孵育 20min。

（9）终止 向每个酶标板孔中加入终止液 50μL。

（10）检测 在酶标仪上设置波长为 450nm 条件下测出 OD_{450nm} 值。

4. 结果判定

（1）当质控阳性血清 OD_{450nm} 值≥0.6，质控阴性血清 OD_{450nm} 值≤0.1，且当 ln（参考血清 OD_{450nm} 值）与 ln（参考血清中狂犬病病毒抗体滴度）之间的相关系数（R）不小于 0.95 时，试验结果才有效。

（2）检测结果的计算

① 计算各稀释度参考血清（从 4EU/mL 至 0.0625EU/mL，不考虑其 1∶100 稀释）的平均 OD_{450nm} 值，以及平均 OD_{450nm} 值的对数值（ln）。

② 计算各稀释度参考血清抗体滴度的对数值（ln）（从 4EU/mL 至 0.0625EU/mL，不考虑其 1∶100 稀释）。

③ 将上述两组对数值（ln）代入 Excel 表中，点击图表类型中"XY 散点图"，以各稀释度参考血清抗体滴度（不考虑其 1∶100 稀释）的对数值为 X 轴，以各稀释度参考血清样品平均 OD_{450nm} 值的对数值为 Y 轴，并点击图上任意散点，右键菜单中点击添加趋势线，并在趋势线格式中选择显示公式和显示 R^2（相关系数平方值）。

④ 形成抗体滴度对数值（ln）与 OD_{450nm} 值的对数值（ln）的线性回归曲线，显示公式为 $y＝ax＋b$，即 $\ln(OD_{450nm})＝a×\ln$（狂犬病病毒抗体的滴度）$＋b$，则狂犬病病毒抗体滴度（EU/mL）$＝e^{[\ln(OD_{450nm})-b]/a}$，其中 e 代表自然底数，$a$ 代表回归曲线斜率，b 代表回归曲线在 Y 轴上的截距，$\ln(OD_{450nm})$ 即为待检样品 OD_{450nm} 平均值的自然底数的对数值。

⑤ 将上述回归曲线的 R^2 开方计算后即为相关系数 R，R 不小于 0.95 时试验成立，进行结果计算。

⑥ 将待检样品血清的平均 OD_{450nm} 值代入公式进行计算，即可得到待检血清的抗体滴度值。

（3）判定标准

① 血清中抗体滴度＜0.06EU/mL，说明血清中狂犬病病毒 IgG 抗体检测为阴性；血清中抗体滴度≥0.06EU/mL，说明血清中狂犬病病毒 IgG 抗体检测为阳性。

② 血清抗体滴度≥0.6EU/mL，说明血清抗体达到保护水平（0.5IU/mL）。

（4）示例

① 将参考血清、质控阳性血清、质控阴性血清样品稀释及版面布置（表 17-14）。

表 17-14　质控血清、参考血清和待检样品版面布置

1	2	3	4
参考血清(0.04IU/mL)	参考血清(0.04IU/mL)	质控阴性血清(NC)(1∶100)	质控阴性血清(NC)(1∶100)
参考血清(0.02IU/mL)	参考血清(0.02IU/mL)	S1(1∶100)	S1(1∶100)
参考血清(0.01IU/mL)	参考血清(0.01IU/mL)	S2(1∶100)	S2(1∶100)
参考血清(0.005IU/mL)	参考血清(0.005IU/mL)	S3(1∶100)	S3(1∶100)
参考血清(0.0025IU/mL)	参考血清(0.0025IU/mL)	S4(1∶100)	S4(1∶100)
参考血清(0.00125IU/mL)	参考血清(0.00125IU/mL)	S5(1∶100)	S5(1∶100)
参考血清(0.000625IU/mL)	参考血清(0.000625IU/mL)	S6(1∶100)	S6(1∶100)
质控阳性血清(PC)(1∶100)	质控阳性血清 PC(1∶100)	S7(1∶100)	S7(1∶100)

② 按照试剂盒操作步骤检测后，得待检样品 OD_{450nm} 值，结果分析见表 17-15。

表 17-15　质控血清、参考血清和待检样品 OD_{450nm} 值

序列	1	2	3	4
A	1.406	1.448	0.086	0.089
B	0.979	1.047	0.675	0.692
C	0.684	0.790	1.268	1.241
D	0.456	0.460	0.466	0.483
E	0.272	0.263	0.078	0.083
F	0.159	0.171	1.106	1.117
G	0.105	0.111	1.722	1.736
H	1.201	1.178	0.097	0.095

③ 对上述结果计算并分析得到结果如表 17-16。

表 17-16　质控血清、参考血清和待检样品结果分析表

样本		血清抗体滴度 /(IU/mL)	ln(血清抗体滴度) /(IU/mL)	OD_{450nm} 均值	ln(OD_{450nm} 均值)
参考血清		4	1.386	1.427	0.356
		2	0.693	1.013	0.013
		1	0.000	0.737	−0.305
		0.5	−0.693	0.458	−0.781
		0.25	−1.386	0.268	−1.317
		0.125	−2.079	0.165	−1.802
		0.0625	−2.773	0.108	−2.226
质控阳性血清		—	—	1.189	—
质控阴性血清		—	—	0.088	—
待检样品	S1	—	—	0.684	−0.380
	S2	—	—	1.255	0.227
	S3	—	—	0.457	−0.744
	S4	—	—	0.081	−2.513
	S5	—	—	1.112	0.106
	S6	—	—	1.729	0.548
	S7	—	—	0.096	−2.343

④ 将上述结果绘制标准曲线和 R^2 如图 17-29 所示。

质控阳性血清 H1 孔 OD_{450nm} 值＝1.201，H2 孔 OD_{450nm} 值＝1.178，平均 OD_{450nm} 值为 1.189。

质控阴性血清 A3 孔 OD_{450nm} 值＝0.086，A4 孔 OD_{450nm} 值＝0.089，平均 OD_{450nm} 值为 0.088。

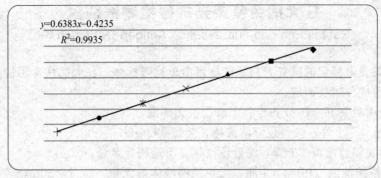

图 17-29 标准曲线图

ln（参考血清 OD_{450nm} 值）与 ln（参考血清滴度）之间的相关系数＞0.95，试验有效。

根据公式 $y = 0.638x - 0.423$，得到 ln(待检样品抗体滴度)＝[ln(待检样品 OD_{450nm} 值)＋0.423]/0.638，则待检样品中抗体滴度 (EU/mL)＝$e^{[\ln(待检样品OD_{450nm}值)+0.423]/0.638}$。

⑤ 结果计算与判定 将表 17-16 中待检样品的平均 OD_{450nm} 值的对数值代入上述公式，得到表 17-17 中结果。

表 17-17 待检样品抗体滴度结果

待检样品编号	抗体滴度/(EU/mL)	待检样品编号	抗体滴度/(EU/mL)
S1	1.070	S5	2.291
S2	2.770	S6	4.581
S3	0.605	S7	0.049
S4	0.038		

样品 S1、样品 S2、样品 S3、样品 S5、样品 S7 平均 OD_{450nm} 值都在标准曲线 OD_{450nm} 值（0.108~1.427）的线性范围内，可直接根据公式计算结果，样品 S4 平均 OD_{450nm} 值 0.081，样品 S6 平均 OD_{450nm} 值 1.729 已经超出标准曲线的线性范围，样品 S4 抗体滴度判为阴性，样品 S6 需要在 1∶100 的基础上再进行稀释，即进行 1∶200、1∶400 稀释至 OD_{450nm} 值在标准曲线的线性范围内，如进行 1∶200 稀释得到的结果需乘以相应的稀释倍数 2，即得到最终血清抗体滴度结果。

【注意事项】

① 本试剂盒仅用于检测犬血清中狂犬病病毒 IgG 抗体。

② 不要使用过了有效期的试剂，不同批次试剂盒的成分不要混用。

③ 所有试剂 2~8℃保存，使用前所有的试剂需平衡至室温。

④ 所有的试剂避免接触皮肤和眼睛，如果碰到，立即用冷水冲洗接触处。

⑤ 在样品采集、储存和运输过程中避免污染。

⑥ 避免溶液被金属离子、氧化剂和清洁剂污染，每个容器一定要清洁，对酶标记物和底物不要使用同一个容器和吸头。

⑦ 检测样品预先进行热灭活（56℃、30min），建议样品在−20℃以下保存。

⑧ 操作过程中的移液、时间和洗涤都必须精确控制。

⑨ 试剂盒开封后未用完的试剂盒，质控阴性、阳性血清参考血清应−20℃以下保存，其余试剂应 2~8℃保存；ELISA 板条密封条件下 2~8℃保存，可于 1 个月内用完。

【规格】96 孔/盒。

【贮藏与有效期】2~8℃保存，有效期为 12 个月。

狂犬病免疫荧光抗原检测试剂盒
Rabies Immuno-fluorescence Antigen Detection Kit

本品系由荧光素标记的抗狂犬病病毒核蛋白单克隆抗体、狂犬病病毒阴性和阳性对照脑组织以及洗液等成分组装而成。

【性状】应密封完好、组分齐全、无破损、无渗漏。其中：

（1）荧光抗体　1管，淡黄色澄清液体，装量≥60μL。

（2）1％伊文思蓝溶液　1管，深蓝色液体，不透明，装量≥30μL。

（3）20倍浓缩洗液（PBS）　1瓶，无色透明液体，无味，装量≥50mL。

（4）吐温-20　1管，无色透明黏稠液体，装量≥0.5mL。

（5）80％缓冲甘油　1管，无色透明略黏稠液体，装量≥1.5mL。

（6）阳性对照脑组织　1管，淡粉至灰白色组织块，冰冻、密闭包装。

（7）阴性对照脑组织　1管，淡粉至灰白色组织块，冰冻、密闭包装。

（8）载玻片　60张，洁净、无破损。

【作用与用途】用于疑似狂犬病动物死后脑组织直接免疫荧光染色（DFA）检测。

【用法】

① 将20倍浓缩洗液（PBS）50mL，加入950mL的灭菌蒸馏水（自备）中，充分混匀后，取出20mL，装入标有"抗体稀释液"的空瓶内备用；在其余液体内按终浓度0.05％加入吐温-20，混匀后作为洗液（PBST）。以灭菌蒸馏水（自备）配制80％的丙酮溶液，置2～8℃预冷。

② 取阳性对照脑组织、阴性对照脑组织、待检动物脑干和小脑及海马回三处的脑组织少许，在载玻片上制备组织涂片，即轻轻将脑组织触碰载玻片，形成印迹即可。每份脑组织制备1张。

③ 脑组织涂片自然风干5～10min，浸入已经预冷的80％丙酮溶液内固定，2～8℃固定20min后，取出自然风干。

④ 以抗体稀释液稀释荧光抗体，每张涂片需荧光抗体1μL，根据检测涂片数量取适量荧光抗体，200倍稀释后加入终浓度为0.002％伊文思蓝即为工作液。

⑤ 将阳性、阴性和待检脑组织涂片水平放在37℃湿盒内，在组织涂片印迹上滴加荧光抗体工作液，呈一薄层覆盖即可，每片不超过200μL，37℃湿盒内保温染色60min后取出。

⑥ 以吸水纸吸弃反应液，以PBST洗液浸洗涂片，洗涤3次，每次5min，每次洗涤后自然沥干。

⑦ 在涂片的组织印迹表面，滴加80％缓冲甘油，每片1～2滴，加盖玻片后荧光显微镜下观察。观察顺序为阳性对照→阴性对照→待测样品。

【判定】

（1）荧光染色密度的判定标准

＋＋＋＋：几乎每个视野均可见大量的形状、大小不等的特异性荧光灶；

＋＋＋：绝大多数视野内可见形状、大小不等的特异性荧光灶，数目不均，荧光灶数目较多；

＋＋：10％～50％的视野内可见形状、大小不等的特异性荧光灶，且荧光灶数量较少；

＋：＜10％的视野内可见形状、大小不等的特异性荧光灶，且荧光灶稀少；

－：各视野均无特异性荧光灶出现。

（2）检测有效与否判定标准

检测有效：阴性对照样品染色密度应为"－"，即各视野均不应有特异性荧光出现；同时阳性对照样品的荧光应为苹果亮绿色，与红染的组织背景反差明显，且判定结果为"＋＋"或以上。

检测无效：阴性对照样品染色密度判定达到"＋"以上，或阳性对照样品的判定为"＋"或以下；或阳性对照样品染色不明亮，且与红染的组织背景反差不明显时。

（3）诊断标准　脑组织中荧光染色判定为"＋"以上的样品，应诊断为狂犬病病毒感染阳性。

在各个视野均观察不到特异性荧光灶时，判为"－"，诊断为狂犬病病毒荧光抗体染色阴性。

【注意事项】

① 操作本试剂盒的技术人员应为接受过相关技能培训的检验人员。

② 本试剂盒中狂犬病病毒阳性脑组织样本中含有狂犬病固定毒活毒，在操作中应注意人员的安全防护。同时，由于试剂盒使用人员在处理待检样品和阳性样品时均有接触感染性病料的可能，因此，要求从事狂犬病检测的技术人员必须接受狂犬病暴露前免疫。

③ 本品应避免在室温下长时间放置。试剂盒频繁使用时，可将其中的荧光抗体管取出，在 2～8℃ 冰箱中保存；长时间不用时，可将荧光抗体置－20℃ 以下保存。

④ 荧光抗体在较长时间保存后可有少量沉淀产生，不影响使用。

⑤ 本试剂盒适用于疑似狂犬病动物脑组织直接免疫荧光（DFA）诊断及接毒细胞的检测，动物死后尽早采样，只要脑组织未腐败，均可进行免疫荧光检测。

【规格】50 头份/盒。

【贮藏与有效期】2～8℃（阴、阳性脑组织－20℃ 冰冻），避光保存，有效期为 12 个月。

狂犬病病毒巢式 RT-PCR 检测试剂盒

Rabies Virus Nested RT-PCR Detection Kit

本试剂盒采用针对狂犬病病毒核酸保守的核蛋白基因序列的巢式 RT-PCR 检测技术，由阳性对照样品、阴性对照样品、1 倍 RT-PCR 反应液（含引物）、1 倍 PCR 反应液（含引物）、酶混合液、无核酸酶水、裂解液、洗液、洗脱液、吸附柱和收集管等组分组装而成。

【性状】试剂盒外观应密封完好、无变形，组分齐全，无破损，无渗漏，标签字迹清晰。其中：

（1）阳性对照样品　悬浊液体，装量为 600μL/管，1 管。

（2）阴性对照样品　悬浊液体，装量为 600μL/管，1 管。

（3）1 倍 RT-PCR 反应液（含引物）　无色澄清液体，无沉淀，装量为 1.5mL/管，1 管。

（4）1 倍 PCR 反应液（含引物）　绿色澄清液体，无沉淀，装量为 1.5mL/管，1 管。

（5）酶混合液　无色油性液体，无沉淀，装量为 180μL/管，1 管。

（6）无核酸酶水　无色澄清液体，无沉淀，装量为 1.5mL/管，1 管。

（7）裂解液　无色澄清液体，无沉淀，装量为 30mL/瓶，1 瓶。

（8）洗液　无色澄清液体，无沉淀，有乙醇的刺激性气味，装量为 60mL/瓶，1 瓶。

（9）洗脱液　无色澄清液体，无沉淀，装量为 10mL/瓶，1 瓶。

（10）吸附柱和收集管　外观透亮无破损，离心柱层析膜乳白色无破损。装量为 50 套/

袋，1 袋。

【作用与用途】用于疑似狂犬病犬脑组织样品中狂犬病病毒 RNA 的检测。

【用法与判定】

1. 用法

（1）待检样品采集、保存及运输

① 采集部位。取待检犬的脑组织。

② 采集方法。对犬脑组织标本的采集使用快速采样法。即：用塑料管从头部枕骨大孔或能看见脑组织的位置向眼眶处斜插（或用粗穿刺针从眼角眶向头部枕骨大孔处斜插），然后阻断塑料管尾部与外界大气连通，迅速将塑料管拔出。尽量使塑料管通过犬脑的大脑、中脑和小脑部位。取出的塑料管中应有脑组织；将脑组织标本放入无菌离心管中，记录编号后保存待检。

③ 样品保存。所有待检疑似狂犬病标本在 2～8℃保存应不超过 24h；在－20℃以下冰箱冷冻保存应不超过 6 个月；长期保存时，以－70℃以下冰柜为宜。

④ 样品运输。标本一定要放置在有干冰或冰块的冷藏包中，保持全程冷链运输。要求在运输至实验室时，干冰仍覆盖标本或冰仍未完全融化。

（2）样品处理

① 组织样品处理。分别从待检脑组织脑干、小脑及海马回三个不同的部位各称取样品约 1g，用手术剪剪碎混匀，再取其中约 1g 置研磨器中研磨，加入 1.0mL 生理盐水继续研磨，取 100μL 匀浆液置 1.5mL 灭菌离心管中。

② 阳性对照样品处理。取阳性对照样品 100μL，置 1.5mL 灭菌离心管中。

③ 阴性对照样品处理。取阴性对照样品 100μL，置 1.5mL 灭菌离心管中。

（3）样品总 RNA 的提取

① 取已处理的样品、阴性对照样品和阳性对照样品，分别加入裂解液 600μL，充分颠倒混匀，室温静置 3～5min。

② 将液体吸入吸附柱中（吸附柱要套上收集管，吸取液体时尽量不要吸到悬浮杂质，以免离心时堵塞吸附柱），以 13000r/min 离心 30s，弃去收集管中液体，套上收集管。

③ 向吸附柱中加入 600μL 洗液，以 13000r/min 离心 30s，弃去收集管中液体，套上收集管。

④ 重复步骤③。

⑤ 再空柱以 13000r/min 离心 2min。

⑥ 将吸附柱移入新的 1.5mL 离心管中，在膜中央悬空加入洗脱液 50μL，室温静置 1min，以 13000r/min 离心 30s，洗脱液即为总 RNA。

（4）扩增操作

① 第 1 次扩增。设被检样品、阴性对照样品和阳性对照样品的份数总和为 n，按如下反应体系配制：1 倍 RT-PCR 反应液（含引物）22μL $(n+1)$μL，酶混合液 3μL $(n+1)$μL，将以上配制的反应体系充分混匀后，分装至每个反应管中各 25μL。分别取（3）⑥中已溶解的样品总 RNA 25μL 加入相应反应管中，做好标记。在 PCR 扩增仪上进行以下反应，反应程序：反转录条件为 50℃反转录 30min，95℃预变性 3min；扩增条件为 95℃变性 40s、56℃退火 45s、72℃延伸 90s，共 30 个循环；72℃延伸 5min。

② 第 2 次扩增。将 1 倍 PCR 反应液（含引物）分装至每管中各 27μL，每管分别加入 22μL 无核酸酶水和 1μL 第一次扩增产物，做好标记。在 PCR 扩增仪上进行以下反应，反应程序：95℃预变性 3min；95℃变性 40s、56℃退火 45s、72℃延伸 30s，共 30 个循环；

72℃延伸 5min，结束反应。

（5）电泳　将第二次扩增产物 10μL 和 DNA Marker（DL2000）10μL 分别点样于含 EB 的 1.5％琼脂糖凝胶孔中，调电压为 110～120V，在 1 倍 TAE 缓冲液中电泳 30min（注意防止样品跑出胶），紫外灯下观察结果。

2. 结果判定

阳性对照样品出现约 255bp 扩增带、阴性对照样品无条带出现（引物带除外）时，试验结果成立。若被检样品出现约 255bp 扩增带，判为狂犬病病毒阳性，否则判为阴性。

【注意事项】

① 本试剂盒只用于疑似狂犬病犬脑组织样品的检测，不适用于唾液、血清、尿液等样品。

② 狂犬病样品的采集应由专业的技术人员完成，以免因样品采集不当而影响试验结果。鉴于待检病料可能含有感染性病毒，要求检验人员必须接受狂犬病暴露前免疫。

③ 所有用于检测的废弃物品均应放入含消毒液的废物缸内，高压灭菌处理。

④ 实验室应分配液区、模板提取区和扩增区。工作流程顺序为配液区→模板提取区→扩增区。各区器材试剂专用，不可跨区使用。试验结束后，立即用 1％次氯酸钠或 75％酒精消毒工作台。

⑤ 所有试剂应在规定的温度下保存，酶混合液应置于冰盒上使用，其余冷冻保存的试剂使用前应拿到室温融化，以 3000r/min 离心 15s，使液体全部沉于管底。用毕将所有试剂立即放回原处。

⑥ 在提取 RNA 时，尽量缩短操作时间，避免 RNA 酶污染。离心管、吸头等在试验前应全部高压灭菌。用灭菌的镊子夹取离心管，打开和盖上离心管盖时避免手和手套接触离心管口，若离心管开盖时粘在手上或有液体溅出，应立即更换手套；所有接触病料的物品均应合理处理。

⑦ 提取的 RNA 样品，短期内使用放置 2～8℃或冰上，长期应在 -70℃以下保存。

⑧ 反应体系在特定配液区或者超净工作台中配制，配制和分装 1 倍 RT-PCR 反应液（含引物）、1 倍 PCR 反应液（含引物）时应尽量避免产生气泡，上机前检查各反应管是否盖紧。

⑨ 试剂盒中应在 -20℃以下保存的试剂需在有干冰或冰块的冷藏包中全程冷链运输。

【规格】50 头份/盒。

【贮藏与有效期】阳性对照样品、阴性对照样品、1 倍 RT-PCR 反应液（含引物）、1 倍 PCR 反应液（含引物）、酶混合液和无核酸酶水置 -20℃以下保存；其他组分置室温保存。有效期 12 个月。

狂犬病竞争 ELISA 抗体检测试剂盒

Rabies competitive ELISA kit for antibody assay

本试剂盒以细胞培养的狂犬病病毒为包被抗原，以抗狂犬病病毒糖蛋白的单克隆抗体为酶标抗体，由抗原包被板、10 倍酶标抗体、对照血清、20 倍洗液、显色液、终止液和说明书共同组装而成。

【性状】试剂盒外观应密封完好、无变形，组分齐全，无破损，无渗漏，标签字迹清晰。各成分装量与性状如下：

（1）抗原包被板　铝塑复合袋，无破损，密封良好，装量为 96 孔，1 块。

（2）10 倍酶标抗体　淡褐色透明液体，装量为 $600\mu L$/管，1 管。

（3）0IU/mL 对照血清　淡黄色透明液体，装量为 $110\mu L$/管，1 管。

（4）0.5IU/mL 对照血清　淡黄色透明液体，装量为 $110\mu L$/管，1 管。

（5）1IU/mL 对照血清　淡黄色透明液体，装量为 $110\mu L$/管，1 管。

（6）20 倍洗液　无色透明液体，装量为 10mL/瓶，1 瓶。

（7）显色液　无色或淡蓝色透明液体，装量为 10mL/瓶，1 瓶。

（8）终止液　无色透明液体，装量为 5mL/瓶，1 瓶。

【作用与用途】 用于检测犬血清中狂犬病病毒抗体。

【用法与判定】

1. 用法

（1）待检血清样品处理　56℃水浴灭活 30min 后，5000r/min 离心 1min，每份样品取 $110\mu L$ 进行检测。

（2）检测

① 将 20 倍洗液全部加入190mL 纯化水中，稀释成 1 倍洗液。将 10 倍酶标抗体 3000r/min 离心 5s，取 $600\mu L$ 加入 5.4mL 1 倍洗液中，混匀，作为工作酶标抗体。

② 打开铝塑复合袋，取出抗原包被板，按 $200\mu L$/孔将 1 倍洗液加入各孔，3min 后，弃洗液。重复洗 2 次后，在吸水纸上拍干。

③ 取 $110\mu L$ 工作酶标抗体，分别与等体积对照血清和待检血清在 Eppendorf 管中混匀；迅速将对照血清-酶标抗体混合物加入 96 孔酶联反应板左侧第 1、2 列的 A～C 孔内，$100\mu L$/孔，每个对照血清设 2 个孔；将待检血清-酶标抗体混合物加入 96 孔酶联反应板其它孔内，$100\mu L$/孔，每个样品设 2 个孔；记录加样顺序和样品名称。

④ 将加入样品的抗原包被板置 37℃湿盒内感作 60min。

⑤ 甩尽板内液体，按 $200\mu L$/孔将 1 倍洗液加入各孔，3min 后，弃洗液，在吸水纸上拍干。

⑥ 重复⑤步骤 2 次。

⑦ 每孔加入 $100\mu L$ 显色液，37℃湿盒内反应 15min。

⑧ 每孔加入 $50\mu L$ 终止液，10min 内利用酶标仪读取 OD_{450nm} 值。计算每份样品 2 个检测孔 OD_{450nm} 值的平均数，用于结果判定。

2. 判定

① 0IU/mL 对照血清 OD_{450nm} 值＞0.6，0.5IU/mL 对照血清 OD_{450nm} 值＞0.4，1IU/mL 对照血清 OD_{450nm} 值＞0.3，且 0IU/mL 对照血清 OD_{450nm} 值＞0.5IU/mL 对照血清 OD_{450nm} 值＞1IU/mL 对照血清 OD_{450nm} 值时，判定检测结果成立。

② 待检样品 OD_{450nm} 值≥0IU/mL 对照血清 OD_{450nm} 值时，判定为狂犬病病毒抗体阴性。

③ 0IU/mL 对照血清 OD_{450nm} 值＞待检样品 OD_{450nm} 值＞0.5IU/mL 对照血清 OD_{450nm} 值时，判定为狂犬病病毒抗体弱阳性。

④ 0.5IU/mL 对照血清 OD_{450nm} 值≥待检样品 OD_{450nm} 值≥1IU/mL 对照血清 OD_{450nm} 值时，判定为狂犬病病毒抗体阳性。

⑤ 待检样品 OD_{450nm} 值＜1IU/mL 对照血清 OD_{450nm} 值时，判定为狂犬病病毒抗体强阳性。

【注意事项】

① 本制品仅限于经 ELISA 技术培训的专业人员使用。

② 当犬血清中狂犬病病毒抗体为弱阳性和阴性时，应对该犬进行狂犬病疫苗接种。

③ 保存期间洗液和对照血清出现少量沉淀，不影响使用效果。

④ 本试剂盒中除终止液外，其他试剂无刺激性和腐蚀性。建议在操作终止液时，戴上一次性手套，并防止液体外溢。若外溢在桌面或试剂盒上时，应立即用吸水纸吸干；外溢至手上或皮肤表面时，应尽快用吸水纸吸干，并用流水冲洗。

⑤ 试剂盒内抗原包被板需现用现开封，打开真空包装后的抗原包被板不宜长期保存。

⑥ 试剂盒内 10 倍酶标抗体和 20 倍洗液需现用现稀释，稀释后的工作液不宜长期保存。

⑦ 加入显色液和终止液时，孔内应避免出现气泡；利用酶标仪读取 OD_{450nm} 值之前，应用纱布将抗原包被板底部擦拭干净。

⑧ 所有检测的废弃物品均应高压消毒处理。

⑨ 试剂盒和待检血清样品需在有冰块的冷藏包中全程冷链运输。所有待检血清样品在 2～8℃保存应不超过 72h；长期保存时，-70℃以下为宜。

⑩ 由于检测血清来自犬，建议血清采集者和操作者按狂犬病暴露前预防程序进行疫苗接种。

【规格】96 孔/块，1 块/盒。

【贮藏与有效期】2～8℃保存，有效期为 6 个月。

马流感病毒 H3 亚型血凝抑制试验抗原、阳性血清与阴性血清
Equine Influenza Virus（H3 Sub-type） Antigen, Positive Sera and Negative Sera For Hemagglutination Inhibition Test

抗原系用马流感 H3N8 亚型病毒（HB 株）接种 SPF 鸡胚培养，收获感染鸡胚尿囊液，经 β-丙内酯灭活后，加适宜稳定剂制成。用于马流感病毒 H3 亚型抗体的检测。

阳性血清系由 H3N8 亚型马流感病毒（HB 株）人工感染马，采集血液，分离血清制成。用于马流感病毒 H3 亚型抗体检测阳性对照。

阴性血清系采集马流感病毒 H3 亚型抗体阴性马的血液，分离血清制成。用于马流感病毒 H3 亚型抗体检测阴性对照。

【性状】抗原为无色透明或半透明液体，久置后会出现少量沉淀；阴、阳性血清为黄色透明液体。

【用法与判定】

1. HA 效价测定操作术式

采用 96 孔 U 形微量板进行试验，反应总体积为 100μL。按表 17-18 用 0.01mol/L、pH 值 7.2～7.6 的 PBS 将抗原 2 倍系列稀释，然后加入 0.5% 的鸡红血细胞，轻轻混匀后置室温（35±5）min，观察凝集反应。

表 17-18　HA 效价测定操作术式

项目	1	2	3	4	5	6	7	8	9	10	11	12
稀释倍数	2^{-1}	2^{-2}	2^{-3}	2^{-4}	2^{-5}	2^{-6}	2^{-7}	2^{-8}	2^{-9}	2^{-10}	2^{-11}	对照
稀释液用量/μL	50	50	50	50	50	50	50	50	50	50	50	50
抗原用量/μL	50	50	50	50	50	50	50	50	50	50	50	弃去
0.5%红细胞用量/μL	50	50	50	50	50	50	50	50	50	50	50	50

结果判定方法：将血凝板倾斜 45° 20～30s。100% 的红细胞被病毒所凝集（不流淌）判为 "＋＋＋＋"，以出现 "＋＋＋＋" 的最高稀释度作为判定终点。

2. HI效价测定操作术式

(1) 6个HA单位工作抗原液的制备　根据凝集试验的测定结果，用灭菌的PBS配制6个工作单位的抗原。血凝效价除以12为抗原的预稀释倍数。举例如下：抗原的HA效价为1：128，稀释倍数为128/12＝10.6，约11倍稀释，即1mL的抗原液加入10mL的PBS里进行稀释。抗原配制完成应重新进行标定。

(2) HI试验的操作方法　应用96孔U形微量板进行试验，试验的反应总体积为100μL，利用PBS液将待测样品做连续倍比稀释后，加入6个HA单位抗原室温作用30min，再加入0.5％的鸡红血细胞，轻轻混匀后置室温（35±5）min，观察凝集反应，试验设阴、阳性血清对照及红细胞对照，具体操作方法见表17-19。

表17-19　HI试验操作术式

项目	1	2	3	4	5	6	7	8	9	12
稀释倍数	10	20	40	80	160	320	640	1280	2560	对照
稀释液用量/μL	不加	25	25	25	25	25	25	25	25	50
被检血清用量/μL	50	25	25	25	25	25	25	25	25	25 弃去
6单位HA抗原用量/μL	25	25	25	25	25	25	25	25	25	25
				轻轻混匀，在室温条件下静置30min						
0.5％鸡红血细胞用量/μL	50	50	50	50	50	50	50	50	50	50

结果判定：以阳性对照血清出现明显的血凝抑制现象开始判定，当对照阴、阳性血清的HI抗体效价与已知效价相差不超过1个滴度时，试验结果成立。将血凝板倾斜45°，以出现6个单位工作抗原的血凝活性完全被抑制的血清最高稀释度作为判定终点。待检血清的HI抗体效价不低于1：20判为阳性。

附：试剂处理

(1) 0.5％鸡红细胞悬液的制备　采取2～4只4～12月龄SPF公鸡的血液，与等量阿氏液混合，然后用0.01mol/L pH7.2～7.6 PBS洗涤3次，前两次以1500r/min离心5min，最后1次以同样的转速离心10min，将沉积的红细胞用PBS配制成0.5％红细胞悬液，置4～8℃备用。

(2) 血清处理操作方法

① 血清200μL＋1.0mL 10％白陶土。

② 剧烈振荡血清-白陶土混合物，每5min振荡一次，共（20±5）min。

③ 2000r/min离心（20±5）min。

④ 加入100μL 5％鸡红细胞。

⑤ 加入700μL PBS（0.01mol/L、pH7.2～7.6）。

⑥ 每隔5min轻轻摇动上层清液，使红细胞保持悬浮状态。

⑦ 1500r/min离心（20±5）min。红细胞会沉积于白陶土上层。

⑧ 将上清液移入新管中，此液体视为1：10稀释的待检血清。

(3) 10％白陶土混悬液配方　白陶土10g、PBS（0.01mol/L，pH值7.2～7.6）100mL。

【规格】1mL/瓶。

【贮藏与有效期】抗原2～8℃保存，有效期24个月；阴、阳性血清−20℃以下保存，有效期24个月。

犬狂犬病病毒 ELISA 抗体检测试剂盒
ELISA Kit for Detection of Antibody against Canine Rabies Virus

本品系由纯化的热灭活狂犬病病毒抗原包被板、阳性对照血清、阴性对照血清、20 倍浓缩洗涤液（样品稀释液）、酶标抗体工作液、显色液、终止液、血清稀释板、封板膜组装而成。

【性状】试剂盒的外包装应洁净、无破损，内包装应无破损、无裂迹、无渗漏，品名、批号、保存条件、有效期等应清晰。其中：

（1）抗原包被板（96孔板） 应为真空铝箔纸封闭良好，包被板孔底清洁透明、无异物，96孔/块，2块/盒。

（2）阳性对照血清 应为无色透明液体，无悬浮物，装量为 1mL/管，1管/盒。

（3）阴性对照血清 应为无色透明液体，无悬浮物，装量为 1mL/管，1管/盒。

（4）酶标抗体工作液 应为淡乳白色透明液体，有少量悬浮物，装量为 24mL/瓶，1瓶/盒。

（5）20 倍浓缩洗涤液（样品稀释液） 应为无色透明液体，有少量晶体，装量为 50mL/瓶，1瓶/盒。

（6）显色液 应为无色透明液体，无沉淀物，装量为 20mL/瓶，1瓶/盒。

（7）终止液 应为无色透明液体，无沉淀物，装量为 12mL/瓶，1瓶/盒。

（8）血清稀释板 孔底应为清洁透明，无异物，96孔/块，1块/盒。

（9）封板膜 应为清洁透明，2张/盒。

【作用与用途】用于犬狂犬病病毒抗体检测。

【用法与判定】

1. 用法

（1）样品准备 取犬外周血，待血液凝固后 4000r/min 离心 10min，收集上清。血清应清亮，无溶血。

（2）洗涤液（样品稀释液）配制 使用前，20 倍浓缩洗涤液（样品稀释液）应恢复至室温（20～25℃），并摇动使沉淀溶解，然后用双蒸水做 1∶20 稀释并混匀（检测 1 个孔，需要取 250μL 浓缩洗涤液加入 4750μL 的双蒸水中）。稀释好的洗涤液在 2～8℃ 可以存放 7 日。

（3）样品稀释 使用 1 倍样品稀释液按 1∶100 的体积比稀释待检血清样品（即取 2μL 待检血清加入 198μL 样品稀释液），在稀释板内充分混匀。

（4）操作步骤

① 取抗原包被板（根据样品量，可拆开多次使用），每孔加入 100μL 已稀释的待检样品，同时设立不稀释阳性对照血清孔、阴性对照血清孔，各 2 孔。轻轻振匀孔中样品（勿溢出），贴上封板膜，置 37℃ 孵育 1h。

② 弃去孔中的液体，每孔加入 300μL 洗涤液，每次静置 3min 弃去并在吸水纸上拍干，共计洗板 5 次。

③ 每孔加入酶标抗体工作液 100μL，贴上封板膜，置 37℃ 孵育 1h。

④ 洗涤 5 次，方法同②。

⑤ 每孔加显色液 100μL，混匀，室温避光显色 10min。

⑥ 每孔加 50μL 终止液，混匀后 10min 内在 OD_{450nm} 下测定结果。

2. 判定

（1）试验成立条件 两孔阴性对照 OD_{450nm} 平均值应＜0.2；两孔阳性对照 OD_{450nm} 平

均值应≥0.6。

(2) 临界值（S/P 值）的计算　S/P＝（待测样本 OD_{450nm} 均值-阴性对照 OD_{450nm} 均值）/（阳性对照 OD_{450nm} 均值－阴性对照 OD_{450nm} 均值）。

(3) 判定标准　S/P 值＜0.103，则判定为阴性；S/P 值≥0.103，则判定为阳性。

【注意事项】

① 试剂盒使用前各试剂应平衡至室温，试验结束后放回 2～8℃保存。

② 不同批号的试剂盒组分不得混用，不同试剂使用时应防止交叉污染。

③ 底物液和终止液不能暴露于强光下或接触氧化剂。

④ 待检血清样品数量较多时，应先稀释完所有待测血清，再转移到抗原包被板，使反应时间保持一致。

⑤ 用双蒸水稀释 20 倍浓缩洗涤液时，如发现有结晶，应先水浴加热使其溶解后再使用。

⑥ 在操作过程中移液时，尽量准确，防止气泡产生。

⑦ 严格遵守各操作步骤规定的时间。

【规格】 192 孔/盒。

【贮藏与有效期】 2～8℃保存，有效期为 6 个月。

犬细小病毒胶体金检测试纸条
Canine Parvovirus Colloidal Gold Test Strip

本品由犬细小病毒胶体金检测试纸条、样品处理液和样品收集棉签组成。试纸条由 PVC 底板、样品垫、金标垫、吸水纸和硝酸纤维素膜组合制成。金标垫为胶体金标记抗犬细小病毒单克隆抗体 F1，检测线为抗犬细小病毒单克隆抗体 B6，质控线为羊抗小鼠 IgG，样品处理液为 PBS 缓冲液。

【性状】 包装应封闭完好、无破损、无裂痕、无渗漏，品名、批号、保存条件、有效期等应清晰。其中：

(1) 犬细小病毒胶体金检测试纸条　包装封闭良好，内含试纸条一个，吸管一个，干燥剂一包；试纸条的塑料外壳应无破损，试纸条在外壳的正确位置，无偏移；装量为 1 条/袋；10 袋/盒。

(2) 样品处理液　无色透明液体，装量为 1mL/管，10 管/盒。

(3) 样品收集棉签　干净、无杂物附着，装量为 1 个/袋，10 袋/盒。

【作用与用途】 用于犬细小病毒的检测。

【用法与判定】

1. 用法

(1) 样本处理

① 细胞培养病毒液样本的处理方法。细胞培养病毒液可直接用于检测或者冻融一次后待检。

② 粪便检测样本的处理方法。将收集到粪便的收集棉签插入含有处理液的样品管中，搅拌片刻后取出，将装有处理液的试管盖上，来回振荡混匀，使粪便样品溶解，静置 10min 使大颗粒沉降到试管底部。吸取上层液体待检。

(2) 操作步骤　取适量的检测样品（80～120μL，滴管 3～4 滴），缓慢滴加到样品孔中，当看到红色液体在试纸条上移动时，放慢加样速度。整个加样过程控制在 1min 内完成。加样完成后将试纸条平放在桌面上，5～20min 之间观察结果。

2. 判定

① 在试纸条上出现两条红色条带（T：检测线，C：质控线），判为阳性 [图 17-30(a)]。

② 在试纸条上仅出现一条红色条带（C：质控线），判为阴性 [图 17-30(b)]。

③ 在试纸条质控线处不出现红色条带，判为无效 [图 17-30(c)]。

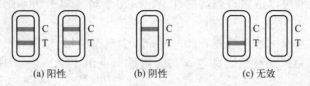

(a) 阳性　　　　　　　(b) 阴性　　　　　　　(c) 无效

图 17-30　犬细小病毒胶体金检测试纸条结果判定示意图

【注意事项】

① 包装破损、过有效期的，请勿使用。

② 试纸条贮藏与运输过程中不可冷冻，避免阳光直晒。

③ 撕开铝箔袋取出试纸条后应立即使用，防止试纸条受潮。

④ 用过的试纸条及被检样品等应做无害化处理。

【规格】10 份/盒。

【贮藏与有效期】2～28℃阴凉干燥处保存，有效期为 12 个月。

犬细小病毒酶免疫层析检测试纸条
Enzymatic Immunoassay Strips for Canine Parvovirus

本品系由犬细小病毒酶免疫层析检测试纸条、样品处理液、样品采集管、样品管、吸管和拭子组成。其中试纸条检测线包被犬细小病毒单克隆抗体 10B11，对照线包被羊抗鼠多克隆抗体，酶标垫包被酶标记的犬细小病毒单克隆抗体 10H4，样品处理液及样品采集管内液体为含裂解液的磷酸盐缓冲液。

【性状】外包装盒应完好无损。内包装应无破损，内组分完整齐全。

（1）试纸条　外表应无瑕疵，无划痕；上下底片咬合紧密，无歪曲变形；检测窗口位置适中，且 C、T 标示清晰。装量为 10 条/盒。

（2）样品处理液　无色澄清液体。装量为 10mL/瓶，1 瓶/盒。

（3）样品采集管　管壁应无破损，无裂缝，应装有滤芯；管内应为无色澄清液体。装量为 1mL/管，10 个/盒。

（4）样品管　管壁应无破损，无裂缝。装量为 10 个/盒。

（5）吸管　应无裂缝，管口平齐。装量为 10 个/盒。

（6）拭子　包装应无破损。装量为 10 个/盒。

【作用与用途】用于犬粪便、肛拭子和病毒培养物等样品中犬细小病毒的快速检测。

【用法与判定】

1. 样品处理

（1）犬粪便　用采样勺挖取约 0.1g 粪便 [水样稀便按照（3）液体样品处理]，装入样品采集管中，盖紧盖子后晃动采样管，使粪便充分溶解于溶液内，掰断样品采集管头部突起，倒置样品采集管，将样品过滤至样品管中。

（2）犬肛拭子　将采集的犬肛拭子插入样品采集管中，紧靠管子内壁旋转多次使样品充分溶解在溶液中，最后折断拭子手柄使拭子头留于样品采集管，盖紧盖子。掰断样品采集管头部突起，倒置样品采集管，将样品过滤至样品管中。

（3）病毒培养物及其它液体样品　与样品处理液按1∶1体积混合，加入样品管中（终体积不低于0.2mL）。

2. 加样与结果判定

（1）加样　用吸管吸取适量过滤后的样品，滴加4滴（50～100μL）至加样孔，并迅速按下缓冲液按钮。

（2）结果判定　室温下水平静置，20～30min内观察结果。对照线、检测线均显色，判为阳性，见图17-31（a）；仅对照线显色，判为阴性，见图17-31（b）；对照线不显色，判为无效，见图17-31（c）。

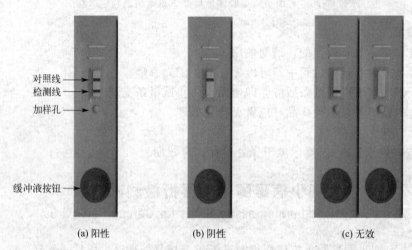

图17-31　犬细小病毒酶免疫层析检测试纸条结果判定示意图

【注意事项】

① 本品适用于犬细小病毒野毒的检测，检测疫苗毒为阴性。

② 本品仅用于兽医诊断使用，操作应按说明书严格进行。请勿使用过期的产品，各个组分不能重复使用或不同试剂盒混用。

③ 使用前请将试剂平衡至室温（30min），在室温条件下进行操作，使用后立即放回2～8℃。试纸条从铝箔袋中取出后请在30min内使用，长时间暴露于湿度较大环境下会影响检测结果。

④ 结果判定须在反应20～30min内判定结果。反应时间过长、过短或光线昏暗处判读均可影响检测结果，如需要保存结果请自行拍照。

⑤ 检测线显色强度过高可能会导致对照线不显色，应将样品稀释后重检。

⑥ 不要使用放置时间过长、长菌的样品，以避免因样品污染、长菌而造成的非特异反应。

⑦ 请勿使用包装袋破损或密封性损坏的试纸条。

⑧ 所用样品、废液和废弃物均应按传染物处理，注意操作的生物安全性。铝箔袋内干燥剂不可内服。

【规格】10条/盒。

【贮藏与有效期】2～8℃保存，有效期为12个月。

犬腺病毒 1 型胶体金检测试纸条
Canine Adenovirus Type 1 Colloidal Gold Test Strips

本品由犬腺病毒 1 型胶体金检测试纸条、样品处理管（含样品处理液）和样品采集棉拭子组成。其中犬腺病毒 1 型胶体金检测试纸条检测线包被犬腺病毒 1 型单克隆抗体 4F3，对照线包被羊抗鼠多克隆抗体，金标垫包被胶体金标记的犬腺病毒 1 型单克隆抗体 2F9，样品处理管内的样品处理液为含裂解液的磷酸盐缓冲液。

【性状】外包装盒应完好无损，内组分完整齐全。其中：

（1）犬腺病毒 1 型胶体金检测试纸条　外表无瑕疵，无划痕；上下底片咬合紧密，无歪曲变形；检测窗口位置适中，且 C、T 标示清晰。装量为 1 条/包×10 包/盒。

（2）样品处理管　外观无破损，无裂缝，应装有滤芯和采样勺；样品处理液为无色澄清液体。装量为 1.0mL/管×10 管/盒。

（3）样品采集棉拭子　外观无破损，无裂缝。装量为 10 根/盒。

【作用与用途】用于犬眼鼻拭子、肛拭子、粪便及病毒培养物等样品中犬腺病毒 1 型抗原的快速检测。

【用法与判定】

1. 样品处理

（1）犬眼鼻拭子、肛拭子、粪便　将采集的犬眼鼻拭子、肛拭子或粪便装入样品处理管中，紧靠管内壁旋转多次使样品充分溶解在样品处理液中。

（2）病毒培养物等液体样品　将液体样品与样品处理液按 1∶1 体积混合，置于样品处理管中。

2. 加样与结果判定

（1）加样　掰断样品处理管盖上的封口柱子，将处理好的样品加入试纸条加样孔（约 4 滴）。

（2）结果判定　室温下水平静置，10min 内判定结果（见图 17-32）。对照线、检测线均显色，判为阳性；仅对照线显色，判为阴性；对照线不显色，判为无效结果。

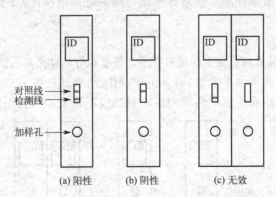

图 17-32　犬腺病毒 1 型胶体金检测试纸条结果判定示意图

【注意事项】

① 本品仅用于兽医诊断使用，操作应按说明书严格进行。请勿使用过期、损坏的产品，各个组分不能重复使用或不同试剂盒混用。

② 本品在 2～30℃干燥的环境保存，在室温条件下进行试验，撕开铝箔袋取出试纸条后

应立即使用，防止试纸条受潮。

③ 不要使用放置时间过长、长菌的样品，以避免因样品污染而造成的非特异反应。

④ 检测线显色强度过高可能会导致对照线不显色，应将样品稀释后重检。

⑤ 所用样品、废液和废弃物均应按传染物处理，注意操作的生物安全性。铝箔袋内干燥剂不可内服。

【规格】10 条/盒。

【贮藏与有效期】2～30℃保存，有效期为 24 个月。

犬腺病毒 2 型胶体金检测试纸条
Canine Adenovirus Type 2 Colloidal Gold Test Strips

本品由犬腺病毒 2 型胶体金检测试纸条、样品处理管（含样品处理液）和样品采集棉拭子组成。其中犬腺病毒 2 型胶体金检测试纸条检测线包被犬腺病毒 2 型单克隆抗体 1C5，对照线包被羊抗鼠多克隆抗体，金标垫包被胶体金标记犬腺病毒 2 型单克隆抗体 4H12，样品处理管内的样品处理液为含裂解液的磷酸盐缓冲液。

【性状】外包装盒应完好无损，内组分完整齐全。其中：

（1）犬腺病毒 2 型胶体金检测试纸条 外表无瑕疵，无划痕；上下底片咬合紧密，无歪曲变形；检测窗口位置适中，且 C、T 标示清晰。装量为 10（20、50）条/盒。

（2）样品处理管 外观无破损，无裂缝，应装有滤芯和采样勺；样品处理液为无色澄清液体。装量为 10（20、50）管/盒。

（3）样品采集棉拭子 外观无破损，无裂缝。装量为 10（20、50）根/盒。

【作用与用途】用于犬眼鼻拭子及病毒培养物等液体样品中的犬腺病毒 2 型的快速检测。

【用法与判定】

1. 样品处理

（1）犬眼鼻拭子 使用样品采集棉拭子将采集的犬眼鼻拭子插入样品处理管中，紧靠管内壁旋转多次使样品充分溶解在样品处理液中。

（2）病毒培养物等液体样品 将液体样品与样品处理液按 1：1 体积混合，置于样品处理管中。

2. 加样与结果判定

（1）加样 掰断样品处理管盖上的封口柱子，将处理好的样品加入试纸条加样孔（约 4 滴）。

（2）结果判定 室温下水平静置，10min 内判定结果（见图 17-33）。对照线、检测线均显色，判为阳性；仅对照线显色，判为阴性；对照线不显色，判为无效结果。

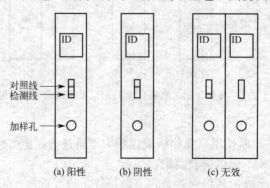

图 17-33 犬腺病毒 2 型胶体金检测试纸条结果判定示意图

【注意事项】

① 本品仅用于兽医诊断使用，操作应按说明书严格进行。请勿使用过期、损坏的产品，各个组分不能重复使用或不同试剂盒混用。

② 本品在 2～30℃ 干燥的环境保存，在室温条件下进行试验，撕开铝箔袋取出试纸条后应立即使用，防止试纸条受潮。

③ 不要使用放置时间过长、长菌的样品，以避免因样品污染而造成的非特异反应。

④ 所用样品、废液和废弃物均应按传染物处理，注意操作的生物安全性。铝箔袋内干燥剂不可内服。

【规格】 10（20、50）条/盒。

【贮藏与有效期】 2～30℃ 保存，有效期为 24 个月。

犬腺病毒（血清 1、2 型）胶体金检测试纸条
Canine Adenovirus (Type 1 and 2) Colloidal Gold Test Strips

本品由犬腺病毒（血清 1、2 型）胶体金检测试纸条、样品处理管（含样品处理液）和样品采集棉拭子组成。其中犬腺病毒（血清 1、2 型）胶体金检测试纸条检测线包被犬腺病毒单克隆抗体 1A1，对照线包被羊抗鼠多克隆抗体，金标垫包被胶体金标记犬腺病毒单克隆抗体 5G4，样品处理管内的样品处理液为含裂解液的磷酸盐缓冲液。

【性状】 外包装盒应完好无损，内组分完整齐全。其中：

（1）试纸条　外表无瑕疵，无划痕；上下底片咬合紧密，无歪曲变形；检测窗口位置适中，且 C、T 标示清晰。装量为 1 条/包×10 包/盒。

（2）样品处理管　外观无破损，无裂缝，应装有滤芯和采样勺；样品处理液为无色澄清液体。装量为 10 管/盒。

（3）样品采集棉拭子　外观无破损，无裂缝。装量为 10 根/盒。

【作用与用途】 用于犬眼鼻拭子、肛拭子、粪便和病毒培养物等液体样品中的犬腺病毒（血清 1、2 型）的快速检测。

【用法与判定】

1. 样品处理

（1）犬眼鼻拭子、肛拭子、粪便　使用样品采集棉拭子或采样勺将采集的犬眼鼻拭子、肛拭子或粪便插入样品处理管中，紧靠管内壁旋转多次使样品充分溶解在样品处理液中。

（2）病毒培养物等液体样品　将液体样品与样品处理液按 1∶1 体积混合，置于样品处理管中。

2. 加样与结果判定

（1）加样　掰断样品处理管盖上的封口柱子，取处理好的样品 4 滴（约 $100\mu L$）加入试纸条加样孔。

（2）结果判定　室温下水平静置，10min 内判定结果（见图 17-34）。对照线、检测线均显色，判为阳性；仅对照线显色，判为阴性；对照线不显色，判为无效结果。

【注意事项】

① 本品仅用于兽医诊断使用，操作应按说明书严格进行。请勿使用过期、损坏的产品，各个组分不能重复使用或不同试剂盒混用。

② 本品在 2～30℃ 干燥的环境保存，在室温条件下进行试验，撕开铝箔袋取出试纸条后应立即使用，防止试纸条受潮。

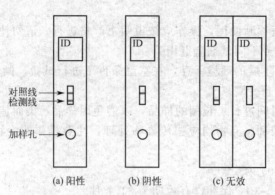

对照线 →
检测线 →

加样孔 →

(a) 阳性　　　　(b) 阴性　　　　(c) 无效

图 17-34　犬腺病毒（血清 1、2 型）胶体金检测试纸条结果判定示意图

③ 不要使用放置时间过长、长菌的样品，以避免因样品污染而造成的非特异反应。

④ 所用样品、废液和废弃物均应按传染物处理，注意操作的生物安全性。铝箔袋内干燥剂不可内服。

【规格】10 条/盒。

【贮藏与有效期】2～30℃保存，有效期为 24 个月。

犬狂犬病病毒抗体检测试纸条
Rabies Virus Antibody Test Strip

本品由犬狂犬病病毒抗体检测试纸条、塑料滴管和样品稀释液组成。试纸条由 PVC 底板、样品垫、金标垫、包被膜、吸水纸及塑料卡组成。金标垫为胶体金标记的狂犬病病毒 CVS-11 株抗原，检测线为金黄色葡萄球菌蛋白 A（SPA），质控线为兔抗狂犬病病毒 IgG。

【性状】① 试纸条 密封良好，内附 1 包干燥剂，试纸条由塑料卡紧密包裹，外观均匀一致，卡内紧夹着宽度一致的试纸，包被膜无损伤；1 条/袋，10 袋/盒。

② 塑料滴管 无破损，1 个/袋（与试纸条同袋），10 袋/盒。

③ 样品稀释液 无色澄清液体，1mL/管，10 管/盒。

【作用与用途】用于检测犬血清中狂犬病病毒抗体。

【用法与判定】

1. 用法

（1）样品处理　取塑料滴管，吸取待检血清至第一个刻度处，加入 1mL 样品稀释液中，混匀后用于检验。

（2）操作步骤　撕开铝箔袋，将试纸条平放桌面上，塑料滴管吸取稀释样品 4～5 滴（70～150μL）缓慢加入加样孔内，室温静置 10～15min 判定结果。

2. 结果判定

（1）阴性结果　仅质控区（C）出现一条红色条带，检测区（T）不出现条带。

（2）阳性结果　质控区（C）和检测区（T）各出现一条红色条带。

（3）无结果　当质控区（C）未出现红色条带，无论检测区（T）是否出现红色条带，本试纸条判为无效。

【注意事项】

① 使用前将试纸条恢复至室温，再打开铝箔袋进行检测。

② 撕开铝箔袋取出试纸条，应立即使用，切忌受潮。

③ 本试纸条及配套吸头为一次性用品，不可交叉及重复使用。

④ 检测时试纸条不显示任何条带，表明操作有误或试纸条失效。

⑤ 用过的试纸条、器械及被检样品应做消毒处理。

【规格】 10 份/盒。

【贮藏与有效期】 4～25℃保存，有效期为 12 个月。

犬瘟热病毒胶体金检测试纸条
Colloidal Gold Strips of Canine Distemper Virus

本品由犬瘟热病毒胶体金检测试纸条、样品处理管（内含样品处理液）和拭子组成。其中试纸条检测线包被犬瘟热病毒单克隆抗体 6E1，对照线包被羊抗鼠 IgG，金标垫包被胶体金标记的犬瘟热病毒单克隆抗体 1G6，样品处理管内液体为磷酸盐缓冲液。

【性状】 外包装盒应完好无损，内组分完整齐全，其中：

（1）犬瘟热病毒胶体金检测试纸条 外表应无瑕疵，无划痕；上下底片咬合紧密，无歪曲变形；检测窗口位置适中，且 C、T 标示清晰。装量为 10 条/盒或 20 条/盒或 50 条/盒。

（2）样品处理管 管壁应无破损，无裂缝，应装有滤芯和采样勺；管内应为无色澄清液体。装量为 1mL/管，10 管/盒或 20 管/盒或 50 管/盒。

（3）拭子 包装应无破损。装量为 10 个/盒或 20 个/盒或 50 个/盒。

【作用与用途】 用于检测犬眼鼻分泌物、肛拭子以及病毒培养物等样品中的犬瘟热病毒。

【用法与判定】

1. 样品处理

（1）眼鼻拭子、肛拭子 将采集的拭子插入样品处理管中，紧靠管内壁旋转多次使样品充分溶解在溶液中。

（2）病毒培养物及其它液体样品 与样品处理液按 1∶1 体积混合，置于样品处理管中。

2. 加样

掰断样品处理管头部突起，滴加 4 滴液体（约 100μL）至试纸条加样孔。

3. 结果判定

室温下水平静置，10min 内观察结果。对照线、检测线均显色，判为阳性，见图 17-35(a)；仅对照线显色，判为阴性，见图 17-35(b)；对照线不显色，判为无效，见图 17-35(c)。

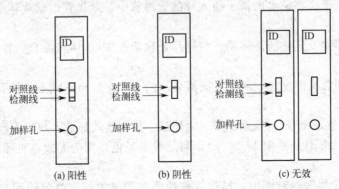

图 17-35 犬瘟热病毒胶体金检测试纸条结果判定示意图

【注意事项】

① 本品仅用于兽医诊断使用，操作应按说明书严格进行。请勿使用过期的产品，各个

组分不能重复使用或不同试剂盒混用。

② 本品在 2～30℃ 干燥的环境保存，不可日晒；在室温条件下进行试验。暴露于湿度较大环境（湿度≥80％）下会影响检测结果。

③ 不要使用放置时间过长、长菌的样品，以避免因样品污染、长菌而造成的非特异反应。

④ 样品采集或处理不当可能导致假阴性反应。

⑤ 检测线显色强度过高可能会导致对照线不显色，应将样品稀释后重检。

⑥ 请勿使用包装袋破损或密封性损坏的试纸条。

⑦ 所用样品、废液和废弃物均应按传染物处理，注意操作的生物安全性。铝箔袋内干燥剂不可内服。

【规格】 ①10 条/盒；②20 条/盒；③50 条/盒。

【贮藏与有效期】 2～30℃ 保存，有效期为 24 个月。

犬副流感病毒胶体金检测试纸条
Colloidal Gold Strips of Canine Parainfluenza

本品系由犬副流感病毒胶体金检测试纸条、样品处理管（含样品处理液）和拭子组成。其中试纸条检测线包被犬副流感病毒单克隆抗体 2B7，对照线包被羊抗鼠多克隆抗体，金标垫包被胶体金标记的犬副流感病毒单克隆抗体 4H1，样品处理管内液体为磷酸盐缓冲液。

【性状】 外包装盒应完好无损，内组分完整齐全，其中：

（1）犬副流感病毒胶体金检测试纸条 外表应无瑕疵，无划痕；上下底片咬合紧密，无歪曲变形；检测窗口位置适中，且 C、T 标示清晰。装量为 10 条/盒（或 20 条/盒或 50 条/盒）。

（2）样品处理管 管壁应无破损，无裂缝，应装有滤芯和采样勺；管内应为澄清液体。装量为 1mL/管，10 管/盒（或 20 管/盒或 50 管/盒）。

（3）拭子 包装应无破损。装量为 10 个/盒（或 20 个/盒或 50 个/盒）。

【作用与用途】 用于检测犬鼻、咽分泌物以及病毒培养物中的犬副流感病毒。

【用法与判定】

1. 样品处理

（1）鼻、咽拭子 将采集的拭子插入样品处理管中，紧靠管内壁旋转多次使样品充分溶解在溶液中。

（2）病毒培养物及其它液体样品 与样品处理液按 1∶1 体积混合，置于样品处理管中。

2. 加样

掰断样品处理管头部突起，滴加 4 滴液体（约 100μL）至试纸条加样孔。

3. 结果判定

室温下水平静置，10min 内观察结果。对照线、检测线均显色，判为阳性，见图 17-36（a）；仅对照线显色，判为阴性，见图 17-36（b）；对照线不显色，判为无效，见图 17-36（c）。

【注意事项】

① 本品仅用于兽医诊断使用，操作应按说明书严格进行。请勿使用过期的产品，各个组分不能重复使用或不同试剂盒混用。

② 本品在 2～30℃ 干燥的环境保存，不可日晒；在室温条件下进行试验。暴露于湿度较大环境下会影响检测结果。

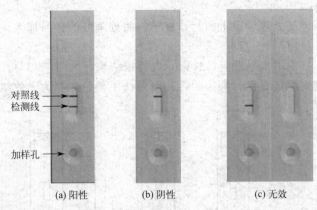

对照线 →
检测线 →

加样孔 →

(a) 阳性　　　　(b) 阴性　　　　(c) 无效

图 17-36　犬副流感病毒胶体金检测试纸条结果判定示意图

③ 不要使用放置时间过长、长菌的样品，以避免因样品污染、长菌而造成的非特异反应。

④ 样品采集或处理不当可能导致假阴性反应。

⑤ 检测线显色强度过高可能会导致对照线不显色，应将样品稀释后重检。

⑥ 请勿使用包装袋破损或密封性损坏的试纸条。

⑦ 所用样品、废液和废弃物均应按传染物处理，注意操作的生物安全性。铝箔袋内干燥剂不可内服。

【规格】①10 条/盒；②20 条/盒；③50 条/盒。

【贮藏与有效期】2～30℃保存，有效期为 24 个月。

猫杯状病毒胶体金检测试纸条
Feline Calicivirus Colloidal Gold Test Strips

本品由猫杯状病毒胶体金检测试纸条、样品处理管（含样品处理液）和样品采集棉拭子组成。其中猫杯状病毒胶体金检测试纸条检测线包被猫杯状病毒单克隆抗体 5D9，对照线包被羊抗鼠多克隆抗体，金标垫包被胶体金标记猫杯状病毒单克隆抗体 5F5，样品处理管内的样品处理液为含裂解液的磷酸盐缓冲液。

【性状】外包装盒应完好无损，内组分完整齐全。其中：

(1) 猫杯状病毒胶体金检测试纸条　外表无瑕疵，无划痕；上下底片咬合紧密，无歪曲变形；检测窗口位置适中，且 C、T 标示清晰。装量为 10（20、50）条/盒。

(2) 样品处理管　外观无破损，无裂缝，应装有滤芯和采样勺；样品处理液为无色澄清液体。1mL/管，装量为 10（20、50）管/盒。

(3) 样品采集棉拭子　外观无破损，无裂缝。装量为 10（20、50）根/盒。

【作用与用途】用于猫眼鼻拭子及病毒培养物等样品中猫杯状病毒的快速检测。

【用法与判定】

1. 样品处理

(1) 猫眼鼻拭子　使用样品采集棉拭子将采集的猫眼鼻拭子插入样品处理管中，紧靠管内壁旋转多次使样品充分溶解在样品处理液中。

(2) 液体样品　将液体样品与样品处理液按 1∶1 体积混合，置于样品处理管中。

2. 加样与结果判定

（1）加样　掰断样品处理管盖上的封口柱子，将处理好的样品加入试纸条加样孔 100μL（约 4 滴）。

（2）结果判定　室温下水平静置，10min 内判定结果（见图 17-37）。对照线、检测线均显色，判为阳性；仅对照线显色，判为阴性；对照线不显色，判为无效结果。

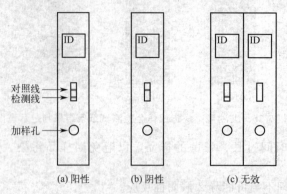

图 17-37　猫杯状病毒胶体金检测试纸条结果判定示意图

【注意事项】

① 本品仅用于兽医诊断使用，操作应按说明书严格进行。请勿使用过期、损坏的产品，各个组分不能重复使用或不同试剂盒混用。

② 本品在 2～30℃干燥的环境保存，在室温条件下进行试验，撕开铝箔袋取出试纸条后应立即使用，防止试纸条受潮。

③ 不要使用放置时间过长、长菌的样品，以避免因样品污染而造成的非特异反应。

④ 所用样品、废液和废弃物均应按传染物处理，注意操作的生物安全性。铝箔袋内干燥剂不可内服。

【规格】 10（20、50）条/盒。

【贮藏与有效期】 2～30℃保存，有效期为 24 个月。

猫泛白细胞减少症病毒胶体金检测试纸条
Feline Panleukopenia Virus Colloidal Gold Test Strips

本品由猫泛白细胞减少症病毒胶体金检测试纸条、样品处理管（含样品处理液）和样品采集棉拭子组成。其中猫泛白细胞减少症病毒胶体金检测试纸条检测线包被猫泛白细胞减少症病毒单克隆抗体 3C3，对照线包被羊抗鼠多克隆抗体，金标垫包被胶体金标记猫泛白细胞减少症病毒单克隆抗体 4A1，样品处理管内的样品处理液为含裂解液的磷酸盐缓冲液。

【性状】 外包装盒应完好无损，内组分完整齐全。其中：

（1）猫泛白细胞减少症病毒胶体金检测试纸条　外表无瑕疵，无划痕；上下底片咬合紧密，无歪曲变形；检测窗口位置适中，且 C、T 标示清晰。装量为 10 条/盒或 20 条/盒或 50 条/盒。

（2）样品处理管　外观无破损，无裂缝，应装有滤芯和采样勺；样品处理液为无色澄清液体。装量为 1mL/管，10 管/盒或 20 管/盒或 50 管/盒。

（3）样品采集棉拭子　外观无破损，无裂缝。装量为 10（20、50）根/盒。

【作用与用途】 用于检测猫肛拭子、粪便及病毒培养物等样品中的猫泛白细胞减少症病毒抗原。

【用法与判定】

1. 样品处理

(1) 猫肛拭子 用样品采集棉拭子将采集的肛拭子插入样品处理管中，紧靠管内壁旋转多次使样品充分溶解于样品处理液中。

(2) 猫粪便 用采样勺取约0.1g粪便装入样品处理管中，盖紧盖子后晃动样品处理管，使粪便充分溶解于样品处理液中。

(3) 病毒培养物等液体样品 将液体样品与样品处理液按1∶1体积混合，置于样品处理管中。

2. 加样与结果判定

(1) 加样 掰断样品处理管盖上的封口柱子，取处理好的样品4滴（约100μL）加入试纸条加样孔。

(2) 结果判定 室温下水平静置，10min内判定结果（见图17-38）。对照线、检测线均显色，判为阳性；仅对照线显色，判为阴性；对照线不显色，判为无效结果。

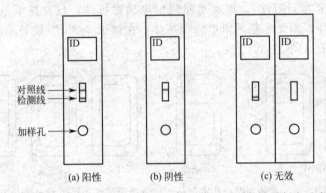

图17-38 猫泛白细胞减少症病毒胶体金检测试纸条结果判定示意图

【注意事项】

① 本品仅用于兽医诊断使用，操作应按说明书严格进行。请勿使用过期、损坏的产品，各个组分不能重复使用或不同试剂盒混用。

② 本品在2～30℃干燥的环境保存，在室温条件下进行试验，撕开铝箔袋取出试纸条后应立即使用，防止试纸条受潮。

③ 不要使用放置时间过长、长菌的样品，以避免因样品污染而造成的非特异反应。

④ 所用样品、废液和废弃物均应按传染物处理，注意操作的生物安全性。铝箔袋内干燥剂不可内服。

【规格】 ①10条/盒；②20条/盒；③50条/盒。

【贮藏与有效期】 2～30℃保存，有效期为24个月。

水貂阿留申病毒抗体胶体金检测试纸条
Antibody Diagnostic Strip for Aleutian Mink Disease Virus by Colloidal Gold

本品系由水貂阿留申病毒（AMDV-G株）抗体胶体金检测试纸条、样品稀释液、塑料吸头等组成。其中的试纸条系用PVC胶板、样品垫、吸水垫、金标垫和硝酸纤维素膜组合制成，检测线为纯化的水貂阿留申病诊断抗原，质控线为水貂阿留申病毒阳性血清。

【性状】试剂盒的外包装应洁净、无破损，内包装应无破损、无裂痕、无渗漏，标识应清晰。其中：

(1) 水貂阿留申病毒抗体胶体金检测试纸条　包装袋应封闭良好，塑料外壳应无破损，每个包装内附 1 包干燥剂，试纸条 1 头份/袋，10 头份/盒。

(2) 样品稀释液　无色透明液体，包装完好，严密，装量不少于 300μL/支，10 支/盒。

(3) 塑料吸头　应无破损，1 个/袋，10 个/盒。

(4) 说明书　应印刷清晰，无破损，1 份/盒。

【作用与用途】用于水貂阿留申病毒抗体的检测。

【用法与判定】

1. 用法

取待检测水貂血清样本用移液器吸取 5μL，加入上样孔前端，取 75μL（约 3 滴）样品稀释液滴加于试纸条上样孔中，在 5～15min 内判定结果。

2. 判定

在试纸条 "C" 线（对照线）和 "T" 线（检测线）处均出现红色条带，判为阳性（若有浅红色条带则判定为弱阳性），即有水貂阿留申病毒抗体；仅在试纸条 "C" 线处出现 1 条沉淀线，判为阴性，即无水貂阿留申病毒抗体；在试纸条 "C" 线处不出现沉淀线，该试验不成立，判为无效（图 17-39）。

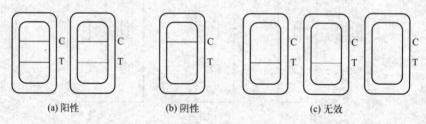

图 17-39　水貂阿留申病毒抗体胶体金检测试纸条结果判定示意图

注意：检测线（T 线）区内的有色条带可出现颜色或深或浅的现象，检测线浅红色条带为弱阳性结果。本产品在规定的观察时间内，不论检测线区有色条带颜色深浅，即使只有非常弱的红色带也应判为阳性结果。

【注意事项】

① 本试纸为一次性检测使用。

② 本试纸用于定性的筛选检查，不能确定阿留申病毒抗体在血液中的含量。

③ 检测过程在室温下进行。

④ 请勿使用过期的试纸条。

⑤ 若发现检测样品溶血则需重新采集样品，否则会影响检测结果。

⑥ 为保证试纸条的层析效果，本品应在平整台面上使用。

⑦ 试纸条取出后应立即使用，在空气中暴露时间过长后会失效。

⑧ 冷冻可损坏试纸条检测区，请勿在使用及保存过程中冷冻试纸条。

⑨ 试纸条用过后应放回包装袋中，集中消毒处理，以防污染环境。

【规格】①1 头份/袋；②2 头份/袋；③3 头份/袋；④6 头份/袋。

【贮藏与有效期】4～25℃避光干燥保存，有效期为 24 个月。

第四节 抗体

鸡传染性法氏囊病冻干卵黄抗体
Infectious Bursal Disease Antibodies

本品系用鸡传染性法氏囊病疫苗免疫健康蛋鸡，采集高免鸡蛋，提取、浓缩卵黄抗体液，加适宜保护剂，冷冻真空干燥后，经^{60}Co 照射制成。

【性状】淡黄色致密团块，加稀释液后迅速溶解。

【作用与用途】用于鸡传染性法氏囊病早期感染的紧急治疗和紧急预防。

【用法与用量】肌内注射。

治疗用量：14～35 日龄的鸡，每只 1 羽份；35 日龄以上的鸡，每只 2 羽份。每日 1 次，连用 3 日；也可以加倍使用，1 次即可。

预防用量：14～35 日龄的鸡，每只 1 羽份，35 日龄以上的鸡，每只 2 羽份。

【注意事项】

① 应用本品后，5 日内不得进行鸡传染性法氏囊病活疫苗和鸡新城疫活疫苗的免疫接种。

② 切勿高温加热使用，用生理盐水稀释后立即使用。

③ 本品口服无效。

【规格】①100 羽份/瓶；②200 羽份/瓶；③300 羽份/瓶；④400 羽份/瓶；⑤500 羽份/瓶。

【贮藏与有效期】2～8℃保存，有效期为 36 个月。

重组鸡白细胞介素-2 注射液
Recombinant Chicken Interleukin-2 Injection

本品系用鸡白细胞介素-2 基因工程菌 chIL-2/DH5α 株接种适宜的培养基进行增殖并表达后，从大肠杆菌包涵体中提取获得具有生物活性的鸡白细胞介素-2。

【性状】无色或乳白色澄明液体。

【作用与用途】用于增强机体的免疫力，增强鸡传染性支气管炎的免疫效果。

【用法与用量】肌内注射。用于雏鸡，在鸡 5～10 日龄或者 19～24 日龄进行鸡传染性支气管炎疫苗免疫同时使用重组鸡白细胞介素-2 注射液，每只鸡 5μL。重组鸡白细胞介素-2 注射液在使用前，加入适量生理盐水中，做 40 倍稀释。使用时每只鸡肌内注射 0.2mL，即相当于注射重组鸡白细胞介素-2 注射液 5μL/羽。每日 1 次，连用 1～3 日。

【注意事项】

① 开启后一次用完，有污染勿用。

② 注射本品用的针头、注射器等用具，用前需经高压或煮沸消毒。

③ 凡包装瓶破裂、瓶塞松动、脱落者禁用。

④ 使用前应恢复至室温。

【规格】①3mL/瓶；②5mL/瓶；③6mL/瓶；④8mL/瓶。

【贮藏与有效期】2～8℃保存，有效期为 18 个月。

鸭病毒性肝炎冻干蛋黄抗体
Duck Viral Hepatitis Freeze-drying Antibodies

本品系用鸭肝炎病毒 SDE 株接种 SPF 鸡胚，收获死亡鸡胚尿囊液，经甲醛溶液灭活后与矿物油佐剂混合制成油乳剂灭活疫苗，接种健康产蛋鸡，从高免蛋黄中萃取抗体，灭活、浓缩，并加入适宜稳定剂，经冷冻真空干燥制成。

【性状】微黄色海绵状疏松团块，易与瓶壁脱离，加稀释液溶解为微黄色液体。

【作用与用途】用于预防Ⅰ型鸭病毒性肝炎。

【用法与用量】皮下或肌内注射。按瓶签注明羽份用生理盐水或注射用水稀释为 1 羽份/mL。1～4 日龄雏鸭，每只 0.5mL；5 日龄以上雏鸭，每只 1.0mL。

【注意事项】
① 本品一次注射被动免疫保护期为 7 日。
② 本品可连续应用 2～3 次。
③ 本品口服无效。
④ 用过的器具和瓶子应消毒处理。

【规格】①100 羽份/瓶；②250 羽份/瓶；③500 羽份/瓶。

【贮藏与有效期】2～8℃保存，有效期为 36 个月。

鸭病毒性肝炎二价卵黄抗体（1型＋3型）
Bivalent Yolk Antibody against Duck Viral Hepatitis（Serotype 1＋Serotype 3）

本品系用 1 型鸭肝炎病毒 YBH1 株接种 SPF 鸡胚，3 型鸭肝炎病毒 YBHX 株接种易感鸭胚，分别收获死亡胚体和胚液，经研磨、冻融后收取病毒液，经超滤浓缩、甲醛溶液灭活后与矿物油佐剂混合乳化制成二联灭活疫苗，免疫健康产蛋鸡，收获高免鸡蛋，分离卵黄，经萃提、浓缩、过滤、灭活精制而成。

【性状】淡黄色透明液体，久置后可有少量沉淀。

【作用与用途】用于紧急预防 1 型和 3 型鸭肝炎病毒引起的雏鸭病毒性肝炎，保护期为 6 日。

【用法与用量】皮下或肌内注射。1～7 日龄雏鸭，每只 0.5mL；7 日龄以上雏鸭，每只 1.0mL。

【注意事项】
① 本品用后 7 日内不宜接种鸭病毒性肝炎活疫苗。
② 使用前，应先使抗体恢复至室温，并充分摇匀。
③ 启封后，限当日使用。
④ 注射器具用前需灭菌，注射部位应涂擦 5% 碘酒消毒。
⑤ 用过的抗体瓶、器具和未用完的抗体等应进行无害化处理。
⑥ 本品久置后可有少量沉淀，摇匀后使用，不影响使用效果。

【规格】①100mL/瓶；②250mL/瓶；③500mL/瓶。

【贮藏与有效期】2～8℃保存，有效期为 18 个月。

鸭甲型肝炎病毒二价蛋黄抗体（1型＋3型）
Duck Hepatitis A Virus Bivalent Yolk Antibodies（Serotype 1，3）

本品系用 1 型鸭甲型肝炎病毒 SD 株和 3 型鸭甲型肝炎病毒 GQ 株分别接种 SPF 鸭胚，

各收获死亡胚胎及尿囊液，匀浆后离心取上清液，经甲醛溶液灭活后与矿物油佐剂混合制成油乳佐剂免疫原，接种健康产蛋鸡，从蛋黄中萃取抗体精制而成。

【性状】 无色或淡黄色透明液体，久置后瓶底有少许微细白色沉淀。

【作用与用途】 用于预防血清 1 型和 3 型鸭甲型肝炎病毒引起的鸭病毒性肝炎。

【用法与用量】 皮下或肌内注射。1～4 日龄雏鸭，每只 0.5mL；5 日龄及以上雏鸭，每只 1.0mL。

【注意事项】

① 本品一次注射被动免疫保护期为 5 日。

② 本品使用后 5 日内不宜接种鸭病毒性肝炎活疫苗。

③ 本品久置后瓶底有微量白色沉淀，对疗效无影响。

④ 用过的器具和瓶子应进行无害化处理。

【规格】 ① 50mL/瓶；②100mL/瓶；③250mL/瓶；④500mL/瓶。

【贮藏与有效期】 2～8℃保存，有效期 12 个月。

Ⅰ型鸭肝炎病毒精制蛋黄抗体
Extracted Egg-Yolk Antibody against Duck Hepatitis Virus Type Ⅰ

本品系用Ⅰ型鸭肝炎病毒 CRF98 株接种非免疫鸭胚，收获死亡鸭胚液，经甲醛灭活后与矿物油佐剂混合制成免疫原，接种健康产蛋鸡，从蛋黄中提取抗体精制而成。

【性状】 无色或淡黄色透明液体。久置后瓶底有少许白色沉淀，pH 值为 5.0～7.0。

【作用与用途】 用于预防由Ⅰ型鸭肝炎病毒引起的鸭病毒性肝炎。

【用法与用量】 皮下或肌内注射。1～4 日龄雏鸭，每只 0.5mL；5 日龄以上雏鸭，每只 0.8～1.0mL。

【注意事项】

① 本品注射后的被动免疫保护期为 5～7 日。

② 本品口服无效。

③ 本品可连续应用 2～3 次。

④ 本品应用后对Ⅰ型鸭病毒性肝炎弱毒疫苗接种后的主动免疫应答有干扰作用，7 日内不宜接种Ⅰ型鸭病毒性肝炎弱毒疫苗。

⑤ 本品久置后，瓶底有少许白色沉淀，不影响使用效果。

【规格】 ①100mL/瓶；②250mL/瓶；③500mL/瓶。

【贮藏与有效期】 2～8℃保存，有效期为 24 个月。

Ⅰ型鸭肝炎病毒卵黄抗体
Antibody against Duck Hepatitis Viral Type 1

本品系用Ⅰ型鸭肝炎病毒 HB-33 株接种 SPF 鸡胚，收获死亡鸡胚尿囊液，经甲醛溶液灭活后与矿物油佐剂混合制成免疫原，接种健康产蛋鸡，从高免卵黄中提取抗体，经萃取、浓缩、灭活制成。

【性状】 淡黄色液体，久置后有少量细白色沉淀。

【作用与用途】 用于预防Ⅰ型鸭病毒性肝炎。

【用法与用量】 皮下或肌内注射。5 日龄以下雏鸭，0.5mL/只；5 日龄及 5 日龄以上雏鸭，1.0mL/只。

【注意事项】

① 注射后被动免疫保护期为 7 日。

② 久置后瓶底有少量细白色沉淀，对疗效无影响。

③ 使用前后 7 日内不宜接种 I 型鸭病毒性肝炎活疫苗。

④ 用过的抗体瓶、器具和未用完的抗体应无害化处理。

【规格】 ①50mL/瓶；②100mL/瓶；③250mL/瓶；④500mL/瓶；⑤1000mL/瓶。

【贮藏与有效期】 2～8℃保存，有效期为 18 个月。

小鹅瘟冻干卵黄抗体
Gosling Plague Antibodies

本品系用小鹅瘟病毒 WF 株接种非免疫鸭胚培养，收获感染胚液，经甲醛溶液灭活后与矿物油佐剂混合制成灭活疫苗，免疫健康蛋鸡。采集高免鸡蛋，提取、浓缩卵黄抗体液，加适宜稳定剂，冷冻真空干燥后，经^{60}Co 照射制成。

【性状】 微黄色海绵状疏松团块，加稀释液后溶解为淡黄色液体。

【作用与用途】 用于小鹅瘟的紧急预防和早期治疗。

【用法与用量】 肌内或皮下注射。按瓶签注明羽份用生理盐水或注射用水稀释至 1 羽份/mL。预防：1～3 日龄雏鹅，每只 0.5mL；4 日龄以上，每只 1.0mL。治疗：每只 1.0～1.5mL。

【注意事项】

① 本品一次注射被动免疫保护期为 6 日。

② 本品应用后对小鹅瘟弱毒疫苗接种有干扰作用，7 日内不宜接种小鹅瘟活疫苗。

③ 本品口服无效。

④ 本品稀释后限当日用完。

⑤ 用过的器具和瓶子应消毒处理。

【规格】 ①50 羽份/瓶；②100 羽份/瓶；③200 羽份/瓶；④300 羽份/瓶；⑤400 羽份/瓶；⑥500 羽份/瓶。

【贮藏与有效期】 2～8℃保存，有效期为 36 个月。

小鹅瘟病毒精制蛋黄抗体
Extracted Egg-yolk Antibody Against Goose Parvovirus

本品系用小鹅瘟病毒（GPV）HN 株接种鹅胚，收获死亡鹅胚液，经甲醛溶液灭活后与矿物油佐剂混合制成免疫原，接种健康产蛋鸡，从蛋黄中提取抗体精制而成。

【性状】 略带棕色或淡黄色透明液体，久置后瓶底有少许白色沉淀。pH 值为 6.9～7.2。

【作用与用途】 用于预防小鹅瘟。

【用法与用量】 皮下或肌内注射。1～5 日龄雏鹅，每只 0.5mL；5 日龄以上雏鹅，每只 1.0mL。

【注意事项】

① 本品一次注射的被动免疫保护期为 6 日。

② 本品久置后瓶底有微量白色沉淀，对使用效果无影响。

③ 本品应用后对小鹅瘟弱毒疫苗接种有干扰作用，7 日内不宜接种小鹅瘟弱毒疫苗。

【规格】 ①100mL/瓶；②250mL/瓶；③500mL/瓶。

【贮藏与有效期】2～8℃保存，有效期为 12 个月。

小鹅瘟病毒卵黄抗体（2016.04）
Gosling Plague Antibodies（2016.04）

本品系用小鹅瘟病毒 SD-36 株接种易感鸭胚，收获死亡鸭胚尿囊液，经甲醛溶液灭活后与矿物油佐剂混合制成免疫原，接种健康产蛋鸡，从高免卵黄中提取抗体，经萃取、浓缩、灭活制成。

【性状】淡黄色液体，久置后有少量细白色沉淀。pH 值为 6.4～7.4。

【作用与用途】用于预防小鹅瘟。

【用法与用量】肌内或皮下注射。1～4 日龄雏鹅，0.5mL/只；5 日龄及以上雏鹅，1.0mL/只。

【注意事项】
① 注射后被动免疫保护期为 5 日。
② 久置后瓶底有少量细白色沉淀，对疗效无影响。
③ 使用前后 5 日内不宜接种小鹅瘟活疫苗。
④ 用过的抗体瓶、器具和未用完的抗体应无害化处理。

【规格】①50mL/瓶；②100 mL/瓶；③250mL/瓶；④500mL/瓶；⑤1000mL/瓶。

【贮藏与有效期】2～8℃保存，有效期为 18 个月。

小鹅瘟病毒卵黄抗体（2016.11）
Goose Parvovirus Antibodies（2016.11）

本品系用小鹅瘟病毒（H 株）接种易感鹅胚，收获感染胚液（尿囊液＋羊水），经甲醛溶液灭活后，与油佐剂混合乳化制成免疫原，经胸部肌内接种健康产蛋鸡，从高免卵黄中提取抗体，经萃取、浓缩、灭活而成。

【性状】淡黄色的澄明液体，久置有少量白色沉淀。

【作用与用途】用于小鹅瘟的平时预防和紧急预防。

【用法与用量】颈部皮下注射。1～4 日龄雏鹅，0.5mL/只；5 日龄以上雏鹅，1.0mL/只。

【注意事项】
① 注射后被动免疫保护期为 5 日。
② 久置后瓶底有微量白色沉淀，对疗效无影响。
③ 使用前后 5 日内不宜接种小鹅瘟活疫苗。
④ 用过的器具等应消毒处理。

【规格】①20mL/瓶；②100mL/瓶；③250mL/瓶；④500mL/瓶。

【贮藏与有效期】2～8℃保存，有效期为 18 个月。

猪白细胞干扰素（冻干型）
Swine Interferon （Lyophilized）

本品系用鸡新城疫病毒 F 株诱导健康猪白细胞，经培养、灭活病毒后，加适宜稳定剂，经冷冻真空干燥制成。

【性状】灰白色海绵状疏松团块，易与瓶壁脱落，加稀释液后迅速溶解。

【作用与用途】具有抗病毒作用，用于防治猪流行性腹泻。

【用法与用量】用注射用水稀释后肌内注射。乳猪 10000 单位/（头·日），仔猪 20000 单位/（头·日）。每日注射 1 次，3 日为一个疗程。病重者每日 2 次，2～5 日为一个疗程。

【注意事项】

① 对发病猪进行治疗的同时，应将同群中的未发病猪隔离并进行预防注射，剂量同治疗量。

② 本品稀释后应当日用完。

③ 在使用本品的同时，应配合进行消毒等综合性措施，以防再感染或复发。

④ 本品可与抗生素类药物同时使用。

【规格】20000 单位/瓶。

【贮藏与有效期】2～8℃保存，有效期为 24 个月；-15℃以下保存，有效期为 30 个月。

猪脾转移因子注射液
Pig Spleen Transfer Factor Injection

本品以健康猪脾脏为原料，经匀浆、超声裂解、超滤、灭活后精制而成。本品为免疫调节剂。

【性状】微黄色或淡黄色透明液体。

【作用与用途】用于增强猪、鸡的免疫功能。

【用法与用量】猪：肌内注射，50kg 以内的猪，每头 2.0mL；50kg 以上的猪，每头 4.0mL。鸡：注射或饮用，1 月龄以内的鸡，每只 0.01mL；1 月龄以上的鸡，每只 0.02mL。

【注意事项】

① 浑浊或变色者勿用。

② 注射器械应无菌，注射部位应消毒。

③ 用过的器具和未用完的注射液等应进行无害化处理。

【规格】①5mL/瓶；②10mL/瓶；③20mL/瓶；④50mL/瓶；⑤100mL/瓶。

【贮藏与有效期】2～8℃保存，有效期为 24 个月。

犬血白蛋白注射液
Canine Albumin for Intravenous Injection

本品是从健康犬血浆中，经低温乙醇分离工艺提取，经巴氏病毒灭活工艺（60℃，10h）灭活后，加适宜稳定剂制成。

【性状】略黏稠，呈黄色或黄绿色至棕色澄明液体。

【作用与用途】用于犬血容量减少症和犬低蛋白血症的治疗。

【用法与用量】静脉推注或用 5% 葡萄糖注射液或氯化钠注射液适当稀释后静脉滴注。犬每日用量为每 1kg 体重 200mg，病情严重者由临床宠物医师根据实际情况酌情加倍使用。或遵医嘱。

【注意事项】

① 用前应使制品温度升至室温。

② 开瓶启用后，应一次性用完，不得分次或给第二只犬输用。

③ 制品呈现混浊、沉淀或有异物及瓶子有裂纹、过期失效等情况，不可使用。

④ 输注时速度不宜超过 0.5mL/min，在开始 15min 内缓慢加速至 0.5mL/min。输注过程中如发现患犬有不适反应，应立即停止输用。

⑤ 运输及储藏过程中严禁冻结。

⑥ 对白蛋白有严重过敏的犬禁用。

【规格】0.5g/（5mL·瓶）。

【贮藏与有效期】2～8℃避光保存，有效期为 24 个月。

重组犬 α-干扰素（冻干型）
Recombinant Canine α-Interferon（Freeze-dried）

本品系用表达犬干扰素 α 基因的重组大肠杆菌 BL21/pBV220-CaIFN-α 株接种适宜培养基，收获培养物，经复性、纯化和除菌后，加入适宜稳定剂，经冷冻真空干燥制成。

【性状】白色或淡黄色疏松体，加入注射用水后应迅速复溶为澄明液体。

【作用与用途】用于治疗早期犬细小病毒性肠炎。

【用法与用量】本品用 1mL 灭菌注射用水溶解，按 40 万 IU/kg 体重皮下注射，每日 1 次，连用 7 日，病重者注射剂量加倍。同时应联合进行补液、抗菌、止血、止吐、退热等辅助治疗。

【注意事项】

① 单独使用本品无法改善犬细小病毒引发的继发感染、脱水等症状，应配合对症治疗药物使用。

② 溶解后应于当日用完，如遇有浑浊、沉淀等异常现象，不得使用。

③ 包装瓶有损坏的产品不能使用。

④ 极少数犬可能发生发热、精神不振、厌食等副作用，停药后恢复正常。

⑤ 若出现严重不良反应时，减少用量或停药，并给予必要的对症治疗。

【规格】①200 万 IU/瓶；②500 万 IU/瓶。

【贮藏与有效期】2～8℃保存，有效期为 24 个月。

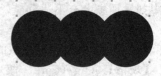

附 录

一、家畜体重估测法

1. 黄牛

$$\frac{(胸围/cm)^2 \times (体长/cm)}{10800} = 体重/kg$$

2. 水牛

$$\frac{(胸围/cm)^2 \times (体长/cm)}{12700} = 体重/kg$$

注：肥壮牛在估重数上加 10kg，瘦弱牛减 10kg。

3. 役牛、肉用种牛

$$\frac{(胸围/cm)^2 \times (体长/cm)}{100} \times 系数 = 体重/kg$$

注：①系数：役牛为 2，肉用种牛为 2.5。②肥壮牛在估重数上加 10%，瘦弱牛减 10%。③体长均指体斜长，是从肩脚结节至坐骨结节的直线长度，两侧同时测量，取其平均数。

4. 役马

$$\frac{(胸围/cm)^2 \times (体长/cm)}{10800} + 22.5 或 45 = 体重/kg$$

注：胸围是从肩脚后角围绕胸围一周的长度。

22.5 指中等马，45 指肥壮马，瘦弱马为 10～22.5。

5. 成年马

$$(体高/cm) \times 系数 = 体重/kg$$

注：系数：役马——瘦弱 2.10，中等 2.33，肥壮 2.58。重型役马——瘦弱 3.06，肥壮 3.39。

6. 猪

$$\frac{(胸围/cm)^2 \times (体长/cm)}{系数} = 体重/kg$$

注：①系数：上等原为 142，中等膘为 156，下等膘为 142。②体长是颈项至尾根的长度。

7. 羊

$$\frac{(胸围/cm)^2 \times (体长/cm)}{300} = 体重/kg$$

8. 骆驼

$$67.01 + 58.16 \times (胸围/cm)^2 \times (体长/cm) \pm 45.69 = 体重/kg$$

注：上等膘取"+"，下等膘取"-"。

二、犬和猫体重与体表面积换算表

犬和猫体重与体表面积换算见附表 2-1、附表 2-2。

附表 2-1　犬的体重与体表面积换算表

体重/kg	体表面积/m²	体重/kg	体表面积/m²	体重/kg	体表面积/m²
0.5	0.064	14.0	0.581	30.0	0.975
1.0	0.101	16.0	0.641	32.0	1.018
2.0	0.160	18.0	0.694	34.0	1.060
4.0	0.255	20.0	0.744	36.0	1.101
6.0	0.333	22.0	0.785	38.0	1.142
8.0	0.404	24.0	0.840	40.0	1.181
10.0	0.469	26.0	0.886	45.0	1.278
12.0	0.529	28.0	0.931	50.0	1.371

改良的估算公式：
$$BSA = \frac{KW^{\frac{2}{3}}}{10^4}$$

式中　BSA——体表面积，m²；

　　　　W——体重，g；

　　　　K——10.1。

（公式源于：Rosenthal，R C. Chemotherapy. *Textbook of veterinary internal medicine*，4th Ed. 1995. Page 478）

附表 2-2　猫的体重与体表面积换算表

体重/kg	体表面积/m²	体重/kg	体表面积/m²	体重/kg	体表面积/m²
0.1	0.022	2.0	0.159	4.0	0.252
0.2	0.034	2.2	0.169	4.2	0.260
0.4	0.054	2.4	0.179	4.4	0.269
0.6	0.071	2.6	0.189	4.6	0.277
0.8	0.086	2.8	0.199	4.8	0.285
1.0	0.100	3.0	0.208	5.0	0.292
1.2	0.113	3.2	0.217	6.0	0.330
1.4	0.125	3.4	0.226	7.0	0.366
1.6	0.137	3.6	0.235	8.0	0.400
1.8	0.148	3.8	0.244	9.0	0.433

改良的估算公式：
$$BSA = \frac{KW^{\frac{2}{3}}}{10^3}$$

式中　BSA——体表面积，m^2；
　　　　W——体重，g；
　　　　K——10.1。
（公式源于：Rosenthal，R C.：Chemotherapy. *Textbook of veterinary internal medicine*，4th Ed. 1995. Page 478）

三、溶液稀释折算法

（一）反比法

以 $C_浓$ 和 $C_稀$ 表示稀释前后溶液的浓度。

$V_浓$ 和 $V_稀$ 表示稀释前后溶液的体积。

$$C_浓 \times V_浓 = C_稀 \times V_稀$$

【例】需配 5％葡萄糖 1000mL，应取 50％的葡萄糖多少毫升？

$$5\% \times 1000mL = 50\% \times V_{50\%}$$

$$V_{50\%} = 100mL$$

结果，应取 50％葡萄糖 100mL，加水至 1000mL 即可。

（二）浓度体积相乘法

本法常用于两种或两种以上不同浓度而同品种的溶液混合配成中间浓度的溶液。

在等号左边，写出多种不同浓度乘不同体积，然后相加，在等号右边，写出所需配制的溶液浓度乘其体积。

【例】某一中草药提取液 2 份，1 份为 3000mL 含醇为 30％，另一份为 5000mL，含醇为 45％，现将两份提取液混合，并使含醇量达 70％，应加 95％乙醇多少毫升？

设需 95％乙醇 x(mL)，则

$$30\% \times 3000 + 45\% \times 5000 + 95\% \times x = 70\% \times (3000 + 5000 + x)$$

$$x = 9800mL$$

（三）交叉比例法

适用于两种不同浓度的溶液，混合后配成另一种浓度的溶液。

$$
\begin{array}{ccc}
C_1 & \searrow & \nearrow & A \\
& C_3 & \\
C_2 & \nearrow & \searrow & B \\
\end{array}
$$

C_1 为浓溶液浓度

C_2 为稀溶液浓度

C_3 为欲配溶液浓度

$A = C_2 - C_3 \qquad B = C_1 - C_3$

已知欲配浓溶液的体积（V_3），则

$$所需浓溶液体积 V_1 = \frac{V_3 \cdot A}{(A+B)}$$

所需稀溶液体积 $V_2 = V_3 - V_1$

已知浓溶液体积 V_1 则

$$所需稀溶液体积 V_2 = \frac{V_1 \cdot B}{A}$$

$$配成后的溶液体积 V_3 = V_1 + V_2$$

同理，已知稀溶液体积 V_2，则

$$所需浓溶液体 V_1 = \frac{V_2 \cdot A}{B}$$

$$配成后溶液体积 V_3 = V_1 + V_2$$

【例】现有 5％ 与 25％ 的葡萄糖溶液，需配 10％ 的溶液 1000mL，应取 5％ 与 25％ 溶液多少毫升？

$$
\begin{array}{cc}
\underset{(C_1)}{25} & \underset{(A)}{5} \\
& \underset{(C_3)}{10} \\
\underset{(C_2)}{5} & \underset{(B)}{15}
\end{array}
$$

已知 $V_3 = 1000\text{mL}$，则

$$V_1 = \frac{V_3 \cdot A}{A+B} + \frac{1000 \times 5}{5+15} \text{ mL} = 25\text{mL}$$

$$V_z = 1000\text{mL} - 250\text{mL} = 750\text{mL}$$

（四）T 字法

本法与交叉比例法原理相同，同样适用于两种不同浓度溶液混合配制另一种浓度的溶液。

$$
\begin{array}{c}
C_1 \rightarrow C_3 \rightarrow B \\
\downarrow \\
C_2
\end{array}
$$

$$A = C_3 - C_2 , \quad B = C_1 - C_3$$

【例】现有 60％ 乙醇 2000mL，欲配成 75％ 的浓度，问需加 95％ 的乙醇多少毫升？

$$
\begin{array}{c}
\underset{(C_1)(C_3)(B)}{95 \rightarrow 75 \rightarrow 20} \\
\downarrow \\
\underset{(C_2)}{60} \\
\downarrow \\
\underset{(A)}{15}
\end{array}
$$

已知 $V_2 = 2000\text{mL}$，则

$$V_1 = \frac{V_2 \cdot A}{B} = \frac{2000 \times 15}{20} \text{mL}$$

$$= 1500\text{mL}$$

注：① 有些溶液在稀释过程中，常伴有体积变化，有时最终体积不等于所用溶液体积之和，并伴有热效应，这些现象能影响溶液浓度，而以上方法均未考虑上述因素。

② 不论采用何法，稀释前后的浓度含义必须一致，体积单位必须相同，否则不能直接采用。

四、部分动物常用生理常数表

部分动物生理常数见附表 4-1。

附表 4-1 部分动物常用生理常数

种别	体温 /℃	心搏 /(次/min)	呼吸 /(次/min)	血红蛋白 /(g/100mL)	红细胞 /(10^6 个/mm³)	白细胞 /(10^6 个/mm³)
马	37.5～38.5	36～44	8～16	8.00～15.0	6.08～11.0	5.0～11.9
骡	38.0～39.0	42～54	8～16	8.59～15.0	6.83～9.81	6.50～11.2

续表

种别	体温 /℃	心搏 /(次/min)	呼吸 /(次/min)	血红蛋白 /(g/100mL)	红细胞 /(10^6 个/mm^3)	白细胞 /(10^6 个/mm^3)
驴	37.5~38.5	42~54		7.70~13.3	4.96~5.88	7.0~17.0
黄牛	37.8~39.8	50~70	10~30	6.42~12.7	3.76~8.66	5.40~16.8
水牛	37.0~38.5	30~50	10~20	9.2~15.4	4.02~8.94	6.5~9.58
乳牛				7.20~18.5	4.0~11.0	6.0~12.0
将牛				10.2		9.4
绵羊	38.5~40.5	60~80	10~20	8.5~13.2	8.0~14.0	4.0~12.0
山羊	37.6~41.0	60~80	10~20	8.8~15.4	14.0~22.0	3.0~14.0
猪	38.5~39.5	60~80	10~20	10.0~15.0	5.0~10.0	6.0~25.0
骆驼	36.5~38.5	25~40	5~12	10.6~20.3	3.80~12.6	12.9~27.2
鸡	40.0~42.0	120~200	15~30	7.0~18.6	1.25~4.50	9.0~32.0
鸭	41.5~42.5	140~200	16~28	9.0~21.0	1.80~3.82	13.4~33.2
鹅	40.0~44.0	120~160	10~20	16.1	3.40	30.8
犬	37.5~39.0	70~120	10~30	10.0~19.0	4.3~8.77	7.0~22.0
猫	38.0~39.5	110~120	20~30	9.0~12.7	4.5~9.0	11.0~20.0
家兔	38.0~39.8	120~140	50~60	9.30~19.3	4.0~8.6	2.0~15.0
豚鼠	38.5~40.0	150	100~150	11.2~18.1	3.0~7.0	5.0~18.0
大鼠	37.0~38.5	250~400	210	11.1~18.0	5.0~12.0	3.0~15.0
小鼠	37.4~38.0			10.2~16.6	6.7~12.5	5.4~16.0
猴	38.3~39.5	240~280	32~48	9.0~17.3	3.0~9.0	4.0~22.0
鸽	41.0~42.5	140~200	16~28	10.7~14.9	2.13~4.20	1.0~3.0
驯鹿				11.5~16.5	9.50~11.8	2.25~5.40
火鸡				8.80~13.4	1.74~3.70	16.0~25.5
貂				16.4~24.2	6.90~11.1	8.40~14.8
虎				9.80~12.1	6.18~6.59	16.6~20.9
银狐				13.9~16.1	7.40~8.50	4.20~15.8
长颈鹿				15.1~18.1	12.8~18.2	10.3~14.4
印度象				12.0~15.5	1.98~4.00	6.40~14.0

五、医用计量单位及换算

医用计量单位及换算见附表 5-1~附表 5-4。

附表 5-1　医用计量单位

单位制名称	量	单位名称	英文名称	单位符号
国际单位制的基本单位	长度	米	meter	M
	质量	千克(公斤)	kilo-gram	kg
	时间	秒	second	S
	物质的量	摩[尔]	mole	mol
有专门名称的导出单位	面积	平方米	square-meter	m^2
	频率	赫[兹]	hertz	Hz
	浓度	摩尔/升	mole/litre	mol/L
	功率:辐射通量	瓦[特]	watt	W
	电位,电压,电动势	伏[特]	volt	V
	摄氏温度	摄氏度	degree-Celsius	℃
	光通(光通量)	流[明]	lumen	lm
	光(照度)	勒[克斯]	lux	lx

续表

单位制名称	量	单位名称	英文名称	单位符号
可并用的单位	时间	分	minute	min
		[小]时	hour	h
		日,天	day	d
	体积,容积	升	litre	L
	声强级	分贝	bel/10,decidel	dB
暂时可并用的单位	放射性活度	居里	curie	Ci
	吸收辐射量	拉德	rad	rad(rd)
	液柱压力	毫米汞柱	millimeter of mercury	mm Hg
		厘米水柱	centimeter water-column	cm H₂O
	照射量	伦琴	roentgen	R
	照射率	伦琴/秒	roentgen/sec	R/s
	热量	卡	calorie	cal

注：去方括号即是单位名称的全称，去方括号和其中的字即是单位名称的简称。

附表 5-2 医用计量单位换算系数

量	原用单位		原用单位值	国际制代号		备注
	名称	代号	×系数→SI	国际	中文	
长度	埃	Å	0.1	nm	纳米	nm 旧译毫微米
	微米	μ	1	μm	微米	
	毫微米	mμ	1	nm	纳米	
	英寸	in	2.54	cm	厘米	
容积	微升	λ	1	μL	微升	
力	达因	dyn	10^{-5}	N	牛	
压力（压强）	毫米汞柱	mmHg	0.13332	kPa	千帕	可继续使用原用单位
	厘米水柱	cmH₂O	0.09807	kPa	千帕	
应力	标准大气压	atm	101.325	kPa	千帕	
血管阻力	达因·秒/厘米³	dyn·s/cm³	0.18	kPa·S/L	千帕·秒/升	
气道阻力	厘米水柱·秒/升	cmH₂O·s/L	0.09807	kPa·S/L	千帕·秒/升	

附表 5-3 医用重量与容量单位的等量换算

1 毫升(milliliter,mL)=16.23 量滴(minims,Mx)	1 盎司(ounce,OZ)=28.35 克(grams)
1 液体盎司(fluid ounce,fl. OZ)=29.57 毫升(milliliters)	1 磅(pound,lb)=453.6 觅(grams)
1 品脱(pint,pt,0)=473.17 毫升(milliliters)	1 克(gram,gm)=0.0022 磅(lb)
1 克(gram,gm)=15.432 格林(grains)	1 千克(kilogram,kg)=2.2 磅(lbs)
1 格林(grain,gr)=64.8 毫克(milligrams)	1 盎司(OZ)=437.5 格林(grains)

附表 5-4 医用重量单位转换（克数）表

重量单位	标记	相当于克数
1 千克(kilogram)	kg	=1000.0
1 百克(hectogram)	hg	=100.0
1 十克(decagram)	dag	=10.0
1 克(gram)	gm	=1.0
1 分克(decigram)	dg	=0.1

重量单位	标记	相当于克数
1 厘克（centigram）	cg	＝0.01
1 毫克（milligram）	mg	＝0.001
1 微克（microgram）	mcg①	＝0.000001
1 纳克（nanogram）	ng	＝0.000000001
1 皮克（picogram）	pg	＝0.000000000001

① 1 微克，在药物上常用 mcg 表示，物理上用 μg 表示。

六、药物性饲料含量换算表

药物性饲料含量换算表见附表 6-1。

附表 6-1　药物性饲料含量换算表

百分浓度 （percent）	百万分之浓度 /ppm	磅/吨 /(lb/t)	克/吨 /(g/t)	毫克/磅 /(mg/lb)
0.00001	0.1	0.00022	0.1	0.0454
0.0001	1.0	0.0022	1.0	0.4536
0.001	10.0	0.022	10.0	4.54
0.005	50.0	0.11	50.0	22.68
0.0075	75.0	0.165	75.0	34.02
0.01	100.0	0.22	100.0	45.36
0.0125	125.0	0.275	125.0	56.70
0.025	250.0	0.55	250.0	113.4
0.05	500.0	1.1	500.0	226.8
0.1	1000.0	2.2	1000.0	453.6
0.5	5000.0	11.0	5000.0	2268.0
0.85	8500.0	18.7	8500.0	3855.5
2.0	20000.0	44	20000.0	9071.8

注：1mg/kg＝1ppm，1ppm＝0.454mg/lb，1ppm＝1g/t。

中文索引

英文索引

C

E

F

T